VORLESUNGEN ÜBER INNERE MEDIZIN

VON

PROFESSOR DR. E. MAGNUS-ALSLEBEN
VORSTAND DER MEDIZIN. POLIKLINIK DER UNIVERSITÄT WÜRZBURG

VIERTE UMGEARBEITETE UND
WESENTLICH ERWEITERTE AUFLAGE DER
VORLESUNGEN ÜBER KLINISCHE PROPÄDEUTIK

MIT 16 ZUM TEIL
FARBIGEN ABBILDUNGEN

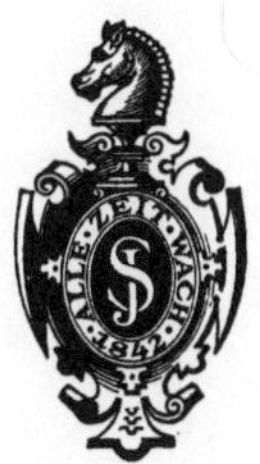

SPRINGER-VERLAG BERLIN HEIDELBERG GMBH 1926

ISBN 978-3-662-35409-4   ISBN 978-3-662-36237-2 (eBook)
DOI 10.1007/978-3-662-36237-2
SOFTCOVER REPRINT OF THE HARDCOVER 4TH EDITION 1926

Vorrede zu den „Vorlesungen über Innere Medizin"
(4. Auflage der „Vorlesungen über Klinische Propädeutik").

Wenn die neue Auflage eines Buches in so erweiterter Form und unter entsprechend geändertem Titel erscheint, wie es hier der Fall ist, muß der Autor über die Gründe und die Berechtigung hierzu strenge Rechenschaft geben. Denn es ist eine häufige Klage, daß derartige Bücher mit jeder neuen Auflage immer umfangreicher werden, als wenn sie einem selbständigem Wachstumsdrang, einem Expansionsbestreben folgen müßten; aber sie werden hierdurch öfters ihrem eigentlichen Zwecke untreu, indem sie zuviel Einzelheiten bringen. Dieser Vorwurf kann hier nicht zutreffen. Die „Klinische Propädeutik" ist erweitert zu den „Vorlesungen über Innere Medizin" vorzugsweise durch Einfügung von neuen Kapiteln. Es waren bisher nur die allerwichtigsten Krankheitsbilder herausgegriffen. Der Autor folgt einem häufig vorgebrachten Wunsche, wenn jetzt in der gleichen Form der Vorlesungen alle Krankheiten abgehandelt werden, die für den Studenten und den praktischen Arzt von einiger Bedeutung sind. Eine lehrbuchmäßige Vollständigkeit ist nicht angestrebt. Im Gegensatz zu dem „Expansionsbestreben" zeigen solche Bücher in einzelnen Abschnitten manchmal ein gewisses Beharrungsvermögen. Der Autor möchte natürlich an vielen Stellen seinem geänderten Standpunkte Rechnung tragen. Aber es will sich nicht alles beliebig umformen lassen. Trotz dieser gelegentlichen Schwierigkeiten ist wohl durchgängig den Fortschritten Rechnung getragen.

Neu eingefügt sind zwei Kapitel über akute Infektionskrankheiten, ein Kapitel über Sepsis; ferner wurden die bisherigen drei Kapitel über Nervenkrankheiten auf fünf vermehrt. In allen anderen Vorlesungen sind zahlreiche bisher übergangene, weniger häufige Krankheitsbilder eingefügt, wenn auch nur in Form von diagnostischen Erwägungen oder unter ähnlichen, rein praktischen Gesichtspunkten. Demgemäß unterrichten das Inhaltsverzeichnis sowie die Überschriften über den Vorlesungen nur über die Einteilung des Stoffes, ohne jeden einzelnen Gegenstand zu nennen. Hierzu muß das alphabetische Sachverzeichnis herangezogen werden.

Meine Assistenten, die Herren Priv.-Doz. Dr. GABBE, Dr. PELTASON, SPECHT, RAPP, POHLE und HOFER haben mich durch mannigfache Ratschläge unterstützt.

Würzburg, im Juni 1926.

Der Verfasser.

Vorrede zur ersten Auflage.

Die Zeiten sind längst vorüber, in denen man ein Lehrbuch schreiben konnte, um eine Lücke in der Literatur auszufüllen; man muß sich heute mit bescheideneren Zielen begnügen. Folgendes gab den Anlaß zu diesem Buche: Der Verfasser wunderte sich immer darüber, wie Studenten dieses oder jenes nicht begreifen oder nicht behalten konnten, was sie in den Vorlesungen sicher oft gehört hatten. Nach der Ursache solcher Unkenntnis gefragt, gaben sie meistens an, daß die theoretischen Vorkenntnisse ihnen häufig nicht gegenwärtig seien; denn von der Fülle des vor dem Physikum Gehörten wurde das praktisch Wichtige damals nicht erfaßt und blieb deshalb im Gedächtnis nicht haften. Erst während der klinischen Vorlesungen wurde das fühlbar; denn da wurde manches als bekannt vorausgesetzt, was es tatsächlich nicht war. Ferner macht das Hineinfinden in die klinische Betrachtungsweise, in die Art des klinischen Schlußfolgerns dem Anfänger meist mehr Schwierigkeiten, als es dem bewußt ist, der diese Dinge beherrscht.

In den folgenden Vorlesungen sollen die wichtigsten Krankheitsbilder in Kürze dargestellt werden. Die Auswahl des Stoffes und die Ausführlichkeit richtet sich ausschließlich nach den obigen Gesichtspunkten. Die Form der „Vorlesungen" ist gewählt, weil der Verfasser sich formal das Recht wahren wollte, in der Behandlung des Stoffes manchmal etwas inkonsequent zu sein. In einem „Lehrbuch" wird gleichmäßige Behandlung des Stoffes gefordert; es darf nichts fehlen, was zum Thema gehört, und es darf nichts darin stehen, was nicht streng unter die Überschrift fällt. In einer „Vorlesung" braucht man sich nicht so streng an einen Rahmen zu halten; man darf bei einem interessanten Punkte länger verweilen und einen anderen, unwesentlichen nur kurz streifen; auch gelegentlich etwas vom Thema abzuschweifen gilt nicht als unbedingt verboten. Eine Vorlesung kann und soll nicht alles erschöpfend bringen — in den großen theoretischen Vorlesungen des vorklinischen Studiums wird ja häufig nur ein kleiner Teil des ganzen Gebietes bewältigt — sondern sie soll zum Studium der ausführlichen Lehrbücher anregen und deren Verständnis erleichtern. Soweit dies ohne Demonstrationen möglich ist, möchte es der Verfasser in diesen „Vorlesungen über klinische Propädeutik" versuchen.

Mai 1914.

Die Veröffentlichung dieser Vorlesungen, welche für Oktober 1916 geplant war, ist durch den Krieg verzögert worden. Die vielen Unterbrechungen, die er mit sich brachte, die wechselnden äußeren Verhältnisse, unter denen ich zu arbeiten gezwungen war, haben die Einheitlichkeit der Abfassung erschwert; dafür ist das, was ich in Feld- und Kriegslazaretten an dem großen Krankenmaterial lernen konnte, manchem Kapitel wohl zugute gekommen.

Februar 1919.   **Der Verfasser.**

Vorrede zur zweiten Auflage.

Die vorliegende 2. Auflage enthält eine neue Vorlesung über die Erkrankungen der endokrinen Drüsen. Eine Reihe anderer Vorlesungen, besonders die Nervenkrankheiten, sind vervollständigt. Vor allem sind die pathologisch-physiologischen Besprechungen erweitert; bei den Herz- und Stoffwechselkrankheiten sind neue zusammenhängende Kapitel darüber eingefügt, aber auch in fast allen anderen Vorlesungen sind in dieser Hinsicht Ergänzungen vorgenommen.

Ende 1920.   **Der Verfasser.**

Vorrede zur dritten Auflage.

Den Anregungen von Studenten folgend habe ich fast alle Kapitel ergänzt, besonders in denen über die Leber, die Magen-, Darm-, die Stoffwechsel- und die Nervenkrankheiten sind bisher unerwähnt gebliebene Fragen besprochen worden. In dem Kapitel über Blutkrankheiten sind die hämorrhagischen Diathesen neu aufgenommen worden. Es freute mich öfters zu hören, daß mein Buch nicht nur von Studenten, für die es geschrieben ist, mit Nutzen gebraucht wird, sondern daß auch ältere Kollegen, welche die Universität schon lange verlassen haben, manchmal gerne darin lesen, um sich über moderne theoretische Fragen zu informieren.

August 1922.   **Der Verfasser.**

Inhaltsverzeichnis.

Seite

1. Vorlesung. Lungenkrankheiten I. Auskultation und Perkussion. Kruppöse Pneumonie 1

2. „ Lungenkrankheiten II. Pleuritis, Empyem, Pneumothorax . 16

3. „ Lungenkrankheiten III. Lungentuberkulose 29

4. „ Lungenkrankheiten IV. Emphysem, Bronchopneumonie, Asthma, Abszeß, Lungentumoren 47

5. „ Herzkrankheiten I. Insufficientia cordis 67

6. „ Herzkrankheiten II. Herzklappenfehler 81

7. „ Herzkrankheiten III. Myocarditis, Arteriosclerose, nervöse Herzstörungen 104

8. „ Herzkrankheiten IV. Endocarditis, Embolie, Pericarditis . 124

9. „ Krankheiten der Nieren und des Nierenbeckens 132

10. „ Infektionskrankheiten I. Sepsis 164

11. „ Infektionskrankheiten II. Typhus abdominalis 175

12. „ Infektionskrankheiten III. Akute exanthematische Krankheiten 193

13. „ Infektionskrankheiten IV. Diphtherie und Angina 208

14. „ Infektionskrankheiten V. Malaria, Fleckfieber, Lyssa . . . 220

15. „ Appendicitis, Peritonitis, Ileus 229

16. „ Krankheiten der Leber und der Gallenwege 242

17. „ Gelenk- und Muskelerkrankungen 261

18. „ Blutkrankheiten 273

19. „ Magen-Darmkrankheiten I. Untersuchungsmethoden, Physiologie der Verdauung 301

20. „ Magen-Darmkrankheiten II. Ulcus ventriculi und duodeni, Carcinom 313

21. „ Magen-Darmkrankheiten III. Magen- und Darmkatarrhe, Neurosen, Obstipation 333

22. „ Erkrankungen der endokrinen Drüsen 346

23. „ Stoffwechselkrankheiten 362

24. „ Meningitis 384

25. „ Nervenkrankheiten I. Apoplexie 390

26. „ Nervenkrankheiten II. Hirntumor, Encephalitis, Paralysis agitans 402

27. „ Nervenkrankheiten III. Rückenmarkskompression, Tabes dorsalis, Syringomyelie 418

28. „ Nervenkrankheiten IV. Multiple Sclerose, Muskelatrophien, Lues cerebrospinalis, Krankheiten der peripheren Nerven . 431

29. „ Nervenkrankheiten V. Epilepsie, die sog. funktionellen Nervenkrankheiten 447

Sachverzeichnis 456

Lungenkrankheiten I.

Auskultation und Perkussion. Kruppöse Pneumonie.

Bevor ich an die Besprechung der einzelnen Lungenkrankheiten herangehe, soll das Wichtigste über die Auskultation und Perkussion im Zusammenhang abgehandelt werden. Alles Technische darüber werden Sie in den Kursen lernen und manche Einzelheiten sollen später noch ergänzt werden; jetzt nur folgende Richtpunkte.

Wenn man den Thorax eines Gesunden beklopft, so hört man überall, wo der beklopften Stelle eine dicke Schicht lufthaltiger Lunge unmittelbar anliegt — z. B. vorn unterhalb der Schlüsselbeine — einen Schall, den man den „lauten Lungenschall" nennt. Sein Charakter wird bedingt von den Eigenschaften der Lunge und der Brustwand gemeinsam. Klopft man dagegen dort, wo ein luftleeres Organ anliegt — am ausgesprochensten in der Gegend der Leber —, so hört man nichts von jenem lauten Lungenschall; es besteht hier eine „absolute Dämpfung". Eine dritte Möglichkeit ist gegeben, wenn ein luftleeres Organ durch eine schmale Schicht lufthaltiger Lunge von der Brustwand getrennt ist; das wichtigste Beispiel hierfür ist das Herz. Es liegt nur zu einem kleinen Teil dem Thorax wandständig an; der Rand seiner Silhouette ist nicht wandständig, sondern er wird von einer schmalen Lungenschicht überlagert. Diese Randzone gibt deshalb keine „absolute Dämpfung", sondern einen nur etwas gedämpften Lungenschall. Man spricht dann von einem leisen Schall oder einer „relativen Dämpfung". Eine solche relative Dämpfung tritt auch da auf, wo Lunge von vermindertem Luftgehalt der Brustwand anliegt.

Halten Sie sich diese wenigen Überlegungen vor Augen; lauter, voller Lungenschall bedeutet die Anwesenheit von lufthaltiger Lunge an der beklopften Stelle. Eine Abschwächung oder gar ein Fehlen des Lungenschalles — d. h. also eine relative oder eine absolute Dämpfung — an Stellen, an denen lauter Lungenschall sein soll, bedeutet ganz allgemein, daß der beklopften Stelle nicht Lunge von normalem Luftgehalt anliegt. Ob die Lunge hier nur ohne Luft, aber sonst intakt ist (Atelektase), oder ob ihre Alveolen mit einer festen Materie angefüllt sind (Jnfiltration), oder ob die ganze Lunge durch eine Flüssigkeitsansammlung im Pleuraraum von der Brustwand abgedrängt ist (Exsudat), oder ob ihre Oberfläche mit harten, schalldämpfenden Schwarten bedeckt ist (Residuen einer Pleuritis), vermag die Perkussion allein nicht zu entscheiden. Die Lokalisation einer Dämpfung, ihre Ausdehnung, ihre Intensität, ihre Begrenzung usw. ergeben öfters gewisse Hinweise; aber im allgemeinen wird man zur Entscheidung stets die Auskultation, evtl. auch noch die Prüfung des Stimmfremitus zu Hilfe nehmen müssen.

In den Lehrbüchern lesen Sie, daß der Klopfschall über der Lunge nach einigen physikalischen Eigenschaften noch weiter zu differenzieren ist. Er ist „laut oder leise" (das hängt von der Amplitude der Schwingungen ab), ferner ist er „hoch oder tief" (hierfür ist die Frequenz der Schwingungen maßgebend); außerdem kann er „lang oder kurz" sein (das wird durch die Dauer der Schwingungen bedingt). Der normale Schall beim Gesunden ist meist laut, tief und lang. Die eben erwähnten feineren Qualitäten und Gegenüberstellungen sind nicht bei jedem Menschen mit Sicherheit herauszuhören und auch praktisch nicht so wichtig. Sehr wichtig ist dagegen der tympanitische Schall; er ist charakterisiert durch die Regelmäßigkeit der Schwingungen. Es überwiegt ein Ton über allen anderen. Das wird begünstigt durch möglichste Einheitlichkeit des schallgebenden Systems. Einen solchen tympanitischen, paukenähnlichen Schall finden Sie normaliter stets über dem Abdomen infolge des einheitlichen schallgebenden Raumes und der dünnen Bauchdecken. Der Lungenschall wird etwas tympanitisch unter Bedingungen, deren Gemeinsames man in einer Entspannung des Lungengewebes sieht. Möglichste Dünne der Bauchwand begünstigt sein Auftreten. Andrerseits schließt man aus einer Abnahme des tympanitischen Schalls über dem Abdomen auf eine abnorme Spannung der Därme. Wir werden hierauf noch zurückkommen. Der normale Lungenschall reicht beim Gesunden oben vorn bis etwa 3 cm über den Schlüsselbeinrand, oben hinten bis zum Dornfortsatz des 7. Halswirbels. Rechts vorn unten erstreckt er sich in der Brustwarzenlinie bis etwa zur 6. Rippe, hinten unten neben der Wirbelsäule bis zum Dorn des 10. oder 11. Brustwirbels. Was die Projektion der einzelnen Lungenlappen auf die Thoraxoberfläche betrifft, so perkutiert man hinten auf beiden Seiten von der Spitze bis zur 4. Rippe die beiden Oberlappen, von da nach abwärts die beiden Unterlappen. Vorn auf der linken Seite liegt nur Oberlappen, in der linken Seitenwand ebenfalls fast nur Oberlappen, auf der rechten Seite vorn liegen Ober- und Mittellappen, in der rechten Seitenwand Ober-, Mittel- und Unterlappen.

Über die Auskultation jetzt auch nur das Wesentlichste. Man unterscheidet das vesikuläre und das bronchiale Atmen sowie als Mittelding das unbestimmte Atmen. Der Anfänger meint häufig, beim Gesunden müsse an allen Stellen des Thorax vesikuläres Atmen zu hören sein und bronchiales Atmen bedeute immer etwas Pathologisches. Diese Meinung ist unrichtig. Ebenso wie der Perkussionsschall durch das darunterliegende Gewebe bedingt und modifiziert wird, ist das, was man bei der Auskultation hört, der akustische Ausdruck der an der betreffenden Stelle sich abspielenden Vorgänge. Und diese sind doch keineswegs überall gleich.

Hinten am Rücken über den großen Bronchien und vorn am Halse über der Trachea hört man bronchiales Atmen. Dasselbe stellt ein hauchendes oder schabendes, manchmal sogar etwas pfeifendes Geräusch dar; während des In- und Exspiriums ist es von gleichem Charakter und ungefähr auch von gleicher Stärke; das Exspirium ist manchmal sogar noch lauter. Der Vorgang, durch den es entsteht, nämlich das Durchstreichen der Luft durch Trachea und Bronchien, ist im In- und Exspirium ziemlich gleich.

Ganz anders beim vesikulären Atmen. Man hört es am besten an Stellen, wo dicke Schichten von respirierendem Lungengewebe anliegen. Diese werden im Inspirium entfaltet, um während des Exspiriums wieder zusammenzusinken. Der inspiratorische Vorgang geht mit einer gewissen Kraft vor sich, der exspiratorische ist kraftlos, nur wie ein Nachtakt zum vorhergehenden. Dementsprechend hört man beim vesikulären Atmen eigentlich nur im Inspirium ein deutliches Geräusch von meist schlürfendem Charakter, während man im Exspirium nur ein viel leiseres, oft kaum hörbares Hauchen vernimmt. Ich rate, vorläufig in diesem Unterschied, d. h. also in dem Verhältnis des Inspiriums zum Exspirium die charakteristischen Merkmale zwischen vesikulärem und bronchialem Atmen zu suchen. Ich betone ausdrücklich, daß diese Merkmale weder erschöpfend noch ausnahmslos richtig sind; aber ich glaube, daß der Anfänger am wenigsten Fehler macht, wenn er sich hieran hält. In den Büchern lesen Sie meistens, daß das vesikuläre Atmen einem f-Laut, das bronchiale einem ch-Laut entspricht. Eine solche Definition hat insofern vieles für sich, als das vesikuläre und bronchiale Atmen tatsächlich Differenzen in ihrem Klang aufweisen, und es wäre recht wünschenswert, diese zur Grundlage der Unterscheidung zu machen. Aber das ist eben außerordentlich schwierig; der Hinweis auf den f- und ch-Laut erschöpft das Charakteristische nicht annähernd. Wenn man sich an die Betonung des In- und Exspiriums hält, so stellt das nur einen Notbehelf dar, aber ich rate Jhnen, sich zunächst damit zu begnügen. Nennen Sie ein Atemgeräusch vesikulär, wenn das Exspirium sich nur wie ein leises Nachblasen dem Jnspirium anschließt; nennen Sie es bronchial, wenn man ein Geräusch hört, das während des In- und Exspiriums ziemlich gleichmäßig laut ist; reden Sie von unbestimmtem Atmen, wenn das Exspirium zwar wesentlich lauter und hörbarer ist als beim typischen Vesikuläratmen, aber wenn es immerhin dem Inspirium noch etwas nachsteht.

Da die Lagebeziehungen zwischen Lungengewebe und Bronchien an den verschiedenen Stellen des Thorax ganz verschieden sind, klingt das Atemgeräusch auch beim Gesunden natürlich nicht an allen Stellen gleich. Der Anfänger glaubt meistens, man müsse überall ganz gleichmäßig ein reines weiches Vesikuläratmen hören und jede Abweichung davon bedeute etwas Krankhaftes. Aus obigen Auseinandersetzungen ergibt sich, daß hinten am Rücken über beiden Unterlappen, ferner in den Seitenwänden und ebenso vorn beiderseits unterhalb der Schlüsselbeine tatsächlich richtiges reines vesikuläres Atmen zu erwarten ist.

Über den Spitzen dagegen, wo nur dünne Lungenschichten liegen und
größere Bronchien, sogar die Trachea nahe sind, wird das Atemgeräusch
als die akustische Resultante (sit venia verbo) öfters unbestimmten
Charakter haben, denn es spielen sich dort dicht nebeneinander verschiedenartige Vorgänge ab. Speziell hinten über der rechten Spitze
ist das Atemgeräusch wegen der Lage des Bronchus daselbst auch beim
Gesunden meistens unbestimmt, manchmal sogar richtig bronchial.
Genau ebenso ist es im Interskapularraum. Hier liegen die beiden großen
Bronchien ganz oberflächlich, so daß hier unbestimmtes oder gar
bronchiales Atmen beinahe die Regel darstellt. Ausgesprochenes Bronchialatmen hört man selbstverständlich bei jedem Menschen vorn am
Halse über der Trachea. Ich rate Ihnen, recht viel bei Gesunden den
ganzen Thorax an allen Stellen durchzuauskultieren, um die normaler-
weise vorhandene Variationsbreite kennen zu lernen. Ganz entsprechend
vorsichtig muß man übrigens mit der Verwertung der perkutorischen
Befunde, speziell über den Spitzen sein. Bei der Besprechung der
Lungentuberkulose wird uns das eingehend beschäftigen.

Kurz erwähnt sei noch eine Abart des bronchialen Atmens, nämlich
das amphorische Atmen. So nennt man bronchiales Atmen, das
besonders tief und hohl tönt. Man kann den Charakter desselben nachahmen, indem man kräftig über die Öffnung einer leeren Flasche bläst;
einen solchen sausenden Beiklang, wie man ihn hierbei hört, hat das In-
und Exspirium beim amphorischen Atmen. Dieses amphorische Atmen
hört man gelegentlich über größeren Hohlräumen mit glatten Wandungen (Kavernen und Pneumothorax). Ich betone, man hört es „gelegentlich"; denn wir wissen jetzt, seitdem wir uns über das Vorhandensein dieser Hohlräume durch die Röntgendurchleuchtung genauer informieren können als früher, daß recht oft Kavernen und ebenso ein Pneumothorax ohne amphorisches Atmen vorkommen.

Von den Nebengeräuschen auch nur das Wichtigste. Man unterscheidet zunächst Rasselgeräusche und pleuritische Reibegeräusche. Eine dritte von diesen beiden unabhängige Art von
Nebengeräuschen ist das sog. Krepitieren.

Rasselgeräusche entstehen dadurch, daß Schleim in den Bronchien
oder Alveolen durch den Luftstrom hin und her bewegt wird. Man
kann sich leicht vorstellen, daß sich je nach der Beschaffenheit des
Schleimes verschiedene Vorgänge abspielen werden. Einen trockenen
und zähen Schleim, der wie ein fädiges Netz in den Bronchien hängt,
wird der Luftstrom bei der In- und Exspiration weniger in Erschütte-
rung versetzen als ein dünnflüssiges Sekret. Im letzteren Falle werden
die Sekretmassen, wenn die Lunge sich inspiratorisch erweitert und
der Luftstrom kräftig hineinbläst, mit einem Ruck zerreißen — dadurch entstehen ganz kurze knallartige oder blasige Schallphänomene.
Im anderen Falle werden die zähen Sekretlamellen nur gedehnt, höchstens zu Fäden ausgezogen und der Luftstrom bringt sie dann ins
Schwingen und Tönen „wie der Wind eine Äolsharfe". Dann hört man
längere, kontinuierliche Schallphänomene. Man nennt die durch
flüssiges Sekret verursachten kurzen blasigen Nebengeräusche „feuchte

Rasselgeräusche" und die durch die Anwesenheit trockenen zähen Schleimes bedingten kontinuierlichen Nebengeräusche „trockene Rasselgeräusche". Diese letzteren können von recht verschiedenem Charakter sein, und man bezeichnet sie dann einfach mit einem beliebigen sinnfälligen Vergleiche als Pfeifen, Giemen, Brummen, Schnurren od. dgl. „Rhonchi sonori et sibilantes" nannten sie die alten Kliniker. Der spezielle Charakter des Geräusches hängt von Gesetzen ab, die wir nicht übersehen können, und er erlaubt deshalb keinerlei weitergehende diagnostische Schlüsse, wie wir das gleich bei den feuchten Rasselgeräuschen kennen lernen werden. Rhonchi sonori et sibilantes beweisen nur Anwesenheit zähen Sekretes in der Lunge; weiter können wir nichts darüber sagen.

Anders ist es bei den feuchten Rasselgeräuschen. Hier können wir aus ihrem speziellen Charakter bestimmte Schlüsse ziehen und zwar einerseits auf die Größe des Bronchus, in welchem sie entstehen, andererseits auf die Beschaffenheit des Lungengewebes um diesen Bronchus herum.

Die feuchten Rasselgeräusche stellen im Gegensatz zu den trockenen stets kurze, ruckweise Schallphänomene dar. Man vergleicht sie mit dem Springen und Brodeln von Blasen auf kochendem Wasser und sucht sie zu reproduzieren, indem man mit einer Pipette in Wasser bläst und dadurch Luftblasen aufsteigen läßt. Dieser Versuch ermöglicht es, eine der beiden Eigenarten der feuchten Rasselgeräusche nachzuahmen. Wenn man das eine Mal mit einer ganz dünn ausgezogenen Kapillare bläst und das andere Mal eine Pipette mit etwas weiterer Öffnung nimmt, so hört man im ersteren Falle eine viel größere Zahl kleinster und kürzester Explosionen als im zweiten Falle. Ein ähnlicher Unterschied läßt sich an den feuchten Rasselgeräuschen auch oft heraushören. Im ersteren Falle nimmt man an, daß sie analog dem obigen Versuche aus einem allerkleinsten Bronchus stammen; im zweiten Falle schließt man, daß sie in einem etwas größeren Bronchus entstehen. Hiernach teilt man die Rasselgeräusche in „kleinblasige" und „großblasige". Dieser Unterschied erlaubt es also, die feuchten Rasselgeräusche in bezug auf ihren Entstehungsort — in einem kleineren oder größeren Bronchus — zu differenzieren.

Ganz unabhängig von der Eigenschaft der Groß- oder der Kleinblasigkeit zeigen diese feuchten Rasselgeräusche noch Eigenschaften, die eine Einteilung unter einem ganz andern Gesichtspunkte gestatten. Manchmal nämlich sind sie auffallend scharf und deutlich, anscheinend besonders nahe dem Ohre zu hören. Während man sie für gewöhnlich mit einem Bullern oder Brodeln vergleichen möchte, pflegen sie dann zu knattern und zu prasseln, etwa wie der Hagel auf einem Schieferdach. Die ganz feinblasigen Geräusche, auch Knisterrasseln genannt, hören sich dann manchmal an wie Salz im Feuer. Man nennt die scharfen knatternden Rasselgeräusche „klingende" oder „konsonierende", die andern nichtklingende. In exquisiten Fällen haben die klingenden Rasselgeräusche Ähnlichkeit mit dem Klirren von Glaskugeln auf einem Metallteller; dann spricht man von „metallisch klingenden

Rasselgeräuschen". Die Art des Sekretes, die den Unterschied zwischen
den feuchten und den trockenen Rasselgeräuschen bedingt, hat hierauf
keinerlei Einfluß; ebenso ist es gleichgültig, ob sie in einem größeren
oder kleineren Bronchus zustande kommen, was ja die Trennung der
feuchten in die groß- und kleinblasigen ermöglicht hatte. Unabhängig
hiervon entsteht das Klingen durch geänderte Resonanzverhältnisse der
Umgebung. Wenn feuchte Rasselgeräusche in einem pneumonisch infiltrierten Lungenlappen oder in einer von infiltriertem Lungengewebe
umgebenen Kaverne entstehen, werden sie durch Erhaltung von hohen
Obertönen von nichtklingenden zu klingenden. Wenn wir also zunächst
von trockenen und feuchten Rasselgeräuschen reden und diese feuchten
dann wieder einteilen einerseits in groß- und kleinblasige, andererseits
in klingende und nichtklingende, so handelt es sich hier um ganz verschiedene Gesichtspunkte der Beurteilung und der Klassifikation. Ich
bespreche diese Dinge absichtlich mit einiger Breite, weil sie dem Anfänger offenbar große Schwierigkeiten machen; in den Klopfkursen
bekommt man immer wieder falsche Antworten zu hören. Es werden
die Einteilungsprinzipien durcheinander geworfen; ein Rasselgeräusch
wird z. B. als „trocken und großblasig" bezeichnet oder es wird z. B.
„klingend" als Gegensatz zu „feucht" hingestellt.

Über die Reibegeräusche ebenfalls nur einige Worte. Die Pleurablätter verschieben sich normalerweise infolge ihrer Glätte und Schlüpf-
rigkeit völlig geräuschlos gegeneinander. Wenn sie bei einer Pleuritis
mit trockenen Fibrinmembranen bedeckt sind, so reiben sie sich gegeneinander und verursachen dabei allerlei kratzende, knarrende und
schabende Geräusche, das sog. pleuritische Reiben. Manchmal sind
diese Geräusche durch ihren Charakter ohne weiteres leicht als „Reiben"
erkennbar. Aber sie können sowohl den trockenen als auch gewissen
feuchten Rasselgeräuschen sehr ähnlich werden. Mit den trockenen
Rasselgeräuschen können sie manchmal die Eigenschaft gemeinsam
haben, daß sie ebenfalls kontinuierliche und nicht kurze, blasige Schallphänomene darstellen. Ferner sind beide Arten von Geräuschen in-
und exspiratorisch hörbar. Ihre Unterscheidung gelingt oft dadurch,
daß die pleuritischen Reibegeräusche dem Ohr nahe zu sein scheinen,
ferner daß sie nicht so gleichmäßig klingen, wie es bei den trockenen
Rasselgeräuschen meistens der Fall ist. Die pleuritischen Reibegeräusche
sind innerhalb einer Atmungsphase öfters ganz ungleich, abgesetzt,
beinahe holperig. Wenn Sie einen Stock das eine Mal über eine glatte,
das andere Mal über eine rauhe Unterlage schleifen, können Sie das
Ungleichmäßige, Abgehackte, das ruckweise An- und Abschwellen,
welches die Reibegeräusche charakterisiert, ganz gut nachahmen. Durch
Hustenstöße werden Rasselgeräusche entsprechend der Beeinflußbarkeit des Sekretes durch den Husten oft weitgehend modifiziert, während
Reibegeräusche beim Husten natürlich stets unverändert bleiben.
Über den Lungenspitzen sind Reibegeräusche überhaupt schlechterdings unmöglich, weil sich die Lunge hier bei der Einatmung ausschließlich zentrifugal ausdehnt und keine nennenswerte Verschiebung
der Pleurablätter gegeneinander erfolgt. (Freilich sind solche Geräusche

manchmal auch etwas entfernt vom Orte ihrer Entstehung noch gut hörbar!) Im Gegensatz hierzu kann den feuchten Rasselgeräuschen, und zwar den ganz feinblasigen, dem sog. Knisterrasseln, eine gewisse Art von sehr weichem und zartem Reiben ähneln. Es klingt samtartig, wie wenn man Haare vor dem Ohre reibt. Zur Unterscheidung muß man oft auch hier die Beeinflußbarkeit durch Hustenstöße prüfen. Gelegentlich lassen einen aber alle diese Kriterien im Stich und man ist in Verlegenheit, ob es sich um Knisterrasseln, d. h. ganz feinblasige Rasselgeräusche, oder weiches Reiben handelt. Man spricht dann manchmal unverbindlich von „Knistern".

Die Deutung dieses weichen Knisterns wird dadurch noch erschwert, daß ganz gleichklingende Geräusche auch über normalen, sekretfreien Lungen mit intaktem Pleuraüberzug vorkommen, wo also die Vorbedingungen sowohl für Rasseln als auch für Reiben fehlen. Wenn Lungengesunde längere Zeit auf dem Rücken gelegen haben, nur oberflächlich atmen und ihre Lungen dadurch schlecht lüften, hört man während der ersten tiefen Inspirationen über den Unterlappen öfters ein solches Knistern. In diesem Falle ist es nur während der ersten Atemzüge und im Inspirium zu hören. Wenn man eine sekretfreie Leichenlunge mit einem Blasebalg aufbläst und dabei auskultiert, hört man auch ein solches Knistern. Es entsteht dann durch die Entfaltung der vorher kollabierten und leicht verklebten Alveolarwände (Entfaltungs-knistern). Knistern, das auf solche Weise entsteht, nennt man „Krepitieren". In bestimmten Fällen pathologisch veränderter Lungen hört man gelegentlich Knistern, das seiner Genese nach als Krepitieren und nicht als Rasseln oder Reiben zu deuten ist. Wir kommen noch in der heutigen Vorlesung darauf zurück.

Mit Hilfe dieser Kenntnisse können wir an die Untersuchung des Kranken hier herantreten. Der kräftige, bisher stets gesunde junge Mann hat vor 3 Tagen während der Arbeit plötzlich Schmerzen auf der Brust verspürt und kurz darauf einen Schüttelfrost bekommen. Seitdem liegt er zu Bett und hat dauernd hohes Fieber. Sein Gesicht ist gerötet mit einem Stich ins Bläuliche; er ist kurzatmig und be-fördert unter häufigem quälendem Husten kleine Mengen eines kleb-rigen, rötlichen Auswurfes heraus. Beim Atmen bleibt die rechte Seite deutlich zurück. Bei der Perkussion ist der Schall über dem ganzen rechten Unterlappen gedämpft; man hört daselbst lautes Bronchial-atmen und einige feinblasige Rasselgeräusche. Auf Grund dieser Symptome macht die Diagnose keine Schwierigkeiten; es handelt sich mit Sicherheit um eine kruppöse Pneumonie.

Den plötzlichen Beginn und das kontinuierliche hohe Fieber teilt die kruppöse Pneumonie mit manchen andern akuten Infektions-krankheiten; bei einem Erysipel, bei einer schweren Angina, bei manchen exanthematischen Krankheiten kann es ebenso sein. Aber sobald der Kranke auch nur einen Ballen dieses zähen rotbraunen Auswurfes ex-pektoriert, ist die Diagnose der kruppösen Pneumonie gesichert. Durch die Plötzlichkeit des Beginnes und durch das oft ebenso rasche Ver-schwinden aller schweren Krankheitssymptome stellt die Pneumonie eines der prägnantesten und zugleich merkwürdigsten Krankheits-bilder dar.

Den anatomischen Prozeß lernen Sie in den Vorlesungen über Pathologie kennen. Sie werden da hören, daß die Lungenkapillaren ein entzündliches

Sekret in die Alveolen ausschwitzen, welches die Eigenschaft hat, unmittelbar nach seinem Austritt aus der Gefäßwand in den Alveolen zu einer harten kompakten Masse zu gerinnen. Aus dem reichlich vorhandenen Fibrinogen ist Fibrin geworden; daher der Name „fibrinöse oder kruppöse Pneumonie". Der Prozeß befällt stets einen ganzen Lungenlappen, ohne einzelne Läppchen dazwischen auszusparen. Deshalb „Pneumonia lobaris". Die Krankheit ist eine selbständige, daher: „Pneumonia genuina". Auf dem Sektionstische ist ein pneumonischer Lungenlappen groß und schwer. Infolge des Mangels an Luft sinkt er im Gegensatz zur normalen Lunge in Wasser unter. Auf dem Höhestadium der Infiltration hat die Lunge in ihrer Konsistenz Ähnlichkeit mit der Leber, deshalb nennt man diesen Prozeß auch: Verleberung, Hepatisation. Die Schnittfläche ist trocken und rauh, denn die in den Alveolen sitzenden Fibrinpfröpfe drängen sich etwas über die Oberfläche hervor. Mikroskopisch sieht man die Kapillaren strotzend gefüllt; die Alveolen und ebenso die kleinsten intralobulären Bronchien sind mit einem dichten Netz zarter verästelter Fibrinfäden ausgestopft; in den Maschen desselben sitzen rote und weiße Blutkörperchen sowie einige abgestoßene Epithelien; die Alveolarwände selber sind intakt. Bei einer Bakterienfärbung sieht man meistens zahlreiche Diplokokken. Im Anfange überwiegen in den Alveolarpfröpfen die roten, später die weißen Blutkörperchen und nach dem Überwiegen eines rötlichen oder grauen Farbentones spricht man von einer roten oder grauen Hepatisation. Im nächsten Stadium der Pneumonie, dem der Lösung, wird das Exsudat flüssig, verschwindet langsam und die Lunge wird wieder lufthaltig; darüber nachher noch einiges.

Die auskultatorischen und perkutorischen Befunde und ebenso manche der klinischen Symptome bei dem Kranken hier lassen sich aus dem anatomischen Prozesse ziemlich weitgehend ableiten. Die Verdrängung der Luft aus den Alveolen und die allmähliche Anfüllung derselben mit Exsudat im Zustande der „Anschoppung", wie man die erste Szene dieses Prozesses nennt, läßt den Klopfschall leiser werden und führt auf dem Höhepunkt der Hepatisation zu einer völligen Dämpfung. Diese hat manchmal einen leicht tympanitischen Beiklang, weil man durch die verdichtete Lunge hindurch die Bronchien in der Tiefe gewissermaßen mitperkutiert. Hohlräume, die unter geringer Spannung stehen, erfüllen ja die Bedingung zur Entstehung tympanitischen Schalles. Das Atemgeräusch wird entsprechend geändert. Im Zustande der Hepatisation ist kein vesikuläres Atmen zu hören; denn es fehlt der Prozeß, durch den es zustande kommt, nämlich die Entfaltung der Lungenalveolen durch die Inspiration. Statt dessen hört man lautes Bronchialatmen, als ob hier große Bronchien der Thoraxwand direkt anliegen. Dies beruht darauf, daß die hepatisierte Lunge mit den in ihr fest eingebetteten kleinen Bronchien das Atemgeräusch aus den großen Bronchien in der Tiefe gut an die Oberfläche leitet. Der Übergang des hellen Schalls in den gedämpften und der des vesikulären Atmens in das bronchiale ist natürlich kein plötzlicher, sondern er schreitet allmählich durch alle Zwischenstufen hindurch.

Die Hepatisation der Lunge führt noch zu einigen anderen physikalischen Erscheinungen. Wenn der Patient mit lauter, tiefer Stimme spricht, so fühlen Sie den sog. „Stimmfremitus", die Erschütterungen der Stimme durch den Thorax hindurch, über dem infiltrierten Lungenlappen besser und stärker als über dem gesunden lufthaltigen. Auch wenn man die Stimme durch den Thorax hindurch auskultiert.

hört man sie über Infiltrationen deutlicher als sonst. Bei einer Flüssigkeitsansammlung im Pleuraraum einer sog. Pleuritis, würde man die Stimme abgeschwächt fühlen und hören, ein wichtiger differentialdiagnostischer Anhaltspunkt. Wenn sich eine Pneumonie mit einem Pleuraerguß vergesellschaftet, kann der Stimmfremitus daher leicht irreführen. Sowohl während der Anschoppung, als auch während der Lösung hört man über pneumonisch infiltrierten Lungenlappen Geräusche vom Charakter des „Knisterns". Man bezeichnet es als „Crepitatio indux", und „Crepitatio redux". Wie hierin zum Ausdruck kommt, nimmt man an, daß es sich nicht um echte feinblasige Rasselgeräusche handelt, sondern um eine Entfaltung der infiltrierten und etwas verklebten Alveolen. Daß man auf der Höhe der Infiltration bei praller Ausfüllung der Alveolen kein Knistern hört, stimmt gut zu dieser Deutung. Die Genese dieser Geräusche ist also analog dem Entfaltungsknistern bei Lungengesunden. Während aber dieses nur bei den ersten paar Atemzügen zu hören ist, bleibt die Crepitatio der Pneumoniker bei beliebig vielen Inspirationen bestehen. In beiden Fällen ist sie selbstverständlich nur auf die Inspiration beschränkt. Neben diesem Knistern hört man meistens noch verschiedenartige andere Rasselgeräusche als Folge einer den pneumonischen Prozeß meist begleitenden Bronchitis. Durch das allmählich flüssiger werdende Exsudat können daneben noch Rasselgeräusche der verschiedensten Art entstehen. Mit dem Verschwinden des Exsudats wird der Klopfschall allmählich heller und das Atemgeräusch vesikulär, da der betreffende Lungenlappen dann wieder an der Atmung teilnimmt. Es tritt eine völlige Restitutio ad integrum ein; die kruppöse Pneumonie ist der Typus einer Krankheit, die auch anatomisch ideal heilt. Freilich zeigen uns die Röntgendurchleuchtungen, daß sich die Aufhellung der letzten Schatten manchmal länger in der Rekonvaleszenz hinzieht, als man früher angenommen hatte.

Das Verschwinden des Exsudates erfolgt nicht, wie man sich das meist vorstellt, durch Aushusten. Selbst bei Pneumonikern, die viel aushusten, ist die Gesamtmenge ihres Sputums gering im Vergleich zum ganzen Exsudat. Das Gewicht desselben kann in einem Lungenlappen etwa 1 Pfund betragen. Die größte Menge davon verschwindet durch Autolyse, d. h. Selbstverdauung und daran anschließende Resorption des Verdauten. Die verdauenden Fermente stammen aus den Leukozyten. Aussehen und Beschaffenheit des Sputums ist in leicht erklärlicher Weise durch die Natur des Exsudates bedingt. Die zähe Konsistenz, welche die Sputumballen am Glase festkleben läßt, kommt von dem Fibrinreichtum. Häufig findet man darin feine baumförmige Ausgüsse der kleinen Bronchien. Die rötliche Farbe, welche neben der Zähigkeit das pneumonische Sputum charakterisiert, rührt von seinem Gehalt an roten Blutkörpern her. Aber man findet hier nicht das reine Rot des Blutes, wie es aus einer Wunde fließt oder wie es der Phthisiker bei einer Hämoptoe aushustet, sondern die Farbe ist dunkler, rotbraun, „rostfarben, rubiginös", wie man es nennt. Der Blutfarbstoff ist gewisse, chemisch noch nicht genauer bekannte Veränderungen eingegangen, die den Umschlag in das Rostfarbene bewirken. Mikroskopisch zeigt das Sputum nichts Charakteristisches.

Als Ursache der Schmerzen, über die der Pneumoniker im Anfang der Erkrankung häuf'g klagt, betrachtet man die stets vorhandene Entzündung der Pleura. Über dem infiltrierten Lungenlappen ist die Pleura nicht spiegelnd, glänzend und feucht wie sonst, sondern sie ist trocken, rauh und bei stärkerer Entzündung mit zarten Fibrinflocken bedeckt; es besteht eine **Pleuritis sicca**. Ich bemerke gleich, daß es stets Pleuraentzündungen sind, welche bei Lungenkranken Schmerzen verursachen. Veränderungen in der Lunge selber tun niemals weh. Tuberkulöse mit den ausgebreitetsten entzündlichen und ulzerösen Prozessen in der Lunge haben keine Schmerzen, sofern nicht frische Pleuritiden mit im Spiele sind.

Über den **klinischen Verlauf** der Pneumonie folgende Einzelheiten: Der Beginn ist manchmal so plötzlich, daß die Kranken die Stunde ihrer Erkrankung angeben können. Ebenso erfolgt die Heilung häufig durch einen plötzlichen Abfall von Temperatur und Puls, eine **Krise**. Man möchte annehmen, daß die Krise mit einem Ansteigen der bakteriziden Schutzstoffe einhergeht. Das ist nicht der Fall. Die Bakterizidie des Blutes ist beim Pneumoniker kurz nach Beginn der Krankheit deutlich erhöht gegenüber der Norm, aber dann bleibt sie gleich. Die immunbiologischen Vorgänge spielen sich offenbar nicht im Blut, sondern in den Zellen ab. Der sehr rasche Fieberanstieg bedingt oftmals einen Schüttelfrost. Kopfschmerzen, Erbrechen, Nasenbluten begleiten ihn hin und wieder. Starke Brustschmerzen (durch die Pleurareizung) leiten bei der Untersuchung oft gleich auf die befallene Seite. Gelegentlich strahlen übrigens diese Schmerzen in das Abdomen, und zwar vorzugsweise in die Ileozökalgegend aus, so daß im Beginn eine Appendizitis vorgetäuscht werden kann. Ferner ist der Kranke meistens stark kurzatmig. In diesem Stadium, einige Stunden nach Beginn der Erkrankung, ist eine Diagnose nur auf Grund der physikalischen Untersuchung schlechterdings unmöglich; denn der Kranke atmet wegen seiner Schmerzen meistens nicht tief genug, um ihn gut untersuchen zu können, und ferner ist der pneumonische Prozeß noch nicht genügend entwickelt, um beweisende Symptome hervortreten zu lassen. Eine leichte Verkürzung des Perkussionsschalles und etwas leiseres Atmen ist manchmal alles, was man findet.

Die Ursachen der Atemnot sind mehrfache. Zu einem Teil ist wohl nur, wie oben schon gesagt, die Pleuraaffektion daran schuld. Man kann sie, sit venia verbo, dem Patienten ansehen, nämlich daran, daß er beim Atmen die betreffende Seite schont. Es ist ein reflektorischer Schutzvorgang analog dem Muske.widerstand bei Abdominalaffektionen. Weil der Kranke wegen der Schmerzen nur oberflächlich atmet, ventiliert er seine Lungen schlecht und wird dadurch zyanotisch. Gegen diese Zyanose sind dementsprechend Narkotika das sicherste Mittel. (10—20 Tropfen einer 2 proz. Kodeinlösung oder auch für die Nacht 1—2 cg Morphium subkutan.) Der Erfolg ist oft ganz überraschend.

Zum Teil ist die Atemnot aber, wenigstens im weiteren Verlaufe der Krankheit, von den Pleuraschmerzen unabhängig. Es mag am plausibelsten erscheinen, sie einfach auf die Einschränkung der respirierenden Alveolarfläche zu beziehen. Hiergegen spricht aber die häufige Inkongruenz zwischen der Ausdehnung des pneumonischen Prozesses und der Stärke der Dyspnoe. Ferner erfolgt die Lösung der Infiltration, nach Maßgabe der Auskultation und der Röntgendurchleuchtung, manchmal erst tagelang oder gar noch später nach Abfall des Fiebers und nach Schwinden der Atemnot. Solche Beobachtungen, die keineswegs selten sind, weisen darauf hin, dem mechanischen Momente der Einschränkung der Lungenoberfläche keine allzu große Rolle zuzuschreiben, sondern die Dyspnoe mehr als eine toxische, durch Lähmung der Zirkulation bedingte anzusehen genau so wie die Dyspnoe bei anderen fieberhaften Krankheiten. Dementsprechend soll diese Art der Dyspnoe auch durch Herz- bzw. Gefäßmittel behandelt werden.

Neben dem Ausgang durch Krise beobachtet man noch eine Lyse und eine Pseudokrise. Unter Pseudokrise versteht man einen Abfall der Temperatur, auf den ein nochmaliger Anstieg folgt. Eine Pseudokrise pflegt man dann zu argwöhnen, wenn die Pulsfrequenz auf der alten Höhe bleibt und nicht mit abfällt. Von einer Heilung durch Lyse spricht man, wenn Temperatur und Puls allmählich etwa im Laufe von 4—5 Tagen abfallen. Es fehlt hier der für die Pneumonie sonst so bezeichnende plötzliche Sturz von Temperatur und Puls und der starke Schweißausbruch mit dem bald darauf erwachenden Wohlgefühl der Genesung. Eine Woche beträgt die ungefähre Dauer der Fieberperiode; aber es kommen auch eintägige, sog. ephemere Pneumonien vor und ebenso solche von längerer Dauer. Die völlige Unberechenbarkeit des Verlaufes, die Häufigkeit von ganz kurzen Pneumonien muß stets berücksichtigt werden bei der kritischen Beurteilung der zahlreichen Methoden, durch welche Pneumonien angeblich prompt heilen.

Manche Pneumoniker zeigen einen abweichenden Habitus. Sie sind nicht gerötet, unruhig, wie es unser Patient hier auch ist, sondern blaß, matt, still wie ein Typhuskranker. Man spricht in solchen Fällen von einer „asthenischen Pneumonie". Eine solche findet sich häufiger bei alten Leuten. Manchmal fehlt hier sogar jede Temperatursteigerung, auch Husten und Auswurf können einmal ausbleiben. Etwas Kopfweh, einige Magenbeschwerden sind vielleicht das einzige, worüber ein alter Mann mit einer Pneumonie nur zu klagen hat. Bei Insassen von Siechenhäusern ist eine solche Pneumonie häufig ein unerwarteter Sektionsbefund.

Was die Lokalisation anbelangt, so sitzen die meisten Pneumonien in einem der Unterlappen. Auch bei unserem Kranken ist dies der Fall. Die Pneumonie kann auf diesen beschränkt bleiben, kann sich aber auch auf die anderen Lappen derselben Seite, ja sogar auf die der anderen Seite noch ausdehnen. Man sagt im allgemeinen, daß eine weitere Ausdehnung der Pneumonie auf der schon befallenen Seite die Erkrankung nicht wesentlich schwerer macht, während eine Ausbreitung auf die andere Seite als ungünstig gilt. Von dieser Regel machten die Pneumonien im Verlaufe der letzten Grippeepidemie eine Ausnahme;

trotz Infiltration auf beiden Seiten erfolgte nicht selten eine glatte
Lösung. Bei Unterlappenpneumonien wird eine Ausdehnung auf den
anderen Unterlappen manchmal dadurch vorgetäuscht, daß das bronchiale Atmen von der kranken Seite auf die gesunde fortgeleitet wird.
Die genaueren Bedingungen, unter denen das geschieht, sind nicht
genügend bekannt.

Nicht selten befällt die Pneumonie einen Oberlappen. Hieran hat
man um so eher zu denken, als diese Oberlappenpneumonien erfahrungsgemäß gerne einen atypischen Verlauf nehmen und z. B. öfters ohne
die klassischen Initialsymptome einsetzen. Wenn in solchen Fällen
dann noch das rostfarbene Sputum fehlt, kann die Differentialdiagnose
zwischen einer kruppösen Pneumonie und einer Tuberkulose recht
schwierig werden. So sicher und leicht die Diagnose einer Pneumonie
oftmals gestellt werden kann, wenn wenigstens einige von ihren prägnanten Symptomen vorhanden sind, kann ihre Erkennung in vielen
Fällen schwierig, ja unmöglich sein. Ein physikalischer Befund kann
z. B. vollständig fehlen, wenn der pneumonische Prozeß nur die Mitte
eines Lappens befallen hat und lufthaltiges Gewebe noch um die infiltrierte Partie herumliegt, eine sog. Pneumonia centralis. Neben
dem charakteristischen Sputum wird sich eine solche zentrale Pneumonie öfters durch Röntgenuntersuchung diagnostizieren lassen; sie
zeigt einen am Hilus beginnenden scharf begrenzten intensiven Schatten.
Im allgemeinen wird man freilich, wenn es die Unsicherheit der Diagnose
nicht dringend erheischt, wegen des schweren Allgemeinzustandes von
der Röntgendurchleuchtung bei Pneumonien Abstand nehmen. In
allen zweifelhaften Fällen wird man besonders aufmerksam auf eine
Reihe kleinerer Symptome achten, z. B. auf das Vorhandensein kleiner
Bläschen an der Lippe, sog. Herpes labialis. Ein solcher Herpes ist
nichts für eine Pneumonie eindeutig Beweisendes; er tritt bei anderen
akut mit hohem Fieber einsetzenden Krankheiten auch auf; aber
manchmal kann man sein Auftreten doch für die Diagnose einer Pneumonie mit in die Wagschale werfen. Eindeutiger kann in manchen
Fällen das Verhalten der weißen Blutkörperchen Auskunft geben. Normalerweise findet man bekanntlich im Kubikmillimeter Blut 6—8000
weiße Blutkörperchen; nach einer Mahlzeit, während der sog. Ver-
dauungsleukozytose, mögen es 10, vielleicht auch 12 000 sein. Bei
Pneumonikern finden sich fast durchgehends sehr viel höhere Werte,
15 000, 20 000, ja noch darüber. Dieses Symptom ist von den kleineren
Hilfszeichen vielleicht das wichtigste, weil auch sein Fehlen einigermaßen gegen die Diagnose Pneumonie spricht. Daß der Urin an Menge
gering und dabei konzentriert ist, versteht sich bei dem Fieber von
selbst. Sie sehen das bei diesem Kranken auch. Gelegentlich enthält
er auch etwas Eiweiß, vielleicht auch einige Zylinder. Der Kochsalz-
gehalt ist meistens stark vermindert, so daß bei Zusatz von Silbernitrat nach Ansäuerung mit Salpetersäure nur eine schwache Trübung
statt der normaliter ausfallenden dicken weißen Klumpen auftritt;
aber das kommt auch als Folge von Kochsalzretention bei allen möglichen anderen fieberhaften Zuständen, besonders denen septischer

Natur, vor, so daß die diagnostische Bedeutung nicht überschätzt werden darf.

Das Wichtigste über die Bakteriologie der Pneumonie läßt sich rasch erledigen. In den meisten Fällen wird der FRÄNKELsche Pneumokokkus, der Diplococcus lanceolatus gefunden; er tritt im mikroskopischen Präparate öfters in Ketten von 4—5 Gliedern auf, färbt sich mit allen Anilinfarben und ist grampositiv. Mäuse gehen nach subkutaner Impfung mit pneumokokkenhaltigem Material rasch zugrunde und ihr Blut enthält dann zahllose Pneumokokken. Diese Pneumokokken, ebenso die im Sputum, in Abstrichen von der Lunge, in der Zerebrospinalflüssigkeit, kurz überall, wo sie direkt vom Menschen oder Tiere stammen, sind mit einer Kapsel umkleidet, auf Kulturen wachsen sie dagegen ohne Kapsel. Der Pneumokokkus wächst auf allen Nährböden, bei Zusatz von Blutserum freilich viel besser als ohne solches; er hämolysiert nicht. Die Kulturen sind nicht lange haltbar. Der Pneumokokkus findet sich bei der kruppösen Pneumonie im Sputum fast ausnahmslos. Über die Häufigkeit seines Auftretens im Blute ist viel gestritten worden; früher schien es selten zu sein, und man meinte, die Fälle mit positivem Kokkenbefunde im Blute als schwere, prognostisch ungünstige ansehen zu müssen. Jetzt weiß man, daß die Pneumokokken, wenn auch keineswegs regelmäßig, so doch in der Mehrzahl der Fälle aus dem Blute gezüchtet werden können. Über die Bewertung solcher Befunde bringe ich bei der Sepsis und beim Typhus Näheres (s. 164 u. 175). Nach neueren Untersuchungen sollen sich serologisch vier Typen von Pneumokokken voneinander trennen lassen, deren pathogenetische Bedeutung eine verschiedene zu sein scheint. Der sog. Typus III soll der Erreger der schwersten Pneumonien sein. Die Häufigkeit der einzelnen Typen scheint nicht überall die gleiche zu sein.

Komplikationen sind bei der Pneumonie im allgemeinen nicht so zahlreich wie bei vielen anderen Krankheiten. Eine große Zahl der Pneumoniefälle kommt glatt und komplikationslos zur völligen Heilung. Eine geringe Pleuritis sicca ist, wie schon erwähnt, eine regelmäßige Begleiterscheinung der kruppösen Pneumonie. Eine exsudative Pleuritis, die manchmal serös, manchmal aber auch eitrig ist, kommt nicht selten vor. Wir werden sie noch genauer besprechen; übrigens können die eitrigen Ergüsse, die sog. Empyeme, nicht nur als metapneumonische, d. h. nach der Pneumonie, sondern gelegentlich auch schon während der Hepatisation als sog. parapneumonische auftreten. Diese sind meist leichter und prognostisch günstiger. Gelegentlich, aber nicht häufig, sieht man noch anderweitige eitrige Metastasen, z. B. Gelenkvereiterungen. Die Endokarditiden, die im Verlaufe einer Pneumonie manchmal auftreten, sind häufig so blande und fast symptomlos, daß sie unter Umständen nur bei der Sektion gefunden werden; man sieht dann manchmal mehrere Klappen, auch die Trikuspidalis, befallen. Sehr gefürchtet ist dagegen eine nach Ablauf der Fieberperiode auftretende Form der Endokarditis, weil sie an sich schon meist septischen Charakter hat und sich noch dazu oft mit einer eitrigen Meningitis kombiniert. Der Ausgang ist stets ungünstig. Meningitiden direkt d. h. ohne das Zwischenglied der Endokarditis, kommen auch vor, sind aber weniger häufig. Ein ziemlich häufiges Vorkommnis ist dagegen der sog. „Meningismus". Von Meningismus spricht man, wenn Kopfschmerzen, Benommenheit und andere zerebrale Symptome, welche bei Meningitis stets sehr ausgeprägt sind, bei einer Pneumonie einmal im Vordergrunde des klinischen Bildes stehen und damit die Aufmerksamkeit zeitweise von den Lungensymptomen ablenken können. Speziell bei den Oberlappenpneumonien der Kinder ist das manchmal der Fall.

Stärkere Symptome von seiten des Digestionstraktus, d. h. also mehr als ein initiales Erbrechen und ein leichter Durchfall sind selten. Einen geringen Ikterus, über dessen Genese man sich übrigens nicht recht klar ist, sieht man öfters. Meteorismus (s. S. 236) ist wohl stets ein Zeichen von besonderer Schwere der Infektion.

Alle diese Komplikationen sind erfreulicherweise nicht häufig. Dagegen ist die Verhinderung der völligen Genesung durch etwas anderes nicht selten, nämlich durch ein Chronischwerden des pneumonischen Prozesses und durch das Auftreten von fibrösen Indurationen im Zwischengewebe. Das führt manchmal zu langwierigen Zuständen, deren Unterscheidung von einer Lungentuberkulose häufig nur durch die Untersuchung des Sputums auf Tuberkelbazillen möglich ist.

Was die Prognose der kruppösen Pneumonie betrifft, so haben wir es hier immer mit einer ernsten Krankheit zu tun, welche an die Zirkulationsorgane hohe Anforderungen stellt. Nach ROMBERGS Untersuchungen ist es weniger das Herz als vielmehr die Gefäße, deren Erschlaffung die Gefahr bedingt. Unser Patient hier ist ein sonst gesunder kräftiger Mann von einigen 20 Jahren. Falls nicht unerwartete Komplikationen dazutreten, wird er seine Pneumonie hoffentlich glatt überstehen. Mit zunehmendem Alter des Patienten oder bei schwächlichen Individuen wird die Prognose schlechter.

Stets ernst sind Pneumonien bei Potatoren. Eine Gefahr besteht zunächst darin, daß der Potator oft fettleibig ist und meist ein labiles Gefäßsystem hat und deshalb der Pneumonie leichter erliegt; eine zweite liegt darin, daß während der Pneumonie gern ein Delirium tremens ausbricht.

Nun zur Behandlung. Strenge Bettruhe ist in allen Fällen unbedingt erforderlich. Nur bei den Pneumonien der alten Leute mit den oft geringfügigen Symptomen bedarf es gelegentlich dieser Mahnung. Die spezifische Behandlung hat noch nicht viel Erfolge zu verzeichnen. Jedoch eröffnen die oben erwähnten Befunde über die verschiedenen Typen des Pneumokokkus neue Möglichkeiten. Freilich scheint eine Immunisierung gegen den Typus III, den bösartigsten, besonders schwierig zu sein. Gerade hier soll die Übertragung der passiven Immunität mit einem antikörperhaltigen Serum nicht gelingen. Die Erfolge mit RÖMERs Pneumokokkenserum (50 ccm intramuskulär, 2—3 Tage hintereinander) sind sehr fraglich. Überzeugende Beobachtungen über den Nutzen der Vakzinetherapie (Einspritzung von Kokken, welche aus dem Sputum des Kranken gezüchtet sind) konnten noch nicht beigebracht werden. Auch über den Nutzen des Optochins, das im Reagenzglas Pneumokokken prompt beeinflußt, sind die Meinungen geteilt; jedenfalls verspricht es höchstens in den ersten 2—3 Tagen einigen Erfolg (Optochin. bas. etwa 4stündlich 0,2 bis zur Tagesdosis von 1 g und zur Gesamtdosis von 3 g, am besten mit Milch; bei leichtester Sehstörung sofort aussetzen!). Da die Hauptgefahr von seiten des Herzens und der Gefäße droht, wird man hierauf vor allem sein Augenmerk richten — und am besten von Anfang an gleich Digitalis reichen (etwa 20 Tropfen Tct. Digital. mehrmals tgl. oder ein anderes Präparat). Bei Nachlassen der Herzkraft hilft man mit Koffeininjektionen (Coffein. natriosalicyl 2—3 : 10,0) Cardiazol und Kampferöl, eventuell auch Adrenalin (1 : 1000) nach. Von Sauerstoffeinatmungen wird man sich nicht allzuviel versprechen dürfen. Dagegen ist ein Aderlaß von 4—500 ccm in Fällen, wo starke Zyanose auf eine Überladung des venösen Systems hinweist, sicher manchmal von Nutzen. Was jeder Kranke stets angenehm empfindet, sind PRIESSNITZsche Brustwickel. Auch kühle Abwaschungen tun bei hohem Fieber dem Kranken wohl und sind oft von anregender Wirkung. Expektorantien, z. B. ein Senegadekokt (5 : 150) oder ein Ipekakuanhainfus (0,5 : 150) gehören neben einer Mixtura acida od. dgl. seit alters her zur Pneumoniebehandlung. Unzweifelhaft nützlich ist die reichliche Anwendung von Narkotizis, wenn quälender Hustenreiz dem Patienten die Ruhe raubt (mehrmals 10—20 Tropfen einer 2proz. Codein- oder 0,2proz. Heroinlösung, eventuell auch 1—2 cg Morphium oder 2—3 cg Pantopon subkutan).

Auf die Ernährung bei fieberhaften Erkrankungen werde ich beim Typhus etwas genauer eingehen. Hier bei der Pneumonie ist der Magendarmtraktus nicht direkt beteiligt und wenn der Patient Appetit hat, kann man ihm ruhig zu willen sein. Bei der meistens bestehenden Appetitlosigkeit ist jedoch ein besonderes Aufdrängen von Nahrung nicht nötig, weil bei der kurzen Dauer der Erkrankung eine Gefahr durch Unterernährung nicht groß ist. Der meist lebhafte Durst kann und soll durch reichliche Getränke (süße Fruchtlimonaden, kalter Tee mit Zitrone) jederzeit gestillt werden. Alkohol ist besonders bei Leuten, die daran gewöhnt sind, durchaus erlaubt und angezeigt.

Zwei Pneumonieformen ganz anderer Ätiologie möchte ich wenigstens kurz streifen, nämlich die Pestpneumonie und die Anthraxpneumonie. Pestfälle können bei uns in Hafenstädten einmal auftreten, wo die Ansteckung erfolgen kann durch pestinfizierte Ratten von Schiffen, die aus Pestgegenden kommen. Unter hohem Fieber und schwersten Allgemeinerscheinungen treten entweder Drüsenschwellungen auf, meistens in der Leistenbeuge (Beulen- oder Bubonenpest) oder Karbunkel, oder ausgedehnte Hautblutungen, besonders am Rumpf und an den Armen. Streng genommen sind sowohl die Karbunkel als die Hautblutungen nur Metastasen der stets primär erkrankten Drüsen, aber die „Hautpest“ kann im Vordergrunde des klinischen Bildes stehen. Diese Formen sind die häufigeren Manifestationen der Pest. Weniger häufig ist die prognostisch ganz infauste Lungenpest, welche primär ohne vorherige Drüsenerkrankung auftreten kann. Unter schweren septischen Erscheinungen, Delirien, Zyanose, Herzkollaps entwickeln sich Pneumonien oft doppelseitig, mit sehr reichlichem dünnflüssigem, dunkelblutigem Auswurf. Der im Mittelalter gebrauchte Name „schwarzer Tod“ bezog sich wohl teilweise auf die Blu-

tungen der Lungenpest und teilweise auf die subkutanen Blutungen der Hautpest. Der Tod erfolgt manchmal, wie bei schwerster Sepsis in aller kürzester
Frist an Herzschwäche (Pestis siderans). Dieser Lungenpest ist im 14. Jahrhundert etwa ein Viertel der gesamten Bevölkerung in Europa erlegen. Die
Diagnose wird natürlich nur bei sporadischen Fällen (in Hafenstädten) einmal
Schwierigkeiten machen. Der Nachweis von Pestbazillen ist im Auswurf oder
im Punktate der Drüsen oder auch manchmal im Blute leicht.

Der Milzbrand ist eine Infektionskrankheit mancher Haustiere, besonders
der Pferde und Schafe. Übertragungen auf den Menschen kommen bei Leuten
vor, die mit der Versorgung milzbrandkranker Tiere oder mit der Bearbeitung
der Felle od. dgl. zu tun haben. Die häufigste und relativ gutartige Form ist der
Milzbrandkarbunkel, Pustula maligna, bei dem sich um einen schwärzlichen Schorf Borken von auffallender Unempfindlichkeit entwickeln. Beim
Lungenbrand, der sog. Hadernkrankheit, treten unter Schüttelfrösten pneumonische Verdichtungen, manchmal lobäre, manchmal lobuläre (siehe nächste
Vorlesung), unter auffallender Mitbeteiligung der oberen Luftwege auf. Nase,
Pharynx, Epiglottis sind stark geschwollen. Der Auswurf ist blutig. Dyspnöe
ist erheblich (teilweise wohl durch eine hämorrhagische Infiltration der Me-
diastinaldrüsen bedingt). Falls der Tod nicht am 1. oder 2. Tage eintritt, bilden
sich hämorrhagische Pleuritiden aus. Die Diagnose wird, wie bei der Pest,
durch den Bazillennachweis gesichert. Der klinische Verdacht muß bei den
obigen Momenten dann auftauchen, wenn es sich um Kranke handelt, die durch
ihren Beruf der Milzbrandinfektion ausgesetzt sind. Der Darmmilzbrand,
bestehend in schwerster Gastroenteritis mit wässerigen und blutigen Durchfällen,
ist beim Menschen selten. Er ist prognostisch fast so ungünstig wie der Lungen-
milzbrand; der Tod erfolgt im Kollaps oder an Peritonitis infolge Perforation.

2. Vorlesung.

Lungenkrankheiten II.

Pleuritis, Empyem, Pneumothorax.

Meine Herren! Der magere, schmalbrüstige junge Mann, den Sie
hier im Bett liegen sehen, war bis vor etwa 4 Wochen ganz gesund.
Dann fing er an zu kränkeln; er verlor den Appetit, hüstelte etwas,
wurde kurzatmig und fühlte sich gegen Abend fiebrig. Zunächst ging
er seiner Tätigkeit weiter nach; aber vor einigen Tagen veranlaßte ihn
die Zunahme seiner Beschwerden, zum Arzte zu gehen. Derselbe fand
eine Rippenfellentzündung mit einem Erguß und überwies ihn deshalb
der Klinik. Ich habe in der vorigen Stunde schon wiederholt von der
Rippenfellentzündung, Pleuritis, gesprochen. Zuerst sprach ich
von den pleuritischen Reibegeräuschen als Zeichen der trockenen Pleuritis; hier sind die Pleurablätter trübe und mit Fibrin belegt. Eine
solche Pleuritis sicca verursacht, besonders wenn sie frisch ist,
starke Schmerzen bei der Atmung und kann dadurch zu Dyspnoe führen.
Wenn hauptsächlich die dem Zwerchfell zugekehrten Teile der Pleura
befallen sind und deshalb keine Reibegeräusche hörbar, dann erschließt
man diese Pleuritis diaphragmatica öfter nur aus den Schmerzen und
dem Atmungstypus; die Einatmung wird immer plötzlich unterbrochen
und ist dadurch sehr charakteristisch. Ich konnte Ihnen das in der
vorigen Stunde bei dem Kranken mit der Pneumonie zeigen, denn in

deren Beginn tritt eine trockene Pleuritis fast regelmäßig auf. Ich
sagte bereits auch, daß nach Abklingen einer Pneumonie sich nicht
selten eine exsudative Pleuritis, d. h. ein Erguß in die Pleurahöhle
entwickelt. Etwas Derartiges soll bei dem Kranken hier vorliegen.
Wir wollen ihn jetzt untersuchen.

Wenn Sie ihn sich entkleiden lassen und genau betrachten, sehen
Sie, daß sich die rechte Seite an der Atmung weniger beteiligt als die linke,
und wenn Sie den Umfang beider Brusthälften vergleichen, ist
die rechte die voluminösere. Der Anfänger schließt in solchen Fällen
gerne, die linke Seite wäre die kranke, weil sie die kleinere ist; dieser
Schluß ist irrtümlich. Diejenige Seite, welche mehr und gleichmäßiger
atmet, ist für gewöhnlich die gesunde, und eine Erkrankung muß man
stets in der Thoraxhälfte suchen, welche weniger oder ungleich an
der Atmung teilnimmt. Hier ist also die weniger atmende erkrankte
Seite voluminöser.

Beim Perkutieren der Brust finden Sie den hellen vollen Lungenschall rechts vorn nicht, wie gewöhnlich, bis zur etwa 6. Rippe, sondern er
reicht nur bis zur 3. Rippe. Von hier an besteht eine absolute Dämpfung.
Die linke Herzgrenze überschreitet die Mamillarlinie beträchtlich; den
Spitzenstoß fühlt man fast zwei Querfinger außerhalb der Brustwarze.
Der untere Leberrand überragt den Rippenbogen perkutorisch um zwei
Finger und ist dort deutlich zu fühlen. Wenn man den Rücken ab-
klopft, finden sich links normale Verhältnisse, ein heller Schall von der
11. Rippe nach aufwärts, ebenso an der Seitenwand. Rechts besteht
dagegen eine intensive Dämpfung, welche die ganze untere Hälfte bis
hinauf zur Mitte der Skapula und den größten Teil der Seitenwand einnimmt. Hier an der Seite ist die Dämpfung sogar noch intensiver und
reicht noch etwas höher hinauf als hinten. Das ist der Perkussionsbefund. Er sagt uns also zunächst nur, daß sich an Stelle des normal-
lufthaltigen rechten Unter- und Mittellappens etwas Luftleeres befindet.
Es könnte die Lunge mit einem massiven Material ausgefüllt sein (dann
wäre das Wahrscheinlichste eine pneumonische Infiltration, wie bei
dem Patienten der letzten Stunde) oder es könnte die ganze Lunge von
der Thoraxwand abgedrängt und an ihre Stelle etwas Luftleeres getreten sein; in diesem Falle hätten wir es höchstwahrscheinlich mit
einem Flüssigkeitserguß im Pleuraraum zu tun. Alle andern Möglichkeiten, z. B. eine Atelektase (Luftleere der Lungen infolge Kollabierens
der Alveolen), oder pleuritische Schwarten sind unwahrscheinlich wegen
der Intensität der Dämpfung und wegen der deutlichen Atmungsbehinderung.

Also pneumonische Infiltration oder Pleuraerguß? Die
Anamnese mit der allmählichen Entwicklung der Beschwerden sowie
das Fehlen von Husten und rostfarbenem Auswurf spricht jedenfalls
nachdrücklich gegen eine Pneumonie; derartige kleine Hilfen sollen
Sie bei Ihren diagnostischen Erwägungen niemals außer acht lassen.
Beim Auskultieren finden sich links überall ziemlich normale Verhält-
nisse, vesikuläres Atmen, hie und da diffus einige Rasselgeräusche.
Rechts dagegen hören Sie unten gar kein Atmen, sowohl hinten als in

der Seitenwand als auch vorn. Weiter oben, ungefähr an der oberen Grenze der Dämpfung, befindet sich eine Zone mit leisem unbestimmten Atmen und über der Spitze vorn und hinten ist das Atemgeräusch annähernd normal. Mit diesem Befund, m. H., können wir eine Pneumonie ausschließen; die breite Zone mit aufgehobenem Atemgeräusch bei einer intensiven Dämpfung ist mit der Annahme einer Lungeninfiltration nicht gut vereinbar. Dagegen erklärt sich dieser Befund restlos aus der Annahme einer großen Flüssigkeitsansammlung im Pleuraraum, wie sie der bisher behandelnde Arzt schon angenommen hatte. Der unterste Teil der Pleurahöhle ist offenbar mit Flüssigkeit angefüllt; dadurch entsteht die intensive Dämpfung und ebenso kann keinerlei Atemgeräusch gehört werden, weil hier eben keine atmende Lunge vorhanden ist. Oberhalb davon liegt der Thoraxwand wohl Lunge an; aber die Lunge ist hier durch die Flüssigkeit von unten her komprimiert. Sie kann an der Atmung nur mangelhaft teilnehmen und das Atemgeräusch hat deshalb hier einen unbestimmten Charakter. Oben in der Spitze macht sich die Kompression durch die Flüssigkeit nicht mehr bemerkbar; es findet sich normales vesikuläres Atmen. Auch die Prüfung des Stimmfremitus spricht gegen eine Pneumonie. Bei dem Pneumoniker in der letzten Vorlesung hatten wir sowohl beim Auskultieren als beim Palpieren der Stimme durch den Thorax eine Verstärkung auf der erkrankten Seite festgestellt; hier fehlen die hör- und fühlbaren Erschütterungen der Stimme; Flüssigkeit leitet dieselbe nicht gut.

Noch zwei Dinge waren bei der Untersuchung aufgefallen. Die Herzgrenze überschreitet nach links die Brustwarze und der untere Leberrand steht abnorm tief. Bedeutet das eine Herz- und Lebervergrößerung? Keineswegs; es sind offenbar nur Verdrängungen als Folgen der Flüssigkeitsansammlung. Ja diese Verdrängungen stellen sogar einen integrierenden Bestandteil des perkutorischen Befundes bei einem größeren Pleuraerguß dar. Jeder große Pleuraerguß muß seine Nachbarorgane verdrängen. Wenn diese nicht verdrängt sind, können Sie die Anwesenheit einer größeren Flüssigkeitsansammlung ablehnen, NB. falls diese Nachbarorgane nicht vielleicht durch ältere Verwachsungen fixiert sind und deshalb ihr Ausweichen verhindert ist. Die perkutorische Abgrenzung des Herzens nach rechts und die der Leber nach oben ist hier natürlich unmöglich.

Halten Sie sich nicht starr daran, daß bei jedem Flüssigkeitserguß in der Pleurahöhle der auskultatorische und perkutorische Befund dem hier erhobenen genau gleichen müsse. Je nach der Größe des Ergusses und der Stelle der Ansammlung können die Befunde ganz verschieden sein. Ein kleiner Erguß, sagen wir zum Beispiel ein Liter, braucht die Lunge gar nicht stark nach oben zu drängen und auf sich schwimmen zu lassen, wie es hier der Fall ist, sondern er schiebt sich vielleicht nur in schmaler Schicht zwischen Lunge und Thorax. Eine intensive Dämpfung bei der Perkussion findet man in solchem Falle natürlich auch; aber beim Auskultieren hört man, da sich die Lunge ja noch entfalten kann, ein vesikuläres Atmen, das freilich infolge der davor gelagerten

Flüssigkeitsschicht sehr leise sein wird. So können je nach der Größe und Lokalisation des Ergusses noch zahlreiche andere Befunde zustandekommen. Z. B. kann sich der Erguß gelegentlich vorzugsweise vorn ansammeln; das kommt bei kurzatmigen Herzkranken, die Tag und Nacht in sitzender Stellung verbringen, nicht selten vor. Ferner: wenn sich ein Erguß zwischen zwei Lappen, intralobär, ansammelt, sind die physikalischen Symptome manchmal recht kompliziert. Ferner: bei ganz großen Ergüssen hört man an der oberen Grenze, wenn die Lunge dort durch Kompression völlig luftleer geworden ist, öfters ein Bronchialatmen von hohem etwas pfeifendem Charakter; man nennt das nach seiner Ätiologie „Kompressionsatmen". Bei einem linksseitigen Pleuraerguß ist das Herz natürlich nach rechts verdrängt und der tympanitische Schall des Magens zwischen Milz, Herz und Leber im sog. TRAUBEschen Raum ist gedämpft. Kurzum, es gibt keine festen Gesetze über den physikalischen Befund bei einem Pleuraerguß. Derselbe hängt ganz von seiner Größe, seiner Lokalisation und der Verschieblichkeit der Nachbarorgane ab.

Die Unterscheidung zwischen Pleuraerguß und Lungeninfiltration war hier bei diesem Kranken nicht schwer; aber die Fälle sind gar nicht selten, in denen doch Zweifel darüber bestehen und wir uns nur durch eine Probepunktion Gewißheit darüber verschaffen können. Es gilt leider kein Gesetz ganz ohne Ausnahmen; so stimmt die Regel, daß das Bronchialatmen bei der Pneumonie stets laut, das beim Pleuraerguß immer abgeschwächt sei, nicht immer. Von den Fehlerquellen nenne ich nur das eben erwähnte laute Kompressionsatmen über Pleuraergüssen aus der komprimierten Lunge, sowie das Fehlen von lautem Bronchialatmen bei Pneumonien, wenn die Bronchien einmal durch Sekret verlegt sind. Ferner läßt die Prüfung des Stimmfremitus öfters im Stich, z. B. bei sehr schwachen Kranken, die nicht mit genügend lauter Stimme reden können, oder wenn ein Erguß neben der Infiltration besteht u. dgl. m. Erwähnen möchte ich an dieser Stelle die neue Methode der Ektoskopie; dieselbe studiert allerlei Phänomene, die am Thorax und am Bauche sichtbar werden unter außergewöhnlichen Verhältnissen, z. B. bei bestimmten Arten des Respirierens, beim Aussprechen gewisser Worte u. dgl.

Auf einen etwas schwierigen Punkt muß ich noch eingehen, nämlich auf die Frage nach der oberen Dämpfungslinie bei Pleuraergüssen. Wie verläuft sie, wo ist sie am höchsten? In den Büchern finden Sie allerlei Regeln, z. B.: wenn der Kranke während der Ansammlung des Ergusses im Bette liegt, dann soll die größte Menge desselben und damit der höchste Punkt der Dämpfungslinie hinten am Rücken liegen. Geht der Kranke dagegen während dieser Zeit noch umher, soll sie ungefähr horizontal um den Thorax herum verlaufen und bei der Resorption soll der höchste Punkt in der Seitenwand liegen (ELLIS-DAMOISEAUsche Kurve). Ich glaube, diese Lehren sind etwas vom grünen Tisch dekretiert. Die Schwierigkeit, sich über die obere Begrenzung und über den Unterschied zwischen einer relativen und absoluten Dämpfung bei einem Pleuraerguß zu einigen, liegt, wie ich glauben möchte, in folgendem: Was wir perkutieren, sind bekanntlich immer nur Differenzen im Luftgehalt der darunter liegenden Organe. Wo es sich nun um große Unterschiede im Luftgehalt mit scharfer Begrenzung handelt, wie z. B. bei der Leber gegen die normale Lunge, ist das Perkutieren leicht und sicher. Auch einen infiltrierten Lungenlappen kann man genau gegen den benachbarten lufthaltigen perkutorisch abgrenzen. Bei einem Pleuraerguß dagegen liegen oberhalb des Ergusses Lungenteile, die durch die Kompression, manchmal auch durch Infiltration mehr weniger luftleer sind und deshalb auch einen etwas gedämpften, leicht tympanitischen Schall geben können; erst noch höher hat die Lunge allmählich ihren normalen Luftgehalt. Daraus dürfte hervorgehen, daß eine scharfe Begrenzungslinie, die sich eindeutig herausperkutieren läßt, beim Pleuraerguß meistens gar nicht existieren wird. Man muß sich mit einem etwas ungefähren Resultat begnügen. Ein geringes Ansteigen der Dämpfung in der Seitenwand, wie wir es hier auch konstatiert haben, ist immerhin meist nachweisbar. Hierin ist ein Unterschied gegenüber der Pneumonie gegeben.

Die Röntgenuntersuchung kann man bei größeren Ergüssen entbehren. Man sieht dem Exsudat entsprechend einen Schatten, der sich nach außen manchmal etwas verdichtet und ansteigt. Die Trachea ist verschoben, was übrigens auch häufig gut fühlbar ist; die Wölbung des Zwerchfells ist flacher, seine respiratorische Verschieblichkeit vermindert. Ganz kleine Ergüsse, die sich perkutorisch nicht sicher nachweisen lassen, verraten sich im Röntgenschirm dadurch, daß der spitzwinklige Pleurasinus im Gegensatz zur gesunden Seite verschwunden ist; das Zwerchfell stellt eine mehr oder weniger horizontale Linie dar. Wie ich nebenbei nur erwähnen möchte, sieht man die Reste alter pleuritischer Prozesse manchmal in Form von allerlei Strängen und Zacken, welche die normalen Konturen von Herz, Lungenrand oder Zwerchfell verzerren.

Ich nenne noch einige Einzelheiten bei der Perkussion eines Pleuraergusses, welche aber noch Gegenstand der Diskussion sind, nämlich das sog. RAUCHFUSSsche oder GROCCOsche Dreieck und das GARLANDsche Dreieck. Unter dem letzteren Namen versteht man eine dreieckige Zone eines etwas helleren Schalles, den man über Pleuraergüssen dicht neben der Wirbelsäule öfters herausperkutieren kann. Er ist vielleicht dadurch bedingt, daß der Erguß dort hinten nur in dünnerer Schicht vorhanden ist und nach der Seite zu erst massiger wird. Das RAUCHFUSSsche oder GROCCOsche Dreieck stellt eine schmale dreieckige Dämpfungszone auf der dem Erguß entgegengesetzten Seite dar; sie wird meist als Folge einer Verdrängung des Mediastinums gedeutet. Ich schließe mich den Autoren an, welche der Lehre etwas skeptisch gegenüberstehen, daß diese Dreiecke ein regelmäßiges oder auch nur einigermaßen häufiges Symptom darstellen, und daß ihnen eine nennenswerte diagnostische Bedeutung zukommt.

Welche Krankheitsprozesse führen nun zu einer solchen Flüssigkeitsansammlung im Pleuraraum? Der Pathologe lehrt: 1. Exsudate, 2. Transsudate. Er sagt: Das Exsudat ist das Produkt eines entzündlichen Prozesses der Pleura; es ist also immer eine „Pleuritis" dabei im Spiele. Die Transsudate dagegen sind nichts Entzündliches; sie sind etwas dem Ödem Analoges, d. h. Serum, welches infolge einer allgemeinen Zirkulationsstörung oder einer lokalen mechanischen Ursache oder dgl. ausgetreten ist. Ein Transsudat ist stets eine sekundäre Affektion, meistens auf dem Boden einer Herz- oder Nierenkrankheit; ein entzündlicher Pleuraprozeß braucht nicht damit verknüpft zu sein. Er lehrt ferner: Die Exsudate sind eiweißreich, ihr spezifisches Gewicht beträgt etwa 1020 und darüber; die Transsudate sind eiweißärmer, ihr Gewicht ist meist unter 1015.

Der Kliniker vermag die Unterscheidung zwischen Transsudat und Exsudat nicht immer streng durchzuführen; so z. B. mischt sich einer längerdauernden Transsudation in die Pleurahöhle meistens bald ein entzündlicher Prozeß der Pleura bei. Es liegt also dann Transsudat plus Exsudat vor. Bei Blutungen in die Pleurahöhle ist es ähnlich; auch hier sondert die Pleurahöhle bald etwas entzündliches Serum ab.

Sie hören deshalb in der Klinik oft jeden Pleuraerguß schlechtweg eine „Pleuritis" nennen, genau so wie der bequeme und kurze Name „Nephritis" für alle möglichen Nierenerkrankungen trotz aller Einwände dagegen sich nicht so leicht wird verdrängen lassen.

Was den Kliniker an den Pleuraergüssen mehr interessiert und wonach er sie benennt, ist vor allem die Beschaffenheit des Ergusses, nämlich ob serös oder blutig oder eitrig. Den Namen Pleuritis schlechtweg wendet man ausschließlich auf die serösen bzw. serofibrinösen Ergüsse an; die eitrigen bezeichnet man als Empyeme und die bluthaltigen als Hämatothorax. Man spricht von Hämatothorax nicht nur bei eigentlichen Blutungen in die Pleurahöhle, sondern unkorrekterweise auch dann, wenn ein pleuritisches Exsudat stark hämorrhagisch ist; das kommt am häufigsten bei Tuberkulose und bei malignen Neoplasmen vor. Eine sichere Unterscheidung zwischen den verschiedenen Ergüssen ist ausschließlich durch eine Probepunktion möglich. Da die Entstehungsbedingungen und Ursachen der serösen und eitrigen Ergüsse keine prinzipiell verschiedenen sind, soll man eigentlich bei jedem etwas länger dauernden fieberhaften Pleuraerguß eine Probepunktion machen; denn sobald ein eitriger Erguß vorliegt, hat die Behandlung eine andere zu sein; davon nachher.

Hier bei unserem Kranken ergab die Probepunktion ein klares, gelbes Serum. Einen durch Stauung entstandenen Erguß, also ein Transsudat im engeren Sinne würden wir annehmen, wenn eine Herz- oder Nierenerkrankung vorläge oder wenn noch anderwärts wäßrige Ansammlungen vorhanden wären, z. B. in der anderen Pleurahöhle, im Bauch, im Herzbeutel oder wenn ein diffuses Hautödem bestünde. All das ist hier nicht der Fall. Es wird also wohl, noch dazu in Anbetracht des Fiebers, ein entzündlicher Pleuraerguß, eine Pleuritis im strengen Sinne vorliegen. Unter diesen kennt man nun zwei Gruppen: Bei der einen tritt die Pleuritis als Begleitung einer anderen fieberhaften Erkrankung auf. Hierfür ist die Pleuritis nach Pneumonie, wie wir das in der vorigen Stunde kennen gelernt haben, das wichtigste Beispiel. Daneben ist von den akuten Krankheiten der Gelenkrheumatismus noch als häufige Ursache einer Pleuritis zu nennen; ferner treten im Verlauf einer manifesten Lungentuberkulose, und zwar in jedem Stadium derselben nicht selten Pleuritiden auf, wie wir das in der nächsten Stunde noch besprechen werden.

Bei der anderen Gruppe liegen die Dinge, wie hier bei unserem Kranken. Ohne besondere Ursache, bei einem scheinbar völlig Gesunden entwickelt sich langsam und schleichend ein pleuritischer Erguß. Früher nannte man das eine Pleuritis idiopathica. Seit langem wußte man nun schon, daß eine solche Pleuritis idiopathica zwar manchmal ebenso glatt und restlos heilt, wie die nach Pneumonie, Rheumatismus oder sonstigen akuten Krankheiten auftretenden Pleuritiden, daß aber nicht selten während oder nach einer solchen Pleuritis eine Lungentuberkulose in Erscheinung tritt. Man schloß daraus, daß eine solche primäre Pleuritis offenbar eine Disposition zur Lungentuberkulose schafft. Die Auffassung über den kausalen Zusammenhang hat sich im Laufe der letzten Jahrzehnte geändert. Man nimmt heute an, daß in allen diesen Fällen eine **latente Tuberkulose**, d. h. eine in den Drüsen oder vielleicht auch in abgekapselten Lungenherden schlummernde Tuberkulose, die lange Zeit hindurch keinerlei Symptome zumachen braucht, als primäre Krankheit vorliegt. Die scheinbar primär und als Morbus sui generis auftretende Pleuritis wird jetzt als sekundär, als bloßes Symptom der schon bestehenden alten Tuberkulose aufgefaßt. Die so häufigen tuberkulösen Antezedentien in der Anamnese solcher Kranken, ferner die modernen serologischen Untersuchungsmethoden im Verein mit autoptischen Befunden lassen diese Deutung als gut fundiert erscheinen. Als Kennzeichen dieser tuberkulösen Pleuritiden gilt, daß man im Sediment des Exsudates vorzugsweise einkernige Zellen findet, entsprechend dem chronischen Charakter der sie auslösenden Krankheit; das ist hier bei unserem Kranken auch der Fall. In den postpneumonischen, rheumatischen und allen anderen Exsudaten bei akuten Krankheiten überwiegen die mehrkernigen Zellen. Als weiteres Unterscheidungsmerkmal kann man die Untersuchung auf Bakterien heranziehen. Die pneumonischen und die meisten anderen „akuten" Exsudate enthalten mikroskopisch oder kulturell Kokken, während die tuberkulösen Pleuritiden bei diesen Untersuchungsmethoden steril bleiben. Die darin enthaltenen spärlichen Tuberkelbazillen wachsen auf den gewöhnlichen Nährböden nicht, sondern sind nur durch Impfung eines tuberkuloseempfänglichen Tieres, z. B. eines Meerschweinchens, nachzuweisen. Man muß zu diesen Unterscheidungsmerkmalen öfters greifen; denn die Angaben des Patienten über den Beginn seiner Erkrankung lassen uns nicht selten im Ungewissen. Manchmal wird der Beginn als schleichend hingestellt, während doch eine kleine Pneumonie vorangegangen war; im Gegensatz dazu kann sich eine tuberkulöse Pleuritis einmal etwas plötzlicher bemerkbar machen, so daß in dem Berichte des Kranken eine Pneumonie vorgetäuscht wird.

Die praktische Wichtigkeit der Unterscheidung zwischen einer tuberkulösen und einer nichttuberkulösen Pleuritis, ich meine punkto Behandlung, beginnt eigentlich erst beim Abklingen derselben. Dann handelt es sich darum, ob wir in dem Patienten einen Rekonvalezenten nach einer akuten Krankheit vor uns haben, der also, sobald er sich wieder wohl fühlt, nach relativ kurzer Zeit seiner Tätigkeit nachgehen darf, oder ob wir einen Tuberkulösen vor uns haben. In diesem Falle werden wir dringendst eine längere Schonung empfehlen, eine Reise, Luftkur oder was sich sonst in Anbetracht der äußeren Umstände, der Vermögenslage des Kranken ermöglichen läßt; davon in der nächsten Vorlesung. Während der Erkrankung ist der Verlauf häufig in beiden Fällen der gleich günstige; auch die tuberkulöse Pleuritis klingt öfters leicht und glatt ab. Das Exsudat wächst nur zu einer mittleren Höhe und resorbiert sich nach Heruntergehen des Fiebers und unter steigenden Urinmengen wieder völlig ohne besondere eingreifende Therapie. Neben strikter Bettruhe, die natürlich eingehalten werden muß, kann man sich auf PRIESSNITZsche Brustwickel beschränken, vielleicht einmal einen Jodanstrich oder ein paar Schröpfköpfe anordnen. Narkotika, welche bei hauptsächlich trockenen Brustfellentzündungen wegen der starken Schmerzen häufig notwendig werden, sind bei der Pleuritis exsudativa oftmals gar nicht erforderlich, eben weil das Exsudat den Kontakt der entzündeten Pleurablätter aufhebt. Es ist nicht ratsam, aus übergroßer Vorsicht die Bettruhe nach dem Abfiebern allzulange auszudehnen, weil man damit der Neigung zu Schrumpfungen Vorschub leistet. Bei jeder Pleuritis kommt es leicht zu derartigen Schrumpfungen der befallenen Thoraxhälfte, denen man durch rechtzeitige Atemübungen entgegenwirken soll. Bei unserem Kranken weisen der ganze Habitus, die schleichende Entwicklung des Zustandes und die Beschaffenheit des Exsudates auf eine tuberkulöse Genese hin. Deshalb werden wir den Kranken bei seiner Entlassung in dem oben angedeuteten Sinne beraten.

Öfters ist der Verlauf kein so glatter, und man muß den Erguß mit Hilfe eines Troikarts ablassen. Hierbei gelten folgende Regeln: 1. soll ein Pleuraerguß abgelassen werden, wenn seine Größe unmittelbar eine Gefahr bedeutet; 2. wenn im fieberfreien Zustande die Resorption sich allzulange hinauszögert. ad 1. Die Gefahr eines übergroßen Exsudates liegt darin, daß es das Herz verschiebt und damit die großen Gefäße abknicken kann. Deshalb soll immer punktiert werden, wenn das Exsudat hinten etwa bis zur Spina scapulae und vorn bis zur etwa 3. oder gar 2. Rippe reicht, sobald das Herz um 2—3 Finger breit verdrängt ist und die Trachea verschoben; das letztere kann man oft deutlich im Jugulum fühlen. Am sichersten gehen Sie, wenn Sie sich in erster Linie nach der Herzverdrängung richten und schon auf diese hin punktieren, selbst wenn das Exsudat noch nicht übergroß zu sein scheint. Übrigens wird die absolute Menge eines Pleuraergusses von dem Anfänger meistens unterschätzt. 2—3 Liter machen nur ein etwa mittelgroßes Exsudat aus. Es finden in einer Pleurahöhle durch Kompression der ganzen Lunge und Ausdehnung der betreffenden Seite gelegentlich 4—5 Liter Platz.

2. Ein Erguß soll abgelassen werden, wenn das Fieber abgefallen ist und die Resorption ins Stocken gerät, damit die Lunge sich möglichst bald wieder entfalten kann. Während des Fieberstadiums schiebt man eine Punktion gerne möglichst hinaus, weil das Exsudat in dieser Periode sich leicht wieder ergänzt. Man wird es nur dann tun, wenn die Verdrängung des Herzens dazu zwingt oder wenn die Atemnot allzu stark wird.

Die Frage nach dem Auftreten von Atemnot bei Pleuritis erfordert noch einige Worte. Wenn man nach den Indikationen zur Pleurapunktion fragt, erhält man meistens die Antwort: Atemnot. Das ist nicht ganz zutreffend. Es ist zu grob mechanisch gedacht. Es liegt da die Vorstellung zugrunde, als ob Hand in Hand mit der Größe eines raumbeengenden Agens im Pleuraraume eine Behinderung der Atmung auftreten müsse. Das ist unrichtig. Wenn sich ein Pleuraexudat langsam entwickelt, so kann es zu stattlicher Größe anwachsen, ohne daß merklicher Lufthunger auftritt. Der Sauerstoffbedarf von bettlägerigen Kranken ist nicht groß und mit dem mechanischen Drucke eines nicht bösartigen Prozesses wissen sich viele Organe erstaunlich gut abzufinden, ohne sich in ihrer Funktion beeinträchtigen zu lassen. Bei Tumoren der Bauchhöhle kommen da allerlei lehrreiche Beispiele vor. Wenn bei einem Pleuraerguß stärkere Atemnot auftritt, so ist das häufig die Folge einer begleitenden Lungenaffektion. Stärkste Atemnot kommt dann gelegentlich bei kleinen Ergüssen vor und große Ergüsse verlaufen oft ohne Atemnot. Daraus resultiert die wichtige Regel, daß die Bedeutung eines Exsudates niemals unterschätzt und seine Punktion unterlassen werden darf mit der Begründung, es sei keine Atemnot da. Die Gefahr der Abknickung der großen Gefäße bleibt in solchen Fällen die gleiche. Um das Größer- oder Kleinerwerden eines Pleuraergusses festzustellen, gibt die Perkussion und Auskultation nicht immer zuverlässige Resultate, weil trotz Rückbildung des Exsudates der Klopfschall gedämpft bleiben kann, z. B. durch Schwartenbildung. Ebenso können Schwarten gelegentlich den Stimmfremitus (s. S. 8) verstärken und dadurch die Feststellung von kleineren Ergüssen erschweren. Die tägliche Bestimmung der Urinmenge und des Körpergewichts ist oft viel zuverlässiger. Ferner kann man manchmal regelmäßige Messungen des Brustumfanges zu Hilfe nehmen.

Hierbei findet man übrigens etwas sehr Überraschendes: Es wird auch die gesunde Seite gleichsinnig mit der erkrankten beim Wachsen des Exsudates etwas größer und nachher wieder kleiner. Es liegen nämlich recht komplizierte Verhältnisse im Thorax vor. Der Brustkorb wird beim Entstehen eines Pleuraergusses nicht einfach passiv gedehnt, sondern er erweitert sich aktiv; daran nimmt nun auch die gesunde Seite ein wenig mit teil. Infolge dieser aktiven Erweiterung ist auch der Druck des Exsudates in der Brusthöhle keineswegs besonders stark positiv. Man ist zunächst immer geneigt das anzunehmen, und es scheint ein solches Verhalten auch daraus hervorzugehen, daß bei einer Punktion die Flüssigkeit meist ohne weiteres leicht abfließt. Aber man übersieht dabei den auf der Punktionsstelle lastenden Druck des Pleuraexsudates. Dieser Punkt darf natürlich nicht vernachlässigt werden. Es ist erst in den letzten Jahren, hauptsächlich durch Untersuchungen meines Lehrers D. Gerhardt, in diese Dinge Klarheit gekommen. In Ergüssen, die nicht durch Pleuraverwachsungen abgekapselt sind, weicht unter Berücksichtigung der Höhe des Exsudates der Druck meist nur wenig vom Nullpunkt ab. In fest abgekapselten Ergüssen kann der Druck freilich gelegentlich stark positiv werden.

Wenn man feststellen will, ob überhaupt ein pleuritischer Erguß vorhanden ist, macht man die Probepunktion am besten etwas hoch, in der Gegend der oberen Grenze der Dämpfung, weil tiefer unten häufig Pleuraverwachsungen vorkommen, welche das Ansaugen der Flüssigkeit verhindern. Stellen Sie sich bitte überhaupt nicht vor, daß ein Erguß in der Pleurahöhle wie in einem Fasse sich gleichmäßig und frei ausbreitet. Selbst bei einem reinen Transsudate, einem Hydrothorax, ist die Flüssigkeit nicht recht beweglich und bei Lagewechsel nicht leicht verschieblich. Das wird nämlich in den Lehrbüchern gerne als Charakteristikum eines nicht entzündlichen Transsudates gegenüber den entzündlichen Exsudaten angegeben. Eine prompte und rasche Verschiebung bei Lagewechsel ist auch bei Transsudaten keinesfalls die Regel. Wenn sich bei einem Patienten beim Aufsitzen oder beim Umdrehen die obere Grenze eines Pleuraergusses momentan verschiebt, dann liegt ganz gewiß kein einfacher Flüssigkeitserguß vor, sondern dann enthält die Pleura Flüssigkeit und Luft nebeneinander; es besteht ein Pneumoserothorax, wie wir das nachher besprechen werden. Bei Exsudaten findet man auf dem Sektionstische häufig ein kompliziertes System von Höhlen, Kammern und allerlei sulzigem Maschenwerk und man wundert sich dann nicht mehr, daß man selbst innerhalb der Dämpfung oftmals erst nach wiederholter Probepunktion auf

Flüssigkeit stößt oder ein andermal von einem großen Pleuraexsudat bei der Punktion nur wenig herausbekommt. Die Diagnose eines mehrkammerigen Ergusses wird manchmal dadurch ermöglicht, daß man bei Punktionen an verschiedenen Stellen eine Flüssigkeit von verschiedener Beschaffenheit herausbekommt. Es soll auch ausnahmslos jeder Punktion mit dem Troikart eine Probepunktion mit einer kleinen Pravazspritze vorausgehen; denn man ist niemals sicher, ob an der betreffenden Stelle wirklich freie Flüssigkeit vorhanden ist.

Über die Menge von Flüssigkeit, die man ablassen darf, bestehen neuerdings verschiedene Ansichten. Am besten bleibt man wohl noch bei der alten Vorschrift, nach welcher nicht mehr als $1-1^1/_2$ Liter abzulassen sind; das Eintreten von Luft in den Pleuraraum während der Punktion soll man möglichst vermeiden. Aber, wie man jetzt auf Grund der Röntgendurchleuchtungen weiß, kommt das doch häufiger vor, als man früher angenommen hatte. Die Luft verschwindet übrigens meist bald wieder, ohne weiteren Schaden anzurichten.

Bei starkem Hustenreiz soll die Punktion auf jeden Fall sofort abgebrochen werden, sonst tritt einmal die gefürchtete Expectoration albumineuse auf. Darunter versteht man das Aushusten von blutigschaumiger Flüssigkeit, wahrscheinlich infolge eines rasch entstandenen Lungenödems. Eine Morphiumdosis von $1-2$ cg kurz vor der Punktion ist ein leidlich sicherer Schutz, um allzu starkem Husten und damit diesem höchst gefährlichen Vorkommnis entgegenzuwirken.

Kurz erwähnen möchte ich noch einmal die hämorrhagischen Pleuraergüsse; sie kommen am ehesten bei Tuberkulose, bei malignen Neoplasmen oder bei Infarkten vor. (An einen intrathorakalen Tumor soll man übrigens auch stets denken, wenn ein seröser Erguß ohne sonstige Ursache sich nach wiederholten Punktionen auffallend rasch immer wieder ergänzt.) Man kommt öfters in Versuchung, ein hämorrhagisches Exsudat mit Unrecht anzunehmen, wenn sich der Punktionsflüssigkeit infolge des Durchstiches durch die Haut oder durch Anritzen der Lunge etwas Blut beimischt; das letztere ist übrigens ganz ungefährlich, selbst wenn der Patient nachher etwas Blut aushustet.

Was die Empyeme betrifft, so ist ihre sichere Diagnose, ich meine, der Eitergehalt des Exsudates, ganz ausschließlich durch eine Probepunktion festzustellen. Die Entstehungsbedingungen der Empyeme sind etwa die gleichen wie die der serösen Pleuraentzündungen. Wir wissen freilich erfahrungsgemäß, daß unter den oben erwähnten Krankheiten die einen leichter zu eitrigen Pleuraergüssen führen als andere. So sind die postpneumonischen Exsudate wesentlich häufiger eitrig als die rheumatischen oder die tuberkulösen; auch die Exsudate bei schweren Grippefällen sind oft eitrig. Aber im gegebenen Falle ist die Unterscheidung ohne Probepunktion schlechterdings unmöglich. Denn auch die serösen Ergüsse können gelegentlich zu demselben schweren Allgemeinzustand und gleich hohem Fieber führen wie es bei Empyemen die Regel ist. Aber manchmal verläuft auch ein Empyem mit so geringen Erscheinungen, daß man bei der Punktion überrascht ist, Eiter zu finden. Bei Empyemen findet man, wie bei allen eitrigen Affektionen, eine starke Vermehrung der Leukozyten im Blut; deren Fehlen spräche wohl gegen Empyem. Aber eine Leukozytose kann natürlich auch bei serösen Pleuritiden durch die Grundkrankheit (z. B. die Pneumonie) bedingt sein.

Wenn man bei der Probepunktion Eiter festgestellt hat, liegen die Dinge viel ernster. Es handelt sich dann stets um einen schweren Krankheitszustand. Ein einfaches Ablassen mit dem Troikart genügt so gut wie niemals; es soll als Regel gelten, die Thorakotomie auszuführen, um durch ein breites Loch zwischen den Rippen dem Eiter genügend Abfluß zu verschaffen. Nur in bestimmten Fällen ist man mit der Operation lieber etwas zurückhaltend. Zunächst operiert der Chirurg nicht gern ein ganz frisches Empyem, weil sich sonst ein großer, die ganze Pleurahöhle ausfüllender Luftraum, ein totaler Pneumothorax bildet. Man wartet dann lieber, bis man genügend feste Pleuraverwachsungen annehmen darf, welche ein zu starkes Zurücksinken der ganzen Lunge verhüten. Ferner sucht man manchmal bei sehr schwachen oder hoch fiebernden Kranken die Thorakotomie etwas hinauszuschieben und sich eine Zeitlang auf Punktionen zu beschränken. In solchen Fällen mag man einen Versuch mit einer Saugdrainage machen; aber es soll dieselbe nicht schlechtweg an Stelle der operativen Behandlung treten, wie manche das in Anlehnung an die frühere diesbezügliche Gepflogenheit jetzt wieder anstreben. Einen Anhaltspunkt dafür, ob die Operation dringend angezeigt ist, gewinnen wir aus dem Bakteriengehalt des Eiters. Je ärmer oder avirulenter er sich herausstellt, um so eher können wir etwas warten. Von besonderer Gutartigkeit scheinen nur die kleinen Empyeme zu sein, die im Verlaufe der Pneumonie nicht selten auftreten, die sog. parapneumonischen Empyeme; diese heilen öfters sogar ganz spontan. Bei sehr tief, dicht am Zwerchfell gelegenen Eiterherden ist man manchmal im Zweifel, ob nicht ein subphrenischer Abszeß, d. h. eine Eiterung unterhalb des Zwerchfells vorliegt. Solche subphrenischen Abszesse bilden sich im Anschluß an die allerverschiedensten entzündlichen, perforierenden oder eitrigen Abdominalaffektionen (Gallenwege, Perforation von Magen- oder Darmgeschwüren, embolische Abszesse, Restabszesse nach allgemeiner Peritonitis). Neben anderen differentialdiagnostischen Momenten (Anamnese, Vorwölbungen, Dämpfungsgrenzen, Hautödem) pflegt man darauf hinzuweisen, daß bei der Punktion aus einer Eiterung oberhalb des Zwerchfells der Eiter während der Exspiration, unterhalb des Zwerchfells während der Inspiration stärker heraustropft.

Wenn ich vorhin sagte, daß ein Empyem niemals durch seine klinischen Symptome zu diagnostizieren ist, so bedarf das noch einiger Bemerkungen: Es gibt gar nicht selten Fälle, in denen wir ein Empyem ohne weiteres annehmen, selbst wenn uns die Lungenuntersuchung gar keinen überzeugenden Anhaltspunkt dafür gibt, daß überhaupt ein Pleuraerguß vorhanden ist. Ich denke hier an gewisse Krankheitsbilder, z. B. nach einer Pneumonie, sowohl einer kruppösen als auch der später zu besprechenden katarrhalischen, oder nach einem bereits zurückgegangenen serösen Pleuraerguß, ferner nach Verletzungen des

Thorax od. dgl. Es kommt da vor, daß der Patient fiebert und die Untersuchung der Lungen uns keinen erklärenden Befund aufdeckt. Wir finden einige Rasselgeräusche, vielleicht eine geringe Schallabschwächung, stellenweise etwas leiseres Atmen, kurzum allerlei Dinge, die uns beweisen, daß keine normalen Verhältnisse vorliegen, aber welche schließlich auch nur harmlose Residuen der durchgemachten Krankheit zu sein brauchen. Die Röntgendurchleuchtung bringt in diesen Fällen meist auch keine Klärung. Fieber und Abmagerung deuten auf einen Eiterherd und die vorangegangene Erkrankung im Thorax macht nach allen sonstigen klinischen Erfahrungen die Annahme einer eitrigen Pleuritis dann sehr wahrscheinlich. Auch bei unklaren Fieberzuständen, die sich an entzündliche Bauchaffektionen anschließen, soll man an versteckte Empyeme denken, die sich unter diesen Bedingungen gar nicht ganz selten entwickeln. In allen solchen Fällen hat man deshalb durch Probepunktionen, nötigenfalls zu wiederholten Malen, nach einem Empyem zu suchen, um es dann operativ zu eröffnen. Leider gelingt es nicht immer, es zu finden, oder der entkräftete Kranke vermag die Operation nicht zu überstehen. Aber gerade darum sollen Sie bei jedem Verdacht rechtzeitig danach suchen. Sie machen sich sonst eines ernsten Unterlassungsfehlers schuldig!

Die Anwesenheit von Luft im Pleuraraum, den sog. Pneumothorax, habe ich heute schon mehrfach erwähnt. Wenn Sie sich vorstellen, daß eine Pleurahöhle völlig mit Luft gefüllt ist, sei es durch ein Loch in der Lunge oder von einer Verletzung der äußeren Brustwand herrührend, so treten sehr prägnante Symptome auf. Die Lunge sinkt völlig zurück und bleibt von der Respiration gänzlich ausgeschaltet. Die Thoraxhälfte ist erweitert und steht still. Das Gebiet des lauten Klopfschalles ist erweitert, das Herz und das ganze Mediastinum auf die andere Seite hinübergedrängt, meistens viel stärker als bei einem Flüssigkeitserguß. Der Klopfschall ist stets hell. Bei geringer Spannung der Luft ist er laut, voll und etwas tympanitisch; bei stärkerer Spannung wird er leiser und manchmal metallisch. Wie man sich diese metallischen Phänomene durch die sog. Stäbchenplessimeterperkussion am besten zu Gehör bringt, wird Ihnen im Klopfkurs an einem geeigneten Falle gelegentlich gezeigt werden. Das Atemgeräusch ist völlig aufgehoben oder mindestens doch abgeschwächt, manchmal ist es dann eigentümlich hallend und tief klingend, sog. amphorisches Atmen (s. S. 4). Fälle, in denen sich alle diese Symptome deutlich finden, sind nicht häufig; denn ein Pneumothorax nimmt meist nicht den ganzen Pleuraraum ein. Die häufigste Ursache, abgesehen von Verwundungen, stellt die Lungentuberkulose dar; und wie wir in der nächsten Vorlesung noch besprechen werden, kommt es zur Perforation eines erkrankten Herdes in der Lunge für gewöhnlich erst in einem Stadium, in welchem sich bereits ausgedehnte Pleuraverwachsungen gebildet haben; ein Pneumothorax kann dann natürlich nur einen kleineren Bezirk einnehmen. Fast ausnahmslos gesellt sich zu einem Pneumothorax schon nach kurzem Bestande desselben ein pleuritisches Exsudat (Pneumoserothorax). Hierdurch treten etwas andere, und ebenfalls stets deutliche Symptome auf, nämlich eine Dämpfung, welche sich gegenüber dem hellen Schall des Luftraumes darüber beim Aufsitzen und Niederlegen des Patienten sehr prompt verschiebt. Wenn der Kranke sich schüttelt, hört man ein Plätschern, „Succussio Hippocratis" (welches man freilich nicht mit Plätschergeräuschen aus dem Magen verwechseln darf). Im Röntgenschirm sieht man unterhalb der starken Transparenz des Luftraumes die genau geradlinige Begrenzung des Flüssigkeitsspiegels; ferner manchmal noch ein anderes sehr auffälliges Symptom: Das Zwerchfell geht auf der Pneumothoraxseite bei der Inspiration nach oben. (Paradoxe Zwerchfellbewegung.) Die inspiratorische Erweiterung des Thorax führt nämlich auf der erkrankten nicht atmenden Seite zu einer Luftverdünnung und damit zu einer Ansaugung des Zwerchfells und manchmal sogar auch des Mediastinums. Aber allein schon die sehr rasche Änderung der Dämpfungszone bei Lagewechsel ist ein so gut wie sicheres Zeichen für die Anwesenheit von Flüssigkeit und Luft. Beim Fehlen von Flüssigkeit, also beim reinen eigentlichen Pneumothorax, ist die Diagnose keineswegs immer möglich; es können gelegentlich, wenigstens beim partiellen Pneumothorax fast sämtliche oben erwähnten Zeichen fehlen. Wir wissen das seit einer Reihe von Jahren, seitdem man bei der Lungentuberkulose zu therapeutischen Zwecken manchmal einen künstlichen Pneumothorax anlegt. Man ist immer wieder erstaunt, wenn in solchen Fällen ein Pneumothorax, der im Röntgenschirm deutlich als helles scharf begrenztes Feld ohne Lungenzeichnung nachweisbar ist, alle sicheren physikalischen Symptome vermissen läßt. Ein solcher allseitig geschlossener Pneumothorax, wie es der künstliche stets ist, und wie es der spontan entstandene durch nachträgliche Verklebung der Perforationsöffnung werden kann, entzieht sich dem Nachweis am ehesten. Viel seltener wird dies vorkommen, wenn der Pneumothorax mit der Lunge oder mit der Außenluft kommuniziert. Ist die Fistel ganz offen, so fehlen zwar die Zeichen der Spannung (d. h. die Verdrängungserscheinungen, Erweiterung der Lungengrenzen usw.); aber man hört das Durchstreichen der Luft durch die Fistel als pfeifendes Geräusch. Dafür treten die Zeichen der Spannung und Verdrängung dann besonders stark auf, wenn die Fistel so beschaffen ist, daß sie wohl bei der Inspiration die Luft eintreten, aber bei der Exspiration nicht ganz entweichen läßt (Ventilpneumothorax). Dadurch pumpt sich die Thoraxhälfte bei jedem Atemzuge immer stärker mit Luft voll und man muß unter Umständen durch Punktion des Luftraumes dem Patienten wenigstens vorübergehend Erleichterung zu verschaffen suchen. Im übrigen richtet sich die Behandlung ganz nach der Größe des Pneumothorax und dem Grundleiden. Ein durch Verletzung der Brust entstandener Pneumothorax, dessen Öffnung sich bald wieder schließt, kann sich relativ rasch spontan resorbieren. Größere Luftmengen können dadurch verschwinden, daß sie von einem allmählich wachsenden Exsudat verdrängt werden. Deshalb soll man bei diesen sog. Ersatzexsudaten mit dem Ablassen möglichst zurückhaltend sein, solange noch Luft in der Pleurahöhle ist. Denn die Exsudatbildung wirkt hier insofern günstig, als nach

ihrem Verschwinden die Pleurablätter wieder verkleben können. Viel
ernster wird die Prognose, wenn die Flüssigkeit eitrig ist, sog. Pyopneumothorax. Ohne Rücksicht auf den Luftgehalt der Pleurahöhle wird man hier dem Eiter Abfluß verschaffen müssen; der Ausgang dieser Fälle ist meist ungünstig.

3. Vorlesung.

Lungenkrankheiten III.

Lungentuberkulose.

Um zu lernen, sich in dem großen und schwierigen Kapitel der
Lungentuberkulose zurechtzufinden, bitte ich Sie, hier gleich mehrere
Kranke nebeneinander anzusehen; dieselben stellen so verschiedene
Typen und Stadien der Lungentuberkulose dar, daß dem Laien gar
nicht der Gedanke kommen würde, er hätte eine und dieselbe Krank-
heit vor sich.

Hier haben Sie zunächst einen jungen Mann von etwa 20 Jahren.
Schmalbrüstig, mager, mit heiserer Stimme, ein langer dünner Hals,
stark vorspringende Backenknochen, auf den eingefallenen Wangen
die scharf umschriebene sog. hektische Röte. Ein Blick auf die Temperaturkurve zeigt große Remissionen zwischen Morgen- und Abend-
temperatur; das Speiglas ist gefüllt mit massigen Sputumballen, „Sputa
nummulata" nannten sie die alten Kliniker wegen ihrer Form; „Sputa
fundum petentia", weil sie in Wasser wegen ihrer Luftarmut zu Boden
sinken (im Gegensatz zum nicht tuberkulösen bronchitischen Sputum).

Daneben sehen Sie einen Kranken kurzatmig, fiebrig, aber ohne
besondere Charakteristika, die Ihnen wie im ersten Falle die Diagnose
gewissermaßen aufdrängen. Und ferner sind hier noch zwei Kranke,
denen man überhaupt nichts von einer Krankheit anmerkt; der eine
von beiden erzählt auf Befragen, er habe vor einigen Wochen einen Blut-
sturz gehabt, fühle sich aber jetzt wieder wohl; der andere klagt über
Magenschmerzen; von seiten seiner Lungen hat er keinerlei Klagen.

Sie sehen also ein buntes Durcheinander. Wenn wir einmal bei dem
letzten Patienten stehen bleiben, so lernen Sie gleich, daß nicht jede
Lungentuberkulose mit Beschwerden von seiten der Lunge beginnen
muß; speziell bei jungen Leuten, sagen wir zwischen 15 und 25 Jahren,
müssen Sie bei allen möglichen Klagen, bei Mattigkeit, bei Kopfschmerz,
bei Magen- und Darmstörungen, oft auch bei Leuten, bei denen man
sich gelegentlich mit der Diagnose „Blutarmut" begnügt hatte, an
Lungentuberkulose denken und danach forschen.

Wie forscht man danach? Für eine Lungentuberkulose sprechen
zunächst gewisse anamnestische Momente, die jeder Laie kennt. Nämlich hereditäre Belastung und die Ansteckung durch enges Zusammen-
leben mit Lungenkranken. Man nimmt neuerdings an, daß das zweite
Moment das erstere an Wichtigkeit und Häufigkeit bei weitem über-

trifft. Ist eines oder gar beide Momente vorhanden, so bildet das eine gewichtige Stütze für die Annahme einer tuberkulösen Erkrankung; werden dagegen beide verneint, so verliert die Vermutung zunächst an Wahrscheinlichkeit, ohne daß man sie ganz ausschließen dürfte. Dann fragt man, ob der Betreffende selber schon tuberkulöse Erkrankungen durchgemacht hat, wobei besonders auf solche geachtet werden muß, deren tuberkulöse Natur dem Kranken weniger geläufig ist, also nach Knochenfraß, nach Drüseneiterungen, ferner nach Rippenfellerkrankungen und nach Bluthusten.

Dabei wären wir gleich bei einer anderen Form von Krankheitsbeginn, dem Lungenbluten, Hämoptoe. Einer der anderen Kranken hier berichtet, wie Sie es in der Praxis oft hören werden, daß er vor einigen Wochen ohne besonderen Anlaß plötzlich Schmerzen auf der Brust gespürt; dann mußte er husten und dabei habe er hellrotes Blut ausgeworfen. Ich will übrigens gleich darauf aufmerksam machen, daß die Angaben der Kranken keineswegs immer so klar und eindeutig wie hier auf eine Lungenblutung hinweisen. Oft ist es recht schwierig festzustellen, ob das ausgeworfene Blut aus der Lunge ausgehustet oder aus dem Magen erbrochen wurde. Selbst intelligente Kranke sind sich oft darüber nicht klar; denn beim Brechen geraten die Kranken durch Aspiration kleiner Partikel manchmal ins Husten, während umgekehrt beim Bluthusten leicht etwas verschluckt und dann nachträglich tatsächlich erbrochen wird. Wenn man das Blut zu sehen bekommt, kann man meistens die Entscheidung leicht treffen; über die Anhaltspunkte dafür später bei den Magenkrankheiten (s. S. 314). Ein derartiger Bluthusten ist ein so gut wie sicheres Zeichen einer Lungentuberkulose. Daß eine scheinbar spontane Pleuritis meist als tuberkulös anzusehen ist, haben wir bei der Besprechung der Pleuritis bereits erwähnt. Von der Diazoreaktion im Harn als Hinweis auf Tuberkulose werden Sie in den praktischen Kursen Näheres lernen. Man setzt einige Tropfen einer Natriumnitritlösung zu 10 ccm Sulfanil-Salzsäure. Dann gießt man zu dieser Mischung genau 10 ccm Harn und noch etwa 2 ccm Ammoniak. Die Diazoreaktion ist positiv, wenn nach starkem Schütteln der Schaum rot wird; Rotfärbung der Flüssigkeit allein ist nicht beweisend. Ob die Körper, die mit Sulfodiazobenzol in ammoniakalischer Lösung diesen roten Schaum geben, bei den verschiedenen Krankheiten mit positiver Diazoreaktion stets die gleichen sind, ist unsicher. Vor allem kommen wahrscheinlich Oxydationsprodukte des Tyrosins in Betracht.

Ein anderes wichtiges Symptom, das meistens besonders erfragt werden muß, ist Neigung zu Schweißen. Tuberkulöse schwitzen viel, besonders gegen Ende der Nacht, so daß sie morgens mit schweißfeuchtem Hemde erwachen. Daß bei Klagen über Husten und Auswurf nach einer Lungentuberkulose gesucht werden muß, versteht sich von selbst.

Die spezielle Untersuchung hat stets und immer mit der Inspektion zu beginnen. Genau wie beim Herzen muß dies dem Anfänger oft eingeschärft werden. Die Inspektion belehrt zunächst, ob ein sog.

Thorax phthisicus oder paralyticus oder asthenicus vorhanden ist, ein langer schmaler und flacher Brustkorb, breite Zwischenrippenräume, hervorstehende Schüsselbeine und langer dünner Hals. (Das Gegenstück dazu werden wir später beim Emphysem kennen lernen.) Sein Vorhandensein spricht für eine Tuberkulose, sein Fehlen schließt sie freilich nicht aus. Dann achtet man auf Asymmetrie bei der Atmung. Jedes Zurückbleiben einer Seite deutet auf einen chronischen schrumpfenden Prozeß, häufig eben eine Tuberkulose hin. Dann fühlt man nach Drüsenschwellungen am Halse. Aber es kommen hier nur diejenigen in Betracht, die seitlich am Halse vor dem Trapezius liegen. Die unter dem Kiefer gelegenen haben mit einer Tuberkulose nichts zu tun und sind nur die Folge von Mandel- und Rachenaffektionen. Gegen die Bewertung der seitlich am Halse gelegenen Drüsen als Tuberkulosesymptome hatte man öfters Bedenken geltend gemacht; man sagte, daß bei progressen Phthisen ebenso auch bei Sektionen der Phthisikerleichen gewöhnlich keine Halsdrüsen vorhanden seien. Dieser scheinbare Widerspruch könnte jedoch in den modernen Auffassungen über die Genese der Lungentuberkulose eine Erklärung finden. Die Halsdrüsen sind offenbar nur in einem gewissen, relativ gutartigen Stadium des immunbiologischen Prozesses geschwollen. (S. weiter unten.)

Was die Perkussion betrifft, so sollte man glauben, daß über eine so alt erprobte und gut durchstudierte Methode überhaupt keine Meinungsverschiedenheiten bestehen könnten. Leider ist dem durchaus nicht so. Es gibt Untersucher, welche die Perkussion für die wichtigste und beweiskräftigste Methode halten, welche Lungenveränderungen durch Perkussion herausfinden wollen, die noch keine auskultatorischen Erscheinungen machen. Manche gehen sogar noch weiter und wollen die nach einer diagnostischen Tuberkulininjektion auftretende lokale Hyperämie in einer Lungenspitze herausperkutieren. Man denke doch an die anatomischen Verhältnisse der Lungen, speziell der Lungenspitzen und die dadurch bedingten ungünstigen Bedingungen für die Perkussion?

Was wir perkutieren, sind bekanntlich immer nur Differenzen im Luftgehalt der darunter liegenden Organe. Bei der Lunge ist nun zunächst jede Perkussion nur eine vergleichende. Man kann immer nur zwei Stellen miteinander vergleichen, z. B. die rechte Fossa supraspinata mit der linken Fossa supraspinata oder die rechte Fossa supraspinata mit der Gegend über dem rechten Unterlappen. Es geht nicht an, den Klang an einer Stelle allein als normal oder als verändert zu bezeichnen, denn wir haben keinerlei absolutes Maß, ich möchte sagen: keine Stimmgabel für den „normalen Lungenschall". Wenn Sie eine Reihe von gesunden Leuten nebeneinander untersuchen, dann differiert der Schall an genau der gleichen Stelle gar nicht wenig. Aber auch an den Begriff eines „gleich hellen Schalles beiderseits" darf man keine allzu strengen Anforderungen stellen. Bedenken Sie, daß ein Thorax niemals wirklich genau symmetrisch gebaut ist. Speziell über den Spitzen ist ein mäßiger Grad von Asymmetrie (z. B. ein geringer Tiefstand der einen Schulter) beinahe die Regel; dazu kommt eine verschieden starke Ausbildung der Muskulatur; die rechte Schulter ist bei den meisten Menschen muskulöser. Der Verlauf der großen Bronchien ist beiderseits nicht genau gleich, auch die Verhältnisse am Hilus mit seinen Drüsen differieren rechts und links meist etwas. Ferner liegen die Lungenspitzen als schmale Kegel mitten in einem dickwandigen Muskelmantel. Alle diese Dinge zusammengenommen sollten zu einer gewissen Resignation veranlassen und sollten dazu führen, aus minimalen Schalldifferenzen nicht gleich weitgehende diagnostische Schlüsse über den Zustand der Lunge zu ziehen.

Um zu beurteilen, was von der Perkussion und Auskultation billigerweise zu verlangen ist und welche Schlüsse aus diesen Methoden zu ziehen sind, ist es vielleicht ganz praktisch, das Wichtigste über die pathologische Anatomie der Lungentuberkulose hier gleich zu besprechen.

Über die Tuberkulose werden Sie in den verschiedensten Vorlesungen noch viel und ausführlich hören. Sie werden hören, daß, nachdem MANGET und besonders BAYLE tuberkulöse Prozesse bereits gekannt und beschrieben haben, LAENNEC als erster die Einheitlichkeit der mannigfachen klinischen und anatomischen Erscheinungsformen der Tuberkulose erkannt hatte, wie aber dann ein lebhafter Streit entbrannte zwischen ihm und BROUSSAIS über die Natur der Tuberkulose. BROUSSAIS glaubte, daß sich die tuberkulösen Prozesse durch nichts Spezifisches von andern Entzündungen unterscheiden; er hielt die Tuberkelknötchen für Reste eines gewöhnlichen Katarrhs od. dgl. LAENNEC dagegen nahm gleich etwas Spezifisches und Parasitäres an. Dann zeigte VILLEMIN im Jahr 1865 die Übertragbarkeit der Tuberkulose und im Jahr 1882 fand ROPERT KOCH den Tuberkelbazillus. Damit mußte der anatomische Begriff der Tuberkulose revidiert werden, der inzwischen von VIRCHOW in einer etwas engen Form gefaßt war.

Ursprünglich bei VIRCHOW durfte man von Tuberkulose nur reden, wenn Tuberkel vorhanden waren. Und Tuberkel waren definiert als lymphoide Knötchen mit Riesenzellen am Rande und Verkäsung in der Mitte. So war es, als die pathologische Anatomie die Welt regierte, und so haben wir es noch in Straßburg beim alten RECKLINGHAUSEN, dem strengsten und gewissenhaftesten Erben der VIRCHOWschen Tradition gelernt. Dann war durch ROBERT KOCH die bakteriologische Ära aufgeblüht und lehrte in unzweifelhafter Weise die ätiologische Rolle des Tuberkelbazillus kennen. War jetzt alles schlechtweg als Tuberkulose anzusprechen, sobald man einen Tuberkelbazillus darin fand? Gegen eine derartige weitherzige Umdeutung, wie sie tatsächlich viele Bakteriologen verlangten, wehrten sich nun wieder die Pathologen, wenigstens die vom alten Schlage, die direkten VIRCHOWschüler. Und an der Forderung, daß nicht die Anwesenheit des Bazillus an sich, sondern erst die spezifische Reaktion des Organismus auf seine Anwesenheit die Krankheit ausmacht (d. h. wenigstens in morphologischer Hinsicht?), wird man im Prinzip auch festhalten müssen. Die Anwesenheit des Bazillus in einem gesunden oder unspezifisch veränderten Gewebe darf nicht ohne weiteres genügen. (Auf eine etwas andere

Auffassung der Dinge von seiten der Immunitätsforschung komme ich nachher noch zurück.)

Von den verschiedenen Rassen des Tuberkelbazillus, die man allmählich unterscheiden gelernt hat, den Typus humanus, Typus bovinus, den Bazillus der Geflügeltuberkulose und den der Kaltblütertuberkulose, kommen für die menschliche Pathologie vor allem die beiden ersteren in Betracht. Man hielt früher den Typus humanus für den einzigen, der für den Menschen Pathogenität besitzt. Heute weiß man, daß, wenn auch nicht sehr häufig, der Bazillus der Rindertuberkulose, der sog. Perlsucht, auf den Menschen übertragen werden kann. Speziell bei kleinen Kindern soll der Bovinus nicht selten sein. Die Menschenpathogenität der Geflügeltuberkulose ist noch nicht ganz entschieden; dieser Bazillus soll einige Male aus menschlichen Krankheitsprodukten gezüchtet worden sein. Als Eintrittspforte des Tuberkelbazillus spielen die Lungen durch Inhalation wohl die Hauptrolle (Tröpfchen- oder Staubinfektion); die Aufnahme durch den Verdauungskanal tritt daneben zurück. Diese kommt eben bei Kindern als „Schmierinfektion" vor. Der Ausbreitung des Tuberkelbazillus im Körper von dem erst befallenen Herde aus stehen die verschiedensten Wege offen, vor allem die direkte Ausbreitung auf die Nachbarschaft, dann die Lymphbahnen und dann, wenigstens für manche Fälle, die Blutbahn. Andere „Kanäle", wie z. B. der Darm, die Bronchien, gelegentlich auch der Ureter, können ebenfalls zum Wege für die Ausbreitung werden. Die Verimpfung mit tuberkelbazillenhaltigem Material ist für einige bestimmte Lokalisationen, z. B. für den Kehlkopf, als Hauptursache anzuschuldigen. Über die Ausbreitung der Tuberkulose im Körper noch folgendes: In Analogie zur Lues hat man auch von drei Stadien gesprochen. Im ersten Stadium ist nur ein Herd im Lungengewebe mit seinen benachbarten Lymphscheiden erkrankt; dieser heilt meist aus und hinterläßt einen Kalkherd (GHONscher Herd). Das zweite Stadium besteht in einer Ausbreitung der Infektion auf die regionären Lymphdrüsen und den Hilus. Auch hier kommt es meist noch zur Heilung. Es kann aber auch auf dem Blutwege, z. B. zur Knochentuberkulose (die auch sehr oft schließlich ganz ausheilt) kommen und in selteneren Fällen durch Einbruch einer verkästen Drüse in die Blutbahn zur Miliartuberkulose oder zur Meningitis. Das dritte Stadium, welches wohl meistens auf einer Reinfektion beruht, ist gegenüber dem zweiten nicht immer scharf abgegrenzt. Hier steht die kanalikuläre Verbreitung (s. oben) im Vordergrunde. Der Prozeß verläuft jetzt langsamer, gutartiger. Es treten starke bindegewebige Reaktionen auf. Dies ist die übliche Form bei Erwachsenen; infolge der früheren Durchseuchung in der Kindheit hat hierin durch „Umstimmung" durch „Allergie" ein milderer Reaktionstypus Platz gegriffen. Bei Kindern tritt vorzugsweise das erste und zweite Stadium auf. Ein von Aschoff ausgehender Vorschlag, die Tuberkulose und den Tuberkelbazillus in Phthise und Phthisebazillus umzutaufen, hat fast einmütige Ablehnung erfahren. Derartige Umnennungen wirken immer nur verwirrend.

Nun, m. H., welche auskultatorischen oder perkutorischen Folgen treten auf, wenn sich einige Tuberkel oder ein kleiner Herd tuberkulösen Granulationsgewebes od. dgl. in oder an einem Bronchus entwickelt? Zunächst einmal gar keine! Halten Sie sich immer klar vor Augen, daß sich geringfügige tuberkulöse Veränderungen in einer Lunge durch Auskultation und Perkussion nicht finden, aber deren Anwesenheit auf Grund dieser Methoden auch nicht ausschließen lassen. Der Kranke verlangt oft Unmögliches vom Arzt, wenn er z. B. die Versicherung haben will, daß bestimmt nichts von Tuberkulose bei ihm vorhanden wäre. Ein kleiner tuberkulöser Herd verrät sich erst dann, wenn er entweder zu einem Katarrh der kleinen Bronchien geführt hat — dann treten Rasselgeräusche auf — oder wenn ein ausreichend großer Herd von Lungengewebe infil-

triert ist. Dieser infiltrierte Teil wirkt bei der Perkussion schall-
dämpfend; bei der Auskultation wandelt er das vesikuläre Atmen
in bronchiales um und ferner verleiht er den Rasselgeräuschen den
Charakter des Klingenden; das haben wir in der Einleitung zu den
Lungenkrankheiten alles genau besprochen. Der Prozeß, der dies
zur Folge hat, ist in anatomischer Hinsicht ein pneumonischer, genauer: ein broncho-pneumonischer (s. Vorlesung 4), d. h. also: Aus-
schwitzung eines Exsudates in die Lungenalveolen um einen Bronchus
herum. Dieser tuberkulöse broncho-pneumonische Prozeß trägt immerhin schon allerlei Kennzeichen, die ihn bei der Sektion von anderen
Bronchopneumonien unterscheiden und als tuberkulös erkennen lassen;
die verdichteten Herde bilden mit je einem käsigen Zentrum in der
Mitte einen Kranz, den man mit einem Kleeblatt zu vergleichen
pflegt. Aber für die klinische Untersuchung ist er durch nichts
direkt als tuberkulös erkenntlich. Da macht er nur die Zeichen der
Infiltration.

Wir können also nach Auskultation und Perkussion zwei anatomisch
verschiedene Formen der Lungentuberkulose unterscheiden; erstens
den Katarrh der Bronchien — er führt zu Rasselgeräuschen;
zweitens die Infiltration des Lungengewebes; sie führt zu Dämpf-
fung, Bronchialatmen und Klingendwerden der Rasselgeräusche.
Zu einer zuverlässigen Einteilung der Lungentuberkulose reichen diese,
ich möchte sagen, Momentaufnahmen natürlich noch nicht hin, um
so mehr, als der Prozeß ja wohl niemals nur einen Katarrh oder nur
eine Infiltration darstellt. Es werden die Bilder noch sehr mannigfach
modifiziert durch das Dazutreten von Indurationen, den Zeichen der
Heilungstendenz, und von Zerfallshöhlen, den Kavernen. Das Ideal
einer Einteilung wäre eine solche, welche sowohl den anatomischen
Bildern als den klinischen Verlaufsformen einigermaßen gerecht wird,
welche also mit einem kurzen Worte über den Zustand der Lunge und
die voraussichtlichen weiteren Verlaufsmöglichkeiten unterrichtet. Davon sind wir leider noch weit entfernt. Am ehesten dürfte das von
ALBRECHT, dem verstorbenen Frankfurter Pathologen, vorgeschlagene
Prinzip diesen Forderungen gerecht werden. ALBRECHT stellte drei
Formen auf: Bei der einen steht die Bronchitis mit der tuberkulösen
Granulombildung ihrer Umgebung im Vordergrunde; die Exsudation
in die Bronchien und in das Alveolarlumen tritt zurück. Bei der zweiten
spielt diese letztere die Hauptrolle; die pneumonischen Prozesse beherrschen das Bild. (Ich bemerke nebenbei, daß man manchmal, speziell
bei Kindern, in der Umgebung von tuberkulösen Infiltrationen unspezifische pneumonische Prozesse findet; man nennt diese „epituberkulöse" oder „paratuberkulöse" Infiltrationen.)

Die dritte Form ist der Ausdruck der Heilungstendenz; hier überwiegen allenthalben Zirrhosen und Indurationen. Jede der drei Formen
kann sich nun vergesellschaften mit Ulzerationen, die zu Zerfallshöhlen der verschiedensten Größe führen können. BACMEISTER teilt
rein klinisch ein in Fälle, die zur Heilung neigen, in stationäre und in
progrediente. Unter jeder dieser drei Gruppen sind dann verschiedene

anatomische Bilder und Verlaufsformen möglich. Zur klinischen Erkennung dieser Formen reichen die oben erwähnten auskultatorischen und perkutorischen Phänomene allein natürlich nicht aus. Neben einer eingehenden Anamnese, Berücksichtigung des Sputums, Temperaturbeobachtung, Verhalten des Körpergewichtes, Diazoreaktion, Inspektion des Thorax (Eingesunkensein als Zeichen von Zirrhosen) leistet öfters auch die Röntgenuntersuchung hier wertvolle Dienste. Von den diesbezüglichen Einzelheiten nachher noch einiges.

Was die auskultatorischen und perkutorischen Kavernensymptome betrifft, so werden sie in Lehrbüchern meist sehr ausführlich abgehandelt und der Anfänger könnte sich danach vorstellen, es wäre nichts leichter als eine Kaverne zu diagnostizieren. Das ist durchaus nicht der Fall. Alle Kavernensymptome beruhen darauf, daß ein Hohlraum, wenn er von infiltriertem Gewebe umgeben ist, je nach seiner Größe, Form, Beschaffenheit der Wandung und des Inhalts usw. den Klopfschall und das Atemgeräusch in der verschiedensten Weise beeinflussen kann, aber, je nach diesen Umständen natürlich nicht beeinflussen muß. Unter dem GERHARDTschen Schallwechsel versteht man einen Wechsel der Höhe des Perkussionsschalls im Liegen und Stehen. Ein solcher Wechsel deutet auf eine eiförmige Kaverne, d. h. auf eine mit ungleichen Durchmessern hin. Verwandt damit ist der BIERMERsche Schall über einem Seropneumothorax. Im Stehen drückt die Flüssigkeit das Zwerchfell nach unten, verlängert damit den Durchmesser des Luftraums und ändert dadurch die Schallhöhe. Vom FRIEDREICHschen Schallwechsel spricht man, wenn ein tympanitischer Schall bei der Inspiration höher und vom WINTRICHschen Schallwechsel, wenn ein solches Höherwerden bei offenem Munde auftritt. Das letztere deutet darauf hin, daß eine Kaverne offen mit einem Bronchius kommuniziert. Bei enger Kommunikation zwischen Kaverne und Bronchius entsteht als „Stenosengeräusch" das Schettern, das Geräusch des gesprungenen Topfes, „bruit de pot fêlé". Alle diese Phänomene finden sich nur gelegentlich einmal deutlich ausgeprägt. Kavernen, die in der Tiefe liegen oder solche, die zwar oberflächlich, aber nicht von infiltriertem Gewebe umgeben sind, machen oft gar keine charakteristischen Symptome; über letzteren hört man öfters nur Bronchialatmen mit oder ohne Rasselgeräusche.

Die wichtigsten, weil die häufigsten und halbwegs beweisenden unter den Kavernensymptomen sind die metallischen Phänomene, charakterisiert durch sehr hohe und lange klingende Obertöne. Wo sich Metallklang bei der Stäbchen-Plessimeterperkussion sowie amphorisches Atmen mit metallisch klingenden Rasselgeräuschen findet, kann man mit hoher Wahrscheinlichkeit eine größere Kaverne annehmen. Wie sich diese Phänomene anhören, werden sie gelegentlich an einem typischen Falle demonstriert bekommen. Aber eines ist hierbei wieder zu bedenken: Wo diese Symptome besonders schön ausgeprägt sind, liegt meistens keine Kaverne (das heißt also ein Hohlraum innerhalb der Lunge), sondern ein Pneumothorax (d. h. eine viel größere Höhle außerhalb der Lunge, zwischen Lunge und Thoraxwand) vor. Im Röntgenbilde sind Kavernen häufig als scharf umrandete, dunkle, rundliche Partien sehr deutlich zu sehen.

Dieser ganz kurze Überblick, der natürlich an allen Ecken und Enden ergänzungsbedürftig ist, kann Ihnen vielleicht als Wegweiser dienen. Sie sollen aus demselben zunächst ersehen, daß man eine Lungentuberkulose niemals direkt durch Auskultation allein feststellen kann; ich meine, Sie können die tuberkulöse Natur der vorliegenden Lungenveränderung niemals aus dem einfachen Auskultations- und Perkussionsbefund direkt ableiten. Was man hierdurch feststellt, ist der augenblickliche Zustand der Lunge ohne jede Rücksicht auf Genese und Ätiologie, also entweder die Bronchitis oder die Infiltration oder schließlich manchmal noch die Höhlenbildung. Alles dies kommt aber natürlich auch auf nicht tuberkulöser Basis vor. Bronchitiden sind etwas ganz Häufiges; ebenso ist die Infiltration nichts für die Tuberkulose Spezifisches; die Pneumonie besteht ja auch in Infiltrationen. Ebenso kommen Höhlenbildungen, wenn auch freilich nicht so häufig und meist viel kleiner, bei nicht tuberkulösen Bronchitiden vor; man spricht da von Bronchiektasen. Daß die vorliegenden Zustände, die Bronchitis und die Infiltration, im gegebenen Falle auf tuberkulöser Basis beruhen, muß man aus andern Momenten ableiten.

Für die tuberkulöse Natur dieser Prozesse würde zunächst sprechen, wenn sie nicht diffus über beiden Lungen, sondern zirkumskript an einer Stelle, und zwar vorzugsweise im Oberlappen sitzen. Wenn ein Kranker in gutem Ernährungszustande über Husten klagt und man hört überall über den Lungen Rasselgeräusche, darf man eine harmlose Bronchitis annehmen. Sobald die Rasselgeräusche aber nur über einer Spitze und vor allem konstant zu hören sind, ist es verdächtiger. Da müssen dann die verschiedenen Hilfsmomente herangezogen werden. Für Tuberkulose spricht monate- oder jahrelanger Bestand der Krankheit, Temperatur oder Pulserhöhung evtl. deren abnormer Anstieg oder ungewöhnlich langes Anhalten nach körperlichen Anstrengungen, ferner schlechter Ernährungszustand, Nachtschweiße, positive Diazoreaktion im Harn, außerdem natürlich die oben erwähnten Momente über Heredität, frühere Krankheiten und die charakteristische Thoraxform. Von den diagnostischen Impfungen später einiges.

Analog ist es mit größeren Infiltrationen. Eine lobäre kruppöse Pneumonie wird sich meistens leicht erkennen oder ausschließen lassen, wenn sie mit Schüttelfrost begonnen hat, wenn sie im Unterlappen sitzt, und wenn rostfarbener Auswurf vorhanden ist. Aber bei atypischem Beginne, bei atypischer Lokalisation und bei Fehlen des Auswurfes können auch hier Bedenken auftauchen.

Stets schwieriger ist die Unterscheidung, ob lobuläre bronchopneumonische Verdichtungen tuberkulös sind oder nicht. Die letzteren, das heißt, die nicht tuberkulösen, können sich auch einer gewöhnlichen alten chronischen Bronchitis, besonders der Emphysembronchitis oder einer solchen mit Bronchiektasen (vgl. nächste Vorlesung) zugesellen. Ferner kommen ganz analoge Zustände vor bei Staubinhalationskrankheiten, sog. Pneumonokoniosen, wie sie bei dauerndem durch

Berufsarbeiten bedingten Einatmen von Staub auftreten, so z. B. die
Chalikosis bei Steinhauern, die Anthrakosis bei Kohlenarbeitern, die
Siderosis bei Eisenarbeitern; auch bei Bäckern und Müllern wird ähnliches beobachtet. (Die Kieselsäure, wenigstens in nicht kristallisierter
Form, wie sie von Porzellanarbeitern eingeatmet wird, macht eine Ausnahme und scheint sogar der Ausbreitung der Tuberkulose entgegenzuwirken.) Wenn es sich in allen diesen Fällen anatomisch auch weniger um pneumonische Infiltrationen als vielmehr um Bronchitis mit
interstitieller Bindegewebswucherung (Cirrhosis pulmonum) handelt,
so ist das auskultatorische Endresultat doch ziemlich das gleiche.
Bronchialatmen, klingende Rasselgeräusche und eventuell Dämpfung
kommen hier ebenso vor.

In allen solchen fraglichen Fällen, ja eigentlich in jedem Falle muß
eine Untersuchung des Auswurfes auf Tuberkelbazillen zur Sicherung der Diagnose vorgenommen werden. Ohne positiven Bazillenbefund
im Sputum wollen manche die Diagnose „Lungentuberkulose" eigentlich niemals stellen. Die Erkennung des Tuberkelbazillus im mikroskopischen Präparate beruht darauf, daß er die Farbstoffe schwerer annimmt als andere Bazillen, dafür aber zäher festhält. Bei der üblichen
Färbung nach GABBET mit Karbolfuchsin in der Siedehitze, Differenzieren in salzsaurem Alkohol und nochmaligem Färben mit Methylenblau erscheinen die Tuberkelbazillen als schlanke rote Stäbchen auf
blauem Grund. Einige andere Eigentümlichkeiten des tuberkulösen
Sputums, die in der Zeit, bevor man den Tuberkelbazillus kannte, sich
einer großen diagnostischen Wichtigkeit erfreut haben, sind jetzt fast
ganz der Vergessenheit anheimgefallen. Ich meine die elastischen Fasern
und jene kleinen stecknadelkopfgroßen weißgelben Gebilde, die sich
leicht mit bloßem Auge finden lassen, wenn man das Sputum auf einen
schwarzen Teller ausbreitet, die Corpora oryzoidea. Die ersteren sind
ein Zeichen von Destruktion des Lungengewebes, die letzteren beweisen
eine Sekretstagnation in Hohlräumen.

Bei Kranken ohne Auswurf bedient man sich öfters der diagnostischen Impfung mit Tuberkulin. Die hiermit zusammenhängenden
Fragen stehen seit kurzem wieder im Mittelpunkt des Interesses; aber
trotz aller Bemühungen, welche seit Jahrzehnten darauf verwandt
werden, ist vieles von den Grundlagen noch ungeklärt.

Unter Tuberkulinen versteht man Extrakte aus Tuberkelbazillen, die auf verschiedenem Wege gewonnen wurden. Das Alt-
Tuberkulin T. A. stellt das eingeengte Filtrat dar von allem, was
aus Tuberkelbazillen mit Wasser oder Glyzerin extrahierbar ist. Neu-
Tuberkulin T. R. ist der unlösliche Rückstand von zerriebenen Ba-
zillenleibern. Die Neu-Tuberkulin-Bazillenemulsion ist die
gesammte zerriebene Leibessubstanz. Das albumosenfreie Tuberkulin T. A. F. wird von Bazillen gewonnen, deren Nährboden von
stickstoffhaltigen Körpern nur Asparagin enthält; hierdurch soll das
Albumosenfieber verhütet werden. Das Tebeprotin von TOENNIESSEN
ist ein durch hydrolytischen Abbau aus Tuberkelbazilleneiweiß ge-
wonnener reiner Eiweißkörper; er soll von starker Spezifität sein, was

sich an besonders lebhafter Stich- und Herdreaktion zeigt; dabei soll die Toxizität gering und die Resorbierbarkeit gut sein. Ich komme bei der Therapie nochmals auf dieses Präparat zurück. Die Injektion dieser Tuberkuline bleibt bei völlig gesunden Individuen wirkungslos; sie löst dagegen bestimmte Reaktionen aus bei Tuberkulösen und allen, die ohne zur Zeit krank zu sein, einmal tuberkulös infiziert waren. Zur Erklärung hat man bei Tuberkulösen alle die Schutzstoffe u. dgl. aufs eifrigste studiert, welche bei anderen Infektionskrankheiten im Blute gefunden werden und dort für Verlauf und Heilung eine wichtige Rolle spielen. Beim Typhus bespreche ich dieselben etwas genauer. Alle diese „humoralen" Schutzstoffe scheinen nun bei der Tuberkulose von untergeordneter Bedeutung zu sein. Die Einverleibung von Tuberkulinen bei Gesunden regt offenbar nicht die Neubildung von Schutzstoffen an und wirkt deshalb nicht in dem Maße immunisierend, wie es bei manchen anderen Infektionskrankheiten der Fall ist. Dagegen werden bei Tuberkulösen, d. h. bei Leuten, welche in ihrem Körper lebende Tuberkelbazillen beherbergen, durch Einführung von Tuberkulin die Antikörper um die lebenden Tuberkelbazillen herum konzentriert. Hierdurch kommt die sog. „Reaktion" zustande und ebenso müssen die Immunisierungs- und Heilungsvorgänge bei der Tuberkulose weniger von den humoralen Schutzstoffen abgeleitet werden, sondern in erster Linie von den lokalen zellulären Entzündungsprozessen, die sich um die im Körper befindlichen lebenden Tuberkelbazillen entwickeln. Man kann die örtliche Tuberkulinreaktion auffassen als Ausdruck dafür, daß der Organismus einer Infektion mit Tuberkelbazillen sofort mit einer schützenden Entzündung entgegenzutreten vermag. Bisher lehrte man, daß die Anwesenheit von lebenden Tuberkelbazillen hierzu eine conditio sine qua non sei und man erklärte damit die auffälligen Differenzen, welche zwischen der Injektion lebender Bazillen und der von Tuberkulinen einerseits sowie zwischen Tuberkulösen und Gesunden anderseits durchschnittlich beobachtet werden. Nun will man freilich neusterdings auch mit abgetöteten Tuberkelbazillen eine lokale Tuberkulinempfindlichkeit erzeugt haben. Es scheint hiernach ganz korrekt und im Prinzip richtig, wenn neuerdings die Forderung erhoben wird, die Diagnose der Tuberkulose dürfte nicht erst abhängig gemacht werden von den oben erwähnten Kriterien (Auskultations- oder Röntgenbefund, Bazillennachweis u. dgl.), sondern müsse bereits auf Grund positiver Reaktionen bei der Impfung ausgesprochen werden. Aber ich glaube doch, daß man über das Ziel hinausschießen würde, wenn man alle Leute, die sonst klinisch gesund sind, aber auf Tuberkulin positiv reagieren, ohne weiteres für krank erklären und zum Gegenstand einer Behandlung machen würde.

Die zuverlässigste aller Methoden ist wohl immer noch die subkutane Injektion von Alt-Tuberkulin. Man injiziert nach vorausgegangener Temperaturbeobachtung 0,1 mg unter 3stündiger Kontrolle von Temperatur und Puls. Als positive Reaktion gilt jeder deutliche Anstieg von Temperatur oder Puls oder auch schon jede stärkere Störung des Allgemeinbefindens. Beim Ausbleiben jeder Reaktion injiziert man erst die gleiche Dosis noch eimnal, dann weiter in steigenden Dosen bis 5 sogar bis 10 mg. Diese Methode ist natürlich nur bei Fieberfreien anwendbar. (Bei Frauen wirken die Menses manchmal beinahe wie eine Tuberkulininjektion und lassen Temperatur und Puls ansteigen. Gelegentlich treten während der Menses sogar Rasselgeräusche auf, die sonst nicht zu hören waren.)

Die PIRQUETsche Kutanreaktion (Ritzen der Epidermis mit unverdünntem Tuberkulin) ist viel einfacher und insofern überlegen, als sie auch bei Fieberkranken angewendet werden kann, aber sie ist bei Erwachsenen wenig zuverlässig; bei Kindern gilt sie als sehr zuverlässig.

Die schwierige und recht strittige Frage, welche Tuberkulosen als „offen“ oder „geschlossen“, als „aktiv“, als „infektiös“ oder als „behandlungsbedürftig“ zu gelten haben, muß ich übergehen.

Einen Überblick über den Verlauf der Lungentuberkulose zu geben, wie man es bei der Pneumonie, beim Typhus, bei Scharlach und Masern und bei den meisten andern Krankheiten kann, ist schlechterdings unmöglich. Der Verlaufsmöglichkeiten und der Komplikationen gibt es gar zu viele. Den Beginn mit einer Hämoptoe plötzlich aus voller Gesundheit heraus haben wir an dem einen Patienten hier kennen gelernt. Ein solcher Beginn ist insofern relativ günstig, als er den Kranken schon zu einer sehr frühen Zeit auf seine Krankheit aufmerksam macht. Man nimmt übrigens neuerdings an, daß eine Blutung bei Lungentuberkulose auch auftreten kann ohne Arrosion eines Gefäßes durch Fortschreiten des tuberkulösen Prozesses, sondern allein durch toxische Gefäßläsion. Hierdurch wäre erklärt, daß man nicht so selten nach einer Hämoptoe einen völlig negativen Lungenbefund feststellen muß. Übrigens soll man eine genauere Untersuchung niemals sofort nach der Blutung vornehmen, sondern frühestens 8 Tage später. Gleich nach der Blutung ist strikteste Ruhe notwendig; der Kranke hütet das Bett und bekommt reichlich Morphium, um jeden Hustenreiz zu unterdrücken; dann steht die Blutung fast immer. Trotz gegenteiliger Meinungen, die neuerdings vertreten werden, möchte ich an dieser Behandlung festhalten.

Hat denn ein solcher Kranker überhaupt eine Lungentuberkulose, könnten Sie da vielleicht fragen. In manchen Fällen wird man den Beweis dafür schuldig bleiben müssen, nämlich wenn der Kranke sich in kurzem wieder gesund fühlt und die Untersuchung keinerlei Befund ergibt. Die älteren Ärzte nahmen solche Fälle einer Hämoptoe ohne Lungenbefund, ohne Husten usw. auch nicht sehr ernst und trösteten sich damit, daß bei einer starken Anstrengung, Aufregung oder dergleichen, ein Lungengefäß infolge „Kongestion“ einmal platzen könnte. Wir stehen einem solchen Vorgange heute skeptisch gegenüber und zögern mit der Annahme der Ruptur eines gesunden Gefäßes. Wir postulieren bei jeder nicht traumatischen oder toxischen Blutung eine vorangegangene Erkrankung der Gefäßwand. So machen wir es bei Hirnblutungen, bei Lungenblutungen und bei Magen- und Darmblutungen. (In sehr starken und langanhaltenden Hustenanfällen bei

Keuchhusten kommen freilich gelegentlich Rupturen gesunder Gefäße z. B. in der Konjunktiva vor.) Und auf Grund von zahlreichen klinischen Beobachtungen, daß eine solche Hämoptoe schließlich doch eine manifeste Lungentuberkulose nach sich zieht, aus Autopsien, durch serologische Proben usw. fühlen wir uns heute berechtigt, eine jede Hämoptoe als Symptom einer Lungentuberkulose anzusprechen.

Ähnlich ergeht es heute mit einer Affektion, die Sie bei einem andern der Kranken hier, dem mit der Dyspnoe, finden. Er erzählt, er sei vor drei Wochen mit Husten und Brustschmerzen allmählich erkrankt. Bei der Untersuchung findet man (wir können uns kurz fassen, da es Ihnen keine Schwierigkeiten mehr bereitet) ein großes Pleuraexsudat. Ich habe bei der Besprechung der Pleuritis in der vorigen Stunde schon erwähnt, daß alle Pleuraergüsse, welche nicht im Anschlusse an eine Pneumonie, eine Polyarthritis oder sonst eine akute Infektionskrankheit auftreten, heute als tuberkulös gelten. Genau wie die Hämoptoe kann auch eine solche Pleuritis die einzige Manifestation der Tuberkulose bilden und der Kranke kann nach Heilung derselben dauernd gesund bleiben.

Dann gibt es aber leider Fälle von Lungentuberkulose, die trotz jeder Therapie im Verlaufe von ein bis zwei Jahren, vielleicht auch noch rascher zum Tode führen. Wieder andere sind gutartiger. Sie dauern viele Jahre, ja sogar Jahrzehnte und es wechseln für die Kranken gute und schlechte Zeiten miteinander ab. Die Patienten haben Perioden, in denen sie so gut wie gesund und beinahe voll arbeitsfähig sind. Die Exazerbationen, die sie dann gelegentlich an das Bett oder mindestens an das Zimmer fesseln, sind entweder eine Hämoptoe (übrigens nicht so häufig im späteren Verlaufe, als man glauben möchte) oder eine Pleuritis oder ein starkes fieberhaftes Aufflackern der Bronchitis oder eine weitere Ausdehnung der Infiltrationen oder schließlich ulzeröse Prozesse, Kavernenbildung. Diese letztere kann man im großen und ganzen als das anatomische Substrat der klinisch malignen Fälle bezeichnen, während bei den günstig und protrahiert verlaufenden die Induration überwiegt. Auch jeder pneumonisch infiltrierende Prozeß verschlechtert den Gesamtzustand des Kranken insofern, als es hier niemals, wie bei der kruppösen Pneumonie, eine Restitutio ad integrum gibt. Die einmal befallenen Teile bleiben dauernd ausgeschaltet. Was man günstigstenfalls erwarten kann und was man klinisch eine „Heilung" nennt, ist anatomisch immer nur fibröse Induration oder bindegewebige Abkapselung.

Denjenigen besonders bösartigen Fällen, welche einige Monate oder gar Wochen nach dem Beginne schon zum Tode führen, und die der Laie als „galloppierende Schwindsucht" zu bezeichnen pflegt, liegen häufig nicht Ulzerationen sondern eine besondere Art von pneumonischen Prozessen zugrunde; es handelt sich hier nicht um jene lobulären, kleinen katarrhalischen pneumonischen Herde um die Bronchien herum, sondern man sieht bei der Sektion große zusammenhängende lobäre Infiltrationen, welche den echten kruppösen Pneumonien ähneln. Sie entstehen wahrscheinlich durch Aspiration tuberkulösen Materiales aus

älteren Lungenherden. Man nennt sie käsige tuberkulöse Pneumonien. Wenn der Prozeß im Stadium der Anschoppung stehen bleibt,
spricht man von einer ,,gelatinösen'' oder ,,glatten'' Infiltration;
hier soll eine Heilung gelegentlich noch möglich sein. Das vollentwickelte
Stadium nennt man ,,Desquamativpneumonie''. Die Alveolen enthalten im Gegensatz zur kruppösen Pneumonie wenig Fibrin und Blutkörperchen, sondern fast nur große Zellen, wahrscheinlich binde-
gewebiger Herkunft. Dieser Zustand ist keiner Rückbildung fähig.

Klinisch kann es Schwierigkeiten machen, eine solche tuberkulöse
Pneumonie, welche auch ziemlich plötzlich einsetzen kann, von einer
genuinen kruppösen Pneumonie zu unterscheiden. Tuberkulöse Antezedentien in der Anamnese, evtl. eine Schrumpfung der befallenen Seite
als Folge älterer tuberkulöser Erkrankungen, eine positive Diazoreaktion im Harn, ferner der meistens doch etwas weniger akute Beginn
und ein grünliches Sputum an Stelle des rostfarbenen sprechen dann
für tuberkulöse Pneumonie. Ein positiver Bazillenbefund im Sputum
entscheidet eindeutig.

Das Bild einer langsam verlaufenden Lungentuberkulose kann gelegentlich einmal vorgetäuscht werden durch eine Aktinomykose. Ihr Erreger,
der Strahlenpilz (den Schimmelpilzen und Spaltpilzen nahestehend) wird von
den Haustieren, bei denen er vorkommt (Rind, Schaf, Pferd) niemals direkt
auf den Menschen übertragen, sondern stets nur durch Pflanzen, auf denen der
Pilz vegetiert, speziell Getreidegrannen. Seine häufigste Eintrittspforte ist die
Mundhöhle. Von hier kann er in die Lungen und in den Magen-Darmtraktus
gelangen, aber er kann sich auch durch Schleimhautverletzungen des Mundes
in den Kieferknochen ansiedeln.

In der Lunge führt der Strahlenpilz zu broncho-pneumonischen Verdich-
tungen. Husten, Fieber, Abmagerung, gelegentlich blutiger Auswurf, ja sogar
Kavernen treten auf, d. h. ein ganz ähnliches Bild wie bei einer Tuberkulose.
Wenn ein solcher Prozeß im Unterlappen sitzt, wenn Pleurakomplikationen
mit Schrumpfungen auffallend stark ausgeprägt sind, und Tuberkelbazillen im
Sputum dauernd fehlen, soll man an Aktinomykose denken. Die Diagnose
kann durch den Nachweis des Erregers im Sputum leicht erhärtet werden.
Man sieht schon mit bloßem Auge gelbliche, hirsekorngroße Klümpchen, welche
mikroskopisch aus fein radiär geordneten Pilzfäden mit kolbig verdichteten
Enden bestehen. Im weiteren Verlaufe kann der Pleuraprozeß die Brustwand
mit einbeziehen und es bilden sich dann Fistelgänge, die den aktinomyzes-
haltigen Eiter nach außen entleeren. Im Körper führt die Aktinomykose zu
periostitisähnlichen harten Infiltraten. In diesem Stadium kann ein maligner
Tumor vorgetäuscht werden. Später erweichen die Infiltrate und perforieren
durch Fistelgänge nach außen. Hiermit kann der Prozeß einer Knochentuberkulose außerordentlich gleichen. Im Darm wird das Coecum bevorzugt (das
S-Romanum viel seltener); es kommt zu Verlötung mit der Bauchwand, Infiltration derselben, später zu Perforationen mit Fistelgängen. Die Erkennung wird
im Anfang bei primärer Darmaktinomykose meist recht schwierig sein. Man wird
an eine chronische Appendicitis, an perikolitische Prozesse, vielleicht auch an
Tuberkulose denken; aber die brettharten Infiltrationen der Bauchwand müssen
den Erfahrenen bald auf den rechten Weg leiten. Der Verlauf der Aktinomykose
ist recht ernst. Wenn es nicht gelingt, den Herd operativ zu entfernen (was ja
eigentlich nur bei der Kieferaktinomykose möglich ist), dann schreitet der Prozeß meist unaufhaltsam weiter und führt wie ein maligner Tumor unter Kachexie
zum Tode. Mit großen Dosen von Jodkali und Röntgenbestrahlungen versucht
man dem Fortschreiten Einhalt zu tun.

Die sog. Miliartuberkulose, d. h. eine Aussaat miliarer Tuberkel
über alle möglichen Organe ist, wie ich ausdrücklich betonen möchte,

meistens nicht das anatomische Substrat der rasch und maligne verlaufenden Fälle. Die Miliartuberkulose ist überhaupt nicht, wie es sich der Anfänger gerne vorstellt, eine häufigere Komplikation bei Schwindsüchtigen. Die Miliartuberkulose befällt meistens nach Art einer akuten Infektionskrankheit Leute, welche, wenn auch latent tuberkulös, so doch klinisch gesund waren. Deshalb soll diese Affektion hier auch gar nicht abgehandelt werden (s. S. 187).

Genau so ist es mit der tuberkulösen Meningitis. Auch diese ist als Komplikation bei Phthisikern nicht häufig; sie bildet vielmehr wie die Miliartuberkulose ein selbständiges klinisches Krankheitsbild (s. Vorl. 24). Auch die tuberkulösen Affektionen der Haut befallen mehr Lungengesunde als Schwindsüchtige. Ähnlich ist es mit der Peritonitis und Spondylitis tuberculosa. Sie sind recht oft selbständige Krankheiten bei sonst Gesunden; als Komplikationen bei Lungenkranken treten sie gar nicht so sehr häufig auf.

Von den echten Komplikationen sind die häufigsten und wichtigsten die Tuberkulose des Kehlkopfes und des Darmes. Von der ersteren werden Sie in den laryngologischen Kursen genügend Beispiele zu sehen bekommen. Sie stellt insofern immer eine ernste Komplikation dar, als von den Geschwüren dauernd frisches infektiöses Material in die Lungen gerät. Lungentuberkulose während einer Gravidität pflegt die Prognose sehr zu verschlechtern. Die Diagnose tuberkulöser Geschwüre im Darme ist meistens unsicher. Man neigt dazu, sie anzunehmen, wenn der Kranke an Durchfällen leidet; aber sehr häufig findet man dann bei der Sektion nur eine Enteritis, aber keine Geschwüre. Ein andermal sieht man ausgedehnte und tiefgreifende Geschwüre bei Kranken, die stets regelmäßigen Stuhlgang hatten. Nur wenn Geschwüre durch narbige Schrumpfung zu einer Darmstenose geführt haben, machen sie besondere Symptome und werden dann durch die Röntgenuntersuchung der Diagnose manchmal zugängig. Die Neigung zu allerlei fibrösen Prozessen ist übrigens die Ursache dafür, daß tuberkulöse Darmgeschwüre im Gegensatze zu typhösen weder zu Blutungen noch zu Perforationen neigen.

Bei dem pathologischen Anatomen spielt als Komplikation der Tuberkulose das Amyloid eine Rolle; es ist dieses eine im Gefäßbindegewebe von Leber, Milz und Nieren sich ablagernde hyaline Substanz, welche allerlei Farbenreaktionen (z. B. mit Jod, Methylviolett usw.) gibt. Ihre klinische Bedeutung ist nicht groß. Wenn bei einer schweren Phthise oder bei einer langdauernden Eiterung Leber und Milz (oder wenigstens die erstere) vergrößert ist oder wenn viel Albumen im Harn ohne sonstige Nephritissymptome (vor allem ohne Herzhypertrophie) gefunden wird, kann man die Wahrscheinlichkeitsdiagnose Amyloid stellen. Neue Experimente haben sehr Überraschendes zu Tage gefördert. Durch parenterale Injektion von Eiweiß oder durch Implantation verschiedener Organe in der Bauchhöhle gleichartiger Tiere gelingt es manchmal, ausgedehntes Amyloid in einigen Tagen zum Ausfall zu bringen. Die Bedingungen scheinen darin gegeben zu sein, daß ein präformierter Eiweißkörper aus seinem Sol in den Gelzustand über-

geführt wird; hierbei soll ein vermehrter Gehalt an gepaarten Schwefel-
säuren, und deren erschwerte Ausscheidung eine Rolle spielen.

Die Röntgendurchleuchtung (siehe weiter unten) leistet bei der
Untersuchung von Lungentuberkulösen wertvolle Dienste; sie zeigt den
Prozeß manchmal viel ausgedehnter, als man ihn nach der Auskultation
vermutet hatte. So erging es uns auch hier bei dem jungen Manne, der
mit Magenbeschwerden erkrankt war und erst von seinem Arzte über das
Vorhandensein eines Lungenleidens belehrt wurde. Die Perkussion
ergibt eine geringe Schallabschwächung über der rechten Spitze, so
gering, daß man schwankt, ob sie nicht noch innerhalb der Grenzen des
Erlaubten liegt. Bei der Auskultation hört man rechts ein etwas unbestimmtes Atmen, wie es aber über der rechten Spitze häufig auch bei
Gesunden gefunden wird. Von Rasselgeräuschen ist zunächst nichts
zu hören. Wenn Sie den Kranken dann aber husten lassen, ein wichtiges Hilfsmittel, um Nebengeräusche zu provozieren, treten deutlich
einige feinblasige Rasselgeräusche über der rechten Spitze auf; sonst
sind überall normale Verhältnisse. Der Lungenprozeß scheint hiernach
auf die Spitze beschränkt und rein bronchitisch zu sein. Auf der Röntgenplatte sehen Sie nun aber über dem ganzen rechten Oberlappen
fleckige Schatten; das deutet auf Verdichtungen nach dem Typus der
bronchial fortschreitenden tuberkulösen Wucherungen. Auch die linke
Spitze ist entschieden weniger hell als die unteren Partien der Lunge.
Während der Schirmdurchleuchtung hellte sie sich bei Hustenstößen
nicht auf, wie das beim Gesunden geschieht. Also: Prozesse im rechten
und linken Oberlappen.

Bei dem andern Kranken mit dem typischen Habitus phthisicus
und dem charakteristischen Sputum zeigt schon Perkussion und Auskultation den Prozeß über beide Lungen verbreitet; ausgedehnte
Dämpfungen, fast überall Bronchialatmen, großblasige, klingende
Rasselgeräusche über der Spitze (Zeichen von Erweiterung der kleinen
Bronchien durch Zerfall des Lungengewebes). Die Röntgenplatte gibt
eine volle Bestätigung. Beide Lungen sind durch ausgedehnte flächenhafte Schatten verdunkelt, wie sie der pneumonischen Form eigen sind.
Außerdem sehen Sie aber in dem einen Oberlappen einen dunkeln, d. h.
mehr lufthaltigen Kreis mit einem scharfen Rand darum, offenbar eine
große Kaverne.

Wie jede neue Untersuchungsmethode, so hat auch die Röntgenuntersuchung Perioden durchmachen müssen, in denen sie teils überschätzt, teils
mißachtet wurde. Man mußte erst viele Fehlerquellen und Täuschungen kennen
lernen. Unter den letzteren spielten eine große Rolle die vielen verästelten
Stränge, die sich vom Hilus wurmförmig über beiden Lungen verbreiten und
die man oft bei Lungengesunden auch findet.

Der normale Hilusschatten wird nach den neueren Erfahrungen mehr auf
die Schatten der großen und mittleren Gefäße als auf die der Bronchialwandungen
oder der Drüsen zurückgeführt. Hierfür spricht unter anderem, daß bei
dekompensierten Herzkranken oft sehr deutliche Lungenzeichnung röntgenologisch sichtbar ist, solange eine Lungenstauung besteht. Allerdings ist zuzugeben, daß in manchen anderen Fällen (z. B. bei Bronchitis sowie bei und
nach Grippe) die gelegentliche Verstärkung und Verbreiterung der vom Hilus
ausstrahlenden Streifenzeichnung von den schleimgefüllten und hyperämischen
Luftwegen mitbedingt wird. Drüsenschatten finden sich nur in der Nähe der

eigentlichen Lungenwurzeln; sie sind beim Erwachsenen meist nur erkennbar, wenn sie fibrös verändert, verkäst oder verkalkt sind. Aus dem Sichtbarwerden solcher Drüsen wurden und werden noch stets zu weitgehende Schlüsse gezogen. Beim Kinde ist auch die markige Schwellung und Hyperplasie der Drüsen erkennbar; die Diagnose „Bronchialdrüsentuberkulose" kann aber mit einiger Sicherheit nur dann gestellt werden, wenn größere Konglomerate den Raum zwischen Herzrand und den sog. „Begleitschatten", welche den größeren Lungengefäßen entsprechen, ausfüllen.

Für die Frühdiagnose beginnender Lungentuberkulose wird die Röntgenuntersuchung gern herangezogen; ihre Wertschätzung in dieser Beziehung ist aber noch sehr verschieden. Jedenfalls leistet sie nur dann wirklich Wertvolles, wenn technisch völlig einwandfreie Aufnahmen vorliegen, deren Herstellungsweise (weiche oder harte Strahlung) möglichst bekannt sein soll, und wenn die zahlreichen Fehlerquellen, welche den Befund besonders der schwierigen Spitzenpartien fälschen können, durch eine vorgängige Betrachtung am Leuchtschirm ausgeschaltet sind. Die letztere leistet außerdem gute Dienste durch Darstellung der Bewegungsvorgänge am Zwerchfell (Nachschleppen einer Seite, pleuritische Zacken) oder an den Lungenspitzen (Aufhellung beim Husten oder Sprechen).

Bei der Untersuchung vorgeschrittener Fälle kann die Röntgenuntersuchung vor allem hinsichtlich der Ausdehnung des Prozesses die beste Aufklärung geben. Dabei stellt sich beinahe regelmäßig heraus, daß der Prozeß wesentlich weiter ausgebreitet ist, als man nach dem Ergebnis der physikalischen Untersuchungsmethoden überhaupt vermuten konnte. Nicht entbehrlich ist endlich die Röntgenaufnahme zur Kontrolle des Verlaufs, der Behandlung und der eventuell eintretenden Komplikationen. Man versucht auch, aus den Eigentümlichkeiten der verschiedenen für die tuberkulöse Herdbildung in der Lunge charakteristischen Schattenflecken Kriterien für den pathologisch-anatomischen Charakter des jeweils vorliegenden Prozesses zu gewinnen, entsprechend der oben wiedergegebenen Einteilung nach ALBRECHT oder BACMEISTER, ob vorwiegend produktiv, eventuell zur fibrösen Rückbildung neigend oder exsudativ, zur Einschmelzung neigend, was selbstverständlich für die Prognose des Einzelfalls von höchster Wichtigkeit wäre. Leider ist das sehr schwierig; es handelt sich auch in der Mehrzahl der Fälle um Mischformen. Auch wird die Frage der verschiedenen Virulenz der Erreger bzw. der individuellen Resistenz des Befallenen für die Prognose wohl von ausschlaggebender Wichtigkeit bleiben auch unabhängig von der gerade vorliegenden anatomischen Manifestation.

M. H., wenn ich jetzt zum Schluß einige Worte über die Behandlung der Lungentuberkulose sagen will, so muß ich hier mehr als bei allem übrigen betonen, daß es sich nur um einige Hinweise handelt. Man hat über die Therapie der Lungentuberkulose dicke Handbücher geschrieben, und darüber läßt sich natürlich nicht in den letzten paar Minuten einer Vorlesung berichten.

Die drei Behandlungsverfahren, die heute einzeln oder kombiniert zur Diskussion stehen, sind die spezifische Serumbehandlung, die Sanatoriumbehandlung mit Luft-, Liege- und Ernährungskuren und schließlich die operative Behandlung.

Die organo- und chemotherapeutischen Mittel, wie die Kupfer- und Goldpräparate sind noch im ersten Versuchsstadium. Die bisherigen Berichte über das Krysalgin lauten ganz widersprechend. Eine medikamentöse Therapie, die sich gegen mehr als gegen einzelne Symptome richtet, spielt ebenfalls keine Rolle. Symptomatisch ist sie freilich unentbehrlich, so vor allem Narkotika gegen Hustenreiz und Styptika bei Durchfällen. Von den Narkoticis, auch vom Morphium, soll man gegebenenfalls reichlich Gebrauch machen. (S. Behandlung der Pneumonie Seite 15). Man hört oft die Befürchtung, die Wirkung desselben könne eines Tages versagen und dann wäre man den Schmerzen des Kranken gegenüber waffenlos. Das ist unbegründet. Es gibt jetzt so zahlreiche und gute Narkotika und Sedativa, daß man eventuell durch Kombination mehrerer nicht leicht in ernstliche Schwierigkeiten gerät. Zu der symptomatischen medikamentösen Therapie, die gelegentlich nützlich sein kann, gehört auch die Bekämpfung des Fiebers durch Antipyretika. Dann wird man natürlich alle Medikamente heranziehen, die den Appetit günstig beeinflussen, von den alten z. B. die Chinarinde und Condurango, dann das Orexin, von den neueren vor allem Eatan usw.

Die spezifische Serumbehandlung in Form einer aktiven Immunisierung wird neuerdings wieder besonders empfohlen, freilich in einer viel vorsichtigeren Dosierung, als sie vor 30 Jahren von Koch inauguriert wurde und damals leider zu Mißerfolgen geführt hat. Speziell Sahli tritt warm dafür ein. Wenn man mit Injektionen von $1/_{100}$ mg Alttuberkulin beginnt, und nur dann die Dosis steigert, wenn keinerlei Reaktion auftritt, wird man wohl der wichtigsten Pflicht des Arztes, nil nocere, gerecht werden. Ich bitte Sie, m. H., diese Bemerkung nicht als ironisch auffassen zu wollen. Bei einer so heiklen und differenten Methode, wie es eine jede derartige Behandlung darstellt, ist es schon sehr wichtig, ihre Gefahrlosigkeit versichern zu können. Über die Behandlung mit Toenniesens Tebeprotin liegen eine Reihe von günstigen Berichten vor. Die Methode nach Petruschky hat den Vorteil großer Bequemlichkeit; hier wird das Tuberkulin eingerieben und so kann der Patient die Behandlung leicht selber durchführen. Ich habe öfters den Eindruck, daß sie den Kranken nützlich ist. Von Praktikern viel, in Kliniken wenig angewandt, wird das Ponndorfsche Verfahren. Hier wird reines Tuberkulin am Oberarm in oberflächlichen Lanzettschnitten eingerieben. Die Reaktionen sind manchmal sehr stark. Man kann sich des Bedenkens nicht erwehren, daß man die Dosis des zur Resorption gelangenden Tuberkulins nicht genau genug in der Hand hat.

Von den chirurgischen Behandlungsmethoden ist die am meisten angewandte die Anlegung eines künstlichen Pneumothorax. Ihr liegt der Gedanke zugrunde, daß die Heilung (d. h. also Stillstand des Prozesses mit fibröser Schrumpfung der befallenen Teile) dadurch begünstigt wird, daß die betreffende Lunge von der Respiration möglichst ausgeschaltet und eventuell vorhandene Kavernen zur Verhütung von Sekretansammlungen leergedrückt werden. Man sucht dies dadurch zu erreichen, daß man in den Pleurasack Stickstoff (als ein schwer resorbierbares Gas) oder auch Luft einbläst. Möglichstes Beschränktsein auf nur eine Lunge und Fehlen von derberen Pleuraverwachsungen ist natürlich eine Vorbedingung für diese Methode. Böse Zufälle bei ihrer Ausführung (Tod durch Luftembolie) scheinen bei vorsichtiger Ausführung selten zu sein; das Auftreten eines Empyems bei öfterem Nachfüllen ist auch nicht häufig; jedoch bildet sich nicht selten ein seröses, aber bazillenreiches Exsudat. Besonders schwierig scheint mir immer die Frage, wann man einen solchen Pneumothorax soll eingehen lassen. Über die Dauerfolge dieser Therapie steht ein sicheres Urteil noch aus.

Noch fraglicher steht es vorläufig mit den verschiedenen rein chirurgischen Behandlungsmethoden (denn die Anlegung des Pneumothorax gehört in die Domäne des Internen). Eine Durchschneidung der obersten Rippe wird von denen empfohlen, die eine abnorme Enge der oberen Brustapertur als prädisponierendes Moment der Lungentuberkulose ansehen (Gegensatz zum Emphysem). Das ist also mehr eine prophylaktische Operation oder mindestens eine, die nur bei beginnenden, auf den Oberlappen beschränkten Prozessen indiziert ist. Für die progressen Fälle sucht der Chirurg eine Kompression der Lunge, analog dem Pneumothorax, aber dauerhafter durch operative Verkleinerung des ganzen knöchernen Thorax zu erreichen. Die Durchschneidung des Phrenicus, um durch Zwerchfellähmung die Lunge ruhig zu stellen, wird von manchen als selbständige, von anderen als vorbereitende Operation vor größeren Eingriffen empfohlen. Über alle diese Verfahren ist ein Urteil noch nicht möglich.

Die Sanatoriumsbehandlung, welche in Form der Lungenheilstätten in Deutschland durch staatliche und private Mittel im großartigsten Maßstabe ausgebaut ist und dadurch auch den ärmeren Schichten der Bevölkerung zugute kommt, bezweckt, kurz zusammengefaßt: eine Hebung des allgemeinen Kräftezustandes durch Überernährung und möglichst viel Aufenthalt in staubfreier windstiller Luft. Die Kranken liegen nicht nur den ganzen Tag im Freien, sondern schlafen teilweise auch in offenen Hallen. Ob die Schweizer Kurorte (Davos, Arosa) mit ihrer Hochgebirgsluft den im deutschen Mittelgebirge und teilweise sogar in der Ebene befindlichen in ihren Kurerfolgen so entschieden überlegen sind, wie man früher meinte, ist nicht recht sicher. Jedenfalls berichten auch die deutschen Anstalten über vorzügliche Erfolge. Freilich bedarf es dazu fast stets vieler Monate. In modernen Krankenhäusern bemüht man sich, durch Bau von offenen Veranden oder dergleichen ähnliches anzustreben. Wo die Verhältnisse aber in dieser Hinsicht allzu bescheiden sind, wird man sich lieber auf die Pflege der progressen Fälle beschränken und alle mit günstiger Prognose einer Heilanstalt überweisen.

Denn das bleibt ja der Hauptzweck des gesamten Heilstättenwesens, Lungenkranke wieder arbeitsfähig zu machen. Unheilbare und nicht mehr besserungsfähige gehören nicht in eine Heilstätte. Deshalb ist die prognostische Beurteilung eines Lungenkranken eine praktisch so eminent wichtige Frage. Eine einmalige Untersuchung gibt niemals eine zuverlässige Antwort; der augenblickliche Zustand der Lunge, die Ausdehnung des Prozesses genügt durchaus nicht. Es muß mit Hilfe der Anamnese festgestellt werden, ob die Erkrankung progredienten Charakter hat oder mehr stationär ist. Dem Verhalten des Körpergewichts kommt hierbei große Bedeutung zu. Ferner muß Temperatur und Puls eine Zeitlang unter verschiedenen äußeren Bedingungen notiert werden, weil nicht nur deren dauernde Erhöhung, sondern auch schon vorübergehende Steigerung, z. B. nach leichtesten körperlichen Anstrengungen, bei Frauen während der Menses prognostisch ungünstig ist. Neigungen zu Schweißen, Appetitlosigkeit, Durchfälle verschlechtern die Prognose ebenfalls. Das Auftreten der Diazoreaktion im Harne gilt als ungünstig. Auch allerlei Fragen nicht rein ärztlicher Natur müssen oft mit in die Wagschale geworfen werden. So wird man einem Kranken mit fraglicher Prognose einen längerdauernden eventuell auch kostspieligen Kuraufenthalt anraten, wenn Zeit und Geld bei ihm keine Rolle spielen, und man wird einem ganz gleichartigen Kranken von der Kur abraten, wenn sie von den letzten Ersparnissen der Familie bestritten werden soll. Dann kommen die zahllosen Fragen über Berufswahl, über Ehekonsenz, damit zusammenhängend die Nachkommenschaft u. dgl. Kurzum, bei der Beratung Lungenkranker muß der Arzt mehr als bei vielen andern Krankheiten es verstehen, sozialen und menschlichen Gesichtspunkten Interesse und Verständnis entgegenzubringen.

4. Vorlesung.

Lungenkrankheiten IV.

Emphysem, Bronchopneumonie, Asthma, Abszeß, Lungentumoren.

M. H. Der kräftige, breitschultrige Mann, den Sie hier im Bette liegen sehen, berichtet, daß er schon seit langer Zeit, mindestens seit zwanzig Jahren, hustet. Meistens belästigt ihn dieser Zustand nicht allzuviel. Das ist bei vielen Menschen der Fall, sofern sie bei ihrem Husten leicht und mühelos auswerfen können. Manche Leute klagen nur dann über Husten, wenn er trocken ist, d. h. wenn sie ein zähes Sekret mühsam und unter Schmerzen auswerfen müssen. Ähnlich ergeht es unserem Kranken hier; er fühlt sich durch seinen Husten nur dann belästigt, wenn derselbe im Winter, besonders bei nasser Kälte, vorübergehend besonders heftig wird. In diesen Zeiten wird er dann leicht kurzatmig. Jetzt führt ihn eine arge Verschlechterung seines Hustens, die seit etwa vierzehn Tagen sich entwickelt hat, ins Krankenhaus. Es stellte sich Fieber ein, die Atemnot nahm zu, und der Kranke geriet nach und nach in den ziemlich schweren Zustand, in dem Sie ihn jetzt hier sehen. Er gleicht durchaus dem Kranken mit der kruppösen Pneumonie, den ich Ihnen vor einigen Tagen vorgestellt habe. Das, was im Augenblick hier vorliegt, ist offenbar etwas ganz Ähnliches, wenn Vorgeschichte und Entwicklung auch anders lauten.

Bei der Untersuchung wird Ihnen zunächst der Thoraxbau auffallen. Als ich neulich den schmalen, langbrüstigen Phthisiker zeigte, dessen Thorax demjenigen eines Normalmenschen im Zustande stärkster Exspiration ähnelte, wies ich darauf hin, daß wir auch ein Gegenstück

dazu kennen, nämlich einen Thorax in übertriebener Inspirationsstellung. Er wird dann stark gewölbt, kugelig, dabei erscheint er relativ kurz, „faßförmig‘‘, wie man es zu nennen pflegt. Einen solchen
Thorax sehen Sie hier an dem Kranken. Er gilt, wie ich neulich sagte,
als Zeichen einer Lungenerweiterung, sog. Lungenemphysem. Auf
dem Boden dieses chronischen Zustandes, des Emphysems, mit der
meist vergesellschafteten chronischen Bronchitis hat sich jetzt offenbar
eine akute fieberhafte Affektion entwickelt. Wir müssen beide gesondert besprechen.

Ein wesentliches Merkmal des Emphysems findet sich bei der Perkussion. Der Klopfschall klingt besonders laut und voll, sog. Schachtel-
ton. Die Lungengrenzen stehen vorn und hinten abnorm tief und verschieben sich beim tiefen Atmen nur wenig. Die Herzgrenzen sind kaum
festzustellen. Eine absolute Herzgrenze fehlt ganz und eine wenig
intensive relative Dämpfung ist eben gerade herauszuperkutieren. Die
Lungen haben sich offenbar überall über die ihnen zustehenden Grenzen
vorgedrängt. Es ist ihre Mittellage nach dem Zustande stärkster Inspiration hin verschoben. Dabei ist ihre weitere inspiratorische Aus-
dehnungsmöglichkeit eingeschränkt; aber ihre Fähigkeit zu exspira-
torischer Verkleinerung hat ebenfalls Einbuße erlitten. Das Atemgeräusch pflegt abgeschwächt zu sein. Anatomisch zeigen solche
Lungen auf dem Durchschnitt eine Erweiterung ihrer Alveolen, aber
auch ein Zusammenfließen benachbarter Alveolen infolge Atrophie ihrer
Scheidewände. Besonders am Rande der Lungen sieht man manchmal
kleinere, etwa apfelgroße Partien, die nur aus wenigen enorm vergrößerten Alveolen bestehen und beinahe durchscheinend sind.

Die Genese dieses merkwürdigen Zustandes hat schon viel Kopfzerbrechen gemacht, und man ist von einer allseitig befriedigenden
Erklärung noch weit entfernt. Das Bequemste wäre die Annahme,
daß das Lungengewebe abnorm schwach sei, stellenweise atrophiert und
daß die elastischen Fasern überdehnt werden. Aber diese Hypothese
entbehrt vorläufig jeder beweisenden Basis. Eine moderne, aber keineswegs allgemein akzeptierte Anschauung sieht das primäre nicht in
der Lunge selber, sondern in einer Anomalie des Thorax. Es soll eine
abnorme Verknöcherung der Rippenknorpel vorliegen, so daß der Thorax in Inspirationsstellung fixiert, also „starr dilatiert‘‘ wird und damit
unfähig zu ausgiebigen respiratorischen Bewegungen. Die Lunge
muß notgedrungen der Thoraxform angepaßt bleiben und dementsprechend im Zustand inspiratorischer Ausdehnung verharren. Diese
Deutung scheint ganz plausibel für die Emphyseme mit faßförmigem
Thorax und abnorm verknöcherten Rippenknorpeln. Aber das sind
keineswegs alle. Die Zahl der Emphyseme mit annähernd normalem
Thorax ist nicht so gering, daß man sie in Erklärungsversuchen igno-
rieren darf.

Der gleiche Einwand, nämlich nur für einen Teil der Fälle zuzu-
treffen, ist auch gegen eine andere weitverbreitete Erklärung berechtigt.
Dieselbe stützt sich auf die chronische Bronchitis, die das Emphysem
häufig, aber eben doch nicht regelmäßig begleitet. Diese Deutungs-

versuche weisen darauf hin, daß eine dauernde Bronchitis, besonders wenn durch zähes Sekret die Bronchien verlegt werden, die Atmungswiderstände steigert und dadurch allmählich zu einer Überdehnung der Lungen führt. Häufige anstrengende Hustenstöße sollen als wesentlich unterstützendes Moment dabei mitwirken. Wie eine solche Dehnung die intraalveolären Scheidewände und Kapillaren zur Atrophie bringen kann, ist freilich ein weiterer noch ungeklärter Punkt, an den bei der Lehre vom primär starren Thorax natürlich ebenso erinnert werden muß. Aber Emphyseme, die weder mit einem stark faßförmigen Thorax vergesellschaftet noch von einer dauernden Bronchitis begleitet sind, findet man gar nicht so selten. Man muß freilich speziell darauf achten; denn diese Leute haben meist gar keine diesbezüglichen Beschwerden und kommen deshalb nicht zum Arzt. Ich habe im Kriege eine nicht geringe Anzahl von Soldaten mit unzweideutigem Perkussionsbefund eines Emphysems gesehen, die sich völlig gesund fühlten und voll leistungsfähig waren. Man sprach früher in solchen Fällen von einem „Volumen pulmonum auctum" als einem Zustande, der zwar etwas abnorm sei, aber keine Beschwerden verursache im Gegensatz zum echten „Emphysem", das durch Husten und Kurzatmigkeit die davon Befallenen zu Kranken macht. Wenn hierdurch eigentlich auch nichts erklärt war, so wurde man damit den Tatsachen doch besser gerecht als jetzt, wo man das Zusammentreffen von Emphysem, Bronchitis und eventuell von Herzbeschwerden als regelmäßiger hinzustellen pflegt, als es tatsächlich der Fall ist.

Was den mit Emphysem Behafteten für gewöhnlich zum Arzt führt, sind Beschwerden von seiten einer Bronchitis oder Insuffizienzerscheinungen des Herzens. Die Emphysembronchitis gehört häufig den sog. trockenen Katarrhen an. Man hört dann über beiden Lungen überall lautes Schnurren, Pfeifen und alle übrigen Rhonchi sonori et sibilantes. Der Auswurf ist zäh und wird nur mühsam zutage gefördert. Aber es kommen, wenn auch entschieden seltener, Bronchialkatarrhe mit dünnerem und leicht exspektorierbarem Sputum vor. Dann hört man mehr feuchte blasige Rasselgeräusche.

Die Herzstörungen, die sich bei solchen Leuten im Laufe der Jahre meist einstellen, haben zur anatomischen Grundlage eine Erkrankung des Herzmuskels und eine Herzhypertrophie, die zunächst nur den rechten Ventrikel betrifft. Wie ich später auseinandersetzen werde, findet man in solchen Fällen meist eine Verstärkung des II. Pulmonaltones. Als Ursachen, die den rechten Ventrikel belasten und damit seine Hypertrophie veranlassen, kommen mehrere in Frage. Zunächst eine Steigerung des Kapillardrucks in den Lungen infolge Schrumpfung und Verödung der Alveolarsepten. Dieses Moment spielt wohl freilich nicht ganz die Rolle, die man ihm früher zugesprochen hatte; denn teilweise Verlegung der Lungengefäßbahn vermehrt bei dem äußerst geringen Druck daselbst die Arbeit des rechten Ventrikels nicht nennenswert, wenigstens nicht in der Ruhe; bei körperlicher Arbeit mag es eher in Betracht kommen. Daß die Inspirationsstellung an sich ein zirkulationserschwerendes Moment darstellt, wird von manchen angenommen. Am wichtigsten ist wohl die intrapulmonale Drucksteigerung, welche besonders bei jedem Hustenstoß die Lungenkapillaren komprimiert und dadurch schwerer durchgängig macht. Daß die Erklärung der Herzhypertrophie in erster Linie von der Bronchitis ausgeht, ist sicher berechtigt; man pflegt Herzstörungen nur bei den mit chronischer Bronchitis komplizierten Emphysemfällen anzutreffen, und ebenso sieht man sie bei schweren chronischen Bronchitiden ohne Emphysem.

Die chronische Bronchitis spielt in der Praxis wegen ihrer Häufigkeit eine große Rolle. Ihre Diagnose, ihre Einteilung in bestimmte Formen nach der Art des Sekretes (Bronchitis sicca bei trockenem Sekret, Bronchitis purulenta bei dünnem, eitrigem und Bronchitis pituitosa bei ganz flüssigem, schaumigem Auswurf) bietet dem Verständnis keinerlei Schwierigkeiten und ich übergehe diese Dinge im einzelnen. Nur auf eine bestimmte Form, den sog. eosinophilen Katarrh komme ich nachher noch einmal zurück. Wann eine Bronchitis tuberkuloseverdächtig ist, habe ich bei der Lungentuberkulose schon abgehandelt.

Was für eine Komplikation der Bronchitis liegt hier bei diesem Kranken vor? Sie sehen neben seinem Bett eine Schale mit reichlichen Mengen eines weißgrauen, etwas geballten Sputums. Es zeigt nichts von den Zeichen einer kruppösen Pneumonie (zähe und rostfarben) nichts auf Tuberkulose deutendes (die Ballen schwimmen im Wasser oben und enthalten kein Blut). Auch mikroskopisch sieht man neben einigen schleimigen Fäden nur gut erhaltene frische Eiterkörperchen, kurzum ein gewöhnliches bronchitisches Sputum. (Nachher noch einiges hierüber.)

Die Untersuchung der Lunge bei unserem Patienten ergibt fast überall einen hellen lauten, fast überlauten Klopfschall, wie es beim Emphysem häufig ist. Über den Unterlappen ist er etwas abgeschwächt. Beim Auskultieren hört man neben dem Pfeifen und Schnurren, den bekannten Zeichen des trockenen Katarrhs, über beiden Unterlappen feuchte, kleinblasige Geräusche, die besonders links hinten unten von ganz feinblasigem Charakter sind. Sie können hieraus folgern, daß hier in dieser Gegend ein Katarrh vorliegt, der bis in die kleinsten Bronchien vorgedrungen ist. Mehr läßt sich streng genommen aus dem Untersuchungsbefund nicht ableiten. Der etwas verkürzte Klopfschall könnte auf einen verminderten Luftgehalt hindeuten, doch sollen derartige Schlüsse immer nur mit Zurückhaltung gezogen werden, solange nicht mehrere solche Zeichen in gleichem Sinne reden. Geringe Thoraxanomalien bedingen auch oft kleine Differenzen im Klopfschall, die einen leicht irre führen können. Hier in diesem Falle, im Verein mit den ganz feinblasigen Rasselgeräuschen, dürfen wir der Schallabschwächung schon eher eine Bedeutung im obigen Sinne zusprechen. Denn die Erfahrung lehrt, daß wenn im Verlaufe einer Bronchitis an umschriebener Stelle unter Fieberanstieg ein Fortschreiten des Prozesses auf die kleinsten Bronchien zu konstatieren ist, meistens nicht nur eine „Bronchiolitis" vorliegt, sondern daß dann auch das umliegende Lungenparenchym in die Entzündung mit einbezogen zu sein pflegt. Es besteht dann nicht mehr bloß eine **Bronchitis**, d. h. eine Entzündung der Bronchien, sondern auch eine **Lungenentzündung**, eine **Pneumonie**. Eine solche Pneumonie unterscheidet sich freilich ganz wesentlich von der Pneumonie, die Sie neulich kennen gelernt haben. Die neulich besprochene Form war durch ihre verschiedenen Namen: acuta, lobaris, fibrinosa, pneumococcica ziemlich gut charakterisiert; ganz ähnlich und treffend sind für diese hier vorliegende Pneumonieform die Bezeichnungen: **catarrhalis** oder **lobularis** oder **Bronchopneumonie** im Gebrauch. Die Entzündung verbreitet sich im Verlaufe einzelner Bronchien bis in deren kleinste Verzweigungen und von dort auf das umgebende Lungengewebe. Dementsprechend ist niemals ein ganzer Lappen gleichmäßig infiltriert, sondern es sind stets viele kleine einzelne Lobuli im Zustande der Infiltration; daher „Bronchopneumonie" nach der Genese, und „Pneumonia lobularis" nach der Topographie. Diese Infiltration beruht nicht auf einem fibrin- und blutreichen Exsudat, sondern sie ist eine rein katarrhalische, d. h. aus Schleim und Leukozyten bestehend; daher „katarrhalische" Pneumonie.

Dem Entstehungsmodus entsprechend, schließt sich eine solche katarrhalische Pneumonie stets **sekundär** an eine Bronchitis bzw. Bronchiolitis an und befällt nicht einen Gesunden in aller Plötzlichkeit wie die kruppöse Pneumonie. Hier bei diesem Kranken hat sich die Pneumonie als akute Exazerbation einer alten chronischen Emphysembronchitis entwickelt, was häufig der Fall ist. Ebenso entwickelt sie sich bei den Bronchitiden, die eine fast regelmäßige Begleiterscheinung fast aller fieberhafter Infektionskrankheiten darstellen. Sie ist in solchen Fällen besonders bei wenig widerstandsfähigen Leuten eine recht gefürchtete Komplikation. So erliegen Kinder im Verlaufe von Masern oder Keuchhusten gelegentlich einer Bronchopneumonie, und ebenso führen solche Bronchopneumonien bei Typhus oder anderen schweren Infekten mit langem Krankenlager oder darniederliegender Herzkraft öfters zum Tode. Auch bei älteren Leuten mit geringfügiger, sie sonst nicht belästigender Bronchitis wird eine dazutretende Bronchopneumonie nicht selten zur Todesursache, wenn sie aus irgendeinem Grunde zu längerem Bettliegen gezwungen sind, z. B. wegen einer Fraktur des Beines, wegen irgendeiner Operation od. dgl. Noch größer natürlich ist die Gefahr im Anschluß an einen Schlaganfall, wenn ein schwerer Allgemeinzustand, eventuell Benommenheit den Kranken noch unbeweglicher macht, wenn die Expektoration erschwert ist usw. Man spricht dann auch von **hypostatischer Pneumonie**, weil eine Stauung des Blutes in den abhängigen Partien der Lungen als ein begünstigendes Moment gilt. Im übrigen stellt eine hypostatische Pneumonie nicht etwa eine besondere Form von Pneumonie dar, wie häufig irrtümlich angenommen wird. Wo die Aspiration von Fremdkörpern, z. B. verschluckten Speiseteilen infolge Lähmung der Schlingmuskeln als Ursache in Frage kommt, spricht man im gleichen Sinne von einer **Aspirationspneumonie**. Diese alte Lehre, daß das Verschlucken von Speisen leicht zu Pneumonien führt, muß uns übrigens jetzt recht fraglich erscheinen. Denn wir wissen heute durch die Röntgenuntersuchungen, daß Ösophaguskarzinome nicht ganz selten in den Bronchialbaum perforieren; durch diese Öffnungen gerät natürlich öfters Speisebrei (und bei Röntgendurchleuchtungen Baryum!) in die Lungen und es entstehen dabei keine Pneumonien.

Die Diagnose der Bronchopneumonie stützt sich in allen diesen Fällen häufig nur darauf, daß etwas reichlichere und vor allem feinblasigere Rasselgeräusche, vielleicht von etwas klingendem Charakter, hörbar werden, und daß eine sonst nicht erklärbare Temperatursteigerung auftritt. Die physikalischen Symptome der kruppösen Pneumonie, die ja dadurch bedingt waren, daß die Infiltration dort einen ganzen Lappen befällt, können auch bei der Bronchopneumonie vorkommen, nämlich dann wenn sehr viele Läppchen innerhalb eines Lungenlappens erkranken und dieselben dadurch zu einer kompakten luftleeren Masse zusammenfließen. Man spricht dann von einer pseudolobären Pneumonie. Der Klopfschall wird in diesem Falle richtig gedämpft und man hört Bronchialatmen und klingende Rasselgeräusche. Das ist aber nicht sehr häufig. Bei den schweren Bronchopneumonien, die bei den Grippeepidemien der letzten Jahre beobachtet wurden, traf man gelegentlich auf einen Befund, welcher dem der kruppösen Pneumonie völlig glich. Meistens jedoch verhindern die zwischen den infiltrierten Lobuli übriggebliebenen Inseln von lufthaltigen Lungenteilen die Ausbildung des klassischen Pneumoniebefundes. Wie überall gibt es natürlich auch hier Übergänge und Mischformen. So sieht man gelegentlich bei einer Pneumonie, welche nach ihrer Entwicklung und nach der Art des Sputums als katarrhalisch angesprochen werden muß, einen kritischen Temperaturabfall mit rascher Lösung der Infiltration, wie das sonst als Zeichen der kruppösen Pneumonie gilt. Bronchopneumonien pflegen im allgemeinen langsam und allmählich zurückzugehen. Manchmal ist das katarrhalische Sputum auch etwas hämorrhagisch, freilich ohne dabei rostfarben zu werden. Auch autoptisch findet man gelegentlich Infiltrationen, die nach Topographie und histologischer Zusammensetzung sich an keine der beiden Formen streng halten, also z. B. eine lobuläre Anordnung, aber dabei ein fibrinreiches Infiltrat oder umgekehrt. Der bakteriologische Befund bei der Bronchopneumonie ist kein einheitlicher; man findet die verschiedensten Stäbchen und Kokken häufig als Mischinfektion. Über die Prognose lassen sich keinerlei halbwegs gültige Regeln aufstellen, wie es bei der kruppösen Pneumonie wenigstens bis zu einem gewissen Grade möglich war. Denn der Ausgang hängt ganz ausschließlich von der Grundkrankheit und dem allgemeinen Kräftezustand des Patienten ab. So wird in den oben angeführten Beispielen die Bronchopneumonie oft zur Todesursache. Hier dagegen bei unserem Kranken können wir auf einen günstigen Ausgang hoffen. Eine völlige Heilung wie bei einer kruppösen Pneumonie ist natürlich nicht zu erwarten; denn die chronische Bronchitis, als deren Exazerbation dieser Zustand nur aufzufassen ist, wird wohl bestehen bleiben. Die Behandlung gleicht im ganzen der bei der kruppösen Pneumonie üblichen. Zur Anwendung von Herzmitteln wird man öfters greifen müssen. Bei den Bronchopneumonien der Kinder werden gern energische Hautreize (Senfmehl) angewandt. Darüber werden Sie in der Kinderklinik hören.

Was die Therapie betrifft, so werden die akuten Bronchitiden sehr häufig gar nicht zum Gegenstand ärztlicher Behandlung. Unter kurzer Bettruhe, Brustwickeln, Schwitzprozeduren, Einatmung feuchter Luft und Inhalationen, bei Anwendung heißer Getränke, eines „Brusttees" od. dgl. pflegen leichte und auch mittelschwere Bronchitiden in kurzem zu heilen. Wenn in solchem Falle der Arzt zugezogen wird, wird man öfters Expektorantien anwenden, welche das Flimmerepithel anregen sollen oder das Sekret flüssiger machen (Mixt. solvens oder ein Ipecacuanhainfus 0,5 : 150,0 oder ein Senegadekokt 5,0 : 150,0, alle paar Stunden 1 Eßlöffel). Aber in anderen Fällen, wenn der Hustenreiz bei geringer Exspektoration im Vordergrunde steht, nützt dem Kranken ein leichtes Narkotikum meist mehr (Codein, Dionin etwa 2 vH, oder DOWERsches Pulver).

Bei der chronischen Bronchitis wird man sich auf die Bekämpfung einer Exazerbation beschränken müssen, wobei man etwa wie bei der akuten Bronchitis verfährt, oder man bemüht sich, den Zustand im ganzen etwas zu bessern. Eine wichtige Rolle spielt die Abhärtung, (morgens Waschen mit kaltem Wasser), wodurch der Kranke vor Exazerbationen geschützt werden soll. Bei zähem Sekret erleichtert Jodkali (täglich etwa 1 g) die Expektoration; bei reichlichem dünnem Auswurf nutzen manchmal Trockenkuren. Eine große Rolle spielen die Inhalations- und Brunnenkuren. Im ganzen kann man sagen, daß es meist gelingt, bei einer chronischen Bronchitis durch konsequente Therapie Besserungen zu erzielen (wofür die Kranken oft schon sehr dankbar sind), daß aber eine richtige Heilung eigentlich nur dann möglich ist, wenn man irgendeine bestimmte ursächliche Schädlichkeit z. B. beruflicher Natur, ausschalten kann. Auf ein viel zu wenig beachtetes ursächliches Moment möchte ich freilich mit allem Nachdruck hinweisen, nämlich eitrige Erkrankungen der Nebenhöhlen der Nase. Durch Heruntertropfen des Sekretes in die Luftwege können dieselben langwierige Bronchitiden unterhalten und durch radikale Behandlung der Nebenhöhlen sind die Bronchitiden zu heilen.

Ich möchte hier eine kurze Besprechung der Grippe (oder Influenza) einfügen, weil sie bzw. ihre Komplikationen sich am häufigsten in der Lunge lokalisieren. Man spricht dann von der pulmonalen Form der Grippe; eine abdominale und eine zerebrale Form sind wesentlich seltener.

Die Grippe wandert etwa alle 30 Jahre in Pandemien fast durch die ganze Welt und imponiert dann gerne anfangs als eine neue Krankheit. So ging es wenigstens bei den beiden letzten Pandemien, der um 1890 und der um 1918. In der Zwischenzeit kommen stets einzelne sporadische Fälle vor; aber deren sichere Erkennung ist schwierig, manchmal unmöglich bzw. ist die Diagnose willkürlich. Denn leichte Fälle brauchen sich von einem unspezifischen, fieberhaften, sog. Erkältungskatarrh (Schnupfen mit Bronchitis) kaum zu unterscheiden.

Als typisch für Grippe kann gelten der plötzliche Beginn (manchmal mit Schüttelfrost genau wie bei Pneumonie), das in Anbetracht des geringen objektiven Befundes unverhältnismäßig starke Krankheits- und Schwächegefühl und die schwere und langsame Rekonvaleszenz. Das Blutbild könnte eventuell herangezogen werden. In typischen Fällen während der Epidemien zeigen Grippekranke nach einer kurzen Leukozytose eine langdauernde und starke Leukopenie, speziell Lymphopenie. Ferner ist die Urobilin- und Urobilinogenreaktion oft positiv.

Eine besonders verhängnisvolle Eigentümlichkeit der Grippe, vielleicht die allerwichtigste, ist ihre Neigung zu Komplikationen. Das Grippevirus lähmt offenbar alle sonstigen Abwehrkräfte. Manche nehmen an, daß schon jede Bronchitis eine Komplikation sei; das reine Grippefieber soll ohne jede wesentliche Organlokalisation verlaufen. Diese Komplikationen bedingen die Gefahr der Grippe. Die Mortalität stieg bei der letzten Grippeepidemie an manchen Orten bei älteren Leuten auf fast 50 vH. Die auf dem Boden der Grippe sich etablierenden Komplikationen werden in ihrem Verlaufe gesetzmäßig modifiziert, so z. B. die Pneumonie, die häufigste und gefürchteteste Komplikation. Sie tritt einige Tage nach Beginn des Grippefiebers auf, manchmal aber erst 2—3 Wochen später, wenn man den Infekt schon für überwunden halten möchte. Der auskultatorische Befund und ebenso der pathologisch-anatomische entspricht nicht einer kruppösen, sondern einer Bronchopneumonie, die sich nach und nach ausbreitet und dadurch pseudolobär wird, auch beiderseitig. Der Auswurf ist viel hämorrhagischer als sonst jemals bei Pneumonien. Der Habitus des Kranken entspricht nicht dem der typischen Pneumonie, sondern eher dem der asthenischen Pneumonie, freilich mit sehr starker Zyanose, Anatomisch handelt es sich, wie erwähnt, um Bronchopneumonien; aber die einzelnen Herde sind von verschiedenstem Alter und durch Blutung, durch Verfettungen, durch kleine Abszedierungen bekommen sie ein Aussehen, daß man von einer „bunten Lunge" gesprochen hat. Oft besteht eitrige Bronchitis. Einen wichtigen autoptischen Befund stellen Hämorrhagien in allen Teilen des Respirationstraktus dar. Die Pleura ist stets mitbeteiligt, oft auch die interlobären Septen; häufig sind Blutergüsse in die Pleurasäcke. Eine wichtige Rolle, klinisch und anatomisch, spielen die Empyeme. Sie sind meist mehrkammerig und mit ungewöhnlich dicken fibrinösen Pleuraschwarten ausgekleidet; das erschwert eine vollständige Entleerung sehr arg. Das Herz zeigt trotz der klinisch sicheren, schwersten Kreislaufsinsuffizienz meist nicht viel Bemerkenswertes. Auf diesen Punkt, nämlich das Fehlen eines befriedigenden pathologisch-anatomischen Substrats für das klinische Versagen des Herzens, komme ich bei den Herzkrankheiten noch einmal zurück.

Wie oben schon gesagt, kennt man neben der pulmonalen Grippe noch eine abdominale und eine nervöse, aber beide sind selten im Vergleich zu der pulmonalen. Die abdominale Grippe tritt unter zwei Formen auf, entweder als eine Pseudoappendizitis oder als Gastroenteritis; der Verlauf ist bei beiden meist günstig. Die nervöse Grippe ist recht vielgestaltig; sie kann unter dem Bilde von peripheren Neuritiden, von Myelitiden, von zerebralen Affektionen (auch mit Herderscheinungen), sowie von Psychosen auftreten. Auf die Grippe-Enzephalitis komme ich bei den Nervenkrankheiten zurück (s. S. 415). Die übrigen Komplikationen kann und brauche ich nicht einzeln aufzuzählen, sie kommen wie beim Typhus an sämtlichen Organen vor. Tuberkulose wird nicht ganz selten nach Grippe beobachtet, d. h. es wird eine latente Tuberkulose aktiviert. Dagegen verläuft Grippe bei schweren Phthisikern manchmal auffallend blande und komplikationslos; man könnte daran denken, daß vorgeschrittene Phthisiker infolge ihrer Mischinfektion gegen die Erreger der Komplikationen relativ immun sind.

Eine noch ungelöste Frage ist die nach dem Grippeerreger. Der in der vorletzten Epidemie beschriebene PFEIFFERsche Influenzabazillus ist während der letzten Epidemie nicht konstant genug gefunden worden; andererseits ist er nicht selten bei anderen Krankheiten oder gar bei Gesunden. Manche sehen im Influenzabazillus auch nur einen Erreger von Mischinfektionen und Komplikationen. Wieder andere denken an ein komplexes Virus, d. h. an ein obligates Zusammenwirken von mehreren Bazillen.

Daß an dem besonders bösartigen Charakter der letzten Pandemie eine Resistenzverminderung der Menschheit infolge der Not des Krieges mitschuldig wurde, ist nicht unwahrscheinlich. „In dem Elend der Schützengräben ist wohl das Teufelsei ausgebrütet worden", sagte SAHLI einmal hierüber.

Als zweiten Fall, an dem eine andere Lungenaffektion demonstriert werden soll, wollen wir diese Frau hier untersuchen. Wir finden über den Lungen sehr ähnliche Veränderungen wie bei dem Manne eben, nämlich reichlich mittelblasige und feinste Rasselgeräusche, teilweise von etwas klingendem Charakter, aber fast nur über dem einen Unterlappen. Es besteht ebenfalls Fieber; das Sputum der Kranken ist dagegen anders, es ist blutig und zwar fast von der gleichen etwas schmutzigen Farbe wie bei der kruppösen Pneumonie. Ganz anders ist aber die Vorgeschichte der Kranken. Sie hat vor 14 Tagen geboren; das Kind ist gesund; es ging ihr eine Woche nach der Entbindung lang gut; da wurde sie plötzlich von starken Brustschmerzen und Atemnot befallen. Sie mußte viel husten und der Auswurf war blutig. Der sofort gerufene Arzt sprach von einem „Lungenschlag". Er empfahl vor allem strikteste Ruhe, um einer Wiederholung vorzubeugen. Zur sofortigen Unterdrückung des Hustenreizes machte er eine Morphiumeinspritzung. Der zunächst schwere Zustand besserte sich auch bald; aber die Temperatur stieg an und es blieb Husten mit reichlichem Auswurf, dessen Blutgehalt freilich bald geringer wurde. Im Interesse besserer Pflege wurde die Kranke dann, als die Hauptgefahr vorüber schien, der Klinik überwiesen.

Die Untersuchung der Patientin allein hätte uns zunächst an einen pneumonischen Prozeß denken lassen. Aber das Zustandsbild, der einfache Untersuchungsbefund ist fast niemals so eindeutig beweisend für eine bestimmte Krankheit, daß wir der Vorgeschichte entbehren könnten. Die Anamnese schließt nicht selten eine Diagnose aus, die sich uns zuerst aufgedrängt hatte. Das Alter des Kranken, sein Beruf mit dessen eventuellen Schädlichkeiten, allerlei unmittelbar vorangegangene äußere Ereignisse und zahllose andere Dinge müssen mit berücksichtigt werden. Die Zusammenfassung aller dieser Gesichtspunkte erlaubt uns meist erst eine sichere Diagnose. Ferner: Wenn bei einem Kranken mehrere anscheinend noch so verschiedene Zustände einander folgen oder sich kombinieren, müssen wir stets einen Zusammenhang zwischen denselben, eine gemeinsame, alles erklärende Basis suchen, und in unseren diagnostischen Erwägungen sollen wir dem Zufall möglichst wenig Raum lassen, z. B. hier: Wenn plötzlich im Wochenbett schwere Lungensymptome auftreten, dann müssen Sie vor Ihrem geistigen Auge Revue passieren lassen, was unter diesen Umständen an pathologischen Prozessen hier in Betracht kommt; dann werden Ihnen bald Embolie und Infarkt einfallen. Aus den thrombosierten Venen des kleinen Beckens können Teile eines Thrombus losreißen, durch das rechte Herz in die Lungenarterien schießen und dort, je nach ihrer Größe einen Ast der Pulmonalis verstopfen. Wie und unter welchen Umständen es dann zur Ausschaltung der Lungenarterie dahinter und damit zum sog. Lungeninfarkt kommt, werden Sie in der pathologischen Anatomie genauer lernen; bei den Herzkrankheiten werde ich noch einmal darauf zu sprechen kommen. Hier nur folgendes:

Beim Lungeninfarkt wird ein keilförmiger Lungenteil durch Stillstand der Zirkulation außer Funktion gesetzt und die Alveolen füllen sich dann mit Blutkörperchen, die aus den Kapillaren austreten. Der betreffende Lungenteil gerät dadurch in einen Zustand, welcher dem der entzündlichen Infiltration, der Hepatisation sehr ähnlich ist oder wenigstens sehr ähnliche physikalische Symptome verursacht (Schallabschwächung, leises, eventuell bronchiales Atmen usw.). Die Erkennung eines solchen Herdes als Infarkt kann durch Auskultation und Perkussion schlechterdings unmöglich sein, um so mehr, als sich oft bronchitische oder bronchopneumonische Prozesse in der Umgebung entwickeln. Auch Entzündungen der Pleura, teils trockene, teils exsudative, gesellen sich gewöhnlich dazu, genau wie bei der Lungenentzündung. Die Ähnlichkeit der beiden Prozesse, Pneumonie und Infarkt, kann also trotz ihrer gänzlich verschiedenen Genese tatsächlich sehr groß werden. Das Sputum erlaubt öfters eine Entscheidung zu treffen, und zwar unter folgenden Gesichtspunkten: Das Sputum der Bronchopneumonie ist ein einfaches katarrhalisches. Wenn es einmal Blut enthält, wie es bei den schweren Grippepneumonien im Kriege öfters vorkam, dann ist dieses Blut meist frisch rot und nicht rostfarben, und niemals findet man Fibrinbäumchen in demselben. Rostbraune Farbe, zähe Konsistenz und Fibrinbäumchen waren die Charakteristika des Sputums der kruppösen Pneumonie. Infarktsputum enthält fast immer Blut, mindestens doch mikroskopisch. Es wird nicht selten dem rostfarbenen recht ähnlich; aber es fehlen stets die Fibrinbäumchen. Dagegen findet man in vielen Fällen von Infarkt, wenigstens wenn man täglich danach sucht, Zellen mit eisenhaltigem Pigment, die sog. Herzfehlerzellen. Sie sind ein Zeichen für Stauung im kleinen Kreislauf und kommen dementsprechend bei jeder Stauungsbronchitis vor, wie wir es bei den Herzkrankheiten noch sehen werden. Sie fehlen dagegen stets bei pneumonischen Prozessen und sprechen deshalb im Zweifelsfall für einen Infarkt. Sie sehen aus diesen Hinweisen, daß die Diagnose eines Infarktes gegenüber einem pneumonischen Infiltrat ausschließlich aus dem Untersuchungsbefunde öfters unsicher bleibt und sich häufig fast nur auf das Vorhandensein eines ätiologischen Momentes für Infarktbildung wird stützen müssen.

Für die Schwere der Symptome ist vor allem die Größe des infarzierten Lungenteiles maßgebend. Ein Embolus, der einen großen Pulmonalast verstopft, vielleicht sogar den Hauptstamm, wird in aller kürzester Zeit zum Tode führen. Im Gegensatz dazu können ganz kleine Infarkte völlig unbemerkt verlaufen bzw. sich nur dadurch verraten, daß im Anschluß an sie ein pleuritischer Prozeß zur Entwicklung kommt. So mag manche scheinbar idiopathische Pleuritis in Wirklichkeit die Folge eines Infarktes sein, z. B. nach Operationen, im Wochenbett oder bei Leuten mit Krampfadern usw. Aber nicht selten sieht man frische Infarkte bei der Autopsie, welche im Leben völlig unbemerkt verlaufen sind.

Die Behandlung eines Infarktes besteht als wichtigstes in völliger Ruhelage, eventuell Morphium zur Unterdrückung des Hustenreizes. Digitalis wird von manchen aus theoretischen Gründen als kontraindiziert erachtet. Aber, wie ich bei den Herzkrankheiten noch einmal besprechen werde, ist und bleibt Digitalis, wenn das Herz erlahmt, immer unser wirksamstes Mittel. Gegen die Embolien im Wochenbett erachten viele Gynäkologen als bestes Prophylaktikum ein recht frühes Aufstehen.

Ich sprach vorhin schon davon, daß gelegentlich das Sputum bei einem Bronchitiskranken diagnostische Fingerzeige gibt, welche aus der körperlichen Untersuchung nicht hervorgehen. Ich hatte gesagt, daß man bei dem ersten Kranken im Auswurf mikroskopisch nur lauter frische, gut erhaltene Leukozyten gefunden habe. Dabei hatte ich im Auge, daß man manchmal im Sputum viel zerfallene Leukozyten und als noch wichtigeres die sog. DITTRICHschen Pfröpfe findet. Es sind das kleine Klümpchen, auf schwarzer Unterlage mit bloßem Auge eben sichtbar, mikroskopisch bestehend aus einem Zentrum von kernlosen scholligen Massen und rings herum einem Kranz von Fettsäurenadeln, die sich aus degenerierten Zellen gebildet haben. Diese beweisen, daß das Sputum in der Lunge längere Zeit liegen geblieben ist, bevor es ausgeworfen wurde. Manchmal finden sich auch Hämatoidinkristalle als Zeichen, daß kleine Blutungen stattgefunden haben. Bei einer gewöhnlichen Bronchitis innerhalb von intaktem Lungengewebe kommt derartiges niemals vor, sondern nur dann, wenn die Bronchien erweitert sind, in sog. Bronchiektasen. Solche Bronchiektasen bilden sich

unter verschiedenen Bedingungen. Manchmal beobachtet man sie
nach schlecht heilenden Pneumonien, besonders nach langwierigen
Bronchopneumonien bei Kindern. Ferner sieht man sie, wenn ein
Lungenlappen längere Zeit infolge eines Pleuraergusses komprimiert
und luftleer war, sog. Atelektase. Oft ist aber eine besondere Ursache
nicht recht ersichtlich. Meist klagen die Kranken von Jugend an zu
einer Neigung zu Katarrhen. Eine Erklärung dieser Bronchuserweite-
rungen einfach mechanisch durch Zug oder Dehnung infolge von Adhäsionen und Schwächen od. dgl. ist nicht angängig. Man kommt um
die freilich unbewiesene Annahme einer speziellen Erkrankung der
Bronchialwand als Ursache nicht recht herum. Neuerdings wird einer
peribronchialen Lymphangitis eine Rolle zugesprochen sowohl für das
Entstehen als für das Fortschreiten des bronchiektatischen Prozesses.
In der pathologischen Anatomie werden Sie verschiedene Formen der
Bronchiektasen kennen lernen, die zylindrischen und die sackförmigen;
diese Trennung hat aber für die Klinik geringere Bedeutung, weil wir
meist außerstande sind, sie im Leben gesondert zu diagnostizieren und
weil sie auch auf den Verlauf der Krankheit ohne Einfluß sind.

Die Bedeutung der Bronchiektasen liegt vor allem darin, daß sie durch
Sekretretention den bronchitischen Prozeß dauernd neu anfachen und
verschlechtern. Die Größe der Bronchiektasen ist eine ganz wechselnde
von den allerkleinsten bis zu faustgroßen. Diese letzteren können
richtige Kavernensymptome machen und dadurch den Verdacht einer
Tuberkulose wachrufen. Aber so große bronchiektatische Höhlen sind
nicht häufig. Sie haben wohl auch schon gelesen oder gehört, daß
Leute mit Bronchiektasen, wenn sie längere Zeit eine bestimmte
Körperlage eingenommen haben, welche den Sekretabfluß begünstigt,
auffallend große Mengen von Sputum mit einem Hustenstoße entleeren; man spricht dann von einer „maulvollen Expektoration“. Ein
solches Sputum setzt sich im Glase infolge seiner teils flüssigen, teils
schleimigen und teils bröckligen Konsistenz in mehreren Schichten
ab, welche die Diagnose auf den ersten Blick hin sichern; aber auch
das ist keineswegs häufig. Sichere auskultatorische Zeichen machen
die meisten Bronchiektasen überhaupt nicht. Auch im Röntgenbild
sieht man häufig allerlei vieldeutige diffuse streifige Schatten, aber
selten etwas, was die Diagnose eindeutig sichert. Der Nachweis von
mehreren kleinen Kavernen im Unterlappen deutet auf Bronchiektasen
hin. Dann wird der Verdacht auf Bronchiektasen wachgerufen, wenn
bei einer hartnäckigen Bronchitis die Zeichen der Bronchiolitis auffallend konstant an bestimmten Stellen der Lungen hörbar sind; ferner
durch Blutbeimengungen zum Auswurf ohne sonstige Ursachen dafür,
speziell ohne Tuberkulose. Die oben erwähnten mikroskopischen
Sputumbefunde (DITTRICHsche Pfröpfe und Hämatoidinkristalle) sind
oftmals der einzige sichere Hinweis, daß keine einfache Bronchitis
vorliegt, sondern daß Ektasien vorhanden sind, eine Komplikation,
welche die Aussicht auf Heilung oder auch nur auf wesentliche Besserung erheblich trübt. Bemerkenswert ist noch, daß Kranke mit Bronchiektasen häufig „Trommelschlägerfinger“ bekommen; darunter ver-

steht man kolbige Auftreibungen der Endphalangen der Finger, welche meist nur auf Weichteilschwellung beruhen. (Daß Bronchiektasen gelegentlich zur Ursache von Hirnabszessen werden, will ich hier gleich kurz einfügen.) Die Behandlung der Bronchiektasen zielt vor allem darauf, der Zersetzung des Sekretes möglichst entgegenzuwirken und die Expektoration zu begünstigen. Ein recht wirksames Mittel ist in vielen Fällen, den Kranken täglich mehrmals so zu lagern, daß eine reichliche Entleerung der Höhlen begünstigt wird. Manchmal helfen Trockenkuren zur Beschränkung der Sekretion. Um der Zersetzung des Sekretes entgegenzuwirken, läßt man balsamische Öle (Terpentin, Latschenöl) einatmen. Ferner versucht man Kreosot (in Pillen à 0,05) oder Duotal (Guajacol. carb.) mehrmals täglich ein Pulver à 0,5. Bei schwersten Fällen, wenn sie vorzugsweise einseitig sind, hat man eine operative Verkleinerung des Thorax, wie bei der Tuberkulose, vorgeschlagen.

Als dritten Fall möchte ich Ihnen diesen Kranken zeigen. Auf den ersten Blick erkennen Sie den Thorax des Emphysematikers; aber was den Mann in die Klinik geführt hat, ist etwas Besonderes. Der Patient wurde gestern hier eingeliefert in einem Zustand allergrößter und sehr bedrohlich erscheinender Atemnot. Er atmete langsam und schwer, und man hörte ihn weithin ächzen und schnauben. Zeitweise mußte er aufrecht sitzen, sich mit beiden Armen aufstützen, um Luft zu bekommen. Mit mühsamen Hustenstößen brachte er ganz geringe Mengen eines zähen glasigen Auswurfs heraus (von dessen Untersuchung nachher). Die Perkussion ergab überall hellen Schall noch über die normalen Grenzen hinaus. Die Lungen waren überall stark erweitert, die Herzdämpfung vollständig überlagert. Über den Lungen hörte man lautes Schnurren und Pfeifen. Die Auskultation, aber bei genauerem Zusehen auch schon die bloße Betrachtung der Atmung ließ erkennen, daß besonders die Phase der Exspiration verlängert und offenbar erschwert war. Diese Exspirationserschwerung ist ein diagnostisch wichtiger Punkt für die hier vorliegende Affektion. Die meisten Zustände von Atemnot gehen mit Beschleunigung der Atmung einher, und ein eventuelles mechanisches Hindernis betrifft meistens die Phase der Inspiration. Wir werden besonders bei der Besprechung der Diphtherie darauf zurückkommen und werden dort die Zeichen kennen lernen, die, wenigstens beim kindlichen Thorax, die erschwerte Einatmung schon beim ersten Blick erkennen lassen, nämlich Einziehungen an den nachgiebigsten Stellen des Thorax. Bei unserem Kranken fehlte dies alles. Die Herztöne waren rein, die Aktion regelmäßig und wenig beschleunigt. Alle anderen Organe zeigten normalen Befund; es bestanden keinerlei Ödeme oder sonstige Zeichen von Herzinsuffizienz, wie wir sie später noch ausführlich besprechen werden. Der Kranke selbst schien nicht besonders beunruhigt oder ängstlich, wie man es erwarten sollte. Er bat gleich bei seinem Kommen um eine Morphiumeinspritzung; er leide an diesen Anfällen schon seit Jahren und sie kämen in wechselnden Abständen, um dann nach einigen Stunden zu vergehen. Seine Beschwerden besserten sich auch bald; er konnte leichter auswerfen und ist heute früh wieder völlig wohl. Wir finden jetzt bei ihm eine mäßige Lungenerweiterung, das Herz etwas über-lagert, einige trockene Geräusche, kurzum den gewöhnlichen Befund einer mittelstarken Emphysembronchitis. Das Sputum zeigt, worauf ich vorhin schon hinwies, einige Besonderheiten. Wenn man es auf einem schwarzen Teller ausbreitet, so findet man einige kleinste, eben sichtbare spiralige Gebilde. Unter dem Mikroskop erkennt man sie schon bei schwacher Vergrößerung als gedrehte zopfartige Fäden mit einem stabförmigen Zentrum. Daneben finden sich, ebenfalls schon im ungefärbten Präparat, neben den gewöhnlichen Leukozyten einige Zellen mit groben, derben Granula. Wie wir später bei den Blut-krankheiten besprechen werden, dürfen Sie solche Zellen auch ohne Färbung als eosinophile ansprechen. Die neutrophilen Granula der gewöhnlichen polynukleären Zellen sind viel zu zart, um ohne Färbung sichtbar zu werden. Schließlich zeigt das Sputum einige schmale, längliche, sechseckige Kristalle, die sog. CHARCOT-LEYDEN-NEUMANN-schen Kristalle. Dieselben stehen, wie wir bei den Blutkrankheiten noch erwähnen werden, in einem genetischen Zusammenhange mit den eosinophilen Zellen. Manchmal bilden sie sich erst bei längerem Stehen in einem Sputum, das viele eosinophile Zellen enthält. Sie sollen nach neuen Untersuchungen größtenteils aus sekundärem Kalziumphosphat bestehen. Die Untersuchung des Blutes, um auch dieses gleich zu er-ledigen, ergibt in den einzelnen Stadien dieser Anfälle meist folgendes Verhalten. Im Anfang sind die eosinophilen Zellen vermindert, die neutrophilen etwas vermehrt. Im weiteren Verlaufe des Anfalles findet man dagegen eine deutliche Vermehrung der eosinophilen Zellen im Blute, so daß die Herkunft der Zellen im Sputum aus denen des Blutes wohl als sicher gelten darf. Das wäre das wichtigste der Unter-suchung.

Derartige Anfälle, wie der Kranke hier gestern einen durchgemacht hat, nennt man Asthma. Mit diesem Namen bezeichnet man nicht eine wohlumschriebene und selbständige Krankheit, sondern asthma-tische Anfälle kommen als Symptom der verschiedensten Krankheiten vor. So werden wir bei den Herzkrankheiten von einem Asthma cardiale zu reden haben (S. 112). Bei Nephritikern spricht man von einem Asthma uraemicum. Auch Hysterische können Atemstörungen bekom-men, die dem Asthma recht ähnlich sind. Ferner lösen die verschiedensten Mediastinalerkrankungen durch Druck auf den Vagus, schließlich auch die Bleivergiftung asthmaartige Zustände aus. In allen diesen Fällen ist das Asthma das Symptom einer anderen Krankheit. Im Gegensatz dazu stellen bei manchen Leuten die Asthmaanfälle die Krankheit selber dar. Diese Asthmaanfälle kombinieren sich fast immer mit der charakteristi-schen Sekretion, wie ich sie Ihnen eben demonstriert habe und oft mit Lungenblähung. In solchen Fällen kann man wohl von einer selbstän-digen Krankheitseinheit reden. Man nennt das dann ein Asthma bronchiale, eine Bezeichnung, die insofern nicht berechtigt ist, als die Bronchien und die Lungen eigentlich nicht den Sedes morbi darstellen, sondern die letzte Ursache auch hier sicher anderwärts sitzt. Dieses

Asthma bronchiale findet sich häufig bei Emphysem und ist oft kombiniert mit einer Bronchitis, so wie das hier auch der Fall ist. Aber das Zusammentreffen ist kein obligatorisches, und das Asthma läßt sich keineswegs ohne weiteres von dem Emphysem oder der Bronchitis herleiten oder erklären. Im Gegenteil, öfters mag das Emphysem die Folge von häufigen Asthmaanfällen sein, und auch die Bronchitis mag durch das Asthma mindestens doch unterhalten und immer wieder angefacht werden. Echtes Asthma bronchiale kommt auch bei phthisischem Thorax vor, und ebenso kann jede nennenswerte Bronchitis in der Zeit zwischen den Anfällen fehlen. Die meisten Autoren nehmen an, daß die Atmungsbehinderung gar nicht auf einer Schwellung der Bronchialschleimhaut beruht, sondern zunächst auf einen Krampf der Bronchialmuskulatur zurückzuführen ist. Freilich bleibt die Schleimhaut während des weiteren Anfalles nicht unbeteiligt. Das wird bewiesen durch die im Verlaufe des Anfalles sich einstellende Sekretion. Die dabei produzierten charakteristischen Bestandteile, die Spiralen, Kristalle und der Gehalt an eosinophilen Zellen drücken dem Katarrh einen besonderen Stempel auf. Die oben beschriebenen Spiralen sind nichts von Hause aus Spezifisches, sondern sie bestehen wohl nur aus zähem Sekret, das beim Durchtreten durch die verengten Bronchiallumina in diese eigentümliche Form gepreßt worden ist. Ob bestimmte physikalisch chemische Prozesse, etwa kolloidale Quellung od. dgl. dabei eine Rolle spielen, wie manche vermuten, ist ganz unsicher.

Die Pathogenese des Asthmaanfalles ist nicht in einer kurzen Formel auszudrücken; sie ist kompliziert und wahrscheinlich gar nicht in allen Fällen die gleiche. Ein pathologisch-anatomisches Substrat des Asthmas gibt es strenggenommen nicht, falls man nicht das eben beschriebene Bronchialsekret mit seinen besonderen Bestandteilen als solches gelten lassen will. Der das Asthma charakterisierende abnorme Atemmechanismus wäre erklärt durch eine akute Schwellung der Bronchialschleimhaut oder durch einen Krampf der Bronchialmuskulatur. Einen solchen hat als erster Trousseau als Ursache des Asthmaanfalles postuliert, trotzdem die glatte Muskulatur im Bronchialbaum damals noch gar nicht bekannt war. Seine Lehre gab den Anstoß, daß man danach suchte und sie dann auch fand. Erkrankungen der Bronchien mit Neigung zu akuter Hyperämie werden wohl meist eine Rolle als auslösendes Moment spielen. Es gibt Bronchialkatarrhe, deren Sekret dauernd eosinophile Zellen enthält. Ob und in welchem Zusammenhange diese mit den Asthmaanfällen stehen, ist ganz unsicher. Ferner werden alle möglichen Erkrankungen anderer Organe (Nase, Genitalien, Darm usw.) angeschuldigt, auf reflektorischem Wege Asthmaanfälle auslösen zu können. Ferner alle möglichen klimatischen und tellurischen Einflüsse, Gerüche usw.; schließlich auch rein nervöse, oft sicher auch psychogene Momente. Eine plausible Erklärung dafür, daß die Anfälle bei manchen vorzugsweise während der Nacht auftreten, fehlt auch vorläufig noch. Holländische und amerikanische Autoren haben Beobachtungen gebracht, in denen Asthmakranke auf parenterale Zufuhr von Eiweiß der verschiedensten Nahrungsmittel abnorm reagiert haben.

Durch eine immunisierende Behandlung mit dieser Eiweißart soll dann prompt Heilung erfolgt sein. Hiernach wären solche Asthmaanfälle der Anaphylaxie zuzuzählen. Ich komme sogleich beim Heuschnupfen noch einmal darauf zurück. Die wichtige Rolle, die der psychogene Faktor spielt, drängt sich einem auf, wenn man hört, was die Kranken alles als Ursache ihres Leidens angeben. Was der eine meidet, weil es bei ihm Anfälle sicher auslösen soll, wendet der andere absichtlich an, um diese mit Gewißheit zu kupieren. Unser Kranker hier weiß die Ursache seiner Anfälle nicht zu erklären, und er hat auch kein Mittel gefunden, um ihnen aus dem Wege zu gehen.

Das Asthma bronchiale spielt stets eine Rolle in den medizinischen Diskussionen über die „Diathesen". Hiermit hat es folgende Bewandtnis: Man muß zugeben, daß es manchmal mehr als ein bloßer Zufall ist, wenn gewisse Krankheiten oder wenigstens einander nahestehende Krankheitszustände sich bei mehreren Mitgliedern derselben Familie finden oder wenn mit einem gewissen Grade von Gesetzmäßigkeit bei manchen Individuen gewisse Krankheiten in der Kindheit und gewisse andere im späteren Lebensalter auftreten. Besonders die Pädiater und Dermatologen wissen von solchen Beobachtungen zu berichten, welche einem die Vorstellung aufdrängen, daß manchen Leuten oder gar manchen Familien eine gewisse Bereitschaft, Neigung, Anfälligkeit, oder wie man es nennen mag, zu bestimmten Krankheiten oder zu abnormen Reaktionen auf gewisse Schädlichkeiten angeboren ist. Man spricht dann von Konstitution, Disposition oder Diathese. Diese Ausdrücke werden übrigens keineswegs synonym gebraucht; aber ich gehe auf die feineren Unterschiede hier nicht ein. Der hypothetischen Annahme einer angeborenen Neigung zu nervösen Erkrankungen, sog. neuropathischen Disposition, wird man sich kaum verschließen können. In der Kinderklinik werden Sie viel von einer exsudativen Diathese hören, die von den Pädiatern energisch verfochten wird. In der inneren Klinik der Erwachsenen ist es schwierig, hierzu Stellung zu nehmen. Auf ganz unsicherem Boden stehen alle die anderen Diathesen, die spasmophile, die kalkuläre, die herpetische und vor allem die arthritische. Besonders die letztere spielt bei den Franzosen eine große Rolle. Französische Autoren pflegen nach den Vorschlägen von BAZIN und BOUCHARD hierunter eine Reihe von Krankheiten zusammenzufassen, indem sie als deren gemeinsame Ursache ein „Ralentissement de la nutrition" hinstellen. Diese Fragen sind jedoch noch lange nicht spruchreif.

Die Diagnose des Asthma bronchiale kann gelegentlich gegenüber dem Asthma cardiale einige Schwierigkeiten machen. Aber beim Kardialasthma fehlen wohl niemals andere Zeichen einer Herzinsuffizienz, deren Symptom das Asthma doch nur bildet. Ferner kommt es hierbei nicht zur Entwicklung einer akuten Lungenblähung wie so häufig beim Bronchialasthma. Auch die Unterscheidung von andern ähnlichen Zuständen, auch den hysterischen wird meist gelingen, wenn man sich streng an das Charakteristische des asthmatischen Atmungstypus hält, nämlich an die langsame Einatmung mit der erschwerten Exspiration.

Mit dem Asthma öfters verwechselt, aber in Wirklichkeit ganz verschieden davon, ist der jedermann bekannte Heuschnupfen. Es ist das ein bei manchen Leuten jedes Jahr zur Zeit der Grasblüte auftretender Schnupfen mit einer enormen wäßrigen Sekretion, begleitet von Reizerscheinungen an den Augen, dem Rachen und dem Kehlkopf. Durch das letztere können asthmaähnliche Zustände verursacht werden. Man hielt den Heuschnupfen früher für eine Folge des eingeatmeten

Pollenstaubes, also mechanisch bedingt. Nach neueren Untersuchungen soll es aber ein in den Pollen enthaltenes echtes Toxalbumin sein, das die Anfälle auslöst. Es besteht also bei den Betreffenden eine Idiosynkrasie gegen das Eiweiß der Pollen (wie beim anaphylaktischen Asthma), d. h. es besteht eine Krankheitsbereitschaft, welche nur durch Kontakt mit einer spezifischen Substanz, die andere Menschen ohne weiteres vertragen, plötzlich zur Krankheit wird. Hiernach gehört der Heuschnupfen ins Kapitel der Anaphylaxie (s. S. 265). Er stellt dann das fast einzige Beispiel dar, in welchem diese theoretisch interessanten und im Tierexperiment wichtigen Erscheinungen beim Menschen eine Rolle spielen.

Die Behandlung der Asthmakranken ist meist schwierig und eigentlich nur dann halbwegs dankbar, wenn Kranke mit häufigen und schweren Anfällen sich mit einer Linderung ihrer Beschwerden begnügen. Bei den allerschwersten Anfällen, wie sie unser Kranker hier zeigt, muß man zur Morphiumspritze greifen; aber man soll sich natürlich bemühen, das möglichst selten zu tun. Ein sehr wirksames Mittel ist Adrenalin. Die therapeutische Begründung dieser Therapie beruht auf den pharmakologischen Eigenschaften des vegetativen Nervensystems, auf welche ich beim Magengeschwür (S. 318) mit einigen Worten eingehen werde. Hier nur folgendes: Im asthmatischen Anfall liegt wohl ein Erregungszustand des Vagus vor. Zur Bekämpfung desselben kann man vaguslähmende oder sympathikusreizende Mittel anwenden; das letztere, das Adrenalin, ist, wie die Erfahrung zeigt, oft von großem Nutzen. Man hat gegen häufige Anwendung von Adrenalin, wenigstens bei älteren Leuten, Bedenken wegen der damit verbundenen Blutdrucksteigerungen. Aber man sieht doch nicht selten Asthmakranke, welche häufig Adrenalininjektionen bekommen müssen, ohne daß Schädigungen auftreten. Man bemüht sich natürlich mit der kleinst wirksamen Dosis auszukommen, etwa $1/_2$ oder $1/_4$ ccm der käuflichen Lösung. Manchmal reichen auch Verstäubungen oder Pinselungen der Nase mit Adrenalin aus, welche der Kranke natürlich selber vornehmen kann. Das neuerdings viel angewandte Asthmolysin enthält Adrenalin und Pituitrin. Als vaguslähmendes Mittel kann man Atropin (etwa $1/_2$ ccm einer 1prom. Lösung) geben. Amylnitrit, Koffein und Diuretin sollen ähnlich wie Adrenalin auf die Bronchialmuskeln wirken. Bei langdauernden Anfällen kann man versuchen, durch große Dosen von Ipekakuanha (etwa 1 cg subkutan) eine Exspektoration zu erzwingen und damit Erleichterung zu verschaffen. Für die meisten mittelschweren und leichteren Fälle erfreuen sich seit alter Zeit die verschiedensten Räucherstoffe großer Beliebtheit. Sie enthalten fast alle Nitratverbindungen. Das Salpeterpapier, Charta nitrata, verbrennt man in dünne Streifen zerschnitten; von Folia Stramonii vermischt zu gleichen Teilen mit Kal. nitr. verwendet man etwa $1/_2$ Teelöffel. Das TUCKERsche, EINHORNsche Asthmamittel, Zematone und viele andere Geheimmittel sind von ähnlicher Zusammensetzung, manchmal enthalten sie auch Adrenalin. Die viel gebrauchten Asthmazigaretten sind wohl auch vorzugsweise durch ihren Nitratgehalt wirksam. Eine große Rolle spielt die Übungstherapie, welche den Kranken lehrt, mit Hilfe systematischer Atmungsübungen seine Anfälle möglichst im Beginn zu unterdrücken. Wieweit hier die psychische Beeinflussung eine Rolle spielt, ist schwer abzuwägen. Tatsächlich wird in den letzten Jahren die Psychotherapie beim Asthma von manchem als die wirksamste aller Behandlungsmethoden dargestellt. In der Zeit zwischen den Anfällen bemüht man sich, alles zu bekämpfen oder zu beseitigen, was am Zustandekommen der Anfälle beteiligt sein könnte, in erster Linie also die Bronchitis durch langdauernde Jodkalibehandlung. Nasenoperationen werden jetzt viel weniger vorgenommen als früher. Sehr wirksam ist häufig ein Klimawechsel; aber es läßt sich gar nichts Allgemeines sagen, ob See oder Hochgebirge im gegebenen Falle ratsam ist. Man hört in der Anamnese der Kranken nicht ganz selten, daß sie früher an Asthmaanfällen gelitten haben, und daß dieselben plötzlich verschwanden, als die Kranken beruflich an einen anderen Ort gezogen sind. Derartige Erfahrungen berechtigen dann, die Kranken in bezug auf die Heilbarkeit ihres Zustandes zu trösten, aber sie erlauben selten eine direkte praktische Verwertung. Die Behandlung des Asthma und der analogen Zustände der Nase, z. B. der Rhinitis vasomotoria, unter dem Gesichtspunkte der Anaphylaxie durch Aufsuchen des jeweiligen „Allergens“ sowie darauffolgende Immunisierung gegen dasselbe hat bei uns in Deutschland noch nicht viel Anwendung gefunden; jedoch erscheint es für manche Fälle sicher aussichtsreich.

Ferner möchte ich noch den Lungenabszeß und die Lungengangrän kurz besprechen. Ihre geringe Häufigkeit würde eine ausführliche Besprechung nicht rechtfertigen. Abszeß bedeutet eitrige Einschmelzung von entzündlich infiltriertem Gewebe; das Produkt eines Abszesses ist also Eiter. Von Gangrän dagegen spricht man, wenn abgestorbenes Gewebe durch die Einwirkung von Fäulnisbakterien zerfällt. Hierbei werden unter Bildung stinkender Eiweißabbauprodukte gröbere Fetzen von morschem, zundrigem Gewebe abgestoßen. Trotz der scharfen pathologischen Trennung beider Prozesse stehen sie sich klinisch ziemlich nahe. Sie entstehen unter ähnlichen Bedingungen, und Kombinationen sind häufig. So können z. B. die oben erwähnten Lungeninfarkte sowohl in Abszeß als auch in Gangrän übergehen, wenn der verursachende Embolus mit entsprechend hochvirulenten Bakterien beladen war. (Beides ist übrigens ziemlich selten.) Eher kommt es nach schweren Pneumonien, sowohl kruppösen als auch katarrhalischen einmal zu einem derartigen Ausgange. Besonders die Influenzapneumonien sind wegen ihrer Neigung zu Vereiterung gefürchtet. Zur Gangrän kommt es nach einer Pneumonie wohl nur bei ganz besonders dekrepiden Individuen oder bei Diabetikern. Bei diesen besteht eine Neigung zu jeder Art von Störung eines Heilungsprozesses. Vor allem spielen Fremdkörper, die auf den verschiedensten Wegen in die Lungen geraten, z. B. allerlei aus dem Munde Aspiriertes, eine wichtige Rolle in der Ätiologie der vorliegenden Affektionen. Für Gangrän müssen noch die oben besprochenen Bronchiektasen als Ursache genannt werden, ferner die sog. Bronchitis putrida, d. h. eine Bronchitis, bei der ein reichliches Sekret mit Neigung zu fauliger Zersetzung produziert wird. An Perforationen aus der Nachbarschaft, z. B. zerfallene Karzinome des Ösophagus, muß man auch denken. Wenn ich oben diese Affektionen als selten bezeichnet habe, so bezieht sich das nur auf ihr Vorkommen als selbständige Krankheit und in Form von größeren Herden; denn zahlreiche kleinste Lungenakszesse, welche klinisch keinerlei Symptome machen, sind ein häufiger Sektionsbefund bei allen möglichen septischen Zuständen.

Einen Abszeß oder eine Gangrän aus dem Untersuchungsbefund zu diagnostizieren, ist schwierig, oft kaum möglich. Man muß immer an diese Affektionen denken, wenn nach einem der eben erwähnten Vorkommnisse schwere Lungenerscheinungen, Fieber und rapider Kräfteverfall besteht. Der Abszeß wird nur durch eine Punktion festgestellt werden können (d. h. natürlich wenn man sicher ist, nicht ein Empyem punktiert zu haben), oder wenn er sich in einen Bronchus entleert; dann enthält das Sputum reichlich Eiter. Ein plötzliches Auftreten von viel Eiter im Sputum, gleichzeitig verbunden mit einem Absinken der Temperatur, ist stets ein Hinweis auf einen Lungenabszeß. Die Gangrän ist oft leichter und sicherer zu erkennen an dem „aashaften Gestank", den der Kranke mit seinem Auswurf und noch mehr mit seiner Ausatmungsluft um sich verbreitet. Die Röntgenuntersuchung vermag wohl die festgestellte Erkrankung zu lokalisieren (vielleicht einmal den Fremdkörper aufzudecken) und damit eventuell eine Operation zu ermöglichen. Über die mikroskopischen Befunde des Sputums werden Sie in den praktischen Kursen öfters hören (beim Abszeß kommen neben Eiterkörperchen als Hauptmasse elastische Fasern, Fettsäurenadeln, Hämatoidinkristalle, vielleicht auch einmal Cholestearinkristalle vor; bei der Lungengangrän ganze Lungenfetzen, seltener einzelne elastische Fasern oder Fettsäurenadeln, auch DITTRICHsche Pfröpfe und Blut; letzteres manchmal sogar sehr reichlich). Von Mikroorganismen werden bei Gangrän anaerobe Streptokokken sowie Spirochäten und fusiforme Stäbchen gefunden. Auf Grund der letzteren versucht man auch Salvarsaneinspritzungen.

Zum Schluß möchte ich noch einiges über die Lungentumoren bemerken. Dieselben haben in den letzten Jahren an Häufigkeit zugenommen, so daß sie heute praktisches Interesse beanspruchen; es sind nicht nur die Aussagen der Kliniker, die das betonen, was ja auf eine zuverlässigere Diagnostik bezogen werden könnte, sondern es zeigen auch die Statistiken der pathologischen Institute, daß z. B. die Karzinome der Lunge unter der Gesamtzahl der sezierten Karzinome einen größeren Prozentsatz ausmachen als früher. Als Ursache hierfür werden die verschiedensten „modernen" Schädigungen, z. B. der bei der Straßenpflasterung verwendete Teer, erwogen. Einigermaßen gesichert in seiner Ätiologie ist höchstens der Schneeberger Lungenkrebs bei den dortigen mit Kobalt und Arsen beschäftigten Arbeitern. Anatomisch geht das Karzinom entweder vom Epithel eines Hauptbronchus oder auch eines kleineren Bronchus oder, seltener, vom Alveolarepithel aus, in diesem Fall isoliert in der Mitte eines Lappens sitzend. In den meisten Fällen handelt es sich aber bei solchen frei in der Lungensubstanz befindlichen Knoten um Metastasen eines sonstwo im Körper, z. B. im Uterus oder Ovarium, entstandenen Krebses.

Die klinische Diagnose ist, wenigstens im Beginn, meist recht schwierig. Der Verdacht soll stets auftauchen, wenn eine Pleuritis bei sonst fehlender Ätiologie durchaus nicht heilen will, besonders wenn dieselbe hämorrhagisch ist. Ferner, wenn ein vorher Gesunder Auswurf mit häufigen blutigen Beimengungen bekommt. Ein richtiges Himbeergeleesputum kommt gelegentlich auch vor. Manchmal tritt im Beginn ein Krampfhusten auf, den man für nervös halten möchte. Der allgemeine Kräftezustand bleibt lange Zeit relativ gut, Kachexie kommt erst spät. Die Zeichen einer Bronchostenose sind klinisch nicht oft nachweisbar. Eher sieht man gelegentlich schon bald Hautvenenschwellungen an der Brust und Hals als wichtigen Hinweis (STOKESscher Kragen). Allmählich pflegen sich die physikalischen Zeichen einer Infiltration zu entwickeln. Die Unterscheidung gegenüber schrumpfenden Phthisen, Pneumonokoniosen, atypischen Pneumonien, intralobären Empyemen u. dgl. kann beim Fehlen der oben erwähnten Zeichen sehr schwierig sein. Einigermaßen sicher können wir aus dem physikalischen Befund einen Lungentumor vermuten, wenn wir in einer stark eingezogenen Thoraxhälfte eine umschriebene Dämpfung mit abgeschwächtem Atmen und abgeschwächtem Fremitus finden. Geschwulstzellen findet man sowohl im Sputum als im Pleuraexsudat sehr selten, wenigstens getraut sich der pathologische Anatom eigentlich niemals, aus einem ihm vorgelegten Präparat die Diagnose „Lungenkarzinom" zu stellen. Jedoch scheinen nach dem, was ich selber gesehen habe, die von LENHARTZ zuerst beschriebenen großen rundlichen verfetteten Pleuraendothelien mit Vakuolen im Sputum den Verdacht doch sehr dringend zu rechtfertigen.

Die Röntgenuntersuchung, die angesichts der Schwierigkeit, ja Unmöglichkeit, auf anderem Wege zu einer Aufklärung des oft unklaren Krankheitsbildes zu kommen, beim Verdacht auf Neoplasma der Lunge so früh als möglich herangezogen werden sollte, hat gelehrt, daß intrathorakale Tumoren überhaupt häufig sind; nur ein Teil davon gehört jedoch der Lunge selbst an. Die Unterscheidung, die in manchen Fällen auf den ersten Blick möglich ist, kann in anderen unüberwindliche Schwierigkeiten bieten, z. B. wo es sich um die Differentialdiagnose zwischen Hiluskarzinom und Mediastinaltumor sarkomatöser, lymphomatöser oder leukämischer Natur handelt. Echte Tumoren pflegen ziemlich scharf gegen das helle Lungengewebe abgegrenzt zu sein, manchmal zeigt ein Hiluskarzinom zahlreiche fingerförmige Fortsätze entlang den Lymphbahnen. In seltenen Fällen ist die gesamte Peripherie von einem Maschenwerk durchzogen als Ausdruck einer Lymphangitis carzinomatosa oder es entsteht eine kleinknotige Aussaat von Krebsherden auf demselben Wege, die dem Bilde einer Miliartuberkulose täuschend ähnlich sehen kann. Etwas Derartiges kann auch durch multiple Entstehung von Primärtumoren im Lungengewebe zustandekommen; meist besteht aber in diesen Fällen ein größerer Einzelherd in der Lungensubstanz. Echinokokkusblasen von gleicher Lokalisation unterscheiden sich durch die absolute Homogenität ihres durch Flüssigkeit gebildeten Schattens, durch ganz scharfe kreisrunde, höchstens durch Tochter-blasenbildung epizyklisch ausgebogene Form; wenn sie im unteren rechten Lungenfeld sitzen, ist gelegentlich ein Stiel zur Leber hin er-kennbar. In seltenen Fällen, wenn der Inhalt durch Aushusten entleert wurde, bleibt eine Zeitlang ein Schattenring an Stelle der leeren Blase zurück. Nicht immer ist der Tumor selbst in seiner immerhin charak-teristischen Gestalt sichtbar; ein „Lappenkarzinom" z. B. kann bei wei-terem Wachstum eine Zeitlang an der Lappengrenze haltmachen; dann entstehen diagnostische Zweifel, ob es sich nicht um einen lobär-pneumo-nischen Prozeß handelt. Solche können sich außerdem als Kompli-kation einem Tumor zugesellen, ebenso pleuritische Verwachsungen, besonders aber, wenigstens beim Karzinom, Exsudate. Kompression eines Bronchus erzeugt im Röntgenbild eine diffuse Verschattung des ganzen zugehörigen Lungenteils, in der die charakteristische Tumor-grenze völlig untergeht. Endlich sind nicht ganz selten zentrale Ne-krosen im Tumor, die zu Höhlen- eventuell Abszeßbildung führen. Ein intralobäres Empyem wird an seiner Lage, entsprechend der Grenze zweier Lungenlappen, sowie an seiner scharfen Begrenzung meist zu er-kennen sein. Eine sichere Röntgendiagnose unter Berücksichtigung vor allem der Anamnese läßt sich manchmal noch treffen, wenn ein vorhan-denes Exsudat abgelassen ist und eventuell ein diagnostischer Pneumo-thorax angelegt wird. Auf Grund einer so vervollkommneten Diagnostik gelingt es jetzt doch tatsächlich, in mehr als der Hälfte der Fälle die Diagnose in vivo zu stellen. Die Prognose ist fast stets hoffnungslos. Zwar gelingt es durch Röntgenbestrahlung in Kombination mit Arsen, vielleicht auch durch in die Blutbahn eingeführte radioaktive Substanzen den Tumor zum Zerfall zu bringen, doch ist die Metastasenbildung in entfernten Organen unvermeidbar und gerade in so behandelten Fällen nicht selten; auch kann eine energische Strahlenbehandlung die Kachexie beschleunigen. Ein röntgentherapeutischer Versuch ist immerhin angezeigt, wo ein Sarkom vermutet wird. Solche schmelzen gewöhnlich auf geringe Strahlendosen rasch ein und ergeben manchmal einen durchaus günstigen Enderfolg. Man hat dieses Verhalten zum Anlaß genommen, geradezu eine probatorische Bestrahlung zur Diffe-rentialdiagnose zu empfehlen, auch besonders gegenüber den häufig in Frage kommenden Tumoren des Mediastinums, wie z. B. lympho-granulomatöse oder leukämische Drüsenschwellungen, welche auch ganz gut auf Röntgenstrahlen ansprechen.

5. Vorlesung.

Herzkrankheiten I.

Insufficientia cordis.

M. H.! Heute und in den nächsten Stunden wollen wir uns mit den Herzkrankheiten befassen. Bevor wir die genauere Untersuchung des Kranken hier vornehmen, sollen aber erst einige allgemeine Fragen aus der Herzpathologie abgehandelt werden; vor allem sollen einige unrichtige Vorstellungen korrigiert werden, mit denen Sie sonst an diese Fragen herangehen würden.

Bei dem Worte „Herzkrankheit“ denkt man immer nur, oder wenigstens vorzugsweise, an einen Herzklappenfehler. Das ist unrichtig; ein großer Teil der Herzkranken leidet nicht an einem Klappenfehler, sondern an einer Herzmuskelerkrankung. Die Ursachen derselben können recht verschiedene sein. Es können z. B. entzündliche oder degenerative Prozesse im Herzmuskel Platz gegriffen haben oder es kann Arteriosklerose, speziell der Koronargefäße, zu Ernährungsstörungen geführt haben. Schließlich können extrakardial gelegene Momente eine abnorme Abnutzung des Herzens veranlaßt haben, für die uns eine befriedigende anatomische Unterlage noch fehlt. Alles dies zu entscheiden, ist übrigens zunächst gar nicht so wichtig.

Wenn man an einen Herzkranken, oder ich möchte beinahe sagen, wenn man überhaupt an einen Kranken herantritt, so ist das wichtigste etwas viel Allgemeineres, nämlich: Ist das Herz suffizient oder insuffizient? Zur Erörterung dieser Frage wollen wir uns jetzt den Patienten hier einmal ansehen. Allerlei an ihm fällt gleich auf: Zunächst einmal seine Lage im Bett: er liegt nicht flach, wie es andere Patienten gewöhnlich tun, sondern er liegt mit stark erhöhtem Rücken, er sitzt beinahe. Sein Gesicht, speziell die Lippen sind bläulich; die Atmung ist angestrengt, beschleunigt; am Halse sieht man die Venen lebhaft pulsieren. Die Beine sind bis zu den Knien hinauf angeschwollen. Beim Betasten lassen sie sich eindrücken und jeder Fingerdruck bleibt als kleine Delle stehen, ein sog. Ödem. Ebenso ist es in der Gesäßgegend (sog. Anasarka). Der Bauch ist stark aufgetrieben. Wenn man mit einer Hand leicht und kurz unten an die Seite des Bauches klopft, fühlt man auf der anderen Seite mit der Hand eine Wellenbewegung. Die abhängigen Partien geben beim Perkutieren eine Dämpfung, welche sich bei Lagewechsel verschiebt. Analog dem Befund beim Pneumoserothorax schließt man hieraus, daß sich im Abdomen neben den lufthaltigen Darmschlingen noch verschiebliche Flüssigkeit befindet, ein sog. Aszites. Dieser Aszites erschwert den Nachweis eines anderen Symptomes, welches sicher vorhanden ist, nämlich einer Lebervergrößerung. Als weiches und dehnbares Organ schwillt die Leber an, wenn das Venenblut nicht glatt in das rechte Herz abfließen kann. Hiernach ist die Leberschwellung ein guter Index für eine Stauung im Kreislauf. Übrigens kann eine solche Stauungsgefahr sehr schmerzhaft sein, so daß die Entscheidung manchmal schwierig ist, ob nur eine Stauungsleber vorliegt oder vielleicht noch eine andere selbständige Erkrankung daneben, z. B. Gallensteine. Beim Perkutieren der Lungen reicht der helle Schall vorn nur bis zur 5. Rippe, hinten beiderseits bis etwa zur 7. Rippe. Der geringe Hochstand vorn mag durch Empordrängung von seiten der Bauchorgane erklärt sein; hinten dagegen sind die Pleurasäcke offenbar mit Flüssigkeit gefüllt. Neben dem dadurch bedingten stark abgeschwächten Atmen hört man über den Lungen zahlreiche Rasselgeräusche. Dies alles zusammen gibt das typische Bild eines Kranken mit schwerer Herzinsuffizienz.

Unter Herzinsuffizienz versteht man einen Zustand, in welchem das Herz es nicht vermag, das Blut in vorgeschriebener Weise durch das Gefäßsystem zu treiben. Die Zeichen der Herzinsuffizienz findet man nicht am Herzen, sondern an den anderen Organen. Die Kammern, speziell die linke, können das genügende Quantum Blut nicht in die Arterien werfen. Die Folge davon ist eine verkehrte Blutverteilung, nämlich ein Minus an Blut im arteriellen und ein Plus im venösen System. Prägen Sie sich das ein; es ist das A und O des Begriffes „Herzinsuffizienz". Alles was der Kranke hier zeigt, sind die Folgen eines Defizits im Arteriensystem und einer Überfüllung in den Venen.

Sie ersehen aus dieser Definition, daß hier die Betonung der mechanischen Momente vollkommen im Mittelpunkt steht. Man glaubte, ich möchte sagen, man hoffte eine Zeitlang, daß unsere fortschreitenden Kenntnisse der Herzphysiologie die klinische Betrachtungsweise maßgebender beeinflussen und ändern würden, als es tatsächlich der Fall war. Sie kennen alle den Streit um die neurogene und die myogene Herztheorie. Als vor einigen Jahrzehnten die myogene Theorie unter ENGELMANNS Ägide bei den Klinikern immer mehr Anhänger fand, trat v. CYON, der begeisterte Vertreter der neurogenen Lehre auf und klagte in seiner temperamentvollen Weise darüber, welcher Nachteil für die Kranken daraus erwachsen würde, wenn der Arzt die Herzreize an die Muskelfasern und nicht an die nervösen Elemente gebunden erachtet! Der Physiologe überschätzte damit die Nutzanwendung dieser noch so wertvollen theoretischen Anschauungen auf die Behandlung des Kranken; dieselbe ist vorläufig völlig unberührt davon geblieben. Unabhängig von der Frage, ob die Automatie an die Muskelfasern oder an die nervösen Elemente gebunden ist, bleibt natürlich die Beeinflussung der Herztätigkeit durch die extrakardialen Nerven, nämlich durch den hemmenden Vagus und den fördernden Akzelerans. Durchschneidung von allen extrakardialen Nerven verursacht bei Tieren, solange sie in Ruhe sind, keinerlei Störungen; die Herztätigkeit geht völlig geregelt vor sich. Aber einer größeren Körperanstrengung sollen die Tiere dann nicht mehr fähig sein. Ferner soll das Herz nach Durchschneidung der Herznerven auf Pharmaka anders reagieren. Diese Dinge sind jetzt von besonderem Interesse geworden, seit Operationen an den Herznerven bei Lungen- und Herzkrankheiten ausgeführt werden. Aber die Wirkung der afferenten und efferenten Fasern ist noch voller Unklarheiten.

Etwas fruchtbarer für die Klinik waren die Studien über den Entstehungsort der Herzreize und die Wege, welche diese im Herzen einschlagen. Als Ursprungsstätte der Herzreize hat man den KEITH-FLACKschen Knoten zwischen der V. cava sup. und dem rechten Vorhof kennen gelernt. Wie die Herzreize dort entstehen, ist im einzelnen noch unklar. Man mag sich die Vorstellung bilden, daß dort irgendwelche Zellen sind, welche durch gewisse Stoffwechselprodukte gereizt werden. Dieser Dauerreiz löst infolge von besonderen Eigentümlichkeiten der Herzmuskelfasern rhythmische Herzkontraktionen aus. Denn die Herzmuskelfasern führen, wie es die übliche Lehre ausdrückt, stets eine maximale Kontraktion aus und bleiben dann eine gewisse Zeit während der sog. refraktären Periode unempfänglich für neue Reize. (Um einem häufigen Mißverständnis zu begegnen, sei bemerkt, daß man sich unter dem Begriffe der „maximalen Kontraktion" keine unveränderliche Größe vorstellen darf. Je nach dem augenblicklichen Zustande der Herzmuskelzellen können die Kontraktionen natürlich mehr oder weniger ergiebig ausfallen, wie ja der Unterschied zwischen Ruhe und Arbeit ohne weiteres zeigt.) Die Zellen des KEITH-FLACKschen Knotens sind offenbar die empfindlichsten. Sie sprechen am leichtesten an und wirken deshalb unter normalen Verhältnissen als „Schrittmacher" für das ganze Herz. Fällt der KEITH-FLACKsche Knoten, das sog. primäre Zentrum, aus, so vermögen tiefer gelegene Zentren, die mit etwas geringerer Empfindlichkeit ausgestattet sind, die Herztätigkeit immer noch aufrecht zu erhalten, freilich etwas weniger rasch. Ob die Herzreize vom KEITH-FLACKschen Knoten aus auf bestimmten umschriebenen Bahnen oder diffus im Vorhof wandern, steht noch nicht ganz fest. Gut bekannt sind dann die sekundären Zentren im TAWARAschen Knoten (in der Vorhofscheidewand, dicht oberhalb der Ventrikelgrenze gelegen). Dieser TAWARAsche Knoten bildet die Ausgangsstation des von HIS entdeckten und von TAWARA genauer studierten Bündels, welches in der Ventrikelscheidewand nach abwärts zur Herzspitze verläuft und von da aus weiter seitlich in beide Kammern ausstrahlt. Daselbst finden sich dann noch die tertiären Zentren. Diese Verhältnisse haben für die Klinik Bedeutung gewonnen. Man hat Unterbrechungen in diesen Bahnen kennen gelernt, welche zu allerlei Rhythmusstörungen, zu Automatie tieferer Zentren u. dgl. führen können; davon später noch einiges. Das Studium der Arhythmien ist übrigens vorläufig fast die einzige klinische Nutzanwendung einer modernen Untersuchungsmethode geblieben, von welcher man sich anfangs mehr praktische Resultate versprochen hatte, ich meine die Elektrokardiographie. Dieselbe registriert die Aktionsströme des Herzens mit Hilfe eines Saitengalvanometers. Die anfänglichen Hoffnungen, aus dieser Methode zuverlässige Schlüsse auf den Funktionszustand des Herzens, auf die „Herzkraft" u. dgl. ableiten zu können, haben sich nicht recht erfüllt; aber zum Studium der Arhythmien und aller hier einschlägigen Fragen ist die Elektrokardiographie die bequemste und beste Methode.

Für die klinische Betrachtung der Herzinsuffizienz dreht sich, wie erwähnt, alles um die Tatsache der geänderten Blutverteilung, und wir wollen deshalb von den hierbei wirkenden mechanischen Verhältnissen noch einiges besprechen. Die Durchschnittszahlen, welche uns über die vom Herzen geleistete Arbeit eine ungefähre Vorstellung geben, werden Ihnen noch erinnerlich sein. Der linke Ventrikel wirft mit jeder Kontraktion etwa 60 ccm aus. (Das Sekundenvolumen beträgt etwa $^1/_{1000}$ des Körpergewichts.) Da von der verbrauchten Energie höchstens $^2/_3$ in Arbeit umgesetzt wird, muß der Kalorienbedarf des Herzens im Verhältnis zu seiner Muskelmasse ein ganz außerordentlicher sein. Er beträgt etwa 5 vH des gesamten Energieverbrauchs, während das Herzgewicht nur 0,5 vH des Körpergewichts ausmacht. Bei körperlicher Arbeit steigt die Leistung auf das Mehrfache; ebenso ist es, wenn bei Klappenfehlern, wie wir das in der nächsten Vorlesung eingehend besprechen werden, ein Teil der Arbeit verbraucht wird, ohne die ausgeworfene Blutmenge zu erhöhen; denn es kommt natürlich nur auf diese letztete an. Neueste Untersuchungen zeigen, daß im Tierexperiment bei künstlich gesetzten Klappenfehlern Stauungserscheinungen auftreten, wenn der Blutstrom auf $^3/_4$—$^2/_3$ der Norm verlangsamt ist.

Das Herz ist, wie wir uns immer vor Augen halten müssen, eine „Geschwindigkeitsmaschine", nicht, wie die hydraulische Presse, eine Druckmaschine. Der Zweck der Herzarbeit ist die Lieferung der notwendigen Zeitvolumina, d. h. der pro Minute ausgeworfenen Blutmengen. Den Druck, der dabei aufgewendet wird, möchte man eigentlich als eine störende, aber unvermeidliche Nebenausgabe betrachten.

Wie kann das Herz nun den gewaltigen Mehrleistungen gerecht werden, welche körperliche Arbeit oftmals erfordert? Der Sauerstoffverbrauch kann bei körperlicher Arbeit auf das 10fache steigen. Natürlich kann das Herz dann nicht das 10fache an Blut auswerfen. Vergrößerung des Schlagvolumens und Verkleinerung des Residualblutes können keine ausschlaggebende Rolle spielen. Die Zeitvolumina steigen nur etwa parallel der Frequenz; es mögen also die Zeitvolumina allerhöchstens auf das Dreifache steigen. Es müssen ganz andere Regulationen eintreten. Vielleicht wird der O des Blutes infolge gesteigerter Dissoziation des Oxyhamoglobins besser ausgenutzt. Statt etwa 20 vH in der Ruhe soll die Ausnutzung bei der Arbeit auf etwa 80 vH steigen können. Vor allem wird als sehr wichtiges Moment die Verteilung des Blutes zwischen arbeitenden und ruhenden Muskeln sowie den Eingeweiden zugunsten der ersteren verändert.

Von den Fragen der Kreislaufmechanik wird zur Zeit das Problem von der aktiven Mitarbeit der Arterien viel diskutiert. Für allerlei Probleme der Klinik wäre es tatsächlich verlockend, derartiges anzunehmen. Manche Frage aus der Pathologie der Arteriosklerose wäre bequemer zu beantworten, wenn wir einfach einen Ausfall der „peripheren Herzen" statuieren dürften. Aber die Existenz einer regelmäßigen aktiven Mitarbeit der Gefäße ist bisher unbewiesen. Wenn man zeigen konnte, daß überlebende Arterien in entsprechenden Lösungen gelegentlich Kontraktionen ausführen, so ist für die vorliegende Frage damit gar nichts bewiesen. Denn diese Kontraktionen erfolgen viel zu selten, um für die Pumparbeit des Kreislaufs rechnerisch in Betracht zu kommen. Eine regelmäßige und sehr wesentliche Mitbeteiligung der Gefäße, freilich in anderem Sinne, als es die Anhänger der aktiven Arterienkontraktion meinen, wird durch ihre elastischen Eigenschaften gewährleistet. Von dem großen Vorteile, welchen elastische Röhren gegenüber starren für eine Pumpe besitzen, können Sie sich jederzeit leicht überzeugen, wenn Sie eine große Spritze einmal durch einen Gummischlauch und dann durch ein ebenso langes und dickes, aber starres Rohr ausspritzen. Im letzteren Falle brauchen Sie erheblich mehr Kraft, weil in dem starrwandigen Rohre stets die gesamte Flüssigkeitssäule vorgeschoben wird. In einem elastischen Rohre dagegen buchtet sich unter dem Drucke der eindringenden Flüssigkeit der der Spritze zunächst gelegene Teil etwas aus. Er wird in Spannung versetzt und speichert damit gewissermaßen einen Teil der Pumbarbeit in sich auf. Infolge dieser Eigenschaften entleert sich das bei jeder Systole gefüllte arterielle System auch während der Diastole in die Kapillaren, der Wirkung eines Windkessels vergleichbar. In einem starren Röhrensysteme wäre es unmöglich, mit rhythmischem Drucke eine konstante Strömung zu erzeugen. Diese Windkesselfunktion der Gefäße scheint mir für die Pathologie und Pharmakologie des Kreislaufs noch nicht genügend berücksichtigt. Am Gefäßsystem des Menschen kommt der bei jeder Systole auftretende Druckzuwachs als Puls zum Ausdruck. Dieser Druckzuwachs bedingt die „Größe" des Pulses (Pulsus magnus et parvus). Einen Unterschied machen zu wollen, wie weit sich an dieser Größe einerseits die Kaliberzunahme des Arterienrohres und andererseits die Druckdifferenz zwischen systolischer Füllung und diastolischer Erweiterung beteiligen, ob wir also einen Volum- oder einen Druckpuls fühlen, erscheint nicht gut durchführbar.

Von den übrigen Eigenschaften des Pulses, welche in der Klinik eine Rolle spielen, hängt die „Spannung" oder die „Härte" des Pulses ab von der Höhe des mittleren Blutdrucks an der betreffenden Stelle. Dieser Blutdruck, wie man ihn beim Tier durch Einbinden eines Quecksilbermanometers leicht und genau messen kann, wird beim Menschen bestimmt, indem man eine breite Gummimanschette um den Oberarm legt, diese mit einem Gebläse aufpumpt und nun an einem eingeschalteten Manometer abliest, bei welchem Drucke die Radialarterie nicht mehr fühlbar ist. Die Durchschnittswerte bei Gesunden liegen zwischen 110 und 140 mm Hg.

In diesem bequem feststellbaren Blutdruck hoffte man anfangs ein zuverlässiges Maß für die „Herzkraft" zu haben. Das war, wie die Betrachtung der physiologischen Verhältnisse ohne weiteres ergibt, ein Irrtum: Der Blutdruck sagt uns (nach einem von Sahli gebrauchten Vergleiche) über die Herzarbeit ebensowenig, wie der Manometerdruck über die Leistungen einer Dampfmaschine. Neben der Stärke und der Frequenz der Herzkontraktionen ist der Blutdruck von der Blutmenge im Gefäßsystem und von den Widerständen in demselben abhängig. Die Verhältnisse der letzteren sind etwas kompliziert. Der Gesamtquerschnitt des Gefäßsystems nimmt vom Herzen nach dem Kapillargebiet hin dauernd zu, denn wo sich ein Gefäß teilt, sind die Äste zusammen stets breiter, als es der Stamm war. Unter normalen Verhältnissen fällt der arterielle Druck von der Aorta bis zu den kleinsten präkapillaren Arterien von 120 mm Hg nur auf etwa 90 mm Hg, d. h. auf etwa drei Viertel des Ausgangswertes; innerhalb des Kapillarsystems beträgt er nur noch etwa 10 mm Hg und dieser große Abfall erfolgt wahrscheinlich immer präkapillar. Der Druck in der Kubitalvene beträgt etwa 12 cm Wasser, so daß also der Venendruck in cm Wasser etwa dem arteriellen in mm Hg entspricht. Die Weite der Gefäße ist keine konstante Größe, sondern jeden Augenblick dem Einfluß erweiternder und verengernder Nerven unterworfen. Die allerverschiedensten Momente wie körperliche Anstrengung, psychische Erregungen, chemische Einwirkung der Stoffwechselprodukte, toxische Einflüsse können das Kaliber der Gefäße, entweder aller oder einzelner Gefäßprovinzen ändern. Verminderung der Wasserstoffionenkonzentration verengt die Gefäße, Erhöhung von p_H erweitert sie. Ferner: Im arbeitenden Muskel erweitern die Gefäße sich nicht nur, sondern sie öffnen sich teilweise überhaupt erst, denn bei Muskelruhe sind die Kapillaren nur zum Teil offen. Im arbeitenden Muskel kann sich ihr Gesamtquerschnitt auf das 250fache vergrößern. Die Fähigkeit, einen Teil der Kapillaren zeitweise zu öffnen bzw. zu schließen, soll in der Lunge die Gefäßnerven ersetzen können. Wären alle Gefäße im Körper wirklich einmal zugleich offen, dann würde die Blutmenge zu ihrer Füllung gar nicht ausreichen. Dementsprechend ist der Blutdruck mannigfach beeinflußbar, ohne daß ein Schluß auf die Herzkraft daraus erlaubt wäre. Auf einige weiter Eigenschaften des Pulses, die Zelerität, die Dikrotie sowie auf die Rhythmusstörungen komme ich noch später zu sprechen.

Sehen wir uns die Folgen der verkehrten Blutverteilung jetzt im einzelnen an. Die einfachste ist die Zyanose, d. h. die bläuliche Farbe der Haut und der Schleimhäute. Die Überfüllung der Venen hat weiter nach rückwärts gewirkt und den Abfluß aus den Kapillaren erschwert; diese sind deshalb mit venösem, kohlensäurereichem Blut gefüllt und bedingen dadurch den blauen Schimmer der Haut. An dieser einfachen Deutung wollen wir vorläufig festhalten, wenn auch neuerdings allerlei Einwendungen dagegen erhoben sind.

Etwas schwieriger steht es schon mit der Erklärung der Dyspnoe, d. h. der mühsamen Atmung, welche insuffiziente Herzkranke oft zeigen. Ihre Atmung erfolgt mit einem abnormen Kraftaufwand. Von den verschiedenen Punkten, die als Ursache dafür in Frage kommen, ist zunächst die Überfüllung der Lungenkapillaren mit Blut vielfach studiert worden. Wie dieselbe ein Atemhindernis darstellt, ist noch strittig, ob sie der Luft den Zugang zu den Alveolen erschwert und den Luftraum innerhalb der Lunge verkleinert oder ob sie die Lungen ohne Verkleinerung nur „starr‟ und damit für die Atembewegungen schwerer beweglich macht oder ob eine Verlangsamung des Blutstromes in den Lungen anzuschuldigen ist. Ein einfacher freilich nicht ganz befriedigender Erklärungsversuch weist darauf hin, daß von der Überfüllung der Kapillaren mit kohlensäurereichem Blut neben allen anderen Geweben auch das Respirationszentrum in der Medulla befallen wird; infolge seiner besonderen Empfindlichkeit gegen Kohlensäure reagiert es auf eine zu starke Kohlensäurereizung sofort mit verstärkten Atembewegungen.

Die Rasselgeräusche über der Lunge zeigen eine „Stauungsbronchitis‟ an, wie sie sich in solchen hyperämischen Lungen gern entwickelt. Das Sputum enthält infolge der kleinen parenchymatösen Blutungen, die in solchen Stauungslungen erfolgen, öfters Zellen mit einem eisenhaltigen Pigment, die sog. Herzfehlerzellen. Sie geben mit Salzsäure und Ferrozyankali die Berliner Blau-Reaktion.

Viel schwieriger steht es mit der Erklärung der wässerigen Ansammlungen, die sich in Pleura, Bauch und vor allem unter der Haut finden, der sog. Ödeme. Wir werden uns bei der Nephritis mit diesen Dingen genauer zu beschäftigen haben, und ich möchte hier nur folgendes sagen: Die Annahme, daß die Ödembildung, d. h. die Ansammlung von Flüssigkeit in den Gewebsspalten usw., einfach eine Folge verminderter Urinausscheidung sei, ist unzutreffend. Eine Stockung der Urinsekretion führt ebenso wie intravenöse Wasserinjektionen nicht ohne weiteres zu einem Ödem, sondern nur zu einem Plus an Wasser in den Gefäßen. Dies kann wohl die Lymphbildung vermehren und damit vielleicht eine Ödembildung begünstigen; aber bei glattem Abfluß der Lymphe kommt es durch ihre starke Bildung allein nicht zu einer Ansammlung. Es wird noch eine Erschwerung des Lymphabflusses dazu kommen müssen. Eine solche Störung des Abflusses allein führt wiederum auch nicht zu Ödemen, weil dann die Gewebsflüssigkeit ohne weiteres durch die Venen abfließt. Eine Behinderung des venösen Abflusses ist eine wichtige Bedingung. Aber man kann im Experiment niemals durch nur ein Moment Ödeme erzeugen, sondern immer nur durch eine Kombination von mehreren. Bei einer Herzinsuffizienz können tatsächlich immer mehrere dieser Momente in Frage kommen. Verminderte Urinmenge mag zu einem Plus im Arteriensystem führen und damit den Lymphzufluß steigern; andererseits erschwert die Überfüllung des Venensystems den Abfluß und schließlich mögen Ernährungsstörungen die Gewebsspannung herabsetzen, die Gefäße schädigen und ihre Durchlässigkeit erhöhen. Wir werden bei der Nephritis noch einmal von diesen Dingen reden.

Auch mit unseren Kenntnissen über die verminderte Harnausscheidung, die Oligurie, steht es unbefriedigend. Sie wissen aus der Physiologie, daß die von den Nieren abgesonderte Menge an Harn beeinflußt wird von dem Druck und der Geschwindigkeit des die Nieren durchfließenden Blutes. Aber weder eine Druckverminderung noch eine Stromverlangsamung ist als regelmäßiges Vorkommnis bei insuffizienten Herzen bewiesen. Eine Blutdruckherabsetzung besteht bei den meisten Kranken mit Herzinsuffizienz sicher nicht. Meist ist der Blutdruck normal, häufig sogar erhöht. Es ist dies übrigens gar nicht so erstaunlich, wie es erscheinen möchte. Was man mißt, ist ja keineswegs die „Herzkraft", sondern eine ganz komplizierte Resultante aus vielen verschiedenen Kräften. Neuerdings weist man auch auf die mangelhafte Sauerstoffversorgung der Nieren als Ursache der Funktionsbeeinträchtigung hin. Man wird sich bei der Frage der Oligurie, wie öfters, damit begnügen müssen, verschiedene Momente nebeneinander zu erwägen. Neben der immerhin möglichen Verlangsamung des Blutstromes mag es sich um Ernährungsstörungen des Nierenparenchyms und andere, der echten Nephritis eigene Veränderungen handeln. Mit letzteren darf man rechnen; denn zunächst enthält ein solcher Harn stets etwas Eiweiß, ein Zeichen für eine Läsion der Nieren selber. Häufig sind auch einige Zylinder vorhanden. Ferner ist die Wasserausscheidung keineswegs die einzige Nierenfunktion, welche bei einer „Stauungsniere" (so nennt man die Nieren in solchen Fällen) darniederliegt. Auch die Ausscheidung der festen Harnbestandteile kann zeitweise beeinträchtigt sein wie bei der richtigen Nephritis. Das ist freilich immer nur vorübergehend der Fall, und stets sind diese Funktionen weniger gestört als die Wasserausscheidung. Infolge davon ist der Stauungsharn immer konzentriert, von hohem spezifischem Gewicht und dunkler Farbe. Das Wasserausscheidungsvermögen, gleichgültig was seine genaue Ursache ist, sinkt und fällt mit der Leistungsfähigkeit des Herzens. Dadurch wird der Harn zu einem bequemen Indikator für die Beurteilung des augenblicklichen Zustandes eines Herzkranken. Im Krankenhaus wird meist auf der Temperaturkurve die Harnmenge und das spezifische Gewicht täglich notiert und hieraus ist alles genau zu ersehen. In der Praxis draußen muß man auf ein tägliches Sammeln und Messen des Harnes meist verzichten; aber es genügt auch ein Blick auf die letzte Harnportion, um sich über das Wesentliche zu informieren. Ein reichlicher heller, klarer Harn ist bei Herzkranken immer ein günstiges Zeichen; eine kleine Menge dunklen Harnes mit einem dicken, rötlichen Bodensatz ist ungünstig; es bedeutet: Insuffizienz, Retention. Die dunkle Farbe rührt von dem hohen Urobilingehalt her. Der Bodensatz besteht aus sauren harnsauren Salzen, dem sog. Sedimentum lateritium. Sie sind im frisch gelassenen körperwarmen Harn gelöst, im erkalteten fallen sie aus. Das Ausfallen dieses Sedimentes ist ausschließlich eine Folge der hohen Konzentration des Harnes und kommt deshalb keineswegs nur bei wasserretinierenden Herzkranken vor. Man sieht es vielmehr überall dann, wenn Wasser nicht durch die Nieren abgegeben wird. Ein fiebernder Phthisiker oder Pneumoniker zeigt es ebenso wie ein schwitzender Rheumatiker; ja genau das gleiche Sediment hat auch schon manchen kerngesunden Touristen erschreckt, wenn es sich früh morgens nach einer anstrengenden und heißen Wanderung im Pot de chambre zeigte.

Einfacher dagegen, wie man es sich vorstellt, verhält es sich mit der Venenpulsation am Halse, welche bei dem Patienten hier deutlich zu sehen ist. Die Deutung der verschiedenen Wellen und Täler scheint zunächst unüberwindliche Schwierigkeiten zu bereiten. Es kommt zunächst darauf an, festzustellen, ob die stärkste Erhebung an den Halsvenen mit dem Spitzenstoß zusammenfällt — dann spricht man von einem „systolischen Venenpuls" — oder ob sie ihm ein wenig vorausgeht; dann ist der Venenpuls „präsystolisch". Die Ursache des letzteren ist klar. In den Venen, welche in den rechten Vorhof münden, machen sich die Bewegungsvorgänge des rechten Vorhofs bemerbar. Da sich die Vorhöfe kurz vor den Kammern kontrahieren (in der Präsystole), so wird die Vorhofskontraktion in diesem Augenblick zu einem Anschwellen der benachbarten Venen führen. — (NB.! Es ist für die Erklärung dieses präsystolischen Anschwellens der Venenwand ganz gleichgültig, ob man ein wirkliches Zurückströmen von Blut aus dem Vorhof in die Venen oder nur eine momentane Behinderung des Weiterfließens während der Vorhofskontraktion annimmt. Wie es sich wirklich verhält, ist unsicher. Sie wissen ja, daß am Übergang der Vena cava in den rechten Vorhof kein richtiger Schließmuskel nachweisbar ist, und auf die Frage, ob bei der Kontraktion des rechten Vorhofs die Einmündungsstelle der oberen Hohlvene ganz zugeklemmt wird oder nicht, vermögen uns die Physiologen keine sichere Antwort zu geben.) — Beim Gesunden, wenn er in Ruhe ist, sieht man von einem präsystolischen Anschwellen der Halsvenen meistens nichts. Dagegen kann es auch beim Gesunden nach starken körperlichen Anstrengungen oder psychischen Erregungen gelegentlich sichtbar werden; ebenso findet es sich bei allen möglichen entkräfteten Kranken im Fieber oder auch bei allerlei anämischen Zuständen, speziell bei Chlorosen. Diese Venenpulsation von präsystolischem Typus ist also ein Vorkommnis, das an sich nichts Pathologisches darstellt. Nur daß man die Pulsationen so leicht und deutlich sieht, ist in jenen Fällen abnorm. Aber es erlaubt keinerlei spezielle diagnostische Schlüsse und bedeutet auf keinen Fall einen Herzfehler, wie man gerne annimmt. Hier bei dem Kranken ist es aber anders. Hier schwillt die Vene im Moment des Spitzenstoßes an; dann sinkt sie tief zusammen, um erst wieder mit dem nächsten Spitzenstoß anzusteigen. Es fehlt also die präsystolische Erhebung und an ihrer Stelle besteht eine systolische Welle. Die Erklärung hierfür ist nicht schwer. Das Fehlen der präsystolischen Welle, welche von der Kontraktion des Vorhofs herrührt, beweist, daß der Vorhof sich eben nicht kontrahiert. Dieser Punkt gibt den Schlüssel zum Verständnis des systolischen Venenpulses. Die Vorhöfe, wenn sie nicht in Tätigkeit sind, stellen eine Fortsetzung der Venen dar und bilden deren letztes Stück unmittelbar vor den Ventrikeln. Vene plus gelähmter Vorhof verhält sich also zum Ventrikel wie sonst die Vene zum tätigen Vorhof. Genau so wie sich sonst die Kontraktion der Vorhöfe als ein präsystolisches Anschwellen der Venenwandung sichtbar macht, wird bei Vorhofslähmung die Systole der Ventrikel den Zufluß aus den Venen für einen Moment hemmen und damit zu einem systolischen Venenpuls führen. Die darauffolgende tiefe Einsenkung der Venenwand (der diastolische Kollaps) ist das Zeichen dafür, daß jetzt während der Diastole das Blut in die weit geöffneten Ventrikel mit viel größerer Geschwindigkeit einfließen kann, als es bei dazwischengeschalteten aktiven Vorhöfen der Fall ist. Es gibt noch eine andere Möglichkeit für einen systolischen Venenpuls, z. B. ein Offenstehen der Trikuspidalklappen, eine Trikuspidalinsuffizienz. Ich komme bei der Concretio pericardii (S. 127) darauf zurück.

Noch etwas anderes fällt bei der Beobachtung der Pulsationen auf, nämlich die Unregelmäßigkeit des Herzschlages. Große und kleine Herzschläge, lange und kurze Intervalle wechseln in buntem Durcheinander. Eine solche Arhytmie findet man oft bei schwerer Herzinsuffizienz, aber sie ist kein integrierender Bestandteil und es gibt andererseits suffiziente Herzen mit ganz unregelmäßiger Schlagfolge.

Ich möchte hier gleich das Wichtigste über die Arhythmien abhandeln. Es ist noch nicht sehr lange her, daß man jede Rhythmusstörung am Herzen, wenigstens bei jüngeren Leuten, schlechtweg als ernstes Symptom, als Zeichen eines kranken oder schwachen Herzens deutete. Diese Auffassung kann nicht mehr aufrecht erhalten werden.

Wir können heute verschiedene Formen der Arhythmien unterscheiden und wissen, daß einige davon nicht im geringsten den Beweis für eine Herzkrankheit darstellen. So z. B. die respiratorische Arhythmie. Jeder Gesunde zeigt, wenn man seine Herzschlagfolge graphisch registriert und dann die Perioden genau ausmißt, eine vom Vagus abhängige ganz geringe Beschleunigung während der Inspiration und eine Verlangsamung während des Exspiration. Diese Differenz ist so gering, daß wir sie bei der Palpation nicht merken; nur bei tiefstem Ein- uud Ausatmen wird auch beim Gesunden eine geringe derartige Arhythmie meist deutlich erkennbar. Man spricht von einer „respiratorischen Arhythmie" als einem etwas abnormen Zustand, wenn schon bei gewöhnlicher Atmung ein Wechsel zwischen rascheren und langsameren Schlägen ohne weiteres bemerkbar wird. Eine solche respiratorische Arhythmie hat nichts mit einer Herzkrankheit zu tun. Sie ist bei Neurasthenikern und Rekonvaleszenten häufig und weist diagnostisch höchstens auf eine gewisse Labilität des ganzen Menschen hin.

Von den Extrasystolen haben Sie in der Physiologie schon allerlei gesehen und gehört. Wenn man ein herausgeschnittenes Kaltblüterherz mechanisch, chemisch oder elektrisch reizt, erfolgt sofort eine Kontraktion, eine Extrasystole; unmittelbar darauf folgt eine Pause. Es fällt nämlich die nächste Systole aus, welche erfolgt wäre, wenn man die Extrasystole nicht ausgelöst hätte; die darauffolgende Systole findet dann wieder zur rechten Zeit statt, als ob nichts Abnormes geschehen wäre. Es bleibt also mit Hilfe einer „kompensatorischen Pause" der vorherige Rhythmus erhalten. Derartige Extrasystolen mit genau den gleichen Eigenschaften kommen nun auch beim Menschen vor, teils sporadisch, teils in einem gewissen Rhythmus. Wenn jedem Herszchlag eine solche Extrasystole angehängt ist, spricht man von einem Pulsus bigeminus; wenn immer zwei Extrasystolen folgen, von einem Trigeminus. Ich übergehe die feineren Unterschiede, die dadurch bedingt werden, daß eine Extrasystole von den verschiedensten Stellen des Herzens (Vorhof, Kammer od. dgl.) ausgehen kann. Die diagnostische Bedeutung der Extrasystolen ist etwas schwierig zu beurteilen. Als alleiniger Befund brauchen sie nichts zu bedeuten und können als „funktionell" angesprochen werden. Aber sie kommen auch bei allen Arten von organischen Herzkrankheiten speziell bei myokarditischen Prozessen vor. Ihre Erkennung macht beim Auskultieren am Herzen keinerlei Schwierigkeit. Man hört unmittelbar nach einer Kontraktion eine zweite vorzeitige und dann folgt eine Pause. An der Radialis fällt meistens ein Puls völlig aus, da die Extrasystole nicht genügend Blut auswirft, um die peripheren Arterien zu füllen.

Das gleiche Verhalten, nämlich Pulsausfall an den peripheren Arterien, verursachen die Überleitungsstörungen im Hisschen Bündel. Hier wird der Impuls vom Vorhof dem Ventrikel nicht zugeleitet; daher fällt eine Kontraktion am Herzen völlig aus. Hierin liegt der wichtige Unterschied gegenüber der Extrasystole. Einen solchen Pulsausfall sieht man dann, wenn das Hissche Bündel nur ge-

legentlich einmal versagt (sog. unvollkommene Dissoziation).
Beim leichtesten Grade dieser Störungen kommt es nicht zu Ausfällen
sondern nur zu Verspätungen der Kammerschläge. Die Ursache aller
dieser Störungen sah man bisher in einer verminderten Leitfähigkeit
des Überleitungsbündels. Aber man ist jetzt dieser Deutung nicht
mehr ganz sicher. Manchmal gehen den Kammersystolenausfällen
Perioden von zunehmenden Überleitungsverlängerungen voraus, aber
manchmal fallen auch Kammerschläge plötzlich bei vorher normalem
Intervall aus. Deshalb wird neuerdings angenommen, daß die Fortpflanzung im Bündel normal bleiben kann, aber daß die Anspruchsfähig-
keit der Kammermuskulatur oder vielleicht auch des TAWARAschen
Knotens in solchen Fällen herabgesetzt ist. Wenn das Bündel völlig
leitungsunfähig ist und deshalb gar keine Impulse mehr dem Ventrikel
zuströmen, besinnen sich die Kammern ihrer eigenen automatischen
Fähigkeit und schlagen selbständig; ihr Schlagfolge ist dann regelmäßig, aber abnorm langsam, etwa 30 mal in der Minute und völlig
unabhängig von den Kontraktionen der Vorhöfe, die in viel frequen-
terem Tempo weiter schlagen (vollkommene Dissoziation).
Solche Überleitungsstörungen haben stets eine etwas ernstere Bedeutung. Meistens sind sie die Folge einer organischen Veränderung
im Bündel. Aber man sieht sie auch im Verlaufe von akuten fieberhaften Krankheiten manchmal kommen und rasch wieder verschwinden,
so daß ein gröberer organischer Prozeß unwahrscheinlich ist und man
eher zu der Annnahme einer toxischen Schädigung gedrängt wird.
Aber als „nervös" dürfen sie niemals gedeutet werden.

Ferner gibt es Leute, bei denen der Pulsrhythmus ein völliges Durcheinander zeigt. Es wechseln große und kleine Schläge, lange und kurze
Intervalle. Einen solchen Fall sehen Sie bei unserem Kranken. Man
dachte früher daran, daß es sich hier um eine Häufung von Extrasystolen handelte, eine Möglichkeit, die man theoretisch ohne Zweifel
zugeben muß. Aber ein solches Durcheinander der Herzaktion infolge
von Extrasystolen kommt höchstens einmal als kurz dauernder Zustand
vor. In Fällen wie hier hält die Arhythmie aber für gewöhnlich dauernd
an, wenn sie sich einmal etabliert hat. Deshalb nennt man sie Arhythmia perpetua, ein Name, der vorläufig im Gebrauch geblieben ist,
trotzdem man von der Regel des Andauerns dieser Arhythmieform
auch allerlei Ausnahmen kennen gelernt hat. Wie ich oben schon angedeutet habe, liegt das Wesentliche in dem Fehlen der normalen Vorhofsaktion; dies gilt als diagnostisches Kriterium der Arhythmia
perpetua bei allen graphischen Untersuchungsmethoden. Die Vorhöfe
befinden sich in einem Zustande von abnorm beschleunigter Aktion, die
keinerlei Effekt auf die Austreibung des Blutes hat, sog. Flimmern
oder Flattern. Der hierdurch bedingte Verlust für die Pumparbeit des
Herzens ist nicht so groß als man anzunehmen geneigt ist. Hiervon
werden wir in der nächsten Stunde noch zu reden haben. Etwas
schwierig ist es, den ursächlichen Zusammenhang zu erklären, der
zwischen der Ventrikelarhythmie und dem Vorhofsflimmern besteht.
Die üblichen Erklärungen sind unbefriedigend; jedoch würde mich eine

genauere Besprechung dieses Problems zu weit führen. Am Krankenbett, wenn Ihnen die graphischen Untersuchungsmethoden nicht zu Gebote stehen, werden Sie jede völlige Arhythmie, wenn sie mehrere Tage hintereinander anhält, mit hinreichender Wahrscheinlichkeit als Arhythmia perpetua ansprechen können. Die Arhythmia perpetua ist mit der Annahme einer nur nervösen Herzaffektion nicht vereinbar. Sie wird meistens bei chronischen Herzleiden mit Affektion des Myokards gefunden. Von den vorübergehenden Formen ist das sog. Delirium cordis bei akuten fieberhaften Erkrankungen die wichtigste. Aber die Arhythmia perpetua tritt keineswegs ausschließlich bei insuffizientem Herzen auf wie bei unserem Kranken hier, sondern sie ist mit jahrelanger ausreichender Leistungsfähigkeit durchaus vereinbar. Wir werden einen Menschen mit einer solchen Arhythmie niemals für völlig gesund erklären dürfen, aber wir brauchen ihm auch bloß auf seine Pulsunregelmäßigkeit hin nicht die strengen Verordnungen vorzuschreiben, wie wir es bei einem schwer Herzkranken tun und brauchen ihm durchaus keine schlechte Prognose zu stellen.

Unter den Arhythmien pflegt man den Pulsus alternas mit abzuhandeln. Es ist dies eigentlich keine Arhythmie, sondern ein regelmäßiger Wechsel von großen und kleinen Schlägen bei sonst völlig regelmäßiger Schlagfolge. Er kommt nur bei ernsteren Herzleiden vor. Extrasystolen können ein sehr ähnliches Bild vortäuschen; man nennt das dann Pulsus pseudoalternans. Der echte Pulsus alternans ist außerordentlich selten.

Ein Zustand von Herzinsuffizienz, wie Sie ihn bei dem Kranken hier sehen, ist keineswegs an eine bestimmte Herzkrankheit geknüpft. Er kann ganz unabhängig von einer bestimmten anatomischen Läsion im Verlaufe einer jeden Herzaffektion auftreten, oder richtiger gesagt, im Verlaufe einer jeden Krankheit, einer Lungenentzündung, eines Scharlach, aller möglichen chirurgischen Affektionen usw. Eine solche Herzinsuffizienz kann, wie ich gleich betonen möchte, auch wieder zurückgehen, und das Herz kann wieder vollständig suffizient werden. Die Suffizienz ist keineswegs daran gebunden, daß das Herz anatomisch intakt sei. Ein Herz mit noch so schweren anatomischen Läsionen vermag seiner Aufgabe jahrelang gerecht zu werden. Dies ist dadurch ermöglicht, daß der Fehler durch die Mehrarbeit einzelner Herzabschnitte gut gemacht, ausgeglichen, kompensiert wird, wie der Terminus technicus lautet. Den Ausdruck „Kompensation" hat man früher ganz speziell für das Ausgleichen eines Klappenfehlers gebraucht; man sprach von Kompensation, bzw. Dekompensation eines Klappenfehlers. Neuerdings, wo der Begriff der Kompensation von manchen weiter ausgedehnt wird, wendet man ihn gelegentlich auch sonst an und nennt jedes Herz, das trotz einer Erkrankung suffizient ist, ein „kompensiertes" Herz, jedes insuffiziente Herz schlechtweg ein dekompensiertes Herz. Diese Ausdrücke sind nicht sehr korrekt, denn der ganze Begriff der Kompensation ist speziell für die Ausgleichvorrichtungen bei Klappenfehlern studiert und ausgebaut worden. Hier liegen die Dinge am klarsten und wir wollen sie deshalb in der nächsten

Vorlesung bei der Besprechung der Klappenfehler genau erörtern. Heute sei nur so viel gesagt: Ein jedes Organ verfügt über Reservekräfte, die es bei Mehransprüchen zu mobilisieren vermag. Wenn das Herz dem, was es leisten soll, nicht mehr gewachsen ist, nimmt es seine Reserven in Anspruch, mit deren Hilfe es ihm oftmals gelingt, die Kompensation wieder herzustellen, wieder suffizient zu werden. Dieses Mobilmachen seiner Reserven besteht in einer Ausdehnung der Herzhöhlen oder in einer Zunahme der Muskelwand, kurzum in einer Herzvergrößerung. (Die Erklärung im einzelnen später.) Eine Herzvergrößerung ist also das Zeichen dafür, daß Reserven bereits in Aktion getreten sind. Dieser Punkt ist wichtig, um sich über die Prognose einer Herzinsuffizienz im konkreten Fall ein Urteil zu verschaffen. Wenn Sie bei einem Patienten mit Herzinsuffizienz (d. h. also mit Dyspnoe, Zyanose, Ödem) das Herz stark vergrößert finden, so bedeutet das, daß hier schon viel an Reservekräften in Anspruch genommen und demnach nicht mehr viel zu erhoffen ist. Sind dagegen die Herzgrenzen nicht wesentlich vergrößert, so spricht das dafür, daß hier noch nicht alle Reserven in Tätigkeit getreten sind, daß das Herz nötigenfalls noch mehr aufbringen kann. Es ist also prognostisch günstiger. Es gibt natürlich auch Fälle schwerster Debilitas, wo es gar nicht zu einem genügenden Mobiliseren der Reserven kommt, wo vielleicht der allgemeine Ernährungszustand der Kranken so darniederliegt, daß die Entwicklung einer Herzvergrößerung unmöglich ist.

Fälle mit maximaler Erweiterung des Herzens verraten sich meistens schon durch den Aspektus. Außer dem oben bereits erwähnten Pulsieren der Halsvenen sieht und fühlt man meist noch abnorm viel Pulsationen an der Brustwand. Normalerweise sieht man von dem Spitzenstoß des Herzens kaum etwas, man fühlt ihn mit der aufgelegten Hand als schwaches, kurzes Anklopfen an eng umschriebener Stelle im 5. Interkostalraum links innerhalb der Medioklavikularlinie. (Die Mamilla soll wegen ihrer wechselnden Lage nicht zur Ortsbestimmung am Thorax benutzt werden.) Bei stark erweitertem, insuffizientem Herzen hebt sich oft die Brustwand in einem handtellergroßen Bezirk in- und außerhalb der Mamilla bei jedem Herzschlag stark vor. Das ist ein Zeichen für die Erweiterung des linken Ventrikels. Hat die Erweiterung auch die rechte Kammer befallen, dann sieht und fühlt man oft auch Pulsationen am ganzen linken, ja sogar am rechten Rippenbogen neben dem Processus ensiformis. Es klingt etwas paradox, daß es ein Zeichen für ein Darniederliegen der Herzkraft sein soll, wenn man an der Brustwand abnorm kräftige Pulsationen verspürt. Dieser scheinbare Widerspruch löst sich aber, wenn man sich der Entstehung des Spitzenstoßes erinnert. Der Spitzenstoß entspricht nicht der Phase, in welcher der Ventrikel seinen Inhalt auswirft, sondern er fällt in die „Verschlußzeit", jenen kurzen Augenblick im Beginn der Systole, wo sämtliche Klappen geschlossen sind und sich der Ventrikel bemüht, den Aortendruck zu überwinden; erst dann öffnen sich die Aortenklappen und der Ventrikel kann sein Blut entleeren. Deshalb ist es unberechtigt, zwischen der Stärke des Spitzenstoßes und der Kraft der Austreibung einen Parallelismus zu fordern; ja manchmal mag sogar ein Antagonismus eher plausibel erscheinen. Wenn z. B. bei einem insuffizienten Herzen die Verschlußzeit verlängert und auf deren Kosten die Austreibungszeit kürzer wird, dann mag man die lange und deutliche Verschlußzeit, in welcher der Spitzenstoß sicht- und fühlbar ist, geradezu als einen Hinweis auf eine verkürzte und ungenügende Austreibung ansehen.

Übrigens muß in betreff der Sichtbarkeit und Fühlbarkeit des Spitzenstoßes noch eines berücksichtigt werden, daß nämlich der Spitzenstoß für gewöhnlich nicht direkt an die Brustwand anschlägt, sondern durch einen Teil der darübergelagerten Lunge hindurch. Diese dämpft und bremst selbstverständlich, und da nun ein vergrößertes Herz die Lunge leicht auf die Seite schieben kann und dann direkt an die Brustwand schlägt, so begünstigt dies Moment die Fühlbarkeit des Spitzenstoßes auch noch. Wieviel die Hemmung durch die Lunge ausmacht, sieht man am offenen Thorax im Tierexperiment oder gelegentlich auch bei Operationen am Menschen; man ist in solchen Fällen immer wieder erstaunt über die außerordentliche Kraft der normalen Pulsationen. Infolge davon bedingt eine Retraktion der linken Lunge, wie sie durch schrumpfende Prozesse nicht selten ist, daß man von den Pulsationen des gesunden Herzens manchmal auffallend viel sehen und fühlen kann. Daran muß man stets denken und bei Kranken mit linksseitigen chronischen Lungenaffektionen mit der Diagnose einer „Herzvergrößerung" zurückhaltend sein.

Ein anderes wichtiges Kriterium für die „Güte" der Herzkraft ist die Palpation des Pulses. Früheren Ärztegenerationen war der Griff nach dem Pulse des Kranken das allererste; unser apparatenfrohes Zeitalter, das alles in Maß und Formeln ausdrücken will, neigt vielleicht dazu, das Pulsfühlen zu unterschätzen. Die einzelnen Sonderqualitäten des Pulses, von denen ich die wichtigsten kurz besprochen habe (S. 71) sind keineswegs bei jedem Menschen alle einzeln herauszufühlen. Aber Sie werden hier bei unserem Kranken ohne weitere Detaillierung leicht feststellen können, daß das Arterienrohr schlecht gefüllt ist; der Impetus dessen, was man unter dem Finger fühlt, ist schwächer als sonst, die Pulswelle läßt sich leichter unterdrücken. Die modernen Methoden der Sphygmobolometrie und der Energometrie, welche die „lebendige Kraft" der Pulswelle zahlenmäßig erfassen wollen, haben sich noch nicht einzubürgern vermocht.

Sie werden sich wundern, daß wir hier so viel an einem Herzkranken besprechen und immer noch nicht auskultiert haben. Der Griff zum Stethoskop pflegt das erste zu sein, was der Anfänger beim Herzkranken tut. Das ist unrichtig. Die Auskultation belehrt vor allem über die Intaktheit der Klappen; das werden wir in der nächsten Stunde durchsprechen. Für die Frage der Suffizienz sagt sie viel weniger. Hierüber müssen Sie sich in erster Linie mit Hilfe der Untersuchungen und Erwägungen ein Urteil verschaffen, die wir heute hier durchgegangen sind.

6. Vorlesung.

Herzkrankheiten II.

Herzklappenfehler.

M. H.! Heute sollen uns die Herzklappenfehler beschäftigen. Zunächst müssen die mechanischen Verhältnisse derselben durchgesprochen werden. Hierzu müssen Sie die Grundtatsachen über den Bau und den Kontraktionsablauf des Herzens vor Augen haben.

Das venöse kohlensäurereiche Blut strömt aus den Geweben durch die beiden Hohlvenen (Vena cava sup. und inf.) in den rechten Vorhof, von dort durch die Trikuspidalklappe in den rechten Ventrikel. Der rechte Ventrikel pumpt es durch die Arteria pulmonalis (Arterie, weil sie vom Herzen kommt, trotzdem sie venöses Blut enthält) in die Lungen. Zwischen rechtem Ventrikel und Pulmonalarterie ist die Pulmonalklappe. In den Lungen wird das Blut arterialisiert und fließt durch die Pulmonalvenen (Venen, weil sie zum Herzen gehen) in den linken Vorhof; vom linken Vorhof geht es durch das Mitralostium zum linken Ventrikel, von dort durch das Aortenostium in die Aorta. Beifolgende Abb. 1 (S. 82) zeigt in möglichster Schematisierung diese Verhältnisse. Der Abgang der Aorta und Pulmonalis ist der Einfachheit halber oben und unten seitlich an die Ventrikel gesetzt worden. Daß die Mitral- und Trikuspidalklappen einerseits, die Aorten- und Pulmonalklappen andererseits ganz verschieden gebaut sind (die einen als Segel-, die anderen als Taschenklappen), ist für unsere Betrachtung hier gleichgültig.

Nun einige Punkte über die Physiologie des Herzens. Die Abb. 2 (S. 82) zeigt zwei Herzrevolutionen (nach v. Frey), beginnend mit der Kontraktion der Ventrikel. Die obere Linie zeigt den Druckablauf der Ventrikel, die untere den der Vorhöfe. Die geraden vertikalen Linien markieren die Momente, in denen sich die Klappen öffnen und schließen; die Linien von oben beziehen sich auf die Aortenklappen, die von unten auf die Mitralis. Da beide Herzhälften stets synchron arbeiten, wollen wir nur immer von dem linken Herzen reden; beim rechten sind die Verhältnisse genau die gleichen.

Der linke Ventrikel beginnt mit seiner Kontraktion, sobald die Mitralklappe geschlossen ist; Nr. I der Abb. 2. Die Austreibung des Blutes in die Aorta erfolgt freilich erst etwas später, nachdem der Druck des linken Ventrikels den Druck in der Aorta überwunden und die Aortenklappen aufgedrückt hat; dieser Moment ist durch I a der Abb. markiert. Bis hierher dauert die sog. „Anspannungs- oder Verschlußzeit", also von I—I a. Während dieser bleibt die Länge der Muskelfasern gleich, nur ihre Spannung nimmt zu (isometrische Muskelkontraktion); in der darauffolgenden „Austreibungszeit" wird der Muskel kürzer bei etwa gleichbleibender Spannung (isotonische Muskelkontraktion). Wenn der Ventrikel alles Blut in die Aorta ausgeworfen hat, schließen sich die Aortenklappen, Nr. II der Abbildung. Dann erschlafft der Ventrikel und eine Herzrevolution ist beendet. Im Moment von I erklingt der erste Herzton, hauptsächlich ein Muskelton, durch die Kontraktion des Ventrikels verursacht. Im Moment II hört man den zweiten Herzton, durch die Stellung der Aortenklappen bedingt. Die Phase der Kontraktion des Ventrikels nennt man die Systole, die der Erschlaffung die Diastole. Die Systole dauert also vom ersten Herzton, dem systolischen (I der Abbildung) bis zum zweiten, dem diastolischen (II der Abbildung), die Diastole vom zweiten bis zum nächsten ersten. Diese ganz wenigen Tatsachen genügen, um das meiste der Klappenfehlermechanik zu begreifen.

Um aber für alle Einzelheiten gerüstet zu sein, müssen wir noch die Zeit der Erschlaffung des Ventrikels, die Diastole genauer betrachten. Während derselben fließt das Blut aus dem Vorhof in die Kammer, aber das geschieht nicht während der ganzen Diastole mit gleichmäßiger Geschwindigkeit. Es fließt rasch im Anfang, wenn der Vorhof noch ganz voll und der Ventrikel leer ist. Dieser Beginn des Einfließens erfolgt nicht gleichzeitig mit dem Schluß

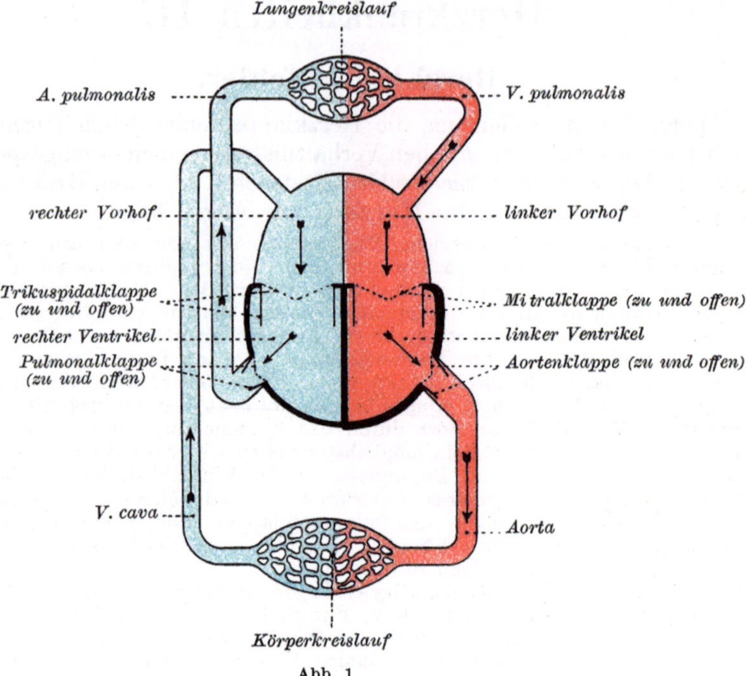

Abb. 1.

der Aortenklappen, d. h. dem zweiten Herzton (Nr. II der Abbildung), sondern erst ein Zeitteilchen später (bei Nr. III der Abbildung). Denn im Beginn der

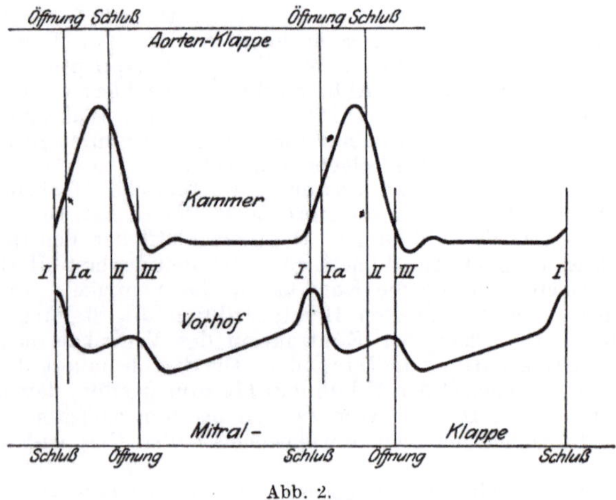

Abb. 2.

Diastole fängt der Ventrikel erst an zu erschlaffen, die Mitralklappe bleibt noch geschlossen. Erst wenn die Erschlaffung des Ventrikels einen gewissen Grad erreicht und der Druck dadurch genügend gesunken ist, öffnet sich die Mitralklappe (Nr. III der Abbildung). In diesem Moment (d. h. also erst später als der Schluß der Aortenklappen) strömt das Blut rasch in den Ventrikel. Wahrscheinlich fließt es einfach infolge der Druckdifferenz zwischen Vorhof und Ventrikel; eine aktive Saugung des Ventrikels spielt nicht die Rolle, die man ihr früher zugesprochen hatte. Allmählich entleert sich der Vorhof, der Ventrikel wird voller, die Druckdifferenz wird geringer und infolgedessen verlangsamt sich der Zufluß. Am Ende der Diastole wird dann der Rest durch die Kontraktion des Vorhofes in den Ventrikel gepreßt. Diese letzte sog. präsystolische Phase sehen Sie auf der Abbildung in dem Anstieg der Vorhofsdruckkurve kurz vor I, d. h. unmittelbar vor der steilen Zacke der nächsten Ventrikelkontraktion.

Ich habe die beiden Momente des beschleunigten Einfließens aus dem Vorhof in den Ventrikel bei III und kurz vor I etwas genauer besprochen als es in den Büchern meistens geschieht, weil Sie mit Hilfe dieser Kenntnisse die komplizierten Schallverhältnisse bei der Mitralstenose ohne Schwierigkeiten begreifen werden. Beachten Sie gleich noch eines, nämlich die geringfügige Rolle, die die Vorhofskontraktion für das Weiterbefördern des Blutes spielt. Man stellt sich meistens vor, daß es nur der Vorhof ist, welcher das Blut in den Ventrikel „pumpt". Das ist unrichtig. Das Blut fließt zum größten Teile, zu etwa $^4/_5$ ohne Zutun des Vorhofs in den Ventrikel. Erst am Schluß der Diastole kommt durch die Vorhofskontraktion eine geringe Druckwirkung dazu. Diese Tatsache ist neuerdings praktisch wichtig geworden, seitdem man weiß, daß es Herzaffektionen gibt, bei denen der Vorhof jahre- und jahrzehntelang seine Tätigkeit einstellt (Arhythmia perpetua, S. 109). Leute mit solchen Affektionen können sich ganz wohl fühlen und brauchen so gut wie keine Störungen zu zeigen. Das wäre unerklärlich, wenn dem Vorhof die wichtige Rolle als Pumpe zukäme, die man ihm früher zugesprochen hatte. (An dieser Abbildung werden Sie übrigens repetieren können, was wir in der vorigen Vorlesung über die Venenpulsation besprochen haben.)

In bezug auf die Schallphänomene unterscheidet man Herztöne und Herzgeräusche. Diese Unterscheidung ist nicht etwa im physikalischen Sinne streng zu nehmen; es handelt sich niemals um durch periodische Schwingungen verursachte, richtige „Töne", sondern akustisch betrachtet stets um Geräusche. Die Franzosen sind darin korrekter und nennen das, was wir als Töne bezeichnen, „les bruits normaux", während sie unsere Geräusche mit dem Wort „souffles" belegen. Die Unterscheidung zwischen Ton und Geräusch (bzw. zwischen den „bruits normaux" und den „souffles") beruht darauf, daß man unter einem Ton ein ganz kurzes, knallähnliches Schallphänomen versteht, das plötzlich einsetzt und plötzlich aufhört; von einem Geräusch dagegen spricht man, wenn das Schallphänomen etwas länger dauert und im Beginn oder am Ende nicht abrupt, sondern allmählich einsetzt oder aufhört. Geräusche sind also oft anschwellend oder verklingend. Die französische Benennung „souffles" (Blasen) erscheint auch in der Charakterisierung des Schalleindruckes ganz glücklich, ist freilich insofern nicht erschöpfend, als der Charakter der Geräusche vielfach nicht ein weiches Blasen ist, sondern auch ein Kratzen, Schaben od. dgl. darstellen kann. Auf die „bruits liquidiens" und die „bruits solidiens" komme ich nachher noch zu sprechen.

Bei Gesunden hört man am Herzen gewöhnlich zwei Töne, den systolischen und den diastolischen. In welchen Phasen der Herzaktion und durch welche Bewegungsvorgänge diese Töne entstehen, haben wir vorhin gesehen. Ein Blick auf die Abbildung belehrt Sie auch darüber, wie man den systolischen und den diastolischen Ton erkennt, nämlich einfach daran, daß sie beide kurz hintereinander folgen und daß dann zwischen dem II. und dem nächstfolgenden I. Ton eine etwas längere Pause sich einschiebt. Ein anderes Kriterium ist darin gegeben, daß an der Spitze der erste Ton, an der Basis dagegen der zweite lauter ist. Dies rührt daher, daß die ersten Töne im Ventrikel entstehen und oben an der Basis des Herzens nur als fortgeleitete gehört werden, während die II. Töne umgekehrt an der Basis gebildet werden und nach der Spitze hin nur fortgeleitet sind. Falls es einmal Schwierigkeiten machen sollte, den I. vom II. Ton

zu unterscheiden (das kommt gelegentlich vor; denn beide Kriterien, sowohl
die Betonung des einen, als auch die Pause zwischen II. und nächstfolgendem
I. Ton sind manchmal, besonders bei sehr rascher Herzaktion, nicht über jeden
Zweifel erhaben), dann palpieren Sie während der Auskultation die Karotis
am Halse. Derjenige Herzton, der mit dem Karotispuls zusammenfällt, ist der
erste, der nächstfolgende der zweite.

Die wichtigste Bedingung, unter der man nicht Töne, sondern Geräusche
am Herzen hört, sind die Klappenfehler. Klappenfehler führen so gut wie
ausnahmslos zu Geräuschen, und zwar dadurch, daß sie das glatte Fließen des
Blutes stören und zu Wirbeln Anlaß geben. Um sich das Wesen der Klappenfehler und der durch sie verursachten Störungen klar zu machen, müssen Sie
sich gegenwärtig halten, daß eine jede Klappe abwechselnd zwei ganz verschiedene Funktionen zu erfüllen hat. Betrachten wir zu diesem Zwecke einmal
die Mitralis (Abb. 1, S. 82); sie liegt zwischen linkem Vorhof und linkem Ven
trikel. In der Systole, wenn der linke Ventrikel seinen Inhalt in die Aorta auswirft, soll die Mitralklappe geschlossen sein und soll verhüten, daß auch nur
ein Tropfen Blut zurück in den Vorhof entweicht anstatt in die Aorta zu strömen. In der nächsten Phase, in der Diastole, soll die Mitralklappe ganz offen
stehen und das Blut ungehindert in den Ventrikel fließen lassen. Während der
Systole waren Vorhof und Ventrikel zwei vollständig getrennte Räume; in der
Diastole bilden sie eine einzige Höhle. Die Funktion der Aortenklappe ist genau
entsprechend; sie schließt die Aorta vom Ventrikel während der Diastole des
Ventrikels völlig ab, so daß kein Blut aus der gefüllten Aorta in den leeren
Ventrikel zurückfließt und das Vorhofsblut ungestört einfließen kann. Bei der
Systole des Ventrikels verschwindet diese Scheidewand wieder, so daß der
Ventrikelinhalt glatt und unbehindert in die Aorta strömen kann. Die Funk-
tion der Klappen des rechten Herzens, der Pulmonalis und der Trikuspidalis,
ist ganz die gleiche; Sie können sich das leicht ableiten. Zwischen den Taschen-
klappen der Aorta und Pulmonalis sowie den Segelklappen der Mitralis und
Trikuspidalis besteht trotz ihres verschiedenen anatomischen Baues in bezug
auf ihre Funktion keinerlei Unterschied.

Ein Klappenfehler besteht in einer Alteration einer Klappe,
durch welche sie in einer ihrer beiden Funktionen gestört
wird. Wenn eine Klappe nicht fest zu schließen vermag, spricht
man von einer Klappeninsuffizienz; wenn sie sich nicht ganz
öffnet, von einer Stenose. Beide Male kommt es naturgemäß zu
Wirbeln im Blutstrom; denn das eine Mal (bei der Stenose) muß sich
das Blut durch eine verengte Stelle drängen anstatt in breiter Bahn
zu fließen; das andere Mal spritzt ein Teil des Blutes durch einen Spalt
in der ungenügend schließenden Klappe zurück.

Diese Wirbel erschüttern die anliegenden Wandungen und dadurch
entstehen jene Schallphänomene, die man Geräusche nennt. Die Franzosen definieren die „Geräusche" als „des bruits liquidiens", weil sie
durch Flüssigkeitswirbel entstehen; im Gegensatz dazu bezeichnen sie
die „Töne" als „des bruits solidiens", weil sie durch Klappenspannung
und Muskelkontraktion erzeugt werden.

Ein Punkt läßt sich gleich im Prinzip ableiten, der später noch im
einzelnen besprochen werden muß, nämlich die Frage, welcher Phase der
Herzaktion die Geräusche bei den einzelnen Klappenfehlern angehören:
natürlich immer derjenigen Phase, in welcher die abnormen Wirbel-
bildungen entstehen. Bei der Insuffizienz der Mitralis spritzt Blut
während der Systole des Ventrikels in den Vorhof zurück; dies ist der
geräuscherregende pathologische Vorgang. Also muß ein Mitralis-
insuffizienzgeräusch systolisch sein. Bei der Mitralstenose drängt

sich der Blutstrom vom Vorhof in den Ventrikel während der Ventrikel-
erschlaffung, der Diastole. Daher ist das Mitralstenosengeräusch
diastolisch. Bei den Aortenklappen ist es umgekehrt. Hier stört
die Verengerung in dem Augenblick, wo der Ventrikel seinen Inhalt
auspumpt, d. h. während der Systole. Daher ist das Aortenstenosen-
geräusch ebenso wie das der Mitralinsuffizienz ein systolisches.
Die Schlußunfähigkeit der Aortenklappen schließlich macht sich dann
geltend, wenn die Klappe geschlossen sein soll, um einen Rückfluß des
Blutes aus der Aorta in den linken Ventrikel zu verhüten. Das ist während der Diastole. Also haben wir bei der Aorteninsuffizienz ebenso
wie bei der Mitralstenose ein diastolisches Geräusch. Wie man die
beiden systolischen und diastolischen Geräusche voneinander unterscheidet, ob sie also auf ein Vitium der Mitralis oder auf eines der Aorta
zu beziehen sind, werden wir später kennen lernen. Praktisch kommt
nur diese Unterscheidung in Frage. Genau dieselben Geräusche könnten
natürlich auch durch Fehler an den Klappen des rechten Herzens entstehen und damit würde die Unterscheidung viel schwieriger werden.
Klappenfehler des rechten Herzens spielen aber praktisch keine
Rolle und kommen fast nur auf Grund einer fötalen Endokarditis als angeborene Vitien vor. Die Affektionen, die nach der Geburt zu Klappenfehlern führen, nämlich die Endokarditis und die Arteriosklerose befallen stets fast nur die Klappen des linken Herzens. Wir brauchen
deshalb nur die Mitral- und Aortenfehler abzuhandeln. Die Mitralis
wird an der Herzspitze, die Aorta im 2. Zwischenrippenraum rechts und
die Pulmonalklappe im 2. Zwischenrippenraum links dicht neben dem
Brustbein auskultiert.

Nun kommen wir zu dem höchst wichtigen Kapitel der Kompensation der Klappenfehler, das in der vorigen Stunde schon kurz
angedeutet wurde. Was wird aus den Kreislaufverhältnissen, wenn eine
Klappe unrichtig funktioniert? Es entsteht ein Plus an Blut in dem
Raume oberhalb und ein Minus in dem Raume unterhalb der
lädierten Klappe. (Die Ausdrücke oberhalb und unterhalb, ebenso
stromaufwärts und stromabwärts beziehen sich auf die Richtung des
Blutstroms.) Um bei dem Beispiel der Mitralis zu bleiben: ein jeder
Mitralfehler verursacht ein Plus an Blut im linken Vorhof und ein Minus
in der linken Kammer. Berücksichtigen Sie den sehr wichtigen Punkt,
daß die Folgen für die Blutverteilung ganz die gleichen sind, ob es sich
um die Insuffizienz oder um die Stenose einer Klappe handelt. Bei
der Stenose entsteht das Plus an Blut in dem stromaufwärts gelegenen
Teil dadurch, daß infolge der Verengerung der Klappe ein Teil zurückgeblieben ist, und bei der Insuffizienz kommt es zu dem gleichen Effekt,
weil ein Teil wieder nach oben zurückfließt.

Also merken Sie sich die wichtigste der gesamten Lehren von den
Kompensationsstörungen: Ein jeder Klappenfehler führt zu einer
Überfüllung der stromaufwärts gelegenen Herzteile.

Da sich nun das Herz „bemüht", die durch den Klappenfehler verursachte ungleiche Blutverteilung wieder gut zu machen, oder richtiger
gesagt, eine solche womöglich gar nicht aufkommen zu lassen, wird der

stromaufwärts der erkrankten Klappe gelegene Teil in vermehrte Aktion treten müssen. Er muß durch zweckmäßige Mehrarbeit dafür
sorgen, daß er nicht überfüllt wird bzw. nicht überfüllt bleibt.

Diese zweckmäßige Mehrarbeit, mit deren Hilfe sich der stromaufwärts der erkrankten Klappe gelegene Teil vor Überfüllung schützt,
kann zweierlei Art sein. Das wird Ihnen klar, wenn Sie daran denken,
daß jede Herzhöhle normalerweise schon zwei verschiedenen Funktionen zu dienen hat. Im Momente der Systole hat sie die Aufgabe,
sich zu kontrahieren, um ihren Inhalt auszupressen; da wirkt sie als
Pumpe. In der Diastole dagegen erweitert sie sich, um das ihr zu-
strömende Blut aufzunehmen; sie dient als Reservoir. Die gewünschte
zweckmäßige Mehrleistung kann sich nun auf die eine oder die andere

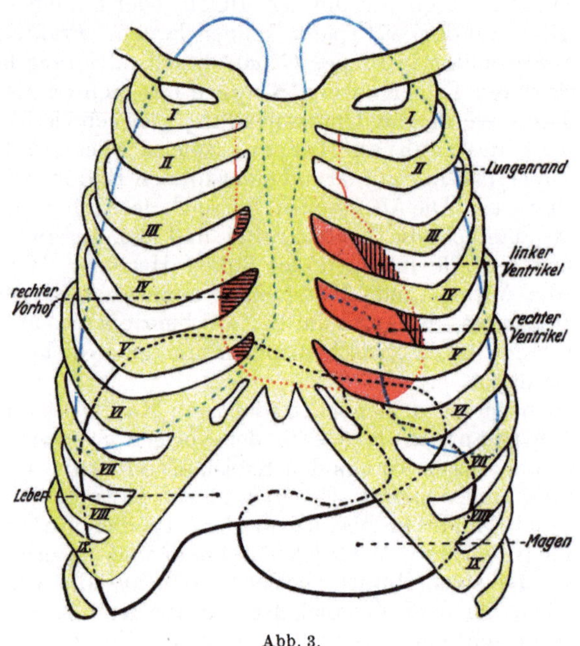

Abb. 3.

Funktion beziehen. Die Herzhöhle hat entweder stärker zu pumpen
oder mehr zu fassen (natürlich kann auch beides von ihr verlangt werden).
Wenn eine Herzhöhle bei ihrer Systole dauernd stärker zu pumpen hat,
dann nimmt ihre Muskelwand an Volumen zu, sie „hypertrophiert“.
Wenn sie dagegen während ihrer Diastole in der Eigenschaft als Reservoir mehr in Anspruch genommen wird, dann wird sie weiter, sie
„dilatiert“. (Daß nach neueren Untersuchungen jede Hypertrophie
mit einer geringen Dilatation einhergeht, will ich vorläufig außer acht
lassen.) Die Hypertrophie und die Dilatation einzelner Herzhöhlen sind also die Mittel, mit deren Hilfe das Herz imstande ist, trotz
eines Klappenfehlers die Zirkulation in vorschriftsmäßiger Weise aufrecht zu erhalten, „suffizient“ zu bleiben. Ein solches Herz, das

also trotz eines Klappenfehlers durch Hypertrophie oder Dilatation suffizient geblieben ist, nennt man, wie schon erwähnt, ein „kompensiertes“ Herz. Es ist jedem unbenommen, ob er in diesen Kompensationsvorgängen etwas Teleologisches sehen will oder ob er sich mit der nüchternen Konstatierung der Tatsache begnügt, daß der Herzmuskel auf Mehrbelastung in dieser Weise reagiert. (Näheres hierüber S. 101).

Mit Hilfe dieser wenigen Tatsachen lassen sich alle Einzelheiten über die Kompensation der einzelnen Klappenfehler sowie auch allerlei über die dabei entstehenden Geräusche mit Leichtigkeit ableiten. Um die Klappenfehler aber gleich vollständig mit ihren klinischen Eigen-

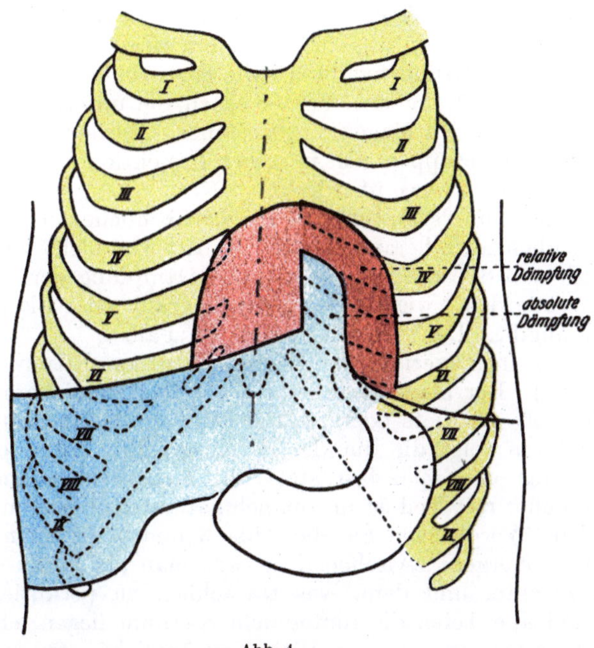

Abb. 4.

tümlichkeiten abhandeln zu können, wollen wir das Wichtigste über die Herzperkussion hier einfügen.

Erinnern Sie sich bitte an das bei der Lungenperkussion Gesagte: Ein luftleeres Organ, das dem Thorax wandständig anliegt, verursacht eine „oberflächliche“ oder „absolute“ Dämpfung; wenn es in geringer Entfernung von der Brustwand liegt, durch eine Lungenschicht von ihr getrennt, findet man daselbst eine „tiefe“ oder „relative“ Dämpfung. Dementsprechend besteht eine kleinere „oberflächliche oder absolute“ Herzdämpfung da, wo der rechte Lungenrand und die Incisura cardiaca der linken Lunge das Herz an die Brustwand treten lassen. Eine größere „tiefe oder relative“ Herzdämpfung soll dem ganzen Herzen entsprechen. Man spricht in abgekürzter Form auch von einer

„großen" und einer „kleinen" Herzdämpfung. Ein Blick auf die Abb. 3, (S. 86) wird Ihnen die topographischen Verhältnisse zwischen Lunge und Herz und auch gleich die zwischen Herz, Leber und Magen ins Gedächtnis rufen. Sie sehen das Herz dem Zwerchfell aufliegen; den größten Teil der Vorderfläche bildet der rechte Ventrikel; der rechte Vorhof liegt rechts daneben ebenfalls der Vorderfläche an. Vom linken Ventrikel schließt sich an der Vorderfläche nur ein schmaler Streifen links außen neben dem rechten an. Diese drei Herzteile, soweit sie die Vorderfläche bilden und nahe der Brustwand liegen, sind in der Abbildung rot ausgefüllt. (Der rechte Vorhof ist quer und der linke Ventrikel längs schraffiert.) Vom linken Vorhof ist oberhalb der Ventrikel nur ein kleiner Teil auf die Vorderfläche projizierbar; dieser liegt ebenso wie die Aorta und die Vena cava ziemlich weit von der Brustwand ab. Diese Organe sind nicht ausgefüllt, sondern es ist nur ihre Kontur rot eingetragen. (Den Grund für diese Differenz nachher.) Die blaue Linie deutet die Lungenränder an. Ferner sehen Sie unterhalb des Zwerchfells die Leber und den Magen eingezeichnet. Achten Sie gleich darauf, daß der linke Leberlappen sich in seiner Projektion auf die Brustwand mit dem Herzen teilweise überdeckt.

Man könnte nun vermuten, daß als oberflächliche oder kleine Dämpfung tatsächlich alles herausperkutierbar ist, was nicht von Lunge bedeckt wird, und daß die tiefe oder große Dämpfung der wahren Herzsilhouette entspricht, wie sie der Orthodiagraph oder die Fernröntgenaufnahme angibt. Das ist leider nicht der Fall.

Was man in zuverlässiger Weise herausperkutieren kann, zeigt Abb. 4 (S. 87). Der blaue Bezirk stellt die oberflächliche oder absolute kleine, der rote die tiefe oder relative oder große Herzdämpfung dar; in der letzteren zeigt die dunkler rot ausgefüllte Partie den Teil der Herzdämpfung, den man fast stets mit Sicherheit herausperkutieren kann; der heller rote Teil ist nur manchmal unter günstigen Umständen perkutierbar. Vergleichen Sie die Abb. 3 und 4 miteinander! Woher kommt die Divergenz zwischen dem, was man als Perkussionsresultat erwarten möchte, und dem, was tatsächlich zu perkutieren gelingt? Erstens sind alle Teile, die hinter dem Sternum liegen, einer genauen Perkussion nicht in präziser Weise zugänglich. Zweitens sind die Zwischenrippenräume unmittelbar neben dem Sternum oft recht schmal und erschweren damit die Perkussion; und drittens ist der äußerste Rand des Herzens von der Brustwand soweit abgelegen, daß die perkutorische Feststellung dieser Randpartien unsicher wird. Man perkutiert als große Dämpfung tatsächlich denjenigen Abschnitt des Herzens, der dicht genug an die Brustwand herantritt, um perkutierbar zu werden. Der linke Vorhof ebenso wie die Aorta und die Vena cava liegen stets so weit ab, daß sie der Perkussion unter normalen Verhältnissen meist nicht zugänglich werden; von diesen Teilen sind in der Abbildung nur die Grenzen angedeutet.

Im einzelnen noch folgendes: Die oberflächliche Herzdämpfung entspricht, wie Sie durch Vergleich der beiden Abbildungen sehen, nach oben und nach links ziemlich gut dem von der Lunge tatsächlich freigelassenen Teile des rechten Ventrikels. Nach rechts dagegen reicht sie nicht bis zum Rande der rechten Lunge, wie sie sollte, sondern hört stets am linken Sternalrand auf. Das Sternum schwingt beim Beklopfen infolge seines Baues als Strebepfeiler zwischen den Rippen immer als Ganzes. Der Klopfschall über der unteren Hälfte des Brustbeines, besonders links, wo es dem Herzen direkt aufliegt, ist meist kürzer als oben, wo es frei schwingt. Das ist zuzugeben. Aber eine genaue Abgrenzung des vom Herzen eingenommenen Gebietes ist durch den Klopfschall schlechterdings nicht zu erwarten. Wegen dieser Eigenschaft, immer in toto zu schwingen, finden Sie auf dem Sternum überhaupt niemals eine absolute Dämpfung, wenigstens sofern Sie sich strikte an die Definition halten. Denn von einer absoluten Dämpfung soll man nur da reden, wo auch bei leisester Perkussion nichts von Lungenschall zu hören ist. Und über dem Sternum finden Sie (vielleicht ausgenommen Fälle mit größten Herzbeutelergüssen oder ausgedehnten Mediastinaltumoren) stets etwas Schall.

Daß die Herzdämpfung unten in die Leberdämpfung übergehen muß und von dieser nicht abgegrenzt werden kann, versteht sich von selbst, da sich ja Herz und linker Leberlappen in ihrer Projektion auf die vordere Brustwand teilweise decken.

Noch auf einen Punkt möchte ich gleich hinweisen, der die Perkussion dieser oberflächlichen oder absoluten Herzdämpfung oftmals erschwert. Wie Sie aus der Abbildung ersehen, liegt dem linken Leberlappen und dem Herzen der Magen an, welcher ebenso wie der Darm gewöhnlich einen sog. tympanitischen, paukenähnlichen Schall gibt. Von dieser Tympanie mischt sich je nach dem Füllungszustand des Magens beim Perkutieren der unteren Herzteile und ebenso des linken Leberlappens öfters etwas Klang bei, so daß die absolute Dämpfung hier nicht immer „absolut" im strengen Sinne des Wortes bleibt. Der linke Leberlappen ist dadurch der Perkussion meistens nicht sicher zugänglich. Deshalb ist dieser Teil auf der Abb. 4 mit einem helleren Blau gezeichnet. (Wenn der linke Leberlappen von der Bauchwand stärker abgedrängt ist und hier ein sehr ausgesprochen tympanitischer Schall herrscht, gelingt es manchmal, das weniger oder gar nicht tympanitisch klingende Herz abzugrenzen und so seinen unteren Rand perkutorisch zu bestimmen; aber ein regelmäßiger und zuverlässig zu erhebender Befund ist das natürlich nicht.)

Die tiefe oder große oder relative Herzdämpfung entspricht nach links meistens ungefähr dem wirklichen Herzrande. Nach oben kann sie, wie erwähnt, schlechterdings nur so weit reichen, als das Herz dicht genug an die vordere Thoraxwand herantritt; das ist für gewöhnlich nur beim rechten Ventrikel der Fall. Der linke Vorhof und die Aorta liegen zu weit nach hinten, um sich unter normalen Verhältnissen (d. h. ohne vergrößert zu sein und ohne Schrumpfung der Lunge) durch eine Dämpfung des Lungenschalles zu verraten. Deshalb biegt die relative Herzdämpfung vom linken Herzrande etwa in der Höhe der 3. Rippe nach dem Brustbein zu um. Der rechte Vorhof, soweit er das Brustbein überragt, ist wegen der engen Zwischenrippenräume daselbst nicht regelmäßig zu perkutieren. Wir können oft nur feststellen, daß die Herzdämpfung nach rechts das Brustbein nicht überschreitet (damit ist eine nennenswerte Vergrößerung nach rechts auszuschließen). Manchmal aber, besonders wenn in tiefster Exspiration der Lungenrand etwas zurücktritt, gelingt es, rechts vom Sternum eine schmale etwa einen Finger breite relative Dämpfungszone festzustellen. Das bedeutet noch keine Vergrößerung.

Wie Sie aus dieser kurzen Besprechung und aus den Abbildungen ersehen, ist die Herzperkussion eine Methode, deren Resultate immer und in jedem einzelnen Falle nur mit allerstrengster Kritik verwendet werden dürfen. Beide Dämpfungsfiguren, die oberflächliche und die tiefe, stellen eine Resultante zwischen der Größe des Herzens und dem Verhalten der Lunge dar. Sie können sich die einzelnen Möglichkeiten selber konstruieren, wie also z. B. eine Vergrößerung der Lunge (Emphysem) die oberflächliche Herzdämpfung zum Verschwinden bringen und auch die Feststellung der tiefen mehr oder weniger erschweren kann. Unter solchen Umständen kann ein vergrößertes Herz vielleicht nur die Dämpfungsfigur eines normal großen

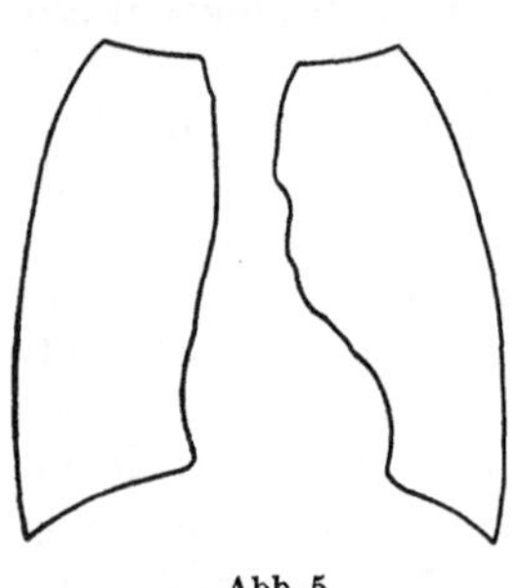
Abb. 5.

ergeben. Im Gegensatz dazu kann eine Lungenschrumpfung (Tuberkulose, alte Pleuritis) eine Herzvergrößerung dadurch vortäuschen, daß Teile des normal großen Herzens der Perkussion zugänglich werden, die es sonst nicht sind, z. B. der linke Vorhof oder die aufsteigende Aorta. Ferner muß man sorgfältig auf die Thoraxform achten, ehe man eine Änderung der Herzdämpfung auf eine Herzvergrößerung bezieht. So können Thoraxverbiegungen die Lage des Herzens leicht beeinflussen und es z. B. mehr an die Brustwand pressen, so daß eine Vergrößerung, besonders der absoluten Dämpfung bei normal großem Herzen zustande kommt. Bei einem seitlich steil abfallenden Thorax findet man die linke Grenze manchmal außerhalb der Medioklavikularlinie, während sich bei genauer sagittaler Projektion auf die Vorderfläche (durch Röntgenstrahlen) das Herz nicht als vergrößert erweist; auch den Spitzenstoß fühlt man in solchen Fällen oft außerhalb der Medioklavikularlinie an die linke Brustwand anklopfen. An derartige leicht zu erklärende Fehlerquellen muß man stets denken. Prozesse im Abdomen, die das Zwerchfell nach oben drängen, können das Herz schief lagern und dadurch ebenfalls zu einer scheinbaren Vergrößerung führen (Meteorismus, Gravidität). Erst wenn man alle solche Fehlerquellen ausgeschlossen hat, darf man eine „Herzvergrößerung“ diagnostizieren. Herzverkleinerungen gibt es klinisch nicht. Wo der Anatom von einer „Atrophia cordis“ spricht, ist die Volumabnahme niemals groß genug, um eine perkutorisch deutliche Verkleinerung zu verursachen. Wenn eine Herzdämpfung zu klein ist, kann man das ruhig auf eine Vergrößerung der Lunge beziehen. (Einen sehr maßgebenden Einfluß auf das, was wir klinisch als „Herzgröße“ bezeichnen, hat natürlich die

,,Füllung" des Herzens, welche neben anderen Punkten von der Blutmenge, einem noch nicht genügend sicher zu bestimmenden Faktor, abhängt.)

Über die Ausführung der Perkussion möchte ich ebenso wie bei der Lungenperkussion keine technischen Einzelheiten bringen, sondern ich verweise Sie auf die praktischen Kurse. Die Erfahrung zeigt, daß man auf den verschiedensten Wegen richtig perkutieren kann, sowohl mit stärkerem als mit schwächerem Anschlag, sowohl mit kurzen als mit ,,verweilenden" Schlägen. Auch ob man Finger-Finger klopft oder Hammer und Plessimeter dazu verwendet, ist mehr Bequemlichkeits- und Geschmacksache als eine Prinzipienfrage. Auf jeden Fall aber ist es ratsam, die Herzperkussion stets damit zu beginnen, daß man erst die Lungen-Lebergrenze bestimmt und auf der dadurch gefundenen Zwerchfellhöhle die Herzdämpfung aufbaut. Damit entgeht man manchem groben Fehler; besonders bei tiefem Zwerchfellstande (Enteroptose od. dgl.) gerät man sonst oft in Gefahr, das Herz viel zu hoch zu suchen. Es liegt natürlich immer dem Zwerchfell auf.

Vermittelst der Röntgenstrahlen (durch Orthodiagraphie oder Teleaufnahmen) ist eine Kontrolle der Perkussionsresultate möglich, welche in vielen Fällen sehr wertvoll ist. Besonders die Vergrößerungen einzelner Herzhöhlen, wie sie für bestimmte Klappenfehler charakteristisch sind, werden oft erst durch die Röntgenuntersuchung mit Sicherheit erkannt. Dagegen vergesse man jedoch nicht, daß die Röntgenuntersuchung genau wie die Perkussion nur das Herz als luftleeres Organ von den lufthaltigen Nachbarorganen abzugrenzen vermag. Wo durch Verminderung des Luftgehaltes der Lunge Schwierigkeiten für die Perkussion auftreten, da bestehen sie ganz genau ebenso für die Deutung des Röntgenbildes. Daher machen vergrößerte Drüsen im Mediastinum, ferner die in den Lungenhilus ziehenden größeren Gefäße und vielleicht auch die größeren Bronchien mit ihrer knorpeligen Wand es oft schwierig, die oberen Grenzen des Herzens und die der aufsteigenden Aorta genau zu erkennen. Beifolgend sehen Sie in Abb. 5 (S. 90) das Schema eines ,,normalen" Röntgenogrammes, wie es sich in günstigen Fällen zeigt. Der rechte Herzrand wird durch zwei Bogen gebildet, unten durch den schwach pulsierenden rechten Vorhof, oben die Aorta ascendens ode. meistens wohl die Vena cava superior. Links heben sich drei Bogen ab, unten der stark pulsierende linke Ventrikel, oben die ebenfalls pulsierende Aorta; zwischen beide schiebt sich ein nicht pulsierender kleiner Bogen ein, der dem linken Vorhof plus der Arteria pulmonalis entspricht. Manchmal lassen sich diese beiden, oben die Pulmonalarterie, unten der Vorhof, ganz gut voneinander trennen. Von den charakteristischen Abweichungen, welche die Klappenfehler oftmals zeigen, werden wir nachher reden.

Man hat versucht, auch durch Perkussion diese wahre Herzsilhouette genau festzustellen, ebenso wie es die Röntgenstrahlen vermögen. Die eine Schule (Moritz) sucht dies mit möglichst lauten Perkussionsschlägen zu erreichen; eine andere (Goldscheider) sieht in der allerleisesten, der sog. Schwellenwertperkussion den geeignetsten Weg. Es ist zuzugeben, daß man in manchen Fällen die wahren Herzgrenzen etwas genauer finden kann, als es in der obigen

Darstellung angegeben ist. So gelingt es z. B. manchmal, neben dem oberen Teil des Sternums die Begrenzung der Gefäße dort zu perkutieren. Daß dies aber stets möglich ist und deshalb als Regel gefordert werden darf, davon haben die Verfechter dieser Methoden die Mehrzahl der Ärzte nicht zu überzeugen vermocht. In einzelnen Punkten muß es geradezu unmöglich erscheinen, was die betreffenden Autoren herausperkutieren zu können angeben. Daß die Röntgenuntersuchung keineswegs beanspruchen darf, stets als unfehlbare Kontrollmethode zu gelten, ist schon erwähnt. Beim Gefäßschatten z. B. zeigen die Röntgenbilder oft ein unentwirrbares Mixtum compositum, aus dem Schatten sämtlicher Mediastinalorgane bestehend, das in seiner Deutung dem Belieben des Beobachters genau so viel Spielraum läßt wie die Perkussionsresultate. In bezug auf eine weitere eingehendere Kritik dieser modernen Perkussionsmethoden empfehle ich Ihnen, das betreffende Kapitel im SAHLI nachzulesen; ich möchte mich jedem Worte daselbst anschließen und wüßte nichts anderes und besseres darüber zu sagen.

Jetzt dürften Sie genügend vorbereitet sein, um die einzelnen Klappenfehler durchzugehen.

Beginnen wir mit der Aortenstenose; hier liegen die Dinge am einfachsten. Bei der Aortenstenose stößt der linke Ventrikel auf ein Hindernis, wenn er seinen Inhalt in die Aorta werfen will; die Aortenklappen sind im gegebenen Momente nicht ganz geöffnet. Um seiner „Verpflichtung", während der Systole seinen gesamten Inhalt in die Aorta zu entleeren, nachzukommen, muß der linke Ventrikel mit vermehrter Kraft pumpen; wenn er dies dauernd tut, dann muß er nach unseren früheren Auseinandersetzungen hypertrophieren. Mit der Hypertrophie des linken Ventrikels ist die Aortenstenose kompensiert; die stromaufwärts vom linken Ventrikel gelegenen Teile, der linke Vorhof und vor allem der Lungenkreislauf, werden von einer kompensierten Aortenstenose nicht berührt. Ich übergehe im Interesse einer einfacheren Darstellung, daß nach neueren Anschauungen wirklich ganz reine Hypertrophien ohne jede Dilatation kaum vorkommen dürften. Denn zum Zustandekommen einer Hypertrophie soll eine vermehrte systolische Anfangsspannung gehören; diese wiederum ist die Folge einer vermehrten diastolischen Füllung. Somit ist ein gewisser Grad von Dilatation eine conditia sine qua non für die Ausbildung einer jeden Hypertrophie (s. S. 101).

Die auskultatorischen Phänomene sind einfach abzuleiten. Das Strömungshindernis macht sich während der Systole geltend; daher muß ein systolisches Geräusch auftreten; da dasselbe an der Aortenklappe entsteht, wird es dort, d. h. im zweiten Zwischenrippenraum rechts vom Brustbein sein Punctum maximum haben. Von hier pflanzt es sich längs des Sternums nach der Karotis zu fort, da es ja durch die Wirbel in dem nach oben fließenden Blut entsteht. Wenn man es auch oft über dem ganzen Herzen hört, so ist in der besonders deutlichen Hörbarkeit über dem oberen Sternum ein wichtiger Unterschied gegenüber anderen systolischen Geräuschen gegeben. Ferner läßt sich manchmal noch eine andere Eigentümlichkeit des systolischen Aortenstenosengeräusches heraushören: Es beginnt nicht genau synchron mit der Systole, sondern erst ein Zeitteilchen später. Das Passagehindernis an der Aorta macht sich eben nicht im Beginne der Systole geltend, wenn der erste Ton entsteht, sondern erst nach der Anspannungszeit, wenn das Blut durch die geöffneten Aortenklappen treten soll (bei Ia der Abb. 2). Deshalb beginnt das Geräusch erst etwas später. Ferner pflegt bei starken Stenosen der zweite Ton über der Aorta leiser zu werden oder gar zu verschwinden. Man hört dann manchmal über dem Herzen überall nur ein lautes systolisches Geräusch, dessen Punctum maximum aber doch stets oben neben dem Brustbein bleibt.

Für die Perkussion pflegt eine kompensierte Aortenstenose nichts Besonderes zu ergeben. Die Hypertrophie des linken Ventrikels, durch welche der Defekt ausgeglichen wird, führt nicht zu einer so starken Volumzunahme des Herzens, daß seine Grenzen auf dem Thorax für die Perkussion deutlich größer werden. Mit Hilfe der Röntgenstrahlen ist eine solche Hypertrophie aber öfters nachweisbar. In typischen Fällen sieht man, wie der linke Ventrikel stärker als sonst nach links ausgebuchtet ist.

Dagegen verleiht die Hypertrophie des linken Ventrikels dem Spitzenstoß gewisse gut erkennbare Eigentümlichkeiten. Die palpierende Hand fühlt in solchen Fällen den Spitzenstoß nicht als kurzes leichtes Anklopfen wie unter normalen Verhältnissen, sondern als ein ungemein kraftvolles allmähliches Andrängen an engumschriebener Stelle. Ein solcher sog. „langsam hebender Spitzenstoß ist (einen normal gebauten Thorax vorausgesetzt!) ein eindeutiger und sicherer Beweis für einen hypertrophischen linken Ventrikel. Deshalb ist es wichtig, ihn genau zu kennen. Man darf ihn nicht verwechseln mit dem sog. „erschütternden oder schleudernden Spitzenstoß". Darunter versteht man ein abnorm kräftiges aber kurzes Anschlagen, welches die Brustwand manchmal weithin erzittern läßt. Dieser erschütternde Spitzenstoß beweist nicht das Vorhandensein einer organischen Herzveränderung, sondern findet sich vorzugsweise bei nervösen Zuständen, speziell beim Basedowherz.

Der Puls bei der Aortenstenose ist ein sog. Pulsus tardus. Der Anstieg und ebenso der Abfall ist weniger steil als sonst. Seine Höhe ist geringer, vielleicht weil die Blutwelle an der stenosierten Stelle gebremst, ihr Impetus etwas gedämpft wird. Manchmal kann man hieran eine Aortenstenose schon bei Palpation der Radialarterie diagnostizieren oder mindestens vermuten. Die Herzaktion ist öfters auffallend langsam. Wer will, kann hierin wieder etwas Teleologisches sehen. Denn wenn die langsamere Herzaktion auch zum größten Teile durch eine Verlängerung der Diastole zustande kommt, so profitiert die Systole doch auch ein wenig davon; und eine solche Systolenverlängerung erleichtert es dem linken Ventrikel natürlich, das Hindernis an der Aorta zu überwinden.

Ein wenig komplizierter liegen die Verhältnisse bei der Insuffizienz der Aortenklappen, der „Maladie de Corrigan", wie sie in der ausländischen Literatur auch jetzt noch viel genannt wird. Bei diesem Klappenfehler fehlt der prompte Schluß der Aortenklappen in der Phase, in welcher sie geschlossen sein sollen, nämlich in der Diastole des Ventrikels. Während der Diastole soll sich der Ventrikel mit dem aus dem Vorhof zuströmenden Blut füllen und inzwischen soll das in die Aorta geworfene Blut in die Peripherie abfließen. Schließen die Aortenklappen jetzt nicht dicht, dann fließt ein gewisser Teil des Blutes aus der Aorta zurück in den linken Ventrikel. Hier prallt es dann mit dem aus dem Vorhof zufließenden Blute zusammen. Zur Aufrechterhaltung der normalen Blutverteilung fallen dem linken Ventrikel jetzt zwei Aufgaben zu: Zunächst muß er während seiner Diastole das ihm rechtmäßig zufließende Blut aus dem Vorhof und dazu noch das unrechtmäßig aus der Aorta zurückströmende Blut beherbergen. Um das auf die Dauer zu leisten, muß er dilatieren. Ferner muß er aber dann bei seiner nächsten Systole diese ganze übergroße Menge in die Aorta werfen. Denn der Körperkreislauf soll sein ihm zustehendes Quantum empfangen unbeschadet des teilweisen Rückflusses in den linken Ventrikel. Um dieser Aufgabe gewachsen zu sein, muß er hypertrophieren. Also wird eine Insuffizienz der Aortenklappen kompensiert durch Hypertrophie und Dilatation des linken Ventrikels.

Das Geräusch der Aorteninsuffizienz muß ein diastolisches sein, da ja der zu pathologischen Wirbeln führende Vorgang sich während der Diastole abspielt. Das Punctum maximum dieses Geräusches ist an seinem Entstehungsorte, den Aortenklappen, d. h. dem zweiten Zwischenrippenraum rechts am Brustbein zu erwarten. Da es durch die Wirbel des in den Ventrikel zurückströmenden Blutes entsteht, wird es in der Richtung dieses Rückfließens, d. h. nach der Spitze zu, ebenfalls zu hören sein. In vielen Fällen hört man es unten über dem Sternum oder gar im dritten Zwischenrippenraum links vom Sternum am deutlichsten. Man versäume deshalb nie, an dieser Stelle danach zu suchen. Entsprechend

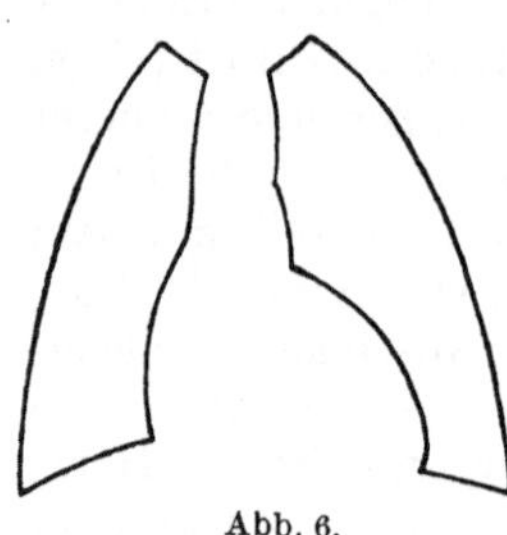

Abb. 6.

seiner Entstehung setzt es stets im Beginn der Diastloe ein, um im Verlaufe derselben allmählich abzuklingen; man spricht deshalb von einem „Dekrescendo"-Geräusch. Dieses Abklingen während der Diastole spricht, ebenso wie auch diesbezügliche Experimente dafür, daß der Rückfluß des Blutes aus der Aorta in die Kammer nicht die ganze Diastole hindurch anhält. Der zweite Ton über der Aorta im Beginne der Diastole ist neben dem diastolischen Geräusch manchmal, aber nicht immer herauszuhören. Eine besondere Bedeutung scheint dem nicht zuzukommen.

Außer dem diastolischen Aortengeräusch hört man bei der Aorteninsuffizienz oft, vielleicht sogar meistens, noch ein systolisches Geräusch. Wenn es über der Aorta am deutlichsten ist, wird man es auf eine Stenose der Aorta beziehen dürfen, wie sie häufig mit der Insuffizienz vergesellschaftet ist. Wenn es dagegen an der Spitze am lautesten ist, wird man sich wohl oder übel mit den verschiedenen unbefriedigenden Erklärungsversuchen begnügen müssen, auf die man auch sonst bei systolischen Geräuschen ohne Klappenfehler zurückzugreifen pflegt. Wir kommen darauf später noch zurück (S. 102).

Palpatorisch und auch perkutorisch (letzteres im Gegensatz zur Aortenstenose) verrät sich die Aorteninsuffizienz durch deutlichen

Befund. Die Dilatation des linken Ventrikels, welche neben der Hypertrophie zur Kompensierung des Klappendefektes erforderlich ist, läßt die Herzsilhouette deutlich größer werden. Der dilatierte linke Ventrikel schiebt die linke Lunge beiseite; dementsprechend wird sowohl die oberflächliche als auch die tiefe Herzdämpfung größer. Die letztere reicht oft bis ein oder gar zwei Finger breit über die Medioklavikularlinie hinaus. Der Spitzenstoß wandert in der Längsachse des vergrößerten linken Ventrikels, d. h. nach außen und unten; in schweren Fällen kann er bis in den 7. Zwischenrippenraum in die vordere Axillarlinie zu liegen kommen. (Bei einer bloßen Verschiebung des linken Ventrikels durch den vergrößerten rechten tritt der Spitzenstoß nur nach außen, ohne weiter nach unten zu rücken.) Infolge der Hypertrophie des Ventrikels hat er selbstverständlich den Charakter des „langsam hebenden" Spitzenstoßes wie bei der Aortenstenose.

Auf der Röntgenplatte sieht man eine ähnliche aber meist noch stärkere Ausbuchtung des linken Ventrikels. Er kann dann mit dem linken Vorhof nicht einen stumpfen, sondern beinahe einen rechten Winkel bilden. Manchmal ist auch die Aorta noch etwas erweitert (Abb. 6).

Der Puls bei der Aorteninsuffizienz ist der Typus derjenigen Pulsform, welche Sie unter dem Namen des Pulsus celer et altus, des schnellenden Pulses, in der Physiologie kennen gelernt haben. Die Pulswelle steigt abnorm steil und hoch an, um dann ebenso steil ganz tief abzufallen. Auf diesen starken Abfall, während dessen das Arterienrohr fast leer erscheint, ist bei der Palpation Gewicht zu legen, wenn man den richtigen Pulsus celer nicht z. B. mit dem lebhaft anschlagenden Fieberpuls verwechseln will. Nach der landläufigen Erklärung beruht der rasche und steile Anstieg beim Pulsus celer auf der abnorm großen Blutwelle, welche in die Aorta geworfen wird, und der steile Abfall rührt her von dem teilweisen Rückfluß des Blutes aus der Aorta in die Kammer. Diese Deutung ist unbefriedigend. Wäre sie richtig, dann müßte die Eigenschaft der Zelerität in der Nähe des Herzens am stärksten ausgeprägt sein und nach der Peripherie hin abnehmen. Tatsächlich ist dies nicht der Fall. In der Nähe des Herzens ist die Zelerität weniger deutlich als in den weiter abgelegenen mittleren Gefäßen. Das spricht dafür, daß allerlei Vorgänge in den Gefäßen eine ausschlaggebende Rolle dabei spielen. Meist macht sich die Pulswelle noch im Kapillargebiet bemerkbar als abwechselndes Rot- und Blaßwerden, wenn man die Haut etwas reibt, sog. Kapillarpuls. Nach Untersuchungen mit dem Hautmikroskop handelt es sich streng genommen nicht um Pulsation der Kapillaren sondern der Arteriolen. Ein echter Puls der Kapillaren soll nur sehr selten sein; er soll bei organischen und funktionellen Störungen vorkommen. Sog. Kapillarpuls ist bei Aorteninsuffizienz öfters auch im Augenhintergrund zu sehen.

Ferner werden Ihnen gelegentlich einmal an einem Kranken mit Aorteninsuffizienz verschiedene abnorme auskultatorische Phänomene über den Arterien (Töne und Geräusche) demonstriert werden. Ich übergehe dieselben hier, da sie wegen ihrer Seltenheit nur geringe praktische Bedeutung haben. Ich erwähne noch, daß bei der Aorteninsuffizienz die Lues als Ursache eine wichtige Rolle spielt. Die relative Häufigkeit dieses Klappenfehlers bei der Tabes hängt wohl mit dieser gemeinsamen Ätiologie zusammen.

Beide Aortenfehler, die Insuffizienz und die Stenose werden also durch zweckentsprechende Mehrarbeit des linken Ventrikels kompensiert. Da der linke Ventrikel die kräftigste und stärkste von allen Herzkammern ist, so vermag er die geforderte Mehrarbeit häufig lange Zeit genügend zu leisten. Die stromaufwärts gelegenen Teile, vor allem der Lungenkreislauf, werden von einem kompensierten Aortenfehler nicht in Mitleidenschaft gezogen.

Wesentlich ungünstiger liegen in dieser Hinsicht die Verhältnisse bei den Mitralfehlern. Entsprechend dem Grundgesetz der Klappenfehlerkompensation, daß der Herzteil stromaufwärts von der lädierten Klappe den Schaden wett zu machen hat, muß bei Mitralfehlern der linke Vorhof helfend eintreten. Er muß einem Plus an Blut oberhalb der lädierten Klappe entgegenarbeiten. Da der linke Vorhof viel schwächer und dünnwandiger ist als der linke Ventrikel, so ist er bald mit seinen Reservekräften am Ende. (Auch den rechten Vorhof findet man bei den Vitien des rechten Herzens nur sehr selten stärker hypertrophisch.) Dann machen sich die Folgen des Defektes an der Mitralis auch in den weiter rückwärts gelegenen Teilen bemerkbar; der Lungenkreislauf wird überfüllt. Um dem abzuhelfen, muß dann der rechte Ventrikel eingreifen. Er muß nämlich den Druck im Lungenkreislauf derart erhöhen, daß das Blut aus den Lungenvenen in den linken Vorhof trotz der dort bestehenden Überfüllung abfließen kann. Daß eine systolische Mehrarbeit des rechten Ventrikels dazu verhilft, das Hindernis an der Mitralis während der Diastole zu überwinden, erklärt sich aus der oben erwähnten „Windkesselfunktion.“ Um diese vermehrte Pumparbeit zu leisten, muß der rechte Ventrikel hypertrophieren. Erst damit ist dann der Mitralfehler in bezug auf die stromaufwärts gelegenen Teile in dauerhafterer Weise kompensiert. Freilich ist der Lungenkreislauf dabei konstant unter einen abnorm hohen Druck gesetzt. Hierdurch ist eine Neigung zu Bronchitiden und Zyanose gegeben, die wir als Folge der Überfüllung des Lungenkreislaufes im vorigen Kapitel bereits besprochen haben.

Bei der Stenose der Mitralis, mit der wir wieder beginnen wollen, verhält es sich im einzelnen folgendermaßen: Das Blut stößt an der Mitralklappe auf ein Hindernis, wenn es während der Diastole vom linken Vorhof in den linken Ventrikel strömt; hiernach wird das Mitralstenosengeräusch ein diastolisches sein, und zwar ist es meist am Ende der Diastole als ein anschwellendes Krescendo am besten zu hören.

Um die Eigentümlichkeiten und Modifikationen dieses diastolischen Mistralstenosengeräusches sowie die Kompensationsvorgänge bei diesem Klappenfehler im einzelnen zu verstehen, erinnere ich Sie an das im Anfange der heutigen Vorlesung Besprochene. Das Blut fließt größtenteils nur infolge Druckdifferenz vom Vorhof in den Ventrikel; erst am Schluß der Diastole wird der Rest durch eine Kontraktion des Vorhofs in den Ventrikel gepreßt. Die beiden Momente des beschleunigten Fließens sind oben auch besprochen (nämlich kurz nach dem Beginne der Diastole, wenn die Druckdifferenz noch hoch ist, und kurz vor dem Ende der Diastole, wenn der Vorhof nachhilft). Begünstigt werden kann der Abschluß bei einem Passagehindernis entweder dadurch, daß am Ende der Diastole stärker gepumpt, oder dadurch, daß im Beginn der Diastole für einen höheren Druck im Vorhof gesorgt wird. Das erste kann durch den linken Vorhof, das letztere durch vermehrte Pumparbeit des rechten Ventrikels erreicht werden. Also wird eine Mitralstenose kompensiert zunächst (aber weniger wirksam) durch eine Hypertrophie des linken Vorhofes und dann, als zweite wirksamere Instanz, durch eine Hypertrophie des rechten Ventrikels. Die für eine Geräuschentstehung günstigsten Momente sind natürlich die des raschesten Fließens. Das findet durch die kompensatorische Mehrarbeit des linken Vorhofs bzw. der rechten Kammer in den beiden Phasen im Anfang und am Ende der Diastole statt, in denen der Abfluß auch normalerweise schon eine Beschleunigung erfährt. Das sind die Momente, welche in der Abb. 2 (S. 82) bei III und kurz vor I liegen. Die Vielfältigkeit, unter der das Mitralstenosengeräusch auftreten kann, ist bedingt durch das Überwiegen des einen oder des anderen Momentes; hierdurch kommen seine verschiedenen Modifikationen zustande; aber sie gruppieren sich stets um diese beiden „kritischen" Punkte des beschleunigten Fließens.

In manchen Fällen von Mitralstenose, bei denen die Kompensation hauptsächlich durch Mehrarbeit des linken Vorhofes gewährleistet wird, wirkt ausschließlich die Vorhofskontraktion geräuscherzeugend. Man hört dann ein Geräusch ausschließlich im Moment der Vorhofskontraktion, also am Ende der Diastole unmittelbar vor der nächsten Systole. Der Charakter dieses sog. prasystolischen Geräusches ist anschwellend, krescendo; es schließt mit dem nächsten ersten Tone scharf ab. Manchmal kann man es mit der Hand gut fühlen; man spricht dann auch von „Katzenschnurren". Ein andermal, vermutlich dann, wenn die Druckerhöhung im linken Vorhof infolge der Mehrarbeit des rechten Ventrikels eine wichtige Rolle bei der Kompensation spielt, hört man neben dem präsystolischen Geräusch im Beginne der Diastole kurz nach dem zweiten Ton (bei III der Abb. 2, S. 82) noch ein Geräusch. Man nennt das ein „protodiastolisches" Geräusch. In wieder anderen Fällen ist dieses protodiastolische Geräusch allein hörbar, offenbar dann, wenn der linke Vorhof seine Tätigkeit eingestellt hat. Das ist, wie oben erwähnt, kein seltenes Vorkommnis. Ferner hört man manchmal ein Geräusch kontinuierlich während der ganzen Diastole, dann jedoch mit Verstärkungen in den beiden kritischen Momenten. Nach einer neuen Auffassung, die zuerst von englischen Autoren vertreten wurde, aber jetzt auch bei uns einige Anhänger findet, soll das präsystolische Mitralstenosengeräusch in Wirklichkeit in die Systole fallen. Diese Anschauung muß natürlich die Voraussetzung machen, daß der erste Herzton im Gegensatz zur üblichen Lehre gar nicht den Beginn der Systole anzeigt, sondern erst in ihrem weiteren Verlauf, etwa in der Mitte der Anspannungszeit auftritt. Es lassen sich verschiedene Bedenken gegen diese Deutung geltend machen.

Schließlich hört man gelegentlich in der ersten Hälfte der Diastole kein Geräusch, sondern einen dritten Ton; er bleibt von dem zweiten Ton durch ein deutliches Intervall getrennt; ein präsystolisches Geräusch kann daneben vorhanden sein oder auch fehlen. Die Entstehung dieses dritten Tones ist nicht ganz sicher. Nach den Anschauungen meines Lehrers D. GERHARDT, dem ich in der Darstellung hier folge, entsteht dieser dritte Ton im Momente der Öffnung der Mitralklappe, also auch bei III der Abb. 2. Man wird ihn davon herzuleiten haben, daß das ruckartige Aufgehen der stenosierten Mitralklappe tonbildend wirkt (POTAINS „Claquement de l'ouverture mitrale"). Es handelt sich nach dieser Auffassung also um einen neugebildeten dritten Ton.

Ob ein solcher dritter Ton allein auch ohne jedes Geräusch die Diagnose einer Mitralstenose sichert, ist noch strittig. Man hört ihn, wenn auch nur sehr leise, bei sonst völlig Gesunden gelegentlich. Manche Autoren wollen diesen dritten Ton fast bei allen Menschen hören. Sie sehen in diesem normalen dritten Ton den akustischen Ausdruck der Dehnung der erschlafften Kammerwand durch das plötzlich einströmende Blut in der ersten Phase der Diastole. Jedenfalls darf man diesen dritten Ton nicht mit anderen ähnlichen Schallerscheinungen zusammenwerfen. Derartiger Verwechslungsmöglichkeiten gibt es mehrere. Da sind zunächst einmal die respiratorischen Spaltungen des zweiten Tones zu nennen. Man hört oftmals auch bei Gesunden am Ende des Inspiriums und im Beginne des Exspiriums über der Herzbasis den zweiten Ton gespalten, also statt eines Tones zwei ganz kurz aufeinander folgende Töne. Man erklärt dieselben damit, daß in diesen Fällen der Schluß der Pulmonalklappe etwas verspätet erfolgt; die inspiratorische Erweiterung des Thorax soll den rechten Ventrikel stärker füllen und dadurch die Systole verlängern. Die Erkennung einer solchen respiratorischen Spaltung ist leicht, zunächst einmal durch ihre Abhängigkeit von der bestimmten Respirationsphase. Ferner folgen sich die beiden Töne außerordentlich kurz aufeinander; manchmal lassen sie sich nur bei genauester Aufmerksamkeit von einem „unreinen“ Ton unterscheiden und als zwei getrennte Töne erkennen. Man hat übrigens auch den dritten Ton der Mitralstenose durch einen verspäteten Pulmonalklappenschluß erklären wollen. Die Verlängerung der Systole der rechten Kammer soll dann durch den gesteigerten Widerstand im Lungenkreislauf verursacht sein. Dieser Deutung ist entgegenzuhalten, daß ein solcher dritter Ton dann stets bei Drucksteigerung im Lungenkreislauf auftreten müßte; das ist aber keineswegs der Fall. Die obige Erklärung, welche ihn als einen neugebildeten, an der Mitralklappe entstandenen anspricht, erscheint besser begründet.

Schwieriger ist manchmal die Unterscheidung dieses dritten Mitralstenosentones von dem sog. Galopprhythmus, der bei verschiedenen Herzmuskelerkrankungen, speziell dem Nephritisherz vorkommt. Auch hier ist ein dritter Ton hörbar, deutlich getrennt von den beiden anderen. Man unterscheidet einen präsystolischen und einen (sehr seltenen) diastolischen Galopprhythmus. Der erstere wird allgemein hergeleitet von einem Hörbarwerden der Vorhofsaktion. Der dritte Ton des diastolischen (genauer protodiastolischen) Galopprhythmus fällt etwa in die gleiche Phase der Diastole, wie der dritte Ton der Mitralstenose und wie der „normale“ dritte Ton; ihre Entstehungsbedingungen werden wohl verwandte sein. Die einen denken an eine Art von Muskelton infolge einer abnorm verlaufenden diastolischen Entspannung oder an einen Klappenton der Mitralis und Trikuspidalis, welcher durch die abrupte Erweiterung der Kammern ausgelöst wird. Der Rhythmus des dritten Tones bei der Mitralstenose und beim Galopp klingt etwas anders. Der Dreischlag des Galopprhythmus wird durch den Vergleich mit einem galoppierenden Pferde gut wiedergegeben; man hört ein ⌣⌣⌣. Bei der Mitralstenose hört man ein ⌣⌣⌣. Man ahmt diesen letzteren Klang nach durch den Rhythmus der Worte „Fürchtegott“ oder „Wachtelschlag“ oder „Schufterle“.

Nicht immer, aber öfters ist der erste Ton bei der Mitralstenose abnorm laut. Zur Erklärung wird meist darauf hingewiesen, daß der Druckunterschied zwischen Systole und Diastole hier größer sei als normal, weil die diastolische Füllung des Ventrikels bei der Mitralstenose zu klein sei. Diese Deutung zieht man auch heran für den lauten ersten Ton nach Extrasystolen oder bei Ohnmachten. Hier mag das befriedigen; aber bei der Mitralstenose liegen doch abnorm große Füllungs- und Spannungsunterschiede nur bei starker Dekompensation, aber nicht bei kompensierten Mitralstenosen vor.

Ein so gut wie regelmäßiges weiteres Symptom der Mitralstenose ist eine Verstärkung des zweiten Pulmonaltones als Folge der Druckerhöhung im Lungenkreislauf. Hiermit hat es folgende Bewandtnis. Der über den Aortenklappen entstehende Ton ist normalerweise wegen des stärkeren Druckes im Aortensystem lauter als der über der Pulmonalis. Da die Aortenklappen aber weiter ab von der Thoraxwand liegen, sind beim Gesunden beide Töne annähernd gleich laut zu hören. Aus der Verstärkung eines von beiden gegenüber dem andern darf man deshalb auf eine Drucksteigerung im großen bzw. kleinen Kreislauf schließen, falls nicht durch abnormes Freiliegen der eine Ton lauter oder durch Abdrängung vom Thorax und durch Überlagerung der andere leiser als gewöhnlich gehört wird. Bei der Pulmonalis kann das eine durch Schrumpfung der linken Lunge (Tuberkulose, alte Pleuritis), das andere durch Emphysem leicht geschehen und damit eine pathologische Veränderung des Herzens vorgetäuscht werden. Bei gut gebautem Thorax und gesunder Lunge dürfen Sie aus einem zu lauten zweiten Pulmonalton auf eine Drucksteigerung im Lungenkreislauf schließen. Eine solche ist bei Mitralfehlern mit Ausnahme der allerleichtesten Fälle stets vorhanden. Gelegentlich ist der verstärkte Klappenschluß auch mit der aufgelegten Hand gut zu fühlen. Diese Verstärkung des zweiten Pulmonaltones findet man jedoch nicht immer am klassischen Fleck am besten (im zweiten Zwischenrippenraum links dicht am Sternum), sondern man muß öfters etwas weiter außen danach suchen.

Ein anderes nicht regelmäßiges aber häufiges Zeichen der Mehrarbeit der rechten Kammer ist eine sicht- und fühlbare Pulsation des linken, ja manchmal sogar des rechten Rippenbogens. Schließlich ist der erste Ton an der Spitze oft abnorm laut; einen Erklärungsversuch bringe ich weiter unten.

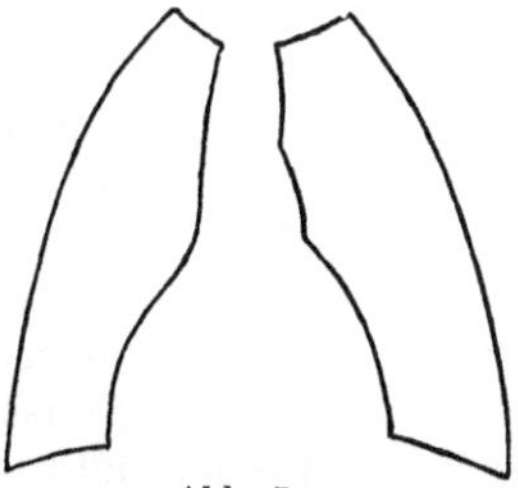

Für die Perkussion braucht sich eine gut kompensierte Mitralstenose ebenso wie eine Aortenstenose kaum zu verraten, da die Hypertrophie einer Kammer (ohne stärkere Dilatation) die Dämpfungsfigur nicht genügend vergrößert.

Abb. 7.

Im Röntgenbilde zeigen dagegen auch gut kompensierte Mitralstenosen öfters charakteristische Bilder: Die Hypertrophie des rechten Ventrikels buchtet den unteren Bogen rechts vom Brustbein stärker aus; die Vergrößerung des linken Vorhofes sieht man daran, daß der mittlere Bogen links größer wird; die linke Begrenzungslinie bildet dadurch beinahe eine Gerade, die „Taille" wird verstrichen (siehe Abb. 7).

In den Büchern finden Sie häufig die Angabe, daß bei der Mitralstenose der linke Ventrikel atrophiere und zwar aus Inaktivität, weil ihm zu wenig Blut zugeführt werde. Bei einer kompensierten Mitralstenose, von der wir hier ja ausschließlich sprechen, kann davon natürlich keine Rede sein. Es gehört ja zum Begriff des kompensierten Klappenfehlers, daß die Blutverteilung und der Kreislauf in normaler Weise aufrecht erhalten werden. Für dekompensierte Mitralstenosen könnte man mit WENCKEBACH (mündliche Mitteilung) an folgendes denken: Bei starker Dekompensation zirkuliert gar nicht die gesamte Blutmenge bei jeder Herzkontraktion, sondern ein Teil des Blutes bleibt in der Lunge „wie in einem Stauwehr" liegen. Hierdurch ließe sich eine Inaktivitätsatrophie allenfalls erklären und ebenso könnte man in diesen Fällen den abnorm lauten Ton I. gewissermaßen von einem Leerschlagen der linken Kammer herleiten, ebenso wie man ja auch während einer Ohnmacht ähnliches findet. Manchmal ist bei der Sektion eine Atrophie des linken Ventrikels wohl nur durch die Hypertrophie des rechten vorgetäuscht. Diesbezügliche genaue Wägungen der einzelnen Herzhöhlen haben keineswegs allen Untersuchern eindeutige Resultate ergeben. Noch strittiger und jedenfalls genetisch ganz unklar ist eine von manchen behauptete Hypertrophie des linken Ventrikels bei Mitralstenose; früher bezog man sie gern auf eine verstärkte Saugwirkung.

Ich möchte hier gleich einiges Klinische über die Mitralstenose bringen. Die Mitralstenose wird oft als prognostisch besonders ungünstig hingestellt. Besonders der Geburtshelfer fürchtet sie gelegentlich mehr als andere Klappenfehler. In der französischen Literatur liest man öfters einen Ausspruch des französischen Klinikers PETER zitiert: Mädchen mit Mitralstenose sollen nicht heiraten, Frauen nicht konzipieren, Mütter nicht stillen! Diese Bedenken sind gewiß übertrieben. Sie sind wohl dadurch zu erklären, daß manche leichte Fälle von Mitralstenose gar nicht erkannt werden. Wenn man darauf achtet, entdeckt man immer wieder Mitralstenosen bei Frauen, die wiederholt geboren haben und die niemals Beschwerden hatten. Die Mitralstenose nimmt puncto Prognose keine ominöse Sonderstellung vor anderen Vitien ein. Und noch eines: Man findet Mitralstenosen öfters ohne vorangegangenen Gelenkrheumatismus und zwar speziell bei Frauen. Anatomisch soll es sich in diesen Fällen nicht um echte endokarditische Verwachsungen handeln, sondern um eine fibröse Stenose der Klappen. Französische Autoren nehmen in diesen Fällen eine „bindegewebige Diathese an". Das ist natürlich strittig. Aber auf die Tatsachen, daß Mitralstenosen nicht ungünstiger zu verlaufen brauchen als andere Klappenfehler und daß sie sich öfters spontan entwickeln, wollte ich doch hingewiesen haben.

Als letzten Klappenfehler wollen wir die Mitralinsuffizienz abhandeln. Hier liegen die Verhältnisse am kompliziertesten; wir finden etwas, das den Grundgesetzen der Kompensationslehre zu widersprechen scheint. An der kompensatorischen Mehrarbeit beteiligt sich nämlich neben den stromaufwärts gelegenen Herzteilen auch noch die stromabwärts gelegene linke Kammer. Mit Hilfe des bisher Besprochenen läßt sich zunächst folgendes leicht ableiten.

Bei jeder Systole des linken Ventrikels spritzt ein Teil des Blutes, das eigentlich quantitativ in die Aorta gelangen sollte, durch die insuffiziente Mitralklappe in den linken Vorhof zurück. Der linke Vorhof sieht sich damit vor die gleichen Aufgaben gestellt wie der linke Ventrikel bei der Aorteninsuffienz. Er muß dilatieren und hypertrophieren, da er eine abnorm große Menge Blut zuerst beherbergen und dann weiter pumpen muß. Da seine Reservekräfte nur gering sind, so wird genau wie bei der Mitralstenose der rechte Ventrikel bald zu Hilfe kommen müssen. Er muß durch Schaffung eines genügenden Druckes an der Anfangsstation des überfüllten Lungenkreislaufs für ein ausreichendes Gefälle in demselben sorgen, so daß das Blut aus dem linken Vorhof trotz der vermehrten Menge daselbst in den linken Ventrikel glatt abfließen kann. **Er muß hypertrophieren.** Soweit stimmen die Verhältnisse mit allem bisher Bekannten überein.

Aber ist nunmehr der Schaden für den gesamten Kreislauf beseitigt? Nein! Der Ventildefekt ist ausgeglichen nur in bezug auf die stromaufwärts gelegenen Teile; die stromabwärts gelegenen kommen zu kurz. Es gelangt ja bei jeder Systole des linken Ventrikels nicht sein gesamtes normales Schlagvolumen in die Aorta, sondern ein Teil spritzt in den Vorhof zurück. Die Aorta und damit der gesamte Körperkreislauf empfängt zu wenig. Er empfängt das normale Schlagvolumen der linken Kammer minus der Menge, welche durch die insuffiziente Mitralis zurückspritzt. Ebenso wie bei der Aorteninsuffienz zwischen linker Kammer und Aorta, so wird hier zwischen linkem Vorhof und Ventrikel ein gewisses Quantum Blut als „Pendelblut" nutzlos hin und her geschoben. Um den Körperkreislauf ausreichend zu versorgen, **muß der linke Ventrikel** sein Schlagvolumen um die bei jeder Systole zurückfließende Blutmenge vergrößern. Er muß sich während seiner Diastole stärker füllen und dann während seiner Systole stärker pumpen; **er wird also dilatieren und hypertrophieren.** Erst dann wird die Aorta ausreichend gespeist.

Auf welche Einflüsse hin die linke Kammer wächst, trotzdem sie durch den Ventildefekt an der Mitralis direkt gar nicht in Mitleidenschaft gezogen wird, ist etwas schwierig zu beantworten, falls man nicht zu der oben angedeuteten teleologischen Deutung seine Zuflucht nimmt. Man kann immerhin darauf hinweisen, daß der vergrößerte linke Vorhof bei jeder Kontraktion dem linken Ventrikel eine abnorm große Blutmenge zuschiebt. Hierin mag der Anstoß für die linke Kammer gegeben sein, ebenfalls zu hypertrophieren und zu dilatieren, trotzdem sie nach den Gesetzen der Klappenfehlerkompensation bei einem Mitralfehler eigentlich unbeteiligt bleiben sollte. An Derartiges denkt H. STRAUB als allgemeingültige Erklärung für die Kompensationsvorgänge bei allen Klappenfehlern. Nach seinen Ausführungen haben alle Störungen, welche zu Hypertrophie führen, gemeinsam, daß die Spannung im Beginne der Systole gesteigert ist. Diese Steigerung rührt her teils von einem systolischen Rückstand und teils von vermehrter diastolischer Füllung. Jedes dieser beiden Momente vermehrt die Anfangsfüllung, damit die Anfangsspannung und beansprucht nach den allgemeinen Zuckungsgesetzen eine erhöhte Energie der Muskelkontraktion. Ganz ähnlich fragt STARLING, woher es denn das Herz schon in der Diastole wisse, welche Arbeit es in der nächsten Systole zu leisten haben wird. Der Druck im Ventrikel ist während der Diastole stets fast gleich Null, ganz unabhängig vom systolischen Druck. Es soll nun aber das diastolische Herzvolumen, oder anders ausgedrückt: die Länge der Herzmuskelfasern in der Diastole stets parallel sein der in der Systole zu leistenden Arbeit. Jeder verstärkten Systole geht eine Vergrößerung während der Diastole voraus. Je leistungsfähiger das Herz ist, eine um so geringere Volumzunahme braucht während der Diastole nur stattzufinden (oder bildlich gesprochen: einen um so kleineren Anlauf braucht es nur zu nehmen).

Der Perkussion zugänglich ist die Dilatation des linken Ventrikels; die linke Herzgrenze ist etwas nach links verbreitert. Die aufgelegte Hand fühlt an dem hebenden Spitzenstoß neben der Dilatation auch noch die Hypertrophie der linken Kammer. Freilich sind diese Symptome bei weitem nicht so ausgesprochen wie bei der Aorteninsuffienz; dort sind Hypertrophie und Dilation der linken Kammer viel stärker.

Das Geräusch der Mitralinsuffizienz ist natürlich systolisch, denn in der Systole macht sich der Ventildefekt bemerkbar. Das Punctum maximum ist, wie stets bei Mitralfehlern, nicht über der Mitralklappe, sondern an der Herzspitze, eine Tatsache, deren Ursache übrigens nicht recht klar ist. Daneben erkennt man, wie bei der Mitralstenose, den erhöhten Druck, unter dem der Lungenkreislauf steht, an der Verstärkung des zweiten Pulmonaltones; die Mehrarbeit der rechten Kammer ist oft noch durch die Pulsation an den Rippenbögen nachweisbar.

Es ist bei der Mitralinsuffienz noch wichtiger als bei anderen Klappenfehlern, auf diese übrigen Symptome zu achten (also den verstärkten zweiten Pulmonalton, den verstärkten Spitzenstoß, die perkutorische Vergrößerung), weil ein, systolisches Geräusch allein zur Diagnose einer Mitralinsuffizienz erfahrungsgemäß nicht ausreicht. Man hört solche systolischen Geräusche öfters auch bei ganz Gesunden.

Für die Unterscheidung zwischen organischen und akzidentellen systolischen Geräuschen hat man zahllose Regeln aufgestellt, die aber sämtlich keine Allgemeingültigkeit haben. In bezug auf den Charakter sollen die musikalisch klingenden meist organisch sein, ebenso die kratzenden, während die schabenden und blasenden eher akzidentell sind. Ferner soll eine Abschwächung der Geräusche während der Inspiration für die akzidentelle Natur sprechen, ebenso wenn man neben dem Geräusch einen Ton deutlich hört. Systolische Geräusche, die ausschließlich an der Spitze zu hören sind, gelten manchen ohne weiteres als beweiskräftig für einen Klappenfehler der Mitralis.

Die sehr bequeme Annahme einer „relativen Mitralinsuffizienz", wenn bei einer im Leben diagnostizierten Mitralinsuffizienz die Autopsie intakte Klappen zeigt, bedarf sicher weitgehendster Einschränkung. Bei einer solchen relativen Klappeninsuffizienz denkt man an eine Schlußunfähigkeit intakter Klappen nur durch Überdehnung oder Muskelschwäche des Klappenringes. Dieses Vorkommnis ist sicher möglich, aber wahrscheinlich nicht so häufig, daß man alle unklaren systolischen Geräusche, besonders soweit sie dauernd bestehen, damit erklären kann.

Eine befriedigende Erklärung für die systolischen Geräusche ohne organischen Klappenfehler oder gar überhaupt ohne eine Herzerkrankung steht noch aus. Diejenigen Geräusche, die ihr Punctum maximum über der Pulmonalis haben, dürfen mit gutem Gewissen als ganz harmlos angesprochen werden. Bei jugendlichen Leuten mit grazilem Thorax sind sie durchaus häufig. In vielen anderen Fällen müssen wir leider über die Entstehung und Bedeutung eines systolischen Geräusches ein „non liquet" aussprechen. Man soll auch hier, wie so oft, nicht allzuviel und allzu Unmögliches fragen. Der Mechanismus der Herzkontraktion und des Klappenmechanismus ist ein so verwickelter und ist in bezug auf seine Tonerzeugung in seinen Einzelheiten noch so ganz unübersehbar, daß die von Sahli einmal gemachte Bemerkung ganz einleuchtend erscheint: man solle sich eigentlich wundern, daß nicht immer Geräusche über dem Herzen zu hören seien! Jedenfalls kommen systolische Geräusche sowohl nur an der Spitze, als auch gleichmäßig über allen Ostien bei allen Arten von Herzaffektionen vor; aber ebenso bei gesunden Herzen.

Bei den diastolischen Geräuschen haben wir es in dieser Hinsicht leichter. Diastolische Geräusche sind (falls sie wirklich endokardialer Natur sind und nicht durch perikardiales Reiben vorgetäuscht werden) so gut wie sicher auf einen Klappenfehler zu beziehen. Deshalb pflegen wir auch bei systolischen Geräuschen, wenn wir ihrer Klappenfehlergenese nicht sicher sind, nach einem gleichzeitigen diastolischen Geräusch zu suchen. Ein solches nämlich bei Klappenfehlern meist daneben vorhanden.

Denn ein einzelner reiner Klappenfehler ist selten; meist haben wir es mit einer Kombination von mehreren zu tun. Neben der Schlußunfähigkeit einer Klappe ist fast immer auch eine Verengerung dabei; ja gleichzeitige Defekte an der Mitralis und an der Aorta sind recht häufig. Das ist ohne weiteres verständlich, wenn man die Genese der Klappenfehler bedenkt. Was wir einen Klappenfehler nennen, stellt in der Mehrzahl der Fälle (etwa 60—70 vH) das Residuum einer akuten Endokarditis dar, wie sie bei jeder Infektionskrankheit vorkommen kann, erfahrungsgemäß aber am häufigsten beim akuten Gelenkrheumatismus. Der akute Prozeß der Endokarditis, welcher in Auflagerungen oder Ulzerationen an der Klappe besteht, heilt unter Bildung von narbigen Verdickungen, Schrumpfungen und Verkürzungen an der Klappe. Es liegt auf der Hand, daß solche Narben der Funktion der Klappe in jeder Hinsicht hinderlich sein werden sowohl bei der Öffnung als auch beim Schluß. Ferner befällt die Endokarditis selber häufig die Aorta und die Mitralis zusammen.

Auch die Arteriosklerose, welche nach der Endokarditis die häufigste Ursache der Klappenfehler abgibt (etwa 10—15 vH), pflegt nicht elektiv eine einzelne Funktion zu alterieren. Wenn wir in der Klinik schlechtweg von einem Klappenfehler, z. B. von einer Mitralstenose reden, so meinen wir damit nur, daß die Symptome dieses Klappenfehlers im Vordergrunde des klinischen Bildes stehen. Denn das ist oft der Fall, selbst wenn anatomisch der Defekt komplizierter ist. So pflegen bei „Mitralfehlerkranken“ Zeichen von Behinderung des Lungenkreislaufs (Neigung zu Bronchitiden und Zyanose) eher aufzutreten als bei Aortenfehlern. Die Art, wie die beiden Gruppen von Klappenfehlern kompensiert werden, macht dies ohne weiteres verständlich. Ferner tritt die sog. Arhythmia perpetua vorzugsweise bei Mitralfehlern auf. Manche andere Regel und manches Schlagwort, mit denen man früher Eigentümlichkeit oder Verlauf eines einzelnen Klappenfehlers zu charakterisieren pflegte, beurteilt man heute etwas skeptischer; daß Aortenfehlerkranke im Bette „liegen“, Mitralfehlerkranke dagegen „sitzen“, wird man als ein hübsches und manchmal treffendes Bonmot, aber nicht als ein Gesetz gelten lassen.

Alles das, was wir hier als Symptome der einzelnen Klappenfehler besprochen haben, bezieht sich, woran ich noch einmal ausdrücklich erinnern möchte, auf die Klappenfehler im Zustande der Kompensation, in welchem sich die betreffenden Individuen in Befinden und Leistungsfähigkeit von einem Gesunden nicht wesentlich zu unterscheiden brauchen. Die Erfahrung zeigt aber leider, daß bei den meisten Klappenfehlerkranken die Kompensation schließlich nicht mehr ausreicht und daß eines Tages der Zustand auftritt, den wir in der letzten Vorlesung als „Insufficientia cordis“ kennen gelernt haben. Die Symptome des Klappenfehlers, der ursprünglich zugrunde gelegen hat, können sich dann völlig verwischen und derselbe kann ganz undiagnostizierbar werden. Ein solcher dekompensierter Klappenfehler unterscheidet sich dann manchmal in nichts von den häufigen Zuständen von Herzinsuffizienz, welche ohne Klappenfehler entstanden sind. Hiermit werden wir uns in der nächsten Stunde beschäftigen.

7. Vorlesung.

Herzkrankheiten III.

Myokarditis, Arteriosklerose, nervöse Herzstörungen.

M. H.! In der vorletzten Stunde habe ich Ihnen einen Patienten gezeigt mit einer „Insufficientia cordis". Ohne denselben genau zu untersuchen, wenigstens in bezug auf sein Herz, und ohne auf die Ursache dieses Zustandes einzugehen, haben wir die Symptome der Herzinsuffizienz, wie sie sich bei langsamer Entwicklung und bei längerem Bestande darstellen, etwas genauer besprochen und in ihrer Entstehung zu erklären versucht. In der vorigen Stunde habe ich dann ohne Krankendemonstration den Mechanismus der einzelnen Klappenfehler auseinandergesetzt. Ich habe darauf hingewiesen, daß solche Klappenfehlerherzen zwar meist nach mehr oder weniger langer Zeit insuffizient werden, daß man aber trotzdem **Klappenfehler** und **Herzinsuffizienz niemals** ohne weiteres **identifizieren** darf. Das geschieht leider sehr oft! Denn ein Klappenfehlerkranker im Stadium der Kompensation kann ein voll leistungsfähiges Herz haben, andererseits kann sich die Herzinsuffizienz auf dem Boden der allerverschiedensten Zustände ausbilden, wie ich auch schon gesagt habe. Ich wiederhole es mit allem Nachdruck, um davor zu warnen, in diesen immer wieder gemachten Fehler zu verfallen. Aufgabe der heutigen Stunde soll es sein, an der Hand von mehreren Kranken die wichtigsten von den Entwicklungsmöglichkeiten einer Herzinsuffizienz zu besprechen.

Ich stelle Ihnen heute den Kranken von der vorletzten Stunde noch einmal vor. Wenn wir ihn nach seiner Vorgeschichte fragen, so erfahren wir von dem 50jährigen Mann, daß er seit einigen Jahren kränkelt. Er war früher stets gesund und leistungsfähig; etwas Fettleibigkeit, die sich in den letzten 10 Jahren einstellte, belästigte ihn weiter nicht. Seit etwa 2 Jahren fühlt er sich nicht mehr der Alte. Beim Treppensteigen, beim raschen Gehen kommt er leicht außer Atem. Trotz alledem ging er seiner Tätigkeit weiter nach, bis er merkte, daß seine Füße abends etwas anschwollen. Die Stiefel drückten ihn nach längerem Gehen und Stehen. Daran merkt der Kranke oft den ersten Beginn einer Ödementwicklung. Als er daraufhin einen Arzt aufsuchte, stellte derselbe bei ihm eine **chronische Herzmuskelerkrankung** mit **Arterienverkalkung** fest. Er erklärte ihm auf sein Fragen, daß das beinahe eine Art von Alterserscheinung sei, die sich freilich bei ihm etwas früh einstelle. Aber durch entsprechende schonende

Lebensführung, Badekuren und gelegentliche Medikamentbehandlung könne er zuversichtlich darauf rechnen, noch viele Jahre wohl und arbeitsfähig zu bleiben. Nach einer mehrwöchigen Digitalisbehandlung war die Schwellung der Beine völlig zurückgegangen, auch alle anderen Beschwerden waren geschwunden. Über 1 Jahr lang konnte er seinem Beruf wieder nachgehen; dann kamen die früheren Klagen wieder. Dieses Mal wollten sie aber der Ruhe und einer erneuten Digitaliskur nicht prompt weichen. Es trat nur eine leidliche Besserung ein. In Nauheim nahm er dann Kohlensäurebäder und wurde schließlich wieder leidlich hergestellt. Aber die Perioden der Arbeitsfähigkeit wurden immer kürzer, die der Kränklichkeit immer länger und schwerer. Seit etwa $^1/_4$ Jahr ist er dauernd an das Zimmer gebunden und verbringt seine Tage, vor allem die Nächte teils im Bett, teils im Lehnstuhl. Es ist nicht gelungen, den Kreislauf wieder suffizient zu machen.

Es soll jetzt unsere Aufgabe sein, durch spezielle Untersuchung des Herzens und durch Erwägungen nachzuforschen, auf welchem Boden sich diese Herzinsuffizienz entwickelt haben mag. Ich sage mit Absicht: durch Untersuchung des Herzens und durch Erwägungen; denn ich möchte gleich betonen, daß Auskultation und Perkussion, auch Röntgenstrahlen und Elektrokardiographie usw. uns in vielen Fällen keinen befriedigenden Aufschluß geben. Alle diese Methoden erlauben uns, wenn kein Klappenfehler vorliegt, nur selten einen eindeutigen Schluß auf den vorliegenden anatomischen Prozeß. Die Anamnese, sowohl in bezug auf durchgemachte Krankheiten als auch in bezug auf Lebensführung, hereditäre Momente, die Konstitution des Kranken usw. sind notwendige Erfordernisse, die mit herangezogen werden müssen, und auch dann bedarf es manchmal einer längeren Beobachtung, um zu einer halbwegs zuverlässigen Diagnose zu kommen.

Eine Zwischenfrage: Wieweit dürfen wir überhaupt erwarten, eine anatomische Unterlage für den Begriff der Herzinsuffizienz namhaft zu machen? Mit der Bezeichnung „Herzinsuffizienz" haben wir eigentlich nicht viel mehr getan, als wenn wir „Durchfall" oder „Gelbsucht" oder „Kopfschmerzen" diagnostiziert haben. Unserer ganzen medizinischen Schulung nach hat jeder von uns das Bestreben, zu erfahren, wie ein insuffizientes Herz aussieht, ebenso wie wir es von einer pneumonischen Lunge oder einer zirrhotischen Leber wissen wollen. Die diesbezüglichen Untersuchungen sind anfangs vornehmlich an Klappenfehlerherzen gemacht worden. Die Frage, warum die meisten Klappenfehlerkranken schließlich an Herzinsuffizienz zugrunde gehen, auch wenn sie zunächst gut kompensiert und damit praktisch doch mehr oder weniger gesund waren, hat die Forscher vor allem gefesselt. Seit den ausgedehnten Untersuchungen von KREHL und ROMBERG nimmt die Vorstellung, daß chronisch entzündliche Prozesse im Herzmuskel hierbei eine ausschlaggebende Rolle spielen, in unserem Denken den ersten Platz ein. Die weiteren Studien hierüber haben einen engen und gesetzmäßigen Konnex zwischen Ausdehnung bzw. Art des anatomischen Prozesses und klinischer Funktionsbeeinträchtigung nicht immer ergeben. Diese Tatsache der mangelnden Übereinstimmung, über die man oft klagen hört, brauchte uns eigentlich nicht weiter zu erstaunen; denn bei anderen Organen fehlt dieser Parallelismus ebenso. Das Maß der Funktionsbeeinträchtigung vermag der pathologische Anatom aus seinen Befunden meistens nicht recht abzuschätzen. Bei der Niere, bei der Leber und bei allen anderen Organen ist es genau ebenso. Aber gerade die Frage nach der anatomischen Unterlage für die Herzinsuffizienz fesselt deshalb jeden von uns besonders, weil sie aufs Engste zusammenhängt mit dem jedermann interessierenden Problem von der Todesursache. Als Todesursache möchte man gern bei der Sektion einen Befund demonstriert bekommen, der uns unzweideutig erklärt, warum das betreffende Individuum zu der und der Stunde gestorben ist. Wenn der Anatom bei der Sektion eine ausgedehnte Lungentuberkulose, eine eitrige Peritonitis, eine weitverbreitete Karzinomatose oder dergleichen präsentieren kann, dann befriedigen den Beschauer diese handgreiflichen funde meistens. Dagegen sieht der Obduzent häufig fragende Blicke auf sich Begerichtet, wenn er z. B. bei einer akuten, rasch zum Tode führenden Intoxikation, bei einer Sepsis oder sonst einem akuten Herztod nicht viel Abnormes an den Organen findet. Wer sich streng Rechenschaft gibt, sollte sich eigentlich auch in den zuerst angeführten Beispielen unbefriedigt fühlen. Der Peritonitiskranke ist nicht daran gestorben, daß so und so viel Liter Eiter in seinem Bauche waren, sondern er starb, weil der Eiter die Toxine von virulenten Kokken enthielt, z. B. Streptokokken oder dergleichen. Ein Kranker mit der harmloseren Pneumokokkenperitonitis erliegt ihr ja gar nicht, trotz des morphologisch gleichen Befundes. Die Streptokokkentoxine haben im ersten Falle das Herz gelähmt und das „wie“ kann man bei der Autopsie auch nicht sehen. Ganz analog ist es beinahe ausnahmslos mit allen anderen Todesursachen; strenggenommen sehen wir auf dem Sektionstisch fast immer nur eine Affektion, von der wir erfahrungsgemäß wissen, daß in ihrem Verlauf mehr oder weniger häufig das Herz versagt. Warum dieses Ereignis zu der und der Stunde eingetreten ist, sehen wir fast niemals.

Ich will Ihnen mit diesen Betrachtungen plausibel machen, daß es oftmals nur auf einem Illogismus beruht, wenn über ein unbefriedigendes Sektionsergebnis geklagt wird. Es ist insofern unlogisch, als man sich in anderen Fällen häufig nur durch einen Befund hat bestechen lassen, der einem bei strengem Zusehen auch nicht mehr sagt. Wir werden also logischerweise auch hier nur fragen dürfen, welche anatomischen Prozesse sich erfahrungsgemäß gerne mit einer Herzinsuffizienz vergesellschaften. Damit müssen wir uns billigerweise bescheiden. Daß dieser Prozeß das eine Mal trotz schwerer klinischer Erscheinungen nur mäßig ausgedehnt ist, und daß wir ein andermal viel stärkere Veränderungen ohne entsprechende Beschwerden sehen, darf uns mit Hinweis auf die gleichen Unstimmigkeiten bei allen anderen Organen nicht allzusehr verwundern.

Drei Gruppen von pathologischen Veränderungen kommen vor allem in Betracht: 1. die schon erwähnten Klappenerkrankungen, d. h. also die Endokarditis mit ihren Folgezuständen, 2. Prozesse am Myokard, Myokarditis oder Myodegeneratio cordis und 3. Veränderungen an den Gefäßen, vor allem die sog. Arteriosklerose.

Betrachten Sie bitte diese drei Gruppen, über die Sie alle Einzelheiten in der pathologischen Anatomie lernen werden, keineswegs als etwas, das sich gegenseitig ausschließt oder auch nur mit starren Grenzen nebeneinander hergeht. Wir konstruieren uns überall Grenzen, um in der Mannigfaltigkeit der klinischen Bilder einen Wegweiser zu haben; aber die Natur kehrt sich nicht an unsere Grenzpfähle. Da gibt es stets Mischformen oder fließende Übergänge. So sind auch hier allerlei Kombinationen beinahe die Regel. Endokarditiden sind stets mit Myokarditischem vergesellschaftet, und ebenso geht die Arteriosklerose so gut wie ausnahmslos mit Erkrankungen des Myokards einher. Auch das Perikard nimmt oft mit teil, so daß man manchmal korrekterweise von einer „Pankarditis“ zu reden hätte. Diejenigen Myokarditiden, welche die rheumatische Endokarditis begleiten, zeigen mikroskopisch etwas Charakteristisches, das ihre Entstehung erkennen läßt, nämlich kleine runde Schwielen, dicht unter dem Endokard, die Residuen der sog. rheumatischen Knötchen. Hiervon abgesehen, verrät der anatomische Befund am Herzmuskel aber nicht viel von seiner Genese. Herzaffektionen der verschiedensten Herkunft können zu dem gleichen anatomischen Bild führen. Neueste Untersuchungen berichten von positiven bakteriologischen Befunden im Herzmuskel; doch wird man noch weitere Beobachtungen abwarten, ehe man daraus Schlüsse zieht.

Die Momente, die als Ursache in Frage kommen, sind außerordentlich mannigfach. Auf einiges habe ich oben schon hingewiesen. Für die Endokarditis ist die häufigste Ursache der akute Gelenkrheumatismus; aber fast alle anderen Infektionskrankheiten können auch dazu führen. Für alle nicht endokarditischen Affektionen sind die Infektionskrankheiten ebenfalls beinahe an erster Stelle zu nennen; freilich spielt hier der Gelenkrheumatismus nicht die besondere Rolle wie für die Endokarditis. Dann erwähne ich den Alkohol- und Tabakmißbrauch, den letzteren speziell für die Arteriosklerose. Die Lues spielt hier auch eine große Rolle. Fettleibige neigen zu Herzinsuffizienz ohne charakteristischen anatomischen Befund. Die Verfettung der Herzmuskelfasern spielt jedenfalls nicht die Rolle, die man ihr früher zugeschrieben hatte. Das wichtigste ist wohl das Mißverhältnis zwischen der Herzmuskelmasse und der ganzen Körpermasse; das Herz wächst mit der Zunahme der Körpermuskulatur, aber nicht mit der des Fettes. Daß chronische Nierenerkrankungen, sowohl entzündliche als auch sklerotische das Herz in Mitleidenschaft ziehen und zu Insuffizienz führen können, wird bei den Nierenkrankheiten noch zu besprechen sein. In solchen Fällen deutet die Hypertrophie des linken Ventrikels darauf hin, daß eine Mehrbelastung im großen Kreislauf als schädigende Ursache gewirkt hat. Bei allerlei chronischen Lungenkrankheiten, beim Emphysem, bei chronischer Bronchitis usw., ferner bei Kyphoskoliotikern ist die schleichende Entwicklung einer Herzinsuffizienz ganz häufig. Hier findet man eine Hypertrophie der rechten Kammer als Hinweis auf die Mehrbelastung im Lungenkreislauf. Praktisch wichtig aber theoretisch noch unklar ist der Zusammenhang von körperlicher Arbeit mit Herzaffektionen. Jedenfalls kommen sowohl nach einmaligen ganz enormen Überanstrengungen als auch bei Schwerarbeitern und übertriebenem Sport Herzvergrößerungen und Herzinsuffizienz nicht selten vor. Es ist vielleicht theoretisch nicht ganz streng zu verfechten, daß jede Hypertrophie des Herzens schließlich zu einer Insuffizienz führen muß; aber praktisch ist dieses Ereignis jedenfalls so häufig, daß der Träger eines hypertrophischen Herzens stets als gefährdet zu gelten hat.

Welche Schlüsse erlaubt unsere physikalische Untersuchung auf die vorliegenden anatomischen Veränderungen zu ziehen? Eindeutige auskultatorische Befunde, die uns jeder weiteren Mühe entheben, gibt es nur bei den Klappenfehlern. Die diastolischen Geräusche der Mitralstenose und der Aorteninsuffizienz sind ohne weiteres beweisend. Die systolischen der Mitralinsuffizienz und der Aortenstenose bedürfen gewisser Hilfsmomente in bezug auf Lokalisation usw., wie wir das in der vorigen Stunde eingehend besprochen haben. Von großer Bedeu-

tung ist die Verstärkung des 2. Aorten- bzw. des 2. Pulmonaltones
(NB. sofern letzteres nicht durch abnormes Freiliegen des Herzens
bedingt ist). Sie zeigen eine Mehrarbeit der linken bzw. rechten Kammer
an und deuten damit auf Hindernisse im großen bzw. kleinen Kreislauf.
Auf die weiteren Schlüsse hieraus gehe ich jetzt nicht ein.

Was sagt uns die Perkussion? Da die bloße Hypertrophie einer
Höhle die Herzsilhouette nicht wesentlich vergrößert, wird eine deutliche Vergrößerung bei der Perkussion stets eine Dilatation beweisen.
Wenn dieselbe ausschließlich oder vorzugsweise nur eine Höhle befällt
(was bei der Röntgendurchleuchtung meist genauer zu sehen ist), so
vermag das zur anatomischen Diagnose öfters beizusteuern. So z. B.
werden wir ein sonst unsicheres systolisches Spitzengeräusch viel eher
als Zeichen einer Mitralinsuffizienz ansprechen, wenn wir durch Perkussion oder auf einer Teleaufnahme bzw. einem Orthodiagramm die
für Mitralfehler charakteristische Herzfigur finden (vgl. letzte Vorlesung).

Eine sehr starke Vergrößerung der Perkussionsfigur in allen Richtungen weist auf eine Überdehnung aller vier Höhlen hin. (NB. falls
sie nicht von einem Perikardialexsudat herrührt; davon in der nächsten
Stunde.) Man nennt das eine Stauungsdilatation, im Gegensatz
zu den kompensatorischen Dilatationen, die wir bei den Klappenfehlern
kennen gelernt haben. Eine solche Stauungsdilatation tritt nur bei
erlahmendem Herzen auf. In diesem Sinne erlaubt der Nachweis einer
starken perkutorischen Herzvergrößerung den Wahrscheinlichkeitsschluß auf Herzinsuffizienz. Halten Sie sich bitte die Gesichtspunkte,
die uns bei diesen Erwägungen leiten, klar vor Augen: Auf Herzinsuffizienz schließt man im allgemeinen aus den Zeichen der ungenügenden Zirkulation an den verschiedenen Organen, aus dem
Verhalten der Atmung, dem Gesamthabitus usw. Die Herzinsuffizienz als solche löst am Herzen keinerlei beweisende auskultatorische, perkutorische Phänomene u. dgl. aus. Diese sind Zeichen
der anatomischen Veränderungen am Herzen, und die anatomischen
Veränderungen stehen in keinem obligatorischen Zusammenhang zur
Suffizienz bzw. Insuffizienz. Aber einige der physikalisch feststellbaren Symptome am Herzen sind erfahrungsgemäß so regelmäßige
Begleiter der Insuffizienz, daß sie doch immerhin eine Insuffizienz vermuten lassen. Hierzu gehört neben der allseitigen starken Vergrößerung
ein abnorm weit sicht- und fühlbarer Spitzenstoß, worauf ich Sie in
der vorletzten Stunde bereits hingewiesen habe. Ferner dürfen Sie auf
Erlahmen des Herzens schließen, wenn eine bis dahin vorhandene Verstärkung eines der beiden zweiten Basistöne nachläßt. Hierher gehören
ferner der Galopprhythmus und die alternierende Herzaktion, meist
unkorrekterweise Pulsus alternans genannt. Aus dem Puls können Sie
auf Insuffizienz nur dann schließen, wenn die Radialarterie auffallend
schlecht gefüllt und der Impetus der Pulswelle ganz ungenügend ist,
ein sog. Pulsus inanis oder filiformis. Das ist aber nur ziemlich selten
der Fall. Meistens vermag das Gefäßsystem durch eine kompensatorische Kontraktion dem einigermaßen entgegenzuwirken. Deshalb ist

ja auch eine Blutdrucksenkung keineswegs eine regelmäßige Begleiterscheinung einer Herzinsuffizienz, wie man sich das früher vorgestellt hat, sondern sie kommt fast nur im akuten Kollaps vor. Im Gegenteil, Erhöhungen des Blutdruckes sind bei Herzkranken beinahe häufiger. Deren Ursachen mögen verschieden sein. Bei stärkeren Graden von Blutdruckerhöhung, etwa 180 mm Hg und darüber, denkt bzw. dachte man bisher stets an Arteriosklerose oder Nierenerkrankung; davon später. Auf jeden Fall schließen sich Herzinsuffizienz und erhöhter Blutdruck keineswegs aus. Arhythmien sind strenggenommen weder die Ursache noch die Folge einer Insuffizienz. Wieweit einzelnen Formen der Arhythmie eine diagnostische Bedeutung für bestimmte Herzkrankheiten zukommt, ist in der vorletzten Stunde besprochen worden.

Wenden wir uns nach diesen Vorbesprechungen wieder unserem Kranken zu. Alles was die Inspektion zeigt, die Zyanose, die Dyspnoe, die pulsierenden Halsvenen, die Ödeme, den Aszites haben wir schon erledigt. Bei der speziellen Herzuntersuchung finden wir den Spitzenstoß im 5. Interkostalraum in der Brustwarzenlinie von gewöhnlicher Stärke, die Herzgrenzen sind bei der Perkussion nach allen Richtungen ein wenig vergrößert. Die Röntgendurchleuchtung bestätigt dies. Wir sehen ein in allen Maßen erweitertes Herz; es ist nicht in einzelnen Teilen vergrößert, wie es für einen bestimmten Klappenfehler charakteristisch wäre. Die Herztöne zeigen nichts Besonderes, die zweiten Töne über der Basis sind gleich laut. Der Blutdruck ist normal. Die Aktion ist stark beschleunigt, über 100, und, wie wir auch schon festgestellt haben, völlig unregelmäßig. Daß diese Unregelmäßigkeit dauernd ganz gleichmäßig besteht, erweckt schon den Verdacht einer Arhythmia perpetua. Die graphische Registrierung zeigt das Fehlen einer Vorhofswelle, womit wir wohl diese Arhythmieform als gesichert betrachten können. Erinnern Sie sich bitte, daß man die Arhythmia perpetua in einen ätiologischen Zusammenhang mit einer Überdehnung der Vorhöfe, besonders des rechten zu bringen pflegt; deshalb findet man sie bei Mitralfehlern und myokarditischen Affektionen viel häufiger als bei Aortenfehlern, Arteriosklerose und Nierenherzen, wo sie kaum einmal beobachtet wird.

Wir vermissen hier also eigentlich alles, was auf ein bestimmtes anatomisches Bild hinweist. Wir haben klinisch eine Insuffizienz, und anatomisch dürfen wir auf eine geringe Herzvergrößerung ohne Klappenfehler schließen. Wenn wir, immerhin gestützt auf die Arhythmia perpetua, in solchen Fällen eine Myokarditis annehmen, wie man es zu machen pflegt, so ist diese Diagnose nicht präzise abgeleitet und nicht streng beweisbar, sondern sie stellt nur einen Wahrscheinlichkeitsschluß auf Grund sonstiger ähnlicher Erfahrungen dar. So ist es leider oft. Wenn man noch dazu bedenkt, daß das anatomische, besonders mikroskopische Bild solcher Herzen nicht immer genügend erklärende Befunde aufdeckt, so wird man sich ehrlicherweise nicht verhehlen dürfen, daß die Diagnose „Myokarditis" oft etwas unbefriedigend ist; man wäre beinahe versucht, zu sagen, sie sei manchmal nicht viel mehr als eine hypothetische Übertragung des klinischen Begriffes der Herzinsuffizienz auf einen anatomischen. Ich glaube Ihnen die Schwierigkeit und Unsicherheit dieser Dinge nicht verschweigen zu sollen. Von der Behandlung nachher.

Als zweiten Fall, bei dem wir auf etwas gesicherterem Boden stehen werden, bitte ich Sie diesen blassen, abgemagerten Mann anzusehen. Er macht den Eindruck eines über Sechzigjährigen. Tatsächlich ist er eben fünfzig. Was ihn zum Arzte führte, sind Schmerzanfälle, an denen er in zunehmendem Maße seit einer Reihe von Monaten leidet. Tagsüber bei leichtesten Anstrengungen, oder nach dem Essen. oder in der Kälte, aber auch nachts, wenn er im Bette liegt, packt es ihn plötzlich an der Brust wie eine glühende Eisenfaust, oder als wolle man ihm das Herz herausreißen. Solche Kranke greifen bei der Schilderung ihrer Attacken häufig zu den allerdrastischsten Vergleichen. Im Vordergrund stehen stets allerstärkste Schmerzen, welche oft deutlich in den linken Arm, besonders seine ulnare Seite, ausstrahlen; dabei befällt sie eine Todesangst. Manche reden von einem „Vernichtungsgefühl“. Neben dem Schmerz treten alle anderen Symptome zurück. Eine eigentliche Dyspnoe braucht gar nicht vorhanden zu sein; Zyanose fehlt ebenso meist und der Puls bleibt oft fast unbeeinflußt.

Was der Kranke hier schildert, ist ein typischer stenokardischer Anfall, eine sog. Angina pectoris; sie gilt seit langem als Zeichen einer Arteriosklerose, speziell der Koronargefäße. Als Ursache dieser Anfälle vermutet man spastische Kontraktionen der Koronararterien, durch welche die Blutversorgung des Herzens momentan mehr oder weniger gehemmt wird. Das nächtliche Auftreten dieser Anfälle ist bemerkenswert. Wir schließen sonst eher auf eine nervöse Störung und nicht auf ein organisches Leiden, wenn etwas Derartiges nicht im Anschluß an körperliche Anstrengung auftritt. Man leitet das Auftreten nachts davon ab, daß bei völliger Ruhe die Herztätigkeit, der Puls, Blutdruck usw. absinken, daß die Blutverteilung sich zu ungunsten der inneren Organe verschiebt und es damit leicht zu einer ungenügenden Durchblutung der Koronargefäße kommt. Für die seltenen, allerschwersten Fälle sind organische Gefäßverschlüsse (Thrombosen od. dgl.) anzunehmen. Das Ausstrahlen der Schmerzen in den linken Arm (gelegentlich auch einmal in den rechten) erklärt man damit, daß zentripetale Reize aus dem Herzen im Rückenmark auf benachbarte sensible Bahnen derart wirken, daß in deren Ausbreitungsgebiet Schmerzen auftreten. Ganz analog können Hautpartien in gesetzmäßiger Weise bei den verschiedensten Erkrankungen innerer Organe hyperalgetisch werden. Diesen sog. Headschen Zonen wird von manchen große diagnostische Wichtigkeit zugesprochen. Als auslösende Momente für die stenokardischen Anfälle kommt alles in Frage, was das Herz belastet, körperliche Anstrengung, psychische Erregung, Husten, die Verdauungsarbeit (durch Zwerchfellhochstand?) usw. Neben den Anfällen finden sich die Zeichen der Herzinsuffizienz sehr verschieden stark ausgeprägt. Bei diesem Kranken hier fehlen sie fast ganz. Atemnot stellt sich nur gelegentlich einmal ein; Ödeme lassen sich abends an den Knöcheln eben gerade nachweisen. Pleuraergüsse, Aszites usw. fehlen. Der Urin ist von gewöhnlicher Menge und mittlerem spezifischen Gewicht, frei von Eiweiß. Bei der Herzuntersuchung fühlt man den Spitzenstoß etwa an normaler Stelle „langsam hebend". Es ist ein allmähliches kraftvolles Andrängen, das die aufgelegte Hand verspürt. Die Herzdämpfung ist perkutorisch nicht deutlich vergrößert; bei der Röntgenuntersuchung zeigt sich der linke Ventrikel ein wenig ausgebuchtet, nach Art eines Aortenherzens, die Aorta ist verlängert und dunkler als gewöhnlich; der Aortenbogen springt knopfförmig vor. An der Spitze hört man ein kurzes systolisches Geräusch, über der Basis ist der 2. Aortenton deutlich verstärkt und etwas klingend. Die Aktion ist regelmäßig und von gewöhnlicher Frequenz. Die Radialarterie fühlt sich bei der Palpation etwas härter an als gewöhnlich. Der Blutdruck beträgt 180 mm Hg, also eine deutliche Steigerung über die Norm.

Eine folgerichtige Ableitung einer anatomischen Diagnose ist hier wesentlich leichter und sicherer als im vorigen Fall. Der hebende Spitzenstoß, der klingende Charakter des 2. Aortentones (eine Eigenschaft, die Sie bei einiger Übung bald herauszuhören lernen werden) deuten auf Mehrbelastung des linken Ventrikels hin. Im Verein mit dem Röntgenbefunde, der Blutdrucksteigerung und der harten Radialarterie ist die Diagnose „Arteriosklerose" gesichert. Solche klassischen Fälle erscheinen klar und einfach und es möchte bei der Betrachtung derselben beinahe wundernehmen, daß die Angina pectoris, die Arterisklerose und die Blutdrucksteigerung, besonders die beiden letzteren zu den Krankheitszuständen gehören, die uns heute pathogenetisch und therapeutisch die ärgsten Sorgen machen.

Zunäscht die Angina pectoris. Die Lehre der älteren Kliniker, wie sie vor allem HUCHARD scharf formuliert hat, unterschied eine Angina pectoris vera angiosclerotica und eine Angina nervosa vasomotorica. Unser Kranker gehört sicher der ersten Gruppe an, stenokardische Anfälle auf organischer sklerotischer Basis „Wer an Angina pectoris leidet, bestelle sein Haus" besagt ein altes Diktum. Das soll heißen, daß Anfälle von echter Angina pectoris jedesmal eine ernste Gefahr mit sich bringen und tödlich enden können, wenn sie auch tatsächlich meistens gut vorübergehen. Daneben gibt es nun Schmerzanfälle der gleichen Art, auch von fast gleicher Schwere gelegentlich, aber sie treten bei sonst organisch Gesunden auf und bedeuten keine Lebensgefahr. „Sie sind zu beklagen, aber sie haben nichts zu befürchten", sagte LANDOUZY von diesen Kranken. Man leitete diese letzteren Zustände her von vasomotorischen Störungen der Coronargefäße ohne organische Basis. Von dieser nervösen vasomotorischen Angina pectoris ist in den modernen Büchern weniger die Rede als früher. Ich glaube auch, daß die rein nervöse Stenokardie seltener ist als die älteren Kliniker angenommen hatten. Wir neigen mehr dazu, oder mindestens wir argwöhnen immer, daß bei solchen Herzanfällen meistens eine organische Erkrankung mit im Spiele sei, wenn es auch nicht ausnahmslos eine Coronarsklerose sein muß. Aber eigentlich sollten wir mit der vasomotorischen Angina jetzt mehr rechnen als früher, wo uns doch Spasmen an den Gefäßen und am Intestinaltraktus als etwas Alltägliches gelten. Vielleicht eine Art von Mittelstellung zwischen der echten und der nervösen Angina pectoris nehmen die Anfälle ein, die man bei starken Rauchern nicht selten findet. Sie pflegen zu schwinden, wenn der Tabak völlig gemieden wird. Der echten Angina pectoris aufs engste verwandt sind die Schmerzanfälle auf Grund von Lues, welche gerne die Aorta und die Coronargefäßen befällt. Zur Diagnose dieser luetischen Angina ist freilich immer noch die Wassermannsche Reaktion das Ausschlaggebende, trotz aller sonstigen feineren Erkennungsmerkmale.

Damit kommen wir auf ein gerade jetzt sehr aktuelles und viel umstrittenes Gebiet, nämlich Schmerzanfälle, die von der Aorta ausgehen, Aortalgien, wie man sie neuerdings nennt. Derartiges ist seit langem bekannt. (Ich erwähne nebenbei, daß als Ursache für alle Arten von Schmerzen und Beschwerden am Herzen und Aorta bei französischen und englischen Autoren eine Entzündung der Aorta, eine Aortitis, eine Rolle spielt. Manches, was wir als Arteriosklerose ansprechen, wird dort als „Aortite chronique" gedeutet und unsere Aortalgien decken sich teilweise mit den Folgen der „Aortite aigue"). Als charakteristisch für die Aortalgie gilt die Lokalisation des Schmerzes hinter dem Sternum mit nur gelegentlichem Ausstrahlen; es fehlt vor allem das Angstgefühl. Neuerdings sind nun gewichtige Stimmen laut geworden, welche die Stenokardie als eine Aortalgie deuten wollen, d. h. sie nicht von den Coronararterien, sondern von einer Aortenerkrankung herleiten. Diese Lehre scheint auf ziemlich einmütigen (und wie mir scheint berechtigten) Widerspruch zu stoßen.

Schwieriger und praktisch wichtiger als die Unterscheidung der Angina pectoris von einer Aortalgie scheint mir eigentlich die Deutung von geringfügigen Schmerzen oder beinahe nur Sensationen, wie wir sie bei Leuten in den 40iger und 50iger Jahren so häufig finden. Sicher ist, daß mancher Kranke mit schwerer Angina pectoris uns erzählt, daß er schon vor 10 oder 15 Jahren an unangenehmen Empfindungen im linken Arm gelitten habe, die nicht selten als Rheumatismus angesprochen wurden. Solche Erfahrungen machen uns die Entscheidung oft recht schwierig, ob wir schmerzhafte „rheumatische" Empfindungen im linken Arm (oder auch im linken Bein) als etwas Harmloses oder als erstes Zeichen einer wahren Angina pectoris ansprechen sollen. Auf jeden Fall braucht man diese leichten Zustände prognostisch nicht allzu ungünstig einzuschätzen; denn man sieht sie öfters gänzlich schwinden, wenn die Patienten gröbere, herzschädigende oder „nervenaufreibende" Gepflogenheiten unterlassen und ihr Leben im ganzen hygienischer und ruhiger gestalten. Der günstige Verlauf spricht nicht gegen die organische Grundlage; denn warum sollen sklerotische Prozesse nicht in ihrem Beginne, bei Ausschaltung aller Noxen in ihrem Fortschreiten gehemmt werden können? Soviel Vertrauen müssen wir als Ärzte in unsere Therapie doch schließlich haben!

Unbedingt zu trennen von der Angina pectoris ist das Asthma cardiale. Darunter versteht man Anfälle von Atemnot ohne Schmerzen;

sie treten bei schwer Herzkranken mit Dilatation des linken Ventrikels meist bei kleinem frequenten Puls auf. Das Asthma cardiale wird von den meisten auf ein plötzliches Versagen des linken Ventrikels bezogen. Nach einer modernen Lehre, die aber noch nicht allgemein anerkannt ist, soll hier ein ganz anderer sehr merkwürdiger Zustand vorliegen, nämlich ein Klaffen der Kapillaren. Das Blut jagt infolge davon zu rasch in die Venen und kann nicht genug Sauerstoff abgeben; das Herz erlahmt nach dieser Anschauung erst sekundär.

Ich möchte die Behandlung der Angina pectoris gleich hier erledigen. Wir haben in den Nitriten Mittel, die nicht selten von glänzender und vor allem von einer immer gleich guten Wirkung bleiben. Manche Stenokardiekranke nehmen seit Jahren sofort beim Herannahen eines Anfalles einige Tropfen Nitroglyzerin auf Zucker, welche sie stets bei sich tragen (Nitroglyzerin 0,1 auf 10 Spir.) oder sie atmen einige Tropfen Amylnitrit ein, welches in zugeschmolzenen Ampullen käuflich ist und im Taschentuch zerbrochen wird; damit kupieren sie prompt jeden Anfall. Zur Prophylaxe bewährt sich öfters Natr. nitr. (1—2 auf 150 dreimal täglich ein Eßlöffel). Neuerdings sind eine ganze Reihe von Fabrikpräparaten in Tablettenform im Handel, welche eine Kombination von „Herzmitteln" mit gefäßerweiternden Nitriten oder Rhodansalzen und öfters auch einem Narkotikum enthalten (Perichol, Antisthenin, Erythroltetranitrat, Theominal); sie alle haben gelegentlich gute Erfolge. In den schwersten Fällen muß man zur Morphiumspritze greifen. Digitalis ist bei Angina pectoris ohne Herzinsuffizienz nicht indiziert. Es ist übrigens bemerkenswert und mit der Pathogenese der Anfälle gut vereinbar, daß stenokardische Anfälle vorzugsweise bei leidlich suffizientem Herzen auftreten und öfters verschwinden, wenn das Herz insuffizient wird.

Ich erwähne nur ganz kurz, daß man neuerdings die Angina pectoris operativ angeht, indem man anstrebt, die schmerzleitenden Fasern zu durchschneiden. Es besteht aber hierüber zur Zeit eine solche Unklarheit, daß ich nicht näher darauf eingehen möchte.

Was die Arteriosklerose betrifft, so stellt unser Kranker hier, wie erwähnt, einen klassischen Fall dar. Die Autopsie würde uns hier kaum Überraschungen aussetzen. Aber es gibt sehr viele Fälle, bei denen der Zusammenhang zwischen der klinischen Diagnose Arteriosklerose und dem pathologisch-anatomischen Befunde der Arteriosklerose ein ähnlich schwankender ist, wie ich das oben für die Myokarditis eingestehen mußte. Wir diagnostizieren oftmals auf Grund von Herzbeschwerden ohne befriedigenden objektiven Befund eine „Arteriosklerose" und die Autopsie ergibt an den Herzgefäßen nichts anderes, als bei vielen anderen gleichalterigen Individuen ohne Herzbeschwerden. Andererseits finden sich ausgedehnteste Sklerosen bei Patienten ohne entsprechende klinische Anamnese.

Der pathologische Anatom trennt von der Arteriosklerose oder Atherosklerose, wie man jetzt meistens sagt, ab die luetische Mesaortitis mit primärer Kalkeinlagerung in der Media. Auch die experimentelle Adrenalinarteriosklerose ist ein Prozeß in der Media, welche mit der echten Arteriosklerose, die in der Intima lokalisiert ist, nicht identisch ist. Die Hyalinose mit sekundärer Lipoidose, wie sie in den kleinen Arterien von Niere, Milz und Pankreas gefunden wird, ist in ihrer Selbständigkeit noch etwas strittig. Bei der echten Arteriosklerose betonte man früher den degenerativen Charakter der Intimaveränderungen, während jetzt die meisten das Wesen des Prozesses in einer Infiltration mit Lipoidsubstanzen erblicken. Die hypertrophischen und regenerativen Vorgänge in der Intima gelten erst als eine Reaktion darauf. An der Aorta und an den großen Arterien tritt die Atherosklerose mehr nodös, an den kleinen Organgefäßen mehr diffus auf. Sie ist fast niemals überall gleichmäßig verbreitet, sondern bevorzugt fast stets einzelne Provinzen. Die drei wichtigsten sind: Herz mit Aorta, Gehirn und Nieren (die abdominelle Sklerose spielt vorläufig klinisch noch eine geringe Rolle). Die Arteriosklerose des Gehirns, welche in leichten Fällen einer sog. Neurasthenie ähneln kann und in schweren Fällen häufig zur Apoplexie führt, wird uns bei den Gehirnkrankheiten beschäftigen; wir werden dabei auch die Mesarteriitis syphilitica der Gehirngefäße kurz berücksichtigen. Die Nierensklerose werde ich nachher kurz noch streifen, aber eingehend erst bei den Nierenkrankheiten abhandeln.

Als maßgebenden Faktor für die Entstehung der Arteriosklerose wird von den meisten neuerdings eine gestörte Regulation des Cholesterinstoffwechsels angesehen, die zu abnormen Anhäufungen desselben führt. Das infektiös toxische Moment, das viele Autoren bisher stark betont haben, soll nach diesen neueren Anschauungen, auch nur durch Alteration des Cholesterinstoffwechsels wirken, bzw. dadurch, daß es die Arterien für die Lipoidablagerung prädisponiert. Ähnlich möchte es mit der „Abnutzung‟ als Ursache sein. Das seit langem schon immer mehr betonte konstitutionelle Moment bei der Arteriosklerose fügt sich ebenfalls diesen modernen Lehren zwanglos ein. Wenn Sie an das Bild einer sklerotischen Aorta denken, wie es Ihnen der pathologische Anatom demonstriert, so ist es nicht schwer, sich allerlei Folgen davon theoretisch zu konstruieren, z. B. die Blutdrucksteigerung, die Herzhypertrophie, die letztere etwa als Kompensation für die ausfallende „Windkesselfunktion‟ der Gefäße. Aber Blutdrucksteigerung und Herzhypertrophie, ja auch alle anderen klinischen Zeichen, wie z. B. die klingenden Aortentöne fehlen zu oft bei der pathologisch-anatomischen Arteriosklerose. Die früheren Bemühungen, Herzhypertrophie und Blutdrucksteigerung von der Bevorzugung bestimmter Gefäßprovinzen herzuleiten, z. B. der Bauchgefäße, sind eigentlich gescheitert. Ebenso ist das Ausbleiben der postulierten Herzhypertrophie nicht immer von einer Kachexie herzuleiten. Ganz unsicher ist das Symptom der harten oder fühlbaren Arterien. Wenn sie vorhanden sind, beweisen sie höchstens eine Arteriosklerose der peripheren Arterien, aber nicht der zentralen, welche stets die wichtigeren sind. Die Palpation der Karotis könnte schon eher zuverlässigere Resultate ergeben als die der Radialis. Manche legen Gewicht auf sichtbares Pulsieren der Brachialis bei herabhängendem ausgestrecktem Arme. Die Sichtbarkeit und Schlängelung der Temperalarterien ist bei vielen Leuten, manchmal bei allen Mitgliedern einer Familie auffallend ausgeprägt, ohne daß Neigung zu Arteriosklerose besteht. Ich möchte Ihnen alle diese Schwierigkeiten nicht verhehlen. Wir reden öfters von Arteriosklerose, wenn wir bei einem Individuum, welches sich den 50iger Jahren nähert, oder sich gar schon „on the wrong side of the fifty", d. h. auf der „falschen Seite der 50iger" befindet, ein auffälliges Nachlassen der Leistungsfähigkeit, diffuse Beschwerden auf den verschiedensten Gebieten antreffen, besonders wenn der Kranke älter und „abgenutzter" erscheint, als seinen Jahren entspricht.

Nun komme ich auf das Problem von dem Hochdruck, der Hypertonie. Die Tatsache, daß wir nicht selten Kranke antreffen mit arteriosklerotischen Beschwerden ohne befriedigenden Befund bei der Untersuchung (oder auch bei der Autopsie), andererseits aber auch Blutdrucksteigerung bei „Nervösen" oder sogar mehr zufällig bei klinisch Gesunden, ist wohl Ursache, daß der gesamte Fragenkomplex der Arteriosklerose, der Blutdrucksteigerung und allem, was damit zusammenhängt, in der letzten Zeit mehr von der funktionellen Seite her studiert wurde. Nicht die anatomischen Veränderungen an den Arterien sollen Ursache der Blutdrucksteigerung, der Herzhypertrophie und der Beschwerden sein, sondern eine funktionell bedingte Enge der kleinen Gefäße wird als primäres Moment in den Mittelpunkt gestellt. Manche nehmen an, die Muskulatur der Präkapillaren, welche ja bei der Blutdrucksteigerung ausschlaggebend sind, befindet sich in einem abnormen Tonus, sie ist hypertonisch. Hierdurch kann für die Palpation eine morphologisch bedingte Härte, eine „Verkalkung" vorgetäuscht werden. Hieraus können sich der modernen Auffassung nach anatomische Prozesse zuerst an den kleinsten und später an den größeren Gefäßen sekundär entwickeln, ebenso wie sich ein Magengeschwür aus funktionellen Gefäßspasmen heraus soll entwickeln können. Die konsequente Durchführung dieser Vorstellung würde viele bisher gültige Lehren weitgehend ändern. Der Schluß, daß eine Blutdrucksteigerung von etwa 200 mm Hg stets auf eine Nierenaffektion hindeutet, der bisher fast als Gesetz galt, hätte keine allgemeine Gültigkeit mehr. Man müßte die Nierensklerose gewissermaßen als Folge der Blutdrucksteigerung und nicht, wie bisher, als ihre Ursache ansprechen. Dem nervösen Momente wäre eine noch größere Rolle zuzuschreiben als bisher. Überhaupt wäre die Blutdrucksteigerung ganz im Allgemeinen weniger verhängnisvoll zu bewerten, als es bisher viele getan haben. Sicher ist in dieser Hinsicht von manchen Ärzten in den letzten Jahren über das Ziel geschossen wird, das Symptom des erhöhten Blutdrucks wohl etwas überschätzt worden. Man hat mit Recht gesagt, es wirke auf manchen Patienten wie ein „psychisches Trauma", wenn er vom Arzte erfährt, sein Blutdruck sei erhöht, weil das vom Laien schlechtweg mit der so gefürchteten „Verkalkung" identifiziert wird. Die Bewertung des erhöhten Blutdrucks ist durch alle diese Betrachtungen außerordentlich schwierig geworden. Es kommt dazu, daß eine gelegentlich in der Sprechstunde festgestellte Erhöhung nur eine Labilität des Blutdrucks zu beweisen braucht, daß aber damit noch keine permanente Blutdrucksteigerung bewiesen ist. Nur eine dauernde ist ja vorzugsweise von Bedeutung. Zu ihrer Feststellung gehören wiederholte Messungen, vor allem früh morgens im Bett.

Wie so häufig in der Medizin nähert sich diese modernste Auffassung älteren, fast vergessenen Lehren, welche die Arteriosklerose ebenfalls aus einem funktionellen Stadium erst zu einer organischen Erkrankung sich entwickeln ließen. Ich denke vor allem an Huchard; derselbe hatte gelehrt, daß die allgemeine Arteriosklerose meistens die Folge einer durch Intoxikation hervorgerufenen arteriellen Blutdrucksteigerung sei. Huchard nannte dieses erste Stadium die Präsklerose und bezeichnete es ausdrücklich als heilbar. In manchen Einzelheiten bestehen weitgehende Differenzen zwischen Huchard und der modernsten Lehre. So werden wir heute nicht mehr Huchard folgen, wenn er die gefäßverengende Noxe durch Messung der Harngiftigkeit glaubte nachweisen zu können. Aber die großen Gesichtspunkte sind sicher eng verwandt. Ich wollte Ihnen diese, jetzt wieder moderne Lehre vortragen, ohne daß ich sie mir ganz zu eigen machen könnte. Neben anderen Bedenken gegen ihre allgemeine Gültigkeit sei nur hingewiesen auf die vielen Arteriosklerotiker ohne Blutdrucksteigerung. Wir sehen doch auch zahllose, psychisch leicht erregbare Leute mit labilem Gefäßsystem und ebenso die besonders lebhaften, übermäßig tätigen und dauernd geschäftigen Menschen, die sog. „Hypomanischen“ oft in aller Frische ein hohes Alter erreichen, ohne besonders zur Arteriosklerose zu neigen; andererseits gehören die Leute mit der frühzeitigen Sklerose keineswegs alle den labilen Nervösen an. Wenn man, wie oben erwähnt, jetzt gerne das konstitutionelle Moment bei der Arteriosklerose betont, so denkt man dabei an einen gedrungenen Habitus, etwa dem „pyknischen“ Typus entsprechend, aber jedenfalls nicht an den labilen Vasoneurotiker, der doch häufiger den „Asthenikern“ angehört. Die Hyperthyreotiker neigen auch nicht besonders zu Arteriosklerose (freilich soll die Noxe hier vorzugsweise auf das Herz und viel weniger auf die Gefäße wirken.) Auf jeden Fall haben diese Gesichtspunkte den Vorteil, daß sie der weitverbreiteten Furcht vor der unheilbaren Verkalkung und dem therapeutischen Nihilismus entgegenwirken und damit ist dem Kranken immer genutzt; denn an dem ungünstigen Einflusse nervöser Momente auf das Fortschreiten einer Arteriosklerose wird ja keiner zweifeln.

Ein recht unklares Kapitel ist noch die Hochdruckstauung. So nannte Sahli Zustände von Herzinsuffizienz mit erhöhtem Blutdruck, bei denen der Blutdruck bei Wiederherstellung der Kompensation absinkt. Es wird vermutet, daß hier der durch die Dyspnoe bedingte Sauerstoffmangel bzw. Kohlensäureüberschuß blutdrucksteigernd wirkt. Die echte Hochdruckstauung darf natürlich nicht verwechselt werden mit der Insuffizienz des Herzens bei vorher schon vorhandener Hypertonie. Über die Sahlische Hochdruckstauung wird immer viel diskutiert; aber man sieht, liest und hört nicht viel von sicheren selbstbeobachteten Fällen; sie scheint also recht selten zu sein. (Ich bemerke noch, daß man neuerdings auch eine „Hypotonie“ studiert; darunter versteht man Zustände von dauerndem, abnorm niedrigem Blutdruck, etwa 100 mm Hg und darunter.)

Ich habe die luetischen Gefäß- speziell Aortenerkrankungen schon erwähnt, muß aber noch kurz eingehen auf eine wichtige, spezielle Erscheinungsform derselben, nämlich die Aneurysmen. Wie Sie in der pathologischen Anatomie lernen, versteht man unter Aneurysmen umschriebene Erweiterungen einer Arterie. Hier beschäftigt uns nur das Aortenaneurysma. Es sitzt an der Aorta ascendens oder am Arcus, seltener an der Aorta descendens thoracia (ganz selten und schwer diagnostizierbar an der Aorta abdominalis). Wegen der imponierenden Symptome, die Aneurysmen gelegentlich verursachen, findet die Erkrankung meist eine eingehendere Besprechung, als ihre Häufigkeit und Wichtigkeit rechtfertigt. Sie machen teilweise lokale Symptome durch Druck auf die Umgebung, teils verraten sie sich nur durch die von der Gefäßerkrankung im ganzen abhängige Herzinsuffizienz. Von den Drucksymptomen ist diagnostisch wichtig (aber nicht allzu häufig) das Olliver-Cardarellische Symptom: Pulsatorische Bewegungen des Kehlkopfs bei nach hinten geneigtem Kopfe infolge Zug an dem linken Bronchus, über den der Aortenbogen hinwegzieht. Rekurrenslähmung, meist linksseitig, sowie Pupillendifferenz durch Sympathikusalteration sind nicht allzu häufig. Selten ist ferner eine Differenz der Radialpulse dadurch, daß die Abgangsstellen der Carotiden teilweise verlegt werden. Nicht ganz selten usuriert ein Aneurysma die Wirbel oder das Sternum, bzw. die Rippen und wölbt dann als pulsierender Tumor die Haut vor. Beim Fehlen derartiger Zeichen ist eine sichere Diagnose fast nur durch die Röntgendurchleuchtung möglich. Denn wie trügerisch die Perkussionresultate, d. h. abnorme Dämpfungen neben dem Sternum sind, haben wir in der Vor-Röntgen-Ära oft genug gesehen, wo manches in der klinischen Vorlesung und in den Klopfkursen vordemonstrierte Aneurysma sich bei der Autopsie als nicht existierend erwies und manches entdeckt wurde, was klinisch nicht erkannt war. Auch die auskultatorischen Phänomene, klingende Aortentöne usw. sind uncharakteristisch, ebenso ein diastolisches Aortengeräusch, wenn das Aneurysma dicht über den Aortenklappen sitzt und gewissermaßen zu einer relativen Aorteninsuffizienz geführt hat. Die Röntgendurchleuchtung zeigt die Aneurysmen stets deutlich als mit dem Aortenschatten zusammenhängende Ausbuchtungen mit allseitiger Pulsation.

Differentialdiagnostische Schwierigkeiten können auftauchen gegenüber Mediastinaltumoren, welche von der Aorta her eine gewisse mitgeteilte Pulsation zeigen können; aber diese sind häufig unscharf begrenzt und von ungleicher knolliger Konsistenz. (Siehe S. 66.) Diese Mediastinaltumoren gehen meist aus von den Lymphdrüsen (leukämische oder sog. pseudoleukämische Tumoren), oder sie sind sarkomatöser Natur. Es stehen jedoch hier viel mehr im Vordergrund Kompressionserscheinungen auf die Trachea oder die großen Venen (Schwellung der Hautvenen auf der Brust). Eine retrosternale Struma ist meist daran erkenntlich, da sie sich nach unten deutlich halbkreisförmig abgrenzt und beim Husten oder Schlucken mitgeht.

In bezug auf die Behandlung der heute und in den letzten Stunden vorgestellten Krankheitszustände muß ich mich natürlich auf einige große Richtlinien beschränken. Der Herzklappenfehlerkranke im Stadim der Kompensation soll nicht zum Gegenstand einer medikamentösen Behandlung gemacht werden, wie es leider immer noch nicht selten geschieht. Die Verordnung von Digitalis bei jeder Art von Herzbeschwerden oder auf jede Rythmusstörung oder jedes systolische Geräusch hin ist nicht indiziert. Der kompensierte Klappenfehlerkranke soll in bezug auf seine Lebensweise beraten werden in dem Sinne, daß er alles vermeidet, was das Auftlackern einer Endokarditis begünstigt oder was das Herz allzu großer Inanspruchnahme aussetzt. Aber innerhalb seiner Leistungsfähigkeit, welche sich ja öfters von der völlig Gesunder kaum unterscheidet, darf und soll sich der Klappenfehlerkranke auch körperlich betätigen. In dem Verbote von Sport und dergleichen wird häufig zu weit gegangen. Auch Schwangerschaften werden von Frauen mit kompensierten Klappenfehlern viel öfter gut vertragen als man früher meinte. Daß die Mitralstenosen in dieser Hinsicht keine prognostisch ungünstige Sonderstellung einnehmen, habe ich oben schon erwähnt.

Gerät das Herz in das Stadium der Dekompensation, so sind die Grundpfeiler der Behandlung Bettruhe und Digitalis, das letztere eigentlich unabhängig von der speziellen anatomischen Ursache der Insuffizienz. In der Pharmakologie werden Sie die Theorien über die Digitaliswirkung auf Herz und Gefäße genauer lernen. Man hat hieraus allerlei spezielle Indikationen und Contraindikationen abgeleitet. Die Praxis vermag dem nicht in allem beizupflichten. Wir dürfen daran festhalten, daß Digitalis in jedem Falle von Herzinsuffizienz erlaubt und geboten ist, gleichgültig auf welcher Basis. Was die Verordnungsweise betrifft, so kommen neuerdings (wie ich glaube mit vollem Recht) die galenischen Verordnungsweisen wieder mehr in Anwendung. Gegen die Digitalisblätter in Pulver oder Pillen (mehrmals 0,1) oder Digitalistinktur (mehrmals tgl. 10—20 Tropfen) sind von gar keinem Gesichtspunkte aus Einwendungen oder Bedenken zu erheben. Die zahlreichen in den letzten 25 Jahren in den Handel gebrachten Fabrikpräparate sind ohne Zweifel fast alle gut und brauchbar und werden gelegentlich vom Magen besser vertragen. Aber zu ihrer prinzipiellen Bevorzugung liegen gar keine Gründe vor. Denn einerseits wissen wir gar nicht, welches der Digitalisalkaloide (das wasserunlösliche Digitoxin oder das wasserlösliche Digitalein oder das in Wasser und Chloroform lösliche Gitalin) das nützlichste ist und andererseits ist die wirkliche Reinheit mancher Präparate nicht über jeden Zweifel erhaben. Aber wir haben im Digipurat, im Digalen, im Digitalisdispert, im Verodigen, im Digitalisdialysat, im Scillaren und vielen anderen eine reiche Auswahl von gut wirkenden Präparaten. Sie sind alle so eingestellt, daß eine Tablette, bzw. eine Ampulle bzw. 20 Tropfen ungefähr dem Wirkungswerte von 0,1 g Digitalisblättern entsprechen. Sie haben teilweise gegenüber den galenischen Präparaten den unzweifelhaften Vorteil, daß man sie intravenös anwenden kann und damit eine fast sofortige Digitaliswirkung erzielt, während bei der Anwendung per os man durchschnittlich erst nach

2 Tagen auf Erfolg rechnen kann. Neben den erwähnten Mitteln erfreut sich das Strophantin zur intravenösen Anwendung großer Beliebtheit.

Auf das viel diskutierte Kapitel der Standardisierung der Digitalis kann ich nicht näher eingehen. Man pflegt den Fabrikpräparaten insofern eine Überlegenheit zuzuschreiben, als ihr Wirkungswert sich stets präzise in Froscheinheiten (oder neuerdings in Katzeneinheiten) ausdrücken läßt. Das ist bei den galenischen Präparaten tatsächlich weniger gut möglich, wenn auch hier durch Titrierung der Blätter ein gewisser Grad von Zuverlässigkeit erreicht ist. Aber ich glaube, wir dürfen dieser modernen Genauigkeit nicht allzuviel Vertrauen schenken; denn die Resorption der einzelnen Präparate ist verschieden und vor allem schwankt die jeweilige Empfänglichkeit des Herzens für Digitalis sicher viel mehr, als der Wirkungswert der Präparate. Man wird doch in jedem Falle bei jedem Präparate zunächst mit einer kleinen Dosis (entsprechend 0,1) tastend vorgehen, und erst, wenn nötig, steigen. Als Maßstab für die Wirksamkeit soll uns der Rückgang der Insuffizienzerscheinungen, die Besserung der Zyanose und Dyspnoe, eventuell das Schwinden der Ödeme und das Steigen der Urinmenge leiten. Pulsverlangsamungen treten speziell bei Arhythmia perpetua dabei meistens auf. Aber die Pulsverlangsamung ist uns nicht der Hauptzweck der Digitaliswirkung, welcher auf jeden Fall angestrebt werden muß, wie das früher oft gelehrt wurde. Dagegen ist zu starke Pulsverlangsamung, etwa unter 60, ein dringender Fingerzeig, die Digitalis für einige Tage auszusetzen. Ebenso gelten Überleitungsstörungen bei vorher normaler Aktion sowie das Auftreten einer kontinuierlichen Bigeminie als Zeichen einer zu starken Digitalisierung. Die sog. Kumulation wird heute viel weniger gefürchtet als früher und wir scheuen uns nicht, Patienten, wenn nötig, Wochen, Monate, ja eventuell Jahre lang dauernd unter kleinen Digitalisdosen zu halten.

Neben Digitalis spielen alle anderen Herz- und diuretischen Mittel nur eine sekundäre Rolle. Zur Erzielung rascher Wirkung bedient man sich immer noch gerne des Koffein, Kampfer und Adrenalin (Coff. natr. salic. in Pulver 0,1 bis 0,2 oder 1 ccm einer 20proz. Lösung; an Stelle des Ol. camph. fort. wird jetzt gerne Hexeton benutzt; dasselbe kommt zur intramuskulären und intravenösen Injektion als verschieden hergestellte Präparate in den Handel; von Adrenalin gibt man 1 ccm der käuflichen Lösung). In Kombination mit Digitalis, oder auch gelegentlich allein, werden bei stockender Diurese die verschiedensten Purinderivate angewandt, z. B. Diuretin mehrmals 0,5, Theophyl. nat. acet. zu 0,3—0,4, Theacylon zu 0,3, Euphyllin zu 0,4, das letztere auch viel in Suppositorien. Früher viel angewandt wurde Strychnin (etwa 1 mg pro Dosi) und Chinin (etwa 0,1 pro Dosi), beides freilich nur in Kombination mit Digitalis. Bei fettleibigen ödematösen Herzkranken, besonders bei solchen auf myokarditischer Basis bewährt sich häufig ausgezeichnet die sog. Karellkur, bei welcher der Patient täglich ausschließlich 4—5 mal etwa 200 ccm Milch bekommt. Für leichtere Fälle oder nach einer erfolgreichen Digitaliskur erfreuen sich kohlensaure Bäder sowie Übungstherapie, z. B. in Form der Terrainkuren u. dgl., großer Beliebtheit. Einige Badeorte, z. B. Nauheim, sind in allen diesen Kurmitteln auf die Behandlung von leichten Herzkranken besonders eingestellt.

Ich erwähne noch, daß auf die Arhythmia perpetua manchmal Chinidin regularisierend wirkt. Man gibt es als Chinidin. sulf. anfangs 0,2 g pro die. Bei Ausbleiben von Nebenerscheinungen kann man bis auf 1 g steigen, soll aber möglichst bald mit der Dosis wieder heruntergehen. Die Medikation ist nicht ungefährlich, der Erfolg fraglich und das Befinden des Kranken ist oft keineswegs besser, selbst wenn die Regularisierung gelungen ist.

Unter den zahllosen Einzelverordnungen, zu denen die Behandlung von schweren Herzkranken oft Anlaß gibt, nimmt die Anwendung von Narkotika den ersten Platz ein. Man scheue sich keineswegs vor Morphiuminjektionen, um Kranken, wenn sie von dauerndem Hustenreiz oder sonstigen schmerzhaften Sensationen gequält werden, ruhige Nächte zu verschaffen. Auch sonst sind Schlafmittel häufig nicht zu umgehen. Störung des Magens oder des Darmes erfordert auch oft spezielle medikamentöse Behandlung. Mit der Punktion von Pleuraergüssen sei man freigebiger als z. B. bei tuberkulösen Pleuritiden. Dyspnoische Herzkranke fühlen sich oft auch nach Ablassen von kleinen Pleuraergüssen wesentlich erleichtert. Ähnlich ist es mit dem Aszites, sobald er das Zwerchfell nach oben zu drängen beginnt. Auch mit der Inzision von Ödemen an den Beinen warte man nicht allzulange.

Bei allen leichteren arteriosklerotischen Beschwerden (ohne ernstere Insuffizienz des Herzens) ist seit langem das Jod das meist angewandte Mittel, wenn die theoretische Begründung seiner Wirkung auch höchst unsicher ist. Man gibt es als Jodkali 3 mal täglich etwa 0,2 in etwas Milch. Statt der Jodsalze werden jetzt die sog. organischen Jodpräparate viel gebraucht, Jodipin, Sajodin etwa 3 Tabletten täglich. Daß bei Leuten mit Kropf schon die allerkleinsten Jodmengen thyreotoxische Störungen machen können, ist speziell in Süddeutschland, wo der Kropf häufig ist, stets zu bedenken. Von guter Wirkung ist manchmal das Salpeterpulver nach LANDER BRUNTON: Kal. bikarb. 1,8, Kal. nitr. 1,2, Natr. nitros. 0,03; es wird früh morgens nüchtern in einem halben Liter kalten Wasser getrunken. Bei hohem Blutdruck wird Diuretin (mehrmals täglich 0,5 g) viel angewandt; aber es macht oft allerlei unangenehme Nebenwirkungen (Erbrechen, schlechter Schlaf). Papaverin ist ebenfalls jetzt beliebt; es wird allein angewandt (Papaverin hydrochlor. 0,03—0,04 etwa 4 mal täglich) und ist in vielen fabrikmäßig hergestellten Präparaten enthalten, z. B. im Perichol. Rhodannatrium, mehrmals täglich 0,2 war früher sehr beliebt, geriet dann etwas in Vergessenheit und wird neuerdings wieder empfohlen. Über die Organspräparate (Telatuten, Animasa) ebenso über Antisklerosin ist noch nichts Sicheres zu sagen. Bei allen durch positiven Wassermann diagnostisch erhärteten luetischen Herz- und Gefäßkrankheiten ist eine gründliche spezifische Behandlung (Salvarsan, Quecksilber oder Wismut, Jod) durchzuführen.

M. H.! Wir haben uns hier bisher mit Kranken beschäftigt, bei denen nach der Art ihrer Beschwerden und nach dem Untersuchungsbefund an dem Vorhandensein einer organischen Herzaffektion jedenfalls kein Zweifel bestanden hat. In der Praxis ist die Zahl dieser Patienten aber verschwindend klein gegenüber den Scharen von Kranken, die über ihr Herz klagen und bei denen es uns die größten diagnostischen Schwierigkeiten bereitet, ob eine organische Herzkrankheit vorliegt, oder ob es sich um Beschwerden handelt, die man schlechtweg „nervös“ nennt. Die Klagen können fast die gleichen sein, allerlei Sensationen in der Herzgegend, Atemnot u. dgl. Herzklopfen wird sogar häufiger von Nervösen als von organisch Herzkranken angegeben. In typischen Fällen überwiegt vielleicht beim Nervösen die Betonung der subjektiven Empfindungen, das lebhafte und ängstliche Ausmalen derselben, der Zusammenhang der Beschwerden mit der Stimmungslage, psychische Einflüsse u. dgl. Der organisch Kranke konstatiert im Gegensatz dazu viel nüchterner die Funktionsbeeinträchtigung und deren Abhängigkeit von reellen Schädigungen geht klarer hervor. Aber die Addition von Nervösem zu Organischem ist bei Herzkranken so häufig, daß man sich wohl hüten muß, etwa nur aus der Art der vorgebrachten Klagen eine organische Affektion auszuschließen. Das Ausschließen einer Krankheit, d. h. die Diagnose der Gesundheit, die der Patient doch oft vom Arzt hören möchte, ist beim Herzen noch schwieriger als bei vielen anderen Organen. Bei Einführung einer jeden neuen Untersuchungsmethode hoffte man meistens eine Zeitlang, mit Hilfe eines bequemen Schemas entscheiden zu können, ob eine organische Herzerkrankung vorliegt oder nicht. Man hat auf den mannigfachsten Wegen nach diagnostischen Methoden gesucht, meistens auf Grund der Vorstellung, daß ein organisch krankes Herz auf Körperanstrengungen anders reagieren müsse als ein gesundes, bzw. „nur nervöses“ Herz. Nach den verschiedensten, teilweise recht komplizierten Methoden ist man eigentlich immer wieder zu einem alten und einfachen Mittel zurückgekehrt, nämlich man bestimmt die Pulsfrequenz und beobachtet das Verhalten der Atmung vor und nach einer bestimmten körperlichen Anstrengung, z. B. Kniebeugen. Man schließt dann auf eine organische Affektion, wenn eine Pulssteigerung (nach etwa 10—20 Kniebeugen) länger als 1—2 Minuten anhält und wenn die Atmung dann auffallend mühsam wird, vor allem wenn das sog. Durchatmen schwer fällt. Eine starke Erhöhung der Pulsfrequenz, die aber gleich wieder heruntergeht, soll mehr dem nervösen Typus entsprechen. In Ermangelung besserer Methoden wird man sich dieses einfachen und bequemen Mittels doch vorläufig noch gerne bedienen.

Was die Natur der nervösen Herzstörungen betrifft, so liegen die Dinge hier wie bei den Magenneurosen und den übrigen funktionellen Organbeschwerden; ich bespreche das ein anderes Mal etwas genauer (Vorlesung 21 und 29); jetzt nur folgendes: Die prinzipielle Frage zielt darauf hinaus, ob diesen nervösen Organstörungen irgendwelche feinsten Veränderungen an den zuführenden Nerven, analog allen sonstigen anatomischen Veränderungen, zugrunde liegen oder ob sie psychogener Natur sind mit einem gänzlich anders gearteten Korrelate, etwa so, wie es seelischen Vorgängen zugrunde liegt. Bei den Magen-Darmerkrankungen scheint es mir berechtigt, der psycho-

genen Entstehung einen weiten Raum anzuweisen. Auch unter den
Herzneurosen gibt es sicher manches, bei dem das psychogene Moment
den Ausschlag gibt. Aber die nichtpsychogenen, die „organisch nervösen" Affektionen dürften beim Herzen doch einen gewichtigen Platz
einnehmen. Hierher gehören manche Formen der Extrasystolen, teils
mit, teils ohne subjektive Empfindungen dabei. Ferner gehört hierher
die paroxysmale Tachykardie, auch „Herzjagen" genannt. Es
sind das Anfälle von stärkster Pulsbeschleunigung, etwa 200 oder noch
höher, die plötzlich kommen und meistens ebenso plötzlich wieder verschwinden. Todesfälle während dieser Anfälle sind sehr selten, aber
doch gelegentlich beobachtet worden. So paradox es klingen mag, so
stehen diese Anfälle von beschleunigtem, aber regelmäßigem Herzschlag vielleicht mit der Arhythmia perpetua in enger Verwandtschaft,
insofern nämlich, als beiden eine abnorm beschleunigte Vorhofsaktion
zugrunde liegt; bei der Arhythmia perpetua gesellt sich eine Überleitungsstörung dazu. Eine therapeutische Beeinflussung der paroxys-
malen Tachykardie gelingt in vielen Fällen absolut nicht. Manchmal
hilft eine starke Kompression des Vagus bzw. der Karotis am Halse;
manchmal können die Kranken durch ganz tiefes Einatmen oder durch
den Valsalvaschen Versuch den Anfall koupieren. Digitalis ist fast
immer ohne Wirkung, aber gelegentlich hilft Chinidin (etwa 0,5 g).

Schwieriger zu beurteilen sind die Fälle von dauernder Pulsbeschleunigung mäßigeren Grades, etwa 100—120. Man sah sie im Kriege
außerordentlich häufig. Öfters waren sie ein zufälliger Befund bei jungen
Leuten von vollster körperlicher Leistungsfähigkeit und ohne jede
Nervosität. Aber sie kommen ebenso vor bei Leuten mit lebhaften
Klagen ohne nachweisbaren krankhaften Befund, bei den sog. „Nervösen". Außer der Beschleunigung ist der Befund am Herzen oft ganz
normal, aber manchmal ist der Spitzenstoß verstärkt und erschütternd.
Besonders bei den Fällen mit diesem erschütternden Spitzenstoß hat
man daran zu denken, ob nicht eine „forme fruste" der Basedowschen
Krankheit vorliegt (Vorlesung 22). Manche der dauernden Pulsbeschleunigungen mögen in dieses Kapitel gehören und als thyreotoxisch
aufzufassen sein. Schließlich sieht man hartnäckige Pulsbeschleunigungen öfters viele Monate lang nach fieberhaften Infektionen, speziell
nach Typhus; hier ist die Möglichkeit einer Myokarditis als Ursache
stets zu erwägen, aber freilich meist nicht zu beweisen.

Als anatomische Unterlage von manchen der sog. nervösen Herzbeschwerden wird neuerdings eine abnorme Kleinheit oder eine konstitutionelle Schwäche des Herzens erwogen. Trotz aller darauf ver-
wandter Mühe ist eine Messung der Herzgröße lange nicht exakt genug
möglich, um im gegebenen Fall eine abnorme Kleinheit im Verhältnis
zum ganzen Körper strickte genug beweisen zu können. Der Stand des
Zwerchfells, geringe Anomalien im Thoraxbau und vor allem Ver-
krümmungen der Wirbelsäule erschweren die Beurteilung oft ganz
erheblich. Normal große Herzen können schief nach oben gedrängt
werden und dadurch in ihrem Durchmesser vergrößert erscheinen.
Andererseits beraubt ein Zwerchfelltiefstand, wie er bei Leuten mit

schmalem langem Thorax häufig ist, das Herz seines gewohnten Stützpunktes auf der Zwerchfellkuppe, so daß es gewissermaßen frei pendelt. Es präsentiert sich dann im Röntgenbild ohne die normalen seitlichen Ausbuchtungen fast schlauchförmig als „Tropfenherz" und erscheint dadurch zu klein. Wenn ein bei mittlerer Atmung richtig geformtes Herz bei tiefer Inspiration erst Tropfenform annimmt, bezeichnet man das als „Zehbesches Phänomen". Der sichere Beweis einer abnormen Kleinheit ist kaum zu erbringen, da wir ja immer nur die Silhouette messen können. Man bedenke doch hierbei immer, daß es dem pathologischen Anatomen, wenn er das herausgeschnittene Herz in der Hand hält, noch die größten Schwierigkeiten bereitet, geringfügige Größenveränderungen desselben festzustellen. Aber neben der früheren üblichen Anschauung, welche mit dem Wort „herzkrank" immer nur die Vorstellung von Klappenveränderungen, Myokarditis, Herzvergrößerung od. dgl. verknüpfte, verdienen diese Gesichtspunkte in Zukunft sicher eingehender Berücksichtigung.

Früher nicht genügend beachtet sind die Beziehungen zwischen Herzbeschwerden und einem abnorm hohen Zwerchfellstand. Man findet bei Leuten mit sog. nervösen Herzbeschwerden gelegentlich im Röntgenschirm das Herz nach oben gedrängt, mehr weniger quer gelagert durch ein hochstehendes linkes Zwerchfell infolge von großer Magenblase. Wenn manche Leute mit einem solchen etwas abnormen Zwerchfellstand auch in bezug auf ihr Herz ganz beschwerdefrei sind, so ist es doch recht glaubhaft, daß bei anderen, die puncto Herz und Gefäßsystem etwas labiler sind, die Verdrängung und eventuell Beengung des Herzens durch das Zwerchfell zur Ursache von lästigen Sensationen werden kann. Ein achylischer hypermotiler Magen ist ein „unruhiger Nachbar" für das Herz, hat man mit Beziehung auf derartige Zustände gesagt und spricht von einem gastro-kardialen Symptomenkomplex. Durch Behandlung des Verdauungstraktus kann man diese Herzbeschwerden manchmal gut beeinflussen. Auch das eigentlich höchst banale Moment der mangelnden Übung beansprucht Beachtung. Der Stubenhocker oder das Muttersöhnchen, wenn er zu intensiver körperlicher Anstrengung gezwungen wird, ermüdet naturgemäß leicht und rasch; er gerät in Atemnot und verspürt Herzklopfen, während andere, sportlich Geübte oder an harte Arbeit Gewöhnte mühelos aushalten. Ganz sicher finden viele Fälle, die als „Herzmuskelschwäche" oder als „Herzneurose" angesprochen werden, in derartigen Verhältnissen ihre wahre Erklärung.

Was die Behandlung aller dieser Zustände betrifft, so ist jedenfalls über alle gemeinsam mit voller Sicherheit etwas Negatives zu sagen: Die Therapie des organisch insuffizienten Herzens, Ruhe und Digitalis, ist verfehlt und zwecklos. Eine nervöse Herzbeschleunigung wird durch Digitalis niemals verlangsamt und ein konstitutionell schwaches Herz oder ein ungeübtes wird durch Schonung sicher nicht leistungsfähiger. Meistens besteht wohl die Behandlung am besten in einer Kombination von psychischer Beeinflussung und Übung, bzw. vernünftiger Anpassung an das, was der Konstitution entsprechend gefordert werden kann.

8. Vorlesung.

Herzkrankheiten IV.

Endokarditis, Embolie, Perikarditis.

Heute möchte ich einige Kapitel aus der Pathologie des Herzens zusammenhängend vortragen, welche ich mehrfach schon kurz gestreift habe, nämlich die Endokarditis, im Anschluß daran die Embolien und zuletzt die Perikarditis.

Ich habe in den vorangehenden Vorlesungen wiederholt davon gesprochen, daß die akuten Endokarditiden, worunter wir vorzugsweise die Entzündung des Endokards der Klappen verstehen, die Hauptursache der chronischen Klappenfehler darstellen. Eine solche akute Endokarditis gehört zu den Affektionen, welche sich dem Untersucher nur wenig aufdrängen, die meist nicht viel Prägnantes zeigen, nach denen man suchen muß, und welche oft nur aus unbestimmten und vieldeutigen Symptomen erschlossen werden können. Sie wissen bereits, daß akute Endokarditiden im Verlaufe einer jeden Infektionskrankheit auftreten können, mit besonderer Vorliebe aber beim akuten Gelenkrheumatismus. Geringe Temperatursteigerungen, welche durch die Grundkrankheit nicht erklärt erscheinen, und eine Pulsbeschleunigung (manchmal unverhältnismäßig hoch) können das einzige sein, was uns an eine akute Herzaffektion denken läßt. Der objektive Befund am Herzen ist meist ganz uncharakteristisch. Systolische Geräusche werden wir nur dann als beweiskräftig gelten lassen dürfen, wenn sie in Lokalisation, Charakter oder Intensität einen auffälligen Wechsel zeigen, oder wenn sie gleich am Anfang die für Klappenfehler beweisenden Eigenheiten oder Begleiterscheinungen aufweisen. Diastolische Geräusche, die in einer derartigen Periode am Herzen neu auftreten, wären natürlich ohne weiteres beweisend. Der anatomische Prozeß besteht in solchen frischen Fällen, wie Sie in der pathologischen Anatomie lernen werden, meist in kleinen warzigen Auflagerungen am Schließungsrand der Klappen (Endocarditis verrucosa). Diese brauchen, solange sie frisch und weich sind, den Klappenmechanismus nicht viel zu beeinträchtigen. Die mechanische Störung beim chronischen Herzklappenfehler entsteht dadurch, daß nach Ausheilung des akuten Stadiums allerlei Narben, Schrumpfungen u. dgl. einen gröberen Ventildefekt bedingen. Deshalb kommt die Diagnose einer akuten Endokarditis häufig nicht über eine gewisse Wahrscheinlichkeit hinaus. Treten freilich Zeichen einer akuten Herzinsuffizienz auf (Dyspnoe, Zyanose, eventuell Dilatation), so ist die Diagnose natürlich gesicherter. Aber die Insuffizienz ist dann korrekterweise auf Rechnung einer begleitenden Myokarditis zu setzen. Nicht selten bleibt die Endokarditis neben der auslösenden Krankheit ganz versteckt und erst der spätere Klappenfehler beweist die vorangegangene Erkrankung.

Der anatomische Prozeß, der diesen akuten Endokarditisformen zugrunde liegt, besteht öfters nicht nur in einer Auflagerung von Entzündungsprodukten, Thromben u. dgl., sondern es entwickeln sich manchmal ulzeröse Prozesse, die zu tiefen Löchern in den Klappensegeln führen können (Endocarditis ulcerosa). Der hieraus resultierende Klappenfehler wird meistens schwerer sein; aber ein durchgreifender Unterschied im klinischen Bild der akuten Endokarditis wird dadurch nicht bedingt. Ich betone das ausdrücklich, weil für den Anfänger die Versuchung groß ist, die anatomische Trennung zwischen der Endocarditis „verrucosa" und „ulcerosa" zu identifizieren mit dem, was Sie in klinischen Lehrbüchern meist als „benigne" und „maligne" oder „septische" Endokarditis unterschieden finden. Es handelt sich hier um ganz andere Gesichtspunkte. Verrukös und ulzerös bezieht sich auf den morphologischen Prozeß; benigne und maligne bezieht sich auf das klinische Bild, auf die Virulenz der krankmachenden Bakterien bzw. deren Toxine. Die Endokarditis beim Gelenkrheumatismus, beim Scharlach usw. ist fast immer klinisch benigne, d. h. wenigstens in bezug auf die Prognose der akuten Erkrankung quoad vitam. Bei Tuberkulösen, Karzinomkranken und unter manchen anderen, noch nicht näher gekannten Bedingungen kommen sogar Endokarditisformen vor, die klinisch zunächst noch viel blander sind und gleich als schleichende, chronische Affektion fast unbemerkt einsetzen können. Hiervon nachher noch einige Worte. Von einer „malignen oder septischen" Endokarditis spricht der Kliniker, wenn im Verlaufe einer allgemeinen Sepsis das Endokard befallen wird, bzw. wenn in solchen Fällen das Endokard die einzige (nachweisbare?) Lokalisation des septischen Infektes darstellt. Die Begriffe Sepsis, Bakteriämie und Infekt, welche dem Anfänger immer viel Kopfzerbrechen machen, werden uns bei der Besprechung der Sepsis (Vorlesung 10) noch beschäftigen. Hier nur so viel davon: Wir reden von einem „Infekt" schlechtweg, wenn bei einer Infektionskrankheit nicht die Symptome von seiten eines bestimmten befallenen Organes im Vordergrund stehen (wie z. B. bei der Pneumonie oder Lungentuberkulose), sondern wenn die allgemeinen Symptome: Fieber, Kopfweh, Benommenheit, Schüttelfröste, Hautblutungen eventuell Erbrechen und Durchfall (NB. ohne selbständige Magen-Darmaffektion) das klinische Bild beherrschen. Oft sind diese Symptome nur die Folge einer versteckten Eiterung, und eine gründliche Untersuchung (manchmal leider erst die Sektion) zeigt einen Abszeß unter dem Zwerchfell oder im kleinen Becken oder am Psoas oder in der Umgebung der Nieren oder eine Phlebitis u. dgl. Wenn alles dieses fehlt (und nur dann reden wir von einem „Infekt" im engeren Sinne des Wortes), muß man danach fahnden, ob Zeichen einer Endokarditis vorhanden sind. Subjektive Beschwerden von seiten des Herzens verbergen sich neben dem schweren Allgemeinzustand natürlich leicht. Die Anhaltspunkte, aus denen wir auf maligne Klappenentzündungen schließen, sind ungefähr die gleichen wie bei der benignen Endokarditis. Aber da fast alle diese Zeichen bei einer hoch fieberhaften schweren Allgemeinerkrankung, wie sie die Sepsis darstellt, auch ohne spezielle Herzaffektion auftreten, ist eine sichere Diagnose oft unmöglich. Das weiße Blutbild zeigt manchmal eine auffallende

Monozytose. Multiple kleine vereiternde Hautnekrosen, durch septische Embolien bedingt (die aber keineswegs regelmäßig vorkommen), stellen oft den einzigen zuverlässigen Hinweis auf eine Endokarditis im Verlauf einer Sepsis dar. Aber auch dieses Symptom ist nicht einmal sicher beweisend, da solche Embolien auch aus eitrigen Thromben in den Lungenvenen stammen können. (Wir kommen auf die Embolie gleich noch zu sprechen.) Der Sektionsbefund, den wir bei der Schwere der Krankheit leider häufig erheben können, besteht oft nur in kleinen Wärzchen an einer oder mehreren, manchmal an allen vier Klappen. Seine Geringfügigkeit steht in krassem Gegensatz zu dem schweren klinischen Bild. Das gehört mit zu dem Begriff des „Infektes". Die histologische Untersuchung des Herzens zeigt in solchen Fällen meist ein Mitbefallensein des Myokards.

Von größter klinischer Wichtigkeit ist die Neigung einer jeden Endokarditis zum Rezidivieren. Die sog. Progredienz eines Klappenfehlers ist oft nur durch Rezidive der ursprünglichen Krankheit bedingt. Auch die maligne Endokarditis befällt häufig Kranke mit alten Klappenfehlern, wenn also die Endokarditis erstmalig benigne verlaufen war. Man sieht dann bei der Sektion oft deutlich die frischen roten Wärzchen auf den alten bereits geschrumpften derben Narben.

Unter den chronischen, mit mäßigem Fieber einhergehenden endokarditischen Zuständen hat SCHOTTMÜLLER vor einigen Jahren ein wohl charakterisiertes Krankheitsbild unter dem Namen der „Endocarditis lenta" herausgehoben. Dieselbe befällt meist die Aortenklappen; der Beginn ist schleichend, das Fieber remittierend; Schüttelfröste fehlen meist. Die Kranken pflegen stark anämisch zu sein; Schleimhautblutungen finden sich oft; daneben besteht Milztumor (anatomisch mit Infarkten) und eine hämorrhagische Herdnephritis. Nach SCHOTTMÜLLER wird die Endocarditis lenta durch den Streptococcus viridans hervorgerufen; er wächst auf Blutagar in grünen Kolonien; seine Selbständigkeit gegenüber dem gewöhnlichen hämolytischen Streptokokkus ist noch Gegenstand der Forschung. Beim Gelenkrheumatismus kommen wir noch einmal auf diese Endokarditisform zurück.

Von gewissen schleichend, fast unbemerkt verlaufenden Endokarditisformen habe ich vorhin schon kurz gesprochen. Unsere Kenntnisse hierüber sind noch mangelhaft. Der pathologische Anatom beschreibt eine „Endocarditis chronica fibrosa", welche im Gegensatz zu den bisher beschriebenen Formen auch das Wandendokard außerhalb der Klappen in Mitleidenschaft ziehen soll. Ein leiser erster Ton und ein auffallend schwacher Spitzenstoß werden als klinischer Hinweis auf diese Affektion genannt; doch dürften dieselben wohl mehr aus dem anatomischen Befund konstruiert sein.

Bei der malignen Endokarditis erwähnte ich eben die septischen Embolien. Ich benutze den Anlaß, um hier noch einiges im Zusammenhang über die Embolien überhaupt und deren Folgen zu sagen. Die akute Endokarditis stellt bei Herzkranken deren häufigste, freilich nicht ausschließliche Ursache dar. Wie Sie in der pathologischen Anatomie genauer lernen werden, bestehen die meisten (und uns hier ausschließlich interessierenden) Emboli aus Blutgerinnseln. Bei der akuten Endokarditis entstammen diese den frischen Auflagerungen auf den entzündeten Klappen. Bei den malignen Formen verschleppen sie auf ihrem Wege natürlich auch septisches Material. Aber die Emboli können auch losgerissene Teile eines Thrombus darstellen, wie er sich bei insuffizienten und dilatierten Herzen in den Herzohren oder bei Arteriosklerose in der Aorta an ulzerierten Stellen bildet. Die Gesetze über den Weg der Emboli (aus den Venen oder dem rechten Herzen in die Lungenarterien, ferner aus den Lungenvenen oder dem linken Herzen in das Arteriensystem), lernen Sie in der pathologischen Anatomie, ebenso ihre Folgen. Dieselben hängen davon ab, ob der embolisierte Bezirk noch anderweitig mit Blut versorgt werden kann oder ob er von der Zirkulation abgeschlossen bleibt. Im letzteren Falle entsteht ein Infarkt, und zwar entweder ein anämischer oder ein hämorrhagischer. Anämisch wird er, wenn der Abschluß von der Zirkulation vollständig ist. Hämorrhagisch wird er, wenn das Gewebe allmählich mit Blut vollgestopft wird, entweder durch Rückfluß aus den Venen oder von der Nachbarschaft her durch kleinste Kollateralen, die jedoch für eine richtige Durchblutung nicht ausreichen. Ich möchte nur noch einem weit verbreiteten Irrtum entgegentreten, nämlich dem, daß solche Infarkte stets von einer Embolie herrühren. Das ist unrichtig. Zirkulationsstörungen der verschiedensten Art, z. B. auch durch einfache mechanische Behinderung können genau ebenso einen Infarkt veranlassen. Die klinisch wichtigsten Infarkte, die des Gehirns und der Lungen, werden in den diesen Organen gewidmeten Vorlesungen besprochen. Die Symptome hängen natürlich weitgehendst von der Größe und (beim Gehirn) von der Lokalisation des außer Funktion gesetzten Bezirkes ab. Die meisten anderen Infarkte pflegen nur zufällige Sektionsbefunde darzustellen. Höchstens die der Nieren verraten sich manchmal durch plötzlich auftretende Schmerzen in der Nierengegend und daran anschließende mehrtägige Hämaturie, bei Milzinfarkten kann man öfters ein Reiben infolge einer „Perisplenitis", analog dem Pleurareiben, fühlen. Sehr bemerkenswert ist, daß die Infarkte infolge septischer, d. h. mit Bakterien beladener Emboli keineswegs immer vereitern. Es hängt das offenbar neben der Virulenz der Bakterien weitgehendst von den Ernährungsverhältnissen des befallenen Gewebes ab. Die Hautembolien vereitern meistens; in anderen Organen vereitern sie viel weniger häufig. Die Embolien aus entzündeten Beinvenen, welche doch stets infektiös sind, pflegen in der Lunge so gut wie ausnahmslos zu blanden Infarkten zu führen.

Zum Schluß will ich noch die **Perikarditis** besprechen.

Die Zeichen derselben, die in typischen Fällen außerordentlich prägnant sind, möchte ich Ihnen an diesem Kranken hier zeigen. Sie sehen alle Symptome der schweren akuten Herzinsuffizienz, die mühsame, angestrengte Atmung, die Zyanose usw. Während des Abklingens eines Gelenkrheumatismus hat sich dieser Zustand unter hohem Temperaturanstieg und starker Pulsbeschleunigung in einigen Tagen entwickelt.

Bei der Untersuchung des Herzens findet sich eine auffallend große und intensive Dämpfung; wo eine Dämpfung auftritt, ist sie gleich „absolut". Sie überschreitet links die Brustwarzenlinie, rechts den Brustbeinrand um mehrere Zentimeter und nach oben reicht sie fast bis zur 2. Rippe. Vom Spitzenstoß sieht und fühlt man nichts. Erinnern Sie sich bitte, was ich über Sicht- und Fühlbarkeit der Herzaktion bei schwerer Insuffizienz gesagt habe. Ein abnorm ausgedehnter und starker Spitzenstoß ist hier die Regel. Es besteht also hier eine Abweichung von dieser Regel. Bei der Auskultation hört man die Töne rein aber ganz leise. Diese Trias von Symptomen, die große intensive Dämpfung, die leisen Töne und das Fehlen jeder Sicht- und Fühlbarkeit der Herzaktion leiten sich mühelos ab aus dem Bilde der Pericarditis exsudativa, d. h. aus der Tatsache, daß der Herzbeutel mit einem Flüssigkeitserguß angefüllt ist, der das Herz in seinen Randpartien allseitig umgibt. In den Büchern finden Sie oft eine Dreiecksform mit der Spitze nach oben oder mit einem kaminförmigen Aufsatz als charakteristisch für eine Pericarditis exsudativa angegeben. Das trifft bei ganz großen, den Herzbeutel überall prall füllenden Ergüssen öfters zu; aber es darf nicht so verstanden werden, als ob es eine conditio sine qua non wäre. Sie dürfen sich bei der Pericarditis exsudativa genau wie bei den Pleuraergüssen niemals an ein bestimmtes auskultatorisches oder perkutorisches Schema klammern. Sie müssen sich stets vor Augen halten, welch wechselnde Bilder durch die Größe des Ergusses, die Verschieblichkeit des Herzens und der Nachbarorgane entstehen können. Wenn von früheren Entzündungen her Verwachsungen zwischen Herz und vorderem Perikardblatt zurückgeblieben sind und deshalb sich vorn nicht viel Flüssigkeit ansammeln kann, so wird der Spitzenstoß natürlich nicht verschwinden und die Herztöne nicht viel an Stärke einbüßen. Die Erkennung des Exsudates wird dann noch meist möglich sein, wenn seine Entwicklung unter unseren Augen erfolgt, wenn wir also die Zunahme der Dämpfung von Tag zu Tag verfolgen konnten. Sonst ist die Diagnose ganz schwierig. Die in den Büchern immer viel besprochene Ausfüllung des Herzleberwinkels, d. h. der Umstand, daß die Perkussion daselbst statt eines rechten Winkels einen stumpfen ergibt, ist ganz unsicher. Eher wird auf die richtige Diagnose einer Pericarditis exsudativa im Gegensatz zu Herzvergrößerung die Tatsache leiten, daß die relative Dämpfung die absolute an Größe kaum überragt. Im Röntgenschirm ist ein Herz mit einem Perikarderguß der Mitralform ähnlich, aber der Winkel zwischen Herz und Zwerchfell ist beiderseits völlig ausgefüllt, sogar stumpfwinklig; ferner sieht man keine oder jedenfalls auffallend wenig Pulsation.

Der Vergleich mit der Pleuritis, mit der die Perikarditis in jeder Hinsicht die engste Verwandtschaft hat, läßt ohne weiteres auch fast alles andere leicht verstehen. Zunächst die Pericarditis sicca. Sie kann selbständig auftreten, d. h. die Entzündung kann „trocken" bleiben, ohne zu einer Exsudation zu führen. Sie kann aber auch das erste oder das letzte Stadium einer Pericarditis exsudativa darstellen und schließlich können bei einem mäßig starken Herzbeutelerguß die beiden entzündeten Perikardblätter neben dem Erguß an einzelnen Stellen in Kontakt bleiben. Ein wichtiges Zeichen der trockenen Herzbeutelentzündung ist der Schmerz; er wird oft schon durch leise Berührung verstärkt. Er tritt teils als dauerndes dumpfes Oppressionsgefühl auf, teils in Anfällen, die der Angina pectoris ähneln können. (Die Pericarditis epistenocardica ist im Gegensatz dazu eine Perikarditis, die sekundär als Reaktion auf eine akute Angina pectoris mit Erweichungsprozessen im Herzmuskel sich ausbildet.) Mit der Erkennung der perikardialen Reibegeräusche ist es ebenfalls ähnlich wie mit den pleuralen. Sie können von so unzweideutig schabendem Charakter sein, daß jedermann sie mit Sicherheit als „Reiben" anspricht. Aber manchmal, wenn sie nur kurz sind, können sie den endokarditischen Geräuschen sehr ähnlich sein. Von den Unterscheidungsmerkmalen, an die man sich dann halten soll, erscheint mir das von NAUNYN betonte am zuverlässigsten; nämlich daß die perikardialen Geräusche nicht genau synchron mit der Herzaktion sind, daß sie um die Herztöne „herumschleichen". Öfter sind sie dreiteilig (Lokomotivengeräusch); meist fehlt ihnen ein deutliches Punctum maximum und damit die Eigenschaft der Fortleitung, wie es bei endokardialen Geräuschen meist der Fall ist. Ferner haben wir, genau wie bei den Pleuraergüssen, korrekterweise eine entzündliche „Exsudation" und eine nicht entzündliche „Transsudation" zu unterscheiden. Doch kommt dieser Unterscheidung wegen der Häufigkeit der Mischformen auch hier keine große praktische Bedeutung zu. Im weiteren zeigt sich die Verwandtschaft zwischen Perikarditis und Pleuritis in ihrer gemeinsamen Ätiologie und dementsprechend der Häufigkeit ihres gemeinsamen Vorkommens. Die Tuberkulose ist die häufigste Ursache der schleichend auftretenden Perikarditis genau wie bei der Pleuritis. Bei den akuten Formen ist der Gelenkrheumatismus, so wie bei unserem Patienten hier, die gewöhnliche Ursache. Die kruppöse Pneumonie, als deren Nachkrankheit die Pleuritis eine so wichtige Rolle spielt, kommt für die Perikarditis weniger in Betracht. Als Ursache der chronischen Perikardialergüsse muß dagegen noch die Nephritis genannt werden. Selten ist nur das Perikard befallen; die Pleura, besonders die linke ist beinahe ausnahmslos miterkrankt. Hierdurch entstehen manchmal auch Reibegeräusche zwischen Pleura und Perikard (Extra-Perikarditis). Daß Exsudate sich meist neben dem Perikard auch in der linken Pleurahöhle ansammeln, ist für die Therapie wichtig und oft sehr erfreulich. Es enthebt uns nämlich meist der Notwendigkeit, einen Herzbeutelerguß punktieren zu müssen (was freilich neuerdings manche gerade befürworten). Fast immer kann man bei raschem Anwachsen der Ergüsse durch Ablassen des linksseitigen Pleuraergusses genügend Erleichterung schaffen, um dann den spontanen Rückgang der Entzündung abwarten zu können. Bei chronischen Herzbeutelergüssen wird man eher einmal in die Lage kommen, sie direkt punktieren zu müssen. Das hier gesagte bezieht sich natürlich nur auf die serösen Ergüsse, bzw. serös-hämorhagischen. Die sehr seltenen eitrigen Ergüsse (durch direkte Verletzung des Herzbeutels oder von der Nachbarschaft fortgeleitet) geben stets eine ganz schlechte Prognose, selbst bei breiter Inzision des Herzbeutels.

Die Stauungserscheinungen bei der exsudativen Perikarditis

zeigen oft gewisse Eigentümlichkeiten. Die Lebervergrößerung ist unverhältnismäßig stark, der Lungenkreislauf ist dabei auffallend wenig affiziert. Manchmal sind die Stauungen in der oberen und unteren Rumpfhälfte auffallend unabhängig voneinander. Gelegentlich treten Ödeme z. B. in einem Arm, der kurze Zeit herunterhängt, viel rascher und stärker auf, als wir das sonst sehen; kurzum: das rein mechanische Moment bei der Ödementstehung überwiegt mehr als sonst. Diese Momente können öfter den Verdacht auf eine exsudative Perikarditis wecken.

Bei unserem Kranken hier, bei dem es sich aller Wahrscheinlichkeit nach um einen serösen Erguß handelt, hoffen wir den Rückgang der Entzündung bei strenger Bettruhe und Kälteapplikation auf die Herzgegend abwarten zu können. Narkotika und Exzitantia werden nötigenfalls nach den bei allen Herzkrankheiten gültigen Indikationen zu verordnen sein. Antirheumatische Mittel sind gegen die Herzkomplikation des Gelenkrheumatismus wirkungslos, wie wir das beim Gelenkrheumatismus noch besprechen werden. Zwischen der Endokarditis und der Perikarditis besteht insofern noch ein recht bemerkenswerter Unterschied punkto Prognose, als die erstere bei ihrem Auftreten fast symptomlos bleiben kann, trotzdem führt sie meist zu ernsten chronischen Folgezuständen, eben den Klappenfehlern. Im Gegensatz dazu pflegt die viel bedrohlicher einsetzende Perikarditis, die auf der Höhe des akuten Prozesses, so wie auch hier, ein ganz schweres Bild bietet, oft ohne jede Funktionsstörung auszuheilen. Diese Lehre erleidet in ihrer praktischen Bedeutung dadurch eine gewisse Einschränkung, daß ja beinahe jede Entzündung am Herzen eine „Pankarditis" darstellt. Wir reden von Endo- bzw. Perikarditis, wenn die Zeichen dieser im Vordergrund stehen und das Bild beherrschen.

Gelegentliche Folgezustände der Perikarderkrankungen bedürfen einer besonderen kurzen Besprechung, nämlich Verwachsungen zwischen dem viszeralen und parietalen Perikardblatt, wie sie analog nach Pleuritiden vorkommen. Partielle, ja sogar totale Verwachsung der beiden Blätter, die sog. Concretio pericardii, bleibt manchmal symptomlos. Sie bedingt häufig keine mechanische Behinderung und keine Mehrbelastung für die Herzarbeit. Ganz anders ist es dagegen, wenn Verwachsungen der Außenseite des Perikards mit der Umgebung als Folge einer „Extraperikarditis" zurückbleiben, vor allem Verwachsungen nach hinten mit dem Mediastinum (Mediastinopericarditis adhaesiva) oder nach vorn mit den Rippen und dem Brustbein. Hierdurch können sehr erhebliche Funktionsbehinderungen ausgelöst werden. Manchmal ist deren Diagnose durch äußerlich feststellbare Symptome relativ leicht möglich. Die letzteren bestehen in den sog. systolischen Einziehungen. Die mit dem Herzen verwachsenen Rippen werden während der Systole eingezogen, und zwar in der Phase der Austreibungszeit, wenn sich das Herz verkleinert, d. h. nach dem eigentlichen Spitzenstoß, der ja mit der Verschlußzeit zusammenfällt. In der Diastole werden sie dann stark nach vorne geschleudert. Dieses „diastolische Thoraxschleudern" geht häufig mit einem dritten Ton einher, ähnlich dem Galopprhythmus. Normalerweise wird ja die Brustwand während der Systole im Moment der Verschlußzeit durch die Aufrichtung

und Steifung des Herzens nach vorne getrieben. Die darauffolgende
Verkleinerung hat gewöhnlich keinen Einfluß auf die Kontur der Brustwand. Diese systolischen Einziehungen dürfen aber nur dann als Zeichen
einer Perikardverwachsung angesehen werden, wenn sie sehr deutlich
und in genügender Ausdehnung vorhanden sind und wenn ein echter
positiver Spitzenstoß daneben fehlt. Man findet nämlich häufig geringe
Einziehungen in der Herzgegend während der Systole neben der Stelle
des positiven Spitzenstoßes, welche leicht zu diagnotischen Irrtümern in
dieser Richtung führen.

Einige andere Symptome der Herzbeutelverwachsung, die früher eine
große Rolle spielten, gelten jetzt als weniger eindeutig, so z. B. der
Pulsus paradoxus. Normalerweise begünstigt die Inspiration durch
die Verstärkung des negativen Druckes im Thorax das Ansaugen und
das Zurückhalten von Blut im Herzen und in den großen Gefäßen. Das
Expirium wirkt umgekehrt. Dementsprechend fördert die Inspiration
die diastolische Füllung des Herzens und damit wird der Puls während
des Einatmens größer. Wir sprechen von Pulsus paradoxus, wenn der
Puls beim Einatmen kleiner wird. Das ist der Fall (nicht immer, aber
öfters) wenn durch schwielige Prozeße im Mediastinum die zum Herzen
führenden großen Venen bei der Einatmung mechanisch komprimiert
werden. Vielleicht wird auch die systolische Verkleinerung des Herzens
erschwert, wenn durch das inspiratorische Herabtreten des Zwerchfells
die Perikardialschwarten stärker gespannt werden. Wir dürfen aber
einen Pulsus paradoxus nur dann als echten „mechanischen" ansprechen und als Hinweis auf mediastinale Verwachsungen verwerten,
wenn er dauernd auch bei gewöhnlicher Atmung vorhanden ist und
wenn womöglich die Halsvenen im Inspirium infolge Kompression anschwellen. Einen ganz ähnlichen Pulsus paradoxus können manche
Gesunde durch willkürliche Änderung der Atmung, also rein „dynamisch"
bei sich erzeugen; aber dabei kollabieren die Halsvenen im Inspirium
(auch verhalten sich die Pulswellen in der Atempause etwas anders).
Schließlich kann durch geringfügige Anomalien im Thoraxbau die Art.
subclavia bei der Einatmung zwischen 1. Rippe und Clavicula comprimiert
werden und dadurch der Radialispuls klein werden, also ein extra-
thorakal bedingter Pulsus paradoxus. Manche Menschen können durch
entsprechende Schulter- und Armhaltung, wenn sie dann tief einatmen,
jederzeit bei sich auf diese Weise den Radialispuls zum Verschwinden
bringen. Das ist schon seit Jahrhunderten bekannt. Da der Laie natürlich ohne weiteres geneigt ist, ein solches Verschwinden des Pulses mit
einem Herzstillstand zu identifizieren, so war das früher ein gern angewandtes Mittel, um ein „Wunder" zu demonstrieren.

Ein anderes früher viel studiertes Symptom ist der diastolische
Venenkollaps (d. h. ein plötzliches Einsinken der Halsvenen bei der
Diastole). Er wurde von FRIEDREICH gemeinsam mit systolischen Einziehungen der Herzgegend bei Concretio pericardii beobachtet; er ist
aber bei weitem nicht regelmäßig vorhanden und seine diagnostische
Bedeutung wird dadurch wesentlich beeinträchtigt, daß bei Vorhofslähmung und bei Trikuspidalinsuffizienz und bei offenem Foramen ovale

die Halsvenen sich außerordentlich ähnlich verhalten können. Auch das BROADBENTsche Symptom, eine Einziehung der unteren linken Thoraxhälfte infolge Verwachsung mit dem Zwerchfell ist zu unsicher, um diagnostisch verwertbar zu sein. Alles in Allem ist die Diagnose einer Perikardverwachsung häufig eine recht unsichere und man kommt oftmals über eine bloße Vermutung nicht hinaus.

Gestützt wird die Diagnose manchmal durch das Auftreten einiger anderer Krankheitszustände, die sich erfahrungsgemäß mit chronisch obliterierenden Perikarditiden vergesellschaften, so z. B. chronisch entzündliche Prozesse am Peritoneum, besonders am Überzug der Leber. Die Leber kann mit starken Schwarten überzogen werden (Zuckergußleber), welche Neigung zu Schrumpfungen zeigen und damit die Pfortaderzirkulation in der Leber hindern. Auch außerhalb der Leber kommen allerlei chronisch deformierende und damit die Pfortader beengende Prozesse am Peritoneum vor, welche mit der tuberkulösen Peritonitis große Ähnlichkeit haben können. Man denkt an diese Prozesse und damit auch an Perikardobliteration, wenn bei einer chronischen Herzinsuffizienz die Stauung im Abdomen, d. h. also der Aszites im Vordergrund steht, wenn er auffällig stark entwickelt ist im Vergleich zu den Ödemen und nach Beseitigung der letzteren sich mit einer gewissen Selbstständigkeit hartnäckig hält.

Praktisch nicht unwichtig, vor allem theoretisch bemerkenswert ist die Tatsache, daß die Perikardobliteration, selbst wenn sie eine starke Behinderung für die Herzarbeit bedingt, nicht zu einer Herzhypertrophie zu führen pflegt. Sie wird also nicht „kompensiert", wie es bei Klappenfehlern, Nephritis od. dgl. der Fall ist. Dies ist wichtig für die theoretischen Erwägungen über das Zustandekommen der Kompensation; ich meine, die rein teleologische Betrachtung, die „Zweckmäßigkeitsgründe" müßten auch hier eine entsprechende Herzhypertrophie erwarten lassen. Es fehlen aber hier tatsächlich die Momente, welche oben als maßgebend für die Auslösung der Kompensationsvorgänge angesprochen wurden, die gesteigerte systolische Anfangsspannung usw.

In den letzten Jahren haben sich die Chirurgen an die Perikardialverwachsung herangemacht. In einigen Fällen wurden gute Erfolge erzielt durch eine operative Lösung der Schwielen zwischen Herz und Rippen eventuell durch Abtragung derjenigen Teile der Rippen, welche die Herzbewegung hindern.

9. Vorlesung.

Krankheiten der Nieren und des Nierenbeckens.

Der Knabe hier erkrankte vor drei Wochen an Scharlach; Fieber und Ausschlag sind seit beinahe zwei Wochen vorüber und der Patient war wieder fast wohl. Seit mehreren Tagen ist er nun plötzlich appetitlos und weinerlich und gestern bemerkten seine Eltern eine auffallende

Veränderung im Gesicht, um derentwillen sie ihn ins Krankenhaus brachten. Das Kind sieht blaß und gedunsen aus, speziell die Umgebung der Augen ist geschwollen; unter den Augenliedern sieht man kleine Säckchen. Wenn Sie in einem solchen Falle nach dem Verhalten des Urins fragen, so wird die Mutter, wenn sie gut beobachtet hat, Ihnen sagen, der Urin sei in den letzten Tagen an Menge geringer geworden, er sei dunkel und rötlich, und zeige vielleicht auch einen dicken Bodensatz. Die Diagnose ist dann keinen Augenblick mehr zweifelhaft. Das Kind hat eine akute Nephritis. Sie können die Diagnose jeden Augenblick erhärten, indem Sie den Urin untersuchen und höchstwahrscheinlich viel Eiweiß, allerlei Zylinder, ferner rote und weiße Blutkörperchen, Harnsäurekristalle usw. darin nachweisen.

Ich gehe auf die Einzelheiten der Untersuchungsmethoden nicht ein und erwähne nur, daß die gewöhnliche Kochprobe, das Erhitzen des schwach mit Essigsäure angesäuerten Harns für alle klinischen Zwecke des Eiweißnachweises ausreicht. Zum chemischen Blutnachweis ist die zuverlässigste, wenn auch nicht schärfste Probe die HELLERsche: Beim Erhitzen des mit Kalilauge stark alkalisch gemachten Harns fallen die Erdphosphate normaliter als weißgrauer Niederschlag zu Boden; Blutfarbstoff, wenn er vorhanden ist, wird hierbei mitgerissen und färbt den Niederschlag dann rötlich. Kleinste Mengen von roten Blutkörperchen werden am sichersten mikroskopisch nachgewiesen. Hierbei prüft man gleich, ob Leukozyten, Epithelien oder Zylinder da sind. Man unterscheidet unter den Zylindern die hyalinen, granulierten, die Wachszylinder, sowie die epithelialen und die Blutkörperchenzylinder. Die hyalinen sind glatt und homogen, sie beweisen nicht eine Nierenkrankheit im engeren Sinn, sondern kommen vor, ebenso wie etwas Eiweiß, bei Fieber, bei Stauungszuständen, vielleicht auch einmal beim Gesunden nach körperlicher Anstrengung. Die granulierten Zylinder sind deutlicher konturiert und feingekörnt; man findet sie nur bei richtigen Nierenkrankheiten, bei akuten und bei chronischen. Die Wachszylinder sind opak, graugelblich; sie kommen bei chronischen Nierenkrankheiten vor. Von Epithelial- und von Blutkörperchenzylindern spricht man, wenn hyaline Zylinder mit Epithelien, bzw. Blutkörperchen beladen sind oder wenn Epithelien, bzw. Blutkörperchen selbständig zu Zylinderform zusammengebacken sind. Im mikroskopischen Präparat suchen Sie dabei gleich nach Kristallen. Im sauren Harn findet sich das amorphe Ziegelmehlsediment, Sedimentum lateritium oder auch freie Harnsäure. Das Sedimentum lateritium besteht aus saurem, harnsaurem Natrium, löst sich beim Erwärmen oder bei Laugezusatz. Die freie Harnsäure kommt vor in Form von eckigen Tafeln, Hanteln, Drusen, oder Wetzsteinform. Sie ist fast immer an ihrer ausgesprochen gelben Farbe leicht zu erkennen. Ebenfalls in saurem Harn findet sich der oxalsaure Kalk in Form von Briefkouverts. Im alkalischen Harn können ausfallen: die phosphorsaure Ammoniakmagnesia als „Sargdeckel". Andere Phosphate oder Karbonate pflegen amorph oder kleinflockig auszufallen.

Als Ort der Ausscheidung müssen auf Grund von Experimenten, in denen die Glomeruli oder die Tubuli einzeln geschädigt wurden, alle beide Teile angesprochen werden. Die Hauptrolle scheinen freilich die Tubuli zu spielen, wenigstens pflegt bei Erkrankung des Tubulusapparates die Eiweißausscheidung besonders groß zu sein.

Eine solche Albuminurie ist uns nun stets wichtig als Hinweis auf eine Affektion der Nieren; aber sie ist nach modernen Anschauungen nicht identisch mit einer Nephritis, wie man früher wohl annahm. Selbst wenn man gelegentlich einige hyaline Zylinder daneb256 findet, wird das nicht jedermann als eindeutig entscheidend gelten lassen. Die präzise Definition einer „Nephritis" ausschließlich aus dem Harnbefunde ist überhaupt schwierig, beinahe unmöglich. Albuminurie ist ein so häufiges Vorkommnis bei Nephritis, daß man bei Fehlen derselben im allgemeinen eine Nephritis ausschließt. Aber das ist auch nur bedingt richtig; denn bei gewissen chronischen Nierenkrankheiten kann Eiweiß im Harne manchmal längere Zeit ganz fehlen, und bei der akuten Nephritis braucht es auch nicht immer gleich im ersten Anfang vorhanden zu sein.

Sie werden gut tun, m. H., wenn es auch etwas paradox klingt, bei dem Worte „Nephritis" oder „BRIGHTsche Nierenkrankheit", wie man nach dem ersten Beschreiber auch sagt, sich überhaupt nicht allzu ängstlich an die Nieren zu halten. Bei einem Nephritiker ist nämlich sehr vieles andere außer den Nieren auch noch krank; und alle diese anderen Veränderungen sind nicht ohne weiteres als sekundäre Folgen von der Nierenaffektion abzuleiten. Früher hielt man die Albuminurie für das wichtigste an der Nephritis. Wenn Sie aber eine der neueren Arbeiten über die Nephritis lesen, so finden Sie die Albuminurie und die Zylindrurie höchst stiefmütterlich behandelt. Dafür steht allerlei darin von der Kochsalz-, Jodkali-, Stickstoff-, Milchzucker- usw. Ausscheidung, von intra- und extravaskulären Retentionen, Änderungen der Kolloide, von Blutdrucksteigerungen u. dgl. m. Sie können Arbeiten über Nephritis finden, wo relativ wenig von den Nieren die Rede ist, sondern fast nur von extrarenalen Momenten bei der Nephritis. Stellen Sie sich bitte unter einem Nephritiskranken nicht ein Individuum vor mit kranken Nieren, aber sonst intakten Organen. Um diese moderne Auffassung auf die Spitze zu treiben: Glauben Sie nicht, daß unser Patient hier mit einem Schlage gesund sein würde, wenn ihm der Chirurg ein paar gesunde Nieren einnähen könnte! Nehmen sie an, daß verschiedene Organe relativ selbständig gleichzeitig mit oder gar vor den Nieren alteriert sind. Die Veränderungen an den Nieren sind die anatomisch imponierendsten; sie führen zu den klinischen Symptomen, welche neben den Ödemen am sinnfälligsten und deshalb am längsten gekannt sind, nämlich zur Albuminurie und Zylindrurie. Aber, um den Kernpunkt der Frage gleich zu präzisieren: Nicht das, was der Nephritiker in seinem Harne Abnormes ausscheidet, ist ihm schädlich und gefährlich, sondern das, was er nicht ausscheidet, macht ihn krank. Er hält allerlei harnfähige oder, wie man ganz treffend auch sagt, „harnpflichtige" Stoffe zurück. Die Ausscheidung von Eiweiß im Urin ist etwas an sich ganz Irrelevantes; es stellt keinen Verlust an Nährmaterial dar, wie der Zucker im Harne des Diabetikers; dazu ist es selbst in schweren Fällen viel zu wenig, selten mehr als 10 g etwa; auch die Zylindrurie ist an sich ebenfalls ohne Bedeutung.

Was den Nephritiker krank macht, was ihm Beschwerden und Gefahren bringt, sind folgende Gruppen von Störungen: Ödeme, d. h. ein Anschwellen des Unterhautbindegewebes durch Wasserretention; Störungen von seiten des Zirkulationsapparates (subjektiv durch Herzklopfen, Atemnot oder Engigkeit sich verratend, objektiv in Blut-

drucksteigerung, später Herzhypertrophie und Insuffienz bestehend);
ferner Ansammlungen „harnpflichtiger" Stoffe in Blut und Geweben; dann allerlei nervöse Erscheinungen, Kopfschmerzen, Erbrechen, in schweren Fällen Bewußtseinstrübungen, Krämpfe, Sehstörungen, ein Symptomenkomplex, den wir als „Urämie" bezeichnen wollen, ohne vorläufig Einzelheiten darüber zu bringen. Schließlich kann noch eine Augenaffektion eintreten, von der Sie unter dem Namen „Retinitis albuminurica", oder modernster Weise „angiospastica", in der Augenklinik noch hören werden.

Der pathologische Anatom würde uns hier schon einen Einwand gemacht haben; er würde sagen, daß das anatomische Substrat des Krankheitsbildes, das wir hier jetzt schlechtweg als Nephritis bezeichnet haben, keineswegs immer eine „Nephritis", d. h. ein entzündlicher Prozeß der Nieren ist; oftmals sind es vielmehr sklerotische Prozesse an den Nierengefäßen oder auch Degenerationen an dem Tubulusepithel. Dieser Einwand trifft ohne Zweifel zu. Man hat deshalb neuerdings an Stelle von Nephritis das Wort „Nephropathie" (entsprechend Myopathie usw.) als unverbindlichen Sammelnamen vorgeschlagen und man soll streng unterscheiden zwischen echten Nephritiden, Sklerosen und Nephrosen. Der letztere Name wurde früher einmal vorgeschlagen für alle nicht entzündlichen Nierenerkrankungen. Jetzt wird er nach VOLHARDS Vorschlag nur für die Tubulusdegenerationen angewandt. Aber der althergebrachte Ausdruck „Nephritis" wird sich wegen seiner Kürze und Bequemlichkeit nicht gerne verdrängen lassen. Und solange sich die Pathologen noch streiten, wie eine „Entzündung" eigentlich zu definieren ist, wollen wir den Ausdruck „Nephritis" ruhig gebrauchen, ohne uns wegen seiner Unkorrektheit viel Gewissensbisse zu machen.

Zum klinischen Begriff der Nephritis gehört eine Rückwirkung auf andere Organsysteme, eine Mitbeteiligung derselben mit relativer Selbständigkeit in ihrer Genese, die sich durchaus nicht morphologisch auf die Nieren zurückführen läßt. So z. B. ist bei dem Ödem an den Augenlidern gewiß noch etwas anderes mit im Spiele als beim Ödem eines Herzkranken. Dieses letztere durch eine zentrale Ursache, die Herzinsuffizienz bedingt, sammelt sich dem Gesetze der Schwere folgend in den Beinen. Anders der Hydrops bei der akuten Nephritis. Von Herzinsuffizienz ist hier häufig keine Rede. Bei diesen Ödemen spielen irgendwelche lokalen Vorgänge in den Geweben unbedingt eine Rolle. Ihre eigentümliche Lokalisation an typischen Stellen, z. B. im Gesicht oder am Schienbein oder am Skrotum, wäre sonst ganz unerklärlich. Auch die Gefäßveränderungen und die Herzhypertrophie einfach von dem Nierenprozeß abzuleiten (was man sich immer wieder bemüht), führt zu vielen Bedenklichkeiten. Wir wollen diese beiden Dinge, die Ödeme und die Veränderungen am Zirkulationsapparat jetzt gleich besprechen.

Unter Ödemen versteht man eine Ansammlung von Serum außerhalb der Gefäße und außerhalb der Zellen, d. h. also eine Vermehrung der extravaskulären und extrazellulären Gewebsflüssigkeit.

Einige Autoren haben neuerdings das Ödem oder wenigstens das Prä-
ödem als eine Quellung von Zellen deuten wollen, doch ist dem nachdrücklich widersprochen worden. Ein Ödem ist keineswegs die notwendige Folge einer intravaskulären Flüssigkeitsvermehrung, einer Hy-
drämie. Das Ödem bei der Nephritis ist also nicht einfach durch die
Annahme erklärt, daß die Nieren das Wasser nicht auszuscheiden vermögen; es muß offenbar noch ein zweites extrarenales Moment im
Spiele sein. Mit dieser theoretischen Forderung stehen die klinischen
Erfahrungen durchaus in Übereinstimmung, nämlich daß es Nierenerkrankungen mit Ödemen und solche ohne Ödeme gibt. Die Scharlachnephritis, wie wir sie hier bei dem Knaben vor uns haben, ist der
typische Vertreter der „hydropischen" Nephritis, während Nierenerkrankungen nach Diphtherie oder nach bestimmten Vergiftungen, z. B.
Sublimat, meist „anhydropisch" verlaufen.

In gleichem Sinne sprechen die modernen Tierexperimente. Es
gelingt je nach der angewandten Noxe hydropische oder anhydropische
Nierenerkrankungen zu erzeugen. Bei den anhydropischen lassen sich
durch Anwendung spezieller gefäßschädigender Mittel (Amylnitrit) Ödeme
hervorrufen. Ebenso überträgt das Serum eines Tieres mit hydropischer
Nephritis die Eigenschaft der Ödembildung auf ein nephritisches Tier
ohne Ödeme (natürlich ohne daß das übertragene Blutserum die ursprünglich applizierte Noxe z. B. Uran enthält).

Es gehört also zur Ödembildung bei der Nephritis eine (ganz unverbindlich ausgedrückt) abnorme Durchlässigkeit der Gefäße. Mit
der Betonung dieses Punktes der Gefäßdurchlässigkeit als conditio sine
qua non ist ein neues wichtiges Moment für die Entstehung der Ödeme
und ihren Zusammenhang zur Urinausscheidung in der Diskussion aufgetreten. Die ursprüngliche Vorstellung sah bei jedem nephritischen
Ödem das Primäre darin, daß die Nieren das Wasser nicht eliminieren.
Man sagte: Weil die Nieren das Wasser nicht ausscheiden können,
bleibt es im Körper und führt schließlich irgendwie zum Ödem. Jetzt
statuiert man daneben die umgekehrte Reihenfolge: Das Wasser läuft
aus den lädierten Gefäßen in die Gewebe; deshalb wird es im Harn
nicht ausgeschieden. Die Oligurie kann also Ursache, aber auch Folge
der Ödeme sein. Die moderne Nierenpathologie hält beide Wege für
möglich.

Ein weiteres, ebenfalls erst in den letzten beiden Jahrzehnten genauer studiertes Moment bei der Ödembildung ergibt die Beziehung
zwischen der Wasser- und Kochsalzausscheidung. Daß mit dem
Wasser zusammen Kochsalz retiniert werden muß, ist bei dem intensiven Bestreben des Körpers, überall und immer die gleichen osmotischen Verhältnisse aufrecht zu erhalten, ohne weiteres klar; es kann
niemals reines Wasser beherbergt werden, sondern immer nur eine
etwa 0,8 — 0,9 proz. Kochsalzlösung.

Nun sprechen aber klinische Beobachtungen dafür, daß oftmals die
Kochsalzretention das Primäre ist; die NaCl-Verminderung im Harne
geht der Ödembildung manchmal voraus. Wenn man dem normalen
Harne nach Ansäuern mit Salpetersäure einige Tropfen Silbernitrat

zusetzt, fallen infolge des reichlichen Chlorgehaltes dicke Klumpen von Chlorsilber aus. Der Nephritikerharn gibt manchmal schon vor dem Auftreten von Ödemen nur eine leichte Trübung; er ist fast chlorfrei. Man kann sich vorstellen, daß der Körper in solchen Fällen Wasser zurückhält, um das Kochsalz wieder zu einer physiologischen Salzlösung zu verdünnen. Klinische Beobachtungen, in denen auf Kochsalzzulagen eine prompte Steigerung und bei Salzentziehung ein sofortiges Zurückgehen der Ödeme gefunden wurde, beweisen, daß die Salzretention das Primäre bei der Ödembildung sein kann. Wahrscheinlich ist dieser Modus ziemlich häufig.

Eine Retention von Kochsalz ohne begleitende Wasserretention eine sog. Historetention scheint in selteneren Fällen übrigens auch vorzukommen, aber dann sicher nur in beschränkten Mengen.

Auch für die primäre NaCl-Retention wird man die gleiche Frage aufwerfen müssen wie für das Wasser; ich meine, ob die Nieren es nicht ausscheiden können, trotzdem es sich im Körper in überreichlicher Menge staut, oder ob es durch irgendwelche extrarenalen Momente zurückbleibt, z. B. ob es vielleicht von den Geweben angesogen wird. Die Versuche hierüber sind nicht eindeutig; aber die letztere Möglichkeit ist zum mindesten wohl diskutabel. Auch für die Retention der Harnsäure bei der Gicht hat man ja neuerdings eine Affinität bestimmter Gewebe zur Harnsäure diskutiert.

Der moderne Kliniker hat diese Gedanken aufgegriffen und in die Sprache der physikalischen Chemie übertragen. Er spricht von dem Quellungsvermögen der Kolloide. Hierüber folgendes: Man versteht unter dem Quellungsdruck denjenigen Druck, mit dem ein Gel, bzw. eine Gallerte sich bestrebt, Wasser anzuziehen. Von einem Gel spricht man, wie Sie sich erinnern werden, wenn in einem kolloiden System die disperse Phase durch Ausfällung oder dergleichen derart geändert wird, daß die feinsten Primärteilchen des Sols zu gröberen Sekundärteilchen, eben dem Gel, zusammentreten. Man stellt sich als Ursache des Ödems vor, das Quellungsvermögen der Gewebskolloide sei geändert, z. B. infolge Retention von Salzen oder Entstehung von Säuren. Was die Plasmakolloide betrifft, so hat STARLING schon vor vielen Jahren betont, daß deren Wasserbindungsvermögen es ist, welches (neben dem hydrostatischen Druck in den Kapillaren) das normale Gleichgewicht zwischen Gewebe und Kapillaren gewährleistet.

Der Quellungsdruck der Kolloide ist in den letzten Jahren viel studiert worden. Jetzt bestimmt man mehr den onkotischen Druck. Darunter versteht man denjenigen Druck, den man eben gerade braucht, um aus einem Plasma durch eine Kollodiummembran, welche Kolloide nicht passieren läßt, Wasser und Salz abzupressen. Dieser onkotische Druck ist dem Quellungsdruck natürlich aufs engste verwandt; der Unterschied besteht nur darin, daß der Ausdruck „Quellungsdruck" für Gele, bzw. Gallerte reserviert bleiben soll, während mit dem „onkotischen Druck" die wasseranziehende Kraft eines jeden Kolloides, sei es Gel oder Sol gemeint ist. Bei hydropischen Nierenkranken ließ sich schon bei geringerem Drucke etwas Flüssigkeit abpressen, als sonst. Es leuchtet ein, daß ein solches vermindertes Wasseranziehungsvermögen der Plasmakolloide den Flüssigkeitsaustausch zwischen Kapillaren und Gewebe stören kann derart, daß die Gewebe zu wasserreich werden. Wenn man sich weiter denkt, daß diese leichtere Abpreßbarkeit von Flüssigkeit aus dem Plasma vielleicht eine notwendige Anpassung an eine in dieser Hinsicht gestörte Nierenfunktion bedeutet, dann hätte man das langgesuchte Bindeglied gefunden, durch welches eine erkrankte Niere zu Ödemen führen kann. Wir bewegen uns hier zwar in Hypothesen, aber in solchen, welche sonstigen modernen Vorstellungen durchaus konform sind. Ich erinnere z. B. daran, daß man die Wirkung mancher Diuretica in einer Erniedrigung des Quellungsdruckes der Serumeiweißkörper gesucht hat. Freilich werden diese interessanten Hypothesen sich noch auf viel größere Versuchsreihen stützen müssen, bis sie auf allgemeine Anerkennung werden rechnen können.

In Zusammenhang hiermit wird man noch an allerlei anderes denken müssen. Ich erinnere an die ·Vorstellungen über die normale Lymphbildung, welche in Fortführung der älteren HEIDENHAINschen Anschauungen vor allem von ASHER entwickelt wurden. HEIDENHAIN sprach die Lymphe nicht als Filtrat, sondern als ein Produkt der aktiven Sekretion der Kapillarendothelien an. Nach ASHER ist das auslösende Moment für die Lymphbildung die spezifische Tätigkeit bzw. der Stoffwechsel der Zellen. Er sieht in der Lymphe ein Maß für die Arbeit der Organe. Dissimilationsprodukte, welche durch die Arbeit der Organzellen entstehen, können ihrerseits wieder die osmotischen Verhältnisse zwischen Lymphe und Blut ändern und dadurch die Gewebsflüssigkeit beeinflussen. Sie sehen, wie leicht sich von hier eine Brücke zu dem über die „Affinität der Gewebe" Angedeuteten schlagen läßt. ASHERS Anschauungen sind neuerdings von EPPINGER weiter ausgebaut und auf die Klinik angewandt worden. EPPINGER spricht von einer „Albuminurie im Gewebe" und nimmt an, daß die Schilddrüse beim Wasseraustausch zwischen Gewebe und Blut eine maßgebende Rolle spielt.

Der einfachste Weg, um sich über die Nierenfunktion zu informieren, ist der sog. Wasser- und Trockenversuch. Eine gesunde Niere kann jeder Mehrforderung sowohl in der Wasserelimination als auch in der Konzentrationsfähigkeit prompt nachkommen. Wenn der Gesunde früh morgens einen Liter Wasser oder dünnen Tee trinkt, scheidet er in den nächsten Stunden große Harnmengen von ganz niedrigem spezifischem Gewichte aus (bis etwa 1002), so daß er sich des Aufgenommenen in 3 bis 4 Stunden entledigt. Bei einer daran anschließenden Trockenkost für den Rest des Tages werden dann geringe Harnmengen mit hohen Gewichten (etwa 1020) entleert. Gegen die klinische Verwertung dieses Wasser- und Trockenversuches hat man Bedenken erhoben. Man hat eingewendet, daß bei seinem Ausfall neben der Leistungsfähigkeit der Niere noch der Wasserbestand und der Zustand der Gewebe maßgebend mitsprechen. Ferner hat man darauf hingewiesen, daß die Konzentrationsarbeit der Niere, wie sie in dem spezifischen Gewicht des Harnes zum Ausdruck kommt, kein einheitlicher Faktor sei, sondern sich aus Partialfunktionen zusammensetzt, für jeden einzelnen der festen Harnbestandteile gesondert und selbständig. Beide Einwände sind ohne Zweifel theoretisch berechtigt, aber sie heben die praktische Brauchbarkeit derartiger Prüfungen nicht auf. Wenn man sich nicht allzu streng an bestimmmte Grenzzahlen hält, so erlaubt dieser höchst bequeme Versuch doch oftmals wertvolle und für die Praxis hinlänglich genaue Schlüsse. Störungen der Konzentrationsfähigkeit, ebenso Beeinträchtigungen der Wasserausscheidung sind doch immerhin häufig deutlich daraus zu ersehen, so daß sich therapeutische Hinweise daraus ergeben. Das Verhalten der Eiweißausscheidung unter derartigen Bedingungen ist bisher weniger genau berücksichtigt worden.

Dann erwähnte ich vorhin die Veränderungen am Zirkulationsapparat als wesentlichen und beinahe integrierenden Bestandteil der Nephritis. Bei unserem Patienten finden wir am Herzen und an den Gefäßen nichts Besonderes. So ist es bei ganz frischen Nephritiden meistens. Nach kurzem pflegt aber der Blutdruck anzusteigen. Statt der normalen 100—130 mm Hg findet man dann mit dem Riva-Rocci 150—180 mm Druck. Bei ungünstigem Verlaufe zeigt sich nach zwei bis drei Monaten am Herzen allerlei Abnormes. Man findet einen verstärkten hebenden Spitzenstoß und eventuell einen abnorm lauten, klingenden zweiten Aortenton.

In betreff der Deutung dieser Befunde am Herzen erinnere ich Sie an das bei den Klappenfehlern Besprochene: Ein hebender Spitzenstoß beweist eine Hypertrophie des linken Ventrikels; diese wiederum ist die Folge einer dauernd vermehrten Pumparbeit, wie sie ein erhöhter Widerstand beim Auswerfen des Blutes erfordert. Von den Klappenfehlern war es die Aortenstenose, welche am reinsten zu einer Hypertrophie des linken Ventrikels führt. Aber ein vermehrter Widerstand jenseits der Aortenklappen irgendwo im arteriellen System führt natürlich zu den gleichen Folgeerscheinungen am linken Ventrikel. Ein derartiger Widerstand in der Peripherie ist bei der akuten Nephritis offenbar durch die länger dauernde Blutdrucksteigerung gegeben. Der abnorm laute zweite Aortenton ist als Folge des höheren Druckes im arteriellen System, einfach das Analogon des verstärkten zweiten Pulmonaltones, wie man ihn bei Druckerhöhungen im kleinen Kreislauf infolge von Mitralfehlern findet.

Die Reihenfolge, wie ich sie eben erwähnt habe, darf als Regel gelten. Die Blutdrucksteigerung ist das Primäre. Sie tritt manchmal schon in den ersten Tagen (gelegentlich sogar von der Eiweißausscheidung), häufig nach 1—2 Wochen auf. In günstig verlaufenden Fällen geht sie einige Wochen später zurück, ohne daß am Herzen irgend etwas Abnormes bemerkbar wird. Eine Herzhypertrophie ist erst nachweisbar, wenn die Blutdruckerhöhung längere Zeit, etwa 2 bis 3 Monate bestanden hat.

Worauf beruht diese Blutdrucksteigerung? Bei dem raschen Auftreten und der Möglichkeit des restlosen Verschwindens ist es nicht wahrscheinlich, daß ihr ein gröberer anatomischer Prozeß, etwa im Sinne einer Arteriosklerose zugrunde liegt. Später mag derartiges dazutreten; welch wichtige Rolle solche Gefäßsklerosen bei der chronischen Nephritis spielen, werden wir nachher sehen. Aber bei der akuten Nephritis werden wir annehmen müssen, daß die Blutdrucksteigerung wenigstens zunächst nur auf einem geänderten Kontraktionszustand der Gefäße ohne anatomische Alteration beruht. Es werden vor allem die Präkapillaren, bzw. Arteriolen sein, denn deren Kontraktion beeinflußt den Blutdruck am meisten.

Als Ursache dieses geänderten Kontraktionszustandes dürfte Krehls Vorstellung am einleuchtendsten sein, nämlich daß es sich nicht um einen Spasmus sondern um einen erhöhten zentralen Tonus der Gefäße handelt. Es sei zum Vergleich daran erinnert, daß man ähnliches auch bei der Erhöhung der Temperatur im Fieber diskutiert; auch hier soll das Temperaturzentrum auf ein höheres Niveau eingestellt sein. Mit dem Gefäßzentrum bei der akuten Nephritis mag es sich ähnlich verhalten. Der Erregungszustand des Zentrums ist ein anderer als normal. Eine neuere Auffaßung denkt weniger an eine solche Umstimmung des Gefäßtonus; sie nimmt an, daß bei der akuten Nephritis (und auch bei manchen anderen Formen von Blutdrucksteigerung) im Blute gewisse Stoffe kreisen (Eiweißabbauprodukte?), welche die Gefäße für die normalen gefäßverengernden Substanzen abnorm empfindlich machen.

In der Blutdrucksteigerung sah man früher immer nur eine Schädigung, die bekämpft werden müsse. Heute diskutiert man die Möglichkeit, daß diese Blutdrucksteigerung eine zweckmäßige Selbsthilfe, eine Ausgleichvorrichtung darstellen könnte. Denn ein hoher Blutdruck ist, wie die Physiologie lehrt, eines der Momente, welches die Harnbereitung begünstigt. Es ist zwar nicht bewiesen, aber es scheint leidlich gut fundiert, wenn man sich vorstellt, daß es speziell die retinierten stickstoffhaltigen Stoffwechselschlacken sind, welche der Organismus durch eine kompensatorische Blutdrucksteigerung auszuscheiden sich bestrebt.

So verlockend diese Schlüsse erscheinen mögen, so sollen doch einige Bedenken nicht unterdrückt werden, nämlich ob die Blutdrucksteigerung im allgemeinen wirklich ein so wirksames und notwendiges Mittel zur Verbesserung der Nierenarbeit darstellt. Jedenfalls sehen wir z. B. bei der Ausschwemmung von pleuritischen Exsudaten u. dgl. oft enorme Diuresen ohne Blutdrucksteigerung, offenbar nur durch erhöhte Strömungsgeschwindigkeit oder durch den Zustand der Gewebe; die Blutdrucksteigerung bei Herzkranken geht auch keineswegs immer mit guter Diurese Hand in Hand, häufig sogar mit ganz schlechter. Freilich kommt bei Nierenkrankheiten noch ein anderes Moment dazu, nämlich die Verkleinerung der Sekretionsfläche in den Nieren, die sonst fehlt. Diese könnte bis zu einem gewissen Grade ausgeglichen werden durch Vasodilatatorenreizung in der Niere. Wenn diese lokale Kompensation nicht mehr ausreicht, dann wäre tatsächlich eine allgemeine Blutdrucksteigerung ein zweckmäßiges Mittel, für deren Inkrafttreten in den obigen Beispielen bei gesunden Nieren weniger Anlaß vorläge.

Ich sprach soeben von einer Retention von Stickstoff. Wenn man von diesen Dingen bei der Nephritis spricht, so pflegt man sich dabei einiger Termini technici zu bedienen, über welche beim Anfänger meist Unklarheit besteht. Man unterscheidet nämlich den „Stickstoff" (oder auch „Gesamtstickstoff" genannt), dann den „Reststickstoff" und schließlich das „Eiweiß". Unter dem „Eiweiß" versteht man in diesem Zusammenhange nur die hochmolekularen nativen Eiweißkörper, die Albumine und Globuline; wenn sie pathologischerweise im Harn auftreten, so bedingen sie dort die „Albuminurie", das „Eiweiß". Ihre Eigenschaft, durch Hitze denaturiert zu werden und in einer salzreichen, schwach sauren Lösung dann als Klumpen niederzufallen, benutzt man bekanntlich zu ihrem Nachweis im Harn. Unter dem „Stickstoff" versteht man nur den Stickstoff der Endprodukte des Eiweißabbaues, niedrig molekulare, relativ einfache Verbindungen, größtenteils aus Harnstoff bestehend. Von derartigen Stickstoffverbindungen kreisen immer kleine Mengen im Blutserum; hier nennt man sie im Gegensatz zu den großen Mengen des hitzekoagulablen nativen „Eiweiß" des Blutes den „Reststickstoff". Die größte Menge dieser Eiweißabbauprodukte geht normalerweise in den Harn über und macht hier das aus, was man schlechtweg als den „Stickstoff des Harnes" bezeichnet. Seine große Wichtigkeit beruht darauf, daß er ein genaues Maß des im Stoffwechsel zersetzten Eiweißes darstellt. „Eiweiß im Harn", d. h. die pathologischerweise auftretenden Bluteiweißkörper pflegt man bei dem Worte „Stickstoff des Harnes" nicht mit einzubegreifen. Also: Im Blute ist stets „Eiweiß" und daneben eine kleine Menge „Reststickstoff" vorhanden. Im Harn ist normalerweise nur „Stickstoff", beim Nephritiker daneben noch „Eiweiß".

Für diejenigen von Ihnen, welche sich für diese Dinge genauer interessieren, möchte ich noch einige Einzelheiten über die hier üblichen Methoden anführen. Man bestimmt den „Reststickstoff", indem man das Bluteiweiß durch Hitzekoagulation oder durch irgendeine andere Fällung entfernt und dann den Stickstoff nach Kjeldahl ermittelt. Normalerweise finden sich in 100 ccm Blutserum 20, höchstens 40 mg; bei Nephritikern können sich 100—150 mg, ja noch weit mehr finden. Eine andere Methode, um sich über eine Vermehrung des

„Reststickstoffes" zu informieren, ist die Bestimmung der Gefrierpunktserniedrigung des Blutserums. Erinnern Sie sich bitte, wie sich spezifisches
Gewicht zu Gefrierpunktserniedrigung verhält. Das spezifische Gewicht hängt
ab von dem Gesamtgewicht aller in einer Flüssigkeit gelösten Stoffe. Die Gefrierpunktserniedrigung dagegen ist bedingt durch die Zahl der kleinsten Körperchen (d. h. Moleküle und Ionen) in ihr, unabhängig von deren Gewicht. Da im
normalen Harne nur Moleküle von annähernd gleichem Gewichte vorhanden
sind, erlaubt das spezifische Gewicht eine ausreichend genaue Schätzung über
ihre Menge. Selbst eine kleine Menge Eiweiß, das durch seine viel schwereren
Moleküle natürlich mehr als Harnstoff und Kochsalz das spezifische Gewicht
beeinflußt, macht diese Methode noch nicht unbrauchbar und nötigt uns nicht,
jedesmal zu der höchst umständlichen Gefrierpunktsbestimmung greifen zu
müssen. Im Blute dagegen ist das spezifische Gewicht zur Bestimmung des
„Reststickstoffes" unbrauchbar. Hier überwiegt das Gewicht der Eiweißkörper
das des „Reststickstoffes" allzusehr. Dagegen vermag dieser nach obiger Definition durch die Zahl seiner kleinsten Körperchen die Gefrierpunktserniedrigung in maßgebender Weise zu beeinflussen. Die Eiweißmoleküle kommen
hierbei weniger zur Geltung. Die Gefrierpunktserniedrigung im Blutserum,
δ genannt, ist beim Gesunden konstant; sie beträgt — 0,55° bis — 0,58°. Bei
Stickstoffretentionen steigt nun δ entsprechend den größeren Mengen von
Salzen auf über — 0,6° bis 0,7° oder noch höher.

Der Vollständigkeit halber erwähne ich gleich noch zwei andere Methoden,
welche bei der Blutuntersuchung in letzter Zeit Anwendung finden, nämlich
die Refraktometrie und die Bestimmung der Leitfähigkeit. Die Refraktometrie bestimmt den Grad, um den ein in eine Lösung einfallender Lichtstrahl
abgelenkt wird. An dieser Ablenkung beteiligen sich zwar alle Bestandteile
der Lösung, aber die Eiweißmoleküle spielen dabei eine so überwiegende Rolle,
daß ihre Menge daraus erschlossen werden kann; sie beträgt etwa 7—9 vH. Die
elektrische Leitfähigkeit des Serums wird im Gegensatz zu allen anderen hier
erwähnten Methoden ausschließlich durch die anwesenden Ionen bedingt, d. h.
durch die dissoziierten Moleküle der Säuren, Basen und Salze. Nur diese, nicht
die ungespaltenen Moleküle leiten den elektrischen Strom. Bemerkenswert ist die
Differenz, welche in der Konstanz der Kationen und der Anionen besteht. Die
positiv geladenen Kationen Na, K und Ca sind außerordentlich konstant, während
die negativ geladenen Anionen Cl, H_2PO_4 und HCO_3 nach Menge und auch
nach Art einem größeren Wechsel unterworfen sind.

Ebenso wie beim Nephritiker Störungen der Wasser- und Kochsalzelimination vorkommen, sieht man auch eine erschwerte Stickstoffausscheidung im Harne (deren Ursache, ob durch renale Insuffizienz
oder durch extrarenale Retention, bleibe unerörtert; ich erinnere an die
diesbezüglichen Erwägungen weiter oben). Der „Stickstoff" im Harne
ist dann vermindert, er bleibt hinter den Werten zurück, welche beim
Gesunden nach dem in der Nahrung aufgenommenen Eiweiß zu erwarten
sind. Dementsprechend nimmt dann der „Reststickstoff" im Blutserum zu.

Diesem vermehrten „Reststickstoff" (bzw. erhöhtem δ) kommt deshalb ein so hohes klinisches Interesse zu, weil er offenbar im Zusammenhange mit der Urämie, d. h. mit einer der Urämieformen, steht. Welcher
der stickstoffhaltigen Körper es ist, dessen Anhäufung als Ursache der
schweren nervösen Erscheinungen zu gelten hat, ist noch unsicher. Der
Harnstoff wird im allgemeinen auffallend wenig in Betracht gezogen;
vielleicht geht man hier in der Ablehnung zu weit. Aber daß sich die
Noxe unter den unvollständig eliminierten Schlacken des Eiweißstoffwechsels befindet, muß für wahrscheinlich gelten; freilich weisen neue
Untersuchungen daraufhin, daß eine Vermehrung der Phenole, vor allem

als p-Kresol, im Blute von Urämischen viel regelmäßiger gefunden wird als die des Rest-N. Wieder andere denken an eine Verschiebung des Salzgehaltes zwischen Gewebsflüssigkeit und Blut. Ebenso bleibe es hier unerörtert, ob und inwieweit neben dem Rest-N im Blut noch retinierter N im Gewebe eine Rolle spielt.

Von der Klinik der großen oder akuten Urämie (denn wir werden nachher noch andere Formen der Urämie kennen lernen) sei hier nur das Wichtigste kurz angedeutet. Kopfschmerzen, Erbrechen oder Reflexanomalien (besonders BABINSKI!) pflegen meist als Vorboten voranzugehen, bis plötzlich Bewußtlosigkeit mit oft einseitigen tonischen oder klonischen Krämpfen, Pupillenstarre u. dgl. ausbricht. Es können im Laufe eines Tages 10—20 derartige Anfälle auftreten. Die Körpertemperatur ist manchmal stark erhöht, manchmal abnorm tief. Die nervösen Symptome des Anfalles lassen sich gleich denen des epileptischen Insultes, denen sie überhaupt ähneln können, am ehesten als kortikale Störungen deuten. Blindheit, seltener Taubheit, beide ohne jeden Befund an Auge oder Ohr, treten gelegentlich auf und bleiben manchmal sogar eine Zeitlang nachher zurück. Der Blutdruck ist kurz vor dem Anfall wohl ausnahmslos gesteigert. Während des Anfalles kann er als Zeichen drohenden Kollapses vorübergehend sinken. Der Lumbaldruck ist meist gesteigert. Die Prognose dieser Anfälle ist viel günstiger, als es während derselben oftmals scheinen möchte; auch nach schwersten Anfällen, die tagelang sich wiederholen, kommt es meistens noch zur Erholung und die Prognose in bezug auf die Möglichkeit völliger Wiederherstellung wird dadurch gar nicht wesentlich beeinflußt.

Diese Form von Urämie, die wir vorzugsweise im Verlaufe von akuten Glomerulonephritiden sehen, wird neuerdings freilich nicht mehr von einer Intoxikation mit harnpflichtigen Substanzen hergeleitet; eine Niereninsuffizienz soll für sie als Ursache gar keine Rolle spielen, sondern sie soll durch ein Hirnödem entstehen. Es kommt damit eine Anschauung wieder zu Ehren, wie sie TRAUBE für die Urämie überhaupt postuliert hatte. Das Hauptcharakteristikum dieser Urämieform sind die epilepsieähnlichen Krämpfe und ausgesprochene zerebrale Herdsymptome. Man nennt sie deshalb eklamptische oder zerebrale oder Krampfurämie. (Bei Arteriosclerosis cerebri kommen übrigens recht ähnliche Zustände von „Pseudourämie" mit deutlichen zerebralen Ausfallserscheinungen vor.) Im Gegensatz dazu steht die echte oder Retentions- oder azothämische Urämie. Nur für diese gelten die obigen Betrachtungen über Vergiftung durch Niereninsuffizienz. Sie kommt vor allem vor im Endstadium der nachher zu besprechenden Schrumpfnieren, aber auch öfters bei „Nierensiechtum" anderer Genese z. B. bei Verlegung der ableitenden Harnwege oder bei Anurie aus sonstiger Ursache. Diese echte Urämie führt unter Dyspnoe und Brechneigung rasch zu stärkster Abmagerung, dann zu Apathie und schließlich zu dauernder Schläfrigkeit. Die Kranken gehen in einem komatösen Zustand mit trockener, borkiger Zunge, oft mit einem ausgesprochen urinösen Geruch der Ausatmungsluft unrettbar zugrunde. Gegen das Ende hin entwickelt sich nicht selten eine seröse Perikarditis.

Wir wollen jetzt die weiteren theoretischen Erörterungen unterbrechen und uns erst einem **zweiten Kranken** zuwenden.

Der 50jährige magere, sehr blasse Mann hier erzählt, daß er seit einigen Monaten kurzatmig geworden ist. Beim raschen Gehen, beim Treppensteigen muß er öfters stehen bleiben und sich einen Augenblick „verschnaufen". Dann leidet er an lästigen und schmerzhaften Beklemmungen auf der Brust, welche besonders abends im Bette auftreten und ihn kurz nach dem Einschlafen wieder aufschrecken lassen. Der „Alp drückt" ihn, wie es der Volksmund in manchen Gegenden nennt. Ferner leidet er in den letzten Monaten häufig an intensiven Kopfschmerzen, und gelegentlich muß er, ganz unabhängig vom Essen, erbrechen. Wenn Sie ihn weiter ausfragen, erzählt er von einem eigentümlichen Kältegefühl, das ihn manchmal plötzlich und unmotiviert befällt, dann von allerlei merkwürdigen Sensationen, die ihn belästigen, z. B. als ob die Finger abgestorben wären u. dgl. m. Ohne diese letzteren Klagen, welche einen mehr oder weniger nervösen Eindruck machen, würde man kaum daran zweifeln, einen Herzkranken im Zustande leichter Dekompensation vor sich zu haben. Auf jeden Fall Grund genug, zuerst gleich das Herz zu untersuchen.

Sie fühlen den Spitzenstoß von deutlich hebender Beschaffenheit außerhalb und unterhalb der Brustwarze; bei der Auskultation hören Sie als Wichtigstes den zweiten Ton über der Aorta laut und klingend. Die Aktion ist regelmäßig und langsam. Beim Fühlen des Pulses ist der erhöhte Blutdruck leicht herauszufühlen; er beträgt nach RIVA-ROCCI etwa 200 mm Hg. Alles dies deutet auf eine Herzaffektion etwa auf arteriosklerotischer Basis hin. Aber daß diese die alleinige und Hauptkrankheit darstellen soll, erscheint nicht recht befriedigend wegen der auffallenden Blutarmut des Kranken und wegen seiner übrigen Klagen. Die weitere körperliche Untersuchung ergibt außer einer leichten Bronchitis nichts Besonderes.

Dagegen zeigt die Untersuchung des **Harns** etwas Auffallendes. Eine Harnuntersuchung gehört zu jeder vollständigen Krankenuntersuchung. Aber in diesem Falle besteht besonderer Anlaß dazu. Denn ein Symptomenkomplex wie hier: Blässe, allgemeine nervöse Klagen, vor allem Kopfschmerz und Erbrechen, leichte Herzstörungen, dabei eine Herzhypertrophie und starke Blutdrucksteigerung müssen vor allem bei älteren Leuten stets und immer den Verdacht einer bestimmten Gruppe von chronischen Nierenaffektionen wachrufen, nämlich den einer **Schrumpfniere**. Wenn Sie den Urin des Kranken ansehen, so widerlegt er durch seine auffallend helle Farbe die Annahme einer primären und selbständigen Herzaffektion, wie man es zunächst einmal hätte vermuten können. Bei dekompensierten Herzkranken pflegt der Urin dunkel, urobilinreich zu sein; er ist von hohem spezifischen Gewicht, die Tagesmenge gering. Unser Kranker hier entleert jeden Tag 2, manchmal 3 Liter eines wasserhellen Urins mit einem niedrigen und bei längerer Beobachtung auffallend konstanten Gewicht von etwa 1010. Wenn Sie ihn bei dieser Gelegenheit noch speziell über die Art seiner Urinentleerung fragen, sagt er, daß er den größeren Teil dieses Urins während der Nacht und nicht, wie es beim Gesunden der Fall ist, fast ausschließlich am Tage entleert (sog. Nykturie). Die Untersuchung auf Eiweiß ergibt nicht regelmäßig, aber doch öfters kleine Mengen Albumen und im Sedimente findet man meistens einige wenige granulierte und wachsartige Zylinder.

M. H.! So verschieden die beiden heute vorgestellten Fälle auf den ersten Blick in jeder Hinsicht zu sein scheinen, in ihren Klagen und in ihrem Befunde, werden Sie bei einiger Überlegung doch zu dem Resultate kommen, daß hier unbedingt auch eine Nierenerkrankung vorliegen muß. Albuminurie, Zylindrurie, Herzhypertrophie, Blutdrucksteigerung und allerlei verdächtige nervöse Störungen. Mit Ausnahme der Ödeme fehlt eigentlich nichts, was man bei einer Nephritis zu erwarten hat, und daß die Ödeme nichts Obligatorisches darstellen, haben wir bei der Besprechung der akuten Nephritis schon erwähnt. Was die nervösen Klagen unseres Patienten anbetrifft, so sind derartige Störungen, wie Sie sie hier in einer sehr typischen Weise vereint finden, unter dem Namen der „kleinen Urämie" besonders von französischen Klinikern eingehend studiert worden. Für ihre urämische Natur spricht einerseits die Erfahrung, daß man bei solchen Kranken jederzeit den Ausbruch schwerer urämischer Zustände zu gewärtigen hat. Andererseits finden sich auch bei Kranken mit diesen kleinen Symptomen gewöhnlich Stickstoffretentionen mit Erhöhung des Reststickstoffes im Blute. Die Form von Nierenerkrankungen, die hier vorliegt, nennt man, wie gesagt, „Schrumpfnieren". Ihr Hauptcharakteristikum im Gegensatze zu andern Nephritisformen ist der reichliche, helle, dünne Urin und die besonders starke Erhöhung des Blutdruckes.

Die Nebeneinanderstellung dieser beiden äußerlich so grundverschiedenen Nephritisbilder fordert dazu auf, uns die Frage nach den verschiedenen klinischen Formen der Nephritis, nach ihrer Einteilung vorzulegen. Wir betreten damit ein schwieriges Kapitel. Es stehen sich mehrere Forschungsschulen, deren jede ihrer eigenen Richtschnur und ihren eigenen Prüfungsmethoden folgt, gegenüber; oder richtiger gesagt: sie laufen vorläufig nebeneinander her, ohne daß es gelungen wäre, das Umfassende und Versöhnende herauszufinden. Es gibt kaum ein Einteilungsprinzip, das man nicht bei der Nephritis versucht hätte, um alle klinischen Bilder in ein allseitig befriedigendes Schema bringen zu können. Zuerst teilte man rein morphologisch in parenchymatöse und interstitielle Prozesse. Aber nicht einmal die anatomischen Befunde fügen sich dieser Teilung, geschweige denn wollten die mannigfaltigen klinischen Bilder darein passen. Die später üblich gewordene Teilung in 1. akute, 2. subchronische und 3. chronische Nephritiden (= Schrumpfnieren), von denen die beiden ersteren als hauptsächlich (aber keineswegs ausschließlich) parenchymatös und die letzteren als vorzugsweise (aber ebenfalls nicht nur) interstitiell angesprochen wurden, konnte schon eher wenigstens den wichtigsten und häufigsten Typen einigermaßen gerecht werden. Die Eiweißmenge, die Art der Zylinder usw. spielte bei dieser Teilung eine große Rolle; aber unter der zweiten und dritten Gruppe, der subchronischen und chronischen Form blieb das Gewirr verschiedenster Krankheitsbilder doch leider recht groß.

Die neuesten klinischen Versuche der Teilung haben das Gemeinsame, daß sie in erster Linie die Störungen der Nierenfunktion zum Einteilungsprinzip machen. Aber als Maßstab der Funktionsbeeinträchtigung gilt nicht die Eiweiß- und Zylinderausscheidung (diese werden von den modernen Autoren beinahe ignoriert), sondern es werden die Ausscheidungsverhältnisse des Wassers, des Kochsalzes, des Stickstoffs usw. in dem oben schon angedeuteten Sinne zugrunde gelegt. Daneben werden noch allerlei körperfremde Substanzen (Jodkali, Milchzucker, Kreatinin usw.) geprüft. Ferner wird der Blutdruck weitgehendst berücksichtigt.

Was die Deutung aller klinischen und experimentellen Befunde und ihre Rückführung auf bestimmte anatomische Veränderung außerordentlich erschwert, ist die bedauerliche Tatsache, daß über den Mechanismus der normalen Harnbereitung und dessen Lokalisation noch keine befriedigende Klarheit besteht. Einigkeit herrscht darüber, daß die Glomeruli nur eine Art von „provisorischem Harn" produzieren. Die Meinungsverschiedenheiten beziehen sich mehr auf die Tubuli, nämlich ob sie resorbieren oder sezernieren. Viele Theoretiker, Physiologen und Pharmakologen wollen gern an der Ludwigschen Theorie festhalten. Nach derselben wird, wie Sie sich aus der Physiologie her entsinnen, in den Glomeruli ein ganz dünner Harn, der bereits alle Salze enthält, durch Filtration abgepreßt. Durch nachträgliche Wasserresorption in den Tubuli wird dann dieses dünne Filtrat zum Harne eingedichtet. Cushny ist für diese Theorie neuerdings mit Nachdruck eingetreten, freilich mit der Modifikation, daß er für die Rückresorption einen Unterschied annimmt zwischen „Schwellensubstanzen" und „Nichtschwellensubstanzen". Die ersteren erscheinen im Harn, sobald ihre Konzentration im Blutplasma eine gewisse Schwelle überschreitet. z. B. die Cl- und die Na-Ionen und der Zucker. Die Nichtschwellensubstanzen dagegen werden unabhängig von ihrer Konzentration im Plasma jederzeit ausgeschieden, z. B. die Sulfate, die Phosphate, der Harnstoff und vor allem körperfremde Substanzen. Die rückresorbierte Flüssigkeit soll dann ungefähr der Lockeschen Lösung entsprechen, d. h. der für die Körperzellen optimalen Flüssigkeit. (Ich bemerke gleich, daß mit diesem Cushnyschen Ausbau der alten Ludwigschen Lehre die Einwendungen nicht befriedigend aus der Welt geschafft sind, welche der Kliniker auf Grund von pathologischen Beobachtungen gegen die Filtration gerne geltend macht.) Die Kliniker neigen dagegen stets mehr zur Heidenhainschen Theorie, nach welcher in den Glomeruli nur das Wasser und ein kleiner Teil der Salze herausfiltriert wird, während die übrigen Salze in den Tubuli von den Epithelien daselbst durch eine „vitale" Tätigkeit sezerniert werden. Ohne Zweifel wird diese Sekretionstheorie den verschiedenen pathologischen Vorkommnissen viel bequemer gerecht als die Filtrationstheorie. Aber der Theoretiker sträubt sich immer, solange er nur kann, gegen eine solche Sekretion als einen vitalen und deshalb unkontrollierbaren Vorgang. Es freut ihn mehr, einen Filtrationsprozeß vor sich zu haben, der rein nach mechanischen Gesetzen von Druck, Strömungsgeschwindigkeit usw. verläuft und den er möglichst mit nüchternen Zahlen nachrechnen kann. Man muß zugeben, daß eine Reihe der Tatsachen, mit denen man früher glaubte, die Filtrationstheorie ablehnen und ad absurdum führen zu können, jetzt großenteils entkräftet worden sind. So fragte man früher gern, warum denn der Harn nicht stets zuckerhaltig wäre, wenn in den Glomeruli eine einfache Filtration aus dem Blute stattfände. Nach neueren Untersuchungen scheint nun der primäre Glomerulusharn tatsächlich Zucker zu enthalten; aber dieser Zucker wird dann zusammen mit Wasser in den Tubuli zurückresorbiert. Dann wiesen die Kliniker auf die pathologischen Zustände hin, wo der Kranke einen abnorm konzentrierten oder einen abnorm dünnen Harn entleert. Den abnorm dünnen Harn müßte man sich dadurch entstanden denken, daß die Rücksesorption des Wassers in den Tubuli gestört sei. Aber bei den Nierenerkrankungen mit solchem reichlichen dünnen Harn sind, wie wir nachher noch sehen werden, vor allem die Glomeruli und nicht die Tubuli anatomisch affiziert. Aber auch diesem Einwande können die Freunde der Filtrationstheorie geschickt begegnen, indem sie auf die Anschauungen hinweisen, die von dem Pharmakologen E. Frey schon seit langem vertreten werden. Nach diesem Autor können die Tubuli

nicht nur resorbieren, sondern auch sezernieren, und zwar sondern sie dann
ein ganz dünnes Fluidum, beinahe reines Wasser ab. Durch ein Überwiegen
dieses Tubulussekretes kann also ein abnorm dünner, spezifisch leichter Harn
entleert werden. Nur mit dem abnorm schweren konzentrierten Harn, wie
ihn Herzkranke oder akute Nephritiden häufig produzieren, kann die Filtrationstheorie vorläufig nur schwer fertig werden, wenn sie nicht unmotivierter-
und unwahrscheinlicherweise eine gesteigerte Rückresorption annehmen wollte.
Die von manchen behauptete Tatsache, daß der Harn wärmer sein kann als das
Blut, weist, wenn sie wirklich stets zutrifft, freilich doch sehr auf eine Sekretion
hin. Aber trotz einiger solcher noch unbeantworteter Bedenken hat die Filtrationstheorie in den letzten Jahren an Boden gewonnen. Ihre Anhänger halten
daran fest, daß jedenfalls unter physiologischen Bedingungen für die meisten
Substanzen ihre Absonderung durch Filtration rein nach physikalischen Gesetzen durchaus möglich sei. Nach Schätzung von H. H. Meyer können aus
500 Liter Blut, welche die Nieren täglich durchströmen, etwa 50 Liter in den
Glomeruli herausfiltrieren. Durch Rückresorption von etwa 48 Liter Wasser in
den Tubuli könnte man sich dann den Harn entstanden denken. Nur für gewisse
Stoffe, z. B. Harnsäure, Phosphorsäure und einige Kolloide muß die Konzession
gemacht werden, daß sie nachträglich in den Tubuli sezerniert werden.

Von den Einwänden, welche neuerdings gegen die Filtrationstheorie im
ganzen erhoben werden, nenne ich den auffallend hohen Sauerstoffverbrauch
der Niere. Die Nieren machen etwa $^1/_{163}$ des Körpergewichts aus, aber ihr
Sauerstoffverbrauch beträgt etwa $^1/_{11}$ des Gesamtverbrauches. Selbst bei
reiner Wasserdiurese soll beträchtlicher Sauerstoffverbrauch bestehen, welcher
bei Filtration des Wassers unerklärlich wäre und entschieden auf aktive Drüsen-
arbeit hinweist. Die oben schon erwähnte gelegentlich weitgehende Unabhängigkeit von Blutdruck und Nierenarbeit wird mit gutem Grunde in diesem
Zusammenhange gerne betont. Die Funktionsbeeinträchtigung bei der Stauungsniere erklärt sich tatsächlich viel zwangloser, wenn man sie von der ungenügenden Sauerstoffversorgung dabei herleitet. Sie sehen, wie schwierig es
ist, in dieser Frage jetzt eine definitive Stellung zu nehmen. Beide Theorien
haben gute Gründe für sich, aber es lassen sich auch ernste Einwendungen
gegen sie erheben. Ich möchte übrigens glauben, daß die beiden Lehren: hie
Filtration, hie vitale Sekretion für unsere moderne Betrachtungsweise doch
manches von ihrer scharfen Gegensätzlichkeit verloren haben. Wenn wir jetzt
von einer Filtration im Körper sprechen, so denken wir dabei nicht an so konstante Verhältnisse wie bei einem Tonzylinder; wir geben doch zu, daß Er-
nährungs- und Durchströmungsbedingungen die Membranen weitgehendst beeinflussen können. Andererseits ist manches, dem man bisher mit Zahlen und
Experimenten nicht beikommen konnte, durch das Studium der Kolloide der
exakten Prüfung zugänglich geworden.

Was die Verteilung der Funktion auf die einzelnen Abschnitte der Niere
betrifft, so wäre aus den oben erwähnten klinischen und experimentellen Nieren-
arbeiten zu folgern, daß in den Glomeruli das Wasser und der Stickstoff, in den
Tubuli dagegen das Kochsalz, die Phosphate und vielleicht auch noch Wasser
sezerniert werden. Von den körperfremden Substanzen, die zur Prüfung der
Nierenfunktion angewandt werden, soll der Milchzucker in den Glomeruli, das
Jodkali in den Tubuli übertreten. Auch die Gegensätze in der Funktion der
einzelnen Teile der Niere werden angefochten. So meint Volhard, ein eifriger
Anhänger der Sekretionstheorie, daß Glomeruli und Tubuli beide im Prinzip
das Gleiche sezernieren; sie unterscheiden sich nur in der Art ihrer Sekretions-
arbeit: die Glomeruli sollen verdünnen, die Tubuli konzentrieren.

Von den Resultaten der modernsten Forschungen sei folgendes in Kürze
mitgeteilt: Schlayer und seine Mitarbeiter wollen auf Grund von Tierexperi-
menten die Nephritiden in „tubuläre‟ und „vaskuläre‟ teilen; jeder sollen
bestimmte charakteristische Funktionsstörungen zukommen; bei den ersteren
liegt vor allem die Kochsalz-, bei den letzteren die Wasserausscheidung darnieder.
Der Übertragung dieser in vielen Einzelheiten interessanten Experimente auf
die Klinik stehen einige Bedenken entgegen, auf die ich aber hier nicht eingehen kann, z. B. die Identifizierung von Glomeruli und Gefäßen.

Andere prüften die Ausscheidungsverhältnisse von Kochsalz, Wasser, Stickstoff usw. am Krankenbett. Hiernach stellt v. MONAKOW, dem wir eine Reihe besonders eingehender derartiger Untersuchungen verdanken, zwei Reihen von Störungen auf, deren jede isoliert (oder wenigstens beinahe isoliert) soll auftreten können. Bei der einen Gruppe ist vor allem die Kochsalzausscheidung behindert; v. MONAKOW nennt sie die „hypochlorurische" Form; diese neigt zu Ödemen; anatomisch sollen vor allem die Tubuli affiziert sein. Bei der anderen Gruppe ist die Stickstoffausscheidung erschwert die sog. „hypazoturische" Form. Hier kommt es leicht zur Urämie. Der Blutdruck ist meist erhöht. Durch diese Teilung werden die Lehren in weitgehender Weise bestätigt, welche früher schon von STRAUSS und WIDAL über NaCl- und Stickstoffretentionen, ihre speziellen Folgen und ihre relative Unabhängigkeit vertreten wurden. Ferner hat man die Fähigkeit, das Säure-Basengleichgewicht in seiner normalen Konstanz zu halten, geprüft und hat es öfters vermindert gefunden.

VOLHARD, dessen Lehren jetzt im Mittelpunkt des Interesses stehen und die alle anderen in den Schatten gestellt haben, erstrebte gemeinsam mit FAHR vor allem einen möglichst engen Zusammenhang zwischen Klinik und Anatomie. Bei ihrer Abgrenzung der klinischen Bilder spielt neben genauer Funktionsprüfung und Harnbefund das Verhalten des Blutdrucks eine große Rolle. Anatomisch unterscheiden sie „Nephritis", „Nephrose" und „Sklerose". Die „Nephritis" ist eine echte Entzündung vor allem an den Malpighischen Körperchen. Eine noch neuere, von den meisten aber nicht angenommene Auffassung von VOLHARD sieht das Wesen der Nephritis nicht in einer echten Entzündung, sondern in einem Spasmus der präglomerulären Gefäße. „Nephrose" ist keine Entzündung, sondern eine Degeneration, und zwar an den Tubuli. Bei den „Sklerosen" sind Prozesse an den Nierengefäßen das Primäre und Ausschlaggebende. Klinisch ist die Nephritis durch Blutdrucksteigerung und Hämaturie charakterisiert; Odeme haben mit der Nephritis im engeren Sinne nichts zu tun. Die Nephrose führt infolge von Gefäßdurchlässigkeit zu Ödemen; hier bleibt Blutdruck und Herz normal. Bei den Sklerosen konkurrieren Symptome von seiten des Zirkulationsapparates mit den Folgen von Stickstoffretentionen; jedoch überwiegen die ersteren.

Die scharfe, jetzt so beliebte Dreiteilung in „Nephritis, Nephrose und Sklerose" ist als didaktisches Schema sehr brauchbar und erlaubt genaue pathogenetische Analysen. Nur dürfen Sie natürlich nicht erwarten, daß Sie stets reine Fälle zu sehen bekommen; es gibt fast nur Mischformen. Der zuerst vorgestellte Knabe hat eine „Nephritis" (Albuminurie, Hämaturie, Zylinder, Blutdrucksteigerung) kombiniert mit einer „Nephrose" (Ödeme). Der zweite Patient hat eine „Sklerose" (wenig Eiweiß und Zylinder, starke Affektion des Zirkulationsapparates). Die Nephrosen, so häufig sie sich mit Nephritiden kombinieren, sind als reine Fälle seltener.

Die sog. akute Nierenentzündung, wie sie bei dem Knaben hier vorliegt, ist diejenige Form von Nierenerkrankung, bei der wir noch am ehesten von einem einigermaßen einheitlichen und typischen Bilde und Verlaufe reden könnten (aber auch dieses nur mit aller Einschränkung). Der modernen Nomenklatur nach kann man sie „Nephropathia glomerulo-tubularis" nennen. Wir sehen sie am häufigsten, wie hier, nach einem Scharlach, aber auch nach Anginen, bei Streptokokkenerkrankungen, ferner im Verlaufe oder beim Abklingen von vielen anderen Infektionskrankheiten kommt sie vor. Nach akuten Vergiftungen mit allen möglichen organischen und anorganischen Körpern ist sie seltener; hier überwiegen die reinen Tubulusdegenerationen, die Nephrosen. Auch als sog. idiopathische Krankheit, d. h. ohne nachweisbare Ursache (vielleicht infektiös?), ist die akute hydropische Nierenentzündung keineswegs selten. Diese letztere Form ist während des Krieges vor allem bei den Soldaten in der Front in nicht geringer Zahl aufgetaucht und wurde dadurch eine Gelegenheit, diese Krankheit zu beobachten und Erfahrungen zu sammeln, wie sie sonst kaum geboten wird. In einer Minderzahl der Fälle verläuft sie ohne Ödeme, anhydropisch, d. h. also als reine „Glomerulonephritis“.

Über den klinischen Verlauf der akuten Nephritis wäre dem schon Gesagten noch einiges anzufügen. Die Krankheit verläuft im ganzen fieberfrei, nur im Anfange bestehen öfters geringe Temperaturerhöhungen. Schmerzen in der Nierengegend, die sonst bei diesen Nierenkrankheiten keine Rolle spielen, können in seltenen Fällen anfangs einmal im Vordergrund stehen. Der Puls ist, unabhängig von der Blutdrucksteigerung, meist auffallend langsam. Selbst starke Ödeme verschwinden bei günstigem Verlaufe oft rasch. Daß die Krankheit innerhalb einiger Wochen restlos heilen kann, ist schon erwähnt. Meistens zieht sie sich aber mehrere Monate hin. Das Verhalten des Blutdruckes zeigt keinen Zusammenhang mit den Ödemen; er kann noch hoch sein, oder sogar erst ansteigen, wenn die Ödeme schon fast geschwunden sind. Auch zwischen Urämie und Ödemen besteht, wie oben auseinander gesetzt, kein obligatorischer Zusammenhang. Man sieht sogar nicht selten Urämie gerade dann auftreten, wenn die Ödeme schwinden. Der wohl fast ausnahmslos vorhandene Zusammenhang zwischen Urämie und Zirkulationsapparat (Blutdrucksteigerung, Galopprhythmus, eventuell Kollaps) ist auch schon besprochen; ich erinnere nur noch einmal daran.

Ein tödlicher Ausgang der akuten Nephritis ist auch bei anfänglicher tagelanger Anurie oder selbst bei stärksten urämischen Anfällen bei zweckmäßiger Behandlung erfreulicherweise recht selten. Die meisten akuten Nephritiden, selbst die schweren und anfangs hartnäckigen, klingen zunächst einmal ab. Freilich ist es immer etwas schwierig und verantwortungsreich, einen Nephritiker für „geheilt“ zu erklären und aus der Beobachtung zu entlassen, wenn ein kleiner Rest von Eiweiß und vielleicht gelegentlich einige Zylinder durchaus nicht verschwinden wollen; so ist es nämlich leider häufig. Hiervon später noch einiges.

Eine Retinitis albuminurica (oder auch Neuroretinitis nephritica genannt), welche nach früheren Anschauungen ausschließlich bei chronischen Nierenerkrankungen vorkommen und dann stets eine ungünstige Prognose in sich schließen sollte, wird tatsächlich auch bei akuten Nephritiden, sogar in ganz frühen Stadien beobachtet. Sie bedeutet dann keine schlechte Prognose und ist auch völlig rückbildungsfähig. Der zugrunde liegende anatomische Prozeß besteht in fibrinöser Exsudation, herdweiser Quellung der Nervenfasern, Fettinfiltration und Blutungen.

Anatomisch sind die Nieren bei der akuten Nephritis makroskopisch oft wenig verändert. Mikroskopisch findet man viele oder gar sämtliche Malpighischen Körperchen stark affiziert. Die Glomeruli sind vergrößert. Die Kapillarschlingen sind vollgestopft mit allerlei

Zell- und Kerntrümmern sowie zelligen Elementen des Blutes, vor allem Leukozyten. Hierdurch sind sie für Blut fast undurchgängig geworden, wie die alten Versuche von LANGHANS mit Injektion der Glomeruli schon dargetan hatten. Der Kapselraum enthält Eiweiß, desquamierte Zellen und Blut; das Kapselepithel ist frei, ebenso die Gefäße. Die Tubuli sollen in den sehr seltenen ganz reinen Fällen normal sein, meist zeigen sie an ihrem Epithel Schwellung, Desquamation usw., kurz jene Veränderungen, über deren Wesen, ob entzündlich oder degenerativ, die Pathologen streiten. Bei den Nephrosen komme ich auf diese Prozesse nochmals zurück Als wichtig möchte ich betonen, daß diese Veränderungen stets diffus sind.

Es gibt nämlich auch ähnliche Glomerulonephritiden, welche aber nicht die ganze Niere diffus befallen; das sind die sog. herdförmigen Nephritiden. Diese sollen entstehen teils toxisch, z. B. bei ganz geringfügigen Metallvergiftungen (Uran), teils bakteriell; diese letztere Form kommt vorzugsweise bei der Endocarditis lenta vor und ist eine wesentliche Stütze für deren Diagnose. Diese bakteriellen Herdnephritiden sind aber wieder nicht identisch mit den embolischen, metastatischen Herdnephritiden bei septischen Zuständen; im letzteren Falle sitzen die embolischen Herde in den Nieren völlig regellos, nicht nur in den Glomeruli.

Etwas ganz anderes wieder ist die sog. akute interstitielle Nephritis. Sie besteht in einer Rundzelleninfiltration der ganzen Niere, macht klinisch keine Nephritissymptome und stellt einen häufigen Obduktionsbefund bei ganz schweren septischen Zuständen dar, speziell bei den schwersten Scharlachfällen. Sie darf also nicht verwechselt werden mit der beim Scharlach vorkommenden Scharlachnephritis. Sie hat andererseits auch nichts zu tun mit den Schrumpfnieren. Dieser Irrtum liegt dadurch nahe, daß die Schrumpfnieren in den älteren Schematas als „chronisch-interstitielle Nephritis" bezeichnet wurden. Die klinischen Symptome der herdförmigen Nephritis bestehen in Albuminurie und Hämaturie beim Fehlen der sonstigen nephritischen Rückwirkungen in bezug auf Herz, Urämie usw. Diese herdförmigen Nephritiden sind nicht häufig und ihre Diagnose ist recht unsicher. Man wird sie manchmal schwer abgrenzen können gegen eine außerordentlich gutartig verlaufende Glomerulonephritis, Aber auch ganz andersartige Erkrankungen müssen erwogen werden, z. B. eine Nierentuberkulose oder Tumoren der Niere oder auch Steine. Einmal kamen in meine Poliklinik zwei ägyptische Studenten mit der Angabe, sie litten seit Jahren an einer „Herdnephritis" und seien deshalb schon häufig in ärztlicher Behandlung gewesen. Bei beiden fanden wir im Urin Bilharziaeier und heilten die Patienten durch einige Antimoneinspritzungen.

Die subchronischen, bzw. subakuten Nephritiden waren und sind immer noch das Sorgenkind für jedes Schema. Für die klinische Betrachtung handelt es sich um Zustände, die sich teils an nicht geheilte, akute Nephritiden anschließen, teils um solche, die sich scheinbar spontan entwickelt haben.

Manche akute Nephritiden behalten nach Abklingen des ersten Stadiums mit dem schweren Urinbefund und der Blutdrucksteigerung mehr oder weniger dauernd eine geringe Albuminurie, vielleicht auch einige Zylinder und einige rote Blutkörperchen.   Wenn der Blutdruck normal ist und die Nierenfunktion sich beim Wasser- und Trockenversuch als intakt herausstellt, so pflegen wir diesen Zuständen optimistischer gegenüberzustehen als früher.   Wir betrachten sie als „Heilungen mit einem Defekt", der aber keinen sonderlichen Krankheitswert hat.   Auf jeden Fall halten wir strenge Maßnahmen in bezug auf Diät, körperliche Schonung usw., mit denen man früher diese Leute dauernd geplagt hatte, für überflüssig und sicherlich für zwecklos.   In anderen Fällen bleiben die entzündlichen Erscheinungen, wenn auch in verminderter Intensität, bestehen.   Die Kranken haben dauernd erhöhten Blutdruck, Eiweiß, Zylinder und rote Blutkörperchen.   Die Nierenfunktion zeigt einige, meist freilich nur geringe Einschränkungen, welche Befinden und Leistungsfähigkeit nicht wesentlich zu beeinträchtigen brauchen.   Das sind richtige chronische Nephritiden.   In günstigen Fällen können diese mit einem halbwegs befriedigenden Zustande jahre- und jahrzehntelang bestehen bleiben, aber schließlich pflegt sich eine „sekundäre Schrumpfniere" auszubilden.   Der Beginn ihrer Entwicklung zeigt sich an durch einen hellen, reichlichen Urin mit konstantem spezifischem Gewichte und einem Steigen des Blutdruckes.   Je nach dem Tempo, in dem die Schrumpfniere sich ausbildet, erliegen die Kranken früher oder später einer Niereninsuffizienz.

In dem anatomischen Bilde dieser chronischen Nephritiden zeigt sich im Prinzip völlige Übereinstimmung mit dem Bilde der akuten Nephritis.   Nur läßt die langsamere Entwicklung des Prozesses allerlei reaktive und kompensatorische Vorgänge zur Ausbildung kommen. Degeneration und schließliche Atrophie auf der einen Seite, Reaktion und Wucherung auf der anderen halten sich meistens die Wage, so daß die Nieren in ihrem Volumen ungefähr normal groß bleiben oder eher gar etwas übergroß erscheinen.   Die Oberfläche ist mit etwa stecknadelkopfgroßen Blutpunkten bedeckt.   Mikroskopisch findet man die einen Glomeruli im Zustande der Entzündung, andere zn hyalinen Scheiben degeneriert.   Manchmal besteht der Prozeß an den Glomeruli darin, daß das Innere mit endothelialen Elementen gefüllt ist, daß die Schlingen verkleben, hyalin werden und dann veröden.   Hier spricht man von einer „intrakapillären" Form.   In anderen Fällen findet sich Proliferatien und Desquamation am Epithel der Glomeruli derart, daß diese von „Halbmonden" umgeben werden; das ist die „extrakapilläre Form".   Das Epithel der Tubuli ist manchmal verfettet oder anderweitig degeneriert; in selteneren, klinisch schweren Fällen ist es atrophisch.   Manchmal sind die Tubuli vikariierend vergrößert. Ferner sieht man ein buntes Durcheinander von frischerer interstitieller Entzündung, Parenchymveränderungen, Verfettungen, Blutungen in die Kapseln, dann allerlei ältere narbige Prozesse im Zwischengewebe. Durch Anämie und Gewebsödem entsteht die „große weiße Niere", bei reichlicheren Blutungen die „rote oder bunte Niere".

Bei sehr langsamem Verlaufe können die Schrumpfungen überwiegen.

Die Nieren werden kleiner als normal, die Oberfläche wird granuliert und es entsteht ein Bild, welches makroskopisch und vor allem mikroskopisch der nachher zu besprechenden dritten Gruppe, den Schrumpfnieren, außerordentlich ähnlich werden kann. Auch klinisch kommt dies zum Ausdruck. Der Verlauf wird protrahierter, blander. Das Schwinden von Ödemen kann vorübergehend eine Heilung vortäuschen; aber bald treten die sog. Schrumpfnierensymptome auf: der Urin wird abnorm reichlich und hell, von niedrigem spezifischem Gewicht, der Blutdruck steigt stärker an; in diesem Stadium spricht man von einer „sekundären Schrumpfniere". Aus dem anatomischen Bilde dieser Nieren kann der pathologische Anatom vorläufig noch nicht herauslesen, in welchem Stadium des Prozesses sich der Kranke befunden hat, ob in dem oligurischen oder dem polyurischen. Es scheint, als ob eine Regeneration an dem Epithel der gewundenen Kanälchen hierbei eine Rolle spielt.

In dieser Gruppe der subchronischen Nephritiden pflegt man wohl oder übel noch allerlei andere chronische Nephritiden unterzubringen, wenn ihnen die „Schrumpfnierensymptome" fehlen. So gibt es eigentümliche chronisch-hämorrhagische Formen, die als fast einzigen Befund Blut im Harn in wechselnder Menge darbieten. Der Verlauf im ganzen kann relativ günstig sein. Teils sind es Fälle, die als fast einziges Symptom abnorm große Eiweißmengen ausscheiden, meist mit starken Ödemen bei sonst auffallend benignem Verlauf. Diese stellen nach der modernen Nomenklatur die „Nephrosen" dar.

Unter Nephrosen verstehen wir jetzt nach VOLHARDS Vorschlag diejenigen Nierenerkrankungen, welche Eiweiß, Zylinder, in vielen Fällen Ödeme, aber keine Hämaturie zeigen, welche den Zirkulationsapparat nicht beeinflussen (keine Blutdrucksteigerung) und nicht zu Urämie führen. Anatomisch sind sie dadurch charakterisiert, daß sie so gut wie ausschließlich das Tubulusepithel befallen, während Gefäße, Glomeruli und Interstitium intakt bleiben. Die Nieren sind groß und blaß, „opak". Die Tubuli zeigen Schwellung, hyaline Tropfen, Desquamation, Verfettung, Nekrose usw., kurzum Prozesse, welche jetzt als rein degenerativ, nicht entzündlich angesprochen werden (früher wurden diese Fälle teilweise als „parenchymatöse Nephritis" angesprochen, ein Begriff, welcher im Lichte der modernen Entzündungslehre von den meisten Autoren nicht mehr anerkannt wird). Die Tubulusdegenerationen der Nephrose sind weitgehend rückbildungsfähig, ein für die klinische Beurteilung der Nephrose wichtiger und erfreulicher Punkt.

Als leichteste akute Nephrosen sind die harmlos vorübergehenden Eiweißausscheidungen zu deuten, welche bei allen möglichen Fieberzuständen häufig vorkommen und die man früher unverbindlich febrile Albuminurie genannt hat. Die gleichen Albuminurien mit Zylindern kommen nach vielen Vergiftungen vor (Quecksilber, Chrom, Lysol, Arsen), nach Infektionskrankheiten, vor allem nach Diphtherie und Cholera, ferner als chronische Form bei Tuberkulose und im Sekundärstadium der Lues. Man nimmt an, daß hier die Ausscheidung von Toxinen (nicht von Bakterien wie beim Scharlach und bei Streptokokkeninfektionen) die Ursache darstellt. In schweren Fällen beherrschen Ödeme bis zu den allerstärksten Graden das Krankheitsbild und die Eiweißausscheidung (übrigens auch manchmal ohne Ödeme) kann zu den höchsten überhaupt beobachteten ansteigen (mehrere Prozent, pro Tag 30—40 g!). Der Urin ist dabei meist trüb, schmutziggelb, der Gehalt an Zylindern sehr wechselnd, die Stickstoffausscheidung normal (daher wohl das Fehlen von Blutdrucksteigungen und Urämie). Die Kochsalzausscheidung ist nur in den Fällen mit Ödemen vermindert.

Daneben gibt es Nephrosen, welche ohne nachweisbare Ursache genuin auftreten. Manche dieser Nephrosen, auch ganz schwere, heilen nach einigen Wochen oder Monaten restlos; aber andere der genuinen Nephrosen ziehen sich, zwar ohne Urämie und Herzgefahr, aber ohne Heilungstendenz, über Jahre hin, mit wechselnden, zeitweise nur geringfügigen Beschwerden. Zu den mächtigen Ödemen (bis 25 Kilo!) können Pleuraergüsse und Ascites dazutreten. Die Gefahr dieser Nephrosen besteht in einer noch nicht erklärten Neigung zu Infekten; die meisten dieser Kranken erliegen schließlich einer Angina oder einem Erysipel, auffallend oft einer Pneumokokkenperitonitis oder einer Perikarditis.

Speziell hinweisen möchte ich auf das Auftreten solcher Nephrosen bei Luetikern, meistens einige Monate nach der Infektion. Die Prognose ist nicht ganz einwandfrei günstig; die meisten Fälle heilen zwar bei spezifischer Behandlung prompt, wie wir es bei den meisten Manifestationen der sekundären Lues sonst auch sehen. Aber manche sind außerordentlich hartnäckig.

Streng zu trennen hiervon sind gelegentliche Nierenkomplikationen bei tertiärer Lues. Hier handelt es sich um gummöse Veränderungen, die sich mit sklerotischen und sonstigen meist ganz schweren Schrumpfungsprozessen der Niere kombinieren. Sie sind schwierig zu diagnostizieren, weil sie neben der übrigen Nierensklerose keine speziellen Symptome zu machen brauchen, und die ernste Prognose ist wohl durch die Kombination mit den letzteren bedingt. Jedenfalls ist der wichtige Unterschied zwischen den meist harmlosen Nierenaffektionen im zweiten Stadium der Lues und denen im dritten Stadium den Klinikern längst bekannt gewesen, bevor die modernen Begriffe Nephritis, Nephrose und Sklerose eingeführt wurden; so betonte z. B. DIEULAFOY, bei dem wir ausgezeichnete Schilderungen dieser verschiedenen Typen finden, daß die Nierenaffektion im zweiten Stadium „purement épithélial" sei; er nennt sie einfach „Albuminurie", während er die im dritten Stadium „Syphilobrightisme" nennt. Damit ist ganz korrekt ausgedrückt, daß im ersteren Falle die eigentlichen Gefahren der BRIGHTschen Krankheit fehlen, während die letztere als Nierenkrankheit im klassischen Sinne zu bewerten ist.

Neuerdings hat man eine Gruppe von Nephrosen herausgehoben, bei denen man im Urinsediment und auch bei der Autopsie in den Tubulusepithelien auffallend viele Fetttröpfchen mit Doppelbrechung im polarisierten Lichte sieht, sog. Lipoidkugeln, wahrscheinlich aus Cholesterinestern bestehend. Man hat die Vorstellung geäußert, daß die oft enormen Eiweißausscheidungen bei den Nephrosen, speziell bei diesen Lipoidnephrosen, weniger auf der Affektion der Nieren beruhen, als auf einer Veränderung der Serumeiweißkörper, welche sie leichter durchgängig für das Nierenepithel macht. Deren Natur (man hat an eine Verbindung von Globulinen mit Lipoiden gedacht) ist noch völlig hypothetisch. Neben der Tatsache, daß die Eiweißausscheidungen das sonst gewohnte Maß ganz ungeheuer überschreiten, läßt sich für derartige Vorstellungen von tiefgreifenden Änderungen in den Bluteiweißkörpern auch die Beobachtung ins Feld führen, daß die Höhlenergüsse in solchen Fällen öfters nicht serös, sondern von einer eigentümlich milchigen, pseudochylösen Beschaffenheit sind.

Nephrosen, die sich bei Diabetikern manchmal finden und welche als histologische Eigentümlichkeit eine glykogene Degeneration in den Epithelien der Übergangsstücke zeigen, sowie die bei Schilddrüsenerkrankungen, möchte ich nur nebenbei erwähnen. Wichtiger ist dagegen die sog. Amyloidnephrose; es ist das eine etwas unkorrekte Bezeichnung. Es handelt sich hier um folgendes: Bei Tuberkulose und bei langwierigen Eiterungen bilden sich manchmal Nephrosen, in denen sich in autopsia eine Amyloidentwicklung der Niere (meist auch in Leber, Milz und Darm) findet. Der Charakter der Nephrose ist durch diese Kombination mit dem Amyloid eigentlich nicht geändert; nur ist die Prognose dieser Fälle eine ganz hoffnungslose. Die Diagnose, oder wenigstens die Vermutung auf Amyloidnephrose, ist gerechtfertigt, wenn man bei langen Eiterungen neben einer solchen Nephrose eine Vergrößerung von Milz und Leber nachweisen kann. Über das Amyloid und einige moderne und interessante Gesichtspunkte seiner Entstehung habe ich bei der Lungentuberkulose das Wichtigste vorgetragen (S. 42).

Ein spezielles Sorgenkind dieser Gruppe ist die Graviditätsnephrose oder, vorsichtiger ausgedrückt, die Schwangerschaftsniere; ihre Zuteilung in dem modernen Schema ist noch unsicher. Sie tritt meistens bei Erstgebärenden und zwar in der zweiten Hälfte der Schwangerschaft auf, führt zu mächtigen Ödemen mit viel Eiweiß. Die Ödeme schwinden manchmal in überraschender Weise einige Stunden nach der Entbindung. Aber in anderen Fällen bleiben Eiweiß und Ödeme viel hartnäckiger; meistens heilen sie schließlich doch, um freilich bei neuen Schwangerschaften eine fatale Neigung zu Rezidiven zu zeigen. Ihre Gefahr besteht in dem Auftreten der Eklampsie, von der Sie in der geburtshilflichen Klinik Genaueres hören. Diese Eklampsia gravidarum ist wahrscheinlich mit der oben besprochenen zerebralen oder eklamptischen Urämie identisch. Ihr Auftreten deutet darauf hin, daß die Schwangerschaftsniere eben doch keine ausschließliche und reine Nephrose ist, wofür auch der freilich seltene Befund einer Hämaturie spricht. Auch histologisch findet man neben den Tubulusdegenerationen die Glomeruli mit erkrankt, so daß es sich doch wahrscheinlich um Kombinationen von „Nephritis" und „Nephrose" handelt, freilich meistens unter Überwiegen der letzteren. Was die Beurteilung des ganzen Problems der Schwangerschaftsniere so außerordentlich erschwert, ist die Tatsache, daß geringfügige chronische Nephritiden, von denen die betreffenden Frauen vielleicht gar nichts gewußt haben, während der Schwangerschaft gerne aufflackern und dann natürlich echte nephritische Symptome machen können.

Ich kann mich dem Eindrucke nicht erwehren, daß den Nephrosen augenblicklich von manchen eine größere Rolle zugesprochen wird, als sie tatsächlich verdienen. Das einzig wirklich einwandfreie Krankheitsbild aus dem ganzen

Nephrosenkapitel ist die Amyloidniere. Alle anderen Nephrosen sind entweder außerordentlich selten oder strittig und unklar; sie gehören größtenteils den bisher sogenannten subchronischen Nephritiden an, und zwar speziell der „großen, weißen Niere".

Was nun die echten eigentlichen Schrumpfnieren betrifft, so habe ich an verschiedenen Stellen schon ihre wesentlichsten Charakteristika angedeutet. Blutdrucksteigerung und Herzhypertrophie sind hier so stark wie bei keiner anderen Nephritisform. Die Herzerscheinungen stehen oft, wie auch bei unserem Patienten hier, im Vordergrunde. Ödeme oder, korrekter ausgedrückt, nephritische Ödeme fehlen meistens fast ganz. Nur manchmal sieht man kleinste Säckchen unter den Augenlidern; Ödeme an Gaumen oder Glottis kommen vor (manchmal sogar als erstes Zeichen). Ödeme infolge von Herzinsuffizienz können natürlich auftreten, aber diese zeigen dann nicht die eigentümliche Lokalisation der nephritischen Ödeme.

Der Harn weist, wie auch schon erwähnt, eine sehr bemerkenswerte Eigenschaft auf, durch die er sich von dem der akuten Nephritis und auch von dem bei Herzkranken unterscheidet; er ist reichlich, von auffallend heller Farbe und von niedrigem, meist ganz konstantem spezifischem Gewicht etwa um 1010. Der Wasser- und vor allem der Trockenversuch zeigt das meist sehr anschaulich. Es fehlt ganz besonders das Ansteigen des spezifischen Gewichtes. Das Wasserausscheidungsvermögen ist intakt. Dagegen fehlt der Schrumpfniere offenbar die Fähigkeit, „zu konzentrieren". Sie vermag die harnpflichtigen Salze nur in stark verdünnter Lösung zu eliminieren. In der Polyurie der Schrumpfnierenkranken sehen wir deshalb auch einen kompensatorischen Vorgang und werden den Kranken die Flüssigkeitszufuhr nicht beschränken; mit Hilfe der reichlichen Harnflut vermag der Körper sich leidlich frei von Stoffwechselschlacken und Salzen zu halten. Schwere Retentionsurämien sind deshalb bei den langsam verlaufenden Formen nicht so häufig; öfters sieht man Symptome der „kleinen Urämie", wie Sie sie in den Klagen des Kranken hier kennen gelernt haben. Der klinische Verlauf ist oft gutartig. Wenn die Kranken in der Lage sind, sich zu schonen, können sie lange Jahre bei leidlichem Befinden bleiben. Der Tod erfolgt in vielen Fällen nicht durch Urämie, sondern durch Herzinsuffizienz oder Apoplexie, d. h., von seiten des Zirkulationsapparates und nicht eigentlich durch die Nieren. Ein allgemein anerkanntes ätiologisches Moment für die Entwicklung der Schrumpfnieren bildet die chronische Bleivergiftung.

Ein derartiger Krankheitszustand wird jetzt meist als benigne Sklerose bezeichnet und es wird ihm gegenübergestellt eine maligne Nierensklerose. Hier entwickeln sich die Schrumpfnieren meistens schon bei etwas jüngeren Leuten, spätestens im mittleren Alter, und zwar viel rascher. Blutdrucksteigerung und Herzhypertrophie sind sehr stark ausgesprochen, die Erhöhung des Rest-N ist beträchtlich. Die Kranken erliegen meistens einer typischen Retentionsurämie. Ich erinnere Sie an das, was ich oben (S. 115) von der modernen Auffassung der Arteriosklerose und der Rolle der Hypertonie gesagt habe. Manche wollen in der benignen Sklerose nur die Folge, gewissermaßen das organisch fixierte zweite Stadium der anfangs funktionellen Hypertonie sehen. Diese benigne Sklerose ist klinisch charakterisiert durch ihren viel gutartigeren Verlauf im höheren Lebensalter gegenüber der malignen mit ihrem bösartigen Verlauf in etwas früherem Alter. Die letztere imponiert viel mehr als Nierenkrankheit, die erstere mehr als Gefäßkrankheit. Die oben erwähnte sekundäre Schrumpfniere, das gelegentliche Endstadium der Glomerulonephritis, kann gutartig, aber manchmal rasch und bösartig verlaufen. Retinitis albuminurica soll speziell vorkommen als böses Vorzeichen bei der malignen Sklerose, aber ich kenne Schrumpfnierenkranke, welche seit Jahren eine solche Retinitis haben und sich ganz erträglich fühlen. Es muß immer betont werden, daß diese Krankheitsbilder für unsere klinische Betrachtung oft ineinander übergehen.

Diese Sklerosen bei der Schrumpfniere sind in anatomischer Hinsicht in den letzten Jahren vor allem von JORES, ferner von VOLHARD und FAHR, sowie LÖHLEIN eingehend studiert worden. Absondern von dem, was wir jetzt unter Schrumpfnieren verstehen, müssen wir zunächst die sog. ZIEGLERsche arteriosklerotische Schrumpfniere.

Die Nieren werden hierbei klein, manchmal schrumpfen sie ganz beträchtlich, die Oberfläche zeigt grobe, flache, unregelmäßige Gruben und Einziehungen, die Kapsel ist adhärent. Zwischen einzelnen geschrumpften Partien ist stets noch normales Gewebe erhalten. Auf dem Durchschnitt ist die Rinde schmal, die Gefäße öfters klaffend, aber sie zeigen keine spezifischen, sklerotischen Veränderungen. Viele Glomeruli sind zu hyalinen Scheiben degeneriert, die Tubuli sind teils kollabiert, andere gut erhalten oder gar vergrößert. Diese arteriosklerotische Schrumpfniere ist ein mehr zufälliger Sektionsbefund bei alten Leuten mit ausgedehnter Arteriosklerose, welche klinisch nicht nierenkrank waren.

Bei den echten Schrumpfnieren soll, wie JORES nachdrücklich betont hat, eine selbständige Sklerose der kleinen präglomerulären Nierengefäße unabhängig von einer allgemeinen Arteriosklerose vorliegen. Deren längstgekannte Form ist die sog. rote Granularatrophie von JORES. Sie entspricht etwa der benignen Sklerose der modernen Nomenklatur. Makroskopisch zeigen diese Nieren auf der Oberfläche eine teils gröbere, teils feinere, aber jedenfalls einigermaßen gleichmäßige Granulierung. Es fehlen stets die ganz groben Einziehungen der ZIEGLERschen arteriosklerotischen Schrumpfniere. Die Verkleinerung der Nieren kann beträchtlich werden. Mikroskopisch ist bei der Diagnose das Hauptgewicht auf die Lokalisation des Gefäßprozesses zu legen. Derselbe befällt vor allem, wie erwähnt, die präglomerulären Gefäße. Die von diesen versorgten Glomeruli sind atrophisch. Ob diese Arteriolosklerose mit der echten Arteriosklerose der großen Arterien identisch ist, oder ob es sich um Prozesse nach Art der Hyalinose handelt (siehe S. 114) ist noch nicht ganz entschieden. Ebenso ist es noch nicht ganz sicher, wie weit diese Nierensklerosen parallel gehen mit entsprechenden Sklerosen der kleinsten Arterien anderer Organe, wie es englische Autoren vor einer Reihe von Jahren gelehrt hatten.

Über das anatomische Substrat der klinisch sogenannten malignen Sklerose besteht noch keine volle Einigkeit. Die einen sehen in der malignen Sklerose nur ein zweites und schweres Stadium; andere halten den Prozeß bei benignen Sklerosen für mehr herdförmig, den bei der malignen für diffuser, aber sonst im Prinzip gleich. Wieder andere glauben, daß die benigne Sklerose anatomisch dadurch zur malignen wird, daß sich zu den sklerotischen Gefäßprozessen noch entzündliche (und teilweise auch nekrotische) dazu gesellen. Auf Grund dieser Annahme prägte VOLHARD den Namen Kombinationsform.

Wie oben erwähnt führt die nicht ausgeheilte Glomerulonephritis auch gelegentlich zu einer sekundären Schrumpfniere. Diese kann den eben erwähnten genuinen Schrumpfnieren außerordentlich ähnlich werden, jedoch werden sie meist nicht so klein; sie ist ferner wohl meistens noch daran zu erkennen, daß der Prozeß viel ungleichmäßiger ist. Zwischen den geschrumpften Partien pflegen noch relativ intakte erhalten zu bleiben. Man sieht ferner noch die Reste der früher abgelaufenen, subakuten Glomerulonephritis, wie ich sie oben geschildert habe.

Der Hinweis, wie man die einzelnen Formen der Schrumpfniere klinisch voneinander zu trennen sich bemüht, ist in der hier gegebenen Schilderung teilweise schon enthalten. Eine sekundäre Schrumpfniere wird zu diagnostizieren sein, falls die Erkrankung aus einer anamnestisch nachweisbaren akuten Nephritis hervorgegangen ist. Bei der Unterscheidung der malignen von der benignen Schrumpfniere spricht für die erstere der blande Verlauf. Die Kranken unterscheiden sich oft gar nicht von anderen leichten Arteriosklerotikern; sie können sich lange Zeit ganz erträglich fühlen und arbeitsfähig bleiben. Die Nierenaffektion bleibt ganz im Hintergrund. Die maligne Sklerose ist die viel schwerere Erkrankung; sowohl von seiten des stark hypertrophischen Herzens mit dem sehr hohen Blutdruck, als auch von seiten der Nieren kommt es leichter und rascher zu ernsten Zuständen (Apoplexie, Herzinsuffienz, Urämie). Die eingangs erwähnte Retinitis albuminurica ist hier nicht selten.

Ob man wirklich alle Schrumpfnieren, die man in der Klinik sieht, in das hier dargestellte Schema einreihen kann, und ob jeder Form wirklich ein streng zu sondernder anatomischer Prozeß ohne allzuviel fließende Übergänge zugrunde liegt, erscheint doch recht fraglich. Man darf nicht vergessen, daß noch ganz andere anatomische Prozesse außer den hier erörterten durchaus geeignet sein könnten, zu „Schrumpfnieren“ zu führen. So z. B. erwägt STRÜMPELL, ob nicht Schrumpfnieren analog der Leberzirrhose, der Muskelatrophie oder den Sklerosen im Rückenmark entstehen mögen. Weitere Untersuchungen werden vielleicht mehr zu vermittelnden Übergängen führen.

Von differentialdiagnostischen Punkten, die bei der Nephritis in Frage kommen, habe ich schon mehrfach darauf hingewiesen, daß in älteren vorgeschritteneren Fällen mit Herzinsuffizienz Schwierigkeiten auftauchen können, ob primär eine Herzaffektion oder ein Nierenleiden vorliegt. Öfters wird die Beschaffenheit des Urins (dunkel und konzentriert bei Herzkrankheiten, hell und dünn bei chronischen Nierenleiden) eine Entscheidung erlauben. Ferner ist gegenüber einer frischen akuten Nephritis manchmal die sog. Ödemkrankheit zu erwägen. Es sind das eigentümliche Zustände von Ödementwicklung, welche in den beiden letzten Kriegsjahren und den ersten Nachkriegsjahren ziemlich häufig beobachtet wurden und die man mit ungenügender oder einseitiger Ernährung in Zusammenhang gebracht hat. Die Nieren sind nach Harnbefund und Funktionsprüfung hierbei intakt.

Am schwierigsten zu bewerten sind die Fälle von Albuminurie ohne sonstige beweisende Nephritissymptome (vielleicht einige hyaline Zylinder) wie sie manchmal nach einer akuten Nephritis, aber manchmal auch ohne nachweisbare Ursache gefunden werden und jahrzehntelang bestehen können. Wieweit sie als harmlos gelten dürfen oder doch als Zeichen einer blande verlaufenden Nierenerkrankung betrachtet werden müssen, ist oftmals sehr schwierig zu entscheiden. Im ganzen ist man in der Beurteilung dieser Zustände jetzt optimistischer als früher. Eine besondere Gruppe bilden jene Fälle, bei denen die Eiweißausscheidung nur oder doch deutlich vermehrt auftritt, wenn die Betreffenden auf sind und umhergehen. Bei Bettruhe verschwindet das Eiweiß. Man spricht deshalb hier von einer „orthostatischen Albuminurie“ oder

neuerdings auch von einer „lordotischen". Man hat sie nämlich
genetisch zusammengebracht mit geringen Wirbelsäulenverkrümmungen,
die dabei meistens gefunden werden und welche bei aufrechter Körperhaltung die Nierenzirkulation beeinträchtigen sollen. Diese fast nur bei
Kindern und jüngeren Leuten vorkommende Albuminurie gilt jedenfalls
als harmlos.

Zum Schluß noch einiges über die Therapie. Früher galt bei jeder
akuten Nephritis den meisten Ärzten die Verordnung von viel Milch
und daneben noch reichliches Wassertrinken (Wildunger, Fachinger
usw.) als Regel; nur einzelne befürworteten im Stadium der Ödeme
eine strenge Trockenkost. Eine solche hat sich, vor allem auf VOLHARDS
Empfehlung hin, jetzt immer mehr eingebürgert, und ich glaube sie
auf Grund dessen, was ich selber gesehen habe, durchaus befürworten zu
sollen. Die Konzentrationsfähigkeit ist im ersten Stadium meist gut
erhalten, so daß die Flüssigkeitsbeschränkung durchaus erlaubt ist.
VOLHARDS „Wasserstoß", der die „gedrosselten Nierengefäße sprengen"
soll, ist, wie ich auf Grund ausgedehnter eigener Erfahrungen im Feldlaza-
rett sagen muß, in frischen Fällen freilich häufig ohne deutlichen Erfolg.

Man wird am besten die Harnmenge zum Index nehmen und dem
Kranken etwa $^1/_4$ Liter mehr an Flüssigkeit erlauben, als die letzte
24 stündige Harnportion betrug. Neben der Milch sind baldmöglichst
alle eiweiß- und kochsalzarmen Speisen zu erlauben, also Reis, Grieß,
Obst, eventuell Gemüse (salzfrei zubereitet) vor allem Zucker und Butter.
Sobald sich die Stickstoffausscheidung im Harn bessert, darf man mehr
Eiweiß reichen, am besten zunächst in Form von Eiern. Strengste
Bettruhe mit gleichmäßigem Warmhalten versteht sich bei jeder akuten
Nephritis von selbst. Schwitzprozeduren sind nützlich, sofern sie die
Kranken nicht angreifen. Diuretika sind meistens entbehrlich und
besonders im Anfange soll man möglichst ohne sie auszukommen
suchen, da die Gefahr einer Schädigung durch Hyperämie oder Reizung
der Epithelien schwer zu überblicken ist. Herzmittel, am besten Digitalis,
sind häufig notwendig. Eine akute Nephritis kann restlos heilen. Deshalb ist strengste Beschränkung im Beginn und sorgfältigste Über-
wachung in der Rekonvaleszenz durchaus geboten. Freilich kann und
soll man nicht immer das Verschwinden der letzten Spuren von Eiweiß
und Sediment abwarten, wenn die Funktion beim Wasser- und Trockenversuch oder bei Körperbewegungen sich als intakt erweist.

Bei ausgebrochener oder drohender Urämie gilt ein kräftiger Aderlaß, etwa $^1/_2$ Liter, seit langem als zuverlässigstes Mittel. Über seine
Wirkung können wir uns freilich theoretisch noch nicht genügend Rechenschaft geben, ob sie auf Herausbeförderung von Giften oder auf Anregung der Lymphtätigkeit oder auf Erleichterung des Kreislaufes beruht. Ob man eine Infusion von Salz oder Traubenzuckerlösung anschließen
soll oder nicht, wird verschieden beantwortet. Ein solcher Aderlaß ist
bei jeder Form von Urämie indiziert. Bei der eklamptischen Urämie,
um die es sich bei der akuten Nephritis meist handelt, wird eine
Lumbalpunktion empfohlen.

Bei chronischen Nephritiden kann und muß man in allen diesen

Verordnungen viel nachsichtiger sein. Auch von der größten Strenge ist keine völlige Heilung zu erhoffen, und die Sorge ist stets im Auge zu behalten, daß der Kranke durch allzu rigorose diätetische Beschränkung nicht herunterkommt und anämisch wird. Man sieht nicht selten chronisch Nierenkranke infolge zu strenger Diät in so reduziertem Kräftezustand, daß man ihnen durch eine kurze Periode reichlicher, freierer Ernährung am meisten nutzt.

Die Behandlung der Schrumpfnieren fällt teilweise mit der der Arteriosklerose zusammen. Eine starke Einschränkung des Stickstoffes in der Kost darf ebenfalls wegen der drohenden Unterernährung nicht lange hintereinander verordnet werden. Eher empfiehlt es sich, zwischen einer im ganzen reichlicheren Kost gelegentlich kurze Perioden mit ganz niedriger Salz- bzw. Stickstoffzufuhr einzuschieben. Schwitzprozeduren sind hier, ebenso wie bei der akuten Nephritis oft von Nutzen, wenn der Kranke leicht in Schweiß zu bringen ist; aber gerade bei chronischen Nephritiden gelingt das auffallend schwer.

Eine recht schwierige Frage ist die nach der regelmäßigen Anwendung von Diureticis. Bei chronischen Nephritiden, wenn sie oligurisch sind, wird man nur selten nachhaltige Erfolge sehen. Am unbedenklichsten und nicht selten von guter Wirkung sind Liq. kal. acetici oder Wacholder als Inf. Juniperi (beides 15 : 150,0, 2stündlich 1 Eßlöffel) oder Species diureticae (1 Eßlöffel auf 1 Tasse Wasser). Bei den „nephrotischen" Ödemen wirkt manchmal Harnstoff in großen Dosen (täglich etwa 20 — 60 g). Von den stärkeren Mitteln der Puringruppe wirken Theophyllin (4 mal 0,25 g) und Theazylon (4 mal 0,5 g) meist mit relativ geringen Nebenerscheinungen. Zum Quecksilber, als Kalomel oder Novasurol, entschließt man sich schwerer als bei Herzkrankheiten. Wo in solchen Fällen eine Herzinsuffizienz mit im Spiele ist, hilft Digitalis mehr oder wenigstens dauernder.

Die bisher besprochenen Nierenkrankheiten pflegt man, wie erwähnt, in etwas unkorrekter Weise zusammenzufassen als Nephritiden oder als diffuse oder hämatogene Nierenkrankheiten. Damit stellt man sie gegenüber einer Reihe von anderen Nierenaffektionen, welche nicht diffus sind oder nicht hämatogen entstehen im Sinne der Nephritiden. Von diesen mannigfachen, ganz verschiedenen Nierenkrankheiten möchte ich als Wichtigste kurz besprechen die Nierensteinkrankheit, die Sackbildungen, die Nierentuberkulose, dann die Nierentumoren und schließlich noch die Pyelitis.

Die Steinbildung in der Niere, richtiger im Nierenbecken, Nephrolithiasis, ist eine nicht seltene Krankheit, welche wegen ungeheuer schmerzhafter Kolikanfälle, zu denen sie gelegentlich führt, ein höchst qualvolles Leiden darstellen kann. Ihre Erkennung ist meistens leicht: Plötzliche krampfartige Schmerzen rechts oder links in der Nierengegend, ausstrahlend in die Blase (und eventuell in den Hoden), öfters begleitet von Erbrechen, Fieber, Kollapsen, auch ileusähnlichen Darmerscheinungen. Das Überwiegen der letzteren Symptome über den lokalen Schmerz in der Nierengegend kann die Erkennung gelegentlich erschweren. Aber auch wenn keine Steine abgehen, wodurch die Diagnose natürlich zweifelsfrei wird, enthält der Harn nach dem Anfalle so gut wie immer Blut, wenn auch nur mikroskopisch im Zentrifugat. Das ist in unklaren Fällen diagnostisch sehr wichtig. Manchmal ist eine geringe Hämaturie durch Körperbewegung zu provozieren. Der Abgang von Nierensteinen, bzw. Nierensand oder Grieß (wie man die kleineren Konkremente nennt) erfolgt keineswegs regelmäßig. Die Steine bestehen meist aus Uraten oder Phosphaten, seltener aus Oxalaten, ganz selten einmal aus Zystin oder Xanthin; gemischte Steinbildungen sind häufig.

Die Genese dieser Steinbildungen ist noch in vielem unklar. Jedenfalls beweisen sie nicht eine Stoffwechselstörung in dem Sinne, daß Harnsäure, bzw. Phosphorsäure in vermehrter Menge ausgeschieden wird (freilich ist die häufige Kombination von Gicht mit Uratsteinen nicht zu leugnen). Es sind, wenigstens für Urate und Phosphate, vor allem Änderungen der aktuellen Harnreaktion maßgebend, welche die Löslichkeitsbedingungen für den betreffenden Stoff verschlechtern. Urate fallen bei stark saurem, Phosphate bei stark alkalischem Harne aus. Für die Oxalate, ebenso wie für Zystin und Xanthin, sind Einflüsse der Harnreaktion weniger ersichtlich. Eine große Rolle wird neuerdings dem Fehlen von Kolloiden zugeschrieben, welche die Harnsäure auch normalerweise in Lösung halten. Ohne solche „schutzkolloidale" Fähigkeiten des Harns wäre es schwer zu erklären, daß ein so schwer wasserlöslicher Körper wie die Harnsäure überhaupt in Lösung bleiben könnte. Zum ersten Beginn der Konkrementbildung bedarf es freilich noch eines „Punctum cristallisationis". Wahrscheinlich wird dasselbe durch abgeschilferte Epithelien oder sonstige katarrhalische Produkte gebildet. Man kann also auch hier wie bei den Gallensteinen von einem „lithogenen Katarrh" reden. Hat sich ein Stein einmal gebildet, dann kann sein weiteres Wachstum auch in tieferen Partien der Harnwege vor sich gehen. So können Konkremente aus den Nierenbecken später in der Blase zu Blasensteinen wachsen.

Als Ursache der Kolikanfälle kommen in Frage entweder Reizungen, bzw. Verletzungen des Nierenbeckens durch Konkremente in demselben oder, was viel ernster ist, eine mehr oder weniger weitgehende Verlegung des Lumens durch Einklemmung eines Steines (meist im Ureter). Im ersteren Falle kann der Reizzustand abklingen und der Status quo sich wieder herstellen, d. h. Anwesenheit von Steinen, keine Infektion, ungestörte Nierenfunktion. Im letzteren Falle treten ernsteste Folgeerscheinungen auf, falls es dem Kolikanfall, d. h. den krampfhaften Kontraktionen, nicht gelingt, den Stein in die Blase zu treiben. Es kommt dann zur Erweiterung des Nierenbeckens durch den sich stauenden Harn, eventuell zur Infektion, schließlich zu Atrophie des Nierengewebes und damit zu einer sog. Sackniere; hiervon später. Dieses Vorkommnis ist nicht allzu häufig. Davon abgesehen ist der Verlauf der Nephrolithiasis recht verschieden. Es ist erfreulicherweise relativ häufig, daß Leute überhaupt nur einmal oder wenigstens nur in Abständen von Jahren von einer Kolik befallen werden. Hiermit kann man Kranke trösten, wenn sie nach einem schweren Anfalle in Angst und Sorge sind und alles getan haben wollen, um die Krankheit gründlich zu heilen. Aber eine Häufung von Anfällen oder ein Zustand von mehr oder weniger häufigen Dauerschmerzen ist leider auch nicht selten.

Unsere therapeutischen Möglichkeiten, die Steine zu lösen und ihre Neubildung zu verhüten, sind recht beschränkt. Die theoretisch konstruierten Diätvorschriften (bei Uratsteinen Vermeidung aller purinreichen Speisen wie bei Gicht, bei Oxalatsteinen Verbot der oxalsäurereichen Gemüse, wie Spinat und Tomaten) richten sich eigentlich mehr gegen die früher vermutete Stoffwechselstörung als gegen die jetzt angenommene Störung der Löslichkeit. Im Hinblick auf die letztere empfiehlt es sich jedenfalls bei Uratsteinen den stark sauren und meist abnorm hellen Harn durch regelmäßige Alkaligaben zu neutralisieren ungefähr soweit, daß er ganz leicht trüb wird. Dementsprechend soll der trübe Harn bei Phosphatsteinen durch Salz- oder Phosphorsäuregaben leicht angesäuert werden. Aber beides darf nicht übertrieben werden, weil infolge der „Steindiathese“ (Fehlen der Schutzkolloide?) Kranke nicht selten später bei geänderter Harnreaktion andersartige Steine bekommen. Bei Oxalatsteinen, welche sich bei saurer und alkalischer Reaktion bilden, soll die Darreichung von Salzsäure auch oft nützlich sein, ohne daß man diese Therapie eigentlich begründen kann. Reichliche und häufige Flüssigkeitszufuhr ist bei jeder Steinbildung ratsam. Gewohnheitsgemäß werden gern Biliner, Wernarzer und Fachingerwasser verordnet. Mittel zur Auflösung von Steinen werden uns von den chemischen Fabriken dauernd in großer Menge angepriesen. Es hat sich jedoch noch keines bewährt. Das viel gerühmte Urezidin (ca. 5 g täglich) mag dadurch nützlich sein, daß es durch seinen Gehalt an zitronensaurem Natron den Harn alkalisch macht. Beim Urotropin soll das sich daraus abspaltende Formaldehyd mit der Harnsäure eine gut lösliche Verbindung bilden; es kann also vielleicht prophylaktisch wirken. Sicher nützlich ist es, ebenso wie das Salol und ähnliche Mittel, durch seine desinfizierenden Eigenschaften, in dem es einer Infektion der Harnwege vorbeugt. Im akuten Anfall wird man ohne Morphiuminjektionen meistens nicht auskommen. Glyzerin (alle paar Stunden 1 Eßlöffel) soll den Abgang eines eingeklemmten Steines begünstigen; manche Autoren glauben durch Massage der Nieren- und Uretergegend den Durchtritt von Steinen erleichtern zu können.

Zur Operation wird man sich meist nur entschließen bei häufigen stärksten Koliken oder bei starken Blutungen oder, wenn während einer Kolik eine tagelange Anurie auftritt (infolge von reflektorischer Hemmung der anderen Niere). Der Chirurg vermag auch nur die vorhandenen Konkremente zu entfernen; aber ihre Neubildung wird leider durch eine Operation nicht beeinflußt.

Die Röntgendurchleuchtung leistet bei der Diagnose der Nierensteine, ähnlich wie bei Gallensteinen bei weitem nicht so Zuverlässiges, als man erhoffen möchte. Gerade die häufigsten Uratsteine sind am schwierigsten auf der Platte darstellbar, die Oxalate, besonders die Phosphatsteine schon eher. Aber auch hier muß man sich vor Täuschungen durch Darmkonkremente u. dgl. hüten und trotz vorherigen energischen Abführens und mehrmaliger Plattenaufnahmen bleibt man häufig im unsicheren. Neuerdings versucht man durch Sauerstoffeinblasungen in die Umgebung der Niere schärfere Röntgenbilder zu bekommen.

Auf eine Folgeerscheinung der Nierensteine, die Sacknierenbildung, habe ich oben schon hingewiesen. Außer durch eingeklemmte Steine kann der gleiche Zustand sich natürlich durch Passagehindernisse der verschiedensten Art entwickeln: Divertikel im Ureter, Kompression durch Tumoren, durch Tuberkulose, eventuell auch durch Prostatahypertrophie. Wir sprechen von einer Hydronephrose, wenn die gestaute Flüssigkeit in dem erweiterten Nierenbecken klar und steril, von einer Pyonephrose, wenn sie durch Infektion eitrig geworden ist. Das letztere ist stets schwer und kann zu septischen Zuständen führen, welche jedoch bei rechtzeitiger Erkennung durch Exstirpation des ganzen Nierensackes geheilt werden können (d. h., wenn die andere Niere gesund ist). Die Hydronephrose kann, sofern sie nur einseitig ist, relativ blande verlaufen, vor allem, wenn der Sack sich schließlich ganz schließt und die Niere überhaupt nicht mehr funktioniert. Die mechanischen Beschwerden durch einen solchen, selbst ansehnlichen Nierensack können geringfügig sein. Dagegen führt die sog. intermittierende Hydronephrose, bei der die Verlegung des Abflusses in ihrer Intensität wechselt und die Niere noch etwas sezerniert, bei jedem starken Verschluß zu Kolikanfällen. Das Volumen der Sackniere kann während dieser Anfälle rasch zu einem großen Tumor anwachsen; wenn man einen derartigen fraglichen zystischen Bauchtumor punktiert, darf man ihn als Hydronephrose nur dann ansprechen, wenn reichlich Harnstoff und Harnsäure darin nachweisbar sind; sonst ist die Unterscheidung gegen andersartige Zysten (Echinokokkus, Ovarialzysten) öfters schwierig. Von den Schmerzanfällen abgesehen, besteht bei jeder Sackniere noch die Gefahr einer dazutretenden Nierenschrumpfung. Die Therapie dieser Zustände kann nur eine chirurgische sein, doch ist dieselbe bei beiderseitiger Hydronephrose natürlich nicht durchführbar.

Die Nierentuberkulose beansprucht die Rolle eines eigenen Krankheitsbildes nur da, wo die Nieren die einzige Lokalisation oder wenigstens die hauptsächlichste Manifestation einer aktiven Tuberkulose darstellen. Hierin ist gleich eingeschlossen, daß wir bei Nierentuberkulose eigentlich nur die Fälle im Auge haben, wo die Nieren hämatogen infiziert sind. Ich meine das im Gegensatz zu den selteneren Zuständen, in denen eine Tuberkulose der untersten Teile des Urogenitalapparates bis zu den Nieren aszendiert. Beim Mann greift die Tuberkulose der Nebenhoden öfters auf Blase und Prostata über, von wo sie gelegentlich in Blase und Ureteren und Nieren aszendieren kann. Beim Weibe breitet sich die Tuberkulose der Tuben und Ovarien auf den Uterus und eventuell auf das Peritoneum aus, aber kaum einmal auf die Harnorgane. Diese aszendierenden Tuberkulosen sind diagnostisch meist klar und einfach. Es sind stets schwere Erkrankungen, bei denen man nur symptomatische Therapie mit wenig Hoffnung auf befriedigenden Erfolg treiben kann.

Die Nierentuberkulose im obigen Sinne ist gerade in den Anfangsstadien diagnostisch oft unsicher, aber sie ist außerordentlich wichtig, weil die Frühstadien einer erfolgreichen Behandlung zugängig sind. Beschwerden treten anfangs häufig überhaupt nicht von seiten der Niere selber auf. Der spezifisch-tuberkulöse Prozeß, anfangs stets einseitig, entwickelt sich zunächst in der Marksubstanz als sog. geschlossener Herd. Beim Wachsen bricht er dann in die Tubuli durch und wird damit zum Ausscheidungstuberkel. Abmagerung, Fieber od. dgl. können längere Zeit fehlen. Oft sind geringfügige „essentielle Nierenblutungen" das früheste Zeichen, ferner Blasenbeschwerden, Harndrang usw. Bei jüngeren Leuten sollte man bei derartig schleichend einsetzenden zystitischen Beschwerden (falls keine Gonorrhöe vorangegangen ist) stets an Tuberkulose denken. Dann wird die Diagnose meist gelingen. Die Zystoskopie zeigt eigentlich immer sehr frühzeitig eine Unbeweglichkeit der Ureterenöffnung auf der erkrankten Seite, in späteren Stadien tuberkulöse Veränderungen der Blase um die Uretermündung. In dem durch Ureterenkatheterismus gewonnenen Harn lassen sich dann Tuberkelbazillen durch Impfung auf Meerschweinchen nachweisen. Falls die Untersuchung durch Ureterenkatheterismus ergibt, daß die andere Niere frei von Tuberkulose und sonst gut funktionsfähig ist, soll in solchen Fällen die erkrankte Niere exstirpiert werden. Damit wird öfters volle Heilung erzielt; selbst die Blasenveränderungen können dann heilen. Ist die Exstirpation wegen beiderseitiger Erkrankung nicht durchführbar, so ist die Prognose nicht günstig. Allgemeinbehandlung vermag hier viel weniger Erfolge zu zeitigen als bei der Tuberkulose anderer Organe.

Die Tumoren der Nieren stellen wegen ihrer geringen Häufigkeit ein weniger wichtiges und leider recht düsteres Kapitel dar; sie sind einer Behandlung, auch einer chirurgischen, nur selten zugängig. Die Hauptsymptome sind Blutungen, mehr oder weniger dauernde Schmerzen in der Nierengegend und eine palpable Geschwulst daselbst. Für die Niere als Ausgangspunkt eines Abdominaltumors spricht, daß man die fragliche Geschwulst bimanuell d. h. mit der einen Hand von vorne und mit der anderen von hinten, von der Lendengegend aus, gut fühlen kann, ferner, daß der Tumor bei Luftaufblähung des Darmes hinter dem Kolon liegt. Die häufigsten Tumoren sind die sog. GRAWITZ-Tumoren; ob sie von versprengten Nebennierenkeimen ausgehen oder ob sie Adenome darstellen, wird zur Zeit von den Pathologen noch diskutiert. Ihrer histologischen Struktur nach sind sie nicht ohne weiteres als maligne zu betrachten und sie bleiben auch wohl längere Zeit klein und umschrieben, so daß sie mit Erfolg exstirpiert werden könnten. Aber sie machen in diesem Stadium leider meistens noch keine deutlichen Beschwerden. Manchmal lenken eigentümliche Nebennierensymptome (Glykosurie oder ein hoher Blutdruck), den Verdacht darauf. Plötzlich fangen sie an zu wachsen. Sie können dann in die Nierenvenen einbrechen, dringen in die Vena cava und es kann dadurch ein Ödem der unteren Körperhälfte entstehen. Nicht selten schreitet das Wachstum in der Hohlvene bis in das rechte Herz hinein, von wo dann Metastasen in der Lunge auftreten können. Da sie meist leider erst in einem vorgerückten Stadium erkannt werden, gehören sie tatsächlich zu den allerbösartigsten Geschwülsten. Sarkome und Karzinome der Niere sind viel seltener.

Zu den Tumoren pflegt man auch die Zysten der Niere zu rechnen, trotzdem sie streng genommen keine Tumorbildung darstellen. Einzelne kleine Zysten an der Oberfläche der Nieren stellen einen häufigen, zufälligen und klinisch belanglosen Sektionsbefund dar. In extremen Fällen dieser Mißbildungen bestehen die vergrößerten Nieren fast nur aus zahlreichen kirsch- und pflaumengroßen Zysten (die Leber zeigt öfters ähnliche Zystenbildung). Vom Nierenparenchym ist die Rinde weitgehend, das Mark meist weniger durch die Zyste zerstört. Die klinischen Symptome werden teils durch die mechanischen Beschwerden infolge des Nierentumors bedingt, teils dadurch, daß der fortschreitende Verlust an Nierengewebe schließlich zum klinischen Bilde der Schrumpfnieren führt. Wie lange der Zustand ertragen wird, hängt davon ab, wie lange genügend Nierengewebe verschont bleibt. Eine Operation kommt nicht in Frage, da die Mißbildung so gut wie immer doppelseitig ist.

Zum Schluß möchte ich noch eine Krankheit besprechen, welche den Nierenkrankheiten im weiteren Sinne angehört, nämlich die Pyelitis, die Entzündung des Nierenbeckens; sie steht streng genommen der Zystitis, dem Blasenkatarrh näher als der Nephritis, von der aus sie nur viel seltener entsteht. Bei Nierensteinen ist eine Pyelitis nichts Ungewöhnliches; gelegentlich mag auch eine Colipyelitis vom Darm her lymphogen entstehen; aber die meisten Pyelitiden entstehen aszendierend von der Blase her; sie sind dementsprechend bei Frauen häufiger als bei Männern. Die Symptome der reinen Pyelitis sind Schmerzen in der Nierengegend, Fieber und ein Harnsediment, hauptsächlich aus Leukozyten bestehend. Wo die Schmerzen zurücktreten und das Harnsediment gering ist (oder unbemerkt bleibt) wird die Diagnose meistens verfehlt. Bei hohem und langdauerndem Fieber und schwerem Allgemeinzustande (beides ziemlich häufig) ist die Verwechslung mit einem Typhus recht naheliegend. Wenn Schüttelfröste auftreten (ebenfalls nicht selten) denkt man an septische Zustände. Bis zur Ausbildung der zystoskopischen Technik und des Ureterenkatheterismus sind wohl die Mehrzahl der Pyelitiden unter derartigen Fehldiagnosen gegangen. Die Prognose der Pyelitis ist im allgemeinen günstig, wenn der Verlauf auch häufig langwierig ist und gerne Rezidive auftreten. Es sind nur die ganz schweren Fälle, die schließlich über eine Pyonephrose zu ernsten Nierenkomplikationen führen.

Die Blasenkatarrhe, Zystitiden, von denen, wie erwähnt, die Pyelitis meistens ausgeht, entstehen manchmal ganz akut ohne sicher nachweisbare Ursache (man schuldigt dann meistens eine Erkältung an), manchmal nach stark gärenden Getränken. Die meisten Blasenkatarrhe entstehen etwas weniger akut im Verlaufe der verschiedensten Infektionskrankheiten, z. B. bei Typhus, bei gynäkologischen Eiterungen oder bei Gehirn- und Rückenmarkserkrankungen sowie bei Prostatahypertrophie, wenn die Blasenentleerung durch Lähmung oder mechanisches Hindernis

erschwert ist. Die unmittelbare Ursache der Zystitis in den letzt angeführten Beispielen ist Infektion bei dem oft leider unbedingt erforderlichen regelmäßigen Katheterisieren; trotz gewissenhafter Asepsis läßt
sich eine Zystitis in derartigen Fällen nicht immer vermeiden. Im
akuten Stadium bestehen die Hauptbeschwerden in häufigem und sehr
schmerzhaftem Urindrang. Die Stärke des Leukocytensediments geht
mit der Lebhaftigkeit der Beschwerden nicht immer Hand in Hand.
Die akuten Blasenkatarrhe heilen meist unter Bettruhe, Wärme und
dgl. rasch, dagegen erfordern die chronischen bzw. rezidivierenden meist
eine sorgfältige Lokalbehandlung mit Blasenspülungen. Die letzteren
sind unbedingt erforderlich, sobald Restharn in der Blase zurückbleibt,
um dessen ammoniakalische Zersetzung und ihre Folgen zu verhüten.
Zu den Spülungen reicht oft eine ganz indifferente Flüssigkeit, z. B.
physiologische Kochsalzlösung oder eine 2—3proz. Borsäurelösung. Aber
bei chronischen sind stärkere Adstringentien, z. B. Argen. nitr. 1:5000
steigend auf 1:1000 oder Rivanol 1:5000 oft nützlich. Manchmal gelingt es, akute Blasenkatarrhe bzw. akute Schübe von alten Prozessen
durch ganz starke Spülungen, z. B. mit 2proz. Höllensteinlösung zu
kupieren. Neben der Lokalbehandlung soll man auf reichliche Flüssigkeitszufuhr und vor allem auf Anwendung der Harndesinfizientien nicht
verzichten (Urotropin drei- bis viermal täglich 0,5 g oder dreimal täglich 1 g Salol oder Hexal usw.). Bei hartnäckigen Fällen bewährt sich
oft ein wiederholter brüsker Wechsel der Diät in dem Sinne, daß man
einige Tage viel Flüssigkeit (Wernarzer-, Fachinger Wasser oder Bärentraubenblättertee usw.) mit Alkali gibt, dann einige Tage Trockenkost
mit Phosphorsäure. Der Wechsel zwischen der alkalischen Harnflut
und dem knappen sauren Harn scheint die Bakterienflora in Nierenbecken und Blase ebenso günstig zu hemmen, wie wir bei Darmkatarrhen durch raschen Kostwechsel die abnorme Darmflora manchmal
erfolgreich bekämpfen können. Die Diagnose der Pyelitis ist manchmal nur durch den Ureterenkatheterismus möglich, wodurch eben geprüft
wird, ob ein Leukocytensediment aus dem Nierenbecken oder aus der
Blase stammt. Die Behandlung der Pyelitis ist der der Cystitis in
bezug auf Harndesinfizientien, Flüssigkeitszufuhr u. dgl. analog, nur
muß man in chronischen Fällen Spülungen des Nierenbeckens analog
den Blasenspülungen zu Hilfe nehmen. Solche Nierenbeckenspülungen
sollen jedoch nur von speziell darin geübten Ärzten ausgeführt werden.

10. Vorlesung.

Infektionskrankheiten I.

Sepsis.

An der Kranken, die ich heute mit Ihnen besprechen möchte, ist für
die Beurteilung zunächst das Wichtigste die Temperaturkurve. Ich habe
bei wiederholten Gelegenheiten auf das Gesetzmäßige im Temperatur-

verlauf vieler Infektionskrankheiten hingewiesen, bzw. werde es noch tun. Die Diagnose der Malaria ist aus der Temperaturkurve meistens eindeutig gesichert; beim Typhus, bei der Pneumonie ist das Verhalten der Temperatur häufig ebenfalls für die Diagnose maßgebend; bei Scharlach und Masern kann sie bei zweifelhaftem Exanthem immerhin eine wesentliche Stütze darstellen. Hier auf der Kurve dieser Kranken zeigt die Körperwärme mehrere Wochen hindurch ein ganz wechselvolles Bild. Mehrmals einige Tage fast eine normale Temperatur, dann plötzlich steile Zacken auf über 40°, meistens mit Schüttelfrösten einhergehend, dazwischen ganz tiefe Remissionen zu unternormalen Werten, dann wieder eine mehrtägige Continua um 38°, ein anderes Mal allmähliche Steigerungen und Senkungen; kurzum in seiner Gesamtheit stellt der Temperaturverlauf ein unheimliches Durcheinander dar. Der Puls ist dabei stets ungewöhnlich hoch. An den Tagen mit hoher Temperatur beträgt er 150 oder gar noch mehr, aber er sinkt auch bei den tiefen Temperaturen kaum unter 120. Eine solche Kurve ist charakteristisch für eine Sepsis, eine allgemeine Blutvergiftung. Ich habe auf diese schwere und leider nicht allzu seltene Krankheit schon mehrmals hingewiesen und möchte deren Klinik heute genauer erörtern.

Eine korrekte Definition der Sepsis ist schwierig, und wird von den Autoren verschieden gegeben. Von manchen Punkten, die man früher als Charakteristika der Sepsis betrachtet hat, wissen wir heute, daß sie auch bei anderen Krankheiten vorkommen. Wir reden von einer Sepsis, wenn bei einem bakteriellen Infekte, (meistens bedingt durch Streptokokken oder Staphylokokken, seltener durch Kolibazillen, verschiedene Anaerobier, Pneumokokken, Gonokokken, Meningokokken, Proteus usw.) der eigentliche primäre Krankheitsherd im klinischen Bilde verschwindet oder wenigstens zurücktritt hinter den Symptomen, welche bedingt werden durch den Infekt im allgemeinen, d. h. durch die Anwesenheit der Bakterien im Blute, die Bakteriämie und deren Toxinproduktion, die Toxämie. Die klinischen Symptome des Infektes sind Kopfschmerzen, Bewußtseinstrübungen, Delirien, auffallende Mattigkeit usw. Beides, die Bakteriämie und die Toxämie ist (oder kann sein) fast bei jeder Infektionskrankheit, beim Typhus, bei der Pneumonie usw. Aber die Symptome von seiten des befallenen Organes bleiben hier immer noch deutlich, die charakteristische Temperaturkurve wird nur wenig verwischt. Bei der Sepsis beherrscht keine Organkrankheit das Bild, die Temperaturen gehen regellos auf und nieder und es treten häufige Schüttelfröste auf.

Von einem Schüttelfrost sprechen wir, wenn ein starker, rascher Temperaturanstieg mit Frostgefühl, mit Zittern und Zähneklappern verbunden ist. Es hängt das keineswegs allein von der Höhe des Temperaturanstiegs ab. Wir sehen bei Phthisikern und auch öfters bei Eiterungen wochenlang täglich Anstiege um 3° oder gar noch mehr (z. B. früh 36—36,5 und nachmittags 39—40°) ohne jedes Frostgefühl. Im letzteren Falle hält die Durchwärmung der Haut mit der steigenden Bluttemperatur Schritt, während beim Schüttelfrost die Hauttemperatur offenbar infolge einer Kontraktion der Hautgefäße trotz Ansteigen der Bluttemperatur zunächst tief bleibt.

Ein einmaliger Schüttelfrost kann viele Infektionskrankheiten einleiten, besonders oft die Pneumonie. Aber sein gehäuftes Auftreten scheint an Bedingungen gebunden zu sein, wie sie (mit Ausnahme der Malaria) eigentlich nur bei der septischen Allgemeininfektion vorkommen. Daher haben Schüttelfröste große Bedeutung für deren Erkennung; sie sind fast pathogomonisch für Sepsis. Wenn neben der Bakteriämie multiple Eiterherde bestehen, so sprechen manche von Pyämie oder Septikopyämie als etwas von der Sepsis zu Trennendem. Ein solcher strenger Gegensatz zwischen einer Sepsis mit und solcher ohne lokale Herde scheint für die klinische Betrachtung nicht glücklich. Denn bei einer jeden Bakteriämie oder Toxämie muß schließlich in irgendeinem Organe ein Herd bestehen, in welchem die Bakterien wachsen und von dem aus sie das Blut überschwemmen. Daß sie ohne eine Organlokalisation sich längere Zeit nur im Blute halten und nur dort vermehren, ist durchaus nicht anzunehmen. Ferner ist es für uns heute selbstverständlich, daß die Bakterien irgendwo eingedrungen sind. Um die Mitte des vorigen Jahrhunderts nahm WUNDERLICH noch eine „spontane" Sepsis an, die sich in einem gesunden Körper durch Fäulnis selbstständig entwickeln kann. Hiergegen nahm LEUBE schon 1880 Stellung. Mit dem von ihm geprägten Namen „kryptogenetische Sepsis" wollte er ausdrücken, daß man nur die Eintrittspforte der Infektion nicht kenne. In diesem Sinne, also nicht etwa für ein eigenes Krankheitsbild, können wir den LEUBESCHEN Terminus immer noch anwenden. Die Gegenüberstellung einer selbständigen „primären Sepsis" und einer „sekundären", wie man es bis vor kurzem noch gemacht hat, hat auch keine Berechtigung; jede Sepsis ist streng genommen sekundär. Eine Sepsis kann immer nur entstehen, wenn Bakterien in Gewebe eingedrungen sind und dort günstige Wachstumsbedingungen finden. Sie kann ausgehen von jeder noch so kleinen Verletzung der Haut oder einer Schleimhaut. Prädilektionstellen unter den Schleimhäuten sind die weiblichen Genitalien, besonders der puerperale Uterus, ferner die Tonsillen, dann die Harnorgane, gelegentlich die Nebenhöhlen der Nase, das Ohr (Sinusthrombose), seltener der Magen-Darmtraktus und die Lungen.

Das Krankheitsbild der Sepsis ist für den Arzt am Krankenbett wegen seines oft letalen Ausgangs eben so wichtig und sorgenvoll, als es für den Forscher fesselnd ist. Aber die zahllosen Studien haben leider die meisten Hauptfragen noch ungelöst gelassen. Wir wissen absolut noch nicht die letzten Ursachen, warum im einen Falle ein kleines Panaritium, eine Thrombophlebitis, eine Angina, einen „normalen" günstigen Verlauf nimmt und welche Momente im anderen Falle daran schuld sind, daß der „Infekt" die Oberhand gewinnt und sich die Sepsis etabliert. Man hoffte früher in der Eigenart der Erreger des Rätsels Lösung zu finden. Manche sehen darin immer noch das Ausschlaggebende. Es ist richtig, daß der Streptococcus pyogenes hämolyticus, der durch seine reichliche Endotoxinbildung ausgezeichnet ist, besonders häufig als Erreger der schwersten Sepsisfälle gefunden wird, daß die Staphylokokkensepsis besonders leicht zu metastatischen Eiterungen führt, daß die Sepsis durch Pneumokokken und Kolibazillen meist günstiger als die beiden eben erwähnten verläuft. Aber diese Regeln erleiden zuviel Ausnahmen, um befriedigen zu können.

Vor allem sind in den letzten Jahren an der strengen Spezifität von Kokken, die bisher als einwandfrei charakterisiert galten, Zweifel geäußert worden. Der hämolytische Streptokokkus soll durch Verimpfung in das Peritoneum von Mäusen in den nicht hämolytischen übergehen, und dann nach einer Mäusepassage nachträglich auf der Blutplatte sich in den harmloseren Streptococcus mitior s. viridans verwandeln können. Andererseits soll der Viridans zum hochvirulenten hämolytischen Streptokokkus werden, wenn man ihn bei Mäusen subkutan nach chemischer Schädigung des Gewebes einspritzt. Manche nehmen sogar noch viel weiter gehendere Änderungen an.

Wenn derartige Umwandlungen auch im menschlichen Körper noch nicht alle beobachtet sind, sondern nur im Tierversuch, so sind sie doch ein bedenkliches Argument gegenüber jenen Autoren, welche Auftreten und Verlauf der Sepsis in erster Linie von der Spezifität des Erregers herleiten wollen. Die Vorstellung, daß Bakterien durch die Bedingungen, die sie im Körper antreffen, ihre scheinbar spezifischen Eigenschaften ein wenig ändern, ist heute nicht mehr so ketzerisch als früher. Wir nehmen heute als Ursache für das Auftreten einer Sepsis und für die Verschiedenheit in ihrem Verlaufe neben den Eigentümlichkeiten der eingedrungenen Bakterien als ausschlaggebend an die Resistenz des Kranken, seine Disposition, sein Vermögen die entsprechenden Abwehrkräfte in genügender Menge aufzubringen. Hierin gibt es große individuelle Verschiedenheiten, welche mit den sonstigen körperlichen Qualitäten durchaus nicht Hand in Hand zu gehen brauchen. Auch die Disposition des Einzelnen schwankt tatsächlich zu verschiedenen Zeiten; namentlich scheint sie abhängig von äußeren begünstigenden oder schädigenden Momenten. Aber über derartige unbestimmte Annahmen und Vorstellungen sind wir leider noch nicht hinausgekommen Wir müssen gestehen, daß wir zur Beurteilung (und leider auch zur direkten therapeutischen Beeinflussung) der hier wirkenden und maßgebenden Kräfte fast keinerlei Mittel haben.

Die Temperatur weist daraufhin, daß bei unserer Patientin ein septischer Zustand vorliegt. Derselbe hat sich angeschlossen an ein Gesichtserysipel. Unter raschem hohem Fieberanstieg entwickelte sich eine stark juckende Rötung, die sich von der Nase aus beiderseits über die Wangen ausbreitete. Die Diagnose „Erysipel" ergab sich mit Sicherheit neben der fast typischen Lokalisation und der symmetrischen, schmetterlingsförmigen Anordnung aus der scharfen, stellenweise zackigen Begrenzung mit dem wallartig erhabenen Rande. Solche durch Streptokokken verursachte Erysipele waren früher eine außerordentlich häufige und gefürchtete Komplikation bei allen chirurgischen Eingriffen. Man konnte chirurgische Krankensäle sehen, in denen fast alle Operierten von einer solchen „Wundrose" befallen waren und viele daran zugrunde gingen. Das ist bei aseptischen Operationen jetzt extrem selten geworden, während Erysipele bei infizierten Wunden, speziell solchen mit gequetschten Rändern immer noch nicht allzu selten vorkommen. Das scheinbar spontane Erysipel, wie wir es in der inneren Klinik sehen, geht tatsächlich auch immer von einer .infizierten Kontinuitätstrennung der Haut oder Schleimhaut aus. Ein spezifischer Erysipelstreptokokkus, wie ihn FEHLEISEN seinerzeit angenommen hatte, existiert nicht. Die Streptokokken des Erysipels sind identisch mit dem gewöhnlichen Streptokokkus pyogenes. Die Ursache, warum und wie der gleiche Mikroorganismus verschiedene Krankheitszustände erzeugen kann (wir werden viele Beispiele dafür kennen lernen z. B. beim Paratyphus) müssen wir eben in der „Disposition" des Kranken suchen, ohne über dieselbe Befriedigendes aussagen zu können. Die wichtigste Ausgangsstelle für ein Gesichtserysipel, wie es bei unserer Kranken hier vorliegt, ist die Nase durch kleine Schrunden an den Nasenlöchern; nächstdem ist der behaarte Kopf (infolge von Kratzeffekten) zu nennen. Die letztere Lokalisation ist deshalb wichtig, weil ein Erysipel bei starkem Haarwuchs hier leicht verborgen bleiben kann, wenn man nicht speziell darauf achtet. Bei sonst gesunden und kräftigen Individuen pflegt ein Erysipel nach kurzem abzuklingen; selbst wenn es sich nach und nach über große Teile des Körpers ausbreitet, (das sog. Erysipelas migrans) pflegt es meistens günstig auszugehen. Therapeutisch kann man sich meist mit feuchten Umschlägen mit essigsaurer Tonerde oder auch Borsäure od. dgl. begnügen. Es kommen jedoch auch recht schwere Bilder vor. Ein stark entwickelter lokaler Prozeß (Blasenbildung mit teilweiser Eiterung) braucht immer noch keine besonders ernste Prognose zu bedeuten. Aber gelegentlich führt die Schwere des Infektes rasch zu einer Herzschwäche, gegen welche alle unsere Herzexzitantien machtlos sind; sie können oft den tödlichen Ausgang nicht aufhalten. Ferner müssen wir erfahrungsgemäß stets mit der Gefahr einer allgemeinen Sepsis rechnen. Eine solche hat sich hier bei unserer Patientin leider entwickelt.

Gleich von Anfang an machte unsere Kranke trotz eines nur mäßig ausgedehnten lokalen Prozesses durch eine besonders schwere Abgeschlagenheit und Mattigkeit einen ungünstigen Eindruck. Die Zunge war trocken und borkig, der Puls auffallend rasch und leicht unterdrückbar. Es trat für kurze Zeit ein leichter Ikterus auf. Dann geriet die Kranke in eine gewisse Unruhe und in eine leichte Euphorie. Ein solches trügerisches subjektives Wohlbefinden bei einem hochfieberhaften, offenkundig schweren Zustande gilt stets als ungünstiges Zeichen und kommt, wenn auch nicht ausschließlich, so doch besonders häufig bei septischem Fieber vor. Der lokale Prozeß im Gesicht ging unter kühlenden Umschlägen binnen einer Woche zurück, aber es entwickelte sich nun das seit Wochen anhaltende intermittierende Fieber mit häufigen Schüttelfrösten, das ich Ihnen vorhin auf der Temperaturkurve demonstriert habe. Von speziellen Klagen der Patientin sind fast nur zu nennen starke Schweißausbrüche, die auch unabhängig von den Schüttelfrösten auftreten, ferner gelegentlich Gelenkschmerzen, aber ohne wesentlichen Befund daselbst.

Die Untersuchung der Kranken ergibt an der Herzspitze ein lautes blasendes systolisches Geräusch, sonst keine Zeichen, die für einen Klappenfehler beweisend wären. Die Herzaktion beträgt etwa 140, der Puls ist sehr weich. Am Abdomen finden wir die Milz perkutorisch vergrößert; ihre Palpation ist nicht sicher; es handelt sich hier meist um ganz weiche, sog. pulpöse Milzschwellungen. Der Urin ist hochgestellt und einweißhaltig, die Zunge trocken und borkig. Das ist der gewöhnliche unbestimmte Befund bei einem Sepsiskranken. Er könnte bei einem Typhus, bei einer Miliartuberkulose und manchen anderen hochfieberhaften Krankheiten ganz ähnlich sein. Gegen einen Typhus spricht die starke Leukozytose von etwa 20000 weißen Zellen, die wir hier gefunden haben. Unter diesen sind die meisten „segmentkernig", so wie es sein soll. Das gilt als prognostisch günstig, ebenso die Anwesenheit von Eosinophilen. Ich werde bei den Blutkrankheiten noch genauer besprechen, daß man dem weißen Blutbilde jetzt große Berücksichtigung schenkt. Wir sehen es als ungünstig an, wenn im Verlaufe einer fieberhaften Infektionskrankheit (der Typhus nimmt eine Sonderstellung ein) unter den Polynukleären die „Jugendlichen" und die „Stabkernigen" an Zahl zunehmen auf Kosten der reifen „Segmentkernigen", ebenso wenn die Eosinophilen verschwinden. Die relative Abnahme der „Segmentkernigen" nennt man eine „Linksverschiebung" des weißen Blutbildes.

Unter den Klagen der Kranken sind sehr sepsisverdächtig ihre Gelenkschmerzen. Häufig findet man multiple kleine Hautblutungen, auch Blutungen im Augenhintergrund. Diese Blutungen stellen teils richtige Kokkenembolien dar, teils sind sie toxischer Natur. Sie kommen auch bei anderen schweren Infekten vor, sind aber doch bei Sepsis wesentlich häufiger und deshalb diagnostisch nicht ohne Wert. Ebenso ist es mit flüchtigen Exanthemen; diese sprechen stets für Sepsis, können aber, wenn sie einem wohlcharakterisierten Exanthem ähneln, die größten diagnostischen Schwierigkeiten bereiten (Scharlach gegenüber Sepsis?). Das Auftreten von Gangrän an den Fingern, Zehen, Nasenspitze usw. infolge von embolischen Prozessen kommt ebenfalls ganz vorzugsweise bei Sepsis vor. Manchmal werden Sepsiskranke so anämisch, daß man eine primäre Blutkrankheit annehmen möchte, umsomehr als akute Leukämien mit hohem Fieber einen septischen Eindruck machen können.

Das wichtigste für die Diagnose bleibt aber neben der septischen Fieberkurve mit den Schüttelfrösten vor allem die bakteriologische Blutuntersuchung. In den 80iger Jahren des vorigen Jahrhunderts, also vor jetzt etwa 40 Jahren, gelang es zum ersten Male ROSENBACH, dann GARRÉ und EISELSBERG aus dem Blute von Sepsiskranken Kokken zu züchten. Nach und nach sind mit der verbesserten Technik, auf die ich hier nicht eingehen kann, die positiven Ergebnisse immer häufiger geworden, ohne daß jedoch auch heute der Nachweis in allen Fällen gelingt; es kreisen eben nicht dauernd Bakterien im Blute. Hier haben wir bei wiederholten Untersuchungen einmal im Beginn eines Schüttelfrostes Streptokokken züchten können. Den Befund von Bakterien im Blute können wir heute bei den meisten bakteriellen Infektionskrankheiten gelegentlich erheben, beim Typhus im

Anfang fast regelmäßig, bei der Pneumonie immerhin öfters. Nach den verschiedensten chirurgischen Eingriffen bei lokalen Krankheiten, bei Abszeßspaltungen, Abortausräumungen mag es gelegentlich zu kurz dauernden Einschwemmungen von Bakterien in die Blutbahn kommen. Es widerspricht dem ärztlichen Sprachgebrauche, wenn man in allen diesen Fällen, die häufig harmlos und rasch vorübergehen, von einer „Blutvergiftung“ reden wollte. Wir sprechen dann von einer Bakteriämie; das ist nur ein Symptom. Bei der Sepsis ist dieses Symptom der Bakteriämie häufiger und regelmäßiger als bei irgendeiner anderen Krankheit. Aus den Blutkulturen pflegen hier dichtere und reichlichere Kolonien zu wachsen. Daß die Art der gefundenen Bakterien nicht bindende Schlüsse erlaubt, habe ich schon erwähnt. Ebensowenig können wir ihre verheerende Wirkung am Kranken aus ihren Eigenschaften in Kultur und Reagenzglas ableiten. Auch ihre Menge ist nur recht bedingt zu verwerten. Höchstens wäre es als ein Signum malum, als ein Zeichen erlahmender Abwehrkräfte anzusehen, wenn im Verlaufe einer Sepsis die Keimzahl auf den Kulturen ständig zunimmt. Denn das Blut ist ein schlechter Nährboden für Bakterien, in dem sie sich nur vorübergehend halten können. Wie oben schon erwähnt, ist die frühere Anschauung, daß bei einer Sepsis die Bakterien ausschließlich im Blute wachsen, nicht aufrecht zu erhalten. Wir müssen unbedingt einen Herd annehmen, in dem sie günstige Wachtumsbedingungen finden, selbst wenn wir denselben klinisch und manchmal auch autoptisch nicht immer eindeutig nachweisen können. Von diesem Herd aus gelangen die Bakterien, bzw. ihre Toxine dann schubweise ins Blut. Wahrscheinlich hängt das Auftreten dieser Schüttelfröste damit zusammen. Jedenfalls gelingt es im Beginne des Fieberanstieges am ehesten, Bakterien zu züchten.

Über die septischen Krankheitsherde und die Wege, auf denen es von ihnen zur septischen allgemeinen Infektion kommt, möchte ich gleich einiges einfügen. Die Kontinuitätstrennungen oder Entzündungen der Haut stellen die einfachste und klarste Eintrittspforte dar. Die diesbezüglichen Verhältnisse über die Ausbreitung auf dem Lymphwege, bzw. direkt ins Blut übergehe ich, da sie mehr der Chirurgie angehören. Ich erwähne nur, daß die Ausdehnung des lokalen Prozesses mit der drohenden Gefahr einer Sepsis oder ihrer Schwere keineswegs Hand in Hand geht. Eher ist das Gegenteil der Fall. Ähnlich ist es mit der Schwellung der regionären Lymphdrüsen. Sie galten früher als Brutstätten für Bakterien; heute betrachten wir sie eher als ein schützendes Filter od. dgl., deren Anschwellung in der Nähe einer infizierten Wunde man gar nicht ungern sieht und deren operative Entfernung im Gegensatz zu früher nicht ausgeführt werden soll. Man hat den Eindruck, daß es relativ günstiger ist, wenn der Körper an der Eintrittspforte der bakteriellen Infektion oder möglichst in ihrer Nähe mit massiven lokalen Entzündungen reagiert. Der weibliche Genitaltraktus, besonders der puerperale Uterus ist als Ausgangspunkt für septische Infektionen bekannt und gefürchtet. Die Sepsis kann auch von hier aus zustande kommen auf dem Wege der Lymphbahnen in das Blut, aber sie kann

auch direkt durch thrombophlebitische Prozesse erfolgen; im letzteren
Falle ist die Gelegenheit für metastatische Eiterungen, d. h. Pyämie im
Sinne der pathologischen Anatomen, am ehesten gegeben. Übrigens.
führen solche Embolien trotz ihres infektiösen Materials keineswegs immer
zu metastatischen Eiterungen. Es können auch blande verlaufende Infarkte auftreten, (besonders in der Lunge sieht man das nicht ganz selten)
ein wichtiger Hinweis, eine wie große Rolle die lokale Gewebsdispo-
sition für alle diese Prozesse spielt. Fast ganz infaust sind alle jene
Fälle ohne Ausbildung lokaler Entzündung. Unter den letzteren sieht
man manchmal die allerschwersten und erschreckendsten Bilder. Die
Kranken können binnen 1—2 Tagen sogar fast ohne Fieber unter den
höchst möglichen Pulsbeschleunigungen im Zustande allgemeiner Intoxikation zugrunde gehen. Die Erreger dieser traurigsten Fälle sind
meist hämolytische Streptokokken oder Anaerobier.

Bei den verschiedensten Infektionskrankheiten oder Entzündungen
oder Eiterungen kann der Kranke einmal „septisch" werden, teils durch
die Schwere der Infektion, teils durch Mischinfektionen. Wir sehen das
in der inneren Klinik am ehesten bei Typhus, bei Pneumonie, besonders
bei Scharlach, aber auch bei einer Appendicitis, einer Cholecystitis einer
Paranephritis, einer Pyelitis kommt es vor. Reine echte Sepsisfälle, bei
denen also der Hauptkrankheitsherd ganz zurücktritt, beobachten wir
in der inneren Klinik am ehesten nach Anginen, speziell den nekrotisierenden oder bei einem Erysipel, so wie es hier der Fall war. Den
Tonsillen wird als Eintrittspforte bei der Sepsis eine immer mehr
zunehmende Beachtung geschenkt und man versucht, länger dauernde
Sepsisfälle durch radikale Ausschälung der Mandeln zu heilen, wenn
man darin chronische Entzündungen findet. Die Erfolge sind recht
fraglich. Selbst wenn die Tonsillen die Eintrittspforte dargestellt haben,
dann kann der Sepsisherd immer noch viel tiefer liegen. Amerikanische
Autoren wollen sogar Zahnwurzeleiterung und kariöse Zähne als Ursache für septische Fieberzustände ansprechen.

Von den Metastasen der Sepsis spielt eine für die innere Klinik eine
besondere Rolle, nämlich die Endokarditis. Sie ist deshalb so verhängnisvoll, weil von den Brutstätten der Kokken auf den Herzklappen
der ganze Kreislauf besonders leicht mit immer neuen Schüben überschwemmt wird. Die Diagnose dieser Endocarditis septica ergibt
sich aus dem Auftreten diastolischer Geräusche am Herzen, bzw. systolischer Geräusche mit denjenigen Begleiterscheinungen, welche als obligatorisch für Klappenfehler gelten. Die Prognose dieser septischen
Endokarditis, richtiger ausgedrückt, der Sepsis mit Metastasen am Endokard, ist so gut wie völlig hoffnungslos.

Dasselbe gilt für eine Endokarditisform, welche unter dem Namen
„Endocarditis lenta" in den letzten Jahren mehr beobachtet und
studiert wird. Einzelne offenbar hierher gehörige Krankheitsbilder sind
schon vor Jahrzehnten von LITTEN und später von v. ROMBERG auf Grund
klinischer Beobachtungen hervorgehoben worden; aber erst SCHOTTMÜLLER
hat sie durch einen bakteriologischen Befund als selbständiges Krankheitsbild mit Sicherheit statuiert. Es handelt sich um Endokarditis-

formen, die schleichend beginnen mit geringem Fieber. Manchmal etablieren sie sich freilich auf dem Boden eines alten Klappenfehlers. Man möchte anfangs oft an eine Tuberkulose denken. Hohe Temperaturen und Schüttelfröste fehlen auch im späteren Verlaufe. Also der obigen Definition der Sepsis fügen sie sich nicht ganz streng ein. Man rechnet sie trotzdem dazu wegen des meist positiven Kokkenbefundes im Blute. Es läßt sich aus dem Blute der sog. Streptococcus viridans züchten, dessen Stellung zum gewöhnlichen Streptokokkus, ob selbständige Rasse oder nur Varietät noch nicht sicher ist. Von septischen Zeichen, die öfters auftreten, sind vor allem kleine Hautblutungen, meist an der oberen Rumpfhälfte zu nennen, aber auch an den inneren Organen und der Retina. Die Ursache derselben sind nicht immer Kokkenembolien, sondern auch gewisse Gefäßwandschädigungen, welche auch durch verschiedene andere moderne Methoden nachweisbar sind. Für die Diagnose wichtig sind die Milzinfarkte, welche sich durch plötzliche Schmerzen und allmähliche Anschwellung der Milz anzeigen und eine sog. embolische Herdnephritis, (wenig Eiweiß, einzelne Blutkörperchen ohne allgemeine Nephritissymptome). In bezug auf den Befund am Herzen gilt das gleiche wie für die spezifische Endokarditis, d. h. er ist nicht immer eindeutig beweiskräftig. Manchmal steht eine Anämie im Vordergrunde des klinischen Bildes, so daß Verwechslungen mit perniziöser Anämie vorkommen können.

Die Behandlung eines Sepsiskranken gehört zu den schwierigsten und undankbarsten Aufgaben des Arztes. Eine große Zahl der Fälle endet letal und bei den günstig verlaufenden leichteren und mittelschweren kommen wir bei kritischer Betrachtung meist zu dem Schluß, daß unsere therapeutischen Maßnahmen, wenigstens die medikamentösen, nicht das Hauptverdienst am Erfolge beanspruchen dürfen. Bei der Bekämpfung einer Sepsis haben wir theoretisch zwei Ziele: Die Abtötung der Bakterien und die Hebung der Abwehrkräfte des Kranken. Die letzteren können wir bis zu einem gewissen Grade auf indirektem Wege beeinflussen, nämlich durch sorgfältige körperliche Pflege, durch abwechslungsreiche Kost, welche den oft launischen Wünschen des Kranken ohne jede pedantische Berücksichtigung von „leichten oder schweren" Speisen weitgehend Rechnung trägt, durch Sorge für Schlaf usw. Viel Alkohol und zwar in möglichst konzentrierter Form (Portwein, Sekt, Kognak) wird von erfahrenen Ärzten angelegentlichst empfohlen. Antipyretica sind ebenfalls auf indirektem Wege von Nutzen, indem sie die Begleiterscheinungen des hohen Fiebers, die Unruhe, die Benommenheit, das Kopfweh bessern und dadurch öfters die Nahrungsaufnahme erleichtern. Auch kühle Abwaschungen können in diesem Sinne nützlich sein. Die Herabdrückung der Temperatur soll nicht der Hauptzweck sein und gelingt auch meistens nicht.

Der Kräftezustand unserer Kranken hier ist ganz leidlich, die Nahrungsaufnahme meist befriedigend. So ernst die Prognose auch ist, so brauchen wir den Kampf nicht verloren zu geben, sondern wollen hoffen, die Kräfte der Kranken aufrecht zu halten, bis sie den Infekt überwunden hat. Neben dieser Allgemeinbehandlung werden wir aber bei der Schwere des Krankheitsbildes nicht versäumen, auch die modernste Therapie, die innere Desinfektion und die Reizkörpertherapie zur Abtötung der Bakterien und zur Hebung der Abwehrkräfte mit heranzuziehen. Es steht da eine unübersehbare und den Arzt verwirrende Zahl von Mitteln zur Verfügung. Ich möchte über dieses ebenso schwierige, wie heute praktisch wichtige Kapitel hier einige Bemerkungen einfügen.

Bei einer Infektionskrankheit die Bakterien im Körper abzutöten, ist ein selbstverständlicher instinktiver Wunsch, ich möchte sagen: ein schöner Traum, eines jeden Arztes. Die intravenöse Einführung der sonst gebräuchlichen Desinfektionsmittel, z. B. Sublimat zu diesem Zwecke ist früher, ja eigentlich bis vor kurzem immer wieder versucht worden. Aber alle diese Versuche mißlingen aus dem Grunde, weil dabei die Körperzellen mehr geschädigt werden als die Bakterien. Die Desinfizientien in dieser Form sind nach EHRLICHs Ausdruck mehr organotrop als parasitotrop. Das Ziel ist: Möglichst starke Parasitotropie und möglichst geringe Organotropie. Die spezifische Therapie bedient sich teils gewisser fabrikmäßig hergestellter polyvalenter Sera, d. h. Sera, welche durch Verarbeitung mehrerer Staphylo- bzw. Streptokokkenstämme hergestellt sind, teils der sog. Autovaccine. Hier werden aus dem Blut, Eiter od. dgl. des Kranken die Erreger gezüchtet und dann in abgetötetem Zustande wieder eingespritzt.

Zur direkten Abtötung der septischen Eiterkokken gibt uns die Wissenschaft und Industrie Mittel an die Hand besonders aus 3 Gruppen: 1. Chinin, Jod und Arsenderivate (Optochin, Eukupin, Vucin, Yatren, Preglsche Lösung, Salvarsan). 2. Metallpräparate, besonders Silber, (Collargol, Dispargen, Argochrom). 3. Farbstoffe, speziell Akridinfarbstoffe (Trypaflavin, Rivanol). Alle diese Mittel schädigen im Reagenzglas das Bakterienwachstum auch in eiweißhaltigen Lösungen. Von den Hoffnungen, die man bei Anwendung am Kranken auf sie gesetzt hat, hat sich nur eines sicher bewährt, nämlich die Einwirkung gewisser Chininpräparate bei Pneumokokkenerkrankungen des Auges. Alles andere ist problematisch, wie ich gleich vorwegnehmen will. Neben der direkt bakteriziden Wirkung erhofft man von allen diesen Mitteln aber noch eine zweite Beeinflussung, nämlich im Sinne der Reizkörpertherapie, der Protoplasmaaktivierung, der omnizellularen Umstimmung oder wie man es sonst nennen möchte. Hiermit hat es folgende Bewandtnis:

Es ist eine alte ärztliche Erfahrung, daß chronische Krankheiten manchmal auffallend günstig beeinflußt werden durch das Dazutreten einer akuten fieberhaften Krankheit. Jeder viel bewanderte Arzt wird aus seiner Praxis Beispiele zu erzählen wissen, wie eine alte Gelenkerkrankung oder ein Rückenmarksleiden, oder eine langwierige schmerzhafte Neuralgie, die man immer vergeblich bekämpft hat, sich nach einer Angina od. dgl. auffallend gebessert hat. Man glaubte auch zu beobachten, daß maligne Tumoren unter solchen Bedingungen z. B. nach einem Erysipel, in ihrem Fortschreiten gehemmt wurden.

Was können wir uns bei solchen Beobachtungen vorstellen? Daß während eines fieberhaften Infektes, d. h. beim Kampfe zwischen eingedrungenem „Mikrokosmus" und dem abwehrenden „Makrokosmus" (wie man sich jetzt gerne ausdrückt) allerlei Änderungen im Körper vor sich gehen, ist uns plausibel, eigentlich selbstverständlich. Morphologische, serologische und besonders physikalisch-chemische Untersuchungen geben uns dafür allerlei Hinweise. Ein solcher Kampf wirkt meistens schädigend und verschlechternd auf die Hauptkrankheit. Ein Lungentuberkulöser, ein Diabetiker wird durch eine „Erkältung" eigentlich immer verschlechtert. Aber wir können uns immerhin vorstellen, daß die Umwälzungen, die ein interkurrenter Infekt verursacht, auch einmal, man möchte sagen zufällig, die natürlichen Abwehrkräfte heilsam beeinflußt.

Die Reizkörpertherapie strebt nun an, eine solche nützliche Umstimmung zielbewußt herbeizuführen, und zwar auf folgendem Wege: Man hat gefunden, daß die parenterale Einführung der allerverschiedensten Körper zu kurz dauernden Allgemeinreaktionen führt, öfters mit Fieber und Schüttelfrost, aber eigentlich immer ohne ernstliche Schädigung. Man benutzte früher meist einfach gekochte Milch (5 ccm intraglutäal). Jetzt werden fabrikmäßig hergestellte Präparate mehr angewandt z. B. Caseosan, Aolan, Omnadin usw. Auch mit eiweißfreien Präparaten (Terpentinöl) erreicht man ähnliches, so daß der Name „Proteinkörpertherapie" nicht zutrifft. Während dieser Reaktionen lassen sich nun oft die gleichen Änderungen (Zahl und Verschiebung der Leukozyten, Senkungsgeschwindigkeit der roten Blutkörperchen, Blutgerinnung usw.) nachweisen, wie während einer bakteriellen Infektion. Hierauf stützt sich die Reizkörpertherapie. Man wird bei kurzen hochfieberhaften Krankheiten, z. B. bei einer Pneumonie, solchen Versuch wohl kaum wagen, teils wegen der Unberechenbarkeit dieser Mittel, teils weil man den Eindruck hat, daß in solchen Fällen der Organismus alle seine Hilfskräfte schon voll in Anspruch nimmt. Eher wird man hier ein antitoxisches spezifisches Pneumokokkenserum oder ein Chininpräparat mit Affinität zu Pneumokokken versuchen. Aber bei länger dauernden Fieberzuständen, speziell bei protrahierten Sepsisfällen, bei denen die Reaktionen von seiten des Kranken etwas torpide zu verlaufen scheinen, möchte man sich eher veranlaßt fühlen, auf diesem Wege eine Änderung, ein Aufpeitschen der Abwehrkräfte zu versuchen; denn gerade bei Sepsisfällen verblüffen den Arzt manchmal derartige spontan auftretende Umstimmungen, d. h. ein völliger Umschwung in dem Gesamtzustand des Kranken, ein plötzliches Wiedererwachen des darniederliegenden Appetits u. dgl.

Dieser Reizkörpertherapie liegen ohne Zweifel gute Beobachtungen und brauchbare Experimente zugrunde. Aber es fehlt uns leider bisher jede Möglichkeit, die hier verborgenen Kräfte im gegebenen Falle zielbewußt wirken zu lassen. Wir haben gar keinen Anhaltspunkt, zu beurteilen, wie ein bestimmtes derartiges Mittel im gegebenen Moment wirkt. Die Dosierung spielt hier offenbar eine noch viel größere Rolle, als bei sonstigen pharmakologischen Mitteln. Ob und wie Digitalis, Antipyrin und Rhabarber wirken, können wir doch meistens ungefähr überblicken und voraussehen. Aber wer Reizkörpertherapie treiben will, muß sich darüber klar sein, daß er die Bedingungen und Wirkungen, ihre Chancen und Gefahren auch nicht im entferntesten beherrscht. Es möchte einem scheinen wie eine Gleichung, die nur aus Unbekannten besteht. Jeder Erfolg ist schließlich nur ein Zufallstreffer. Diese wichtigsten Fragen und Bedenken scheinen mir aus den Arbeiten der Autoren und vor allem aus den Empfehlungen der Fabriken nicht genügend hervorzugehen. Der Nutzen der Reizkörpertherapie muß immer noch etwas problematisch erscheinen, wenn man den stets unberechenbaren Verlauf der Sepsis berücksichtigt. Eine Sepsis ist kein Karzinom, keine Schrumpfniere. Ich meine damit, eine jede septische Erkrankung kann jederzeit spontan und völlig heilen. v. HERFF, einer der besten Kenner des Wochenbettfiebers, sagte einmal: Jeder Schüttelfrost kann der letzte gewesen sein! Eine Fieberkurve, die nach einer Argochrom- od. dgl. Injektion definitiv zur Norm abfällt, beweist gar nichts, wenn die Mehrzahl der behandelten Fälle ohne deutlichen Einfluß bleibt, und das ist leider der Fall. Man hat höchstens den Eindruck, daß leichtere septische Krankheiten manchmal günstig beeinflußt werden. Bei der Kolisepsis soll mit Autovaccinebehandlung, d. h. also Injektion der vom Kranken selbst gewonnenen Kolibazillen öfters Erfolg erzielt werden. Aber die Kolisepsis gehört eben auch zu den leichteren, häufig spontan günstig verlaufenden Fällen. Die wirklich schweren Fälle, die meist durch Streptokokken oder Anaerobier verursacht werden, können wir bisher durch kein Mittel zuverlässig beeinflussen. Reizkörpertherapie, wie wir sie jetzt noch treiben, ist ein völliges Tappen im Dunkeln. Meistens hat man den deprimierenden Eindruck, den Kranken durch die Injektion mit ihren Folgen (Schüttelfrost) ganz nutzlos gequält zu haben. Aber — wenn wir wochen- oder monatelang einen schweren, fast hoffnungslosen Kranken zu betrauen haben, und nichts besseres wissen, — dann versuchen wir es eben doch einmal.

11. Vorlesung.

Infektionskrankheiten II.

Typhus abdominalis.

M. H.! Der Anblick und der Eindruck beim Betreten eines Zimmers mit schweren Typhuskranken ist für jeden Neuling ein höchst unerwarteter. Das Auffallende ist die Ruhe, die herrscht. Denken Sie an andere Schwerkranke, an Pneumoniker, an Phthisiker, an dekompensierte Herzkranke od. dgl.; allen diesen merkt jeder die Schwere ihres Zustandes ohne weiteres an. Beim Typhuskranken ist es ganz anders. Teilnahmslos, wie im Halbschlaf liegt er unbeweglich auf dem Rücken, ohne von uns Notiz zu nehmen, ohne zu klagen, ohne etwas zu verlangen. Sein Sensorium ist offenbar benommen; hin und wieder greift er mit den Händen in die Luft, als ob er dort etwas fassen wollte (sog. „Flockenlesen"). Seine Klagen, wenn man ihn ausdrücklich danach fragt, bestehen in Kopfweh oder sind allgemeiner Natur. Das wundert den Anfänger immer, weil der Laie bei dem Worte „Typhus" an eine schwere Darmkrankheit mit Durchfällen zu denken pflegt. Das ist unrichtig. Der Name Typhus, vom Griechischen τῦφος, Dunst, Umneblung stammend, drückt das Hauptcharakteristikum der Krankheit, den schweren nervösen Allgemeinzustand treffend aus. Die Mitbeteiligung des Darmes wird nur durch das Beiwort „abdominalis" berücksichtigt. Der Volksmund nennt den Typhus oft „Kopftyphus" oder „Nervenfieber". Den „Flecktyphus" oder auch „Typhus exanthematicus" genannt werde ich in Vorlesung 14 kurz streifen.

Wir wollen bei der Besprechung des Typhus einen anderen Weg gehen als sonst. Wir wollen, bevor wir den Kranken untersuchen, die moderne Auffassung vom Typhus an die Spitze unserer Besprechung stellen. Der Typhus ist eine Infektionskrankheit mit spezifischen Veränderungen an der Darmschleimhaut und am Lymphapparat; aus diesen stellt der Pathologe auf dem Sektionstische die Diagnose: Typhus. Jedoch machen diese Organveränderungen häufig nur wenig Symptome und das klinische Bild wird statt dessen beherrscht von der Anwesenheit der Typhusbazillen im Blute und ihrer Toxinproduktion. Man hielt derartiges früher für das Charakteristikum der allgemeinen Blutvergiftung, der sog. Sepsis. (S. Vorlesung 10.) Aber man findet jetzt mit den verfeinerten Untersuchungsmethoden bei den verschiedensten Krankheiten die spezifischen Erreger im Blute, bei denen man früher gar nicht damit gerechnet hatte, z. B. bei der Pneumonie. Die Definition der Sepsis ist dadurch etwas schwierig geworden. Ich habe diese Fragen in der vorangehenden Vorlesung genauer erklärt. Bei den meisten Infektionskrankheiten steht ein erkranktes Organ im Vordergrund. Wir reden von einer „Sepsis", wir nennen einen Zustand „septisch" wenn nicht ein krankes Organ, sondern die Folgen der bakteriellen Intoxikation des „Infektes" das Bild beherrschen. „Bakteriämie", d. h. Befund von Bakterien im Blut, kann bei jeder Infektionskrankheit, bei jeder lokalen Eiterung gelegentlich vorkommen. Freilich ist Bakteriämie bei Sepsis viel regelmäßiger und viel stärker als sonst; aber sie ist nicht charakteristisch dafür. Beim Typhus sehen wir nun alle Kombinationen und Abstufungen. Die Typhusbazillen finden sich fast regelmäßig im Blute, aber die Rolle, die sie dort spielen, ist verschieden. Das eine Mal ist der größte und wichtigste Teil der klinischen Symptome von der Bakteriämie und der Toxämie herzuleiten. Der „Infekt" beherrscht das Bild. Aber ein andermal tritt dieser Infekt weniger hervor; Organveränderungen, vor allem Darmerscheinungen stehen im Vordergrunde. Um diese zu verstehen, um auf die davon abhängigen gelegentlich schweren Vorkommnisse vorbereitet zu sein, müssen wir den anatomischen Prozeß hier in Kürze besprechen.

Man teilt ihn alter Gepflogenheit gemäß in vier Stadien ein, deren jedes etwa 1 Woche dauert.

In der ersten Krankheitswoche tritt eine „markige Schwellung" des Lymphapparates auf. Das ist eine Volumvermehrung, welche nicht auf einer Entzündung beruht, sondern eine Wucherung der follikulären Elemente darstellt. Dieser Punkt ist wichtig; man pflegt nämlich darauf das Fehlen der Leukozytenvermehrung im Blute zu beziehen, welche sonst bei allen mit Entzündung einhergehenden Infektionskrankheiten gefunden wird. Diese markige Schwellung befällt am Darme sowohl die einzelnen Lymphfollikel als auch die PEYERschen Plaques. Der Prozeß ist im untersten Ileum und im Anfangsteil des Colon ascendens am stärksten ausgebildet.

In der zweiten Woche sieht man in der Mitte der Follikel und Plaques Eindellungen mit gelblichen Flecken darin; sie rühren daher, daß Follikel und Plaques in ihrem Zentrum nekrotisch werden, und diese nekrotischen Partien imbibieren sich dann mit dem Gallenfarbstoff der Fäzes. Das geschieht stets nur bei toten Zellen. Die gallige Imbibition, die man bei Leichen in der Nähe der Leber meistens findet, ist stets ein postmortaler Prozeß; bei einer Operation sehen Sie so etwas niemals.

In der dritten Woche stoßen sich dann die nekrotischen Zentren ab und dadurch entsteht ein Substanzverlust, ein Geschwür mit leicht erhabenem Rand. Diese Geschwüre reichen häufig bis an die Serosa. Beachten Sie diesen Prozeß der Geschwürsbildung genau; er ist klinisch höchst wichtig. Wir kommen darauf zurück. Die Schleimhaut im übrigen ist meistens im Zustande des Katarrhs, es besteht eine Enteritis.

Von der vierten Woche an heilen die Geschwüre und es resultieren flache, pigmentierte Narben, welche jahrelang sichtbar bleiben können. Wenn diese Heilung also im anatomischen Sinne keine ideale ist, wie z. B. bei der Pneumonie, so ist sie doch klinisch ausreichend; denn sie führt niemals zu den Folgen, die wir sonst bei allen ulzerösen Prozessen am Magen und Darm fürchten, nämlich Schrumpfungen, Verengerungen, kurz gesagt: Passagehindernissen. Bei tuberkulösen Darmgeschwüren, bei dysenterischen, beim Ulcus ventriculi sieht man das leider nicht selten. Dagegen kann der typhöse Prozeß zu zwei anderen Vorkommnissen führen, nämlich zu Blutungen und zu Perforationen. Bei der Geschwürsbildung kann die Serosa einreißen; ferner kann es bei der Ablösung der Schorfe zu einer Arrosion einer Arterie und damit zu einer Darmblutung kommen. Beim tuberkulösen usw. Darmgeschwür ist dies beides wiederum selten, weil hier der Prozeß viel langsamer fortschreitet und weil hierdurch allerlei reaktive bindegewebige Wucherungen sich ausbilden, welche dann gegen Blutung und Perforation einen gewissen Schutz gewähren.

Die anderen lymphoiden Organe der Bauchhöhle, die Mesenterialdrüsen und die Milz, schwellen regelmäßig an. Die Mesenterialdrüsen können schon in der ersten oder zweiten Woche zu walnußgroßen Gebilden anwachsen und als solche ganze Ketten vor der Wirbelsäule oder große Pakete in der Radix mesenterii, besonders am Zökum bilden. Mikroskopisch beruht ihre Vergrößerung auf einer Proliferation der Lymphzellen und einer Dilatation der Gefäße, also wiederum nicht auf einem entzündlichen Prozesse. In den Lymphdrüsen bleibt es im allgemeinen bei der einfachen Schwellung bestehen. Nekrosen und eventuell gar ein Durchbruch derselben ist sehr selten. Auch anderwärts gelegene Drüsen, an der Leberpforte, ja sogar die bronchialen und zervikalen schwellen manchmal mit an.

Die Milz ist sets groß und weich durch Hyperämie und Vermehrung der Follikelzellen. Die Typhusmilz ist für den Anatomen das klassische Beispiel des pulpösen Milztumors. Der Vollständigkeit halber sei gleich erwähnt, daß eine mäßige Bronchitis so gut wie niemals fehlt. Eigentümliche Degenerationen an den Muskeln, z. B. im Rectus abdominis, die sog. wachsartige Degeneration, nach welcher der pathologische Anatom immer eifrig forscht, wollen wir übergehen, da sie kein nennenswertes klinisches Interesse hat. Alles, was man sonst an Komplikationen oder gelegentlichen Metastasierungen des typhösen Prozesses an Typhusleichen findet, stellt nichts Integrierendes dar.

Wenn jemand versuchen wollte, aus den anatomischen Tatsachen die klinischen Symptome und den Untersuchungsbefund abzuleiten, sich gewissermaßen zu rekonstruieren, wie es doch z. B. bei der kruppösen

Pneumonie oder der exsudativen Pleuritis in ziemlich weitgehendem
Maße möglich war, so ist die Ausbeute beim Typhus eine bescheidene.
Außer der Milzvergrößerung ist eigentlich kein einziger charakteristischer
Untersuchungsbefund zu erwarten. Über den Verlauf kann man nur
eines, freilich sehr Wichtiges ableiten, nämlich: eine ernste Gefahr von
seiten des typhösen Prozesses droht dem Kranken nur in der dritten und
vierten Woche durch Darmperforationen oder Darmblutungen. In
der ersten und zweiten Woche ist der Darmprozeß bis auf die eventuell
begleitenden Durchfälle völlig harmlos; in dieser Periode kann nur
die Schwere der Infektion bedrohlich werden. Die meisten Symptome
beim Typhus müssen also Ausdruck des Infektes sein. Dieser bedingt das klinische Bild im großen und ganzen.

Auch das klinische Verhalten pflegt man ähnlich dem anatomischen
Prozesse in Stadien ungefähr nach Wochen zu teilen, freilich immer
mit ausdrücklicher Betonung, daß der anatomische Prozeß nicht streng
die Ursache der jeweiligen Symptome ist. Wir dürfen uns also nicht
wundern, wenn wir einmal bei einem Typhuskranken, der seiner Krankheit erlegen ist, den dieser Periode entsprechenden Prozeß am Darme
nur ganz gering entwickelt finden. Es wurde früher, als die Tatsache
des Typhusinfektes nicht genügend berücksichtigt und der anatomische
Prozeß zu einseitig in den Vordergrund gestellt wurde, für solche damals unklaren Fälle der paradoxe Ausdruck „Typhus sine typho"
geprägt. Wir können ihn auch heute noch ruhig anwenden und meinen
damit dann einfach einen Fall mit starkem Überwiegen des Infektes
und geringer Ausbildung des anatomischen Prozesses. Der Typhus bei
Kindern gehört meistens zu diesen Formen.

Über das klinische Bild folgendes: In der ersten Woche (anatomisch
die Periode der markigen Schwellung) steigt das Fieber allmählich an
ohne jedes charakteristische Krankheitssymptom. Der Patient braucht
außer der sehr häufigen Klage über Kopfschmerzen keinerlei spezielle
Beschwerden zu haben; auffallend sind manchmal Klagen über Durst;
gelegentlich besteht stärkeres Nasenbluten. Bei der Untersuchung findet
man außer dem Fieber etwas Bronchitis, die aber jedenfalls zur Erklärung des Fiebers nicht ausreicht. Manchmal zeigt die Zunge jetzt
schon ein etwas verdächtiges Aussehen, nämlich einen starken Belag,
welcher Spitze und Ränder freiläßt. Wenn in vorgeschrittenen Stadien
die Zunge sich in der Mitte mit schwärzlichen Borken bedeckt (infolge von Nasen- und Zahnfleischblutungen), so entsteht dadurch die
bekannte Typhuszunge. Ferner fällt hin und wieder jetzt schon
eine relative Pulsverlangsamung auf, d. h. die Pulsfrequenz ist
nicht entsprechend der Temperaturerhöhung (für jeden Grad etwa 10 Puls-
schläge) beschleunigt. Atropin beeinflußt diese Pulsverlangsamung nicht;
hierauf legen die englischen Kliniker differentialdiagnostisch großes Gewicht. Sonst bleibt in diesem Stadium, dem sog. Stadium incrementi,
die Untersuchung recht unbefriedigend, es sei denn, daß sich vielleicht
schon eine Vergrößerung der Milz feststellen läßt. Ebenso wäre es wichtig,
wenn jetzt schon das Sensorium ein wenig benommen wäre. In der
französischen Literatur wird als ein nicht seltenes Symptom in dieser

Periode eine Schallab- schwächung über dem rechten Unterlappen erwähnt, sog. Lesieursches Zeichen; es soll von einer Vergrößerung der Leber herrühren.

Nach etwa einer Woche ist das Fieber langsam auf 39—40° gestiegen und hält sich dann etwa zwei Wochen lang mit nur geringen Schwankungen auf dieser Höhe. Das ist das Stadium acmes. In diesem sehen Sie unseren Kranken hier. Wir wollen ihn jetzt untersuchen. Das auffallendste ist, wie vorher schon konstatiert, die gänzliche Benommenheit. Der Leib ist aufgetrieben, der Perkussionsschall ist überall laut tympanitisch, nirgends eine Dämpfung. Beim Befühlen ist er hart. Das Zwerchfell steht etwas hoch. Es handelt sich hier um einen Meteorismus, wie wir ihn bei der Besprechung der Abdominalerkrankungen genauer werden abhandeln müssen (S. 236); er ist beim Typhus sehr häufig.

Ferner sehen Sie auf der Bauchhaut einige stecknadelkopfgroße, rötliche, scharf begrenzte Flecken, die sog. Typhusroseolen. Wenn Sie mit dem Finger darüberfahren, fühlen Sie, daß sie kaum erhaben sind, und Sie sehen, daß sie sich dabei leicht wegdrücken lassen. Dieselben stellen ein sehr wichtiges, beinahe eindeutiges diagnostisches Symptom dar. Aber leider sind sie keineswegs regelmäßig vorhanden und ihr Fehlen ist deshalb nicht ohne weiteres gegen die Annahme eines Typhus zu verwerten.

Der Puls des Kranken beträgt etwa 90; er ist also im Verhältnis zur Temperatur (über 39°) relativ verlangsamt, ein wichtiges Typhuszeichen. Manchmal ist der Puls dikrot. Wie Sie aus der Physiologie her wissen, beruht dies darauf, daß die Rückstoßelevation, auch Klappenschlußwelle genannt (weil durch den Schluß der Aortenklappen bedingt), abnorm stark wird. Sie fühlt sich dann leicht wie eine zweite kleinere Pulswelle an. Dies ist natürlich nicht für den Typhus pathognomonisch, sondern es ist ganz allgemein ein Zeichen von Nachlassen der Gefäßspannung bei guter Herzkraft. Diese ausreichende Herzkraft ist in solchen Fällen auch manchmal an einem verstärkten Spitzenstoß und einem lauten zweiten Aortenton kenntlich. Hier können wir an Herz und Puls nichts Besonderes konstatieren.

Die Zunge des Kranken zeigt die schon vorhin erwähnten Charakteristika: Sie ist dick belegt, Spitze und Rand sind frei. Über den Lungen besteht eine geringe Bronchitis mit trockenem, zähem Sekret; für eine pneumonische Verdichtung sind keinerlei Anhaltspunkte.

Der Stuhlgang des Kranken ist, wie es oft vorkommt, etwas angehalten. Beim klassischen Typhus besteht gewöhnlich von der zweiten Woche an ein mittelstarker Durchfall, etwa 3—4 mal täglich. Die Entleerungen können dann eine besondere Beschaffenheit zeigen, welche in typischen Fällen die Diagnose aus dem Stuhlgang ohne weiteres zu stellen erlaubt. Er ist hellgelb und dünn, von Farbe und Konsistenz einer schlecht gekochten Erbsensuppe, bei der sich beim Stehen oben eine gelbe Brühe sammelt und unten allerlei grünliche Brocken absezten. Eine Milzvergrößerung ist bei dem Meteorismus meist nicht sicher nachzuweisen.

Wenn der Typhus, wie wir hoffen wollen, einen günstigen Verlauf nimmt, dann wird der Kranke in etwa einer Woche in das sog. amphibole Stadium kommen; die Temperaturen werden zwar anfangs abends noch hoch bleiben, früh morgens dagegen starke Remissionen bald bis zur Norm zeigen. Allmählich werden dann die Abendtemperaturen weniger hoch ansteigen und die Körpertemperatur wird damit im Verlaufe von etwa einer Woche ganz normal werden. Der Leib wird wieder weich und das Sensorium wird inzwischen klar sein. Daß bei den Kranken in der dritten oder vierten Woche die Gefahr der Perforation eines Darmgeschwürs oder einer Blutung aus einem solchen besteht, möchte ich noch einmal in Erinnerung bringen.

Leider gehört der Typhus zu den Erkrankungen bei denen Rekrudeszenzen, d. h. ein erneutes Aufflackern des Prozesses während des Abklingens der Hauptkrankheit sowie Rezidive, d. h. ein Rückfall nach gänzlicher Entfieberung während der Rekonvaleszenz ziemlich häufig vorkommen.

Ein solcher Rückfall verläuft ganz ähnlich der Hauptkrankheit; der anatomische Prozeß hierbei gleicht in allem dem vorhin beschriebenen. Der Fieberanstieg ist aber meistens etwas rascher, in zwei bis drei Tagen und während der Kontinua ist die Temperaturkurve nicht streng kontinuierlich sondern etwas zackiger. Ferner ist das Sensorium meistens viel weniger in Mitleidenschaft gezogen und man sieht die Kranken während eines Rezidives häufig bei hohem Fieber relativ beschwerdefrei. Der Typhusinfekt ist offenbar meistens abgeschwächt. Roseolen und Milz verhalten sich wie bei der Hauptkrankheit. Darmblutungen und Perforationen sind erfahrungsgemäß während der Rezidive viel seltener; die akute Gefahr ist deshalb relativ gering. Die Rezidive sind vor allem darum gefürchtet, weil sie die Krankheitsdauer um Wochen oder gar Monate verlängern und damit den Kranken bedenklich entkräften können.

Die Komplikationen und Nachkrankheiten des Typhus sind außerordentlich mannigfach. Irgendeine Lieblingskomplikation, wie die Endokarditis beim Gelenkrheumatismus, kommt dem Typhus nicht zu. Es kann jedes Organ befallen werden. Herzinsuffizienzen (meist ohne Klappenaffektionen) sind häufig, nicht selten werden sie zur Todesursache, ohne daß die histologische Untersuchung einen befriedigenden Befund am Myokard aufzudecken vermöchte. Bronchitiden mäßigen Grades sind fast regelmäßig, bronchopneumonische Verdichtungen bei schweren Fällen nicht selten. Über die Frage der kruppösen Pneumonie beim Typhus und den sog. Pneumotyphus werden wir nachher besonders sprechen. Lungengangrän und Abszesse kommen ebenfalls vor. Nierenaffektionen von hämorrhagischen Charakter sieht man gelegentlich. Über das Vorkommen der Typhusbazillen im Harne nachher einiges.

Von großem theoretischem Interesse ist die Tatsache, daß die Galle fast stets Typhusbazillen beherbergt und daß sich dieselben in der Gallenblase nach Abklingen des Typhus noch Monate und Jahre halten können. Von den „Typhuswirten", wie man solche Leute nennt, und deren Bedeutung für Infektion und Prophylaxe werden wir nachher noch reden. Der Zusammenhang zwischen Gallensteinen und Typhus ist aber praktisch nicht so häufig, wie man auf Grund theoretischer Erwägungen glauben sollte. Ikterus ist ebenfalls nicht häufig.

Am Zentralnervensystem kommen die verschiedenartigsten Affektionen vor, z. B. Hirnabszesse teils metastatisch, teils von einer Otitis media, einer nicht seltenen Komplikation, fortgeleitet. Außer der Otitis media sieht man auf der Höhe der Erkrankung öfters eine zentrale sog. „nervöse" Taubheit, d. h. auf einer Entzündung des N. acusticus beruhend, die übrigens meistens später wieder sich weitgehend zurückbildet. Abszesse kommen überall, in allen Organen, in den Muskeln und Knochen vor; auch sie können zur Todesursache werden.

Das Knochenmark soll stets Typhusbazillen beherbergen. Eine Spondylitis typhosa, wohl von solchen Herden ausgehend, kommt einige Wochen nach dem Typhus gelegentlich vor.

Am Larynx finden sich manchmal harmlose katarrhalische Zustände (übrigens oft ein Frühsymptom), manchmal schwerere Ulzerationen, die zu Knorpelnekrosen führen und bei denen die Gefahr eines Glottisödems nicht gering ist. Ähnliche geschwürige Prozesse in der Nase sollen manchmal schwerste Blutungen veranlassen.

Hin und wieder sieht man im Beginne des Typhus kleine flache Geschwüre im Rachen, vorzugsweise an den vorderen Gaumenbögen, denen manche die Rolle eines diagnostischen Frühsymptoms zusprechen wollen.

Eine große, manchmal verhängnisvolle Rolle spielen thrombophlebitische Prozesse, besonders an der V. femoralis. Auch an den Genitalorganen, speziell am Hoden kommen allerlei Nachkrankheiten vor. Dann fallen während der Fieberperiode manchmal die Haare aus, die aber später fast ausnahmslos wieder nachwachsen. Kurzum: man müßte sämtliche Organe und Körperteile systematisch durchgehen, um keine der zahllosen Komplikationen zu übersehen.

Woran sterben die Typhuskranken? Sie wissen, der Typhus ist eine recht ernste Krankheit und selbst die besten Krankenhausstatistiken kommen kaum unter 15 vH Mortalität herunter. Um einem Irrtume gleich zu begegnen: Darmblutungen und Perforationen sind nicht die häufigste Todesursache. Über die Häufigkeit der Darmblutungen gehen die Angaben sehr auseinander. Auch die Peritonitiden sind nicht so häufig.

In der Mehrzahl der tödlich endenden Fälle erfolgt der Exitus einfach an der Schwere der Infektion. Die Benommenheit wird stärker, der Meteorismus (d. h. die Darmlähmung) nimmt zu und der Puls wird kleiner und weicher. Ein sehr übles Zeichen ist es, wenn der Puls plötzlich sehr frequent wird. Wenn gleichzeitig als Folge eines allgemeinen Kollapses die Temperatur rasch abfällt, schneiden sich auf der Fiebertabelle die emporschnellende Kurve des Pulses mit der sinkenden der Temperatur; das „Totenkreuz" nannte es NAUNYN. Die Autopsien pflegen in solchen Fällen die erhoffte Aufklärung über die eigentliche Todesursache nicht in befriedigender Weise zu geben. Eine eventuell sich findende hypostatische Pneumonie, die vorher keine klinischen Symptome gemacht hatte, ist eigentlich mehr die Folge als die Ursache der erlahmenden Herzkraft.

Ich habe Ihnen hier einen kurzen Überblick über den Verlauf des Typhus gegeben. Sie sollten vor allem die verschiedenen Krankheitsbilder kennen lernen, die beim Typhus einerseits unter dem Einfluß des Typhusinfektes, andererseits durch den lokalen Prozeß am Darm entstehen können. Die Geschichte der Medizin berichtet viel Interessantes darüber, welche Schwierigkeiten die alten Ärzte gehabt hatten, die mannigfachen Bilder des Typhus als verschiedene Stadien einer und derselben Krankheit zu erkennen. Man hatte früher daraus verschiedene Krankheiten gemacht, und die Lehre vom Typhus als einer einheitlichen Krankheit stammt erst aus den ersten Jahrzehnten des 19. Jahrhunderts.

Es ist sehr wichtig, sich immer den ganzen Typhus vor Augen zu halten, um sich bei atypischen Fällen zurechtzufinden. Sie können mit Fug und Recht fragen, woran Sie eigentlich bei dem häufigen Fehlen eindeutiger Symptome den Typhus diagnostizieren sollen, wenn Sie einen Kranken in irgendeinem Stadium in Behandlung bekommen. Dieses Bedenken besteht bei allen Krankheiten zu Recht, bei denen der Allgemeininfekt im Vordergrunde steht, und zu diesen Krankheiten gehört die Mehrzahl der Typhusfälle. Wo die Darmerscheinungen das Bild beherrschen, z. B. bei mehrtägigen stärkeren Durchfällen, wird die Diagnose des Typhus viel seltener übersehen werden. Sie müssen prinzipiell bei jeder mehrtägigen fieberhaften Krankheit ohne ausreichenden Organbefund an Typhus denken. Der Verdacht auf Typhus wird zunächst per exclusionem geäußert. Sie müssen das Vorhandensein einer deutlichen Lokalerkrankung als eventuelle Ursache des Fiebers natürlich ausschließen. Denken Sie dabei an Blase und Nierenbecken, an den Anus und die weiblichen Genitalorgane, an die Nebenhöhlen der Nase, an das Mittelohr und an versteckte Knochenherde. Durch eingehendes Erheben der Anamnese müssen Sie zu eruieren suchen, in welchem Stadium des Typhus der Kranke sich befinden mag, und dann müssen Sie darauf achten, ob der Temperaturverlauf dieser speziellen Periode entspricht und ob die verschiedenen körperlichen Symptome, die jeder einzelnen Periode entsprechen, sich finden lassen. Wenn die Anamnese also darauf hinweist, daß der Kranke sich in der ersten oder zweiten Woche seines Typhus befindet, muß man eine andere Temperaturkurve postulieren und wird nach anderen Symptomen suchen, als wenn man die dritte oder die vierte Woche vermutet. Übrigens pflegen, wie ich gleich vorwegnehmen will, die bakteriologischen Methoden teilweise auch nur in bestimmten Perioden positiv auszufallen, so daß man auch zu deren Anwendung immer den ganzen Verlauf des Typhus berücksichtigen muß.

Das allzu häufige Fehlen von diagnostisch sicheren Symptomen am Krankenbett hat dazu geführt, verschiedene Laboratoriumsmethoden besonders eifrig auszuarbeiten, um die Diagnose des Typhus zu sichern. Es kommen zur Zeit folgende Methoden in Betracht: Die Diazoreaktion im Harne, die Zählung der Leukozyten, die Bestimmung des Agglutinationstiters im Blutserum, der Nachweis der spezifischen Erreger in den Fäzes sowie im Harne und schließlich der Nachweis derselben im Blute. Der letztere ist der wichtigste, weil nur er für das Vorhandensein einer typhösen Erkrankung beweisend ist. Alle andern, auch ein positiver Bazillenbefund im Stuhl und ein hoher Agglutinationstiter sind nur mit Vorbehalt zu verwerten.

Ich sprach von dem „Nachweis der spezifischen Erreger des Typhus“, nicht schlechtweg von dem Typhusbazillus. Der EBERTH-GAFFKYsche Typhus-bazillus ist nämlich nicht der einzige Erreger des Typhus, sondern man kennt jetzt noch andere Bazillen, welche ebenfalls einen Typhus abdominalis erzeugen können. Sie sind mit dem echten Typhusbazillus in jeder Hinsicht eng verwandt; man nennt sie deshalb Paratyphusbazillen und unterscheidet sie als

Paratyphus A und B. Ganz identisch scheinen die durch die drei verschiedenen Bakterien verursachten Krankheiten nicht zu sein. Bei weiterem Studium hat es sich nämlich gezeigt, daß der EBERTH-GAFFKYsche Typhusbazillus vorzugsweise in den schweren Fällen, dem großen klassischen Typhus gefunden wird, der Paratyphusbazillus B dagegen mehr in den leichteren Erkrankungen, welche man in der vorbakteriologischen Ära teilweise als „gastrisches Fieber" bezeichnet hat. Beim „Paratyphus abdominalis" sind Todesfälle sehr viel seltener. Ferner ist der Beginn beim Paratyphus B öfters ein rascherer, gelegentlich tritt sogar einmal ein Schüttelfrost auf. Auch einen Herpes labialis sieht man in solchen akut beginnenden Fällen beim Paratyphus öfters. Beim echten Typhus sind Schüttelfrost und Herpes ganz ungewöhnlich. Der Paratyphus A scheint dem echten Typhus näher zu stehen, aber doch gutartiger zu sein. Jedenfalls sind Todesfälle selten. Wir haben über ihn erst während des Krieges größere Erfahrungen sammeln können, da er vorher bei uns kaum vorkam.

Der Bazillus Paratyphus B löst gelegentlich im Körper eine ganz andere Reaktion aus, nämlich eine lokale Erkrankung des Magen-Darmtraktus. Diese „Gastroenteritis paratyphosa" ist klinisch etwas ganz anderes als der Paratyphus abdominalis. Es ist das ein akuter Magen-Darmkatarrh mit Erbrechen und starken Durchfällen. Es fehlen die allgemeinen nervösen Symptome, die Benommenheit, der Meteorismus, die relative Pulsverlangsamung, kurz gesagt das, was die spezifische Reaktion des Organismus auf den typhösen Allgemeininfekt charakterisiert. Der anatomische Sitz dieser Krankheit ist die Darmschleimhaut, nicht (oder sicherlich viel weniger) der Lymphapparat. Übrigens kann der Paratyphusbazillus auch einmal eine Zystitis oder eine Pyelitis hervorrufen. Das Verhältnis vom Paratyphus abdominalis zur Gastroenteritis paratyphosa ist kein anderes, als das eines Furunkels zu einer Osteomyelitis; sie werden beide durch Staphylokokken hervorgerufen, aber sie stellen ganz verschiedene Effekte ihrer Invasion dar und sind deshalb eben zwei verschiedene Krankheiten. (Nach den neuesten Untersuchungen existieren neben dem Bazillus Paratyphus B noch mehrere eng verwandte Bazillen, welche vorläufig unter dem Namen der „Hogcholeragruppe" zusammengefaßt werden. Welche von den Vertretern dieser Gruppe als menschenpathogen berücksichtigt werden müssen, ist noch unsicher.)

Nun der Befund von Typhus- oder Paratyphusbazillen in den Fäzes. Beim Typhus werden die Bazillen, wie man schon lange weiß, meistens vom Ende der zweiten Woche an in den Fäzes ausgeschieden. Bald fand man, daß bei manchen dieser Zustand dauernd bestehen bleibt; diese Leute werden zu sog. „Bazillenausscheidern". Die Depots, in denen sie ihre Bazillen beherbergen, sind vorzugsweise die Gallenblase und die Lebergänge. Der theoretischen Auffassung machte diese Tatsache weiter keine Schwierigkeiten. Man weiß, daß das Überstehen eines Typhus so gut wie immer eine lebenslängliche Immunität verleiht. Für den Bazillenausscheider sind seine Bazillen also ungefährlich. Man fand nun aber beim systematischen Durchsuchen von typhusverseuchten Gegenden nach Infektionsquellen auch Typhusbazillen im Stuhl von Leuten, die niemals an einem Typhus erkrankt gewesen waren. Diese Art von Typhuswirten nennt man „Bazillenträger". Ein solches Vorkommen von pathogenen Bazillen bei Gesunden hat seinerzeit zu vielen lebhaften Streitigkeiten Anlaß gegeben. Doch hat man seitdem auch alle möglichen anderen Bazillenträger kennen gelernt (z. B. Diphtheriebazillenträger, Meningokokkenträger usw.), so daß man heute dabei nichts Verwunderliches mehr findet.

Für unsere praktischen Fragen ergibt sich aus diesen Betrachtungen, daß der Befund von Typhus- und Paratyphusbazillen im Stuhl während einer fieberhaften Erkrankung nicht ohne weiteres dafür beweisend ist, daß die vorliegende Affektion ein Typhus bzw. Paratyphus ist, sondern man muß damit rechnen, besonders in typhusverseuchten Gegenden, daß das betreffende Individuum ein Typhusbazillenträger sein könnte. Beweiskräftiger wäre es schon, wenn die Fäzes im Beginn einer typhusverdächtigen Krankheit frei von Bazillen sind und erst ein oder zwei Wochen später Typhusbazillen enthalten. Mit dieser Einschränkung wird man den Bazillenbefund in den Fäzes als beweiskräftig ansprechen dürfen.

Ähnlich verhält es sich mit den Typhusbazillen im Harn; unsere Kenntnisse über deren Vorkommen sind übrigens noch nicht so ausgearbeitet; sie scheinen, wenigstens bei intakten Nieren, doch nur in einem geringeren Prozentsatz der Fälle im Harn aufzutreten.

Nun kommen wir zu der Diagnose des Typhus durch Agglutination. Um diese Dinge zu verstehen, müssen wir etwas weiter ausholen und wollen einiges über die Antikörper hier gleich besprechen.

Im Blute von Menschen oder Tieren, welche mit einem Bakterium infiziert sind, finden sich nach einiger Zeit verschiedenartige „Antikörper", welche die Fähigkeit haben, diese Bakterien oder ihre Produkte, die Toxine, unschädlich zu machen. Mit ihrer Hilfe vermag der Organismus eine Infektion zu überwinden.

In diesen Antikörpern erblicken wir auch die Träger der „Immunität", welche nach Überstehen mancher Infektionskrankheiten lebenslänglich zurückbleibt. Diese letzteren Vorstellungen sind neuerdings ein wenig modifiziert worden. Bei einem immunen Individuum sollen die Antikörper nicht dauernd in jenen großen Mengen im Blute vorhanden sein, wie sie beim Überwinden der Krankheit gebildet wurden, sondern ihre Menge nimmt bald ab; es bleibt jedoch die Fähigkeit zurück, dieselben nötigenfalls in kürzester Frist und in größter Menge wieder zu produzieren. Immunität bedeutet also im Sinne dieser Lehre nicht: Vorhandensein von Antikörpern, sondern nur die Fähigkeit, im Bedarfsfalle Antikörper rasch und reichlich zu bilden. Dieses unr nebenbei.

Eine einschränkende Bemerkung möchte ich hier nicht unterlassen. Wir haben eigentlich keinen Beweis dafür, daß die bei der Immunität wirksamen Toxine, Antikörper usw. wirklich als greifbare chemische Individuen existieren. Es wäre z. B. durchaus denkbar, daß es sich hier um chemisch-physikalische Prozesse, um kolloidale Zustandsänderungen oder dergleichen handelt. Die jetzt übliche Nomenklatur verleitet dazu, uns immer richtige „Körper" vorzustellen. Es wäre besser, nur an „Vorgänge" zu denken. Die Spezifität des Geschehens wird dadurch natürlich nicht beeinträchtigt.

Manche dieser Schutzkörper kommen auch bei Gesunden schon vor. Die meisten von diesen sind „nicht spezifisch", das bedeutet, sie vermögen ihre Wirksamkeit gegen die verschiedenartigsten Bakterien zu entfalten. Buchner, der diese Gruppe von Stoffen entdeckt und genau studiert hat, nannte sie „Alexine", „Abwehrstoffe". Wir gehen über diese rasch hinweg, da ihnen wegen ihrer unspezifischen Wirkung keinerlei diagnostische Bedeutung zukommt.

Unweit wichtiger als diese unspezifischen Alexine sind nun aber eine Reihe von „spezifischen Antikörpern", welehe größtenteils erst unter dem Einflusse einer bestimmten Infektion entstehen bzw. dann stark vermehrt werden. Sie sind nur gegen diese Bakterien bzw. deren Toxine wirksam. Sie sind für uns wichtig, weil sich infolge ihrer Spezifität aus ihrer Anwesenheit umgekehrt schließen läßt, daß das betreffende Bakterium hier wirksam gewesen sein muß. Hierin liegt ihre diagnostische Bedeutung.

Gegen die Toxine richtet sich eine Gruppe von Körpern, die sog. „Antitoxine": sie wirken dadurch entgiftend, daß sie mit den Toxinen ein indifferentes neutrales Gemisch bilden, so wie eine Säure und eine Lauge zum indifferenten charakterlosen Salz zusammentreten. Besonders bei der Diphtherie spielen die Antitoxine eine große Rolle.

Gegen die Bakterien selbst richten sich verschiedene Gruppen von Antikörpern, zunächst die „Bakteriolysine". Wie ihr Name sagt, lösen sie die Bakterien auf. Der Nachweis einer solchen Bakteriolyse ist in dem sog. Pfeifferschen Versuche durch Einspritzen von Bakterien in die Bauchhöhle von Meerschweinchen leicht zu erbringen, wie Sie das in den Vorlesungen über Bakteriologie genauer lernen werden; speziell bei der Choleradiagnose hat dieser Pfeiffersche Versuch große Bedeutung. Die Bakteriolysine bestehen aus zwei Komponenten, nämlich aus dem thermostabilen, streng spezifischen sog. Immunkörper und dem thermolabilen, weniger spezifischen Komplement. Ganz gleich gebaut und eng verwandt sind die „Hämolysine", welche die Hülle der roten Blutkörperchen lösen und damit den Blutfarbstoff in die umgebende Flüssigkeit treten lassen. Bei der Wassermannschen Reaktion spielen diese Dinge eine große Rolle.

Dann kommen die thermostabilen „Bakteriotropine"; es sind dies keine direkt bakterienvernichtende Schutzkräfte, sondern sie beeinflussen die Bakterien nur in dem Sinne, daß sie dann von gewissen Zellen leichter aufgenommen werden können. Diesen letzteren Prozeß nennt man „Phagozytose"; er geschieht teilweise durch die „Mikrophagen", die polynukleären Zellen des Blutes, teilweise durch „Makrophagen"; das sind größere, einkernige Bindegewebszellen und Endothelien. Metschnikoff hat diesen Prozeß der Phagozytose entdeckt und besonders studiert.

Den Bakteriotropinen verwandt und ganz ähnlich wirkend sind die „Opsonine"; im Gegensatz zu den Bakteriotropinen finden sie sich, wenn auch nur in geringerer Menge, auch im Blute von Gesunden. Wie ihr Name, Opsonine, sagt, sollen sie die Bakterien für die Phagozyten „schmackhaft" machen. Diese Opsonine haben vor einigen Jahren viel von sich reden gemacht. Nach Angabe englischer und amerikanischer Autoren sollte sich nämlich diese „schmackhaft machende" Tätigkeit zahlenmäßig bestimmen lassen durch Auszählung der von jedem einzelnen Leukozyten aufgenommenen Bakterien. Die durchschnittliche Menge der Bakterien in den einzelnen Zellen, der sog. opsonische Index, sollte einen zuverlässigen Gradmesser für die jeweilig vorhandene Widerstandskraft des Organismus gegen die Infektion sein. Die regelmäßige Bestimmung des opsonischen Index sollte genaue prognostische und auch therapeutische Anhaltspunkte geben. Jedoch sind die Angaben der englischen Autoren über die Bedeutung des opsonischen Index bei uns in keiner Weise bestätigt worden.

Ferner helfen die Leukozyten außer durch ihre phagozytäre Tätigkeit in dem Kampfe gegen die Bakterien noch durch Sekretion besonderer antibakterieller Stoffe; man nennt diese „Leukine". Auch die Blutplättchen sollen hier eine Rolle spielen und auch ihrerseits antibakterielle Stoffe, nämlich die „Plakine", absondern.

Mit einigen Worten streifen muß ich die Frage des Twort-d'Herelleschen Phänomens, des sog. Bakteriophagen. d'Herelle hatte gefunden, daß aus den Fäzes von Ruhr und Typhuskranken ein Agens isoliert werden kann, welches die entsprechenden Mikroben im Reagenzglas auflöst. Diese Tatsachen sind bestätigt und weiter ausgebaut worden, aber über die Deutung bestehen noch Differenzen. d'Herelle hält das bakteriolytische Agens für einen ultravisiblen Bakterienparasiten. Aber die Mehrzahl der Forscher lehnt die „Lebewesenhypothese" ab und will nur von einem „bakteriophagen Lysin" reden, über dessen Herkunft (ob Bakterien oder tierischer Organismus) dann wiederum noch Meinungsverschiedenheiten bestehen.

Schließlich gehören hierher die „Agglutinine", welche uns etwas genauer beschäftigen sollen. Ihre Tätigkeit bewirkt, daß die Bazillen zu Klumpen zusammengeballt werden; insofern haben sie Ähnlichkeit mit den „Präzipitinen", welche lösliches artfremdes Eiweiß durch einen koagulationsähnlichen Prozeß unlöslich machen und als Häufchen zu Boden fallen lassen. Diese „Präzipitine" stimmen mit den „Agglutininen" übrigens auch in ihrem Bau aufs engste überein. Sie haben beide nach Ehrlichs Schema eine besondere „ergophore" Gruppe, und diese wirkt auch ohne Anwesenheit eines besonderen „Komplementes" (jenes thermolabilen Körpers, der bei den Hämolysinen und Bakteriolysinen notwendig ist). Diese „Agglutinine" haben deshalb eine besondere Bedeutung speziell für den Typhus gewonnen, weil der Vorgang der Agglutination hier besonders leicht und sicher nachzuweisen ist. Man stößt häufig auf die Vorstellung, daß die Agglutination etwas für den Typhus Charakteristisches wäre. Das ist ein Irrtum. Nur ihr Nachweis ist hier besser zu führen. Beim Rotz ist es ebenso; auch hier wird deshalb die Diagnose durch Agglutination viel angewandt.

Für die Bestimmung des Agglutinationstiters beim Typhus, die sog. Gruber-Widalsche Reaktion, sind nun eine ganze Reihe teils makroskopischer, teils mikroskopischer Methoden im Gebrauch, deren Technik Sie in den bakteriologischen Kursen lernen werden. Typhusagglutinine, d. h. also Körper, die Typhusbazillen zusammenklumpen lassen, finden sich schon im Blute von Gesunden ziemlich regelmäßig, und zwar manchmal in solchen Mengen, daß das Serum noch bei einer Verdünnung von 1 : 50 bei den üblichen Methoden deutliches Zusammenklumpen verursacht. Im Verlaufe eines Typhus vermehren sich nun von der zweiten Woche der Krankheit an die Agglutinine derartig, daß das Serum selbst in Verdünnungen von 1 zu mehreren 100, ja zu mehreren 1000 noch Agglutination zeigt. Von einer positiven GRUBER-WIDALschen Reaktion spricht man daher, wenn ein Blutserum stärker agglutiniert, als es bei Gesunden der Fall ist, also von etwa 1 : 100 an.

Die Zuverlässigkeit der GRUBER-WIDALschen Reaktion ist neuerdings durch verschiedene Punkte getrübt worden. Zunächst hat man gelernt, daß die Bildung der Agglutinine, wie übrigens auch die der anderen Antikörper, nicht ganz so streng spezifisch ist, wie man sich das früher vorgestellt hatte. Es werden nämlich bei einer Infektion auch die Antikörper der nächst verwandten Bazillen, wenn auch weniger stark, mitproduziert. Wenn man also z. B. einen über die Norm erhöhten Agglutinationstiter für Typhusbazillen findet, so muß man erst prüfen, ob nicht die Agglutinine gegen die dem Typhus verwandten Bazillen noch mehr vermehrt sind. Dann wären diese letzteren als Erreger anzusprechen; die Typhusbazillen wären in diesem Falle nur „mitagglutiniert" worden. Wie es gelingt, eine solche „Mitagglutination" von einer „Mischagglutination" (d. h. einer selbständigen Agglutination beider Bazillenarten auf Grund einer Mischinfektion) zu unterscheiden, werden Sie in der Bakteriologie bei der Besprechung des CASTELLANIschen Versuches lernen.

Auf jeden Fall lassen sich Irrtümer, bedingt durch Mit- oder Mischagglutination, durch sorgfältige Berücksichtigung aller Fehlerquellen und durch Anstellung von Kontrollversuchen ausschalten.

Aber schwieriger oder beinahe gar nicht auszuschalten sind andere Fehlerquellen, die man neuerdings immer mehr betont, nämlich daß sich die Agglutinine nach Überstehen eines Typhus jahrelang halten bzw. bei allen möglichen Gelegenheiten sich akut wieder vermehren können. Ein hoher Agglutinationstiter im Blutserum wäre hiernach also nur bei Leuten beweisend, die sicher niemals einem Typhus oder typhusverwandten Infekt ausgesetzt gewesen waren; es ist hier ähnlich, aber noch komplizierter, als mit den Typhusbazillen im Stuhle.

Da nun der Einfluß der aktiven Schutzimpfung, welche im Kriege so vielfach angewandt wurde und von der wir nachher noch reden werden, in bezug auf Antikörperbildung dem Überstehen eines leichten Typhus analog ist, so ergeben sich hieraus unentwirrbare Fehlerquellen. Kurzum, die GRUBER-WIDALsche Reaktion, die sich vor 15, ja vor 10 Jahren noch des Rufes eines unfehlbaren und völlig eindeutigen Typhusdiagnostikums erfreute, ist heute etwas in Mißkredit geraten.

Rascher erledigen als diese komplizierten bakteriologischen und serologischen Methoden lassen sich zwei andere, nämlich die Zählung der Leukozyten und die Diazoreaktion im Harne.

Die Ausführung der letzteren habe ich bei der Lungentuberkulose (S. 30) besprochen. Hier noch folgendes: Bei Typhuskranken zeigt der Harn von der ersten bis dritten Woche meistens die Diazoreaktion. Außer beim Typhus findet man eine positive Diazoreaktion auch bei manchen Tuberkulosen, besonders den rasch progredienten Formen, ferner manchmal bei hochfiebernden Sepsisfällen und Karzinomen; auch bei Masern kommt sie einigermaßen regelmäßig vor, ferner bei der Trichinose. Eine positive Diazoreaktion läßt sich also in einem typhusverdächtigen Falle als ein Argument mit in die Wagschale werfen. (Die Urochromogenreaktion, Zusatz einiger Tropfen stark verdünnter Kaliumpermanganatlösung, wird neuerdings als einfacher und ebenso zuverlässig an Stelle der Diazoreaktion empfohlen.)

Ähnlich ist es mit der Leukozytenzahl. Die meisten fieberhaften Krankheiten, als entzündliche Prozesse, führen zu einer Vermehrung der Leukozyten, zu einer Hyperleukozytose; auf die Einzelheiten des weißen Blutbildes habe ich schon öfters hingewiesen und werde es noch mehrfach tun. Beim Typhus, wo der spezifische Prozeß am Darme nichts mit einer Entzündung zu tun hat, fehlt in unkomplizierten Fällen die Hyperleukozytose, ja es findet sich sogar häufig eine Leukopenie. Die Leukozyten sinken auf 5000, ja 4000 und 3000, speziell die polymorphkernigen, die Eiterkörperchen sind vermindert. Die Eosinophilen fehlen meist ganz. Jede entzündliche Komplikation wirkt natürlich leukozytenvermehrend. Kurzum: mit dem Symptom der Leukopenie ist es ähnlich wie mit den meisten übrigen. Es kann, wenn deutlich ausgeprägt, ein brauchbares Glied in der diagnostischen Beweisführung sein; das Fehlen bedeutet nicht viel. Aber eine Leukozytose spricht gegen Typhus, wenigstens gegen einen unkomplizierten.

M. H.! Das wäre das Handwerkszeug, mit dessen Hilfe Sie, aber stets nur im Verein mit dem klinischen Bilde, einen Unterleibstyphus zu diagnostizieren bzw. auszuschließen haben. Abgesehen von den seltenen Fällen, in denen der Status typhosus, die Milzschwellung, die Roseolen und die erbsenbreiigen Stühle den Typhus ohne sonstige Hilfsmittel sichern, ist die Diagnose stets das Resultat eines kritischen Abwägens des Für und Wider.

Welche Krankheiten kommen differentialdiagnostisch in Betracht? Als eine Krankheit, die in der Regel langsam und uncharakterisch mit allerlei nervösen Symptomen sich entwickelt, bei der der Infekt meistens die Hauptrolle spielt, wird der Typhus gegen diejenigen Krankheiten abzugrenzen sein, bei denen im Anfang ebenfalls die Symptome der Allgemeininfektion im Vordergrunde stehen und sich einzelne Organstörungen erst später entwickeln, vor allem die Miliartuberkulose, die Sepsis, die Grippe, die Meningitis, die letztere wenigstens in den allerersten Tagen, und vielleicht auch noch die Trichinose.

Bei der Milartuberkulose sind alle Organe, vor allem die Lungen, mit Tuberkeln übersät. Diese Tuberkel sollen hier ein zweites Stadium eines primär rein exsudativen Prozesses darstellen. Wie ich bei der Besprechung der Lungentuberkulose schon sagte, gehört die Miliartuberkulose in klinischer Hinsicht nicht zu den Komplikationen anderer tuberkulöser Affektionen, sondern sie stellt klinisch eine selbständige akute Krankheit dar, wenn auch eine latente Tuberkulose in Drüsen oder dergleichen als Ausgangsherd meist vorhanden sein mag. Es überwiegen bei ihr die Symptome des Allgemeininfektes über die der Organkrankheit. Der Beginn der Miliartuberkulose kann so mannigfach sein, plötzlich oder allmählich, daß er differentialdiagnostisch nicht zu verwerten ist. Der Lungenbefund kann gering sein und braucht sich von dem einer Typhusbronchitis nicht zu unterscheiden. Nur wenn die Geräusche hauptsächlich in den Oberlappen zu hören sein sollten, so würde das für Tuberkulose und gegen eine Typhusbronchitis sprechen. Die Diazoreaktion ist bei beiden positiv. Die Leukozytenzählung wäre nur zu verwerten, wenn sie eine unzweifelhaft starke Leukopenie ergäbe; das spräche für Typhus. Tuberkel im Augenhintergrund entscheiden die Diagnose eindeutig; aber natürlich ist nur ihr Vorhandensein beweisend, nicht ihr Fehlen. Daß Milzschwellung und sogar roseolaähnliche Flecken auch bei der Miliartuberkulose gelegentlich vorkommen sollen, macht eine Unterscheidung am Krankenbett dann so gut wie unmöglich. Die Röntgenuntersuchung der Lungen zeigt bei Miliartuberkulose manchmal einen charakteristischen Befund in Form einer sehr feinfleckigen Marmorierung. Recht an das Herz legen möchte ich Ihnen ein klinisches Symptom, das oftmals vor Irrtümern bewahrt:

Kranke mit Miliartuberkulose sind so gut wie ausnahmslos stark zyanotisch und haben eine auffallend beschleunigte Atmung, welche durch den Lungenbefund durchaus nicht erklärt wird. Wo Zyanose und Tachypnoe fehlen, werden Sie eine Miliartuberkulose meistens ausschließen können. Wenn der Kranke Sputum expektoriert, würde der Befund von Tuberkelbazillen in solchen Fällen natürlich für eine Miliartuberkulose entscheiden; aber sie sind bei weitem nicht immer nachweisbar. Aber meistens wird man ohne die bakteriologischen Methoden, speziell wieder die Blutuntersuchung, nicht zum Ziel kommen. Mit Hilfe der modernen Technik gelingt es öfters, Tuberkelbazillen im Blut nachzuweisen. Die Sepsis, die Grippe und die Meningitis finden in anderen Vorlesungen (10, 4, 24) eine gesonderte Besprechung.

Bei der Trichinose, welche ich beim Muskelrheumatismus (s. Vorlesung 17) nochmals kurz besprechen werde, kann in den ersten Tagen der Infekt ebenfalls das Bild beherrschen, und es kommen da zahlreiche Fehldiagnosen vor. Wenn dann Magen-Darmerscheinungen auftreten, wird der Typhusverdacht erst recht nahe gelegt. Als charakteristische Zeichen, welche zur Diagnose verhelfen, erinnere ich an die Schmerzhaftigkeit der Muskulatur, Ödem der Augenlider, die Eosinophilie, die beim Typhus fehlt und das Fehlen der Patellarreflexe.

Noch auf eine Quelle diagnostischer Irrtümer möchte ich hinweisen: Achten Sie beim Erheben der Anamnese stets darauf, ob es sich wirklich um eine akute Krankheit handelt, ob also der Betreffende vorher tatsächlich gesund war, wenn auch die Anfänge der Krankheit um einige Wochen zurückliegen. Manchmal ergibt sich nämlich bei genauerem Ausfragen, daß gar keine akute Affektion vorliegt, sondern daß es sich nur um eine akute Exazerbation eines lange bestehenden Leidens handelt. In diesem Falle liegt dann meistens eine latente Tuberkulose vor.

Das wären die wichtigsten Punkte, die man durchgedacht haben muß, wenn man die Diagnose Typhus stellen will.

Um also in Kürze zu rekapitulieren: Sie müssen bei jeder fieberhaften Krankheit, bei der Sie einen befriedigenden Organbefund an Herz, Lungen, Nervensystem vermissen oder einen entzündlichen Prozeß im Abdomen, an den Gelenken, Knochen, an Wirbelsäule, Weichteilen, Nierenbecken, dem kleinen Becken usw. nicht auffinden können, an einen Typhus denken. Lassen Sie sich dann durch das Fehlen von Darmerscheinungen, auch das Fehlen von Roseolen und Milzschwellung und einen raschen Puls nicht irre machen. Lassen Sie einen plötzlichen Beginn oder auch einen Herpes nicht allzu schwer gegen die Annahme eines Typhus in die Wagschale fallen. Zählen Sie die Leukozyten und prüfen Sie die Diazoreaktion und nehmen Sie möglichst bald die bakteriologischen und serologischen Methoden zu Hilfe. Deren wichtigste, weil eindeutigste, bleibt die Blutkultur. Ihrem positiven Ausfall kommt eindeutige Beweiskraft für das Bestehen einer typhösen (bzw. paratyphösen) Erkrankung zu.

Bei unserem Kranken hier war die Diagnose leicht. Er kam mit der Angabe, daß er schon seit über eine Woche unwohl und fiebrig sei. Am ersten Tage fanden wir außer etwas Bronchitis einen eben nachweisbaren Milztumor, eine Spur von Meteorismus, eine positive Diazoreaktion und eine Leukopenie. Damit war die Diagnose schon so gut wie sicher. Aus dem in Galle aufgefangenen Blute wuchsen Typhusbazillen; allmählich nahm der Meteorismus zu, der Kranke wurde benommen und es entwickelte sich der Schulfall von Typhus, den ich hier heute demonstrieren konnte.

Jetzt noch ein Wort über das Auftreten und das rechtzeitige Erkennen von Blutungen und Perforationen. In der dritten und vierten Woche muß man stets darauf gefaßt sein. Einen Transport von Typhuskranken, ein Punkt, der im Kriege häufig aktuell war, wird man in dieser Periode lieber unterlassen und den Kranken auch unter ungünstigeren Bedingungen weiterpflegen. Eine schwere Blutung durch Arrosion einer Arterie verrät sich manchmal schon, bevor das Blut per Rektum entleert wird. Es tritt dann, neben den sonstigen klassischen Symptomen der inneren Blutung (Kollaps, Blässe, kleiner frequenter Puls), ein brüsker kurzer, nur Stunden dauernder Temperatursturz auf. Eine Verblutung ist sehr selten. Meistens erholt sich der Kranke wieder. Geringfügige Blutungen bei schweren Typhen mögen manchmal ohne Gefäßzerreißungen zustande kommen. Es besteht nämlich öfters eine allgemeine Neigung zu parenchymatösen Blutaustritten. In solchen Fällen ist die Blutung als ein Symptom der Schwere des Zustandes zu bewerten.

Die Zeichen der Perforation treten oft nicht ganz plötzlich auf, wie es bei einem Magengeschwür vorkommt, da die Perforationsöffnungen meistens nur sehr klein sind. Neben den sonstigen Zeichen der Peritonitis, den Schmerzen, den fehlenden Winden, dem reflektorischen Muskelwiderstand usw., stellt ein leichter Singultus in solchen Fällen ein Symptom dar, das den aufmerksamen Beobachter frühzeitig an eine Perforation denken läßt. Manchmal, aber nicht immer, ist eine Perforation von einem Temperatursturz begleitet. Im Gegensatz zu dem bei Blutungen gleicht sich dieser nicht rasch wieder aus, sondern er hält tagelang an, d. h. wohl meistens bis zum Tode, falls nicht durch Operation Hilfe geschaffen werden kann. Neben diesen Perforationsperitonitiden kommen bei Typhuskranken auch Peritonitiden vor, ohne daß man bei der Operation oder Sektion eine Perforationsöffnung im Darme findet. Die Genese ist strittig.

Eine kurze Besprechung erfordert die Komplikation, bzw. Kombination von Typhus und Pneumonie. Man spricht auch von einem „Pneumotyphus". Es handelt sich um folgendes: Zunächst kommt es bei schwerem Status typhosus öfters zu ausgedehnten Bronchopneumonien und damit zu einer „pseudolobären Pneumonie". Die richtige Erkennung wird meist möglich sein. Aber manchmal entwickeln sich auch bei leichteren Typhen ausgedehnte und zusammenhängende Infiltrationen, deren Deutung, ob kruppös oder zusammengeflossene katarrhalische Pneumonie, schwierig werden kann. Die Sektionserfahrungen lehren nämlich, daß richtige lobäre kruppöse Pneumonien beim Typhus gar nicht ganz selten sind. Diese lobären Pneumonien enthalten manchmal nur Pneumokokken, wie sonst auch, manchmal aber Typhusbazillen daneben. Im ersteren Falle ist wohl eine Kombination von Typhus mit Pneumonie anzunehmen. Der letztere Fall ist schwieriger. Manche möchten dann die Lunge als Eintrittspforte für die Typhusbazillen ansehen und halten den kruppös-pneumonischen Prozeß für einen direkten Effekt des Typhusbazillus. Das wäre möglich, aber es ist nicht zwingend; denn da bei jedem Typhus eine Bakteriämie besteht, können die Typhusbazillen aus dem Blute auch in das pneumonische Exsudat gelangen.

Ferner möchte ich noch einen theoretischen Punkt aus der Pathogenese des Typhus besprechen, nämlich die Reihenfolge, in der sich der anatomische Prozeß entwickelt. Früher meinte man, daß die Typhusbazillen im Darm direkt an den Follikeln und Plaques haften bleiben und dort die oben beschriebenen Schwellungen und Geschwüre auslösen. Man stellt sich heute die Sache etwas komplizierter vor. Man nimmt an, daß die Bazillen im Darm zunächst von den Lymphgefäßen der Darmschleimhaut aufgenommen werden und daß sie dann in den Lymphbahnen in gleichmäßigem Schube in die Follikel und Plaques wandern. Es ist vor allem der anatomische Befund bei Rezidiven, der zu dieser Vorstellung drängt. Hierbei sieht man stets zwei ganz verschiedene, scharf getrennte Altersstufen des typhösen Prozesses. Die affizierten Follikel und Plaques sind entweder vernarbt von der Hauptkrankheit her, oder sie sind frisch befallen von dem Rezidiv. Sowohl die vernarbten, als auch die frischen sind untereinander alle gleich alt ohne Übergänge. Das ist nicht gut vereinbar mit der älteren Vorstellung, daß jeder der Follikel und Plaques selbständig infiziert wird, sondern es legt die Annahme einer einheitlichen gleichmäßigen Überschwemmung mit der Noxen ahe. Die Roseolen stellen Niederlassungen von Typhusbazillen in der Haut dar; diese gelangen wahrscheinlich auf dem Blutwege dahin. Wie die Milz infiziert wird, ob lymphogen oder hämatogen, ist noch unsicher.

Über die Eigenschaften des Typhus- und Paratyphusbazillus werden Sie in den bakteriologischen Kursen vielerlei zu lernen haben. Da diese Bazillen morphologisch untereinander und ebenso gegenüber vielen ihrer Verwandten besonders den Koli- und Ruhrbazillen nicht gut charakterisiert sind und sich im mikroskopischen Präparat durch Färbemethoden nicht unterscheiden lassen, hat man ihr Verhalten auf den verschiedenen Nährböden in bezug auf Säurebildung, Gasbildung, Milchgerinnung usw. auf das genaueste studiert und hierbei Anhaltspunkte zu ihrer Identifizierung gefunden; oft wird man aber trotzdem zur Prüfung durch Agglutination mit Typhus- bzw. Paratyphusserum greifen müssen. Alles Nähere hierüber lernen Sie in den bakteriologischen Kursen.

In der Hygienevorlesung werden Sie dann allerlei interessantes Historisches vom Typhus hören, wie man sich seine Entstehung und Ausbreitung früher, in der vorbakteriologischen Ära vorgestellt hatte. Daß der Ansteckungsstoff in Fäulnisgasen enthalten sei, die aus den Fäzes von Gesunden durch Zersetzung entstehen können, wie es MURCHISON gelehrt hatte, ist längst abgetan. Aber auch PETTENKOFER hatte noch gemeint, daß der vom Typhuskranken in den Fäzes ausgeschiedene Typhusstoff noch nicht direkt ansteckungsfähig sei, sondern daß er erst im Erdboden zu einem infektionsfähigen Agens reifen müsse. Wenn dann das Grundwasser sinkt, steigt nach seiner Lehre der reife Stoff mit der Grundluft in die Höhe und kann durch Einatmung anstecken. Mit großen Tabellen, die den Zusammenhang zwischen der Feuchtigkeit der Luft und der Häufigkeit der Typhuserkrankungen in München darstellten, suchte er seine „lokalistische Bodentheorie" zu stützen. Das von ihm zusammengebrachte statistische Material ist heute noch wichtig und wertvoll, nur werden die Zusammenhänge ganz anders gedeutet. Das lernen Sie alles in der Hygiene. Die Richtschnur für alle prophylaktischen Maßnahmen ist jetzt eine andere geworden und bezieht sich eigentlich nur auf den direkten Kontakt mit den Dejektionen Typhuskranker.

Über die Behandlung des Typhus kann ich nur die Grundzüge kurz andeuten. Es ist Rücksicht zu nehmen einerseits auf den Infekt, andererseits auf den Prozeß im Darme.

Zur Bekämpfung der Schwere des Infektes hat sich seit vielen Jahren die Behandlung mit häufigen kalten Bädern am vorzüglichsten bewährt. Der Hauptzweck der Bäder besteht nicht in einem Herabdrücken der Temperatur, sondern in einer Auffrischung des Sensoriums. Damit beugt man den Gefahren, die die Benommenheit mit sich bringt, am besten vor, den Bronchopneumonien durch oberflächliche Atmung oder Verschlucken von Speisen, ferner dem Dekubitus infolge allzu unbeweglichen Liegens oder durch spontanen Stuhl- und Urinabgang. Ferner ist ein kaltes Bad ein vorzügliches Herzstimulans. Das ist die eine Hälfte der klassischen Therapie.

Die andere Hälfte betrifft die Ernährung. Sie muß berücksichtigen, daß der Typhus zu den exquisit konsumierenden Krankheiten gehört, daß der fieberhafte Prozeß hier ganz besonders die Verbrennungen steigert. Ich kann auf die komplizierte Frage nach dem Stoffzerfall im Fieber hier nicht eingehen. Daß er quantitativ gesteigert ist, unterliegt keinem Zweifel mehr; ob er qualitativ anders verläuft, ist noch strittig. Manche Autoren halten es für absolut aussichtslos, den Stoffzerfall im Fieber decken zu wollen. Mir scheint aus den vorliegenden Untersuchungen die prinzipielle Unmöglichkeit nicht zwingend hervorzugehen. Die Schwierigkeit am Krankenbett liegt wohl meistens an äußeren Gründen, an der Appetitlosigkeit, an dem schonungsbedürftigen Magen-Darmtraktus des Kranken. Aber trotz allem läßt sich diesem Ziele sehr nahe kommen, der Stoffzerfall läßt sich sehr einschränken.

Über die Form, in der dies zulässig ist, gehen die Anschauungen neuerdings auseinander. Die klassische Vorschrift ist streng und erlaubt nur flüssige Kost, also vor allem Milch, dann Schleimsuppen, Mehlsuppen, Kakao, Sahne, Eier, Zucker, Wein u. dgl. Eine neuere, von FRIEDRICH VON MÜLLER stammende Methode gestattet von Anfang an neben der Milch verschiedene Breie, Kartoffel- und Grießbrei, Spinat, Kompott, ferner die ganz leichten Fleischsorten wie Hirn, Briesel, zartes Hühner- und Kalbfleisch in Püreeform, gehacktes Beefsteak u. dgl. Die erste Vorschrift ist die vorsichtigere; der Einwand dagegen, daß sie eine genügende Ernährung unmöglich macht, ist unbegründet. Einer geschickten Krankenpflege gelingt es sicher, in rein flüssiger Form ausreichend Stickstoff und Kalorien beizubringen. Aber die Bedenken, daß die letztere etwas derbere Kost den Darm stets schädige, trifft erfahrungsgemäß jedenfalls nicht immer zu. Die Frage, welche von beiden Vorschriften die bessere sei, läßt sich nicht allgemeingültig beantworten. Jedenfalls wird man bei lang sich hinziehenden Fällen oder bei starker Abneigung des Kranken gegen rein flüssige Nahrung sich zu allerlei Konzessionen entschließen dürfen.

Ähnlich steht es in einem anderen Punkte. Manche wollen die

altbewährte Bädertherapie abschaffen und durch Antipyretika ersetzen. Die modernen Empfehlungen beziehen sich meist auf das Pyramidon. Durch mäßige Dosen 2—3mal täglich 0,2 g am besten in Wasser gelöst, ganz langsam getrunken, gelingt es oft, die Temperatur deutlich herabzusetzen und das Allgemeinbefinden zu bessern. Aber die Bäder kommen, wie oben erwähnt, auch anderen Indikationen zugute, z. B. der so wichtigen Hautpflege. Dann wirken sie auf das Herz analeptisch, und das ist bei den Antipyreticis gewiß nicht der Fall. Zuzugeben ist andererseits, daß die Badetherapie hohe Anforderungen an das Pflegepersonal stellt. Ein Typhuskranker soll sehr vorsichtig gebadet werden und noch dazu mehrmals im Laufe des Tages! Ohne bequeme Einrichtungen (Badewanne in der Nähe des Betts) geht das überhaupt kaum. Kurzum: Unter schwierigen äußeren Verhältnissen besonders bei häuslicher Pflege, wird sich eine volle Badebehandlung oftmals überhaupt nicht durchführen lassen; in solchen Fällen mag man sie, wenigstens teilweise, durch Antipyretika ersetzen.

Daß man bei vorhandener oder drohender Peritonitis die Bäder aussetzt, versteht sich von selbst. Im übrigen wird man dann ebenso verfahren wie sonst bei Peritonitiden, d. h. also völlige Ruhe und möglichst totale Karenz, eventuell Opium.

Ob jede kleinste Blutbeimischung zum Stuhl, die vielleicht nur „parenchymatös" ist, sofort die gleichen strengen Maßnahmen erfordert, ist strittig. Bei stärkeren Blutungen wird man sicher ebenso zu verfahren haben und durch Opium den Darm zur Ruhe zwingen. Medikamente, welche die Gerinnungsfähigkeit des Blutes erhöhen sollen, also ein Gelatineklistier (250 g. Gelatine in einem halben Liter Wasser aufkochen) oder Gelatine subkutan oder 10proz. Kochsalzlösungen intravenös, werden viel angewandt. Über die neuesten Methoden zur Blutstillung, Röntgenbestrahlung der Milz oder Euphyllineinspritzungen scheinen beim Typhus noch keine Erfahrungen gesammelt zu sein. Ich glaube, mit der Beurteilung der Erfolge ist es hier wie bei den Lungenblutungen, d. h. es ist heikel, die Wirkung kritisch zu bewerten in Fällen, in denen die Blutung erfahrungsgemäß meistens auch von selbst zum Stehen kommt. Aber bei schweren Blutungen soll man sie natürlich anwenden, um nichts versäumt zu haben.

Zu einer speziellen Behandlung fordert manchmal ein besonders starker Meteorismus heraus. Man erhofft von seiner Beseitigung meistens eine Besserung der Atmung, weil man sie durch die Empordrängung des Zwerchfells behindert glaubt. Wenn man den Meteorismus nicht als ein Darmsymptom sondern als eine Teilerscheinung des Infektes als solchen ansieht, wird man sich von seiner lokalen Behandlung nicht allzuviel Erfolg versprechen. Die Einführung eines weichen Schlauches in das Rektum (mehrmals täglich 1—2 Stunden) hat meistens durch momentanen Windabgang etwas Erleichterung zur Folge. Manchmal hilft eine Eisblase. Einen nachhaltigeren Nutzen sieht man manchmal vom Opium. Sobald es dem Kranken besser geht, z. B. infolge intensiven Badens, geht der Meteorismus meist von selbst zurück.

Die gelegentliche Verordnung sonstiger Medikamente wird sich wohl im Verlaufe eines jeden Typhus einmal als wünschenswert herausstellen: Koffein oder Digitalis bei weichem Pulse, bei akutem Versagen des Herzens Kampher oder Adrenalin, ferner ein Schlafmittel oder hin und wieder eines der vielen „Kopfschmerzenmittel" oder bei allzu starken Durchfällen ein Styptikum (etwa Tannalbin 3—4 mal 0,2 g.) Bei Verstopfung soll man möglichst mit Einläufen auskommen.

Früher hoffte man mit energischen Abführmitteln gleich im Beginne die Krankheit kupieren zu können, so wie man eine Darmstörung „ex ingestis" durch Herausbeförderung der Materia peccans behandelt. Heute betrachten wir solche Versuche als aussichtslos, da wir ja als Sitz der Typhusbazillen nicht den Darm, sondern die Lymphdrüsen ansprechen. Höchstens da, wo die Bakterien sich nur in der Darmschleimhaut einnisten, z. B. bei der Cholera, der Darmkrankheit κατ' ἐξοχήν, versucht man es noch heute.

Die Frage der Serumtherapie ist noch im Versuchsstadium; die verschiedensten Sera werden probiert und empfohlen.

Noch einen sehr wichtigen Punkt dürfen Sie bei der Behandlung niemals vergessen, nämlich die außerordentliche Labilität eines Typhusrekonvaleszenten. Man kann mit dem ersten Aufstehen, dem Umhergehen im Anfang kaum vorsichtig genug sein. Selbst bei einem komplikationslosen „Normaltyphus", der in den klassischen 4 Wochen abgelaufen ist, vergehen noch durchschnittlich etwa 2 Monate, bis die frühere Kraft und Arbeitsfähigkeit zurückgekehrt ist; bei Rezidiven und Komplikationen dauert es natürlich entsprechend länger. Aber weil wir auch bei schwerstem und langwierigstem Verlaufe auf eine völlige Genesung, eine restlose Wiederherstellung des Status quo hoffen dürfen, bleibt die Behandlung und Pflege eines Typhuskranken eine dankbare Aufgabe, an welche der Arzt stets gerne herantritt.

12. Vorlesung.

Infektionskrankheiten III.

Akute exanthematische Krankheiten.

Scharlach und Masern machen die meisten während der Kindheit durch und bleiben dann für das ganze weitere Leben immun. Deshalb gehören diese Krankheiten vorzugsweise dem Pädiater. Da aber auch Erwachsene entweder erstmalig oder gelegentlich auch zu einem zweiten Male nicht gerade selten davon befallen werden, müssen wir uns auch hier mit diesen Krankheiten beschäftigen.

Scharlach und Masern sind Hauptvertreter der sogenannten akuten exanthematischen übertragbaren Infektionskrankheiten, zu denen außerdem die Röteln, die sogenannte vierte Krankheit, das Erythema infectosium, sowie die Pocken und Windpocken gehören. Alle diese Krankheiten sind sicher schon sehr alt und unter den Seuchen frühester Jahrhunderte vorgekommen. Die erste klare

Beschreibung des Scharlachs stammt aus der ersten Hälfte des 17. Jahrhunderts. MICHAEL DÖRING hat damals auf Grund einer großen Epidemie in Breslau die Eigentümlichkeiten des Scharlachs gegenüber den Masern zum ersten Male klar hervorgehoben.

Die eben von mir gebrauchte Bezeichnung „übertragbare Infektionskrankheit" würde den Laien wundern; denn er nimmt an, daß jede Infektionskrankheit ohne weiteres übertragbar sei. Für unsere übliche medizinische Terminologie trifft das nicht zu. Infektionskrankheiten nennen wir alle Krankheiten, die durch das Eindringen eines lebenden Virus entstehen. Eine Reihe von ihnen z. B. die Pneumonie, die allgemeine Sepsis sind keineswegs übertragbar und ansteckend. Zur Übertragbarkeit im landläufigen Sinne gehört, daß die Luft in der Nähe des Kranken oder seine Gebrauchsgegenstände, oder seine Ausscheidungen od. dergleichen den spezifischen Infektionserreger in einer Form enthalten, daß andere Menschen durch Aufnahme desselben (durch die Einatmung, durch Nahrungsmittel od. dgl.) von der gleichen Krankheit befallen werden können. Ob ein Mensch unter solchen Umständen erkrankt oder nicht, hängt einerseits von der Kraft des Infektionserregers, (seiner sogenannten Virulenz) andererseits von der Empfänglichkeit des betreffenden Individuum ab. Diese Empfänglichkeit, (die Disposition, respektive die Immunität) ist gegenüber den einzelnen Krankheiten recht verschieden. An der Pest erkrankt ein großer Teil derjenigen, die der Ansteckungsgefahr ausgesetzt sind, an Typhus oder Cholera erkrankt nur ein viel kleinerer Teil. Teilweise hängt das von der Virulenz der Epidemie ab; aber auch die Empfänglichkeit des Menschen ist verschieden und die des Einzelnen kann zeitlich auch schwanken. Es kann jemand längere Zeit einer Ansteckungsgefahr ausgesetzt sein, (z. B. bei der Pflege eines Kranken oder sonst in naher Berührung mit ihm) und erkrankt dann eines Tages, ohne daß es uns eigentlich ersichtlich ist, warum er plötzlich empfänglich geworden ist.

Die Verbreitung des Scharlach- und Masernvirus ist infolge ihrer Häufigkeit eine sehr ausgedehnte; die Empfänglichkeit gegenüber den Masern ist bei fast allen Menschen eine sehr große, so daß tatsächlich fast jeder Mensch die Masern in seiner frühen Kindheit bekommt. Beim Scharlach ist die Empfänglichkeit nicht so verbreitet. Es werden in der Kindheit, etwa von dem dritten bis zum zehnten Lebensjahre, nur ein Drittel bis höchstens die Hälfte der Menschen befallen. Was diese Krankheiten ferner gemeinsam haben, ist ein ausgebreitetes charakteristisches Exanthem, welches in der Regel ihre Diagnose ohne weiteres sichert. Ich zeige Ihnen, bevor wir die theoretische Besprechung fortsetzen, gleich einmal einige ausgesprochene Fälle.

An dem Knaben hier sehen Sie das typische Bild des Scharlach. Der Ausschlag besteht aus kleinen roten Tüpfelchen, welche infolge ihres dichten Nebeneinanderstehens teilweise zusammenfließen. Die Achselhöhlen und die Leistenbeugen, dann auch die innere Seite von Oberarm und Oberschenkel sind besonders stark befallen. Wenn man die Röte mit einem Spatel wegdrückt, hat die Haut einen leicht gelblichen Farbenton, (ohne Ikterus) ferner sieht man dann, daß die roten

Flecken vorzugsweise um die Hautfollikel sitzen: gelegentlich macht die Schwellung der letzteren die Haut beim Darüberstreichen etwas rauh. Handteller und Fußsohlen sind frei. Das Gesicht, welches erst später ergriffen wurde, ist besonders charakteristisch. Beachten Sie bitte, wie die diffuse Röte das Kinn und die Mundpartie ausspart. Das hebt den Scharlachausschlag von allen anderen Exanthemen scharf ab. An den roten Hautpartien, besonders an den Armen, kommt es schon bei leichter Stauung zu Blutaustritten, (die Wegdrückbarkeit der Rötung unter dem Glasspatel hatte Ihnen bewiesen, daß es sich nur um Hyperämie, nicht um ein Extravasat handelt). Man braucht nur eine Gummibinde um den Oberarm zu schlingen, so treten zahlreiche kleinste Blutextravasate (die nicht wegdrückbar sind) auf. Man nennt das das RUMPEL-LEEDE'sche Phänomen. Diese Stauungsblutungen kommen nicht ausschließlich, aber doch vorzugsweise beim Scharlach vor. Die Zunge pflegt im ersten Beginn etwas belegt zu sein. Jetzt sehen Sie sie hochrot, die Papillen, besonders an den hinteren Teilen der Zunge, stark geschwollen, sog. Himbeerzunge. Tonsillen und Rachen sind gleichfalls stark gerötet und geschwollen. Die Untersuchung der inneren Organe zeigt an der Herzspitze ein leises systolisches Geräusch, wie man es bei hohem Fieber häufig hört; der Puls ist sehr beschleunigt, fast 140 Schläge. Das ist beim Scharlach die Regel, ohne ein besonders ernstes Zeichen zu sein. Die Temperaturkurve zeigt seit drei Tagen eine Continua zwischen 39° und 40°. Der Knabe macht entschieden einen recht ernsten Eindruck.

Dieser schwere Zustand hat sich sehr rasch entwickelt. Die Mutter berichtete, daß der Knabe vor 4 Tagen aus voller Gesundheit heraus plötzlich über Halsweh geklagt hat. Er erbrach mehrmals und war sehr matt. Die Temperatur stieg am gleichem Tage rasch auf 39°, der Puls auf über 120. Der am Abend zugezogene Arzt fand die Tonsillen mit weißen Membranen belegt, den weichen Gaumen voll mit dunkelroten Stippchen bedeckt, welche an der Grenze zum harten Gaumen scharf abschnitten. Die Drüsen am Kieferwinkel waren geschwollen und schmerzhaft. Der Arzt vermutete gleich einen Scharlach. Der rasche Beginn, das hohe Fieber, die Halsaffektion und die eigentümliche Röte am weichen Gaumen, (ein sog. Enanthem) gaben ihm ein volles Recht dazu, und der weitere Verlauf hat seine Diagnose bestätigt. Das Exanthem, das jetzt am 4. Tage auf der Höhe ist, begann an der Brust, breitete sich dann über die Oberarme und die Oberschenkel aus und befiel erst zuletzt das Gesicht. Diese Reihenfolge der Ausbreitung ist die Regel. Der Urin ist, wie fast jeder Fieberharn, hochgestellt und etwas eiweißhaltig. Er enthält viel Urobilin und gibt keine Diazoreaktion, (das ist wichtig zur Unterscheidung gegenüber den Masern). Das Blutbild zeigt eine starke Leukozytose, über 20000 weiße Blutkörperchen, vor allem sind die Polynukleären vermehrt; aber daneben betragen die Eosinophilen etwa 10 vH von allen Leukozyten, d. h. mehr als das Dreifache des Normalen. Das ist ein wichtiger Punkt, welchen man zur Stütze einer modernen Hypothese zu verwerten pflegt. Ich komme nachher darauf zurück. In einigen neutrophilen Polynukleären findet man kleine spiralige Einschlüsse, die DOEHLE'schen Körperchen. Dieselben haben als vermeintliche Erreger des Scharlachs eine Zeitlang eine große Rolle gespielt. Über ihre Bedeutung wissen wir nichts Sicheres. Im weiteren Verlauf, etwa in der dritten Woche, steigen manchmal die basophilen Leukozyten, die Mastzellen beträchtlich an, wie ich gleich bemerken möchte.

Ich demonstriere Ihnen gleich einen andern Scharlachkranken, der schon 3 Wochen bei uns ist. Sie sehen auf der Fieberkurve, wie die Temperatur eine Woche nach Beginn ziemlich rasch zur Norm abgefallen ist; fast 2 Wochen lang blieb sie normal; dann vor 2 Tagen ist sie nochmals auf 38° gestiegen. Außer einer leichten Schwellung der Halsdrüsen läßt sich keine Ursache für das Fieber nachweisen. Mit dem Fieberabfall vor 2 Wochen blaßte das Exanthem ab, und es begann die für Scharlach so charakteristische Abschuppung. Am Rumpf, am Hals und im Gesicht stieß sich die Haut in kleinen Schuppen ab, kleienförmig, wie man es zu nennen pflegt, an den Armen und Beinen dagegen löste sie sich in großen Lamellen. Unser kleiner Patient belustigte sich damit, von den Händen ganze Hautlappen wie Handschuhfinger herunterzuziehen. Die Abschuppung ist jetzt, wie Sie sehen, fast beendet.

Was bedeutet der erneute Fieberanstieg? Wie haben wir ihn zu bewerten? Hierzu folgendes: Nachkrankheiten an den verschiedensten Organen mit oder ohne Fieber, manchmal auch Fieber ohne nachweisbaren Organbefund sind beim Scharlach ungemein häufig und lassen sich durch keine noch so sorgfältigen Vorsichtsmaßregeln verhüten; sie treten in mindestens $^1/_3$ vielleicht sogar der Hälfte aller Fälle auf und zwar stets zu einer bestimmten Zeit, etwa im Beginn der dritten Krankheitswoche, wie bei unserem Patienten hier auch.

Nach der modernsten Auffassung vom Wesen des Scharlachs sind alle Bemühungen, diese Nachkrankheiten zu verhüten, im Prinzip vergeblich. Man betrachtet nämlich heute eine zweite Periode mit verschiedenartigen Krankheitszuständen als zum Wesen des Scharlachs und zu seinem gesetzmäßigen Ablaufe Gehöriges und nennt es das „zweite Kranksein". Die Otitis, die Drüsenschwellung, die Prozesse an den Tonsillen, die Nephritis, die Myokarditis, die Gallenaffektionen, die meningealen und peritonealen Reizerscheinungen und die Fieberperioden ohne nachweisbaren Organbefund werden jetzt nicht mehr als Komplikationen, d. h. als etwas Fakultatives betrachtet, auch nicht als eine Art von Rezidiv, sondern sie sollen eine zweite Periode im biologischen Ablauf des Scharlachinfektes darstellen, die als integrierender Bestandteil dazu gehört. Diese zweite Periode kann infolge ihrer Schwere und Dauer wie ein Rezidiv imponieren; meistens tritt sie unter dem Bilde von Komplikationen an anderen Organen auf. Jedenfalls werden wir niemals, auch bei noch so leichtem Verlaufe, einen Scharlach als beendet ansehen dürfen, bevor nicht mindestens etwa 20 Tage nach dem Krankheitsbeginn vorüber sind.

Dieses eigentümliche Verhalten, das wir bei keiner anderen Krankheit in diesem Maße kennen, veranlaßt mich, gleich hier auf die Pathogenese des Scharlachs etwas näher einzugehen. Alle Bemühungen, einen spezifischen Erreger aus dem Blute, aus den Krankheitsprodukten od. dgl. zu isolieren, sind bisher gescheitert. Dagegen wird ein bakteriologischer Befund so häufig erhoben, daß er die Aufmerksamkeit immer wieder auf sich lenkt, das ist der Nachweis von Streptokokken. Man vermißt die Streptokokken, besonders in der ersten reinen Periode des Scharlachs oftmals, aber man findet sie bei allen sog. Komplikationen so gut wie regelmäßig. Es drängt sich immer wieder die Frage auf, ob nicht zwischen dem spezifischen Scharlachvirus und den Streptokokken irgendeine Beziehung besteht im Sinne eines gemeinsamen Zusammenwirkens, irgendeiner gegenseitigen Bedingtheit oder etwas Ähnlichem. Eine genauere Besprechung der hier zur Diskussion stehenden Hypothesen, ihre einzelnen Argumente und Gegenargumente würde mich zu weit führen. Ich will Ihnen in Kürze diejenige Lehre vortragen, welche (wenn auch mit gewissen Modifikationen) eine Reihe von namhaften Pädiatern in den letzten Jahren vertreten und welche Sie in den neuesten Büchern finden.

Hiernach soll der Scharlach eine Art von allergischer Reaktion darstellen, welche durch wiederholte Aufnahme von Streptokokken ausgelöst wird. Ich komme auf Anaphylaxie und Allergie im Verlaufe meiner Vorlesungen wiederholt zu sprechen und möchte hier nur Folgendes sagen: Wir stellen uns vor, daß die Aufnahme von körperfremdem Eiweiß, wozu ja auch Bakterien gehören, den Körper gewissermaßen „umstimmen" kann, in dem Sinne, daß eine nochmalige Einwirkung des gleichen Eiweißes, (respektive der gleichen Bakterien) plötzlich ganz andere und schwere Erscheinungen auslöst. Derartige Vorstellungen werden jetzt der Deutung des Scharlachs zugrunde gelegt. Der Scharlach soll eine allergische Reaktion nach wiederholter Aufnahme von Streptokokken darstellen. Zur Stütze hat man darauf hingewiesen, daß das Blut Scharlachkranker in bezug auf Plättchen, Gerinnungszeit, Komplementgehalt u. dgl. sich beim Scharlach ebenso verhält, wie es sonst bei allergischen Reaktionen der Fall ist. Auch die oben schon erwähnte Vermehrung der Eosinophilen wird in diesem Sinne verwertet. Wenn derartige vieldeutige Einzelheiten mit sonst leidlich gesicherten Tatsachen übereinstimmen, wären sie als ganz erfreuliche Stütze zu begrüßen; als alleiniger Beweis erscheinen sie aber nicht ausreichend. Was uns am Scharlach rätselhaft ist, z. B. das sog. zweite Kranksein, bleibt es auch bei der Deutung als allergische Reaktion, falls man die Lücken der Erklärung nicht durch ganz willkürliche Hilfshypothesen ausfüllt. Als Gegenargument gegen die Allergiehypothese möchte ich nur Folgendes anführen: Die Deutung des Scharlachs als allergische Reaktion, d. h. doch als etwas mehr oder weniger „Zufälliges" das vor allem durch den Zustand des menschlichen Körpers bedingt wird, führt mit unerbittlicher Folgerichtigkeit dazu, daß der Scharlach überhaupt keine spezifische kontagiöse Krankheit sei! Diese Schlußfolgerung ist von einigen begeisterten Verfechtern der Allergielehre tatsächlich gezogen worden, wenn glücklicherweise auch nicht alle gleich den Mut hatten, die letzte Konsequenz daraus in die Tat umzusetzen, nämlich Scharlachkranke nicht mehr zu isolieren. Wer das tut, wirft einer modernen bestechenden

Hypothese zu Liebe alles über Bord, was ärztliche Erfahrung und gesunder Menschenverstand seit Jahrhunderten in bezug auf die Übertragbarkeit des Scharlachs gelehrt hatten! Man konnte bisher gar nicht genug Beobachtungen berichten, in denen der Scharlach durch Gebrauchsgegenstände od. dgl., noch nach langer Zeit auf den kompliziertesten Wegen in eine früher scharlachfreie Gegend übertragen wurde. Zugegeben, daß manche dieser Berichte einer strengen Kritik nicht standhalten, so bleiben doch genug Beobachtungen, nach denen der Scharlach unzweifelhaft spezifisch übertragen wurde.

Freilich gibt es daneben Tatsachen, die der Erklärung als einfach kontagiöse Krankheit Schwierigkeiten machen. Man sieht gelegentlich nach Allgemeinschädigung der verschiedensten Art, nach Überanstrengungen, nach Verbrennungen u. dgl. einen Scharlach auftreten ohne nachweisbare Ansteckungsquelle. Der Wundscharlach nach Hautverletzungen ist seit langem bekannt. Das Auftreten bei oder nach den Menses soll relativ häufig sein. Ähnliches kommt ja auch bei anderen übertragbaren Krankheiten vor. Wir sehen z. B. immer wieder hier und da einen Menschen in völlig gesunder Umgebung und ohne sonstige nachweisbare Quelle der Infektion an Typhus erkranken. Aber beim Scharlach scheint nach Aussage erfahrener Kinderärzte der Ausbruch der Krankheit auf unspezifische Allgemeinschädigungen hin doch so häufig den Beobachter zu verblüffen, daß die landläufige Auffassung von der kontagiösen Genese als einzige doch etwas unbefriedigend ist. Um allen Beobachtungen gerecht zu werden, greifen manche, z. B. Rietschel, zu der Annahme, daß sich hinter dem, was wir „Scharlach" nennen, mehrere nicht einheitliche Zustände verbergen. Sie sagen: es gibt einen echten kontagiösen Scharlach, dessen spezifischen Erreger (vielleicht ein Protozoon?) wir noch nicht kennen. Daneben gibt es Streptokokkeninfekte (vielleicht teilweise anaphylaktischer Natur), welche dem Scharlach außerordentlich gleichen können. Was wir schlechthin als Scharlach aussprechen, ist teils echter Scharlach und teils ein scharlachähnlicher Streptokokkeninfekt. Diese Hypothese tut keiner feststehenden Tatsache Zwang an; sie führt alle Beobachtungen auf Vorstellungen und Annahmen zurück, welche uns auch sonst geläufig sind. Befunde über einen Scharlacherreger, den Cristina entdeckt haben will und über den Coronia genauere Angaben macht, wurden bisher nicht bestätigt. Nach neuesten amerikanischen Befunden soll eine bestimmte Art hämolitischer Streptokokken als Erreger anzusprechen sein. Diese Streptokokken produzieren ein auch im Reagenzglas herstellbares Toxin; mit demselben soll die Empfänglichkeit für Scharlach mit Hilfe der „Dickprobe" (vgl. Schickprobe bei Diphtherie S. 217) geprüft werden können. Man soll ferner auch aktiv immunisieren und auch ein antitoxisches Serum herstellen können.

Ich kehre zur Klinik des Scharlach zurück. Von den Komplikationen, oder moderner ausgedrückt, von den einzelnen Erscheinungsformen des „zweiten Krankseins" ist die wichtigste die Nephritis. Unbekümmert um alle prophylaktischen Maßnahmen in bezug auf Diät, Verhütung von Erkältungen usw. tritt sie in 10—20 vH aller Scharlachfälle auf, und zwar meistens in der dritten Woche nach dem Krankheitsbeginn. Es handelt sich um eine sog. Glomerulonephritis, wie wir sie bei den Nierenkrankheiten eingehend kennen gelernt haben. Sie ist nicht spezifisch für Scharlach, aber sie stellt das ausgeprägteste und häufigste Bild dieser akuten Nephritiden dar. Die Prognose ist nicht ungünstig. Selbst nach schweren urämischen Anfällen, bei deren aufregendem Anblick die Eltern verzweifeln wollen, kann sie zur völligen Heilung kommen. Auch die Albuminurien, die längere Zeit, vielleicht Monate oder mehrere Jahre zurückbleiben können, pflegen schließlich zu verschwinden oder wenigstens führen sie nur ganz ausnahmsweise zu Schrumpfnieren, wie man das früher als Regel angenommen hatte.

Bei unserem Patienten hier finden wir als Ursache des Fiebers nur eine mäßige Schwellung der Drüsen am Halse. Hoffentlich bleibt es dabei und gehen Fieber und Drüsenschwellung in einigen Tagen zurück. Es verläuft aber leider nicht immer günstig. Es kann zur Eiterung und zur Nekrose kommen; die Schwellung kann durch Übergreifen auf die retropharyngealen, ja sogar mediastinalen Drüsen ein Schling- oder sogar Atemhindernis und damit lebensgefährlich werden. Die Halsaffektionen bestehen manchmal nur in geringer gesprenkelter Rötung, sie können aber auch schwere diphtherieähnliche Membranen zeigen und sie können zu allerschwersten abzedierenden, nekrotisierenden und gangräneszierenden Bildern führen, die in fließendem Übergange zur allgemeinen Sepsis überleiten. Die Otitis media kann ebenfalls von allen nur erdenklichen Folgeerscheinungen im Warzenfortsatz, im Sinus transversus, an den Meningen, von Destruktionen der Gehörknöchelchen usw. begleitet sein. Bei allen den eben erwähnten Zuständen stellen die Streptokokken einen regelmäßigen Befund dar. Die Herzaffektionen sind meistens myokarditischer, seltener endokarditischer Natur. Im Vergleich zu den eben erwähnten sind sie weniger schwer, ebenso die Gelenkaffektionen, das sog. Scharlachrheumatoid. Auch ein sich länger hinziehendes remittierendes Fieber, Scharlachtyphoid genannt, läuft meistens günstig ab.

Die beiden verhängnisvollsten und wichtigsten Verlaufsarten werden als „toxischer" und als „septischer" Scharlach bezeichnet Toxischer Scharlach oder Scarlatina fulminans, nennt man jene Fälle, welche ohne besondere Organkomplikationen (wohl gemerkt auch ohne Streptokokkenbefund) einfach durch die Schwere der Intoxikation in ganz wenigen Tagen unrettbar zum Tode führen. Schwerste Kreislaufinsuffizienz und zerebrale Erscheinungen (Koma oder Delirien) beherrschen das Bild. Hautblutungen, livide Flecken, welche das typische Exanthem teilweise verdecken, stinkende Durchfälle, Ikterus, Nekrosen im Rachen treten auf, falls zu deren Entwicklung überhaupt Zeit bleibt. Scharf zu trennen hiervon ist der septische Scharlach. Hier sind es die durch Streptokokken verursachten Komplikationen, welche in der Mundhöhle, der Nase, den Gelenken, den Drüsen, im Perikard, man möchte fast sagen: in allen Organen, entweder unter dem Bilde der allgemeinen Sepsis oder als Pyämie schließlich fast ausnahmslos zum Tode führen.

Neben alle dem kommen noch Kombinationen des Scharlachs mit anderen Infektionskrankheiten vor, deren Wichtigste die mit Diphtherie darstellt. Die Erkennung der letzteren gegenüber den mannigfachen eben erwähnten Rachenprozessen kann natürlich manchmal übergroße Schwierigkeiten bereiten. Als sicheres Kriterium für Diphtherie (neben dem bakteriologischen Nachweise), gilt das Übergreifen des Prozesses auf den Kehlkopf. Das hat schon Brétonneau als beweisend für echte Diphtherie gegenüber allen Diphtherie-ähnlichen Scharlachkomplikationen betont. Manchmal entpuppt sich eine Rachenaffektion nachträglich als Diphtherie durch das Aufreten von Gaumensegel- und Akkommodationslähmungen; wir werden das bei der Diphtherie genauer besprechen. Von den übrigen Kombinationen beansprucht der Scharlach bei Varizellen insofern einiges Interesse, als man da die kleinen Erosionen der Windpockenbläschen als Eintrittspforte für das Scharlachvirus ansprechen möchte. Kombinationen von Scharlach mit Masern können der sicheren Erkennung außerordentliche Schwierigkeiten machen.

Die Diagnose des Scharlach ist, wie sich aus meiner Schilderung ergibt, bei einigermaßen typischem Exanthem leicht und sicher. So war es bei unseren beiden Patienten hier. Bei geringer Ausbildung oder bei ungewöhnlichem Verhalten des Exanthems kann die Erkennung geradezu unmöglich werden, besonders gegenüber gelegentlichen Ausschlägen bei Sepsis, nach Seruminjektionen, nach der Pockenimpfung, nach Medikamenten od. dgl. Auf einige differentialdiagnostische Punkte werde ich bei der Besprechung der Masern noch hinweisen. Die Entscheidung, was vorliegt, ist im Privathause öfters weniger aktuell und verantwortungsreich als im Krankenhause, wo es sich darum handelt, wo das Kind untergebracht werden soll, um seine Umgebung nicht anzustecken und um selber nicht gefährdet zu werden. Von Laboratoriumsmethoden habe ich das Verhalten des Blutbildes und die Aldehydreaktion im Harne schon erwähnt, ebenso das Rumpel-Leedesche Phänomen der Kapillarblutungen. Daß die Wassermannsche Reaktion öfters positiv ausfällt, ist theoretisch interessant, aber sie hat kaum praktisch diagnostische Bedeutuug. Auch die Doehleschen Körperchen in den Leukozyten sind für eine sichere diagnostische Entscheidung wohl nicht regelmäßig genug. Die Mikroskopie der Hautkapillaren soll die erweiterten Kapillaren in einer bestimmten alveolären Anordnung zeigen. Auch das ist wohl vorläufig mehr Gegenstand des Studiums als etwas diagnostisch Verwertbares. Viel diskutiert wird in den letzten Jahren das sog. „Auslöschphänomen". Wenn man 1 ccm Serum eines Gesunden oder eines Scharlachrekonvaleszenten einem Scharlachkranken intrakutan einspritzt, soll das Exanthem in einem etwa handtellergroßen Bezirk um die Injektionsstelle herum nach etwa einem halben Tage verschwinden. Das Serum des frisch an Scharlach erkrankten löscht dagegen das Exanthem eines anderen Scharlachkranken nicht aus. Bei beiden Methoden kommen Versager vor.

Die Prognose des Scharlachs ist stets unberechenbar und selbst unsere beiden Patienten werden wir trotz des bisher günstigen Verlaufs noch nicht als außerhalb der Gefahr betrachten dürfen. Die Literatur berichtet von Epidemien mit fast 30 vH Mortalität! Das sind natürlich Ausnahmen; aber mit 5—10 vH muß man durchschnittlich rechnen. Über zurückbleibende ernste Schädigungen an Niere, Herz, Gehör usw. fehlen zuverlässige Angaben.

Alle Versuche der spezifischen Therapie haben bisher versagt. Die Behandlung ist vorläufig noch, wie bei den meisten Infektionskrankheiten, rein symptomatisch. Im Gegensatz zu früher verzichten aber jetzt wohl die meisten Ärzte darauf, durch drastische Maßnahmen im Beginn die Krankheit zu kupieren oder bestimmten Komplikationen vorzubeugen, z. B. der Nephritis durch dauernde ausschließliche Milchdiät. Pädiater mit größerer Erfahrung haben übereinstimmend die Überzeugung gewonnen, mit alle dem mehr zu schaden als zu nützen. Strengste Bettruhe auch beim leichtesten Falle für 4—5 Wochen ist durchzuführen; die Diät wird jetzt, wie bei allen fieberhaften Krankheiten, im allgemeinen weniger streng und einförmig durchgeführt als früher. Bei allzu hohem Fieber wirken kühle Packungen günstig. Die Komplikationen der einzelnen Organe werden nach den dort geltenden Regeln behandelt. Der Scharlach gehört zu den Krankheiten mit gesetzlicher Meldefrist. Die Notwendigkeit strengster Absonderung, besonders gegenüber anderen Kindern, versteht sich von selbst; die Inkubation beträgt nur etwa 4—5 Tage.

Wenden wir uns jetzt den Masern zu. In typischen Fällen zeigen dieselben in vielen und wichtigen Punkten recht charakteristische Unterschiede gegenüber dem Scharlach. Hier ein plötzliches Einsetzen; dagegen geht den Masern ein ausgesprochenes Prodromalstadium voraus mit bellendem Husten, Niesen, starker Lichtscheu als Zeichen von Katarrhen der oberen Luftwege und der Konjunktiven. Der weiche Gaumen, die Gegend der Uvula und die Tonsillen zeigen in diesem Stadium schon eine tiefdunkle, fleckige oder zackige Rötung. Wenn der Arzt jetzt schon an die Möglichkeit der Masern denkt (und das soll man bei jedem fiebernden Kinde mit derartigen Katarrhen, das noch nicht „gemasert" ist), so sucht man nach den sog. Koplikschen Flecken. Das sind scharfumschriebene, weiße Fleckchen, (mit Kalkspritzern pflegt man sie ganz treffend zu vergleichen), welche vorzugsweise an der Wangenschleimhaut in der Höhe der oberen Molaren (seltener an der Lippenschleimhaut) sitzen. Sie sind nicht wegzukratzen, wie der Soor, dem sie sehr ähneln. Derartige Kopliksche Flecken kommen sonst eigentlich niemals vor und können deshalb als zuverlässiges Zeichen für Masern gelten. Sie wurden zuerst von Carl Gerhardt beschrieben, aber erst der Amerikaner Koplik hat ihnen die gebührende Rolle in der Diagnose der Masern zu verschaffen gewußt. Etwa 90 vH der Masernfälle zeigen Kopliksche Flecken, freilich nur im Prodromalstadium vor dem Exanthem. Zur Deutung eines sonst unklaren Ausschlages können sie deshalb leider nicht dienen. Gleichzeitig mit den Kopliks treten manchmal unscharfe, blaurote, ganz leicht erhabene Flecken im Gesicht oder auch am Körper auf, ein sog. Vorexanthem. Nach einigen Tagen sinkt das Fieber ab, um kurz darauf unter deutlicher Verschlechterung des Allgemeinzustandes rasch wieder hoch anzusteigen. Jetzt entwickelt sich das typische Masernexanthem.

In diesem Stadium sehen Sie den Knaben hier. Er ist seit 5 Tagen nicht recht munter und erkältet, wie die Mutter berichtete. Gestern begann der Ausschlag. Im Gegensatz zum Scharlach befiel er zuerst den Kopf. Die behaarte Kopfhaut, die Gegend um das Ohr und das ganze Gesicht einschließlich der Mundpartie sind ziemlich gleichmäßig befallen. Seit heute sind auch die Oberarme bedeckt. Bei weiterer typischer Ausbreitung werden nach und nach der Bauch, die Oberschenkel und dann zuletzt die Unterarme, die Hände und schließlich die Füße ergriffen. Der Ausschlag ist von dem bei Scharlach deutlich verschieden. Achten Sie bitte auf die unregelmäßig zackigen Flecken; die ganz frischen Partien sind hellrot, die älteren etwas dunkler und leicht erhaben. Manchmal werden sie auch etwas hämorrhagisch. Wenn Sie mit dem Spatel darauf drücken, verschwindet die Röte nicht, wie bei einfachen Hyperämien, sondern das aus den Gefäßen ausgetretene Blut bleibt als roter Fleck. Eine ominöse Bedeutung kommt solchen hämorrhagischen Masern übrigens nicht zu. Die Flecken konfluieren viel weniger als beim Scharlach. Hierdurch, im Verein mit dem verschiedenen Farbenton, wirkt das ganze Exanthem viel weniger einheitlich und einförmig, als das so gut wie gleichmäßige Scharlachrot. Erfahrene Krankenschwestern sagen gelegentlich, daß sie masernkranke Kinder in diesem Stadium an einem bestimmten säuerlichen Geruch erkennen. Die Drüsen sind großenteils etwas geschwollen; auch die Milz ist leicht vergrößert. Über den Lungen finden sich reichliche trockene Rasselgeräusche, die Zeichen einer ausgedehnten Bronchitis. Der Harn zeigt Diazoreaktion. Die Zählung der Blutkörperchen und die Untersuchung des gefärbten Trockenpräparates zeigt eine mäßige Leukopenie, die Eosinophilen sind vermindert; im ersten Stadium, der Inkubation, sind oft die Polynukleären und die Eosinophilen leicht vermehrt. Wenn das Exanthem voll entwickelt ist, pflegen die Kinder sich mit einem Schlage „gesund zu schlafen", wie es die Mütter öfters nennen, d. h. das Fieber fällt rasch ab und die Rekonvaleszenz wird durch einen langen, tiefen Schlaf eingeleitet. Die Fieberkurven bekommen durch das Absinken nach der Inkubation und den erneuten raschen Anstieg beim Auftreten des Exanthems eine ausgesprochen zweigipfelige Form, welche für Masern als charakteristisch gilt. 1—2 Tage nach Abfall des Fiebers blaßt der Ausschlag ab, meistens in der umgekehrten Reihenfolge seiner Entwickelung, d. h. erst an den Armen und Beinen, dann am Rumpf und zuletzt im Gesicht. Manchmal, aber nicht immer, tritt nachträglich unter starken Schweißausbrüchen eine Abschuppung auf, die aber im Gegensatz zum Scharlach niemals in Form von großen Lamellen vor sich geht und stets die Hände frei läßt. Binnen 1—2 Wochen pflegt bei günstigem Verlaufe die Bronchitis abzuklingen und die Kinder machen dann öfters den Eindruck eines völlig Gesunden, aber der meist auffallend langsame Puls in dieser Periode zeigt an, daß der Infekt noch nicht überwunden ist. Bis zum völligen Verschwinden aller katarrhalischen Erscheinungen, auch an der

Nase und an den Augen, müssen die Kinder als gefährdet angesehen und im Bett gehalten werden. So werden wir es mit diesem kleinen Patienten natürlich auch halten.

Die Gefahr der Nachkrankheiten und Komplikationen ist bei früher gesunden Kindern viel geringer als beim Scharlach. Gelegentlich kann der Katarrh der oberen Luftwege zur Verlegung des Larynx mit Anfällen von Atemnot führen; man nennt das dann einen Pseudokrupp. Auch die Konjunktivitis kann einmal diphtherieähnlich werden. In der mannigfachsten Weise können die einzelnen Symptome oder Perioden sich abnorm in die Länge ziehen. Einen besonders schweren Verlauf mit allen Zeichen von Toxämie sieht man öfters bei auffallend geringfügigem Exanthem. Der Volksmund sagt dann, die Masern haben sich „nach innen geschlagen" und sieht darin etwas Verhängnisvolles. Die Beobachtung ist richtig, aber die moderne wissenschaftliche Deutung kehrt, wie öfters, den Kausalkonnex um. Der Masernausschlag soll in seiner Anordnung und Ausbildung mit der Hautdurchblutung aufs engste zusammenhängen. Wenn nun bei besonders schwerem Infekt die Zirkulation darnieder liegt, die Haut schlecht durchblutet wird, dann bleibt der Ausschlag eben nur sehr geringfügig. Es ist das also dann die Folge der Schwere der Krankheit, nicht ihre Ursache. Aus der Bronchitis können schwere Kapillarbronchitiden und Bronchopneumonien werden, aus denen dann, wenn sie zur Heilung kommen, gelegentlich Bronchektasien entstehen. Bei manchen Epidemien treten Pneumonien mit auffallender Neigung zu Nekrosen auf. Nicht allzu selten ist eine Stomatitis aphthosa; in glücklicherweise sehr seltenen Fällen entwickeln sich hieraus tiefe Nekrosen, welche die ganze Wangenschleimhaut durchfressen, sog. Noma, eine sehr gefährliche und meist tödlich endende Komplikation.

Recht gefürchtet sind Masern ganz im allgemeinen bei Säuglingen und Kindern unter $1^1/_2$—2 Jahren. In diesem Alter nehmen die Masern, auch bei sonstiger Gesundheit, oftmals unter schweren zerebralen Symptomen einen letalen Ausgang. Die Sektion zeigt in diesen Fällen manchmal neben der Lymphdrüsenschwellung eine Schwellung der PEYERschen Plaques, so daß ein typhusähnlicher Sektionsbefund entsteht. Bei schwächlichen Kindern, auch in höherem Alter, ist das Dazutreten von anderen Infektionskrankheiten, speziell Keuchhusten und echter Diphtherie, nicht selten und kann dann bedrohlich werden. Aber besonders gefürchtet ist das Auftreten bzw. Aufflackern der Tuberkulose. Einerseits ist eine Miliartuberkulose nach Masern leider nichts Ungewöhnliches, und andererseits ist die Aktivierung einer vorher schlummernden Lungentuberkulose zu schweren fortschreitenden Prozessen ziemlich häufig. Daß während der Masern eine vorher positive PIRQUET Reaktion öfters negativ wird, spricht für einen inneren Zusammenhang zwischen Masern und Tuberkulose, vermutlich in dem Sinne, daß die immunisatorischen Vorgänge der Tuberkulose durch die Masern gestört werden.

Die letzterwähnten Punkte sind es, welche die Prognose der Masern in ihrer Gesamtheit ernstlich trüben. Die landläufige Meinung betrachtet die Masern als etwas Harmloses, den Scharlach als höchst gefährlich.

In dieser allgemeinen Fassung stimmt das nicht ganz; der Scharlach wird hierbei in seiner Gefährlichkeit überschätzt, die Masern bei weitem unterschätzt. Es ist richtig, daß der Scharlach „heimtückisch" ist, daß vorher gesunde, kräftige Kinder auch nach anfänglich leichtem normalen Verlaufe schließlich einer der oben erwähnten Komplikationen erliegen. Im Gegensatz dazu verlaufen die Masern bei vorher gesunden und kräftigen Kindern, die unter günstigen Bedingungen gepflegt werden, so gut wie ausnahmslos glatt und ohne Gefahr. Aber bei schwächlichen, rachitischen Kindern und ganz besonders bei latenter Tuberkulose ist die Prognose durchaus ernst. Eine erhebliche Zahl von Kindern gehen später an einer während der Masern angefachten Tuberkulose zugrunde, so daß die einfache Mortalitätsstatistik die wahre Gefahr der Masern nicht getreu wiedergibt. Bei richtiger Betrachtung sterben durch die Masern vielleicht mehr Kinder als durch Scharlach.

Die Diagnose ist, wie beim Scharlach, in typischen Fällen leicht. Gegenüber dem Scharlach ist zu erinnern an das Prodromalstadium mit seinen Katarrhen, an die Großfleckigkeit des Ausschlags, an die Reihenfolge des Auftretens, an seine Ausbreitung über das ganze Gesicht. Schwierigkeiten können, wie beim Scharlach, gegenüber Arznei- und Serumexanthemen auftreten, ferner gegenüber den Windpocken (eventuell auch einmal den echten Pocken) und den Röteln. Die Erkennung von Exanthemen in atypischen Fällen läßt sich aber niemals aus Büchern oder Atlanten erlernen, sondern nur durch große eigene Erfahrung.

In bezug auf die Therapie, deren mannigfache Einzelheiten Sie in der Kinderklinik genauer lernen werden, möchte ich nur auf eines hinweisen, weil es nicht allgemein genug bekannt ist, nämlich Senfmehlpackungen bei schweren Lungenerscheinungen und bei Kreislaufsschwächen im Verlaufe der sogenannten nach innen geschlagenen Masern (einige Hände voll Senfmehl oder 5—10 Tropfen Senföl in 1—2 Eßlöffel Bolus alba in ganz heißem Wasser zu Brei verrühren, hier hinein ein Tuch eintauchen und das Kind darin einwickeln). Als gutes Zeichen gilt es, wenn die Kinder in dieser Packung „krebsrot" werden, d. h. wenn eine kräftige Hauthyperämie erfolgt. Der Erfolg ist tatsächlich manchmal überraschend.

Die letzten Jahre haben uns wichtige Fortschritte gebracht in der prophylaktischen Behandlung der Masern. Untersuchungen aus der Münchner Kinderklinik (DEGKWITZ) zeigen, daß der Ausbruch der Masern verhütet werden kann, wenn einem masern-infizierten Kinde innerhalb der ersten 5—6 Tage nach der Infektion (aber nicht später!) das Serum eines Masernrekonvaleszenten eingespritzt wird. Am wirksamsten in dieser Hinsicht ist das Serum 7—10 Tage nach dem Fieberabfall; hiervon genügen bei Kindern bis zu 3 Jahren etwa 5 ccm Serum. Aus einer späteren Periode der Rekonvaleszenz müssen viel größere Mengen angewendet werden. Auch das Serum von gemaserten Erwachsenen ist in Mengen von etwa 30 ccm ganz gut wirksam. Injektionen nach Ausbruch des Exanthems sind stets unwirksam, selbst in großen Dosen. Es kommt dem Serum also keinerlei Heilkraft gegenüber der ausgebrochenen Krankheit zu, wie dem Diphterieserum. Die Immunisierung ist eine größtenteils aktive (d. h. sie regt die Schutzkräfte des Körpers an, im Gegensatz zur „passiven", welche die Krankheitsgifte neutralisiert). Diese prophylaktischen Injektionen immunisieren für eine Reihe von Monaten. Bei Säuglingen und bei schwächlichen Kindern in den ersten Lebensjahren kann mit einem derartigen Hinausschieben viel gewonnen sein. Bei älteren, sonst gesunden Kindern wird es wohl weniger in Frage kommen.

Die Übertragungsgefahr ist bei Masern insofern geringer als bei Scharlach, als die Übertragung offenbar nur durch die Kranken selber geschieht, aber nicht durch deren Gebrauchsgegenstände; auch haftet das Virus nicht lange im Krankenzimmer. Die Inkubation beträgt etwa 8—10 Tage; sie ist also etwas länger als beim Scharlach, wo sie nur 4—5 Tage beträgt.

Ich möchte gleich kurz anschließen, was von den exanthematischen Krankheiten sonst noch Wichtigkeit beansprucht. Seit langem anerkannt als selbständige Krankheit sind die Röteln. Sie verlaufen stets völlig harmlos: etwas Temperatursteigerung, ein geringer Ausschlag und Drüsenschwellung; in etwa 2—3 Tagen ist alles abgetan. Komplikationen und Nachkrankheiten gibt es eigentlich gar nicht. Die Bedeutung der Röteln besteht vor allem in ihrer Unterscheidung gegenüber den Masern und dem Scharlach. Ich begnüge mich deshalb mit der Betonung der differentialdiagnostisch wichtigen Punkte.

Der Ausschlag setzt mit der Temperaturerhöhung zusammen ein. Er gleicht meist den Masern; aber die Flecken sind von sehr wechselnder Größe, weniger gezackt, nicht konfluierend, ihre Farbe mehr rosarot. Die Reihenfolge der Ausbreitung ist wie bei den Masern, d. h. vom Kopfe nach unten absteigend; aber der Ablauf ist viel rascher, so daß das Gesicht manchmal schon frei ist, wenn die Beine erst befallen werden. Als wichtigstes Erkennungsmerkmal gilt eine starke Schwellung aller Lymphdrüsen, besonders an den seitlichen Halsmuskeln und am Nacken. Im Blute sind die Lymphozyten und die Plasmazellen erheblich vermehrt. Die Schleimhautkatarrhe sind geringer als bei den Masern. Mit Hilfe dieser Merkmale gelingt es wohl stets, ganze Rötelnepidemien als solche zu erkennen. Aber einzelne Fälle werden oft unsicher bleiben. Eine strenge Prophylaxe ist, wenn es sich sicher um Röteln handelt, kaum erforderlich; sie wäre auch schwierig durchzuführen, da die Inkubation bis 3 Wochen betragen kann.

Jeder erfahrene Arzt wird sich eingestehen, daß er nicht allzu selten akute Exantheme bei Kindern sieht, die er nur mit einigem Zögern, wohl oder übel, in das übliche Schema: Scharlach oder Masern oder Röteln einzwängt. Es ist sehr wahrscheinlich, daß dieser Gruppe noch andere selbständige Krankheitseinheiten angehören, welche wir aber noch nicht abzugrenzen vermögen. An diesbezüglichen Versuchen hat es nicht gefehlt. So hat der Russe NIL FILATOW und der Engländer DUKES Fälle beschrieben, welche als „vierte Krankheit" bezeichnet worden sind. Der Verlauf ist harmlos wie bei den Röteln, aber der Ausschlag soll mehr dem Scharlach gleichen. Die anfänglich lebhaften

Diskussionen über die Daseinsberechtigung dieser selbständigen vierten Krankheit sind in den letzten Jahren ziemlich verstummt. Es scheinen keine sicheren Epidemien beobachtet worden zu sein. Einzelne Fälle sind natürlich von einem leichtesten Scharlach oder von Röteln niemals sicher abzugrenzen.

Dagegen scheint eine „fünfte Krankheit" durch eine Reihe von Beobachtungen, die in den letzten Jahrzehnten in Österreich, in der Schweiz und in Deutschland erhoben wurden, sich allmählich mit genügender Schärfe herauszuschälen. Der jetzt meist gebrauchte Name für diese Krankheit ist „Erythema infectiosum". Ohne Prodrome und ohne nennenswertes Fieber entwickelt sich im Gesicht ein Ausschlag, der anfangs nur wie die Röte einer vorübergehenden Erregung aussieht. Allmählich wird die Röte an der Nase intensiver und breitet sich von hier schmetterlingsförmig aus, so daß das Bild einem Erysipel gleichen kann. Freilich setzt der Ausschlag sich bei genauerem Zusehen aus kleinsten Fleckchen zusammen, in schweren Fällen nimmt er einen zyanotischen Ton an. Vom Gesicht breitet sich der Ausschlag auf die Extremitäten aus, besonders auf die Streckseiten der Oberarme und Oberschenkel, erst zuletzt auf den Rumpf. Hier gewinnt das Exanthem ein sehr charakteristisches Gepräge. Es bilden sich allmählich landkartenartige Figuren durch umschriebenes Verblassen des Exanthems an gewissen Stellen und Fortschreiten in deren Umgebung. Nach einigen Tagen verschwindet das Exanthem, um aber meistens in genau der gleichen Weise noch einmal aufzuschießen. Der ganze Verlauf zieht sich dadurch 1 — 2 Wochen hin. Das Blutbild zeigt nach anfänglicher Leukopenie mit sehr starker Lymphozytose später eine Leukozytose mit Vermehrung der Eosinophilen. Der Verlauf ist stets günstig. Ein starkes Brennen und Jucken in der Entwicklung des Exanthems erfordert öfter eine spezielle diesbezügliche Behandlung. Die beiden letzten Jahrzehnte haben von verschiedenen Seiten Berichte über selbst beobachtete derartige Epidemien gebracht, welche in allen wesentlichen Punkten gut übereinstimmen. Es scheint auch festzustehen, daß das Durchmachen dieser Krankheit gegen Scharlach, Masern und Röteln nicht schützt; es darf also jetzt das „Erythema infectiosum" wohl als selbständige Krankheit betrachtet werden.

Zum Schluß der heutigen Vorlesung ist noch eine Besprechung der Windpocken, Varizellen und ihrer Stellung zu den echten Pocken, den Variola erforderlich. Der Streit zwischen den Unitariern (die Windpocken sind eine leichte Form der echten Pocken) und den Dualisten (beide Krankheiten sind wesensverschieden und haben nur äußerliche Ähnlichkeit) hat seit dem 16. Jahrhundert hin und her gewogt. In den letzten Jahrzehnten war die dualistische Auffassung von der ätiologischen Selbständigkeit beider Krankheiten die allgemein herrschende. Aber dann wurden in den letzten Jahren einige kleine Epidemien beobachtet (z. B. in der Schweiz in den Jahren 1922—1924), in denen alle bisher gültigen Kriterien, alle neuen Angaben über beweisende Blutbilder und ähnliches, sogar die GUARNIERIsche Reaktion (siehe später) versagte. Man hat sich daraufhin vorgestellt, gewissermaßen ein Neu-Unitarismus, daß das Virus der Windpocken, der echten Pocken und der Kuhpocken zwar nicht ganz einheitlich sei; aber es sei doch aus einem gemeinsamen Stamm hervorgegangen und habe sich dann zu verwandten, aber doch etwas verschiedenen Rassen mit selbständigen Immunitäten entwickelt, also ähnlich wie das Verhalten des „Virus fixum" zur Lyssa angenommen wird. Ich möchte glauben, daß sich der vorurteilslosen ärztlichen Betrachtung gerne die Vorstellung aufdrängt, daß Pocken und Windpocken nicht wesensverschieden sind, sondern tatsächlich miteinander eng verwandt.

Nach der vorläufig noch üblichen dualistischen Auffassung stellen die Varizellen eine eigene, ganz selbständige Krankheit dar. Sie verlaufen meist ganz harmlos und infolge der großen Empfänglichkeit, die dafür ganz allgemein besteht, müssen sie fast alle Menschen in ihrem ersten Dezennium durchmachen, dann bleiben sie dauernd immun (KARL GERHARDT senior hat bei einem Patienten 3 mal Varizellen festgestellt, das ist wohl ein einziger Fall!). Nach einer Inkubation von 2—4 Wochen, ohne Prodrome (ganz selten ein kurzes diffuses Erythem ein sog. Rash) schießen am ganzen Körper, auch am Munde regellos linsengrosse rosa Knötchen auf, die sich bald in wasserhelle Bläschen umwandeln. Nach 2—3 Tagen trübt sich der Inhalt der Bläschen, dann bildet sich eine mißfarbene Borke, und nach etwa einer Woche fallen die Borken ab, ohne eine Narbe zu hinterlassen. Die Bläschen schießen in Schüben auf und machen dementsprechend ihre Entwicklung nacheinander durch. Man sieht also die einzelnen Stadien: Flecken oder Bläschen oder Borken zu gleicher Zeit nebeneinander. Dieser Punkt ist gegenüber den echten Pocken, bei denen alle Effloreszenzen gleichzeitig kommen und stets der gleichen Periode angehören, von größter diagnostischer Wichtigkeit, so daß ich gleich mit allem Nachdruck darauf hinweise. Noch ein zweiter, diagnostisch wichtiger Punkt: Bei den Varizellen steigt ohne Prodrome die Temperatur zusammen mit dem ersten Auftreten der Bläschen an, wenn auch nicht hoch. Bei der Variola pflegt die Temperatur nach einem hochfieberhaften Prodromalstadium mit schwerer Beeinträchtigung des Allgemeinbefindens (Kreuzschmerzen), mit dem Aufschießen der Bläschen zunächst wieder abzusinken. (Auf den weiteren Verlauf der Variola gehe ich nicht weiter ein: Das Fieber steigt kurz darauf wieder an, nämlich wenn der Inhalt der Bläschen vereitert. Später trocknen die Pusteln ein, die Borken fallen ab, aber es bleiben die häßlichen Pockennarben, wie sie Sie alle gelegentlich wohl einmal gesehen haben. Bei den Windpocken fallen die Borken, wie erwähnt, ab, ohne Spuren zu hinterlassen. Aber durch die wiederholten Schübe neuer Bläschen kann sich die Krankheit doch einige Wochen hinziehen, freilich fast immer harmlos. Nur in sehr seltenen Fällen nehmen die Varizellen durch schwere Vereiterungen der Bläschen oder gar durch davon ausgehende Gangrän einen ungünstigen Ausgang. Hämorrhagien der Bläschen kündigen manchmal einen schweren Zustand an. Eine Nephritis, übrigens auch eine ziemlich seltene Komplikation, heilt fast stets glatt aus. Daß neuerdings ein engster ätiologischer Zusammenhang zwischen den Varizellen und dem Herpes zoster angenommen wird, will ich nur kurz anführen.)

Wenn die Unterscheidung gegenüber den echten Pocken einmal Schwierigkeiten macht, soll der Nachweis von Guarnierischen Körperchen für echte Pocken beweisend sein; das sind kleine ovale Einschlüsse, welche in den Epithelzellen der Pusteln neben dem Kern liegen. Ihr Nachweis gelingt am besten, wenn man Pustelinhalt auf die Kornea eines Kaninchens impft. Dann zeigt die Kornea nach 24—48 Stunden Trübungen, in welchen die Guarnierischen Körperchen nachweisbar sind.

Die Variola haben für uns hier glücklicherweise nur ganz selten einmal ein aktuelles Interesse, wenn hier und da einmal aus einem der Länder ohne Impfzwang ein Pockenfall eingeschleppt wird und hier dann zu einer kleinen Epidemie von meist leichten Fällen führt. Dies verdanken wir der gesetzlichen Durchführung der Pockenimpfung. Hierüber nur folgendes: Seit sehr langem ist bekannt, daß einmaliges Überstehen der Pocken zu dauernder Immunität führt. Schon vor Jahrhunderten hat es in China und Vorderasien, wo die Pocken dauernd wüteten, nicht an Versuchen gefehlt, eine leichte Pockeninfektion künstlich zu übertragen, um dadurch vor einer spontanen, schweren zu schützen (Variolation). Aber die Unmöglichkeit, die Übertragung ohne Gefahr vorzunehmen, verhinderte ihre allgemeine Verbreitung. Später beobachtete man folgendes: Kühe können von pockenkranken Menschen beim Melken infiziert werden. Wenn sich nun Menschen wiederum mit diesen Kuhpocken anstecken, dann führen solche ganz gesetzmäßig zu harmlos verlaufenden Pockenpusteln, welche dann eine sichere Immunität für lange Jahre (nicht dauernd) garantieren. Die Tatsache hat Edward Jenner in Schottland gegen Ende des 18. Jahrhunderts genau studiert, wissenschaftlich geprüft und gilt deshalb als der Vater der Vakzination (d. h. Pockenschutzimpfung mit durch Tierpassage abgeschwächtem Pockenvirus). Alle Einzelheiten über Theorie und Technik der Pockenimpfung, sowie über den klinischen Verlauf der Variola überlasse ich den Spezialvorlesungen über diesen Gegenstand.

13. Vorlesung.

Infektionskrankheiten IV.

Diphtherie und Angina.

M. H.! Wollen Sie bitte diese beiden Patienten nebeneinander betrachten. Wir werden bei beiden einen sehr ähnlichen Befund feststellen und werden ähnliche Klagen hören. Dabei liegen zwei verschiedene Krankheiten vor, welche prognostisch anders zu bewerten sind, und die auch eine verschiedene Therapie erfordern.

Der erste Kranke hier, ein junger kräftiger Mann, ist vor 2 Tagen plötzlich krank geworden. Er bekam heftige Kopfschmerzen, Frösteln, und nach einer schlechten Nacht verspürte er am anderen Morgen beim Schlucken Schmerzen im Halse. Die Halsschmerzen nahmen dann zu und machen jetzt jede Nahrungsaufnahme fast unmöglich. Die Temperatur betrug schon am ersten Abend fast 40° und hat sich bis heute in gleicher Höhe gehalten. Der Puls beträgt über 100. Der Allgemeinzustand ist schlecht; der Kranke ist offenbar sehr matt.

Wenn wir gleich erst den zweiten Kranken hier, einen kräftigen Knaben von etwa 10 Jahren ausfragen, so erfahren wir ganz Ähnliches. Er klagt ebenfalls seit zwei Tagen über Schluckbeschwerden; aber es hat bei ihm nicht so plötzlich angefangen wie im ersten Fall. Der Knabe war schon einige Tage vorher nicht recht wohl, so daß er der Schule fernbleiben mußte. Das Fieber war anfangs geringer und stieg erst allmählich auf seine jetzige Höhe von 39°; der Puls ist sehr frequent, etwa 100. Der Allgemeinzustand erscheint, wie bei dem anderen Kranken, nicht gut; der Knabe ist blaß, atmet rasch und etwas mühsam.

Wir werden bei dieser Anamnese natürlich sofort den Hals untersuchen. In der Beschaffenheit der Rachenorgane sind die Grenzen zwischen Normalem und Pathologischem, wie überall, keine scharfen. Aber wenn Sie jedem Kranken in den Hals sehen und nach allen diesbezüglichen Beschwerden fragen, dann werden Sie bald ein Urteil darüber gewinnen, was pathologische Bedeutung hat. Ein leichter Katarrh der hinteren Rachenwand mit mäßiger Wulstung derselben ist kaum von Wichtigkeit; auch etwas große und zerklüftete Tonsillen haben bei einem akut Kranken keine große Bedeutung und brauchen nur belanglose Reste von früheren Halsaffektionen darzustellen. Bei länger dauerndem Fieber können solche Tonsillen als Sitz des Infektionsherdes oder wenigstens als deren Eintrittpforte in Frage kommen. In Fällen wie hier interessiere vor allem akute Veränderungen wie Schwellungen mit starker Rötung und Beläge. Daneben achtet man natürlich auch auf die Wangenschleimhaut und das Zahnfleisch, ferner auf die Beweglichkeit des weichen Gaumens, ebenso auf Narben und Perforationen (letztere besonders am harten Gaumen).

Bei dem ersten Kranken, dem jungen Manne, der ganz plötzlich erkrankt war, sind beide Tonsillen stark gerötet und erheblich vergrößert; sie ragen beiderseits hinter dem vorderen Gaumenbogen weit hervor und reichen in der Mitte beinahe bis an die Uvula. Auf beiden Tonsillen sehen Sie eine Anzahl von weißgrauen Flecken, stecknadelkopfbis kirschsteingroß. Die Gaumenbögen selber ebenso wie die Uvula sind nicht wesentlich verändert, jedenfalls sind sie gänzlich frei von Belägen. Die Drüsen unter dem Kiefer, nach denen man bei jeder Halsaffektion fühlen muß, sind vergrößert und etwas schmerzhaft. Sonst ergibt die körperliche Untersuchung nichts. Auf der Haut ist kein Exanthem. Der Scharlach fängt bekanntlich oftmals mit einer Halsaffektion an; daran muß man denken. Der Urin ist hochgestellt und enthält etwas Albumen.

Bei dem zweiten Patienten, dem Knaben, sehen Sie viel ausgedehntere Veränderungen. Außer den Tonsillen ist der vordere und hintere Gaumenbogen stark geschwollen, links noch etwas mehr als rechts, so daß beide mit der ebenfalls geschwollenen Uvula fast eine abschließende Wand bilden. Dann sehen Sie überall dicke grauweiße Membranen; sie sitzen auf den Tonsillen, auf den Gaumenbögen, und umkleiden auch noch die Basis der Uvula. Die Drüsen sind stark geschwollen und schmerzhaft, das Gewebe darum ist infiltriert. Das Öffnen des Mundes macht dem Knaben wegen dieser Schwellungen auch lebhafte Schmerzen.

Sie können die Diagnose in diesem Falle so gut wie sicher stellen; es handelt sich um eine Diphtherie, im ersten Falle liegt wahrscheinlich eine Angina lacunaris vor. Ganz sicher läßt es sich aus dem Aspektus nicht sagen. Wir wollen diese beiden Krankheiten jetzt näher kennen lernen.

Beide, die Angina und die Diphtherie, sind Infektionskrankheiten, die sich zunächst im Halse lokalisieren und dort zu entzündlichen Ausschwitzungen führen. Bei der Angina bleiben diese Ausschwitzungen für gewöhnlich als einzelne umschriebene Pfröpfe, die aus den Lakunen hervorragen, auf die Tonsillen beschränkt; Gaumenbögen und Uvula sind wenig oder gar nicht affiziert. Einige andere Formen der Angina mit ähnlichem Befunde werden wir nachher kennen lernen. Bei solchen Anginen geht das Fieber meistens in wenigen Tagen herunter, der Prozeß im Halse bildet sich zurück und der Kranke ist rasch wieder gesund. Die Anginen gelten schlechtweg als harmlose Affektionen trotz der alarmierenden Symptome im Beginne. Freilich sind sie nicht immer ganz harmlos; die Infektionserreger bzw. deren Toxine können auch zu einer Nephritis, einer Endokarditis, einer Polyarthritis, zu einer allgemeinen Sepsis, nach manchen auch zu einer Perityphlitis führen. Aber das alles sind seltene Vorkommnisse; meist geht es gut ab, wie es sicherlich jeder von uns schon einmal am eigenen Leibe erfahren hat.

Bei der Diphtherie, welche vorzugsweise Kinder im Alter von 2—10 Jahren befällt, ist der lokale Prozeß im Halse meist ausgedehnter, so wie Sie es in diesem Falle auch sehen. Zusammenhängende Membranen bedecken die Tonsillen, oft auch noch die Gaumenbögen und die Uvula. Sehr häufig bleibt es aber dabei nicht stehen. Die diphtherische Erkrankung kann sich nach oben ausdehnen und zu einer Nasendiphtherie führen; diese besteht weniger in einer Bildung richtiger Membranen als mehr in blutig eitriger Sekretion. Um Mund und Nase herum kann sich eine Hautdiphtherie entwickeln. (Neuerdings wird übrigens darauf hingewiesen, daß Diphtheriebazillen auch alle möglichen chirurgischen Wunden infizieren und zur Ursache verzögerter Heilungen werden können; doch sind diese Verhältnisse noch nicht genügend studiert.) Am wichtigsten ist es, wenn der Prozeß sich nach unten in den Kehlkopf oder gar bis in die Bronchien hinein ausdehnt. Abgesehen von Lokalisation und Ausdehnung besteht aber bei jeder diphtherischen Affektion, mag sie sitzen wo sie will, die Gefahr einer schweren Intoxikation, deren einzelne Symptome wir nachher besprechen werden. Das Charakteristische der Diphtherie beruht auf dieser spezifischen Intoxikation und hierin müssen wir das wichtigste Kriterium der Krankheit sehen. Auf Grund dieser spezifischen Toxizität beanspruchen die diphtherischen Erkrankungen eine vollkommene Sonderstellung neben allen ähnlichen.

Die Trennung von analogen, aber gutartigeren Affektionen und die Zusammenfassung der einzelnen Diphtherieformen trotz ihrer verschiedenen Lokalisationen zu einer einheitlichen Krankheit stammt von dem Amerikaner BARD aus dem 18. Jahrhundert. Napoleon stellte eine Preisaufgabe über die Diphtherie, als die Königin Hortense und ihr Sohn daran erkrankten. BRETONNEAU hat auf Grund von großen Epidemien in den 30er Jahren des vorigen Jahrhunderts und dann sein Schüler TROUSSEAU später das klinische Bild der Diphtherie weiter ausgebaut. Sie betrachteten als Charakteristikum derselben die Bildung zusammenhängender Membranen und haben dieser Auffassung in dem Namen „Diphtherie" von διφθέρα, die Membran, Ausdruck gegeben. Diese Vorstellung der französischen Autoren, welche die Diagnose der Diphtherie am Krankenbett leicht und sicher ermöglichen würde, hat sich nicht aufrecht halten lassen. Eine präzise anatomische Charakterisierung gelingt auch heute nicht. Was hier ferner verwirrend wirkt, ist die verschiedene Nomenklatur, deren sich der Kliniker und der Anatom bedient. Beide reden von Diphtherie und Krupp, aber sie meinen damit ganz verschiedene Dinge. Die „Diphtherie" des Anatomen bedeutet die Bildung eines fibrinösen Exsudates, das mit der Unterlage fest verlötet ist; beim „Krupp" des Anatomen sitzen die sonst gleichen Membranen nur locker auf. „Diphtherie" beim Kliniker ist alles, was durch den Diphtheriebazillus verursacht wird und das kann außerordentlich verschieden aussehen. (Man hat die „Diphtherie" des Anatomen im Gegensatz zu der des Klinikers auch „Diphtheritis" genannt.) Der Kliniker spricht von „Krupp", wenn der Kehlkopf durch Membranen verengt ist, was sich klinisch durch Stenoseerscheinungen und tonlosen Husten zu erkennen gibt. Daneben gibt es beim Kliniker noch einen Pseudokrupp. Hier entsteht der gleiche tonlose Husten und die freilich leichteren und kürzeren Stenoseerscheinungen auf dem Boden einer Laryngitis durch Schwellung, Schleimbildung usw., ohne Membranen. In typischen Fällen tritt die klinische Diphtherie im Rachen unter dem anatomischen Bilde der Diphtherie, im Kehlkopf unter dem des Krupps auf.

Erst die Entdeckung des Diphtheriebazillus durch LÖFFLER schuf die Möglichkeit, am Krankenbett in jedem Falle zu entscheiden, ob eine Diphtherie mit ihren Gefahren in bezug auf Kehlkopfstenose, auf Herzaffektionen und auf Lähmungen vorliegt oder eine meistens nur harmlose Angina. Sie werden in den bakteriologischen Kursen lernen, wie man aus den verdächtigen Membranen die Diphtheriebazillen auf Blutagar züchtet, durch einfache Färbemethoden charakterisiert und sie von den ähnlichen „Pseudodiphtheriebazillen" unterscheidet. Alle die Diskussionen über das Verhältnis zwischen morphologischem Substrat und spezifischem Erreger, wie wir sie beim Typhus und der Tuberkulose durchgesprochen haben, fallen hier praktisch weg. Die spezifische Toxizität charakterisiert die Diphtherie, nicht eine einheitliche anatomische Veränderung.

Der Diphtheriebazillus wirkt nicht durch seine Ausbreitung im Körper, sondern durch seine Toxinbildung. Er produziert die Toxine in großen Mengen, sobald er einen günstigen Nährboden findet, und gibt sie an seine Umgebung ab. So gelang es ROUX und YERSIN, das Toxin aus der Nährbouillon von Diphtheriekulturen zu gewinnen und dann mit der bazillenfreien Lösung im Tierexperiment Membranen und andere Organveränderungen zu erzeugen. Alles, was wir an Diphtheriekranken sehen, ist der Effekt der spezifischen Toxine. Die Toxämie, nicht die Bakteriämie (siehe S. 165), bedingt das Charakteristische der diphtherischen Erkrankung.

Über den klinischen Verlauf der Diphtherie folgendes: Es gibt

14*

leichtere Fälle, besonders bei Erwachsenen, die wir nur auf Grund eines positiven Bazillenbefundes als Diphtherie erkennen. Sie stellen eine harmlose und kurzdauernde Affektion dar. Die Berechtigung, ja die Verpflichtung, solche Fälle der Diphtherie zuzuzählen, ergibt sich eben daraus, daß wir mit den Gefahren der Diphtherie rechnen müssen, sobald wir die Affektion als Folge des Diphtheriebazillus erkannt haben. Von solchen leichten Fällen geht es in fließendem Übergange zu den schweren und schwersten Fällen der malignen Diphtherie über, der sog. Diphtheria gravissima s. fulminans, welche in wenigen Tagen unrettbar zum Tode führt.

Die Ausbreitung des diphtherischen Prozesses nach unten, welche auch bei mittelschweren Fällen vorkommt, führt zum Krupp und damit zu den gefürchteten, manchmal tödlich endenden Kehlkopfstenosen. Je jugendlicher das Kind, je enger die räumlichen Verhältnisse im Larynx, um so leichter kann es zu Erstickung kommen. Die rechtzeitige Erkennung dieser Gefahr ist wichtig. Die Kehlkopfstenose erschwert den Luftzutritt in die Lungen und damit deren Ausdehnung. Infolge davon wird der Thorax an seinen nachgiebigsten Stellen während der Inspiration eingezogen. Das geschieht im Epigastrium, an den seitlichen Thoraxpartien sowie im Jugulum und in den Schlüsselbeingruben. Aus solchen Einziehungen, von denen die oben am Thorax besonders beweiskräftig sind, schließen wir auf die Verlegung des Kehlkopfes im Verlaufe einer Diphtherie. Diagnostische Zweifel werden eigentlich nur auftauchen, wenn es sich um einen primären und selbständigen Kehlkopfkrupp handelt und die Halsorgane frei geblieben sind. Hier kann die Unterscheidung vom Pseudokrupp in Frage kommen.

Unter dem Pseudokrupp versteht man, wie oben schon erwähnt, kurz dauernde Zustände von inspiratorischer Atemnot, wie sie während einer schwereren akuten Laryngitis (z. B. im Verlaufe von Masern) bei Kindern vorkommen können. Infolge der engen räumlichen Verhältnisse des kindlichen Kehlkopfes kann durch Schleimhautschwellung und Sekret die Passage vorübergehend behindert sein. Man wird solche stets rasch abklingenden Anfälle vom echten Krupp daran unterscheiden können, daß sie immer ganz plötzlich und meistens nachts kommen; unmittelbar vorher war die Atmung noch ganz frei. Bei einer Verlegung durch diphtherische Membranen kommt das kaum vor. Diese obturieren langsam zunehmend. Auch wird Stimme und Husten bei einer Laryngitis meistens nicht so tonlos sein, wie es bei der Larynxdiphtherie ausnahmslos der Fall ist. Wenn das Kind mit Ton hustet oder gar spricht, so liegt sicher kein echter Krupp vor. Tracheotomie bzw. Intubation wird hierbei niemals nötig werden. Spastische Kontraktionen der Stimmbänder können bei einer nur mäßigen Verlegung zu vorübergehenden stärkeren Stenoseerscheinungen führen und damit den Zustand ernster erscheinen lassen als er tatsächlich ist. (Vom Laryngospasmus bei der Spasmophilie werden Sie in der Kinderklinik hören.) Von sonstigen Ursachen für rasch auftretende Kehlkopfstenosen mit inspiratorischen Thoraxeinziehungen wäre noch das Larynxödem zu nennen. Ein solches kommt einerseits bei Nephritiden vor (übrigens

nur selten), andererseits kann es alle akuten eitrigen Prozesse im oder
am Larynx begleiten. Einatmung reizender Dämpfe kann wohl auch
einmal zu einem ähnlichen Bilde führen. Über die Behandlung aller
dieser Zustände nachher.

Von den toxischen Organschädigungen ist die relativ harmloseste
die der Nieren. Geringe Grade von Albuminurie sind häufig; selbst
einige Zylinder mögen dabei vorkommen. Ödeme treten im allgemeinen
nicht auf; Urämie ist nur sehr selten. Die Prognose dieser Nierenaffektionen ist für gewöhnlich gut.

Ernster können die diphtherischen Lähmungen werden. Sie befallen vor allem einzelne Hirnnerven. Ihre Prädilektionsstelle ist der
weiche Gaumen und die Augenmuskeln, speziell der Akkomodations-
muskel. Sie treten meistens mehrere Tage nach Abstoßung der Membranen auf. Auch bei den leichten und leichtesten Fällen ist man
nicht sicher vor ihnen; ja es kommt vor, daß eine Halsaffektion, welche
eine harmlose Angina zu sein schien, sich erst durch eine nachfolgende
Lähmung später als Diphtherie herausstellt. Die Gaumensegellähmung
verrät sich durch näselnde Stimme und durch Schluckbeschwerden,
die Akkommodationslähmung durch das Unvermögen, in der Nähe zu
sehen. Von den Okulomotoriusästen wird neben dem Akkommodations-
muskel am ehesten noch der Ast zum Levator palpebrae befallen (Ptosis).
Die übrigen peripheren Nerven sind seltener affiziert. An den Beinen
treten sensible Störungen in Form von Parästhesien, manchmal auch
Ataxie und nur in seltenen Fällen motorische Lähmungen mit auf-
gehobenen Patellarreflexen auf. An den Armen wird von motorischen
Störungen das Ulnarisgebiet bevorzugt.

Alle diese Lähmungen bringen keine direkte Lebensgefahr mit sich
und pflegen nach einigen Wochen, spätestens Monaten zu heilen; nur
die Gaumensegellähmung kann dadurch, daß Speisen in die Luftröhre
geraten, zu gefährlichen Schluckpneumonien führen. Direkt lebensgefährlich sind die Lähmungen der Stimmbandöffner (M. cricothyreoi-
deus posticus) und vor allem Lähmungen des Zwerchfells und der
Interkostalmuskeln.

Sehr ernst und leider nicht selten sind Herzkomplikationen.
Sie bestehen im Auftreten einer Herzinsuffizienz, für welche wir in
vielen Fällen kein sicheres anatomisches Substrat namhaft machen
können. Wir müssen die Herzinsuffizienz einfach als Ausdruck einer
toxischen Myokardschädigung ansehen (Notabene: die Anhänger der
neurogenen Lehre können versucht sein, eine Lähmung des peripheren
Herznervenapparates anzuschuldigen, analog den anderen peripheren
Lähmungen).

Am Krankenbett verrät sich diese Herzinsuffizienz durch eine oft
ganz plötzlich auftretende auffallende Blässe. Der Puls wird klein und
beschleunigt, durch Überleitungsstörungen kann er auch einmal abnorm langsam und unregelmäßig werden. Die Kinder geraten bei Fortschreiten des Prozesses in einen Zustand höchster Schwäche; sie fallen
kraftlos um, wenn man sie im Bett aufzusetzen versucht. Als ein besonders böses Zeichen gilt Erbrechen. Herzdilatationen, Geräusche oder

Galopprhythmus können auftreten. Doch kann die Untersuchung des Herzens, wie bei jeder Herzinsuffizienz, auch ein absolut negatives Resultat ergeben. Derartigen Herzinsuffizienzen, wenn sie auf der Höhe der Erkrankung auftreten, stehen wir oft vollkommen machtlos gegenüber, während sich ähnlichen Vorkommnissen in der Rekonvaleszenz durch genügend lange Bettruhe wohl meist vorbeugen läßt. Die Prognose ist stets recht fraglich. Diese akuten Herzlähmungen stellen die häufigste Todesursache bei der Diphtherie dar. Sie raffen blühende Kinder in wenigen Tagen dahin. Daher kommt es, daß der Pathologe so häufig kräftige und gut genährte Kinder gerade als Opfer der Diphtherie auf dem Sektionstische sieht im Gegensatz z. B. zu den Masern, wo die Kinder an Bronchopneumonie od. dgl. nach längerem Siechtum durch Entkräftung zugrunde gehen.

Von Lungenkomplikationen kommen Bronchopneumonien vor, die manchmal den Diphtheriebazillus allein ohne weitere Mischinfektion zum Erreger haben. Die Herde sind in solchen Fällen auffallend scharf begrenzt und von besonderem Blut- und Fibrinreichtum. Häufiger sind gewöhnliche Bronchopneumonien durch Mischinfektion.

Die schweren, tödlich endenden Fälle beruhen keineswegs immer auf einer Mischinfektion mit Streptokokken, wie man früher angenommen und aus dieser Meinung heraus als „septische Diphtherie" bezeichnet hatte. Alle Vorkommnisse der malignen Diphtherie, die ausgebreitetsten Prozesse im Halse, die Nasenaffektionen, die Hautblutungen usw. können der Ausdruck einer reinen unkomplizierten Diphtherieintoxikation sein. (Die Scharlachdiphtherie habe ich in der vorigen Vorlesung erwähnt.)

Bei diesem Knaben hier hat die Untersuchung der Membranen die Anwesenheit von Diphteriebazillen ergeben. Wir haben mit der Seruminjektion aber nicht auf das Resultat der Untersuchung gewartet sondern sofort gespritzt. Davon später.

Bei dem andern Kranken, von dem wir ebenfalls eine Kultur vom Rachenabstrich angelegt haben, sind keine Diphtheriebazillen gewachsen; damit haben wir das Recht von einer „Angina" zu reden.

Die Ätiologie dieser Anginen ist in bakteriologischer Hinsicht keine einheitliche. Man findet manchmal Streptokokken, manchmal Staphylokokken und manchmal Pneumokokken in den Belägen oder im Rachenschleim. Man pflegt verschiedene Formen der Angina zu unterscheiden, eine katarrhalische, eine follikuläre und eine lakunäre. Bei der katarrhalischen sind die Tonsillen vergrößert aber keine Beläge darauf. Bei der follikulären sieht man auf den Tonsillen die geschwollenen Follikel als weiße, scharf umschriebene, stecknadelkopfgroße Punkte durchschimmern. Bei der lakunären drängen sich weiße Pfröpfe verschiedener Größe, aus Eiterzellen bestehend, aus den Lakunen heraus. Durch Konfluieren dieser Pfröpfe kann eine zusammenhängende Membran vorgetäuscht werden. Deshalb sind es vor allem diese lakunären Anginen, welche differentialdiagnostisch Schwierigkeiten machen, wenn man das Unterscheidungsmerkmal zwischen Angina und Diphtherie in dem Auftreten von Membranen sucht. Daß dieses Kriterium nicht streng aufrecht zu erhalten ist, habe ich schon erwähnt. Im allgemeinen sind

die katarrhalischen Formen leichter als die follikulären und lakunären;
aber ein durchgreifender Unterschied besteht nicht. Man sieht auch
bei ganz geringem Halsbefund die schwersten Allgemeinerscheinungen.

Eine andere Form der Angina oder, wenn man so will, eine Komplikation derselben stellt der Tonsillarabszeß dar. Es entwickelt sich
hier, meist einseitig, eine starke diffuse Schwellung im submukösen Bindegewebe der Tonsillen oder ihrer Umgebung, welche die Tonsillen samt
den Gaumenbögen mächtig vorwölbt. Das Fieber pflegt hoch zu sein,
die subjektiven Beschwerden manchmal sehr groß. Der Ausgang ist
meistens ein günstiger, indem der Eiter spontan durchzubrechen pflegt;
darüber später bei der Therapie noch einiges.

Von besonders schweren nekrotisierenden Anginaformen habe
ich beim Scharlach gesprochen. Daß man bei jeder Halsaffektion an
Scharlach denken soll, habe ich schon gesagt.

Wichtig ist es nun noch, diejenigen Erkrankungen zu kennen, welche
zu ähnlichen Bildern, wie den hier besprochenen führen (d. h. also zu
Belägen im Halse), aber ihrem Wesen nach von ihnen getrennt werden
müssen und weder Angina noch Diphtherie sind. Da ist vor allem die
Plaut-Vinzentsche Angina ulcero-membranosa zu nennen. Es ist
dies eine Affektion, welche in der neuesten Zeit, seitdem man aufmerk-
samer auf sie achtet, immer häufiger gefunden wird; früher ist sicher
mancher Fall als Diphtherie angesprochen worden. Langsam, fast ohne
Fieber entwickeln sich teils Ulzerationen teils Membranen, welche außer
den Tonsillen auch die Gaumenbögen oder als „Stomatitis ulcero-
membranosa" die Wangenschleimhaut überziehen können. Durch
diese Membranbildung wird leicht zunächst der Verdacht einer Diphtherie
erweckt. Es fällt aber meistens die Divergenz zwischen der Ausdehnung
des Prozesses im Halse und dem relativ guten Allgemeinbefinden auf.
Ferner spricht die lange Dauer ihres Bestehens gegen Diphtherie. Außerdem ist sie meist einseitig. Dann besteht auch ohne Ulcera auf der
Wangenschleimhaut meist eine starke Stomatitis mit Salivation und
Schmerzen dabei, wie sie bei der Diphtherie durchschnittlich fehlt. Die
sichere Entscheidung in jedem zweifelhaften Falle bringt das Mikroskop.
In einem abgezogenen Membranfetzen, unter dem die Schleimhaut ziemlich intakt bleibt, findet man bei Giemsafärbung oder im Tuschepräparat
bei mittelstarker Vergrößerung die Erreger der PLAUT-VINZENTschen
Angina, nämlich Spiralen und fusiforme Bazillen; die letzteren
nennt man „Stinkspieße" wegen des üblen Geruches, den sie auf Nährböden bei ihrem Wachstum entwickeln. Freilich soll man von einer PLAUT-
VINZENTschen Angina nur dann reden, wenn diese Spirillen und Bazillen
in großer Menge vorhanden sind und wenn Diphtheriebazillen fehlen.
Denn vereinzelt kommen sie auch bei Diphtherie vor. Die Erkrankung
gilt im allgemeinen als harmlos. Manchmal kann man sie durch Sal-
varsaninjektionen (oder auch durch lokale Pinselungen mit Salvarsan)
in kürzestem zur Heilung bringen.

Falls man bei einer solchen Tonsillitis oder Stomatitis ulcero-membranosa keine Spirillen und Stäbchen findet, hat man auch an eine Queck-
silberintoxikation zu denken. Die Stomatitis mercurialis kann

ganz ähnlich aussehen. Ihre Behandlung besteht natürlich im Aussetzen der Quecksilberbehandlung bzw. im Vermeiden des Quecksilbers bei gewerblicher Anwendung; sie heilt manchmal nur recht langsam ab. Bei einer diphtherieähnlichen Angina luetica werden die lange Dauer und die geringen Beschwerden stutzig machen und zu Nachforschungen in dieser Richtung veranlassen. Außerdem sind sie häufig einseitig. Hier ist natürlich energische spezifische Behandlung angezeigt. Nekrotisierende Anginen mit schweren Stomatitiden müssen ferner immer an eine Leukämie denken lassen. Besonders die lymphatischen Leukämien beginnen gelegentlich auf diese Weise. Bei ganz langsam sich entwickelnden flachen, unregelmäßigen Ulzerationen am weichen Gaumen, die starke Schluckbeschwerden verursachen, muß man auch an Tuberkulose denken.

Die leicht abziehbaren dünnen Häutchen, welche der Soorpilz verursacht, wird man meist leicht als solche erkennen können; nötigenfalls entscheidet auch hier das Mikroskop, welches die charakteristischen Pilzformen zeigt. Der Soor heilt rasch bei sorgfältiger Mundpflege und Betupfen mit 5—10proz. Boraxglyzerin. Eine Stomatitis aphthosa wird kaum zu Verwechslungen Anlaß geben. Sie bevorzugt meist die vordere Hälfte der Mundhöhle; und selbst wenn sie die Tonsillen und Gaumenbögen überzieht, findet man die weißen Pünktchen sicher vorne im Munde und am Zahnfleisch noch dichter. Dann ist sie außerordentlich schmerzhaft. Vor allem aber sind die Aphthen keine Auflagerungen auf der Schleimhaut, sondern Einlagerungen zwischen die obersten Epithelschichten. Manchmal kommt man mit Borax, mit Myrrhen oder Ratanhiatinktur aus; in schweren Fällen muß man die schmerzhaften Stellen mit 10proz. Silbernitratlösung oder 5proz. Chromsäure ätzen. Ich möchte überhaupt stärkere Höllensteinlösung zur Behandlung von allen Ulzerationen, Rhagaden u. dgl. an den Lippen und dem Naseneingang angelegentlichst empfehlen. Die Angina Ludovici ist etwas ganz anderes; sie ist eine Phlegmone des Bodens der Mundhöhle, meist von einer vereiterten Submaxillardrüse ausgehend. Sie erfordert meist chirurgische Behandlung.

Was nun noch einmal speziell die Unterscheidung der Anginen von der Diphtherie betrifft, so habe ich vorin schon darauf hingewiesen, daß wir hier unbedingt den bakteriologischen Befund das entscheidende Wort sprechen lassen müssen. Aber immerhin: Je zusammenhängender und ausgedehnter die Membranbildung ist, um so wahrscheinlicher ist deren diphtherische Natur. Ein plötzlicher Beginn mit raschem hohem Fieberanstieg spricht mehr für Angina. Starke Schwellung der Lymphdrüsen, vor allem mit periglandulärem Ödem kommt wieder mehr der Diphtherie zu; ebenso werden wir bei Kindern besonders zwischen 3 und 12 Jahren immer gleich eine Diphtherie argwöhnen. Aber alle diese Anhaltspunkte sind nicht zuverlässig entscheidend und entheben uns nicht der Verpflichtung, bei jeder akut entzündlichen Hals- und Mandelaffektion nach Diphtheriebazillen zu suchen. Daß einem einmaligen negativen Bazillenbefunde niemals eine absolute Beweiskraft zukommt, versteht sich von selbst. Man wird gut tun, alle Fälle, die auf Grund der obigen Anhaltspunkte besonders diphtherieverdächtig erscheinen, als solche zu behandeln, auch bevor aus dem Rachenabstrich Diphtheriebazillen gewachsen sind.

Nun zur Behandlung der Diphtherie. Sie wissen, daß hier die Frage der spezifischen Seruminjektionen im Brennpunkte des Interesses steht. Das letzte Wort ist hier noch nicht gesprochen, und es mehren sich gerade neuerdings wieder die Stimmen der Zweifler. Der Rückgang der Diphtheriemortalität und das Seltenerwerden der schwersten Fälle soll nach ihnen nicht die Folge des BEHRINGschen Heilserums sein, sondern auf einem spontanen Leichterwerden des „Genius epidemicus“ beruhen, wie es auch sonst gelegentlich beobachtet wird. Aber die Statistiken der meisten großen Krankenhäuser sagen doch übereinstimmend, daß bei rechtzeitiger Anwendung des Serums die bedrohlichen Kehlkopfstenosen, wie überhaupt alle schweren Komplikationen, sich an Zahl bedeutend verringert hätten. Der Verlauf der rechtzeitig gespritzten Fälle soll in jeder Hinsicht durchgehends leichter sein. Als gewissenhafter Arzt, der im Zweifelsfalle lieber etwas zu viel tut, wird man die Serumbehandlung als Regel bestehen lassen.

Das Serum ist ein antitoxisches, d. h. es wirkt nicht gegen die Diphtheriebazillen, sondern es neutralisiert das von ihnen abgesonderte Toxin. Die theoretische Forderung, die auch in allen praktischen Erfahrungen ihre Stütze findet, geht dahin, möglichst frühzeitig zu spritzen. Das eben gebildete noch nicht verankerte Toxin soll abgefangen werden. Das Ideal ist die prophylaktische Immunisierung. Sie ist praktisch möglich, wenn unter mehreren Geschwistern oder sonst zusammenlebenden Kindern eines an Diphtherie erkrankt und man mit höchster Wahrscheinlichkeit damit rechnen muß, daß die anderen ebenfalls infiziert sind. Eine solche prophylaktische Immunisierung von 400—500 I.E. intramuskukulär hält freilich nur 2—3 Monate vor. Das ist der Nachteil einer solchen „passiven Immunisierung“, bei welcher der fertige Schutzstoff eingespritzt wird. Bei der „aktiven Immunisierung“, welche beim Typhus angewandt wird, wird durch Einverleibung abgeschwächter Bazillen oder ihrer Gifte die Produktion der Schutzstoffe im Körper angeregt. Die Fähigkeit hierzu hält länger an, wenn sie einmal erlernt ist. Man hat auch bei der Diphtherie eine solche aktive Immunisierung versucht. BEHRING hat zu diesem Zweck ein Toxin-Antitoxingemisch (T.A. genannt) hergestellt. Nach den Erfahrungen der Amerikaner sind die Erfolge gut; die Immunität soll nach Maßgabe der gleich zu erwähnenden SCHICKschen Probe mehrere Jahre lang anhalten. Dann hat man neuerdings das Diphtherietoxin durch Behandlung mit Formalin oder mit Jod oder durch Hitze in eine ungiftige Modifikation übergeführt, welche aber trotzdem als Antigen (d. h. als Erreger von Antistoffen) wirksam bleibt; man hat das „Anatoxin“ genannt. Ausgedehntere Erfahrungen mit diesem Präparate stehen noch aus.

Eine von SCHICK angegebene Probe scheint berufen zu sein, unsere Kenntnisse über das Vorkommen von Diphtherie-Antikörpern auszubauen. Die intrakutane Injektion einer sehr kleinen Menge von Diphtherietoxin erzeugt eine Hautreaktion, ähnlich der PIRQUETschen Tuberkulinreaktion, bei Individuen, welche keine Diphtherie-Antikörper im Blute haben; bei Anwesenheit von Antikörpern tritt keinerlei Reaktion ein. Auf Grund dieser Probe scheinen die meisten Neugeborenen Antikörper von der Mutter her zu beherbergen; aber auch in späteren Lebensjahren findet man in einem nicht geringen Prozentsatz eine negative Reaktion.

Das gewöhnliche antitoxische Diphtherie-Serum wird von Pferden, neuerdings auch von Rindern gewonnen, indem man ihnen allmählich steigende Mengen von Diphtheriebazillen einspritzt. Man dosiert es nach „Immunisierungseinheiten", sog. „I.E.". Eine I.E. ist diejenige Menge von Antitoxin, die 100 Meerschweinchen von je 250 g Gewicht vor der sonst tödlichen Dosis Diphtherietoxin schützt. Ein Normal-Antitoxin enthält in 1 ccm eine I.E. Erwünscht ist die Herstellung möglichst hochwertiger, d. h. konzentrierter Sera, die also in jedem Kubikzentimeter möglichst viele I.E. enthalten. Die zur Prophylaxie oder im allerersten Beginn meist angewandten Sera sind 400 bis 500fach; es gibt aber auch 1000fache, ja neuerdings 1500fache, zu denen man bei den schwersten Fällen sofort greifen soll.

Wenn man Seruminjektionen für indiziert hält, soll man sie anwenden unbekümmert darum, ob bei dem Kranken früher schon artfremdes Serum eingespritzt worden ist oder nicht. Sie wissen ja, daß man sich heutzutage vor der Anaphylaxie fürchtet. Darunter versteht man Schädigungen infolge wiederholter parenteraler Anwendung von artfremdem Eiweiß. Bei der Polyarthritis werden wir davon noch sprechen. Unangenehme Nebenerscheinungen leichterer Natur werden bei wiederholten Seruminjektionen nicht selten beobachtet. (Urtikaria, manchmal scharlachähnliche Ausschläge, Gelenkschwellungen und etwas Fieber.) Aber alles das ist harmlos und geht bald vorüber. Man faßt es zusammen unter dem Namen der Serumkrankheit. Ernstere Zustände, wie Kollapse, kommen beim Menschen nur in seltenen Fällen vor. Bevor man die experimentellen Tatsachen über die Anaphylaxie beim Meerschweinchen kannte, hat sich durch solche vereinzelten unglücklichen Zufälle kein Arzt von der Anwendung des Serums abhalten lassen. Man sollte es auch jetzt nicht tun. Man kann die Gefahren noch wesentlich verkleinern, beinahe ganz aufheben, wenn man erst einige Tropfen Serum einspritzt und erst etwa $^1/_2$ Stunde später die ganze Menge. Der Kranke befindet sich infolge der ersten Injektion im Zustande der Antianaphylaxie, in welcher keine anaphylaktische Reaktion aufzutreten pflegt.

Eine besondere Besprechung erfordert noch die operative Therapie der Larynxstenose und die Indikation dazu. Selbst bedrohlich aussehende Zustände von Erstickungsgefahr gehen unter geeigneter Behandlung öfters noch zurück (z. B. Einatmen von reichlichem Wasserdampf unter einem das Bett eng umgebenden Baldachin). Entschließt man sich zu einem aktiven Vorgehen, dann hat man die Wahl zwischen der Tracheotomie, der Einführung einer Kanüle in die eröffnete Trachea unterhalb des Kehlkopfs, und der Intubation. Die letztere besteht darin, daß man vom Rachen aus einen kleinen Tubus in den

Kehlkopf einschiebt und durch diesen dann einen Weg für die Luft gewaltsam freihält. Die Technik beider Eingriffe läßt sich nur praktisch erlernen. In bezug auf die Entscheidung zwischen Tracheotomie und Intubation möchte ich folgendes befürworten: Im Krankenhause soll man in jedem Falle versuchen, mit der Intubation durchzukommen. Das gelingt oftmals und jede Tracheotomie, die man einem Kinde erspart, ist ein Gewinn, speziell für Mädchen, welche die entstellende Narbe am Halse später immer verdrießt. Erst wenn es sich gezeigt hat, daß die Intubation nicht genügend Luft schafft (z. B. dadurch, daß sich das Lumen des Tubus durch Membranen verlegt) soll man tracheotomieren.

Über die Behandlung im übrigen nur folgendes: Bei stärkeren Schluckbeschwerden beschränkt man sich auf flüssige Kost, am besten eisgekühlt. Neben Gurgelungen (essigsaure Tonerde, chlorsaures Kali, Wasserstoffsuperoxyd) läßt man einen Halswickel oder eine Eiskrawatte umlegen. Kokain als Pinselung (etwa 2 vH) oder in Form der Angina-Pastillen wirken auf die Schluckbeschwerden sehr günstig, wenn auch nur für kurze Zeit. Bei Herzkomplikationen verordnet man nach den üblichen Regeln Digitalis, Koffein usw. Von den rasch wirkenden Exzitantien wird besonders von Adrenalininjektionen viel Gebrauch gemacht.

Bei Erwachsenen verläuft die Diphtherie häufig ganz blande, besonders in den Fällen, die unter dem Bilde einer lakunären Angina einhergehen und nur bei der bakteriologischen Untersuchung des Rachenabstriches ihre Ätiologie verraten. Solche Fälle pflegen auch ohne Seruminjektionen gut abzulaufen. Ihre Erkennung als Diphtherie ist wegen der Prophylaxe wichtig.

Die Krux für die Prophylaxe stellen, wie beim Typhus, die Bazillenträger und Ausscheider dar. Meistens halten sich die Bazillen nach Abheilen der Krankheit nur kurze Zeit, etwa acht bis vierzehn Tage im Rachenschleim; aber bei manchen (etwa 10 vH) bleiben sie mit großer Hartnäckigkeit viele Monate nachweisbar. Neben diesen Dauerausscheidern finden sich in der Umgebung von Diphtheriekranken stets noch gesunde Bazillenträger, welche ihrerseits natürlich auch zur Quelle der Weiterverbreitung werden können. Die Behandlung ist höchst undankbar, wie bei allen anderen Bazillenträgern auch.

Die Infektion erfolgt durch sog. Tröpfcheninhalation, d. h. die Bazillen sind in kleinsten ausgehusteten Partikeln enthalten und können so von anderen eingeatmet werden. Die Gefahr der Übertragung wird dadurch besonders groß, daß die Diphtheriebazillen gegen Austrocknung sehr resistent sind und deshalb an allen möglichen Gegenständen lange Zeit in virulentem Zustande haften bleiben.

Über die Behandlung der Anginen ist nicht viel Spezielles zu sagen. Sie folgt ungefähr den oben erwähnten symptomatischen Maßnahmen bei der Diphterie und den anderen entzündlichen und geschwürigen Halsaffektionen. Bei den Tonsillarabszessen kommt die Eröffnung mit einem kleinen spitzen Messer in Frage. Doch neigt man zu derartigen Inzisionen heute ganz allgemein weniger als früher. Oftmals gehen ausgedehnte Infiltrate ohne Eiterung zurück, und wenn sich ein

Abszeß bildet, perforiert er bei heißen Gurgelungen meistens rasch von selbst.

An die oben erwähnten möglichen Komplikationen soll man bei jeder Angina denken und z. B. stets den Urin auf Eiweiß untersuchen, bevor man die Erlaubnis zum Aufstehen gibt. Im allgemeinen kann man dem Kranken, auch wenn er sich im Anfange noch so elend fühlt, eine rasche und vollständige Genesung in Aussicht stellen.

14. Vorlesung.

Infektionskrankheiten V.

Malaria, Fleckfieber, Lyssa.

Ich möchte die heutige Vorlesung einer Reihe von weniger häufigen Krankheiten widmen, deren Kenntnisse aber doch gelegentlich von Bedeutung für uns sind; zunächst die Malaria.

Malariafälle kamen stets hin und wieder einmal bei uns vor, besonders längs der Ost- und Nordseeküste, sowie an Flußniederungen, vor allem am Niederrhein, ohne daß man sich diese sporadischen Fälle recht erklären konnte. Denn die Malaria galt früher als der Typus der sog. „miasmatischen" Erkrankungen, d. h. der Krankheiten, welche durch schädliche Ausdünstungen eines feuchten Bodens entstehen. Vom Typhus nahm man ja früher das gleiche an. Ein solches Miasma konnte man, wie sich HENLE um die Mitte des vorigen Jahrhunderts in seiner „Rationellen Pathologie" ausdrückte, für nichts anderes halten, als einen chemisch-isolierbaren Bestandteil der Atmosphäre. Das „Contagium vivum" als Ursache der Infektionskrankheiten war dem ärztlichen Denken damals noch völlig fremd, trotzdem die Fäulnis und Gärung schon lange als Lebensäußerungen von Mikroorganismen erkannt waren. Wie das inzwischen über jeden Zweifel festgestellte Contagium vivum sich tatsächlich mit der bestehenden Abhängigkeit von Bodenverhältnissen u. dgl. durchaus vereinen läßt, dafür ist die Malaria das typischste und lehrreichste Beispiel.

Die Malaria herrschte (und herrscht, wenn auch weniger) immer noch in fast allen warmen Ländern, soweit sie am Wasser liegen, in Europa also besonders in den Mittelmeerländern. In Italien ist es die Poebene, die ganze Westküste und vor allem die Pontinischen Sümpfe. Afrika ist mit Ausnahme der Sahara (wegen ihrer Trockenheit) und der hochgelegenen Teile, z. B. Kapland, zum großen Teil stark verseucht. In Asien ist Persien und Indien bevorzugt, in Amerika große Teile der Ostküste von Südamerika, ferner die Umgebung des Golfes von Mexiko und die des Mississippi. Völlig frei sind fast nur die Polargegenden. Die Gesetze der Epidemiologie und der Übertragung der Malaria blieben aber dunkel, bis LAVERAN im Jahre 1880 in Algier fand, daß der Erreger der Malaria ein Protozoon ist, welches in die roten Blutkörperchen eindringt. Diese Protozoen, die sog. Malariaplasmodien können aber niemals die Krankheit von einem Menschen auf den anderen direkt übertragen, sondern es bedarf dazu eines Zwischenwirtes, nämlich einer bestimmten Mückenart, der Anopheles. Durch Untersuchungen in Italien und in Indien, vor allem durch Ross und Grassi wurden dann alle Einzelheiten des Entwicklungsganges der Malariaplasmodien aufgeklärt.

Das wichtigste davon ist folgendes: Die Anophelesweibchen infizieren sich, wenn sie einen Malariakranken stechen und dabei die geschlechtlichen Formen der Malariaplasmodien, die sog. Gameten mit dem Blute einsaugen. Im Magen der Anophelesmücke gehen diese Gameten einen geschlechtlichen Entwicklungsgang durch (Sporogonie oder Gamogonie). Die Weibchen, Makrogametozyten werden zu Makrogameten, die männlichen, die Mikrogametozyten zu Mikrogameten. Nach der Befruchtung werden die Makrogameten zu Würmchen, sog. „Ookineten". Bis hierher geht der Prozeß im Magen der Mücke vor sich. Die beweglichen Ookineten dringen nun durch die Magenwand hindurch und wachsen aus zu Kugeln „Oozyten". Diese platzen dann und es geraten zahllose „Sichelkeime" „Sporozoiten" in die Leibeshöhle der Mücke und von dort auf den Lymphbahnen in ihre Speicheldrüsen. Wenn eine solche Mücke nun einen Menschen sticht, so dringen ihre Sporozoiten in die roten Blutkörperchen ein; damit ist der Mensch mit Malaria infiziert. Im Blute des Menschen gehen die Plasmodien nun großenteils eine ungeschlechtliche Entwicklung, eine sog. „Schizogonie" durch. Die „Schizonten" (das ist der Name für alle Formen der ungeschlechtlichen Entwicklung), wachsen in den roten Blutkörperchen „intraglobulär" durch Bildung von zentralen Ernährungsvakuolen zu anfangs kleineren, dann immer größeren „Ringen". Durch Aufnahme von Pigment und weiteres Wachsen der Vakuolen vergrößern sie sich auf Kosten der immer kleiner und blasser werdenden roten Blutkörperchen. Dann klumpt sich das Pigment zusammen und nimmt eine Himbeerform an und schließlich zerfällt das Ganze in eine größere Menge von jungen Plasmodien, welche jetzt Gymnosporen oder Merozoiten genannt werden. Diese dringen von neuem in die roten Blutkörperchen ein und der ganze Entwicklungsgang wiederholt sich. Das Pigment aus den zerfallenen Blutkörperchen wird in der Leber, der Milz, den Nieren, im Knochenmark und Gehirn abgelagert als Hämosiderin (das ist ein eisenhaltiges Pigment). In den Kupfferschen Sternzellen der Leber sowie in den Kapillarendothelien wird ein von den Plasmodien gebildetes eisenfreies Melanin abgelagert. Wenn die Malariainfektion lange anhält, manchmal freilich schon nach dem vierten oder fünften Fieberanfalle, treten auch im Blute des Menschen neben den ungeschlechtlichen Formen einzelne geschlechtliche Gameten auf; sie sind daran erkenntlich, daß sie einen größeren Kern haben, keine Ernährungsvakuole, aber viel Pigment. Diese befruchten sich dann im Blute. Die Gameten sind jeder Therapie gegenüber besonders widerstandsfähig und werden damit leicht zur Ursache der Rezidive.

Diese Tatsachen klären alles auf, was man über das Auftreten, die Übertragbarkeit usw. der Malaria seit langem gewußt hat. Wärme und Feuchtigkeit sind die Vorbedingungen für Malariaepidemien, weil nur hierbei die Anopheles gedeihen. Der Malariakranke ist für seine Umgebung nur dann infektionsgefährlich, wenn Anopheles in der Nähe sind. Die besonders große Gefahr der Infektion während der Nacht und beim Schlafen im Freien auf der Erde erklärt sich daraus, daß der Anopheles vor allem nachts sticht und daß er immer nur ganz niedrig über der Erde fliegt. Festgeschlossene Schlafräume oder Schutznetze um die Lagerstätten oder ein offenes Feuer mindern die Infektionsgefahr. Trockenlegung oder wenigstens das Begießen der Gewässer mit Petroleum vernichtet die Larven der Mücken und ist in den Malaria durchseuchten Gegenden die wirksamste Prophylaxe.

Einzelne Exemplare von Anopheles kommen an Flüssen fast überall vor; daher die sporadischen Fälle (auch in Deutschland) wenn einmal ein Malariakranker dorthin kommt. Ob die jetzt aufkommende Malariabehandlung der progressiven Paralyse nicht eine Gefahr bedeuten könnte, scheint nicht von der Hand zu weisen.

Der ungeschlechtliche Entwicklungsgang der Plasmodien im Blute, erklärt das seit langem bekannte so charakteristische klinische Bild der Malaria, das Wechselfieber, d. h. das plötzliche Auftreten von hohem Fieber mit Schüttelfrösten in ganz gesetzmäßigen Abständen mit beschwerdefreien Perioden dazwischen. Das Ausschwärmen der jungen Merozoiten löst den Schüttelfrost aus, sobald sie durch den Ablauf des Entwicklungsganges frei geworden sind. Da nun mehrere einander verwandte Arten der Malaria mit verschiedener Dauer des Entwicklungsganges existieren, so erklären diese die schon seit langem gut gekannten Malariaformen, nämlich die Malaria Tertiana (Erreger: das Plasmodium vivax) mit Fieberanfällen an jedem zweiten Tage, die häufigste Form; ferner die Malaria quartana mit Fieber an jedem dritten Tage, (Erreger: Plasmodium malariae) eine ziemlich seltene Form und schließlich das bösartige Aestivo-Autumnalfieber, die Malaria tropica perniciosa. Diese gleicht am ehesten der Tertiana, aber die Temperatur sinkt niemals ganz ab, deshalb fehlen auch meistens die Schüttelfröste. Atypische Bilder, z. B. tägliche Fieberanstiege, können entstehen, wenn ein Kranker mehrere verschiedene Generationen von Malariaparasiten beherbergt.

Über die klinischen Einzelheiten kurz folgendes: Nach einer Inkubation von 10 — 14 Tagen setzt nach geringfügigen kurzen Prodromen ein starker Schüttelfrost ein (manchmal mit Herpes) mit höchster Mattigkeit, Temperaturen bis 41° oder noch höher, Puls fast unzählbar, starke Schmerzen in der Milzgegend (infolge der rasch einsetzenden Milzschwellung) Erbrechen und manchmal Durchfälle. Nach einigen Stunden starker Schweißausbruch und völliger Rückgang aller Symptome. Die drei Stadien des Schüttelfrostes, das Frieren, dann die trockene Hitze und dann die Schweiße sind manchmal scharf getrennt. Im Anfall sind im Blutbild die Leukozyten, die Lymphozyten und Eosinophilen vermindert. Unter den Leukozyten besteht eine stärkere „Linksverschiebung" (S. 169). Nach dem Anfalle pflegen die Lymphozyten und vor allem die Monozyten relativ vermehrt zu sein. Die Aldehydreaktion im Harne ist häufig positiv, die Diazoreaktion stets negativ. Dieses schwere Bild wiederholt sich bei der Tertiana nach 48 Stunden, bei der seltenen Quartana nach 72 Stunden. Bei dem Aestivo-Autumnalfieber ist der Verlauf viel weniger gesetzmäßig. Das Fieber steigt langsamer ohne Schüttelfrost, sinkt aber auch nicht ganz zur Norm ab, so daß eine Art von Continua mit Temperatursteigerungen alle 2 — 3 Tage entsteht. Das Krankheitsbild ist meist viel schwerer in bezug auf das Sensorium, den Zirkulationsapparat und gelegentlich auch auf den Digestionsapparat (Durchfälle mit Schleim und Blut die eine Ruhr, oder reiswasserähnliche Entleerungen, die eine Cholera vortäuschen können).

Die Diagnose der Perniziosa kann, abgesehen von dem weniger

charakteristischen Fieberverlauf und den eben erwähnten täuschenden Komplikationen noch dadurch besonders erschwert sein, das der Parasitennachweis im Blut viel weniger regelmäßig gelingt als bei der Tertiana. Sogar die kleinen Ringe fehlen im Beginn des Fiebers bei der Tropika öfters und die späteren Stadien der Parasiten werden im Blute sogar fast immer vermißt, weil diese Stufen sich in den inneren Organen und nicht im Blute bilden. Die histologischen Unterschiede zwischen den Tertiana- und den Quartanaparasiten im gefärbten Trockenpräparat übergehe ich; ich erwähne nur als besonders wichtig von den Tropikaparasiten die sog. Perniziosaflecken. Bei der Tertiana und Quartana gelingt der Plasmodiennachweis im Blute meist leicht.

Was den weiteren Verlauf der Malaria betrifft, so kommt es vor, daß auch in unbehandelten Fällen sich die Kraft der Infektion nach einer Reihe von Fieberattacken mildert und es wenigstens zu einer relativen Heilung kommt; das geschieht am ehesten bei den Eingeborenen in Malariagegenden. Aber das ist selten. Meistens entwickelt sich in solchen Fällen eine Malariakachexi·e. Die Kranken bekommen eine charakteristische Gelbfärbung der Haut, welche nicht auf Ikterus, sondern auf einer andersartigen, nicht näher bekannten Pigmentablagerung beruht; ferner findet man öfters eine eigentümliche Schmerzhaftigkeit der Hals- und Brustwirbel. Unter zunehmender Anämie und schweren Verdauungsstörungen verlaufen diese Fälle meistens letal.

Was die ärztliche Kunst gegenüber der Malaria auszurichten vermag, ist ja bekannt. Von der spezifischen Wirkung des Chinins gegenüber der Malaria weiß fast jeder Laie. Neben der Vertilgung der Anopheles ist es der Chininprophylaxe und -Therapie zuzuschreiben, daß viele Gegenden, die früher wegen der Malariadurchseuchung höchst gefährdet oder gar unbewohnbar waren, jetzt ganz oder wenigstens fast befreit sind. Chininkuren werden heute meistens entweder nach dem Schema von KOCH oder dem von NOCHT durchgeführt. KOCH strebt an, eine große Dosis Chinin, etwa 1—2 g möglichst auf leeren Magen etwa 5 Stunden vor dem Fieberanfall zu reichen, um die ausschwärmenden jungen Merozoiten zu schädigen. Es liegt auf der Hand, daß dieses Vorgehen nur bei einigermaßen regelmäßigem Einsetzen der Fieberanfälle Erfolg verspricht, und das ist eigentlich nur bei den frischen Tertianerkrankungen der Fall. Bei allen älteren und vor allem bei den Tropikafällen ist wegen des regellosen Fiebers die fraktionierte Methode NOCHTs vorzuziehen, welche viele Autoren übrigens für alle Fälle als die sicherere empfehlen. Hier reicht man ohne Rücksicht auf den Fiebertypus jeden Tag 4—5 mal je 0,3 g Chinin, solange Fieber besteht und dann noch etwa eine Woche hindurch. Dann werden Pausen eingeschoben, die allmählich länger und häufiger gewählt werden, so daß zuletzt nur noch alle paar Tage oder schließlich jede Woche je einmal 1 g Chinin gereicht wird, aber das dann mehrere Monate hindurch. Bei ungenügendem Erfolge und vor allem, wenn man eine Chiningewöhnung annimmt, macht man (nach TEICHMANN) erst eine Pause von mehreren Wochen, reicht dann 2—3 Wochen größere Chinindosen und pausiert dann wieder. Eine leider nicht allzu kleine Zahl von Malariafällen kommen unter keiner dieser Behandlungen zur Heilung. Dann versucht man Chinininjektionen oder Methylenblau (4—5 mal täglich 0,1—0,2 g) oder Arsenik, oder neuerdings Neosalvarsan. Manchmal werden durch alle diese Versuche nur unbefriedigende relative Heilungen erzielt. Freilich scheinen derartige Leute, wenn sie in Malariagegenden bleiben, gegenüber Neuinfektionen eine gewisse Immunität zu besitzen. Es liegen hier vielleicht ähnliche Verhältnisse vor wie bei der Tuberkulose, wo ja auch ein latenter Krankheitsherd den Verlauf einer frischen Infektion mildert.

Hier in Deutschland bekommen wir jetzt frische Malariafälle ziemlich selten zu sehen; dagegen kommen recht häufig Leute zu uns, welche im Kriege eine Malaria durchgemacht haben und nun über Beschwerden klagen, welche sie mit der Malaria in Zusammenhang bringen. Am glaubhaftesten ist dies noch bei Neuralgien und diese heilen auch nicht selten unter Chinin ganz prompt. Aber sonst sind wir oft in einer schwierigen Lage, besonders da diese Leute meist begutachtet sein wollen im Hinblick auf eine „Kriegsdienstbeschädigung". Der Nachweis von Malariaplasmodien im Blute mißlingt in diesen Fällen so gut wie immer. Eine Ausschwemmung von Plasmodien zu provozieren (etwa durch eine Milzbestrahlung oder durch Reizkörpertherapie) ist wohl nicht unbedenklich. Öfters läßt sich das Blutbild diagnostisch verwerten: Eine mäßige Anämie mit viel basophil punktierten roten Blutkörperchen sowie hohe Monozytenzahlen sprechen in solchen zweifelhaften Fällen für eine latente Malaria.

Im Anschluß an die Malaria möchte ich das Fünftagefieber besprechen. Während des Krieges bekamen wir Kranke zu sehen, welche wohl jeder von uns anfangs für eine atypische Malaria halten wollte: Plötzlicher Beginn mit Schüttelfrost, dann Rückgang der Temperatur am gleichen oder am nächsten Tage. Darauf traten mit großer Regelmäßigkeit weitere derartige Fieberanfälle auf, aber nur alle 5 Tage und dann meist ohne Schüttelfrost. Das Fieber stieg dann öfters nur auf mittlere Höhe etwa 38—39°. Die Kranken klagten über rheumatische Schmerzen, besonders in den Beinen; Milzschwellung war meistens nachweisbar. Die Leukozyten im Blute waren vermehrt. Das ganze Krankheitsbild war ein relativ leichtes; Chinin war stets wirkunglos. Auch ohne Behandlung klang das Fieber nach einigen Anfällen meistens spontan ab. Die Krankheit wurde auch Wolhynisches Fieber genannt, weil sie in Wolhynien zuerst vorgekommen ist. Die Übertragung soll durch Kleiderläuse erfolgen und als Erreger wird eine Rickettsia quintana angesprochen, welche im Darmlumen der Läuse in verseuchten Gegenden gefunden wird.

Von geringerer praktischer Bedeutung als die Malaria ist das Fleckfieber, Typhus exanthematicus, auch Hungertyphus genannt. Aber wir haben während des Krieges doch öfters damit zu schaffen gehabt und wir müssen auch jetzt, gelegentlich eines ungewöhnlichen Krankheitsbildes mit einem Ausschlag bei Kranken aus dem Osten das Fleckfieber in den Kreis unserer Erwägungen ziehen. Die reichen Erfahrungen, die während des Krieges allerorts gesammelt wurden, haben die Bedingungen der Übertragung weitgehend geklärt. Ebenso wie bei der Malaria bedarf es eines Zwischenträgers und das ist beim Fleckfieber die Kleiderlaus. Ein Fleckfieberkranker, der sicher entlaust ist, stellt in einem läusefreien Milieu keine Ansteckungsgefahr für seine Umgebung dar. Hieraus erklärte sich, daß Fleckfieber in großen Epidemien wüten kann unter allen Bedingungen, die der Verlausung Vorschub leisten. Das ist der Fall bei besonderem Tiefstand der Körperpflege, bei sozialer Not, bei allgemeinen Hungersnöten und vor allem in länger dauernden Kriegen. Welche Rolle das Fleckfieber unter den Kriegs- und Hungerseuchen des Altertums gespielt hat, ist nicht sicher festgestellt. Die erste genaue Schilderung soll aus dem 16. Jahrhundert stammen von FRACASTORIUS in Verona. Während der Napoleonischen Feldzüge hat es eine große Rolle gespielt, ebenso im russisch-türkischen Kriege 1878. Wenn es im letzten Kriege in Schranken gehalten werden konnte, so verdanken wir das der Prophylaxe im obigen Sinne d. h. der Entlausung.

Bei der Schilderung der Krankheit möchte ich mich auf die diagnostisch wichtigsten Punkte beschränken. Die Inkubation dauert 2 bis 3 Wochen. Dann setzen plötzlich unter hohem Fieber, meist mit Schüttelfrost, diffuse reißende Schmerzen ein, die oft in die Tiefe der Glieder lokalisiert werden, Die Kranken klagen über starkes Kopfweh; das Gesicht ist rot und gedunsen, dabei besteht Lichtscheu. Einige Tage später treten Roseolen auf, welche plumper und unregelmäßiger sind als die beim Typhus und die mit dem Masernausschlag eine gewisse Ähnlichkeit haben können. Aber das Gesicht bleibt frei und sie sitzen sonst am ganzen Körper ziemlich gleichmäßig, auch an den Fußsohlen und am Handteller. An der Conjunktiva palp. ist öfters ein Exanthem. Am Ende der ersten Woche bildet sich dann unter gleich bleibendem hohem Fieber der für Fleckfieber charakteristische schwere Zustand aus: Tiefe Benommenheit, dazwischen Erregungszustände, ernstes Darniederliegen der Zirkulation mit sehr raschem Pulse, schwere Bronchitis mit pneumonischen Verdichtungen. Dann drohen Dekubitus, Thrombosen und Gangrän. Es können Blutungen in die Roseolen oder diffus unter die Haut auftreten. Manchmal sitzen sie etwas tiefer in der Subkutis, so daß sie bläulich durchschimmern. In dieser Periode tritt in einem nicht geringen Teile der Fälle der Exitus ein. Es gibt Epidemien, in denen sogar von kräftigen jungen Leuten 20—30 vH erliegen, aber mit zunehmendem Alter wächst die Mortalitätsziffer stets außerordentlich. Bei günstigem Verlaufe fällt das bis dahin kontinuierliche Fieber zwischen der 2. und 3. Krankheitswoche rasch ab und es kann bald zur Genesung kommen, aber der schwere Zustand kann in anderen Fällen auch länger andauern; besonders können sich mannigfache psychische Störungen dazu gesellen und die Heilung lange hinauszögern.

Die Diagnose kann außerhalb von Epidemien im Anfang recht schwierig sein. Gegen Abdominaltyphus spricht der plötzliche Beginn mit dem raschen Fieberanstieg, aber das kommt bei einem Paratyphus auch öfters vor. Die Milzschwellung hat das Fleckfieber mit dem Abdominaltyphus gemeinsam, ebenso die Diazoreaktion, aber es besteht meist Leukozytose (freilich auch mit Verminderung der Eosinophilen) wie beim Abdominaltyphus. Durchfälle fehlen. (Es fehlt auch der für Abdominaltyphus so charakteristische Darmbefund bei der Autopsie.) Das Exanthem ist ausgebreiteter und großfleckiger als beim Abdominaltyphus, kann aber, wie oben gesagt, einmal an Masern denken lassen. Auch der den Pocken vorausgehende Rash kann ähnlich aussehen. Durch Schaben auf der Haut lassen sich manchmal die obersten Schichten in kleinsten Krümelchen abschaben (sog. Radiergummiphänomen). Von höchster diagnostischer Wichtigkeit ist die WEIL-FELIXsche Reaktion. Es handelt sich hier um folgendes: Aus dem Urin, dem Blut und den Leichenorganen Fleckfieberkranker kann man häufig einen Proteusstamm (X 19 genannt) züchten. Derselbe steht offenbar zu dem Fleckfiebererreger in irgendeiner Bedingtheit; denn das Blut Fleckfieberkranker agglutiniert mit großer Regelmäßigkeit von der ersten Woche, spätestens der zweiten Woche an, diesen Proteus X 19 und so ist die Weil-Felixsche Reaktion zur Zeit unser sicherstes Diagnostikum. Ferner soll eine Aufschwemmung von dem Proteus bei Gesunden zu einer umschriebenen Rötung führen, bei Fleckfieberkranken dagegen reaktionslos verlaufen. Die oben erwähnte Agglutination gilt aber als sicherer.

Über die Frage des Fleckfiebererregers möchte ich noch folgendes sagen: Man findet in der Magenwand und im Darminhalt von Läusen, welche an Fleckfieberkranken Blut gesaugt haben und mit denen sich auf Meerschweinchen eine dem Fleckfieber scheinbar analoge Krankheit übertragen läßt (ebenso wie mit dem Blute Fleckfieberkranker) gewisse Einschlüsse; diese werden Rickettsia Prowazeki genannt. Es soll jüngst nach zahllosen vergeblichen Bemühungen gelungen sein, diese Einschlüsse auf einem (besonders aminosäurehaltigen) Nährboden zu züchten und deshalb wird der Proteus Rickettsia Prowazeki als der Erreger des Fleckfiebers angesprochen. Die Proteusbakterien sollen diesem gleichen „Lebenskreise" angehören und unter gewissen Milieuwirkungen eben als Proteus Rickettsia Prowazeki den Erreger des Fleckfiebers darstellen. Diese Anschauungen sind freilich nicht ohne Widerspruch geblieben. Auf die Behandlung des Fleckfiebers, welche in Ermangelung einer spezifischen Therapie vorläufig den allgemeinen Regeln folgt, gehe ich nicht näher ein.

Neben dem Fleckfieber bedarf noch das Rückfallfieber „Febris recurrens" einer kurzen Besprechung. Neben der praktischen Bedeutung, die es dadurch gewonnen hat, daß uns seit dem Weltkriege überall einmal ein Recurrenskranker begegnen kann, ist es unter mehreren Gesichtspunkten von hohem theoretischen Interesse. Das Rückfallfieber kommt vor allem im Osten Europas, ferner in Asien und Afrika vor. Als Erreger ist seit langem eine Spirochäte gefunden, welche während des Fiebers bei jedem Kranken leicht im Blute nachgewiesen werden kann. Schon im ungefärbten Präparat sieht man sehr schlanke zierliche Spirillen, etwa doppelt so lang als der Durchmesser eines roten Blutkörperchens; sie sind im frischen Blutstropfen in lebhafter Bewegung und stoßen die roten Blutkörperchen hin und her. Im Trockenpräparat sind sie nach GIEMSA leicht erkennbar. Sie sind viel stärker gewunden als die Spirochaeta pallida der Syphilis. Der Erreger des Rückfallfiebers in Europa ist die OBERMEIERsche Spirochäte; die Rückfallfieber in Afrika und Asien werden durch andere, aber verwandte Spirochäten verursacht (Spirochaeta Duttoni und Spirochaeta Carteri).

Der Verlauf ist ungemein charakteristisch: Beginn mit Schüttelfrost, dann eine 4—5 tägige Continua zwischen 40—41°, dann kritischer Temperaturabfall; nach 5—6 Tagen wiederholt sich genau der gleiche Fieberparoxysmus. In weiteren Abständen von je einer Woche schließen sich meist noch mehrere Attaken an, welche aber immer leichter und kürzer werden. Während der Fieberperiode ist der Zustand recht schwer: Kopfschmerzen, starkes Gliederreißen, Nasenbluten. Die Milz ist sehr stark geschwollen. Die Haut zeigt ein eigentümliches, gelbliches „lehmfarbenes Kolorit". (Ob ein hoch fieberhafter Ikterus, welchen GRIESINGER seiner Zeit in Ägypten beobachtet und als biliöses Typhoid bezeichnet hat, dem Rückfallfieber oder der WEILschen Krankheit angehört, ist nicht sicher.) Die Gefahr beim Rückfallfieber droht von seiten des Herzens während der kritischen Temperaturstürze, doch können auch ausgedehnte Pneumonien und vor allem schwere hämorrhagische Zustände auftreten. Aber bei rechtzeitiger Diagnose (und das ist mit Hilfe des leichten Spirochätennachweises im Blute jetzt meist möglich) gelingt es mit fast völliger Sicherheit, die Krankheit mit einem Schlage zu heilen, nämlich mit Salvarsan. Was EHRLICH seiner Zeit für die Syphilis gehofft hatte und was dort leider ein Traum geblieben ist, wurde beim Rückfallfieber zur Wirklichkeit; es gelingt das Abtöten der Infektionserreger mit einem Schlage ohne weitere Schädigung, die sog. Therapia magna sterilisans. Man hatte EHRLICHs Hoffnung damals als eine Utopie bezeichnet, aber die Erfolge beim Rückfallfieber tun dar, daß eine solche große, einmalige Sterilisation doch möglich ist. Ich erwähne nebenbei, daß bei einer infektiösen Pleuropneumonie der Pferde, der sog. Brustseuche, mit Salvarsan ebenfalls Erfolge erzielt werden, welche der Therapia magna sterilisans nahekommen.

Übertragung des Rückfallfiebers geschieht niemals von Mensch zu Mensch, sondern ebenfalls durch die Kleiderlaus. Aber es genügt wahrscheinlich nicht der einfache Stich der Laus, sondern es bedarf eines intensiven Kontaktes, z. B. stärkeres Kratzen an den juckenden Körperstellen, welches die Läuse gewissermaßen in die Wunden hineinreibt. Die Gemeinsamkeit des Zwischenträgers bringt es mit sich, daß Rückfallfieber und Fleckfieber nicht selten als Komplikationen nebeneinander auftreten. Durch die Möglichkeit der Entlausung haben diese beiden Krankheiten, das Rückfallfieber vor allem noch durch die Salvarsantherapie, jetzt viel von ihrem früheren Schrecken verloren. Ihre großen, verheerenden Epidemien folgten früher dem höchsten Elend und der ärgsten Verwahrlosung, vor allem in Zeiten der Hungersnot und in Kriegszügen, etwa so, wie sich die Phantasie der Künstler die Gefolgschaft der apokalyptischen Reiter vorstellte.

Zum Schluß möchte ich heute noch eine Krankheit besprechen, welche glücklicherweise hier recht selten ist, aber uns doch dauernd bedroht, die Lyssa. Es ist das eine Tierseuche, besonders der Hunde, welche durch den Biß tollwutkranker Tiere auf den Menschen übertragen werden kann. Das Virus hat eine spezifische Affinität zum Zentralnervensystem, besonders zum verlängerten Mark; ob es von der Bißstelle aus längs der Nervenbahnen oder auf dem Blut- oder Lymphwege wandert, ist noch unsicher. Beim Hunde unterscheidet man ein erstes Stadium mit motorischer Unruhe, Bösartigkeit und Schlingkrämpfen, sowie ein zweites Stadium mit Lähmung der Beine. Je nach dem Vorherrschen des ersten oder zweiten Stadiums spricht man von einer rasenden oder stillen Wut; der Tod erfolgt bei Hunden meistens nach längstens einer Woche. Bei Menschen tritt nach kurzen Prodromen mit leichtem Fieber ein eigentümlicher Zustand psychischer Verstimmung ein mit einer Übererregbarkeit gegen Sinnesreize. Derartige noch unbestimmte Symptome müssen auf die Diagnose leiten, wenn ein Hundebiß vorangegangen ist. Das zweite Stadium der Krankheit ist dann ohne weiteres charakteristisch: Speichelfluß, Parästhesien an der Wunde, stärkste Erregbarkeit gegen alle Reize wie beim Tetanus (aber hierbei besteht Trismus, d. h. dauernder Krampf der Kaumuskeln sowie Starre der Rückenmuskeln und eine vorangegangene Verletzung, die meist mit Erde verunreinigt ist!) und besonders Schluckkrämpfe, welche durch jeden Versuch zu essen oder zu trinken ausgelöst werden, daher „Wasserscheu". Dann kommt es zu Delirien oder Depressionen, zu Erbrechen, Schweißen und bald tritt unter allgemeinen Lähmungserscheinungen der Tod ein.

Die Inkubation beträgt beim Hunde 3—6 Wochen; das erschwert die Prophylaxe. Beim Menschen dauert sie 1—2 Monate oder gar noch länger. Das ist außerordentlich günstig, denn es ermöglicht; die von Pasteur geschaffene Impfung gegen Lyssa durchzuführen, meistens mit dem Erfolge, daß die Krankheit entweder verhütet wird oder wenigstens nur relativ leicht auftritt. Freilich sind die Erfolge der Impfung deshalb etwas schwierig zu beurteilen, weil von den gebissenen Menschen auch ohne Impfung nur ein Teil erkrankt. Der Impfstoff wird auf folgende Weise gewonnen: Das von einem lyssakranken Hunde entnommene „Straßenvirus" wird durch wiederholte Tierpassage (Kaninchen) in seiner Virulenz ad maximum gesteigert zum sog. „Passagevirus" oder „Virus fixe". Dieses wird einem Kaninchen subdural oder intrazerebral eingeimpft und nach dem Tode des Tieres wird sein Rückenmark durch Austrocknung bzw. Verdünnung zu einem genau abzustufenden Impfstoff verarbeitet. Dieser wird in steigenden Dosen unter die Haut injiziert und hiermit eine aktive Immunisierung angestrebt. Während der Durchführung der Schutzimpfung tritt manchmal eine vorübergehende Parese der unteren Extremitäten ein, welche aber stets harmlos wieder vorübergeht. Es ist fraglich, ob es sich hierbei um Impfschädigung handelt oder um eine leichteste abortive Form der Lyssa. Rascheste und radikalste Versorgung der Bißwunde mit Ausschneiden bzw. Ausbrennen soll den Ausbruch der Krankheit manchmal verhüten, wie schon Celsius und Galen im ersten und zweiten Jahrhundert nach Christus empfohlen haben. Bei jedem Lyssafall ist Tötung der tollwütigen Hunde und drei Monate langes Gebot des Maulkorbtragens für sämtliche Hunde im Umkreis von mehreren Kilometern, wie wir es ja oft genug sehen, gesetzlich vorgeschrieben.

Zur Sicherung der Diagnose der Tollwut bei Tieren dient die Impfung des Rückenmarks auf Kaninchen, ferner die Untersuchung auf die sog. NEGRIschen Körperchen. Das sind Einschlüsse in den Ganglienzellen, besonders im Ammonshorn. NEGRI hielt sie für Protozoen und für die Erreger der Lyssa. Es sprechen jedoch gewichtige Gründe dagegen, z. B. fehlen sie stets im Rückenmark, trotzdem dasselbe infektiös ist. Daneben sind kleine Kokken, die man in der grauen Substanz von Gehirn und Rückenmark gefunden hat, als Erreger angesprochen worden. Jedoch ist deren Kultur noch nicht gelungen, so daß es noch fraglich erscheint, ob diese Befunde nicht lediglich Reaktionsprodukte darstellen. Gegenüber der ausgebrochenen Tollwut ist Schutzimpfung zwecklos; hier muß sich die Behandlung darauf beschränken, vor allem die qualvollen Schlingkrämpfe durch Narkotika zu mildern.

15. Vorlesung.

Appendizitis, Peritonitis, Ileus.

M. H.! Der junge Mann, den wir heute untersuchen wollen, klagt seit gestern über Magen- und Leibschmerzen. Ohne besondere Ursache wurde ihm gestern Nachmittag übel; er mußte sich mehrmals erbrechen und es traten Leibschmerzen auf. Heute fühlt er sich im ganzen schlechter; er hat Kopfweh und ist etwas fiebrig, Brechneigung und Leibschmerzen bestehen fort. Der Stuhlgang ist dabei angehalten, die Temperatur beträgt 38°, der Puls ist um 90. Dem Arzte, den er aufsuchte, erschien der Zustand nicht unbedenklich; er vermutete den Beginn einer Blinddarmentzündung und veranlaßte den Patienten, das Krankenhaus aufzusuchen.

Mancher von Ihnen wird erstaunt sein, daß man hier gleich eine Krankheit argwöhnt, welche jedermann heutzutage als höchst gefährlich kennt. Es ist richtig, daß die Beschwerden, wie sie der Kranke vorbringt, durchaus harmloser Natur sein können; aber ebenso berechtigt ist die Befürchtung des Arztes, daß sie auch die erste Szene einer Blinddarm- und Bauchfellentzündung darstellen können. Wir werden also zu erwägen haben, wann ein solcher Symptomenkomplex als gutartig und wann als Zeichen einer ernsten Affektion anzusehen ist.

Daß Magen- und Leibschmerzen mit Erbrechen und Durchfall als eine gewöhnliche akute Gastroenteritis nach Aufnahme allzu reichlicher oder unzweckmäßiger Mahlzeiten oder auch ohne nachweisbare Ursache nicht selten vorkommen, weiß jedermann. In den Sommermonaten sind diese Vorkommnisse häufig, und man muß oft an eine gemeinsame infektiöse Ursache denken, wenn solche Magen- und Darmkatarrhe gehäuft auftreten. An Stelle des Durchfalles kann, wenigstens im ersten Anfang, auch einmal Stuhlverstopfung bestehen. Temperatur-

steigerungen können ebenfalls vorkommen. Es könnte also bei unserem
Kranken zunächst alles als harmlos gedeutet worden. Aber bei genauerem Zusehen schöpft man doch Verdacht. Der Kranke fühlt sich
schlechter, er ist offenbar kränker, als es durch die Magen-Darmbeschwerden gerechtfertigt erscheint. Bei starken Darmsymptomen
mit erschöpfenden Durchfällen, bei häufigem Erbrechen darf sich der
Kranke entsprechend schlecht fühlen. Aber hier sind derartige Symptome nur mäßig vorhanden. Die Temperaturerhöhung läßt vielleicht
daran denken, daß eine akute Infektionskrankheit vorliegt; in deren
erstem Beginne sind vorübergehende Magen-Darmerscheinungen nicht
selten, z. B. bei der Pneumonie, dem Erysipel, noch häufiger beim
Scharlach und vor allem bei der Meningitis. Aber die Untersuchung
des Abdomens enthebt uns raschal-ler Zweifel.

Für die Untersuchung des Abdomens gilt das, was ich bei der Herzuntersuchung gesagt habe, in noch höherem Maße: das Erste muß stets
eine gründliche Besichtigung sein. Sie achten beim Abdomen darauf,
ob die Wölbung normal, dem übrigen Körperbau entsprechend ist und
ob die Atembewegungen gleichmäßig und ausgiebig erfolgen. Sie berücksichtigen dabei natürlich den Unterschied im normalen Atmungs-
typuszwischen Mann und Frau, beim ersteren mehr abdominal, bei der
letzteren mehr thorakal. Eine Abweichung vom normalen Verhalten läßt
an eine schmerzhafte Affektion denken; der Kranke „schont" deshalb
diesen Teil. Hier ergibt die Inspektion nichts Auffälliges; der Leib ist
weder aufgetrieben noch eingezogen. Ferner achten wir auf sichtbare Darmbewegungen. Bei Frauen mit dünnen, schlaffen Bauchdecken sieht man oftmals das peristaltische Wogen der Därme. Bei
dünnen Bauchdecken und noch mehr bei Diastase der M. recti ist
das häufig und ganz bedeutungslos. Von diagnostischer Wichtigkeit
dagegen ist es, wenn durch kräftige Bauchmuskeln bzw. durch ein
ausreichendes Fettpolster hindurch die Darmbewegungen sichtbar werden. Es geschieht das dann oft nur an einer umschriebenen Stelle;
dort sieht man eine einzelne Darmschlinge bzw. den Magen in lebhaftester Aktion. Aber die peristaltischen Wellen rollen nicht ruhig
und gleichmäßig ab, sondern sie verlaufen mit besonderer Vehemenz
und sistieren meist mit einem Ruck an genau der gleichen Stelle; die
Kontraktion bleibt dort eine Reihe von Sekunden erhalten. Man spricht
dann von einer Darm- bzw. Magen-„Steifung". Wenn Sie bedenken,
wie der Körper überall das Bestreben zeigt, einen Schaden, eine Funk-
tionsverminderung eines Organes durch zweckmäßige Mehrarbeit eines
anderen wett zu machen, so werden Sie leicht begreifen, daß derartige
Steifungen als Zeichen dafür gelten, daß unterhalb dieser Stelle ein
Passagehindernis sitzt. Genau wie beim Herzklappenfehler sucht der
Teil stromaufwärts der Läsion den Schaden auszugleichen. Von alledem
ist hier nichts zu sehen. Die Atmung erfolgt auch annähernd normal.
Nur beim tiefen Atmen bemerken Sie ein leichtes Stocken. Beim
„Durchatmen" hat der Kranke rechts unten im Leibe Schmerzen. Das
ist ein wichtiger Hinweis!

Bei der Perkussion hat man zu bedenken, daß der Schall auch

unter normalen Verhältnissen kein völlig gleichmäßiger ist. Er ist im Gegensatz zum Lungenschall normalerweise stets tympanitisch, d. h. paukenähnlich; aber je nach Volumen und Spannung der Darmschlingen, welche in bezug auf Lautheit und Höhe des Klopfschalles einander entgegenwirken, nach dem verschiedenen Füllungszustand mit Luft, festem oder flüssigem Inhalt ist er an verschiedenen Stellen nicht gleich. Man wird hier noch größere Schwankungen innerhalb der Breite des Normalen konzedieren müssen als beim Thorax. Nur deutliche Abweichungen sind zu verwerten und auch diese immer nur mit besonderer Kritik. Über den Meteorismus, der auch hier eine besondere Rolle spielt, nachher. Bei unserem Kranken bestehen nirgends gröbere Abweichungen. Der Stand des Zwerchfells ist ebenfalls normal; Leber und Milz zeigen perkutorisch die gewöhnlichen Verhältnisse. Nur eines ist noch zu konstatieren, nämlich das Fehlen des Bauchdeckenreflexes auf der rechten Seite. Wenn man links mit dem Finger von oben nach unten die Bauchdecken streicht, kontrahieren sich die Bauchmuskeln; auf der rechten Seite bleiben sie in Ruhe. Ich komme nachher auf die Bedeutung dieses Phänomens zurück.

Nun die Palpation. Auf alle technischen Details derselben werden Sie in den praktischen Kursen hingewiesen; z. B. das leichte und schonende Palpieren mit flacher Hand, nicht mit steil aufgesetzten Fingern; ferner, daß stets in der Gegend zu beginnen ist, die von dem Schmerzpunkt möglichst weit abliegt. Dann soll man sich die tiefen Atembewegungen zunutze machen; während der Exspiration dringt man mehr in die Tiefe und während der Inspiration werden die Organe besser zugänglich, indem sie vom Zwerchfell nach unten gedrängt werden. Ferner kann man bimanuell durch Vordrängen der Lendengegend mit der einen Hand oft leichter zum Ziele kommen, oder man kann den Kranken verschieden lagern (Rücken-, Seiten-, Beckenhochlagerung). Die palpatorischen Befunde bei Meteorismus nachher. Schließlich werden Sie lernen und üben, wie man einen Kranken, der seine Bauchmuskeln bei der Untersuchung willkürlich spannt, zum Weichlassen derselben zu veranlassen sucht, z. B. durch leichtes Anziehen der Beine im Knie. Es fällt das nämlich vielen Kranken schwer und erfordert oft viel Geduld und die Anwendung von allerlei Kunstgriffen seitens des Arztes. Ich erwähne nebenbei das sog. Pneumoperitoneum; das ist eine Lufteinblasung in die Bauchhöhle, wie sie von manchen empfohlen wird, um die Röntgendurchleuchtung der Bauchorgane zu erleichtern. Ein solches Pneumoperitoneum sollte zu rein diagnostischen Zwecken nicht angewendet werden. Denn wenn auch offenbar meistens dabei nichts passiert, so ist es doch ganz sicher nicht unbedenklich.

Wenn man hier sachgemäß und vorsichtig abtastet, so findet man folgendes: Der Leib ist trotz seiner diffusen Schmerzhaftigkeit überall weich eindrückbar wie beim Gesunden. Man fühlt nichts von Resistenzen weder in den Bauchdecken noch in der Tiefe. Nur rechts unten, wo die spontanen Schmerzen heute am lebhaftesten sind und wo es dem Kranken auch beim Palpieren am meisten weh tut, finden Sie etwas anderes; die Bauchmuskeln kontrahieren sich jedesmal, wenn man hier in die Tiefe zu dringen versucht. Man nennt das einen reflektorischen Muskelwiderstand. Ein solcher „reflektorischer Muskelwiderstand“ oder „défense musculaire“, wie es die Franzosen nennen, ist von einer so großen praktischen Wichtigkeit, daß wir etwas näher darauf eingehen müssen.

In der deutschen Bezeichnung ist das Wesen der Sache gut ausgedrückt, nämlich daß die Kontraktion der Muskeln über erkrankten Eingeweiden reflektorisch erfolgt; die französische Ausdrucksweise, défense musculaire, schiebt diesem Reflex gleich eine bestimmte zweckmäßige „Absicht“ unter, nämlich den Schutz, die Verteidigung des darunter Gelegenen.

Es handelt sich hier um einen der reflektorischen Vorgänge, wie sie von erkrankten Eingeweiden in den Muskeln und der Haut darüber ausgelöst werden. Dieselben sind schon vor einer Reihe von Jahren von HEAD, neuerdings vor allem von MACKENZIE studiert worden. Sie basieren auf exaktester Berücksichtigung des Verlaufes der zentrifugalen und zentripetalen Nerven zwischen den Eingeweiden und dem Integument. Eingeweideschmerzen greifen im Rückenmark mittels segmentärer Schaltungen auf sensible Bahnen über und werden in deren Verlauf wahrgenommen. Das ist offenbar der Weg, auf dem krankhafte Vorgänge in den Eingeweiden die Haut und die Muskulatur beeinflussen können. Auf sensiblem Gebiet können sie die Erregbarkeit steigern, derart, daß leise Berührungen als Schmerz empfunden werden. Im Sinne dieser Anschauungen, kann man den Schmerz einen „viszero-sensiblen“ Reflex nennen. Auf motorischem Gebiet lassen sie Muskelkontraktionen auftreten auf Reize hin, die sonst unwirksam bleiben; man spricht dann von einem „viszeromotorischen“ Reflex. In anderen Fällen werden reflektorische Kontraktionen gehemmt, die sonst regelmäßig erfolgen. Hierher gehört das Fehlen des Bauchdeckenreflexes auf der erkrankten Seite bei unserem Kranken. Das einfachste Beispiel dieser Art ist das Ausbleiben des Patellarreflexes bei schmerzhaften Kniegelenkserkrankungen; hier schützt die Reflexhemmung das Gelenk vor der schmerzenden Bewegung. Auch allerlei Störungen des Ganges, die Abweichungen vom normalen Atmungstypus, das Schonen einer Seite oder eines Teiles, wie ich es oben erwähnt habe, gehören in dieses Kapitel. Es sind dies alles Übertragungen von Gesetzen auf pathologische Verhältnisse, wie sie für die normale Physiologie von SHERRINGTON ausgebaut sind. Wir werden noch an anderen Stellen wiederholt auf praktische Nutzanwendungen dieser Lehren zurückkommen.

Ein solcher Muskelwiderstand, über dessen Erkennung wir nachher noch reden müssen, tritt stets reflektorisch auf, wenn man an einer Stelle des Bauches eindringen will, an welcher das Peritoneum akut entzündet ist.

Damit wären wir der Diagnose gleich ein gut Stück näher gekommen; es liegt hier eine akute Peritonitis vor. Dieselbe ist in der rechten unteren Bauchhälfte lokalisiert. Bei sorgfältigem Palpieren läßt sich feststellen, daß der Hauptpunkt des Schmerzes etwa in der Mitte zwischen Nabel und Spina iliaca sup. ant. liegt. Diese Stelle nennt man den MAC BURNEYschen Punkt. In dieser Gegend befindet sich, wie Sie wissen, die Appendix, und in dieser werden wir wohl den Ausgangspunkt der Peritonitis zu suchen haben. Unter dem Namen des LANZschen Punktes wird neuerdings eine Stelle etwas unterhalb des MAC BURNEY, auf der Verbindungslinie der beiden Spinae iliacae sup. ant. beschrieben, an welcher der Hauptschmerz auch öfters lokalisiert sein soll. Die Lage des Wurmfortsatzes ist bekanntlich stark wechselnd, aber auch seine Einmündung in das Zökum ist nicht konstant gelegen.

In dem bisher Konstatierten ist bereits ein wichtiger Punkt über Wesen und Verlauf der Appendizitis eingeschlossen, dessen Kenntnis erst aus den letzten 15—20 Jahren stammt, das heißt aus der Zeit, in der der Chirurg die Appendizitis im Anfall häufig operiert. Erst damit wurde die Möglichkeit geschaffen, die verschiedenen Stadien des Prozesses genau zu studieren und sie mit dem jeweiligen klinischen Bilde zu vergleichen. Diese Studien, speziell über den ersten Ausgangspunkt der Entzündung, sind noch im regsten Flusse.

Ich möchte hier nicht auf Einzelheiten eingehen, da Sie in den pathologischen und chirurgischen Vorlesungen hierüber genügend hören werden. Ich weise nur kurz auf folgendes hin: Die einen (vor allem ASCHOFF) verlegen den Ausgangspunkt der Entzündung in die Mukosa des Wurmfortsatzes, die anderen, z. B. KRETZ, in den Lymphapparat (die sog. Darmtonsille), der dort sehr reichlich vertreten ist. Nach dieser letzteren Auffassung ist die Appendizitis stets metastatisch, von einer anderwärts lokalisierten, wahrscheinlich infektiösen Erkrankung auf dem Blutwege dorthin verschleppt; die Angina soll als primäre Krankheit eine Rolle spielen. Nach der anderen Auffassung ist eher eine Fortleitung des Prozesses vom Darm her anzunehmen, z. B. auf Grund einer Enteritis. In bakteriologischer Hinsicht ist die Genese keine einheitliche. Am häufigsten findet man grampositive Diplokokken und feine Stäbchen.

Wir wollen uns hier mit der Tatsache begnügen, daß der entzündliche Prozeß eine große Neigung zeigt, sich in den Schichten des Wurmfortsatzes auszubreiten und die Serosa mitzubefallen; das bedeutet: Es kommt leicht zu einer Peritonitis, auch ohne daß eine eigentliche Perforation erfolgt wäre. Hierin liegt ein wichtiger Unterschied der modernen Auffassung gegenüber der früheren. Früher nahm man zwei völlig getrennte Prozesse an, eine „Appendicitis simplex", die stets auf die Schleimhaut des Wurmfortsatzes beschränkt bleibt, und eine „Appendicitis perforativa", welche die Wand zerstört. Bei dem letzteren Vorgang sollte der Kotstein eine große Rolle spielen. Man hielt ihn für einen Fremdkörper (Obstkern od. dgl.), welcher aus dem Darme in den Wurmfortsatz gelangt und dort den krankhaften Prozeß überhaupt erst auslöst. Heute wissen wir, daß der sog. Kotstein kein eigentlicher Fremdkörper ist, sondern daß er an Ort und Stelle entsteht aus Produkten der Schleimhaut, die sich mit Salzen und allerlei anderem Material nachträglich inkrustieren. Er wird also meistens als Folge einer älteren, vielleicht blande abgelaufenen Entzündung zu gelten haben. Seine Wichtigkeit für den Ablauf einer nochmaligen Entzündung liegt weniger darin, daß er die Wand durchdrückt, als vielmehr darin, daß er den distal gelegenen Teil der Appendix mitsamt seinem Inhalte schon bei geringer Schleimhautschwellung leicht verschließt und den Sekretabfluß damit verhindert. Und überall wirkt eine Behinderung des Sekretabflusses auf den weiteren Verlauf einer Entzündung ungünstig. Aber der Kotstein ist keineswegs eine conditio sine qua non für eine schwere Appendizitis. Die Erfahrung zeigt, daß die Appendizitiden ohne Kotstein keineswegs leichter und günstiger abzulaufen brauchen. In diesen Fällen kann eine gleiche Sekretstockung offenbar durch bloße Schwellung der Schleimhaut erfolgen. Die Frage, welche sich jedem Beobachter aufdrängen muß, warum eine in der Appendix lokalisierte Entzündung die auffällige Neigung zeigt, bösartig zu werden und die Wand bis zum Peritoneum zu durchdringen, wie es doch an keiner andern Darmstelle in dieser Weise vorkommt, dürfte vor allem in den mechanischen Verhältnissen der erkrankten Appendix zu suchen sein. Am schärfsten ist diese Lehre wohl von Dieulafoy vertreten worden. Nach diesem Autor wird ein Teil der Appendix zu einer „cavité close" umgeformt; hier erfahren die eingeschlossenen Bakterien eine Virulenzsteigerung und dadurch wird die Infektion und Intoxikation so heftig. In einer eingeklemmten Hernie, in der entzündeten Tuba Eustachii usw. sind die Verhältnisse ganz gleich.

Jahrelang haben sich Interne und Chirurgen bemüht, zuverlässige Kriterien zu finden, um zu beurteilen, wann eine Appendizitis zum Fortschreiten auf das Peritoneum neigt und wann sie voraussichtlich lokalisiert, spontan rückbildungsfähig bleiben wird; die letzteren Fälle sollten konservativ, die ersteren operativ behandelt werden. Aber resigniert mußten alle gestehen, daß es keinen verläßlichen Anhaltspunkt hierfür gibt. Weder der Palpationsbefund noch Temperatur und Puls, noch die subjektiven Beschwerden, noch das Verhalten der Leukozyten erlauben ein sicheres prognostisches Urteil. Man wird deshalb wohl kaum noch einem ernstlichen Widerspruch begegnen, wenn man bei frischen Fällen als sichsterstes und bestes Mittel die unbedingte Frühoperation befürwortet, sofern sie unter günstigen äußeren Verhältnissen ausgeführt werden kann. Man muß sich freilich darüber klar sein, daß bei dieser Indikationsstellung mancher Kranke operiert wird, der auch ohne Operation in kurzem gesund geworden wäre. Aber als Äquivalent dafür wird bei vielen anderen durch die Operation eine Krankheit kupiert, welche sonst höchst langwierig, nicht selten sogar tödlich abgelaufen wäre. Ich möchte auf diesen Punkt speziell hinweisen: Die Mortalität war auch früher nicht so groß. Aber wochenlange schwere Krankenlager waren an der Tagesordnung; die Abszesse bildeten sich oft nur langsam zurück; Beschwerden und Schmerzhaftigkeit in der Blinddarmgegend blieben lange bestehen und vor allem blieb die Neigung und die Gefahr zu Rezidiven. Ich hatte während des Krieges, wo eine Frühoperation unter geeigneten Bedingungen nicht immer ausführbar war, mehrfach Gelegenheit, den Ablauf von schweren Appendizitiden bei konservativer Behandlung, wie sie in meiner Studentenzeit noch die Regel war, wieder verfolgen zu können. Gerade diese Erfahrungen mußten die Überzeugung stärken, daß die Frühoperation die beste Behandlung ist.

Etwas anders liegt die Frage, wenn wir den Kranken erst später, etwa am dritten bis vierten Tage der Krankheit zu sehen bekommen, falls wir Grund zu der Annahme haben, daß dann ein abgekapselter Abszeß um die Appendix herum in Bildung begriffen ist. In diesem Stadium lehnen manche Chirurgen die Operation ab mit der Begründung, daß die günstige Gelegenheit zur Kupierung verpaßt sei, und daß durch die Abszeßbildung die Gefahr einer diffusen tödlichen Peritonitis nicht mehr so groß erscheine. Andere Chirurgen dagegen befürworten die Operation in jedem Stadium. Zu diesen Dingen Stellung zu nehmen, ist hier nicht der geeignete Ort. Wenn man sich zu einer konservativen Behandlung entschließt, soll man jedenfalls sehr streng vorgehen. Absoluteste Bettruhe ist das erste Erfordernis; ferner eine Eisblase auf die Blinddarmgegend und reichlich Opium zur völligen Ruhigstellung des Darmes; Nahrung soll nur kalt und flüssig und nur in allerkleinsten Mengen gereicht werden. Bis zum Abklingen der akuten Entzündung soll man unbedingt bei solch strengen Vorschriften verharren.

Damit wäre schon beantwortet, wie eine Appendizitis weiter verläuft, falls sie nicht im ersten Stadium operiert wird und nicht zum Stillstand kommt. Die beiden wichtigsten Möglichkeiten sind die Bildung eines umschriebenen Abszesses und die diffuse Ausbreitung auf das Peritoneum. Die letztere ist natürlich die bei weitem ungünstigere. Sie werden in der chirurgischen Klinik noch viele Einzelheiten über das peritonitische Exsudat in solchen Fällen lernen und ebenso über den Abszeß, speziell die verschiedenen Möglichkeiten seiner Lage. Wenn der Wurm z. B. nach innen oder nach unten, nach dem kleinen Becken zu oder ganz nach oben, nach der Leber zu gelegen hatte, können die Abszesse sich ziemlich weit ab von ihrer typischen Stelle entwickeln.

Hier nur einige Bemerkungen zur Diagnose. Wir werden ein diffuses Übergreifen auf das Peritoneum dann annehmen, wenn Schmerzhaftigkeit und vor allem der reflektorische Muskelwiderstand schon bei leisem Palpieren überall am Abdomen und sogar in der Lendengegend auftritt. Bei ausgesprochener Peritonitis ist der Bauch überall bretthart, wie wir nachher noch besprechen werden. Temperatur, Puls und Allgemeinbefinden werden dann auch stets die Verschlechterung anzeigen. Pulssteigerungen sind in solchen Fällen ein noch feinerer und früherer Index als die Temperaturerhöhung. Ein Abszeß ist in frischen Fällen schwierig zu diagnostizieren. Seine Palpation ist durchschnittlich nicht möglich, weil Schmerzhaftigkeit und Muskelwiderstand das Eingehen in die Tiefe verhindern. Der Unkundige glaubt manchmal einen Abszeß zu fühlen, wenn er den Rand der reflektorisch kontrahierten Partie gut abtasten und umgrenzen kann. Man wird einen Abszeß vermuten, wenn Fieber, Schmerzen usw. nicht zurückgehen, wenn andererseits die Zeichen der diffusen Peritonitis fehlen und die Gegend der reflektorischen Muskelspannung bei der Perkussion eine gewisse Dämpfung zeigt.

Nun noch einiges Genauere über die Frühdiagnose, die für den Nicht-Chirurgen das wichtigste ist. Im Früstadium haben Sie in jedem zweifelhaften Falle auf reflektorischen Muskelwiderstand zu achten. Dieses Moment gab ja auch bei unserm Kranken den Ausschlag. Fehlt jeder Muskelwiderstand, dann wird man eine akute Appendizitis mit höchster Wahrscheinlichkeit ausschließen können. Das Feststellen bzw. das Ausschließen eines reflektorischen Muskelwiderstandes ist oftmals schwierig, weil viele Patienten, wenn sie Schmerzen haben, beim Palpieren des Bauches ihre Muskeln willkürlich kontrahieren. Dieses willkürliche Spannen von der reflektorischen Kontraktion zu unterscheiden, muß man durch fleißiges Üben am Krankenbett allmählich lernen.

Hier nur einige Anhaltspunkte, die es Ihnen erleichtern sollen. Der reflektorische Muskelwiderstand erfolgt stets, ich möchte sagen, mit mathematischer Genauigkeit. Er tritt sofort beim Palpieren auf und er ist stärker und ausgedehnter, wenn man etwas derber palpiert, dagegen geringer und auf einen kleineren Fleck beschränkt bei vorsichtigem Fühlen. (Den Ausdruck: „etwas derber palpieren" bitte ich cum grano salis zu nehmen, denn man muß natürlich stets sehr zart und sanft palpieren). Bei dem willkürlichen Spannen fehlt jede derartige Relation. Bei allervorsichtigstem Untersuchen kann stärkste Spannung des ganzen Bauches auftreten; andererseits kann sie einmal ganz ausbleiben, wenn man die Aufmerksamkeit des Patienten ablenkt. Manchmal erfolgt die Kontraktion deutlich etwas zu spät, manchmal zu früh, bevor man überhaupt eingedrückt hat. Sie werden sich das Verständnis und die Bewertung dieser Dinge erleichtern, wenn Sie an andere Phänomene denken, die reflektorisch, mit Ausschaltung des Bewußtseins und des Willens, erfolgen. So werden Sie bei der Untersuchung von Nervenkranken lernen, daß man einen organischen Spasmus von einem hysterischen auf Grund ähnlicher Überlegungen unterscheidet; der organische erfolgt mit einer Stärke etwa proportional der Kraft, mit welcher man den Muskel dehnen will; beim hysterischen fehlt jede derartige Abhängigkeit.

Auf das Verhalten des Bauchdeckenreflexes habe ich schon hingewiesen. Sein beiderseitiges Fehlen entscheidet nichts, da er auch bei Gesunden nicht ganz konstant ist; aber sein Vorhandensein erlaubt eine akute Bauchfellreizung ziemlich sicher auszuschließen. Das einseitige Fehlen ist wichtig und beweiskräftig für eine umschriebene Peritonitis daselbst.

Ich habe diese Dinge über den reflektorischen Muskelwiderstand und dasjenige, was damit zusammenhängt, absichtlich etwas genauer besprochen, weil sie vielen Ärzten durchaus nicht so geläufig sind, als es ihre große praktische Wichtigkeit erfordert. Freilich darf ich eine kleine Einschränkung hier nicht unerwähnt lassen, nämlich daß bei bestimmten Peritonitisformen der Muskelwiderstand oft auffallend gering ist, so z. B. bei den gynäkologischen Peritonitiden, die ja freilich auch häufig relativ gutartig verlaufen. Andererseits findet man starke dauernde Bauchmuskelkontraktion, sog. Kahnbauch, auch gelegentlich ohne Peritonitis aus verschiedenen zentralen Ursachen, z. B. bei Meningitis und beim Tetanus.

Eine Erschwerung in der Beurteilung von peritonitischer Härte der Bauchmuskeln kann durch etwas anderes eintreten, nämlich durch Meteorismus. Hierunter versteht man eine abnorme Füllung der Därme mit Gasen. Dieser Zustand entsteht teilweise dadurch, daß die Gase nicht resorbiert werden, teilweise infolge einer Tonusverminderung der Darmmuskulatur. Der Muskeltonus ist das wichtigste Moment. Denn neben der mangelnden Ausstoßung der Gase sinkt bei seinem Nachlaß auch deren Resorption. Am leichtesten wird die Kohlensäure resorbiert, der Sauerstoff langsamer, der Wasserstoff und Stickstoff am allerschwierigsten. Der Dünndarm resorbiert besser als der Dickdarm. Durch die Tonuserschlaffung und die Gasansammlung nimmt das Volumen der Därme zu und damit wird der Leib im ganzen trommelförmig aufgetrieben und der Bauchnabel verstrichen.

Der Nachweis eines auch nur geringeren Grades von Meteorismus ist neben der Perkussion meist unschwer durch Palpation zu führen, sofern man auf folgendes achtet: Das Abdomen eines Gesunden kann man überall leicht ein-

drücken; die Bauchmuskeln leisten wenig Widerstand und der Spannungszustand der Därme ist nur gering, wie bei einem schwach aufgeblasenen Gummiball. Bei Meteorismus fühlt sich das Abdomen härter an, aber nicht durch
Kontraktion der Bauchmuskeln, sondern die Härte, der Widerstand, entspricht
dem eines stark aufgeblasenen Gummiballs. Er ist gespannt infolge vermehrten
Luftgehaltes, die Wand ist dabei völlig weich und nachgiebig. Was die Perkussion
betrifft, so wirken hier verschiedene Momente einander entgegen. Sie lernen
in den Klopfkursen, daß der Klopfschall über dem Abdomen leiser wird, wenn
die Spannung der Darmwände wächst; er wird lauter bei Zunahme ihres Volumens. Beim Meteorismus ist meistens beides der Fall, aber das Moment der
Volumenzunahme ist offenbar für gewöhnlich das für den perkutorischen Effekt
überwiegende; der Schall ist meistens laut. Ebenso ist es mit dem Einfluß auf
die Höhe des Schalles; die Zunahme der Spannung erhöht ihn, die Zunahme des
Volumens vertieft ihn; hier ist es schwieriger, eine Regel aufzustellen. Bei
allerhöchster Spannung verliert der Schall überhaupf seinen paukenähnlichen
Beiklang und man hört einen „nicht tympanitischen" Schall wie über der Lunge.
Neben einer qualitativen Änderung des Klopfschalles zeigt die Perkussion
noch eine Hinaufdrängung des Zwerchfelles; die Lungen-Lebergrenze und die
untere Herzgrenze stehen höher als sonst, der Spitzenstoß vielleicht auch etwas
weiter nach außen. Luftansammlung selbst mäßigen Grades verdrängt stärker
als Tumoren oder Flüssigkeitsansammlung. Es ist hier wie im Thorax, wo eine
sehr starke Verschiebung des Herzens auch immer an Pneumothorax denken
läßt. Hierdurch ist umgekehrt der Stand des Zwerchfells oft ein wichtiger
Index dafür, ob ein krankhafter Prozeß im Thorax oder im Abdomen sitzt.
Im letzteren Falle drängt er das Zwerchfell nach oben, im ersteren schiebt er es
mit der Leber nach unten und das Herz zur Seite. Drängt sich eine geblähte
Darmschlinge, am ehesten wohl das Kolon, zwischen Leber und Bauchwand,
so verschwindet die Leberdämpfung meistens. Das ist beim Meteorismus sehr
häufig, aber auch bei Gesunden passiert es durch eine vorübergehende Aus-
dehnung einer Darmschlinge nicht selten. Ich betone dies ausdrücklich, weil
Sie in Büchern häufig lesen, daß ein Verschwinden der Leberdämpfung das
Symptom einer Perforationsperitonitis sei. Die Leberdämpfung ist oft ohne
Perforationsperitonitis z. B. infolge von sog. Kantenstellung, auch nicht sicher
nachweisbar.

Ein solcher Meteorismus entwickelt sich bei den verschiedensten Anlässen;
er kann bei jeder Infektionskrankheit auftreten und ist dann meistens als ein
Zeichen für die Schwere der Infektion anzusehen. Bei schweren Kreislaufs-
störungen ist er auch nicht selten. Bei Darmkatarrhen der Kinder tritt er leicht
auf, bei Erwachsenen viel seltener. Am häufigsten sieht man ihn bei Peritonitiden; nicht selten kommt es dann schließlich zu einer völligen Lähmung des
Darmes mit ihren Folgen, dem sog. Ileus, der uns nachher noch beschäftigen
wird. Ein solcher stärkerer Meteorismus tritt für gewöhnlich erst in den vorgeschrittenen Stadien der Peritonitis auf. Er überwindet dann die reflektorische
Kontraktion der Bauchmuskeln, welche das Niveau des Abdomens abzuflachen
oder gar einzuziehen sucht und dadurch dem Meteorismus entgegenwirkt. Das
Überwiegen des Meteorismus über den Muskelwiderstand führt dann zu dem hoch
emporgewölbten Bauche, welcher zum klassischen Bilde der schwersten Bauch-
fellentzündungen gehört. Besonders bei dünnen Bauchmuskeln bleibt dann vom
Muskelwiderstand nicht mehr viel nachweisbar. Es können die wechselndsten
Bilder dadurch entstehen, daß Muskelwiderstand und Meteorismus sich in
atypischer Weise kombinieren oder einander folgen. So kann einmal der Meteorismus gleich im Anfang stark ausgesprochen sein und ein andermal kann die
Muskelkontraktion bis zum Ende überwiegen und der aufgetriebene Trommel-
bauch ganz ausbleiben. Sie werden sich stets zurechtfinden, wenn Sie sich die
Genese dieser Dinge vor Augen halten.

Nun wieder zurück zum Gange der Diagnose. Alle bisherigen
Symptome haben uns eigentlich nur bewiesen, daß ein peritonitischer
Prozeß der unteren rechten Bauchhälfte vorliegt. Um den Schmerz
möglichst genau auf die Appendix zu lokalisieren, sind die Angaben

des Patienten beim Druck in dieser Gegend oftmals nicht ganz zuverlässig, weil ja die Appendizitisfurcht heute sehr weit verbreitet ist und weil ein großer Teil der modernen Kulturmenschen genau weiß, wo der Blinddarm sitzt. In solchen Fällen kann man sich öfters mit Vorteil des sog. ROVSINGschen Zeichens bedienen: Wenn man das Colon descendens von unten nach oben streicht, so werden durch Hinaufdrängen von Luft öfters Schmerzen in der Appendixgegend ausgelöst. Auf entsprechendem beruht das BLUMBERGsche Zeichen: Nachdem man sehr langsam in der Appendixgegend eingedrückt hat, läßt man die Hand plötzlich los. Erst in diesem Moment soll der Hauptschmerz auftreten, denn erst jetzt wird die Appendix durch das Zurückschnellen der beiseite gedrängten Nachbarorgane stärker gereizt. Auch das Auftreten von Schmerzen beim Anheben des rechten Beines (Druck durch den M. psoas) kann mit herangezogen werden, um den Hauptschmerzpunkt möglichst objektiv auf die Appendix zu lokalisieren. Meistens wird man hiermit zu einem eindeutigen Resultate kommen. Doch können Nachbarerkrankungen natürlich manchmal zu differentialdiagnostischen Zweifeln führen. Die wichtigsten wollen wir kurz erwähnen.

Bei Gallenblasenaffektion z. B. können die Schmerzen sehr ähnlich lokalisiert werden; in typischen Fällen sind sie natürlich etwas höher, dicht unter dem Rippenbogen; aber die Leber kann einmal abnorm tief oder die Appendix abnorm hoch liegen, so daß Unsicherheiten wohl möglich sind. In Zweifelsfällen ist hier die Ausstrahlung des Leberschmerzes nach oben in die rechte Schulter wichtig, denn ein Schulterschmerz fehlt bei Appendizitis stets. Ikterus entscheidet nicht eindeutig für Gallenblasenaffektion; er fehlt hierbei häufig, kann aber auch bei schweren Appendiziden vorkommen. Bei Nierenaffektionen (Pyelitis oder Steinen) werden Druckschmerzen und eventuel reflektorischer Muskelwiderstand auch in der Lendengegend vorhanden sein; dann strahlen die Nierenschmerzen gerne in die Blase aus. (NB. Blasenbeschwerden, Harndrang u. dgl. sind bei Appendizitis keineswegs selten, wenn der Wurm nach dem kleinen Becken zu liegt.) Bei der Perforation eines Magen- oder Duodenalgeschwürs stehen (abgesehen von der Lokalisation) allerstärkste, ganz akut einsetzende Schmerzen viel mehr im Vordergrunde, als es bei Appendizitis für gewöhnlich der Fall ist. Daß bei schweren Appendiziden im Beginne gelegentlich einmal Blutbrechen auftritt, sei bei dieser Gelegenheit erwähnt. Bei der Unterscheidung gegen eine von den rechtsseitigen Adnexen ausgehende Erkrankung wird öfters die Anamnese den Ausschlag geben müssen, indem chronische Beschwerden von seiten der Genitalien eine diesbezügliche Affektion nahe legen. Viel diskutiert wird manchmal die Kombination eines Dickdarmkatarrhs mit Appendizitis; manche halten sie für häufig. Unter Hunderten von Darmkatarrhen, die ich im Kriege gesehen habe, kamen sehr viele in das Lazarett mit der Diagnose: Darmkatarrh und Blinddarmreizung. Nur in einem einzigen Falle von schwerem, ruhrartigem Darmkatarrh schien mir die Möglichkeit nicht abzuweisen, daß vielleicht eine richtige akute Appendizitis daneben bestand. Als häufig kann ich hiernach diese Kombination auf gar keinen Fall anerkennen.

In allen Zweifelsfällen kann man ferner allerlei Erfahrungstatsachen über die übliche Entwicklung eines appendizitischen Anfalles mit heranziehen, welche sich von den eben erwähnten Krankheiten meistens unterscheidet. So z. B. pflegen bei Appendizitis Schmerzen und Fieber nicht gleich in den ersten Stunden sehr bedeutend zu sein (ausgenommen natürlich die allerschwersten rapid verlaufenden Fälle). Temperatur und Puls steigen meist allmählich an, die Schmerzen sind anfangs erträglich und diffus; sie konzentrieren sich erst nach und nach in der Blinddarmgegend und nehmen an Heftigkeit zu. Es besteht sehr häufig Obstipation; Durchfälle kommen vor, sind aber sicher das weniger Häufige; Erbrechen (als Reflex von seiten des erkrankten Peritoneums) fehlt kaum einmal. Der Harn enthält sehr häufig Indikan, in schweren Fällen meist etwas Eiweiß. Ferner kann man sich manchmal die Beobachtungstatsache zunutze machen, daß die Differenz zwischen Achselhöhlen- und Rektumtemperatur, welche beim Gesunden etwa $1/2^{\,0}$ beträgt, bei der Appendizitis oft wesentlich höher ist $(1—1^{1}/_{2}^{0})$.

Mit Hilfe aller dieser Momente wird es wohl meistens gelingen, eine echte Appendizitis von harmloseren Schmerzzuständen in dieser Gegend zu unterscheiden. Die Zahl von derartigen Irrtumsmöglichkeiten ist sehr groß, weil die Ileozökalgegend geradezu eine Prädilektionsstelle für alle Arten von Leibschmerzen darstellt. Vielleicht begünstigt die Ileozökalklappe das Entstehen von Schmerzen in dieser Gegend dadurch, daß sie den raschen Ausgleich von Spannungen im Darmlumen erschwert, deren Bedeutung für das Entstehen von Leibschmerzen schon von NOTHNAGEL gewürdigt wurde. Bei dieser Gelegenheit erwähne ich die sog. Typhlitis stercoralis; darunter versteht man einen Reizzustand des Zökums infolge Kotstauung, der durch Abführmittel zu beseitigen ist. Er ist nicht häufig und vor einer Verwechslung mit einer akuten Appendizitis wird man sich mit Hilfe der hier gegebenen Anhaltspunkte meist schützen können. Eine noch nicht geklärte Rolle spielen die Oxyuren. Gelegentlich findet der Chirurg bei der Operation eines als Appendizitis diagnostizierten Falles im Appendix nur Oxyuren, aber keine typischen entzündlichen Veränderungen.

Einen diagnostisch außerordentlich interessanten Fall sah ich einmal im Kriege. Ein Leutnant wurde als „akute Appendizitis" zur sofortigen Operation überwiesen. Er war vor wenigen Stunden mit Schüttelfrost und allerstärksten Schmerzen in der Blinddarmgegend erkrankt. Es bestand hohes Fieber, typischer Druckschmerz und deutlicher Muskelwiderstand. Aber der rasche Temperaturanstieg, das Fehlen von initialem Erbrechen und die sehr starken lokalen Schmerzen bei einem auffallend guten Allgemeinbefinden ließen die Diagnose nicht sicher und eine sofortige Operation nicht genügend indiziert erscheinen. Die einige Tage später vorgenommene Laparotomie zeigte ein englisches Infanteriegeschoß dicht neben der gesunden Appendix; dort steckte es seit drei Vierteljahren ganz friedlich inmitten von dicken Schwarten, welche sich jetzt plötzlich ohne nachweisbare Ursache akut entzündet hatten. Als Einschuß mußte eine kleine Narbe weit ab davon, oberhalb der Leber angesprochen werden; von dieser behauptete der Patient mit Entschiedenheit, es sei ein leichter Streifschuß gewesen, und er habe damals wenige Tage darauf wieder Dienst getan.

Viel schwieriger und komplizierter wird die Diagnose, wenn man den Kranken erst in einem späteren Stadium zu sehen bekommt, wenn allgemeine Peritonitis mit Meteorismus und völliger Darmlähmung vorhanden sind. Dann ist die Erkennung des Ausgangspunktes oft ganz schwer. Vor allem kommt jetzt ein Ileus in Frage. Ich habe auf denselben heute schon mehrmals hingewiesen und möchte hier einiges noch darüber bringen. Denn wenn seine Behandlung auch ausschließlich dem Chirurgen zusteht, so ist seine rechtzeitige Erkennung meist Sache des Internen, bzw. des praktischen Arztes.

Unter Ileus faßt man einen Symptomenkomplex zusammen, welcher sich entwickelt, wenn der Darm an irgendeiner Stelle aus irgendeinem Grunde undurchgängig geworden ist. In den Lehrbüchern finden Sie häufig den Ileus eingeteilt in einen „akuten" und einen „chronischen". Das ist eigentlich unlogisch. Denn eine völlige Unwegsamkeit des Darmes, die auch nur einige Zeit anhält, führt stets zum Tode und kann deshalb nicht gut als chronisches Leiden bestehen. Unter der Bezeichnung „chronischer Ileus" verstehen die Autoren Erkrankungen, in deren Verlaufe auf Grund irgendeiner chronischen Affektion öfters kurzdauernde, bald wieder vorübergehende Passagehindernisse auftreten.

Ein Ileus kann aus den verschiedensten Ursachen zustandekommen. Der einfachste und klarste Modus ist der, daß das Darmlumen innen verlegt wird (z. B. durch abnorm harte und große Kotmassen oder einen nach innen wachsenden Tumor, eine Narbe od. dgl.) oder von außen zugeklemmt wird (z. B. durch ein Drüsenpaket, einen Tumor usw.). Das sind die allerreinsten Fälle. Die Darmwand selber kann dabei intakt bleiben und das klinische Bild des Ileus entwickelt sich dann deutlich und ungestört. Anfangs sucht der Darm das Hindernis zu überwinden. Das zeigt sich an den oben erwähnten „Darmsteifungen". Der Patient hat Anfälle von Kolikschmerzen mit Erbrechen; aber in den Zwischenzeiten ist der Leib weich, nicht aufgetrieben und nicht besonders empfindlich. Eine Verwechslung mit einer peritonitischen Affektion wird kaum einmal vorkommen. Erst in späteren Stadien, wenn eine Darmlähmung dazutritt und damit Steifungen und Kolikanfälle nachlassen, nähern sich die klinischen Bilder des Ileus und der Peritontis und die Unterscheidung kann schwer werden. Bei der Peritonitis liegt der Patient meist still und unbeweglich, während er beim Ileus eher unruhig und aufgeregt ist. Das Ineinanderfließen der Symptome tritt besonders rasch in den Fällen auf, in welchen mit der Verlegung des Darmlumens auch zugleich die Darmgefäße im Mesenterium komprimiert werden. Dann leidet der Darm infolge mangelnder Blutzufuhr in seiner Ernährung; es kommt rascher zur Darmlähmung und nicht selten sekundär zu einer Peritonitis.

Derartiger Möglichkeiten gibt es eine ganze Reihe. Die häufigste, nach der man stets zuerst fahnden muß, ist die Einklemmung einer Hernie. Nächstdem der Strangileus. Er kommt dadurch zustande, daß eine Darmschlinge von einem Narbenstrange, wie er nach allen möglichen abdominalen Prozessen zurückbleiben kann, gefangen und abgedrückt wird. Die Erscheinungen sind hier meist sehr stürmisch.

Eine Abknickung durch Verwachsungen, speziell des Mesenteriums, führt zu dem gleichen Endeffekt. Seltenere Vorkommnisse sind die Achsendrehung, Volvulus genannt; er tritt besonders am Zökum oder am S romanum auf und kombiniert sich häufig mit einem hämorrhagischen Erguß. Ferner die Invagination, die fast nur bei Kindern vorkommt, und zwar meist in der Form, daß der Dünndarm in den Dickdarm hineinschlüpft. Alle diese Formen zusammen nennt man den „mechanischen" Ileus und stellt ihnen den „paralytischen oder dynamischen" Ileus gegenüber. Bei diesem ist der Darm nicht durch ein mechanisches Hindernis in seiner Durchgängigkeit beeinträchtigt, sondern hier führt eine völlige Darmlähmung trotz offenen Lumens zu genau dem gleichen Effekt. Leichtere kurz dauernde Darmlähmungen kommen nach Laparotomien in den ersten Tagen ziemlich häufig vor; sie gehen meist bald vorüber. Der schwere anhaltende dynamische Ileus, wie er sich zu Peritonitiden bei ungünstigem Verlauf schließlich dazugesellt, veranlaßt ein völliges Liegenbleiben des gesamten Darminhaltes und damit genau dasselbe, was ein mechanischer Ileus zur Folge hat. Das gleiche tritt ein bei einem dynamischen Ileus auf Grund eines Verschlusses der Mesenterialgefäße.

Das Bild einer schweren ileus-ähnlichen Abdominalaffektion kann noch durch einige andere Zustände gelegentlich vorgetäuscht werden, z. B. durch eine Bleikolik. Die Anamnese punkto Berufe und der Bleisaum am Zahnfleisch wird auf die richtige Fährte helfen können. Die tropische Malaria, die ja bei uns freilich kaum vorkommt, kann ebenfalls einmal mit einem ileus-ähnlichen Zustande einsetzen; hier hilft das Blutbild zur Diagnose. In seltenen Fällen kann die Hämatoporphyrinurie durch Spasmen im unteren Ileum zu einer Art von Ileus führen. Noch auf eine Krankheit muß ich hinweisen, die wie eine akute Peritonitis oder ein Ileus beginnen kann, nämlich die Pankreasapoplexie, die akute hämorrhagische Pankreatitis. Die Entstehung stellt man sich so vor, daß Pankreasfermente durch einen infektiösen Prozeß innerhalb des Pankreas aktiviert werden und dadurch das Pankreas anverdaut wird. Hierdurch kommt es zu Nekrosen und Blutungen. Vor allem werden Fettleibige und Potatoren befallen. Es setzt plötzlich stärkster Schmerz ein in der Mitte des Bauches, der dann in den Rücken ausstrahlt. Die Kranken erbrechen, sie verfallen rasch und es tritt in kurzem der Tod ein, falls nicht operativ eingegriffen wird; aber die Diagnose ist meist sehr schwierig. Bei länger dauernden Pankreaserkrankungen, wie dem Karzinom oder der Pankreaszirrhose (chronische indurierende Pankreatitis) pflegen Glykosurie oder ganz ungenügend ausgenutzte Stühle auf das Pankreas als Ursache der sonst meist unbestimmten Beschwerden hinzuweisen; aber bei der Pankreasapoplexie fehlen diese Zeichen infolge des rapiden Verlaufes zu häufig.

Über den Mechanismus der Entstehung des Ileus, über die klinischen Symptome der einzelnen Formen, dann über die Gesichtspunkte, aus denen heraus man öfters den Sitz des Hindernisses bestimmen kann (wobei der Indikangehalt des Harnes zu verwerten ist), ferner allerlei theoretische Fragen, z. B. ob das sog. Kotbrechen (in Wirklichkeit meistens Dünndarminhalt) durch Antiperistaltik oder durch „Überlaufen" erfolgt, werden Sie in der chirurgischen Klinik noch hören. Dann käme noch die Frage der sog. „intestinalen Autointoxikation", ob und eventuell welche Bestandteile des Darminhaltes beim Ileus resorbiert werden und dann toxisch wirken können. Das ist alles noch ganz problematisch. Ich möchte dies besonders betonen, denn manche französische Autoren schreiben hierüber immer in der eingehendsten Weise und knüpfen allerlei weitgehende Schlußfolgerungen an diese hypothetischen Dinge, als ob es sich um exakte und gesicherte Tatsachen handelte. Davon ist vorläufig noch keine Rede.

M. H.! Therapeutisch gehört die akute Peritonitis und vor allem der Ileus dem Chirurgen. Die Zeiten sind glücklicherweise im großen und ganzen vorüber, wo der Interne seine Ehre darein setzte, bei allen diesen Zuständen zunächst eine möglichst genaue Diagnose zu stellen und den Kranken nicht eher dem Chirurgen zu überantworten, bevor nicht alle Mittel interner Diagnostik und Therapie erschöpft waren. Das Interesse des Kranken verlangt es, hierauf zu verzichten. Die wichtigste Aufgabe ist die rasche Entscheidung, ob eine sofortige Operation angezeigt ist oder nicht.

16. Vorlesung.

Krankheiten der Leber und der Gallenwege.

Das Programm meiner Vorlesungen, Sie jedesmal an der Hand einiger prägnanter Fälle in die Pathologie des betreffenden Organs einzuführen, stößt bei der Leber auf besondere Schwierigkeiten. Es ist hier fast unmöglich, eine einheitliche Basis zu finden, von der aus sich die Leberpathologie zweckmäßig überblicken läßt. Denn die Krankheitsbilder, die durch Leberaffektionen verursacht werden, sind mannigfacher als sonst. Der Grund dafür liegt darin, daß die häufigsten und wichtigsten Leberaffektionen sich nicht von einer „Functio laesa" der spezifischen Leberfunktion ableiten lassen, wie es sonst meist der Fall ist. Ich meine folgendes: Den Begriff der Herzinsuffizienz, die mechanischen Folgen der einzelnen Klappenfehler konnten wir aus der Physiologie des Kreislaufs, aus dem Mechanismus der einzelnen Klappenfehler weitgehendst ableiten. Bei den Gehirn- und Rückenmarkskrankheiten lassen sich die Symptome großenteils aus der Topographie der Läsionen geradezu konstruieren. Eine Rekapitulation der Anatomie und Physiologie ist deshalb für viele Kapitel ein notwendiger Bestandteil meines Vortrages. Bei den Leberkrankheiten können wir die Physiologie, wenigstens einen großen Teil derselben, getrost etwas stiefmütterlich behandeln. Sie haben in der Physiologie die mannigfachen Funktionen der Leber eingehend kennen gelernt. Die Gallenproduktion ist nicht ihre wichtigste, wie es der Anfänger denkt. Die Synthese des Harnstoffs und die Rolle des Glykogens sind wohl an erster Stelle erörtert worden (auf den Abbau und die Resynthese des Glykogens komme ich beim Diabetes nochmal zurück), ferner ihre Fähigkeit, allerlei schädliche Substanzen durch Kuppelung unschädlich zu machen (z. B. die Paarungen mit Schwefelsäure, Glykuronsäuren, Aminosäuren, sowie die Methylierungen), ferner die Verarbeitung des Blutfarbstoffs. Dann ist vielleicht auch ihre harnsäurezerstörende Fähigkeit erwähnt, und schließlich ist Ihnen berichtet worden, daß der Leber, besonders von französischen Autoren, eine wichtige Rolle bei der Entgiftung schädlicher Verdauungsprodukte zudiktiert wird. In deutschsprechenden Landen erfreuen sich diese Lehren viel weniger Anhänger als in denen französischer Zunge.

Sie werden in Analogie zu sonstigen Organkrankheiten erwarten, daß die Leberkrankheiten sich vorzugsweise von einer Störung einer dieser spezifischen Funktionen herleiten, also z. B. daß eine Alteration der Glykogenbildung, der Harnstoffsynthese, irgendeine ausbleibende Kuppelung od. dgl. zu Störungen führt. Das ist tatsächlich nur ganz selten der Fall. Wie wir auch aus Experimenten mit partieller Leberexstirpation wissen, bleiben alle spezifischen Leberfunktionen erhalten selbst bei sehr weitgehendem Verlust an Lebergewebe. Und wenn es einmal zu einer nennenswerten Einbuße an Lebergewebe gekommen ist, dann ist dieser Zustand im allgemeinen mit der Fortdauer des Lebens überhaupt nicht vereinbar. Hier gilt das Prinzip des Entweder-Oder. Ein Darniederliegen der spezifischen Leberfunktionen besteht bei den meisten Leberkrankheiten gar nicht; wir begegnen ihm nur bei seltenen, schweren und stets rasch tödlich endenden Krankheiten. Die Kranken gehen dann in einem Vergiftungszustande zugrunde, den man Cholämie nennt. Derselbe dürfte auf einem Ausfall an Leberfunktion beruhen, nicht auf einer Vergiftung mit Galle, woran der Name denken läßt.

Die Ausbeute an klinischen Funktionsprüfungen der Leber ist immer noch eine recht bescheidene. Am einfachsten und zuverlässigsten ist die Prüfung der Verwertung gewisser Zuckerarten. So werden Lävulose (früh morgens nüchtern 100 g) und Galaktose (früh morgens 40 g) bei Leberkranken öfter teilweise unverändert im Harn ausgeschieden. (Lävulose wird nachgewiesen nach Seliwanoff mit Resorzinsalzsäure, Galaktose mit Nylanders Reagenz). Die Verfolgung der Blutzuckerkurve nach Zufuhr der verschiedenen Zuckerarten wird zur Zeit viel studiert, hat aber noch keine klinisch bequem verwertbaren Resultate ergeben. Viel von sich reden gemacht hat in den letzten Jahren Widals hämoklasische Krise. Ein nach 200 g Milch früh nüchtern auftretender Leukozytensturz soll auf eine gestörte Leberfunktion hinweisen; dieser Leukozytensturz sollte die Folge einer mangelhaften Spaltung und Zurückhaltung der vom Darm der Leber zuströmenden Eiweißabbaustoffe sein. Dieser „Leuko-Widal" ist nach einigen anfänglichen bestätigenden Mitteilungen allmählich einmütig abgelehnt worden. Der Leukozytensturz, wenn er auftritt, gilt als Folge von Blutverschiebungen, wie sie durch alle möglichen nervösen Einflüsse sollen ausgelöst werden können.

Ein wesentlicher Fortschritt ist die direkte Gewinnung von Galle durch die Duodenalsondierung. Man kann durch verschiedene Mittel, Eingießung von Witte-Pepton oder Magnesiumsulfat 20proz., am sichersten anscheinend durch Einspritzen von Hypophysispräparaten reichlichen Gallefluß provozieren, falls kein mechanisches Abflußhindernis vorliegt. Die gewonnene Galle kann auf ihren Gehalt an Gallenfarbstoff, Eiweiß, Muzin geprüft werden, ebenso hat man das Sediment zytologisch untersucht. Eine zuverlässige Unterscheidung zwischen Galle aus der Gallenblase und solcher direkt aus der Leber wird nicht von allen anerkannt. Sicher ist freilich, daß die Blasengalle erheblich konzentrierter ist als die direkt aus der Leber kommende; denn die Gallenblase kann ihren Inhalt auf das 20—60fache konzentrieren. Ebenso ist die Chromoskopie die Prüfung der Ausscheidung körperfremder Stoffe (Phenoltetrachlorphthalein 5 ccm 5proz. oder Indigokarmin) noch nicht zu allgemeiner Anwendung gelangt. Der Wert der Bestimmung der Aminosäuren wird dadurch beeinträchtigt, daß offenbar einerseits ihr Abbau vermindert, aber andererseits ihre Bildung durch den erhöhten Eiweißzerfall gesteigert sein kann.

Der Laie und wohl auch der medizinische Anfänger, wenn er von Leberkrankheiten hört, denkt stets zuerst an den Ikterus, die Gelbsucht, d. h. den Übertritt von Galle in das Blut. Derselbe bedingt eine Imprägnierung der Haut und aller Organe mit Gallenfarbstoff. Wir werden nachher sehen, daß Ikterus bei allen Leberkrankheiten auftreten kann, aber fast mit keiner obligatorisch verknüpft sein muß; überdies kann es auch ohne eine primäre und selbständige Leberkrankheit zu Ikterus kommen. Zwei der Hauptgruppen von Leberkrankheiten, die ich nachher an zwei Kranken besprechen möchte, haben beide mit Störungen der spezifischen Leberfunktion eigentlich nichts zu tun und brauchen beide nicht zu Ikterus zu führen. Die eine besteht in einer entzündlichen Erkrankung der Gallenwege, die häufig mit Steinbildung daselbst vergesellschaftet ist; das sind die cholangitischen und cholezystitischen Prozesse. Bei der anderen liegt wohl eine Atrophie des Lebergewebes vor. Was aber den davon Befallenen krank macht, ist eine Verlegung der Pfortaderzirkulation durch bindegewebige Wucherungen in der Leber und entzündliche Prozesse in der Bauchhöhle. Das sind die Leberzirrhosen. Es ist deshalb eigentlich nicht berechtigt, die Leberkrankheiten mit einer Besprechung des Ikterus zu beginnen. Wenn ich es hier trotzdem tue, so wie es auch sonst oftmals gemacht wird, so geschieht es aus dem mehr praktischen Grunde, daß das Symptom des Ikterus eben jede Leberkrankheit begleiten kann; die notwendige detaillierte Besprechung der Genese des Ikterus würde uns bei der Vorstellung der einzelnen Kranken nachher nur aufhalten. Deshalb beginne ich jetzt gleich damit.

Die klarste und einfachste Form der Ikterusentstehung ist die durch einen Verschluß der Gallenwege. Ist dieser Verschluß, der natürlich durch die verschiedensten anatomischen Prozesse bedingt sein kann, derart, daß überhaupt keine Galle mehr in den Darm fließt (d. h. also: schließt er den Ductus hepaticus oder choledochus vollständig ab), so wird der Ikterus sehr intensiv sein und es ergeben sich für die Darmverdauung gewisse Folgen, die wir bei den Magen- und Darmkrankheiten noch besprechen werden. Da die Galle eine wichtige Rolle für die Fettverdauung spielt, werden die Fäzes bei Gallenabschluß abnorm fettreich, dadurch von schmieriger Konsistenz und sehr massig. Ferner: Da das Bilirubin, der Hauptfarbstoff der Galle, normalerweise im Darm zu Urobilin reduziert wird, so wird das Urobilin in den Fäzes fehlen und dieselben werden dadurch farblos, in ausgesprochenen Fällen wie Ton. Auch im Urin, in den das Urobilin sonst übertritt, wird es (ebenso wie das Urobilinogen) fehlen.

Der Nachweis des Bilirubins geschieht mit der GMELINschen Probe: Man tropft den Harn mit einer Pipette auf Salpetersäure, der einige Tropfen rauchende

Salpetersäure zugesetzt waren; bei Anwesenheit von Bilirubin bildet sich an der Grenze ein grüner Ring. Ein stark urobilinhaltiger Harn (denn Spuren davon sind in jedem normalen Harn) zeigt grünliche Fluoreszenz auf schwarzem Hintergrunde, wenn man ihn mit dem SCHLESINGERschen Reagenz zu gleichen Teilen (10 vH alkoholische Zinkazetatlösung) mischt und vom Niederschlag abfitriert.

Die in der Leber gestaute Galle tritt, ohne daß wir uns in Einzelheiten verlieren wollen, in die Lymphbahnen und von da in die Blutgefäße über. Damit kommt es zum allgemeinen Ikterus der Haut und aller Organe.

In den Harn tritt der Gallenfarbstoff natürlich auch stets über und färbt ihn (besonders den Schüttelschaum) in ausgesprochenen Fällen dunkelgelb bis bierbraun. Der Übertritt in die anderen normalen Exkrete (Tränen, Schweiß), sowie in pathologische Exsudationen, z. B. pneumonische Infiltrate erfolgt nicht regelmäßig. Ein solcher „hepatogener oder Retentionsikterus" mit anatomischem Hindernis des Gallenabflusses und gallenfreiem Stuhlgang macht dem Verständnis keinerlei Schwierigkeiten.

Ich erwähne kurz, daß einige moderne Autoren auch einen funktionellen Abschluß der Galle annehmen; sie weisen auf die glatte Muskulatur im Choledochus und im ODDIschen Sphinkter (in der Papilla Vateri) hin und denken daran, daß Spasmen und Dyskinesien dieser Muskelfasern zu Behinderung des Galleabflusses führen können. Derartige Gedankengänge fügen sich ähnlichen modernen Vorstellungen über Spasmen am Magen und an den Gefäßen gut ein und sie würden einen Hinweis geben für die Ikterusentstehung durch psychische Momente. Ärger, Schreck u. dgl. wird von den Kranken öfters als Ursache ihrer Gelbsucht angegeben, aber es wurden solche Momente bisher von den Ärzten vielleicht etwas allzu apodiktisch abgelehnt.

Daneben kennt man seit langem Ikterusfälle, bei denen der Abfluß der Galle in den Darm nicht gestört ist. Die Stühle behalten ihre normale Farbe, im Urin bleibt Urobilin neben dem Bilirubin nachweisbar. Diese Ikterusformen suchte man früher mit der Annahme zu erklären, daß das Bilirubin innerhalb der Blutbahn aus dem Hämoglobin zerfallender roter Blutkörperchen entsteht und daß dadurch ohne Zutun der Leber ein Ikterus entsteht. Man sprach von einem „hämatogenen oder pleiochromen" Ikterus im Gegensatz zum „hepatogenen". Diesen direkten Umwandlungsprozeß gibt auch der physiologische Chemiker als durchaus möglich zu. Ferner findet sich in der Umgebung eines größeren Blutextravasates tatsächlich öfters eine geringe gallige Imbibition und der Befund von Hämatoidin- (Bilirubin-) Kristallen in Lungenbronchiektasen und Abszessen aus kleinen Blutungen daselbst ist sogar ziemlich häufig. Trotz alledem wurde der hämatogene Ikterus im obigen Sinne bis in die allerneueste Zeit ganz einmütig abgelehnt, seitdem NAUNYN und MINKOWSKI gezeigt haben, daß Blutzerfall nicht zu Ikterus führt, wenn den Tieren vorher die Leber exstirpiert war, eine Operation, die bei Gänsen ausführbar ist. Diese Beobachtungen führten zu der Annahme, daß selbst größte Mengen freigewordenen Hämoglobins niemals in der Blutbahn, sondern stets nur in der Leber in solcher Menge in Bilirubin umgewandelt werden können, daß ein allgemeiner Ikterus entsteht. (Wie es sich bei wirklich großen Blutungen, z. B. bei einer geplatzten Tubargravidität verhält, scheint übrigens nicht hinlänglich studiert zu sein). Der alte Gegensatz zwischen einem hepatogenen und einem nicht hepatogenen Ikterus bestand hiernach nicht zu Recht. Neueste Untersuchungen (aus dem ASCHOFFschen Institut) stimmen hiermit freilich nicht in allem überein und lassen doch wieder an die Möglichkeit eines hämatogenen Ikterus im klassischen Sinne denken. Hiernach sollen die KUPFFERschen Zellen der Leber und die Endothelzellen der Milz, welche neuerdings als retikuloendothelialer Apparat zusammengefaßt werden, es sein, welche den Blutfarbstoff in Gallenfarbstoff umbilden. Manche haben sogar den reticuloendothelialen Apparat als die alleinige Stätte der Gallenfarbstoffproduktion ansprechen wollen. Hiergegen ist daran zu erinnern, daß z. B. eine Leberkarzinommetastase, die nur Leberzellen, aber keine KUPFFERschen Zellen enthält, auch Gallenfarbstoff bilden kann. Neben noch anderen Bedenken hat man vor allem bezweifelt, ob in ASCHOFFs Versuchen der reticulo-endotheliale Apparat wirklich völlig und ausschließlich ausgeschaltet war. Jedenfalls darf man wohl vorläufig daran festhalten, daß die Galle hauptsächlich von den Leberzellen gebildet wird. Man wäre versucht, die Anwesenheit von Gallensäuren im Harn, die ja natürlich nur in der Leber gebildet werden, als Prüfstein gelten zu lassen, ob hepatogener Ikterus vorliegt oder nicht. Aber bei der Unsicherheit des Nachweises der Gallensäuren ist das praktisch nicht durchführbar. Nach neuen Untersuchungen von HIJMANS VAN DEN BERGH gibt das Bilirubin beim mechanischen Stauungsikterus, welches durch Resorption gestauter Galle aus den Gallengängen in das Blut übergetreten ist, etwas andere chemische Reaktionen als dasjenige des dynamischen oder funktionellen Ikterus, wie man den Ikterus ohne Abflußhindernis der Galle jetzt nennt. Im ersteren Falle gibt es mit der EHRLICH-PRÖSCHERschen Diazolösung eine „direkte“, im letzteren Falle eine „indirekte“ (nur nach Alkoholzusatz) Reaktion. Wodurch die verschiedenen Arten des Ausfalles der Bilirubinprobe bedingt sind, ist noch strittig.

Eine andere moderne Lehre, auf anatomischen Untersuchungen von EPPINGER jun. fußend, versucht alle Ikterusformen einheitlich zu erklären. Hiernach ist jeder Ikterus ein Stauungsikterus. Als Abflußhindernis sollen sich stets in den kleinsten interzellulären Gallengängen sog. Gallenthromben finden. Durch diese werden die intrazellulären Endigungen der Gallengänge ausgebuchtet und schließlich zur Ruptur gebracht, so daß ihr Inhalt sich in die benachbarten Lymph- bzw. Blutgefäße ergießt. Eine Reihe von Nachuntersuchern haben das Vorkommen von Gallenthromben oder, wie sich DIETRICH vorsichtiger ausdrückt, „pleiochromer Ausstopfung der Gallenkapillaren“ bestätigt, freilich nicht als regelmäßigen, aber doch als häufigen Befund. Ich möchte glauben, daß eine solche Vereinheitlichung aller Ikterusformen der rein klinischen Betrachtung nicht recht plausibel erscheint. Dem Arzt am Krankenbett wird die Gelbsucht im Verlaufe einer Cholelithiasis oder einer sonstigen Leberaffektion doch stets etwas anderes dünken als der eine Sepsis oder eine schwere Pneumonie begleitende Ikterus. Vom Ikterus neonatorum werden Sie in der geburtshilflichen Klinik noch hören. Alle Hypothesen, die den Ikterus neonatorum auf Einflüsse bei oder nach der Geburt beziehen, werden jetzt abgelehnt. Es soll sich stets im Nabelschnurblut Gallenfarbstoff finden und der Ikterus ist hiernach eigentlich nur eine Verstärkung eines physiologischen Vorkommnisses. In wieder anderen Fällen ist die Möglichkeit der Eröffnung der Gallen- oder Lymphbahnen durch Nekrose der Leberzellen diskutiert worden. Ein „Urobilinikterus", nicht durch Bilirubin, sondern durch sein Reduktionsprodukt, das Urobilin bedingt, wurde früher angenommen; jetzt wird er von den meisten abgelehnt, ohne daß sich eigentlich überzeugende Gründe gegen seine Existenz anführen ließen.

Als die Kranke, die ich Ihnen jetzt vorstellen möchte, gestern hier eingeliefert wurde, tauchten Zweifel auf, ob sie der inneren oder der chirurgischen Klinik zu überweisen sei. Sie ist in der Nacht vorher ohne jede nachweisbare Veranlassung plötzlich mit stärksten Leibschmerzen erkrankt. Die Temperatur stieg rasch an und betrug gestern vormittag bereits fast 40°. Erinnern sie sich dessen, was wir neulich bei dem Appendizitiskranken besprochen haben. Unser erster Gedanke in allen solchen Fällen muß sein: Liegt hier eine akute Abdominalaffektion vor, welche eventuell einen sofortigen chirurgischen Eingriff erheischt? Von entzündlichen käme vor allem die Appendizitis in Betracht und von den übrigen müssen wir an die verschiedenen Formen des Ileus, an die Perforation eines Magengeschwürs, bei Frauen wohl auch an eine geplatzte Tubargravidität od. dgl. denken. Daß eine Pneumonie einmal durch ausstrahlende Schmerzen eine akute Abdominalaffektion vortäuschen kann, habe ich auch erwähnt, ebenso daß eine harmlose Gastroenteritis gelegentlich plötzlich mit schweren Symptomen und hohem Fieber einsetzen kann. Ich habe schon besprochen, von welchen Gesichtspunkten wir uns dann bei der Diagnose leiten lassen. Bei der Palpation des Abdomens findet man bei unserer Kranken einen geringen Grad von „reflektorischem Muskelwiderstand", also ein sicheres Zeichen für eine akute peritonitische Reizung; dessen stärkste Ausbildung ist freilich nicht, wie bei dem Appendizitiskranken neulich, rechts unten sondern rechts oben, dicht unter dem Rippenbogen. Das weist eher auf die Leber hin. Auch die Anamnese stimmt nicht zur Appendizitis. Das plötzliche Auftreten starker Schmerzparoxysmen, der sofortige steile Temperaturanstieg ist bei der Appendizitis ungewöhnlich. Wenn Sie die Kranke genauer nach Ort und Art ihrer Schmerzen ausfragen, lokalisiert sie deren Ausgangspunkt in die Gegend des rechten Rippenbogens. Von dort zucken sie in die rechte Schulter. Sie vergleicht sie mit Wehen; gerade wie bei der Entbindung kämen die Schmerzen in kurzen Attacken und wären auch an Intensität nicht geringer. Jedem Laien, wenn er von solchen Schmerzanfällen in der Lebergegend hört, kommt wohl der Gedanke an eine Gallensteinkolik; doch wird diese Diagnose erfahrungsgemäß oft mit der Begründung abgelehnt, es bestehe ja kein Ikterus! Dieser Einwand ist auf Grund dessen, was ich vorhin gesagt habe, durchaus nicht stichhaltig. Die genauere Besprechung nachher wird es Ihnen ohne weiteres klar machen.

Wenn ich eben von einer Gallensteinkolik sprach, so ist dieser Ausdruck nicht ganz korrekt. Er stammt aus der Zeit, in der man annahm, daß solche Zustände ausnahmslos nur dann auftreten, wenn ein Gallenstein aus der Gallenblase oder den großen Gallengängen heraustritt und an einer engen Stelle des Ductus hepaticus, cysticus oder choledochus stecken bleibt. Die Kolik sei vorüber, wenn der Stein in den Darm eingetreten ist. Aber das Auffinden des Steines in den Fäzes wollte keineswegs immer gelingen. Als dann später die Chirurgen immer häufiger sich daran machten, den theoretisch postulierten Stein operativ zu entfernen, zeigte es sich auch, daß manchmal keiner da war. Wir wissen heute, daß eine akute Entzündung der Gallenblase eine Cholezystitis, die Ursache für das sein kann, was früher ausnahmslos das Zeichen eines eingeklemmten Steines zu sein schien. Ja man nimmt jetzt sogar an, daß auch dann, wenn wirklich Gallensteine vorhanden sind, der akute Anfall mit seinen Schmerzparoxysmen in erster Linie auf Kosten eines begleitenden cholezystitischen Prozesses zu setzen ist. Hierfür spricht jedenfalls die häufig zu beobachtende Tatsache, daß auch bei steinhaltigen Gallenblasen der Anfall mit all seinen Begleiterscheinungen, dem Fieber, den Schmerzen und dem Ikterus abklingen kann, ohne daß ein Stein abgeht. Andererseits sind bei Obduktionen Gallensteine, selbst in größter Menge, ein häufiger zufälliger Nebenbefund bei Leuten, die niemals gallensteinkrank waren. Wenn ich vorhin die Diagnose Gallensteinkolik als unkorrekt bezeichnete, so meinte ich damit, daß man es klinisch kaum unterscheiden kann, ob wirklich eine Steinbildung, Cholelithiasis, oder nur eine cholezystitische Attacke ohne Stein vorliegt.

Steinbildung und Entzündung der Gallenblase gemeinsam abzuhandeln, ist deshalb nicht nur aus klinischen Gründen erwünscht, sondern es ist pathogenetisch auch unbedingt notwendig; denn es besteht zwischen beiden ein engster Konnex. Ihre gegenseitige Rolle, ihr Ko- bzw. Subordinationsverhältnis ist seit einigen Jahren wieder zum Gegenstand lebhaftester Kontroversen geworden. Bis vor kurzem galt NAUNYNS Lehre unangefochten. Sie besagte, daß jeder Steinbildung eine Entzündung der Gallenblase, ein „lithogener Katarrh", vorangehen müsse. Derselbe liefert durch seine Abschilferung den Grundstock, um den herum sich Bilirubin, Kalk und Cholestearin in wechselndem gegenseitigen Verhältnis herumkristallisieren, wenn es zu einer Gallenstauung kommt. Die meisten Gallensteine bestehen aus Bilirubinkalk und Cholestearin; daneben enthalten sie in geringer Menge kohlensauren Kalk, etwas Eisen u. dgl. Der Prozeß des Ausfallens ist nicht einfach eine Folge der Übersättigung, wie man sich das vorstellen möchte. Denn an sich ist sowohl das Cholestearin als auch der Bilirubinkalk in Wasser überhaupt unlöslich. Das Cholestearin wird durch Cholate in Lösung gehalten, der Bilirubinkalk durch Kolloide. Das Wesen der Steinbildung beruht, wie es LICHTWITZ scharf betont hat, auf der Anreicherung und Gerinnung von ausfallenden Substanzen an der Oberfläche von Kernen.

Zur Bildung der letzteren ist in der Galle jederzeit leicht Gelegenheit gegeben, vielleicht schon durch abgeschilferte Epethilen od. dgl. Cholestearin bzw. Bilirubinkalk kann ausfallen, wenn die sie in Lösung haltenden Substanzen an Menge vermindert sind. Für die Cholate geschieht das bestimmt nur in entzündeten Gallenblasen, und so hat der konzentrisch geschichtete Bilirubinkalkstein stets als Produkt einer Entzündung gegolten. Für die radiären reinen Cholestearinsteinen ist diese Frage nicht ganz geklärt. NAUNYN hielt sie für sekundäre Bildungen, die erst nachträglich aus gemischten Steinen entstanden sind. Auf Grund neuerer Untersuchungen (von ASCHOFF und BACMEISTER) muß zugegeben werden, daß die Bildung von Cholestearinsteinen in steriler Galle immer·hin möglich ist und manche nehmen auch an, daß Cholestearinsteine ohne Entzündung nur als Folge von „Cholestearinämie" auftreten können. Auch manche andere ältere Lehre wird jetzt angezweifelt, so z. B. daß alle Steine bei einem Kranken von gleichem Alter sind; das Vorkommen mehrerer „Generationen" von Gallensteinen gilt als nicht selten.

Ebenso wird die Möglichkeit der Auflösung von Gallensteinen heute nicht mehr strikte bestritten; jedenfalls werden menschliche Gallensteine in der Gallenblase von Hunden aufgelöst. Auch an die oben schon erwähnten Spasmen der glatten Muskulatur am Ausführungsgang der Gallenblase muß hier nochmals erinnert werden; denn dieselben können durchaus als Ursache der Stauung der Galle und damit als wichtiges Moment für Entzündung und Steinbildung in Frage kommen.

Was ich vorhin über das fakultative Auftreten des Ikterus sagte, wird Ihnen jetzt ohne weiteres klar sein. Falls wirklich ein Stein auf der Wanderung in den Gallengängen die Ursache ist, so wird ein Ikterus auftreten, wenn der Stein den Gang vollständig verlegt. Bei einer steinlosen Entzündung würde ein Ikterus dann zu erwarten sein, wenn entweder die entzündliche Schwellung den Ductus choledochus total abschließt, oder, was häufiger der Fall ist, wenn ein aufsteigender cholangitischer Prozeß od. dgl. durch die oben erwähnten Gallenthromben zu einem Verschluß in den kleineren Gängen führt. Überhaupt ist die Kombination von Cholangitis und Cholezystitis, d. h. das Hinaufwandern der Entzündung von der Gallenblase in die Gallengänge sicher häufig.

Was haben wir aus all diesen Betrachtungen für die Beurteilung im konkreten Fall, für die Frage der Operation hier bei unserer Kranken abzuleiten? Zunächst einmal folgendes: Die alte Vorstellung, daß bei Gallensteinkoliken stets ein eingeklemmter Stein die Ursache ist und daß nur dessen spontaner Abgang oder seine operative Entfernung den Anfall beenden kann, trifft nicht ausnahmslos zu. Die akute Cholezystitis kann jedenfalls auch ohne Operation zurückgehen, unabhängig davon, ob Steine vorhanden sind oder nicht. Dagegen wissen wir aus den zahlreichen Autopsien in vivo, die in den letzten Jahrzehnten ausgeführt worden sind, daß diese Entzündung häufig eine eitrige ist. Statt des erwarteten Steins fand der Chirurg oft eine mit Eiter gefüllte Gallenblase. Auch aus den intrahepatischen Gallengängen fließt nicht selten Eiter hervor. Damit ist die Fragestellung zur Operation eine andere geworden: Erfordert vielleicht der eitrige Prozeß durch die Gefahr einer diffusen Peritonitis die Operation ebenso gebieterisch, wie es etwa die Entzündung des Wurmfortsatzes verlangt? Hierauf wurde von Internen und den meisten Chirurgen bisher in ziemlich übereinstimmender Weise mit einem Nein geantwortet. Die Erfahrung zeigte, daß die Perforation einer Gallenblase, die man beim Anblick einer solchen für sehr naheliegend ansehen möchte, tatsächlich nicht so häufig erfolgt. In vielen Fällen geht die akute Entzündung mit ihrer die Ausführungsgänge verlegenden Schwellung in einigen Tagen wieder zurück und der Eiter kann dann abfließen. Ferner: wir haben hier die plötzlichen Verschlechterungen, das unerwartete Auftreten einer diffusen Peritonitis nicht so zu befürchten wie bei der Appendizitis, bei der aus einem scheinbar ungefährlichen Zustand heraus sich über Nacht ein hoffnungsloses Bild entwickeln kann. Es fehlen hier die anatomischen Vorbedingungen, welche bei der Appendizitis die Ursache für die leichte Entwicklung einer Peritonitis abgeben. Bei der Cholezystitis können wir bei leidlichem Allgemeinbefinden, bei gutem Pulse, bei erträglichen Schmerzen, bei fehlender oder wenigstens umschrieben gebliebener Muskelspannung eher warten. Aber es mehren sich doch in den letzten Jahren die Stimmen von Chirurgen, die der häufigeren und frühzeitigeren Gallenblasenoperation das Wort reden. Es ist ja auch kein Zweifel, daß mit zunehmender Erfahrung die Erfolge der Operation besser und die Gefahren geringer werden. Bei unserer Kranken glauben wir bei dem guten Allgemeinzustand noch abwarten zu können. Sollte das Fieber eine Reihe von Tagen unverändert anhalten oder sollten Zeichen auftreten, die auf ein Fortschreiten des Prozesses hindeuten, dann wäre eine Operation angezeigt. Falls wiederholte Schüttelfröste auftreten, müßte man an eine aufsteigende Cholangitis denken, besonders wenn Ikterus dazu käme; oder es könnten die peritonitischen Symptome zunehmen. Ferner kommt es nicht selten zu ileusähnlichen Erscheinungen, deren Ursachen übrigens nicht immer klar sind. Jedenfalls sind dieselben nicht etwa durch einen eingeklemmten Gallenstein bedingt, was man zu glauben vielleicht geneigt ist. Einen Gallensteinileus gibt es freilich auch; aber der ist keine Komplikation einer Gallensteinkolik. Ein Stein, der eben den Ductus choledochus passiert hat, wird nicht gut das Darmlumen verschließen, sondern er wird glatt per vias naturales abgehen. Gallensteinileus tritt bei Leuten mit alter Cholelithiasis auf; es muß ein großer Stein nach Bildung peritonitischer Verwachsungen zwischen Gallenblase und Darm auf dem Wege der Druckusur und Abszeßbildung direkt übergewandert sein. Die meisten Steine gehen dann freilich auch spontan per rectum ab; falls aber einmal einer durch das Dazutreten entzündlicher Prozesse od. dgl. sich einkeilt, hat die chirurgische Ileusbehandlung in Kraft zu treten.

Die Diagnose hat hier nicht viel Schwierigkeiten bereitet. Die Unterscheidungsmerkmale gegenüber einer Appendizitis habe ich erwähnt. Eine rechtsseitige Nierenkolik kann sehr ähnlich sein. Aber der Schmerz strahlt nach unten, längs des Ureters aus; dann ist die Lendenmuskulatur mehr gespannt als die Bauchmuskulatur. Eine Blutbeimengung zum Harn, mindestens mikroskopisch, wird selten fehlen. Bei einem perforierten Magen- oder Dünndarmgeschwür steht ein kontinuierlicher allerstärkster Schmerz, meist wohl mehr nach der Mittellinie zu, im Vordergrund. Wir wären der Cholezystitis noch sicherer, wenn uns der Patient berichten könnte, daß er schon öfters derartige Zustände durchgemacht hat. Die Angabe, daß dieselben gelegentlich mit Ikterus einhergingen, würde die Diagnose stützen, trotzdem ich nachdrücklich daran erinnern möchte, daß Ikterus nicht diese Genese beweist, sondern auch sonst bei schweren fieberhaften Infekten vorkommen kann. Ein eindeutiges Beweisstück wäre nur der Befund von Steinen im Stuhle nach dem Anfall gewesen.

Mit diesen Bemerkungen habe ich schon vorweggenommen, daß eine Cholelithiasis bzw. Cholezystitis eine Krankheit ist, die zu Rezidiven neigt. Bei den meisten Kranken bleibt es nicht nur bei einem Anfall, sondern es treten in ganz unberechenbaren Intervallen, ohne jede nachweisbare Ursache solche Anfälle häufiger auf. Daß man sich bei öfteren Anfällen eher zu einer Operation entschließt, versteht sich von selbst. Die Einzelheiten dieser Fragen überlasse ich der chirurgischen Klinik. Die interne Behandlung besteht in althergebrachter Weise in Kataplasmen und heißem Karlsbader Wasser. Während der Kolikanfälle sind Narkotika, am besten in Form von subkutanen Morphiuminjektionen, meistens nicht zu umgehen. Zur weiteren Behandlung bedienen wir uns zweier Gruppen von Mitteln, der einen zur Ruhigstellung der Gallenblase und zur Eröffnung ihrer Abführwege, der anderen zur Entleerung der Gallenblase. Zur 1. Gruppe gehört das Atropin, das Papaverin und von physikalischen Maßnahmen vor allem die Hitze. Als gallentreibende Mittel erfreuen sich seit langem eines Rufes die Gallensäuren, das Podophyllin, Kalomel und Atophan. Kombinationen dieser Mittel zusammen mit Urotropin, Menthol od. dgl. werden jetzt als fertige Präparate von der Industsie geliefert (Cholagen, Cholaktol, Ikterosan, Neofelamin). Von Bittersalzquellen, die als Trinkkuren viel verwandt werden, sind vor allem Karlsbad, Mergentheim, Neuenahr und Kissingen zu nennen.

Neben solchen klassischen Anfällen gibt es viele Fälle von atypischer „irregulärer" Cholelithiasis bzw. Cholezystitis. Die Kranken leiden mehr oder weniger dauernd an Beschwerden, welche mit den von Magen oder Darm ausgehenden, z. B. einem chronischen Ulkus, die allergrößte Ähnlichkeit haben können. Ich werde bei der Besprechung der Magen-Darmkrankheiten noch darauf zurückkommen. Bei der Diagnose wird man danach forschen müssen, ob sich anamnestisch akute Exazerbationen, die den großen Kolikanfällen in ihren Symptomen ähneln, nachweisen lassen, d. h. Schmerzen, die unterhalb vom rechten Rippenbogen ausgehen und in die rechte Schulter strahlen (mit einem Druckpunkt in der rechten Schlüsselbeingrube entsprechend dem Plexus bracchialis) und relativ unabhängig von der Nahrungsaufnahme sind. Das Auftreten um Mitternacht gilt als charakteristisch für Gallensteinanfälle. Ein Druckpunkt mehr nach rechts, als es dem Ulcus entspricht, oder gar der Befund einer vergrößerten oder schmerzhaften Leber wäre natürlich eine gewichtige Stütze. Guter Ernährungszustand eventuell gar Fettleibigkeit spricht mehr für Cholelithiasis; ferner ist die

Cholelithiasis bei Frauen häufiger als bei Männern. Daß chronisch Cholelithiasiskranke häufig eine Hyperazidität haben, erschwert die Differentialdiagnose gegenüber dem Ulkus noch mehr. Und daß durch pericholezystitische Adhäsionen nach dem Duodenum leicht Verzerrungen desselben und damit eine Beeinflussung der normalen Magen-Darmbewegungen erfolgen kann, macht die Unterscheidung auch röntgenologisch unter Umständen ganz unmöglich. Die Darstellung von Gallensteinen auf der Röntgenplatte gelingt zu selten, um dem negativen Befunde irgendeine Bedeutung beimessen zu können. Man versucht neuerdings, die Form der Gallenblase, ob normal oder geschrumpft, durch Füllung mit einer schattengebenden Flüssigkeit röntgenologisch darzustellen, z. B. durch intravenöse Injektion mit 10 vH Tetrabrom(oder jod)phenolphthaleinnatrium. Aber die Resultate sind noch unzuverlässig und die Injektionen sind gelegentlich nicht ohne Nebenerscheinungen. Von der Zuverlässigkeit hyperalgetischer Hautbezirke für die Differentialdiagnose dieser Zustände haben sich die meisten nicht recht überzeugen können.

Von den vielen Folgezuständen, zu denen eine chronische Cholelithiasis führen kann, möchte ich nur den Choledochus- und Zystikusverschluß kurz besprechen. Die Folgen des Verschlusses des Choledochus sind selbstverständlich ein intensiver Ikterus und acholische Stühle. Weitere Symptome braucht er überhaupt nicht zu machen; das hängt ganz von seiner Ursache ab. Die beiden häufigsten Ursachen sind der Gallenstein und das Karzinom. Fehlen von Koliken und Konstanz des Ikterus spricht für das letztere; Schmerzanfälle, bedingt durch akute Entzündungen, deuten auf Steine. Daß der Abschluß der Galle hier teilweise durch entzündliche Schwellung bedingt ist, die in ihrer Intensität wechselt, bringt es mit sich, daß der Ikterus zeitlich verschieden stark ist und daß die Stühle öfters, wenigstens zeitweise, gallehaltig sein können. Eine Anamnese, die von jahrelangen Gallensteinkoliken berichtet, beweist nichts gegen Karzinom, da sekundäre Karzinomentwicklung in steinhaltigen Blasen nicht selten ist. Beim Zystikusverschluß fehlt natürlich der Ikterus; die Galle fließt vom Hepatikus ungestört in den Choledochus und weiter in den Darm. Die Gallenblase kann schrumpfen oder zu einem „Hydrops vesicae felleae" anschwellen und aus letzterem kann durch Infektion ein Empyem werden. Die Diagnose desselben ergibt sich aus der Kombination von allgemein septischen Symptomen mit denen des lokalen Palpationsbefundes, d. h. eines länglichen, prallen Tumors unterhalb des rechten Rippenbogens. Die Behandlung ist natürlich eine chirurgische.

Als zweiten Kranken möchte ich Ihnen diesen blassen, offenkundig stark abgemagerten Mann vorstellen. Das Auffallendste an ihm ist die gewaltige Auftreibung des Abdomens, die man durch die Bettdecke hindurch beinahe schon sehen kann. Das kontrastiert zu dem übrigen mageren Körper in beinahe grotesker Weise. Ehe wir an die Untersuchung herangehen, wollen wir rasch überlegen, wodurch alles eine solche Volumvermehrung des Leibes verursacht sein kann. Es kommen drei Dinge in Betracht: ·1. Tumoren, 2. Flüssigkeit in der Bauchhöhle, ein sog. Aszites und 3. Luft. Diese kann entweder in den Därmen, sog. Meteorismus intestinalis (S. 236), oder außerhalb der Därme in der freien Bauchhöhle sog. Meteorismus peritonealis sein. Das letztere ist ein recht seltenes Ereignis, welches man nur bei größeren Perforationen im Magen-Darmtraktus findet; in der chirurgischen Klinik werden Sie gelegentlich davon hören.

Aus der Form des Bauches läßt sich öfters schon erraten, welche von diesen drei Möglichkeiten vorliegt. Eine ungleiche Gestaltung des Abdomens spricht für einen Tumor; z. B. wird eine aus dem kleinen Becken wachsende, den weiblichen Genitalien angehörende Neubildung vor allem die untere Bauchhälfte vorwölben. Der Abstand von der Symphyse zum Nabel erscheint dann verlängert im Vergleich zu dem vom Nabel zum Schwertfortsatz. Bei Magentumoren ist das Gegenteil der Fall. Ein Lebertumor wird die Gegend des rechten Rippenbogens und ein Milztumor, z. B. eine leukämische Milz, den linken vortreiben. Bei Aszites und Meteorismus ist die Kontur mehr gleichmäßig, aber in typischen Fällen doch wieder einigermaßen voneinander verschieden. Beim Meteorismus drängen die geblähten Darmschlingen wie ein aufgeblasener Gummiball allseitig rundlich nach außen, der Bauch wird kuglig, trommelförmig; der Nabel wird verstrichen. Die Aszitesflüssigkeit dagegen sinkt mehr nach unten; die Flanken werden ausgebuchtet, die oberste Partie um den Nabel sinkt dellenförmig etwas ein; man spricht dann von einem „Froschbauch". Natürlich werden schlaffe und nachgiebige Bauchdecken, besonders bei langem Bestande der Erkrankung, diese Charakteristika deutlicher hervortreten lassen, während straffe und muskulöse sie mehr oder weniger verwischen. Die Perkussion und Palpation läßt in zweifelhaften Fällen die Entscheidung fast stets mit aller Sicherheit treffen. Beim Meteorismus besteht überall ein ausgesprochener tympanitischer Schall, dessen Höhe und Lautheit je nach der Füllung und dem Spannungszustand der Därme freilich wechseln kann. Das Zwerchfell ist stark nach oben gedrängt, die Lungen-Lebergrenze steht an der 5. Rippe oder gar noch höher und der Herzspitzenstoß ist abnorm hoch und nach außen geschoben. Auf die besonders starke Verdrängung durch Luft im Gegensatz zu Flüssigkeit habe ich schon beim Pneumothorax hingewiesen. Bei der Palpation fühlt man die trommelförmig gleichmäßig gedehnten Bauchdecken. (Daß man das nicht für das Zeichen einer Peritonitis halten darf, daran möchte ich noch einmal erinnern). Beim Aszites ist die Empordrängung viel weniger stark. Die Perkussion ergibt Dämpfung in den abhängigen Partien durch die Flüssigkeit und Tympanie in der jeweilig höchsten Zone durch die darüber schwimmenden Darmschlingen. Bei Lagewechsel verschiebt sich Dämpfung und tympanitische Zone prompt, notabene: wenn die Flüssigkeit nicht durch peritonitische Verwachsungen mehr oder weniger abgekapselt ist. Bei der Palpation kann man oft beim Klopfen auf der einen Seite das schwappende Gefühl anschlagender Wellen auf der Gegenseite verspüren. Wenn bei starkem Durchfall alle Darmschlingen mit flüssigem Inhalt gefüllt sind, können da freilich Täuschungen vorkommen. Die nicht ganz seltene Kombination von Aszites mit Meteorismus, wenn z. B. einige geblähte Darmschlingen auf der Flüssigkeit schwimmen und dieselbe überall von den Bauchdecken abgedrängt halten, kann zu diagnostischen Irrtümmern führen.

Über Tumoren wird im allgemeinen der Klopfschall gedämpft sein; doch muß hier die Palpation den Ausschlag geben. Die Aufblähung des Magens oder des Kolons mit Luft erleichtert oft deren Deutung. Alle Einzelheiten hierüber können Sie nur praktisch erlernen.

Bei unserem Kranken weist die Kontur des Bauches mit der eingezogenen Nabelgegend auf einen Aszites hin. Die bei Lagewechsel deutlich verschiebbare Dämpfung sowie das Gefühl der Fluktuation beim Anklopfen sichert die Diagnose eines Flüssigkeitsergusses hinreichend. Bei der Betrachtung des Bauches fällt aber noch etwas anderes auf, das geeignet ist, unsere Diagnose gleich in einer bestimmten Richtung zu leiten. Sie sehen um den Nabel herum ein Geäst von gefüllten Hautvenen, die alle nach oben, nach dem Schwertfortsatz hinstreben. Solche Hautvenenfüllung ist stets ein Zeichen dafür, daß die Blutströmung in den Venen der Tiefe behindert ist. Bei Mediastinaltumoren mit Kompression der Vena cava sup. sieht man oben am Thorax solche Hautkollateralen, bei Kompression der Vena cava inf. schlängeln sie sich außen an beiden Bauchseiten nach oben. Die Entwicklung der Hautvenen um den Nabel herum wie hier, das sog. Caput medusae, beweist eine Behinderung der Pfortaderzirkulation. Soviel ergibt uns die Untersuchung des Abdomens. Jede weitere Palpation, vor allem das Suchen nach einer vergrößerten Milz, ist natürlich durch den Aszites sehr erschwert. An den übrigen Organen findet sich nichts Bemerkenswertes. Der Urin ist von sehr geringer Menge, täglich etwa 500 ccm und hat ein hohes spezifisches Gewicht, etwa 1030. Er ist dunkel, enthält kein Bilirubin aber viel Urobilin.

Wenn wir jetzt nach der Anamnese fragen, so erfahren wir, daß der Patient etwa ein Jahr leidend ist. Er war früher ein kräftiger und gesunder Mann, der am reichlichen Essen und Trinken stets Freude hatte. Ohne besondere Ursache begannen vor einem Jahre Magenstörungen und Stuhlunregelmäßigkeiten. Einige Zeit half er sich mit Hausmitteln. Als dann aber seiner Umgebung sein schlechtes Aussehen auffiel, ganz besonders als seine Hautfarbe anfing, einen kleinen Stich ins Schmutziggelbliche zu bekommen, suchte er einen Arzt auf. Derselbe konstatierte eine vergrößerte und verhärtete Leber. Er verordnete eine Karlsbader Kur, empfahl die Einschränkung von Fleisch und verbot vor allem jeden Alkoholgenuß. Über den weiteren Verlauf berichtete uns dann der Arzt, daß die Leber langsam größer wurde und daß bald eine Milzschwellung auftrat. Das Allgemeinbefinden verschlechterte sich weiter, der Kranke magerte stark ab, und seit einigen Wochen hat sich ein Aszites entwickelt; zu dessen Punktion ist jetzt die Verlegung in die Klinik erfolgt.

Diese Angaben neben dem Untersuchungsbefund reichen aus, um die Diagnose „Leberzirrhose" mit genügender Sicherheit zu stellen. Würde uns der Bericht des Arztes fehlen, hörten wir nur von dem Beginn mit dyspeptischen Störungen, von der fortschreitenden Abmagerung und fänden jetzt den großen Aszites, so wären wir mit der Diagnose schwieriger daran. Gegen eine nephritische oder kardiale Ursache spräche die ausschließliche Flüssigkeitsansammlung im Abdomen. Bei Kindern und jüngeren Leuten würden wir dann als erstes an eine tuberkulöse Peritonitis denken. Dieselbe tritt oftmals ausschließlich unter dem Bilde eines Aszites auf. In anderen Fällen freilich tritt die Exsudation zurück und es bilden sich neben dem Erguß in der Bauchhöhle oder auch ohne einen solchen große Tumoren, die aus geschwollenen Mesenterialdrüsen und verwachsenen Darmschlingen bestehen. Entsprechend dem Ansatze der Radix mesenterii bevorzugen diese Konvolute die linke untere Bauchgegend. Eine tuberkulöse Anamnese, ferner begleitende oder vorangegangene Lungen- und Pleuraaffektionen, eine positive Diazoreaktion oder Temperatursteigerungen würden die Annahme einer tuberkulösen Peritonitis stützen. Bei älteren Leuten müßten wir dem Verdacht eines malignen Neoplasmas nachgehen. Wir müßten den Mageninhalt untersuchen, das Rektum und eventuell die Genitalien abtasten, an den verschiedenen Stellen nach Drüsenschwellungen suchen (im Douglas, um den Nabel, in den Schlüsselbeingruben usw.). Das Caput medusae läßt uns freilich gleich an die Leber, speziell an Leberzirrhose denken.

Auf Grund dessen, was die pathologische Anatomie lehrt, wäre zu erwarten, daß dem Stadium der Lebervergrößerung, dessen Beginn bei dem Kranken hier auch konstatiert wurde, ein zweites Stadium der Leberverkleinerung folgt. Denn der Pathologe pflegt dieser häufigsten Form der Leberzirrhose den Namen der „atrophischen" zu geben. Tatsächlich findet man aber am Krankenbett auch in den letzten Stadien der Krankheit meist eine Vergrößerung der Leber. Die Ursache für diese scheinbare Divergenz mag zum Teil darin liegen, daß die histologisch stets vorhandene Atrophie des Lebergewebes infolge anderweitiger Wucherungsvorgänge zu keiner wesentlichen Volumabnahme des ganzen Organs führt; manchmal mag auch eine bloße Hyperämie an der klinisch nachweisbaren Vergrößerung mit schuld sein. Die kleinen Höcker, die Sie an der zirrhotischen Leber auf dem Sektionstisch sehen, sind für die palpierende Hand natürlich nicht fühlbar. Bei unserem Kranken fühlt man die Leber glatt und gleichmäßig im Gegensatz zu der höckrigen oder großlappigen Syphilisleber und der mit großen Knoten durchsetzten Karzinomleber. Ihre Konsistenz ist hart, der Rand fühlt sich stumpf an. Das gestattet auch für gewöhnlich eine Unterscheidung gegenüber den übrigen Lebervergrößerungen, z. B. der Fettleber, die zwar auch glatt ist, aber dabei von weicher Konsistenz und ferner der Stauungsleber, welche derb und glatt (und schmerzhaft!) ist, aber einen scharfen Rand zeigt. Ganz ähnlich fühlt sich die Amyloidleber an. Der Nachweis einer vergrößerten Milz, der freilich durch den Aszites häufig erschwert ist, bildet eine gewichtige Stütze für die Zirrhosennatur einer Lebererkrankung.

Bei den Lebertumoren muß ich an den Echinokokkus erinnern, wenn derselbe in Deutschland mit Ausnahme bestimmter Gegenden (fast nur Mecklenburg und Pommern) auch zu den Seltenheiten gehört. Von außerdeutschen

Ländern soll er in Island und in Albanien ungemein häufig sein. Der Band -
wurm, Tänia echinococcus (4—5 mm lang, am Kopf 4 Saugnäpfe und ein
doppelter Kranz von sehr kleinen Häckchen, Proglottiden nur 3—4) lebt im
Hundedarm; der Blasenwurm kommt beim Menschen, daneben noch bei Schafen,
Rindern und Schweinen vor (Näheres über Bandwürmer S. 343). Die Hunde
stecken sich immer von neuem an, wenn sie echinokokkushaltige Schlachtab-
fälle fressen. Der Mensch infiziert sich durch enges Zusammensein mit Hunden
(Liebkosungen!). Die Entwicklung der Blasen kann in den meisten Organen
vor sich gehen, am häuiigsten in der Leber, welche vom Darm aus durch die
Vena portae leicht infiziert wird. Der Echinokokkus kann hier zu mannskopf-
großen Tumoren anwachsen, und somit allein schon durch seine Größe gefährlich werden. Die Wand der Zyste, wo sie dem Lebergewebe anliegt, besteht aus
einer geschichteten, resistenten Membran, der Kutikula, innen davon aus einer
mürben glykogenreichen Parenchymschicht. Von dieser aus entwickeln sich
(beim Tiere zwar selten, aber beim Menschen stets) frische Brutkapseln mit
jungen Scolices, manchmal bis 20. In den Mutterblasen bilden sich auf diese
Weise Tochterblasen und in diesen wiederum Enkelblasen. Da die Blasenbildung
fast immer nach innen vor sich geht, kommt ein Gebilde nach Art einer Wein-
traube zustande und die ganze Geschwulst kann, wie oben erwähnt, zu sehr an-
sehnlicher Größe wachsen.

Echinokokken können anfangs symptomenlos bleiben. da weder Kachexie
noch toxische Symptome aufzutreten brauchen. Daß tatsächlich aber spezifisch giftige Stoffe des Echinokokkus resorbiert werden, wissen wir daher,
daß sich im Blute mittels der Komplementbindungsreaktion (nach Art
der Wassermannreaktion) spezifische Antikörper nachweisen lassen. Man hat
hieraus eine, freilich nicht ganz zuverlässige, diagnostische Methode aufgebaut.
Neuerdings ist eine Intrakutanimpfung mit Echinokokkenblaseninhalt als zuverlässig empfohlen worden. Beim weiteren Wachstum führt der Echinokokkus
durch seine Größe zu den verschiedensten Kompressionserscheinungen, z. B.
zu Ikterus, oder Stauung im Abdomen durch Druck auf die Pfortader, oder zu
Lungenerscheinungen durch Empordrängen des Zwerchfelles. In diesem Stadium
fühlt man meistens mühelos einen übergroßen, schmerzlosen Lebertumor von
prall elastischer Konsistenz. Der Druck auf die Bläschen in der Tiefe läßt beim
Palpieren manchmal ein vibrierendes Gefühl, das sog. Hydatidenschwirren
entstehen. Im Blute findet man meist Eosinophilie. Die Diagnose könnte in
Zweifelsfällen durch eine Probepunktion erhärtet werden. Denn der flüssige
Inhalt der Blase ist neben seinem Gehalt an Scolices und Häckchen auch in
chemischer Hinsicht charakteristisch. Er ist eiweißfrei (notabene solange keine
Zerfallsprozesse im Inneren vor sich gehen), enthält Salze ähnlich dem Blutserum,
Zucker (d. h. nach neueren Angaben Glykogen) Bernsteinsäure sowie Glykokoll-
betain. Der Befund eines derartigen „Aporrhegmas“ (einer Abbaustufe von
Aminosäuren, die bei Tieren oder Pflanzen durch Methylierung o. dgl. ent-
steht) ist hier recht bemerkenswert; denn das oben erwähnte Phänomen der
Komplementbindung ist vielleicht an diese Bruchstücke des Eiweißes gebunden.
Jedoch wird vor der Probepunktion allgemein gewarnt, weil dabei gelegentlich
akute Intoxikationserscheinungen oder gar eine Ausbreitung auf das Peritoneum
auftreten können.

Die Behandlung soll beim Leberechinokokkus, wenn möglich eine chirurgische sein. Ohne Operation kann ein Leberechinokkus in seltenen Fällen auch
einmal absterben und verkalken. Aber die Gefahren, welche dauernd von ihm
ausgehen, sind nicht geringe. Es kommt zu Vereiterung mit schweren septischen
Zuständen oder zu Perforation in die Nachbarorgane (Bauchhöhle, Lunge,
Magen, Harnorgane). Es kann auch zu einem Einbruch in die Blutgefäße mit
Ausbreitung in alle Organe nach Art einer Miliartuberkulose kommen. Eine
spontane Ausheilung wird beim Lungenechinokokkus durch Aushusten nicht
selten beobachtet; hier kann man deshalb sich expektativ verhalten.

Im Gegensatz zu dem bisher besprochenen Echinococcus unilocularis
kennt man noch einen Echinococcus multilocularis, s. alveolaris, welcher
eine Abart, vielleicht eine eigene Spezies darstellt. Dieser Echinokokkus wird
in Rußland, in der Schweiz und in den österreichischen Alpen beobachtet und

zwar fast nur bei Rinderhirten, niemals bei Schafhirten. Er führt zu einer diffusen Vergrößerung des befallenen Organes mit grobhöckeriger Oberfläche. Da es durch zentralen Gewebszerfall und dergleichen zu einem schweren Krankheitsbild mit Abmagerung, ja sogar zu metastatischen Herden kommen kann, wird klinisch meistens ein malignes Neoplasma angenommen.

Der pathologische Anatom definiert die Leberzirrhose als einen Prozeß, bei dem die Leberläppchen atrophieren und das interlobuläre Bindegewebe in Wucherung gerät. Der normale Bau der Leberacini geht dabei mehr oder weniger verloren, indem sich das Bindegewebe stellenweise zwischen die atrophierenden Leberläppchen drängt; durch vikariierende Wucherung des Lebergewebes können aus solchen abgesprengten Balken dann „Pseudoacini" hervorgehen. Das Gesamtvolumen der Leber hängt davon ab, wie sich die Atrophie auf der einen Seite und die Bindegewebswucherung auf der anderen die Wage halten.

Den Aszites deutet man gerne schlechtweg als ein Stauungstranssudat, als Folge der Kompression der Pfortaderäste innerhalb des wuchernden Bindegewebes in der Leber. Gegen diese einfache und einleuchtend klingende Deutung dürften allerlei Bedenken am Platze sein. Zunächst erscheint es unwahrscheinlich, daß das so weitverzweigte Stromgebiet der Pfortader überall so gleichmäßig komprimiert werden soll, daß dadurch eine Transsudation aus den Venen in die Bauchhöhle erzwungen wird. Bei der Nephritis und bei den Herzfehlern haben wir besprochen, wie komplizierte Bedingungen zur Ödembildung erforderlich sind. Daß auch der Milztumor, der zur Leberzirrhose gehört, nur eine mechanische sekundäre Folge der behinderten Pfortaderzirkulation sein soll, ist sicher abzulehnen, denn er geht nicht selten dem Aszites voraus. (Auf eine unter dem Namen der „Bantischen Krankheit" bekannte Abart der Leberzirrhose, die mit starker Anämie einhergeht, und bei der der Milztumor im Mittelpunkt steht und die Ursache des Ganzen darstellen soll, gehe ich bei den Blutkrankheiten (S. 290) kurz ein; das Krankheitsbild ist noch strittig.) Ferner: die Autopsien zeigen stets allerlei peritonitische Adhäsionen, d. h. Zeichen einer Entzündung des Peritoneums. Der mikroskopische Befund der Milz mit Follikelnekrosen und Fibroadenie entspricht auch nicht dem Bilde der einfachen Stauungsmilz. Schließlich sprechen auch die Erfahrungen mit einer wiederholt versuchten chirurgischen Therapie dagegen, daß eine mechanische Zirkulationsbehinderung in der Leber das Ausschlaggebende im Krankheitsbilde ist. Man hat nämlich auf verschiedenem Wege operativ versucht, dem Pfortaderblut mit Umgehung der Leber neue Wege in die untere Hohlvene zu verschaffen (z. B. mit Hilfe der TALMAschen Operation: flächenhafte Fixierung des großen Netzes an die vordere Bauchwand). Diese und ähnliche Operationen sind folgerichtig erdacht, und man müßte schlechterdings auch Erfolg von ihnen erwarten, wenn die rein mechanische Genese richtig wäre. Auch an die häufige Kombination von Leberzirrhose mit tuberkulösen Prozessen in der Leber selbst und im übrigen Abdomen sei in diesem Zusammenhang erinnert. Wahrscheinlich spielen chronisch entzündliche Prozesse am Peritoneum beim Zustandekommen des Aszites doch eine wichtige Rolle. Der Aszites bei der Leberzirrhose ist von seröser Beschaffenheit. Einen chylösen Aszites, d. h. einen durch feinstes Fett getrübten infolge Verlegung bzw. Arrosion der großen Lymphgänge, findet man vor allem bei Karzinomen, aber auch manchmal bei Tuberkulose des Abdomens.

Über den Verlauf der atrophischen Leberzirrhose ist das Wichtigste schon gesagt. Nach einem mehr oder weniger langen Stadium mit unbestimmten dyspeptischen Erscheinungen und Anämie, während deren eine geringe Leberschwellung die Diagnose mit aller Reserve schon vermuten läßt (wenigstens bei Leuten mit alkoholischen Antezedentien), kommt es zur Entwicklung eines Aszites. Manchmal finden sich im Beginn allerlei an Basedow erinnernde Symptome, z. B. Exophthalmus oder Tremor. Von Diureticis, die ihm entgegenwirken sollen, erfreut sich vor allem der Tartarus depuratus (täglich 10—15 g) eines Ansehens. Doch bleibt das Hauptmittel zur wenigstens vorübergehenden Beseitigung der Druckerscheinungen die Punktion des Abdomens. Manchmal will man durch recht häufige Ausführung derselben sogar eine Verlangsamung der Wiederbildung beobachtet haben. So gut wie ausnahmslos erfolgt längstens 1—2 Jahre nach deutlicher Ausbildung aller Symptome der Tod. Beschleunigt wird der ungünstige Ausgang häufig durch Blutungen aus Magen, Dünndarm oder Ösophagus, woselbst sich oftmals beträchtliche Venenerweiterungen entwickeln. Allerlei Blutungen, die gelegentlich schon in ganz frühen Stadien auftreten, müssen dagegen als Zeichen einer allgemeinen hämorrhagischen Diathese gedeutet werden, wie sie bei allen Arten von Lebererkrankungen vorkommt. (Die Beziehungen zwischen Alkohol und Leberzirrhose sind übrigens nicht so einfach und durchsichtig. So z. B. haben die unterfränkischen Weinhändler sehr oft eine vergrößerte Leber, so daß man immer wieder geneigt ist, eine beginnende Leberzirrhose anzunehmen. Aber richtige ausgebildete Leberzirrhosen sieht man in Unterfranken fast niemals. Alte erfahrene Ärzte hier haben mir diese auffallende Unstimmigkeit auch aus ihren vieljährigen Erfahrungen bestätigt.)

Bisher habe ich nur von der atrophischen, auch LAENNECschen Leberzirrhose gesprochen. In den Büchern finden Sie stets noch eine „hypertrophische" Leberzirrhose abgehandelt, auch Charcot-Hanotsche genannt, die „Cirrhose sans ascite avec ictère" der Franzosen. Ausgesprochene Fälle dieser Form von Zirrhose sind, wenigstens bei uns, sicher außerordentlich selten. Auch viel bewanderte Kliniker und Pathologen pflegen auf Befragen nach ihren persönlichen Erfahrungen über die hypertrophische Zirrhose meist ausweichend zu antworten. Bei unklaren Fällen von sehr chronisch verlaufender Leberschwellung mit Ikterus wird eine solche hypertrophische Zirrhose meist erwogen. Aber auch der Anatom getraut sich oft keine sichere Entscheidung zu fällen; denn die histologischen Kriterien (viel stärkerer Umbau der Leberpyramiden durch weitgehendes Hineinwachsen des Bindegewebes) stellen auch keinen scharfen Gegensatz zur gewöhnlichen atrophischen Form dar. Vielleicht handelt es sich um eine im Wesen gleiche Erkrankung, bei welcher nur eine stärkere Verschiebung in der Ausbildung einzelner Symptome (Aszites und Ikterus) stattgefunden hat. Manche

Fälle, welche man früher als hypertrophische Zirrhose angesprochen hat, wird man heute auf Grund eines positiven Wassermann als Lues der Leber auffassen und wieder andere wird man den Erkrankungen des „reticulo-endothelialen Apparates" zuzuzählen haben (S. 246, 289). Schließlich werden Sie noch von einer kardialen und einer biliären Leberzirrhose hören. Wenn bei allgemeinen Zirkulationsstörungen sekundär sich Veränderungen in der Leber entwickeln, die ihrerseits wieder zur Pfortaderstauung führen, so nennt man das eine „kardiale Zirrhose", eine „Cirrhose cardiaque". Analog spricht man von einer „biliären Zirrhose", wenn im Anschluß an chronische Gallenstauung und Cholangitis sich von den interlobulären Gallengängen aus eine diffuse Hepatitis ausbildet.

Der junge Mann, den ich als 3. Fall heute vorstellen möchte, kommt in die Klinik, weil er seit einigen Tagen am ganzen Körper gelb ist. Weiter hat er zunächst keine Klagen. Erst auf spezielles Befragen berichtet er, daß er seit ungefähr einer Woche an Verdauungs-beschwerden, Appetitlosigkeit und Druckgefühl im Leib leide. Aber das alles war so unbedeutend, daß er deshalb gar nicht den Arzt auf-suchte. Erst die Gelbsucht brachte es ihm zum Bewußtsein, daß ihm etwas Ernsteres fehlen müsse. Auf weiteres Fragen gab er dann an, daß sein Urin ganz dunkel und der Stuhl hell sei. Auf Grund des vor-hin Besprochenen liegt hier offenbar ein Ikterus mit vollständigem Abschluß der Gallengänge vor. Die körperliche Untersuchung ergibt nicht viel Besonderes. Der untere Leberrand ist eben gerade fühlbar und dabei etwas schmerzhaft. Der Urin enthält viel Bilirubin, die Fäzes sind hell, grau, sehr reichlich und von schmieriger Konsistenz; sie zeigen mikroskopisch sehr viel Fett. Sonst überall ein völlig negativer Be-fund. Temperatur und Puls sind normal. In den Büchern finden Sie eine auffallende Pulsverlangsamung als Folge von Ikterus ver-merkt. Dieselbe besteht tatsächlich öfters aber keineswegs regelmäßig. Ebenso ist es mit dem Hautjucken. Manche Ikterische kratzen sich blutig, andere leiden gar nicht darunter. Die Bedingungen für das unterschiedliche Auftreten dieser Symptome sind unbekannt.

Erkrankungen, wie die vorliegenden hier, sind nicht selten, und die Erfahrung lehrt, daß sie in ihrem Verlaufe meist harmlos sind. Wir werden dem Patienten in Aussicht stellen können, daß er bald wieder ganz gesund sein wird. Heißes Karlsbader Wasser und Kataplasmen in der Lebergegend sind die althergebrachte Therapie. Die Diät soll eigentlich nur fette und grobe Speisen vermeiden. Eine allzu strenge blande Kost ist kaum nötig, jedenfalls soll sie nicht sehr einförmig sein.

Die Gutartigkeit dieser Krankheit bedingt es, daß uns autoptische Befunde fast ganz fehlen. Jedenfalls muß es sich um einen einer leichten und völligen Rückbildung fähigen Prozeß handeln. Die übliche Annahme hat viel Wahrscheinlichkeit für sich, daß ein einfacher Katarrh der Gallen-gänge die Ursache des vorliegenden Krankheitsbildes darstellt, daher der übliche Name: katarrhalischer Ikterus. Daß dieser Katarrh stets von einem Magendarmkatarrh seinen Ausgang nimmt, wie man gerne sagt, ist anamnestisch nicht immer so eindeutig festzustellen. Auf keinen

Fall schließt er sich etwa stets an schwere, mit Erbrechen und Fieber einhergehende Gastroenteritiden an. Ganz häufig ist es so, wie hier bei unserem Kranken, daß sich Magen-Darmerscheinungen im Beginne oder im weiteren Verlaufe nur so eben herausfragen lassen; manchmal fehlen sie aber tatsächlich ganz. Die Leute werden gelb, ohne sich eigentlich krank zu fühlen. Sie gehen gelegentlich sogar ihrer Tätigkeit weiter nach und ohne jede Behandlung verschwindet der Ikterus nach einigen Wochen wieder. Wenn Magen-Darmstörungen tatsächlich vorangehen, machen sie eigentlich mehr den Eindruck eines Prodomalstadiums der Erkrankung als den einer auslösenden Ursache. Hierüber bestehen ja manchmal Meinungsverschiedenheiten zwischen Arzt und Patient. Der Kranke hält häufig etwas für die Ursache, was der Arzt als erstes Symptom der bereits ausgebrochenen Krankheit anspricht. Aber auch abgesehen von dieser Unsicherheit gibt es einige Punkte, die zu denken geben, ob die Pathogenese des katarrhalischen Ikterus wirklich so einfach ist, wie der Name es vermuten läßt. Die diesbezüglichen Zweifel werden wachgerufen zunächst dadurch, daß solche Ikterusfälle manchmal epidemisch auftreten, mit Fieber und schweren zerebralen Erscheinungen verlaufen und damit den Eindruck einer Infektionskrankheit machen. Ferner ist es unmöglich, eine scharfe diagnostische Grenze zu ziehen zwischen diesem leichten katarrhalischen Ikterus und anderen ebenso beginnenden aber schweren, meist tödlich endenden Ikterusformen. Seit langem spricht und schreibt man von einem „Icterus infectiosus“ und einem „Icterus gravis“. Diese Namen für die eben erwähnten Krankheitszustände kennzeichnen durch ihre Unverbindlichkeit am besten die hier herrschende Unklarheit.

Der Typus des Icterus gravis wird dargestellt durch einen Ikterus, der unter tiefer Benommenheit, unter starker hämorrhagischer Diathese, meist dabei mit nur mäßig hohem Fieber in kurzer Zeit zum Tode führt. Solche Zustände hatte ich im Auge, als ich im Beginn der heutigen Vorlesung von den Symptomen einer Insuffizienz der spezifischen Leberfunktion sprach. Als eine solche Leberinsuffizienz pflegt man den Icterus gravis zu deuten. Als wichtiges klinisches Zeichen gilt der Nachweis von Leuzin (Amidokapronsäure) und Tyrosin (Paraoxyphenylamidopropionsäure) im Harn. Die Autopsie zeigt in solchen Fällen eine starke Atrophie des Leberparenchyms. Als eine der hier möglichen Ursachen kennen wir die Phosphorvergiftung. In anderen Fällen ist die Ätiologie unklar; dann spricht man schlechtweg von einer akuten gelben Leberatrophie. Manche sind der Meinung, daß der gewöhnliche sog. katarrhalische Ikterus eine wesensgleiche, leichteste, sich wieder zurückbildende Form dieses sich im Leberparenchym abspielenden Prozesses darstellt. Mit Sicherheit zu entscheiden ist diese Frage vorläufig nicht. Jedenfalls gibt es zahllose unklare Zwischenformen und mancher Fall, der anfangs ein leichter katarrhalischer Ikterus zu sein scheint, verläuft so schwer, daß er vorübergehend völlig dem Bilde der Leberinsuffizienz entspricht. Man möchte beinahe sagen, daß man von einem katarrhalischen Ikterus nur bei einem relativ leichten Krankheitsverlauf und nach völliger Genesung reden dürfte. Sehr vorsichtige Ärzte stellen dementsprechend die Diagnose „katarrhalischer Ikterus" überhaupt erst am Schluß, wenn die Krankheit gut ausgegangen ist. Besonders bei älteren Leuten sei man jedenfalls recht zurückhaltend mit der Diagnose des katarrhalischen Ikterus und denke immer an die Möglichkeit eines Karzinoms oder sonst einer ernsteren Affektion. Lues darf man natürlich nie außer acht lassen.

Über die Frage des „Icterus infectiosus" will ich mich kurz fassen. Die infektiöse Genese mancher Ikterusformen ist durch ihr epidemisches Auftreten jedenfalls nahegelegt; doch war der Nachweis eines spezifischen Erregers früher niemals mit Sicherheit gelungen, ebenso wie eine direkte Übertragung von einem Kranken zum andern nicht so recht ersichtlich war. Zu diesem Icterus infectiosus pflegte man seit langem die „Weilsche Krankheit" zu zählen. Unter dieser Überschrift las man in allen Lehrbüchern von einer durch Fieber, Ikterus, Albuminurie und Milzschwellung charakterisierten Krankheit. Sie war aber so selten, daß eigentlich nur wenige aus eigener Erfahrung etwas Zuverlässiges darüber auszusagen wußten. Der Krieg gab uns Gelegenheit, hier wertvolle Erfahrungen zu sammeln. Ikterusfälle, die nichts anderes als Weilsche Krankheit sein konnten, tauchten bald allerorts an der Front auf. Auf Grund der Fälle, die ich selber gesehen habe, scheint es mir nicht zulässig, diese Weilsche Krankheit mit den eben besprochenen Ikterusfällen zu vermengen. Man hörte manchmal diese Meinung vertreten und der gelegentliche Befund von Parenchymdegenerationen in der Leber von Weilkranken sollte als Stütze für diese Annahme dienen. Ich glaube, die Weilsche Krankheit stellt nach ihren Symptomen und ihrem Verlauf ein durchaus scharf umschriebenes und selbständiges Krankheitsbild dar; sie tritt fast nur bei Männern auf. Wenn der von verschiedenen Autoren, auch im Ausland, erhobene Befund eines spezifischen Erregers, der „Spirochaeta icterohaemorrhagica" sich bestätigt, wäre ja der Beweis für die Sonderstellung erbracht. Ich gehe auf alle diese Dinge, auch auf das Klinische nicht näher ein, denn wegen der Seltenheit der schweren, bzw. infektiösen Ikterusfälle (auch die Weilsche Krankheit scheint jetzt nach dem Kriege kaum noch aufzutreten) ist eine ausführliche Besprechung hier nicht notwendig. Die Weilsche Krankheit ist wahrscheinlich verwandt mit dem tropischen Gelbfieber (durch die Leptospira icteroides verursacht). Dieses ist freilich viel schwerer; es verläuft in mehreren hochfieberhaften Schüben mit starkem Blutbrechen (sog. „Vomito negro") unter Ikterus und Anurie und endet meist tödlich.

17. Vorlesung.

Gelenk- und Muskelerkrankungen.

M. H.! Als dieser Kranke vor 8 Tagen in die Klinik gebracht wurde, lag er unbeweglich und hilflos auf der Trage; die Beine waren an den Leib gezogen, wie man es bei Rückenmarksleiden manchmal

sieht. Als man ihn ins Bett heben wollte, klagte er über Schmerzen
in seinen Gelenken. Auf Befragen berichtete er, daß er vor einigen
Tagen seinen Rheumatismus wieder bekommen habe. Er erzählte
dann weiter, daß er vor zwei Jahren schon einmal wegen Rheumatismus mehrere Wochen in der Klinik gelegen habe; er sei dann wieder
gesund geworden, habe doch aber bei nassem Wetter oder nach längerem
Laufen immer wieder Ziehen und Reißen in den Knien gespürt. Nachdem er vorige Woche leichte Halsschmerzen hatte, erkrankte er vor
drei Tagen mit hohem Fieber. Beide Kniegelenke waren außerordentlich schmerzhaft und schwollen rasch an, bald darauf auch die Fuß-
und Handgelenke.

Der Zustand des Kranken ist heute viel besser als bei seinem Eintritt. Wie Sie auf der Temperaturkurve sehen, hatte er damals hohes
Fieber, etwa 39°. Die Temperatur ging allmählich herunter und beträgt
jetzt nur noch wenig über 37°. Der Kranke schwitzt stark. Die
Schmerzen sind, wie an seinen Bewegungen ersichtlich, offenbar nicht
mehr heftig. Von den Schwellungen ist ein großer Teil schon zurückgegangen.

Eine stärkere Schwellung findet sich zur Zeit nur noch am linken
Knie. Das Gelenk ist im ganzen geschwollen, fühlt sich warm an, die
Haut darüber ist gerötet. Sie fühlen einen Erguß im Kniegelenk; die
Patella tanzt; auch in den oberen Gelenkfortsätzen ist Fluktuation
nachweisbar. Wenn Sie weiter an dem Gelenk herumtasten, fühlt man
auch die Umgebung des Gelenkes teigig geschwollen, ein periartikuläres
Ödem. Auch die Schmerzhaftigkeit beim Palpieren ist nicht auf das
Gelenk beschränkt, sondern die Sehnenscheiden und Muskelansätze der
Nachbarschaft sind in Mitleidenschaft gezogen. Derartige Veränderungen
an den Gelenken und ihrer Umgebung bestehen aber keineswegs in
allen Fällen von akutem Gelenkrheumatismus. In vielen Fällen, auch
bei akut und mit Fieber einsetzendem Gelenkrheumatismus fehlt jede
gröbere Gelenkschwellung. Die Kranken klagen über lebhafteste Gelenkschmerzen, ohne daß ein deutlicher Befund zu erheben wäre. Der
Schmerz in den Gelenken ist das Hauptsymptom.

Daß das Herz beim akuten Gelenkrheumatismus häufig befallen
wird, ist fast jedem Laien bekannt. Ebenso wie ein moderner Diabetiker weiß, viewiel Prozent Zucker er im Urin hat, so sagen es einem
die Rheumatismuskranken oft, ob sich der Rheumatismus bei ihnen
auf das Herz geworfen habe oder nicht. Der Kranke hier berichtet,
daß er nach Aussage seines Arztes bei seiner erstmaligen Erkrankung
davon verschont geblieben sei. Jetzt hört man an der Herzspitze ein
weiches systolisches Geräusch; im übrigen ist der Befund am Herzen
und am Pulse normal. Wir haben bei den Herzkrankheiten genauer
besprochen, daß wir ein solches systolisches Geräusch ohne sonstige auf
ein Vitium cordis hinweisende Befunde als ein akzidentelles ansprechen
und ihm weiter keine Bedeutung zuerkennen. Würde ein solches Geräusch zusammen mit einem Fieberanstieg auftreten, würde der Puls
plötzlich stark beschleunigt und der Kranke zyanotisch werden oder
würde er über Herzklopfen u. dgl. klagen, dann wäre uns genau das

gleiche Geräusch viel verdächtiger. Aber eine sichere Entscheidung ist oft erst nach dem Abklingen des Fiebers möglich. Daß die rheumatischen Endokarditiden oder richtiger gesagt: Endomyokarditiden die häufigste Ursache der chronischen Herzklappenfehler darstellen, haben wir ebenfalls besprochen.

Sie werden in der Klinik noch viele Einzelheiten über den akuten Gelenkrheumatismus hören, so daß wir uns jetzt hier kurz fassen können. Häufig geht ihm eine Angina voraus, wie es hier bei unserm Kranken auch der Fall war. Die großen Gelenke werden bevorzugt, aber kein Gelenk bleibt ganz verschont; die Gelenke der Wirbelsäule, sogar das Kiefergelenk, werden gelegentlich affiziert. Der akute Gelenkrheumatismus befällt am häufigsten Leute zwischen 20 und 40 Jahren; bei älteren und bei jüngeren ist er viel seltener. Merkwürdigerweise kommt er nur in den gemäßigten Zonen vor und da häufiger im Sommer als im Winter; weder in den Tropen noch im hohen Norden soll der Gelenkrheumatismus bekannt sein.

Dann werden Sie von dem eigentümlichen Springen der rheumatischen Gelenkaffektionen hören. Die Schmerzen und auch die Schwellungen sitzen nicht konstant in einem Gelenk, sondern können hin und her huschen. Ein heute schmerzendes und stark geschwollenes Gelenk kann in kürzester Frist abschwellen und schmerzfrei werden, während sich dann der rheumatische Prozeß ebenso rasch in einem anderen Gelenk etabliert. Durch dieses Springen kann es passieren, daß im Verlaufe eines Rheumatismus ein und dasselbe Gelenk mehrmals an- und abschwillt.

Nur die Herzaffektion beteiligt sich an diesem Springen leider nicht; wo sich eine Endokarditis einmal entwickelt hat, ist auf ein rasches und restloses Verschwinden wie bei den Gelenken nicht zu hoffen.

Dann hören Sie von der fatalen Neigung des Gelenkrheumatismus zu Nachschüben, Rekrudeszenzen, d. h. der Neigung, während des Abklingens wieder aufzuflackern. Wenn man bei einem Pneumoniker oder einem Typhuskranken nach der voraussichtlichen Dauer der Krankheit gefragt wird, kann man eine gewisse ungefähre Zeitangabe machen. Bei einem Gelenkrheumatismus ist das vollkommen unmöglich; es gibt keinen Normalverlauf, keine typische Fieberkurve. In jedem Stadium der Besserung oder der Abheilung kann es jeden Tag zu einem neuen Fieberanstieg und neuen Gelenkaffektionen kommen. Die Gefahr der Endokarditis wird freilich allmählich geringer. Wenn eine Frau während eines Gelenkrheumatismus menstruiert, ist ein Aufflackern des Prozesses beinahe die Regel.

Die fatalste Eigenschaft des Gelenkrheumatismus (neben der Herzkomplikation) ist seine Neigung zu Rezidiven, d. h. Rückfällen nach völliger Heilung. Das Überstehen eines Rheumatismus verschafft nicht nur keine Immunität, sondern eher das Gegenteil; die einmal davon Befallenen erkranken meistens noch zu wiederholten Malen daran. Und in andern, leider nicht seltenen Fällen kommt es überhaupt nicht zu einer völligen Ausheilung; davon nachher.

Ferner werden Sie lernen, daß neben der Endokarditis, nach der wir hier bei unserm Kranken ja schon gefahndet haben, noch Perikarditiden und Pleuritiden vorkommen; man spricht von einer „Polyserositis", wenn mehrere seröse Häute in dieser Weise an der Entzündung teilnehmen. Die exsudativen Perikarditiden machen manchmal äußerst heftige und bedrohlich aussehende akute Erscheinungen. Glücklicherweise gehen dieselben aber meistens zurück, ja heilen sogar ohne wesentliche bleibende Funktionsbeeinträchtigung öfter, als man auf der Höhe der Erkrankung zu hoffen wagt. Bei etwas länger dauerndem Gelenkrheumatismus sieht man manchmal die Kranken auffallend anämisch werden. Eine febrile Albuminurie ist selten. Nasenbluten scheint mir nicht so häufig zu sein, als man aus den Lehrbüchern den Eindruck gewinnt. Starke Schweiße, die durch die übliche Salizylsäuretherapie noch begünstigt werden, sind dagegen sehr häufig, beinahe regelmäßig; sie belästigen die Kranken oft ganz außerordentlich. Nicht selten entwickeln sich dann auf der Haut kleine Bäschen mit wäßrigem Inhalt, eine sog. Miliaria crystallina. Nervöse Nebenerscheinungen sind nicht häufig; auch bei hohem Fieber bleibt das Sensorium der Kranken meistens ganz klar. Eine Ausnahme machen nur jene seltenen Fälle, in denen plötzlich schwere psychisch nervöse Symptome auftreten, in denen die Temperatur rasch bis zu den höchst möglichen Höhen, vielleicht bis über 41°, steigt und die meistens zum Tode führen. Man nennt diese glücklicherweise sehr seltenen malignen Formen den „hyperpyretischen" oder den Zerebralrheumatismus.

Schließlich bestehen noch ganz unaufgeklärte Zusammenhänge zwischen Gelenkrheumatismus und einigen Hautkrankheiten, nämlich dem Erythema nodosum und dem Erythema exsudativum multiforme; davon werden sie in der Hautklinik noch allerlei sehen und hören. Außerdem besteht ein auffälliges Koinzidieren von Gelenkrheumatismus mit der Gruppe der hämorrhagischen Krankheiten. Hautblutungen im Form zahlreicher kleiner Flecken, sog. Petechien sind nicht selten; wenn diese im Vordergrunde stehen, spricht man auch von einer „Peliosis rheumatica".

Und zuletzt der rätselhafteste aller Zusammenhänge, nämlich der zwischen dem Gelenkrheumatismus und dem Veitstanz, der Chorea minor, Chorea St. Viti, jener durch Grimassenschneiden und eigentümliche Verlegenheitsbewegungen der Hände charakterisierten Kinderkrankheit. Die Art des Zusammenhanges ist völlig rätselhaft, aber das Zusammentreffen von Gelenkrheumatismus, Endokarditis und Veitstanz bzw. von zwei dieser Affektionen ist bei Kindern so häufig, daß man es nicht als zufällig ansehen kann.

Alle diese merkwürdigen Komplikationen und Kombinationen veranlassen, auf das Wesen des Gelenkrheumatismus etwas näher einzugehen. Ich gebe zu, diese Frage ist vielleicht praktisch nicht so wichtig, aber sie ist interessant und es gehen allerlei theoretisch aktuelle Dinge damit Hand in Hand.

Wie schwierig die theoretische Erklärung des Gelenkrheumatismus ist, geht aus einem kleinen, aber höchst bezeichnenden Punkt hervor. Wenn Sie in einem Lehrbuche den Gelenkrheumatismus unter den einzelnen Krankheitsgruppen suchen, so haben Sie meistens einige Schwierigkeit. Die Bronchitis steht ganz sicher unter den Lungenkrankheiten, das Ulcus ventriculi unter den

Magenkrankheiten; und der Gelenkrheumatismus? Offenbar hat jeder Autor mit dessen Klassifizierung Schwierigkeiten gehabt. Der eine bringt ihn unter den Stoffwechselkrankheiten und den Ernährungsstörungen, unter ein anderer faßt ihn mit der Rachitis und der Osteomalazie und anderen Sorgenkindern zusammen und konstruiert eine Gruppe von „Krankheiten der Bewegungsorgane". Und manche rangieren ihn schlechtweg unter die Infektionskrankheiten.

Die Deutung des Gelenkrheumatismus als einer Infektionskrankheit, so verwunderlich sie im ersten Augenblick erscheinen mag, ist die verbreitetste und es ist ganz bezeichnend, daß von den lehrbuchschreibenden Autoren trotzdem nur die wenigsten ihn unter den Infektionskrankheiten abhandeln.

Eine verbreitete Auffassung, um es in Kürze zu präzisieren, dürfte dahin gehen. Der akute Gelenkrheumatismus ist eine septische Erkrankung; er ist eine abgeschwächte Form der sog. Pyämie, d. h. eine mit multiplen lokalen Metastasen einhergehende Sepsis. Die Rolle der Abszesse bei der eigentlichen Pyämie wird hier durch die Gelenkaffektionen dargestellt. Die Endokarditis ist im Sinne dieser Auffassung keine Komplikation sondern eine Metastase.

Entsprechend dieser Auffassung haben zahllose Autoren nach dem Erreger des Gelenkrheumatismus gesucht, und zwar im Blute, in den Gelenken, auf den Herzklappen (bei rheumatischer Endokarditis), in Pleuraexsudaten, im Harn, kurz überall, wo der Erreger nach menschlicher Einsicht gefunden werden mußte und konnte. Auch im Tonsillarschleim hat man neuerdings viel danach gefahndet, von der Vorstellung ausgehend, daß die dem Gelenkrheumatismus häufig vorhergehende Angina die Eintrittspforte für den Erreger darstellt. Das Resultat aller Untersuchungen war, mit Ausnahme gelegentlicher positiver Befunde auf den Herzklappen, in der überwiegenden Mehrzahl der Fälle durchaus negativ. Skeptiker wollen den verschiedenen spärlichen positiven Bazillenbefunden kein rechtes Vertrauen schenken. Nur auf den Herzklappen wurden auch mit unzweifelhaft zuverlässiger Methodik wiederholt Streptokokken gefunden. Mit dieser Tatsache sich abzufinden, macht einige Schwierigkeiten. Wenn die Endokarditis eine Metastase der Gelenkrheumatismussepsis darstellt, vollkommen analog den Gelenkschwellungen, und wenn man auf den Herzklappen Bakterien findet, dann sollte man sie auch in den Gelenken und anderwärts gelegentlich finden. (Die neuerdings auch vertretene Annahme, daß die Endokarditis den primären Herd darstellt, ist nicht wahrscheinlich, weil die Herzklappen ja nicht regelmäßig befallen werden.)

Aus diesem Dilemma würde ein Ausweg führen, auf den JOCHMANN hingewiesen hat. Er meint, daß die Fälle mit positiven Kokkenbefunden auf den Herzklappen gar keine echte Polyarthritis mit rheumatischer Endokarditis seien, sondern einer ganz anderen Krankheit angehören, nämlich der Endocarditis lenta, welche ich bei den Endokarditiden (S. 126) und bei der Sepsis (S. 171) bereits kurz besprochen habe. Es handelt sich dann also um eine auf dem Boden des alten Rheumatismus entstehende neue Erkrankung. Wenn diese JOCHMANNsche Deutung zutrifft, wäre die Sachlage wesentlich vereinfacht. Man könnte sagen, daß in allen echten Gelenkrheumatismusfällen so gut wie niemals Bazillen zu finden sind, weder im Blut, noch in den Metastasen (einschließlich des Herzens), noch an der supponierten Eintrittspforte.

Trotzdem also die Deutung der Polyarthritis als einer Sepsis durch keinerlei sichere bakteriologische Befunde zu stützen ist, hat man an der Vorstellung von der infektiösen Natur zähe festgehalten und hat sogar versucht, sie in einer etwas anderen Richtung weiter auszubauen. Man hat darauf hingewiesen, speziell WEINTRAUD hat es getan, daß Fieber und Gelenkschwellungen auch bei gewissen Formen der Anaphylaxie, nämlich bei der sog. Serumkrankheit vorkommen.

Unter anaphylaktischen Zuständen versteht man Krankheitserscheinungen verschiedenster Art, allerleichteste und allerschwerste, die bei wiederholter parenteraler Einführung von ein und demselben artfremden Eiweiß auftreten können. Die allerersten hierher gehörigen Beobachtungen sind schon recht alt; so betonte MAGENDIE schon vor bald hundert Jahren, daß ungiftige Eiweißkörper bei wiederholter Einspritzung giftig werden können. Der klassische anaphylaktische Schock tritt am deutlichsten beim Meerschweinchen auf, wenn es zum zweiten Male mit einem artfremden Eiweißkörper gespritzt wird, von dem es vor einer Reihe von Tagen schon einmal eine Injektion bekommen hat. Die notwendigen Mengen betragen bei der ersten Injektion (subkutan) 0,01 g Rinderserum; zur Auslösung des Schockes spritzt man intravenös etwa die gleiche Menge, während man subkutan etwas mehr braucht. Jedoch differieren die Dosen je nach der Tierart und nach dem verwendeten Eiweiß.

Eiweißkörper mit dieser Wirkung werden den Antigenen zugerechnet; der Unterschied zwischen diesen Antigenen und den schon länger bekannten Toxinen besteht darin, daß die letzteren z. B. das Diphtherietoxin bei erstmaliger Einverleibung eine Reaktion auslösen, bei wiederholter es aber immer weniger tun. Beim anaphylaktischen Schock verfällt nach der zweiten Injektion das Tier sofort in allgemeine Krämpfe und erstickt meist an einem Krampf der Bronchialmuskulatur. Nimmt man zur zweiten Injektion eine kleinere Dosis als die tödliche, dann kommt es zu Temperatursenkungen, die nach einigen Stunden zum Tode führen, von denen sich aber das Tier auch wieder erholen kann. Bei noch kleineren Dosen kommen gelegentlich Temperatursteigerungen vor. Bei anderen Tierarten treten manchmal bei nicht tödlichen Dosen andere Erscheinungen auf, so z. B. bei Hunden häufig starke Durchfälle. Das Charakteristische ist immer das Auftreten der Erscheinungen bei der zweiten Injektion bei einer ganz kleinen Dosis, nach dem die erste größere reaktionslos vertragen wurde.

Über die Genese dieser Zustände war die bisher meist vertretene Auffassung etwa folgende: Der Organismus sucht das parenteral eingeführte Eiweiß abzubauen, analog wie es bei stomachaler Einfuhr im Darme geschieht. Bei dem Abbau innerhalb der Blutbahn entstehen nun gelegentlich Zwischenprodukte, welche hier von hoher Giftigkeit sind. Bei der erstmaligen Einverleibung pflegt es zu keiner Giftwirkung zu kommen, vermutlich weil die toxischen Zwischenprodukte infolge ungenügenden oder zu langsamen Abbaus nicht in ausreichender Konzentration auftreten. Bei wiederholten Injektionen lernt der Organismus diesen Abbau leichter und rascher, dadurch werden die giftigen Zwischenprodukte in größerer Menge frei, die Gefahr einer Schädigung durch dieselben wird größer, die üblen Zufälle werden häufiger. Der Körper reagiert dann „anaphylaktisch" oder „allergisch". Die Serumkrankheit, die speziell bei wiederholten Injektionen von Diphtherie-Heilserum beobachtet worden ist, stellt eine derartige, freilich harmlosere, anaphylaktische Reaktion dar.

Neben einer solchen chemischen Genese der Anaphylaxie erwägt man neuerdings auch physikalisch-chemische Erklärungen. Man denkt an allerlei der Präzipitinbildung Analoges, an Zustandsänderungen der gelösten Kolloide im Blute, an Adsorption gewisser Substanzen des Serums, wodurch andere, ebenfalls schon normal vorhandene erst giftig werden u. dgl. Manche dieser Hypothesen stützen sich auf die Tatsache, daß die Blutplättchen während des anaphylaktischen Schocks an Zahl stark vermindert werden und sprechen denselben eine Rolle dabei zu. Im Gegensatz zu diesen „humoralen" Prozessen erwägt man neuerdings auch rein zelluläre Vorgänge. Das zugeführte „Antigen" soll sich fixieren an einen Antikörper, welcher an einer Zelle festhaftet. Die Reaktion zwischen Antikörper und Antigen wirkt reizend vor allem auf Endothel und glatte Muskulatur und hierdurch wird der anaphylaktische Schock ausgelöst. Das Prinzipielle dieser Auffassung gegenüber den anderen beruht darin, daß hier der Ort der Reaktion maßgebend ist, weniger ihre Art oder die dabei entstehenden Produkte. Weniger Anhänger gefunden hat eine Flockungstheorie; dieselbe will den anaphylaktischen Schock herleiten von der Trübung, welche im Blutserum nach der anaphylaktisierenden Injektion entsteht und welche durch die verschiedensten Apparate, die den Tyndalleffekt ausnützen, dargestellt werden (Nephelometer Agglutinoskope u. dgl.). Die ursprüngliche Vorstellung, daß die Flocken die Kapillaren verstopfen und dadurch den Schock auslösen, ist als zu grob mechanisch verlassen worden. Man stellt sich jetzt vor, daß das plötzliche Eindringen der Flocken in die nervösen Zentralorgane die Gefäßendothelien reizt. Aber auch in dieser Form scheint die Lehre, trotzdem sie von namhaften Forschern vertreten wird, den meisten wohl doch als zu wenig fundiert.

Wer die Lehren der Anaphylaxie auf den Gelenkrheumatismus übertragen will, stellt sich also vor, daß das Primäre eine Invasion von Bazillen (durch die Rachenorgane) ist. Nach der Vernichtung der Bazillen bzw. ihrer Toxine entstehen, genau wie die Serumkrankheit nach Diphtherieseruminjektionen, die Gelenkschwellungen als Ausdruck der anaphylaktischen Reaktion. In dieser Auffassung ist also das, was klinisch den gesamten Dekursus der Krankheit darstellt, nur etwas Sekundäres, gewissermaßen ein Nachspiel. Die Haupt-handlung spielt sich in der Periode ab, welche klinisch die Prodrome, d. h. die Vorboten darstellt.

Die wohl von allen zugegebene Hauptschwäche dieser Hypothese liegt darin, daß die Endokarditis gänzlich unaufgeklärt bleibt; und die Endokarditis gehört nun einmal zum Gelenkrheumatismus. Einen längerdauernden Krank-heitszustand auf Anaphylaxie zurückzuführen (was man freilich auch bei anderen Infektionskrankheiten versucht hat), scheint überhaupt recht bedenklich. Es besteht augenblicklich eine gewisse Vorliebe dafür, altbekannte Krankheits-bilder umzudeuten und als anaphylaktische Vorgänge aufzufassen. Ich habe das mit einem experimentellen Krankheitsbilde, mit den Vergiftungserschei-nungen bei Hunden mit Eckscher Fistel, auch versucht und bin also keines-wegs berufen, derartiges prinzipiell zu verwerfen. Aber der Übertragung der Anaphylaxie auf den Gelenkrheumatismus scheinen mir doch allzu zahlreiche Bedenken entgegenzustehen und die Berührungspunkte allzu locker zu sein.

Dann möchte ich aber noch einmal hier nachdrücklich an alle die merk-würdigen Zusammenhänge erinnern, die zwischen dem Gelenkrheumatismus und allen möglichen anderen Krankheiten, den obengenannten Hautaffek-tionen, den hämorrhagischen Erkrankungen, der Chorea bestehen. Wir kennen kaum eine andere Krankheit, welche in dieser Weise mit zahlreichen anderen, scheinbar ganz fernliegenden Krankheiten durch allerlei verschlungene, noch ganz unklare Bande offenbar verknüpft ist. Ich meine, man nützt nichts damit, wenn man durch bequeme Schlagworte eine Sache als klar und einfach hin-stellt, die voll von ungelösten Problemen ist.

Nun zur Therapie. Sie wissen alle, daß die Salizylsäure als Spezi-fikum gegen Gelenkrheumatismus gilt. Wenn man von einer spezi-fischen Wirkung eines pharmakologischen Agens auf eine Infektions-krankheit spricht (ich meine das im Gegensatz zur Serumtherapie), so fällt jedem die Wirkung des Chinins auf die Malaria ein. Das ist das klassische Beispiel für eine unzweifelhaft spezifische Wirkung. Chinin tötet die Malariaplasmodien schon in Verdünnungen, die den Körper-zellen gegenüber unschädlich sind. Es ist, um die modernen Termini technici zu gebrauchen, „parasitotrop" den Malariaplasmodien gegenüber. Eine entsprechende Spezifität der Salizylsäure hat sich experimentell bisher nicht nachweisen lassen; aber man kann immerhin insofern von einer spezifischen Wirkung auf den Gelenkrheumatismus reden, als sie gegen andersartige Gelenkaffektionen völlig wirkungslos zu bleiben pflegt. Da kann sie manchmal, genau wie das Chinin bei der Malaria, für oder gegen die Diagnose verwandt werden. Die Vorschriften über die An-wendung der Salizylsäure werden etwas verschieden gegeben. Statt der reinen Säure werden jetzt meistens das Natriumsalz oder das Aspirin (Azetylsalizylsäure) verordnet. Bei einem frischen Rheumatismus soll man gleich reichliche Dosen, also 6—8 g täglich verordnen. Viele legen Gewicht darauf, daß der Kranke die Pulver am Nachmittag und Abend nimmt. In vielen Fällen werden Sie einen raschen Rückgang des Fiebers, der Schmerzen und auch der eventuellen Schwellungen sehen. Wenn man dann mit den Salizylsäuregaben langsam heruntergeht, er-folgt nicht selten eine glatte und ungestörte Heilung. Aber das ist leider bei weitem nicht regelmäßig der Fall. Manche Rheumatismen sind von vornherein renitent. Bei anderen lassen Fieber und Beschwerden zunächst nach, um dann immer wieder aufzuflackern. Man pflegt in allen Fällen, wo die Salizylsäurewirkung unbefriedigend ist, dieselbe ganz auszusetzen und statt dessen ein Mittel der Antipyringruppe zu versuchen. (Antipyrin 0,5, Phenazetin 0,5, Pyramidon 0,3 od. dgl.) Auch Atophan 0,5, das ursprünglich nur gegen Gicht angewendet wurde, hilft bei Gelenkrheumatismus öfters recht gut, manchmal auch Atophanyl, eine Kombination von Atophan mit Salizylsäure (intravenös einzuspritzen). Manchmal tritt dann der erhoffte Erfolg noch prompt ein und der Rheumatismus heilt gut aus.

Als gefährliche Intoxikationserscheinungen der Salizylsäure müssen Sie stets auf eine plötzliche Verlangsamung des Pulses oder der Atmung achten; dann setzt man das Mittel am besten einige Tage ganz aus. Über Ohrensausen und Magenschmerzen klagen die Patienten sehr häufig (auch bei den modernen Ersatzmitteln der Salizylsäure, die angeblich frei von Nebenwirkungen sein sollen). Diese letzteren Beschwerden sind natürlich unangenehm, aber durchaus ungefährlich und sollen im allgemeinen kein Grund zum Aussetzen des Mittels sein. So ist eine energische Behandlung im Krankenhause natürlich leichter durchzusetzen als in der Privatpraxis, wo der Einfluß der Verwandten das Durchführen einer für den Kranken unangenehmen Behandlung oft recht stört.

Wärmeapplikation der verschiedensten Art, in frischen Fällen Einwickeln der Gelenke in Watte, Einreibungen und Pinselungen mit Ichthyolsalbe 10:30 mit Terpentinöl (aa mit Olivenöl) mit Salit oder Mesotan, später Heißluftbehandlung und in noch späteren Stadien Bäder werden als Unterstützung oftmals mit gutem Erfolg angewendet. Französische Autoren empfehlen bei starker akuter Schwellung der Gelenke dieselben zu punktieren und rühmen es als sehr schmerzstillend.

Eine sehr wichtige Frage ist die nach der Beeinflußbarkeit der Endokarditis durch die Salizylsäure. Eine direkte Einwirkung ist leider nicht zu hoffen. Wenn eine Herzaffektion sich einmal entwickelt hat, so ist sie durch eine erhöhte bzw. von neuem begonnene Salizylsäuremedikation nicht zu beseitigen. Auch ihrem Auftreten kann durch nichts mit Sicherheit vorgebeugt werden. Nur dadurch, daß die Salizylsäure den Verlauf der Erkrankung abkürzt, verringert sie die Gefahr ihres Hinzutretens. Die einmal ausgebrochene Endokarditis ebenso wie die Myo- oder Perikarditis und auch die Pleuritis werden unabhängig vom Gelenkrheumatismus nach den üblichen Regeln behandelt.

Alles in allem genommen gehört der akute Gelenkrheumatismus zu denjenigen Erkrankungen, an deren Behandlung der Arzt stets mit einiger Besorgnis herantritt. Es ist immer recht fraglich, ob es gelingen wird, den Kranken im Verlaufe einiger Wochen wieder ganz gesund zu machen ohne jedes Residuum, wie es bei der Pneumonie, beim Typhus und vielen andern akuten Krankheiten erfreulicherweise oft der Fall ist.

Über die Diagnose haben wir noch nicht gesprochen; sie macht selten Schwierigkeit. Eine Sepsis mit Gelenkschwellungen wird durch ihre unregelmäßigen Temperaturen, ihre Schüttelfröste und am sichersten durch einen positiven bakteriologischen Blutbefund zu diagnostizieren sein. Sonst können Zweifel eigentlich nur dann vorkommen, wenn im Anfange nur ein Gelenk befallen ist. Dann kann die Differentialdiagnose gegenüber einer gonorrhoischen Gelenkaffektion (speziell wenn ein Knie affiziert ist) oder auch einmal gegenüber der Gicht (besonders wenn es sich um ein Fußgelenk handelt) oder einem traumatischen Hydrops oder auch einer tuberkulösen Entzündung in Frage kommen. Anderweitige Irrtümer passieren eigentlich nur in dem Sinne, daß ein Gelenkrheumatismus angenommen wird, wo tatsächlich ein lokaler entzündlicher Prozeß vorliegt; so sieht man einmal, daß ein beginnender Weichteilabszeß oder auch eine Osteomyelitis in unmittelbarer Nähe eines Gelenkes im Anfange als Rheumatismus angesehen wird; aber das ist auch nicht häufig.

Ich möchte an diesen Fall gleich eine kurze Besprechung der übrigen Rheumatismusformen anschließen; dieselben stellen großenteils ein noch recht unbefriedigendes und unklares Kapitel dar, das Sie in den Lehrbüchern auch unter den verschiedensten Gesichtspunkten eingeteilt finden. Der sog. chronische Gelenkrheumatismus ist als solcher dann relativ klar, wenn ein akuter Gelenkrheumatismus gleich chronisch wird, statt zu heilen, oder wenn sich aus häufigeren Rezidiven heraus allmählich ein Dauerzustand von Gelenkschmerzen mit Bewegungsbeschränkungen entwickelt. Erträgliche Zeiten wechseln ab mit akuten Verschlechterungen. Es kommt dann, besonders an Hand- und Fingergelenken, häufig zu den beträchtlichsten Versteifungen und Deformierungen, an welche sich gelegentlich sekundär Muskelatrophien in der Umgebung anschließen. Meistens besteht dabei eine Neigung zur Ulnarflexion der Hand und Hyperextension der Finger. In schweren Fällen können die Kranken schließlich ganz arbeitsunfähig, manchmal sogar völlig hilflos werden. Viel schwieriger in der Deutung liegen die Dinge, wenn ein solcher Zustand von schmerzhafter Gelenkversteifung sich von vornherein gleich schleichend etabliert, und jedes akute Stadium fehlt, das ätiologisch klären könnte. Herzstörungen pflegen bei solchen Fällen keinerlei Rolle zu spielen, und man hat wegen des fast regelmäßigen Fehlens derselben diese Zustände als etwas ganz Selbständiges vom akuten Gelenkrheumatismus abtrennen wollen. Auf jeden Fall ist die Deutung oft unsicher, manchmal geradezu willkürlich. Gegenüber der Gicht, die in atypischer Weise einmal auch die Fingergelenke ganz ähnlich befallen kann, mag die Röntgenuntersuchung öfters eine Unterscheidung erlauben. Die Gichtgelenke erscheinen im Röntgenbild nicht verändert; aber die Knochen zeigen umschriebene, meist runde Aufhellungen in ihrer Substanz mit etwas dichterer Umrandung; diese sog. Zysten enthalten Harnsäure und entsprechen damit den Tophi der Weichteile. Ankylosen pflegen nicht aufzutreten. Beim echten chronischen Rheumatismus dagegen bestehen weitgehende, von der Synovia sich ausbreitende Knochenveränderungen (Exostosen), die den Gelenkspalt verlegen und zu knöchernen Verwachsungen führen können.

Diese sog. Arthritis deformans finden Sie bei den einzelnen Autoren verschieden definiert. Am einfachsten ist es, wenn man diesen Namen reserviert für eine Gruppe von chronischen Prozessen, die im höheren Alter an den großen Gelenken auftreten, an der Schulter und vor allem an der Hüfte (Malum coxae senile). Anatomisch sollen hier weniger Entzündungen der Synovia vorliegen, als vielmehr atrophische, degenerative und proliferative Vorgänge an den Knorpeln und Knochen sich abspielen. Die Prognose aller dieser Zustände ist quoad Heilung nicht günstig, die Therapie dagegen doch nicht ganz undankbar, denn der Patient gibt sich meist mit einer gewissen Besserung seines oft qualvollen Zustandes schon leidlich zufrieden. Mit Antipyretizis, mit Wärme, Bädern, mit Massage und Bewegungsübungen, neuerdings auch mit der Strahlenbehandlung gelingt es häufig, die Schmerzen zu lindern und die Bewegungsfähigkeit zu bessern.

Ferner sind diese chronischen Rheumatismen neuerdings ein bevorzugtes Anwendungsgebiet einer modernen Behandlungsmethode geworden, welche als „Proteinkörpertherapie" oder „Reizkörpertherapie" oder „allgemeine Protoplasmaaktivierung" oder „Kolloidtherapie" zur Zeit Gegenstand emsigen Studiums und lebhafter Kontroversen ist. Ich habe bei der Sepsis (S. 173) diese Frage etwas genauer behandelt. Anfangs wurden vor allem intramuskuläre Milchinjektionen angewandt. Jetzt bedient man sich an Stelle davon meist einer etwa 5 proz. Kaseinlösung, welche unter dem Namen „Kaseosan" in Ampullen in den Handel kommt und auch intravenös eingespritzt werden kann. Andere viel benutzte Präparate sind Aolan und Omnadin: neuerdings wird Schwefel z. B. als Sufrogel angewandt. Aber es müssen nicht Eiweißkörper sein, wie in dem ursprünglichen Namen „Proteinkörpertherapie" zum Ausdruck kam, sondern auch alles mögliche andere, z. B. Metalle, besonders in kolloidialer Form, sollen ebenso wirken (Kollargol, Argochrom usw.). Das gegen Gelenkaffektionen empfohlene „Sanarthrit", ein Knorpelextrakt, dürfte wohl auch hierher zu rechnen sein. Die Ophthalmologen rühmen die Erfolge dieser Reizkörpertherapie besonders bei Iritis.

Der tuberkulöse Gelenkrheumatismus, die PONCETsche Krankheit, von dem man in den letzten Jahren öfters hört, stellt eine polyartikuläre Affektion bei Tuberkulösen dar. Er soll auf einer Toxinwirkung beruhen und ist deshalb streng zu trennen von der meist monartikulären Tuberkulose der Gelenke. Von der Polyarthritis rheumatica soll sich der tuberkulöse Rheumatismus unterscheiden durch weniger akuten Verlauf, geringere Schmerzen und fehlende Neigung zu Schweißen, ebenso durch völliges Versagen der Salizyltherapie. Das Krankheitsbild ist noch nicht allgemein anerkannt.

Gelenkerkrankungen gonorrhoischer Natur sind nicht selten. Jede monartikuläre Entzündung, besonders im Knie, muß daran denken lassen. Da der Befund am Knie nicht charakteristisch genug ist, so ist der Nachweis der Gonorrhöe unbedingt erforderlich; derselbe kann übrigens in älteren Fällen, vor allem bei Frauen, manchmal recht schwierig sein.

Versteifungen der Wirbelsäule, die wahrscheinlich mit den

arthritischen Prozessen Verwandtschaft haben, kommen nicht ganz selten vor. In den ersten diesbezüglichen Beschreibungen wurde betont, daß die Wirbelsäule dabei ihre normale Form ungefähr beibehält oder sogar abnorm gerade werde. Das war die eigentliche STRÜMPELL-PIERRE-MARIEsche Krankheit. Aber später wurde darauf hingewiesen, daß die Wirbelsäule sich auch zu stärkster Kyphose krümmen kann (BECHTEREWscher Typus). Manchmal nehmen die großen Gelenke, vor allem die proximalen, an der Versteifung teil; für diese Fälle hat man den Namen „Spondylose rizomylique" angewandt. Ähnliche hierher gehörige Zustände sind Spondylitis deformans und Spondylarthritis ankylopoetica genannt worden. Bei der letzteren soll der Prozeß primär die seitlichen Gelenke befallen; bei der ersteren sollen Veränderungen an Wirbelkörpern und Zwischen-Wirbelscheiben vorherrschen. Nur nebenbei nenne ich ein recht seltenes und ganz unklares Krankheitsbild, auf das CHAUFFARD und STILL zuerst hingewiesen haben: Nämlich eine Kombination von multiplen chronischen Gelenkprozessen mit Milz- und Lymphdrüsenschwellungen; auch eine Herzbeutelverwachsung ist einige Male dabei beobachtet worden.

Auf luetische Gelenkerkrankungen wird in den letzten Jahren öfters hingewiesen; aber es fehlen wohl außer dem positiven Wassermann deutliche Hinweise, die die Diagnose ermöglichen.

Zum Schluß noch einiges über den Muskelrheumatismus. Seine akuten Formen stellen besonders als Hexenschuß, Lumbago oder als Rheumatismus der Nackenmuskulatur eine sehr häufige Erkrankung dar, die wohl fast jeder von uns einmal an sich selber kennen gelernt hat. Über das Wesen dieses Muskelrheumatismus ist neuerdings wieder eine Diskussion im Gange. Manche leugnen, daß diese Krankheit überhaupt eine selbständige Muskelerkrankung sei, sondern sprechen eine Neuritis als eigentliche Ursache an. Man hat dann im Spinalganglion den Sitz der Affektion vermutet. Jeder Erklärungsversuch soll übrigens darauf Rücksicht nehmen, daß genau die gleichen schmerzhaften Muskelaffektionen auch durch Traumen, z. B. Zerrung, entstehen. Speziell den Lumbago führen die Kranken oft auf ein „Verheben" zurück. In den erkrankten Muskelgruppen fühlt man bei tiefem Palpieren öfters umschriebene Resistenzen von besonderer Schmerzhaftigkeit. Manche reden da von „rheumatischen Knötchen"; jedoch hat sich die Existenz von solchen bisher nicht durch anatomische Befunde daselbst erhärten lassen. Vielleicht handelt es sich nur um Kontraktionsphänomene. Ein akuter Muskelrheumatismus pflegt meistens unter Ruhigstellung der schmerzenden Muskelgruppen, unter Hitzeapplikationen, Massieren und Salizylsäure rasch und restlos zu heilen.

Viel ungünstiger und schwieriger liegen die Dinge beim sog. chronischen Muskelrheumatismus. Hierunter versteht man schmerzhafte Zustände in einzelnen Muskelgruppen, die sich teils aus einem akuten Muskelrheumatismus heraus entwickeln, aber teils gleich schleichend einsetzen. Die Beziehungen und Abgrenzungen gegen den chronischen Gelenkrheumatismus, manchmal auch gegen Neuralgien, sind oft ganz unsicher. Man versucht, durch das Auffinden von möglichst konstanten Schmerzpunkten, durch Feststellung von reflektorischen Muskelspannungen, von Mitbewegungen od. dgl. die Diagnose zu er- härten, aber sehr häufig fehlt jeder objektive Befund bei der Unter- suchung. Die Leute klagen über Schmerzen in den Gliedern und da- durch bedingte Bewegungsbeschränkungen und wir sind in der Be- urteilung öfters nur auf ihre Angaben angewiesen. Nicht selten besteht sicherlich eine nervöse Komponente und manchmal (bei Renten- empfängern und Leuten mit Anspruch auf Krankengeld) wohl auch etwas Aggravation. Die Behandlung ist meist undankbar, um so mehr, wenn die Kranken bereits alles versucht haben. Es bleibt einem meist weiter nichts übrig, als Antipyretika, Bäder, Massage, elektrische Licht- und Strahlenbehandlung od. dgl. in etwas geänderter Form oder Kom- bination nochmals in Anwendung zu bringen. Jedoch soll das nervöse Moment und auch die Möglichkeit der Übertreibung nicht außer acht gelassen werden, wenn wir solche Kranken behandeln und wenn wir ihre Arbeitsfähigkeit begutachten sollen; das letztere ist oft eine recht schwierige Aufgabe.

Sehr viel seltener als die rheumatischen sind die entzündlichen Er- krankungen der Muskeln, die Myositis und die Polymyositis. Die letztere kann unter hohem Fieber verlaufen mit starken Schmerzen in den Muskeln. Bei der Palpation fühlt man umschriebene teigige Schwellungen der Muskulatur samt der Haut darüber; letztere ist manchmal deutlich ödematös. Durch Dazutreten von Atem- und Schlinglähmungen kann die Krankheit tödlich enden. Die Abgrenzung der Krankheit gegenüber der Polyneuritis wird nicht immer sicher sein. Differentialdiagnostisch ist vor allen Dingen an Trichinose zu denken, wenn dieselbe durch die fast überall durchgeführte Trichinenschau bei uns auch recht selten geworden ist und eventuell noch an die Periarteriitis nodosa. Die letztere scheint, seitdem wir sie in den letzten Jahren besser kennen gelernt haben und darauf achten, keine allzu große Seltenheit zu sein. Ich möchte beide Krankheiten gleich kurz abhandeln.

Auf die Trichinen werde ich bei den Darmparasiten noch hin- weisen. Der eigentliche Wirt der Trichinella spiralis (1,0 mm lang) ist das Schwein. Außer dem Menschen können sich auch verschiedene Tiere (z. B. Ratten) durch Aufnahme trichinenhaltigen Schweinefleisches infizieren. Bei der Trichine ist Regel, was bei Taenia solium gelegent- lich der Fall sein kann, nämlich, daß der gleiche Wirt den Wurm und die Larven beherbergt. Nach neueren Untersuchungen bohren sich die weiblichen Trichinen in die Darmwand ein. Hierdurch wird die junge Brut direkt in die Chylusgefäße abgesetzt und gerät unmittelbar in die Lymphbahnen und dann in das Blut, wo die Embryonen nach- zuweisen sind. Sie siedeln sich dann in der queren Muskulatur an (mit Vorliebe im Zwerchfell und in den Interkostalmuskeln) und wan- deln sich dort zu Muskeltrichinen um. Als solche können sie sich hier Jahre lang lebensfähig halten. In der ersten Periode der Krankheit bestehen unbestimmte gastroenteritische Symptome; in der zweiten Periode treten unter Fieber Muskelschmerzen auf, die je nach ihrer

Lokalisation zu den entsprechenden Bewegungsbeschränkungen führen können. Hier wäre eine Verwechslung mit der Polymyositis möglich. Bei der Trichinose finden sich meist einige charakteristische Zeichen, nämlich ein Ödem der Augenlider oder des ganzen Gesichtes, ferner eine starke Eosinophilie im Blute; der Harn zeigt oft Diazoreaktion und nicht selten fehlen die Patellarreflexe.

Die Periarteritis nodosa ist den Pathologen (und den Veterinärärzten) schon lange bekannt, aber sie wird in ihrem Wesen noch lebhaft umstritten. Es finden sich an den mittleren und kleinen Arterien zahlreiche Stellen mit Blutungen und Nekrosen, die zu multiplen Aneurysmen führen können. Klinisch stehen meist die Erscheinungen eines Muskelrheumatismus oder die einer Polyneuritis (gelegentlich mit deutlichen Atrophien und Reflexverlust) im Vordergrund; dazu gesellen sich Magen-Darmerscheinungen, Kachexie, Anämie und manchmal auch Albuminurie und Hämaturie. Der Diagnose ist klinisch wohl nur dann näher zu kommen, wenn man durch die Haut durch im Verlaufe der Gefäße eine Anzahl Knoten fühlt. Die Exzision und mikroskopische Untersuchung derselben hat in den letzten Jahren nicht ganz selten die Diagnose in vivo ermöglicht. Die Prognose ist ernst, aber nicht ganz infaust; manchmal kommt es, wenn auch erst nach langwierigem Verlaufe zur Heilung.

18. Vorlesung.

Blutkrankheiten.

Das junge Mädchen, das ich heute vorstelle, macht den Eindruck einer Schwerkranken. Ihre Haut ist „alabasterweiß", ihre Lippen, ebenso die Mundschleimhaut und die Konjunktiven sind blaß und blutleer. Am Nagelfalz der Finger fehlt das leichte Rot, das man beim Gesunden dort sieht. Das veranlaßte uns, sofort das Blut zu untersuchen. Die Untersuchung ergab eine beinahe normale Zahl an roten und weißen Blutkörperchen, ebenso zeigte auch das mikroskopische Präparat keine pathologischen Formen. Dagegen war der Hämoglobingehalt fast auf die Hälfte vermindert. Das stellte den einzigen Befund dar. Wie es nachher genauer zu begründen sein wird, haben wir es hiernach mit einer Chlorose zu tun, jener Form von Anämie, die unter dem Namen Bleichsucht als eine Krankheit der jungen Mädchen beinahe jedem Laien bekannt ist. Nach Aussage der meisten Ärzte soll die Chlorose in den letzten Jahren wesentlich seltener geworden sein, ohne daß man eine befriedigende Erklärung dafür gefunden hätte. Der Ernährungszustand der Kranken ist durchaus gut, das Gesicht sogar so voll, daß man beinahe an ein geringes Ödem denken kann. Am Herz hören wir überall blasende systolische Geräusche. Es fehlt jeder Hinweis in bezug auf Lokalisation oder übrige Symptome, welcher berechtigt, diese Geräusche von einem Klappenfehler herzuleiten. Dagegen ergibt die Auskultation der lebhaft pulsierenden Gefäße am Halse etwas

Auffälliges. Man hört ein dauerndes gleichmäßiges Fauchen, unabhängig von Herzaktion und Atmung. Das Kontinuierliche des Geräusches läßt seinen Ursprung ohne weiteres in den Venen vermuten, weil nur hier eine ununterbrochene Bewegung stattfindet. Sie werden dieses Venengeräusch unter dem Namen „Nonnensausen" in den Klopfkursen genauer erklärt bekommen. Die Untersuchung des Abdomens ergibt nichts Abnormes. Die Milz, auf die wir bei allen Blutkrankheiten achten, ist nicht vergrößert. Der Urin ist reichlich und hell; er ist frei von Eiweiß und Zucker.

Die Diagnose „Chlorose" war schon beim ersten Anblick des Mädchens überaus wahrscheinlich. Die Anamnese bestärkt diesen Verdacht noch. Die Patientin fühlt sich seit einigen Wochen müde, beim Treppensteigen tritt starkes Herzklopfen auf. Dabei ist sie verstimmt und klagt viel über Kopfweh und Schwindelanfälle. Die Menses, welche früher regelmäßig waren, sind seit mehreren Monaten fast gänzlich ausgeblieben; es traten einige Male ganz geringe Blutungen, aber mit starken Schmerzen auf.

Einen Hinweis auf die Ursachen der Chlorose haben wir in ihrem so gut wie ausschließlichen Vorkommen bei jungen Mädchen und in ihrer häufigen Kombination mit Menstruationsanomalien. Die gynäkologische Untersuchung ergibt oftmals eine ungenügende Entwicklung des Uterus und der Ovarien. Die moderne physiologische Betrachtungsweise spricht den Ovarien neben ihrer Rolle als Fortpflanzungsorganen noch eine innere Sekretion mit einer allgemeineren Wirkung auf den ganzen Körper, auf seinen Stoffwechsel zu. Als Träger dieser inneren Sekretion wird von den Histologen die sog. Zwischensubstanz in den Ovarien angesprochen. Diese Zwischenbsustanz der Ovarien hat man hypothetisch mit der Entstehung der Chlorose in Zusammenhang gebracht.

Da uns die Besprechung des Blutbefundes Anlaß geben wird, die Verhältnisse bei anderen schweren Bluterkrankungen auch gleich abzuhandeln und uns deshalb von dem eigentlichen Thema abführt, wollen wir das Klinische, den Verlauf der Chlorose und ihre Behandlung gleich hier erledigen.

Die Chlorosen, wenigstens die schwereren (jetzt kaum vorkommenden) Fälle, treten gerne in Attacken auf, welche ziemlich plötzlich einsetzen und unter geeigneter Behandlung nach einigen Wochen völlig heilen, freilich eine Neigung zu Rezidiven zeigen. Häufiger sind (bzw. waren) leichtere, beinahe chronisch sich über Jahre hinziehende chlorotische Zustände. Die Prognose der Chlorose, selbst der schweren Formen ist durchaus günstig insofern, als Todesfälle überhaupt kaum vorkommen. Es sei denn, daß die Neigung der Chlorosen zu Thrombosen einmal Anlaß zu bösen Zufällen gibt.

Die Behandlung hat in schweren Fällen strikte Bettruhe zu fordern. Die Ernährung soll immer dann möglichst reichlich sein, wenn es sich um schwächliche oder heruntergekommene Patientinnen handelt. Doch wird man bei gut genährten Mädchen sich von einer kritiklos verordneten Mast- und Milchkur nicht viel Erfolg versprechen dürfen.

Dagegen wird die Bevorzugung des Eiweißes in der Kost, sogar eine richtige Fleischmast, von erfahrenen Ärzten bei der Chlorose gerühmt und empfohlen.

Die Verordnung von Eisen bei Bleichsucht ist uralt und beinahe jedem Laien bekannt. Sicherlich handelt es sich nicht um die Ergänzung eines zu geringen Eisenbestandes im Körper, sondern das zugeführte Eisen übt irgendeinen Reiz auf die Hämoglobinbildung aus. Auf die Art, wie das Eisen verordnet wird, kommt es aber offenbar viel weniger an, als von Pharmakologen eine Zeitlang gerne behauptet wurde. Es sollte nämlich nur dem organisch gebundenen Eisen eine Wirkung zukommen; speziell SCHMIEDEBERG ist hierfür immer eingetreten. Das trifft nach den Erfahrungen der Kliniker auf keinen Fall zu; jede beliebige Eisenverbindung: Tct. ferri pomati, Ferrum oxyd. saccharat. und alle die vielen anderen leisten genau das gleiche. Sehr empfehlenswert ist es, neben dem Eisen auch gleich Arsen zu reichen, welches die hämatopoetischen Organe anregen soll (Sol. arsenic. Fowleri mit Tct. amara zu gleichen Teilen 3 mal täglich 2 Tropfen steigend bis 15 Tropfen, dann wieder bis 2 Tropfen fallend oder Pil. asiat. oder Elarson-Tabletten oder Solarson subkutan). Aufenthalt im Hochgebirge ist sicher ein unterstützendes Moment in der Chlorosebehandlung, wenn wir freilich auch wissen, daß die hierbei auftretende Hämoglobinvermehrung nicht von Dauer zu sein pflegt. Von hydrotherapeutischen Maßnahmen wird möglichst heißen Bädern ein günstiger Einfluß nachgerühmt. Mit solchen Mitteln hoffen wir, unsere Patientin hier bald wieder in die Höhe zu bringen.

Nun eine ganze Reihe wichtiger theoretischer Besprechungen. Im Anfang der Vorlesung habe ich die Patientin als „blutarm" angesprochen, und später, nachdem ich Ihnen von dem Ausfall der Blutuntersuchung berichtet habe, sprach ich von einer „Chlorose, Bleichsucht". „Anämie", „Blutarmut" ist ein unbestimmter und schwer korrekt zu definierender Sammelname für alle möglichen Zustände von verminderter oder verschlechterter Blutbeschaffenheit; „Chlorose" dagegen ist ein wohlumgrenztes Krankheitsbild. Ihre Charakteristika in bezug auf den Blutbefund bestehen darin, daß vor allem der Hämoglobingehalt des Blutes erniedrigt ist, während Zahl und Art der roten Blutkörperchen und ebenso der weißen meist fast keine Abweichungen zeigen. In frischen und reinen Fällen ist es stets so; bei etwas längerer Dauer der Krankheit nehmen aber auch die roten Blutkörperchen für gewöhnlich etwas an Zahl ab, jedoch bleibt der Hämoglobingehalt stets relativ stärker vermindert. Wenn man den Hämoglobingehalt des Blutes nach seiner Färbekraft mit einer Farbenskala mißt und die Relation zur Zahl der roten Blutkörperchen als „Färbeindex" bezeichnet, so ist derselbe bei der Chlorose kleiner als normal.

Nur nebenbei kurz erwähnen möchte ich das noch etwas unklare Kapitel der Pseudochlorose. Manche sprechen von einer Pseudochlorose, wenn sie bei jungen Mädchen die Beschwerden der Chlorose finden, aber der Blutbefund einschließlich des Hämoglobingehaltes dabei völlig normal ist. Es erscheint jedoch fraglich, ob die Beschwerden

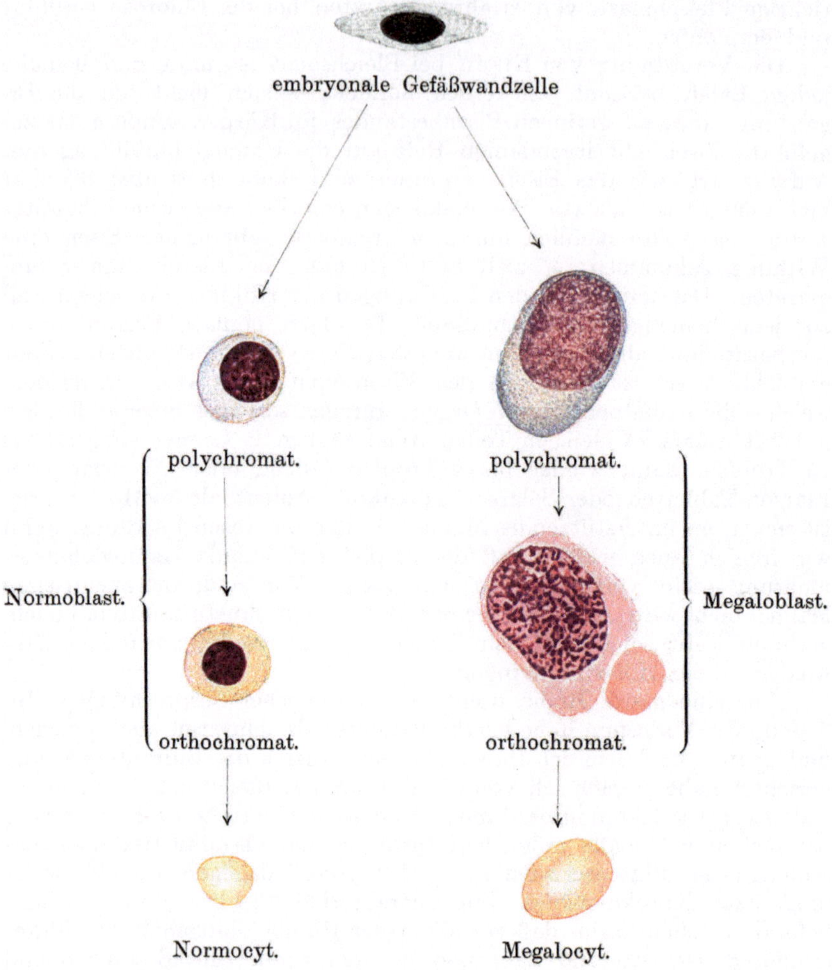

embryonale Gefäßwandzelle

Normoblast. { polychromat. polychromat. } Megaloblast.

orthochromat. orthochromat.

Normocyt. Megalocyt.

Abnorme Differenzierungen

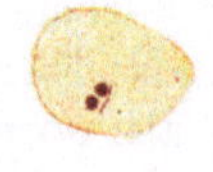
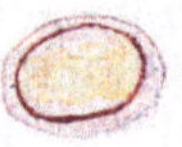

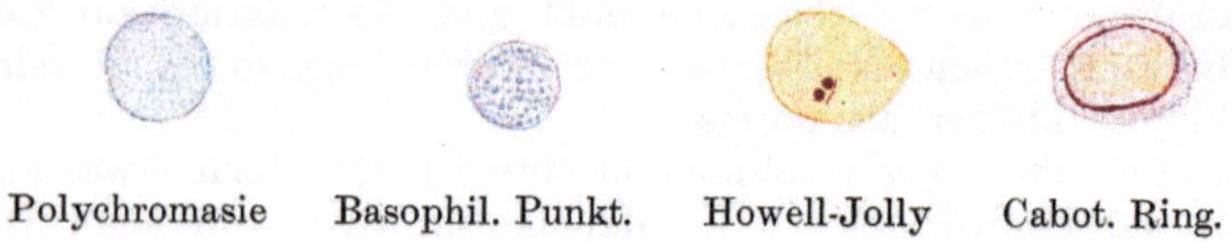

Polychromasie   Basophil. Punkt.   Howell-Jolly   Cabot. Ring.

Abb. 8a.

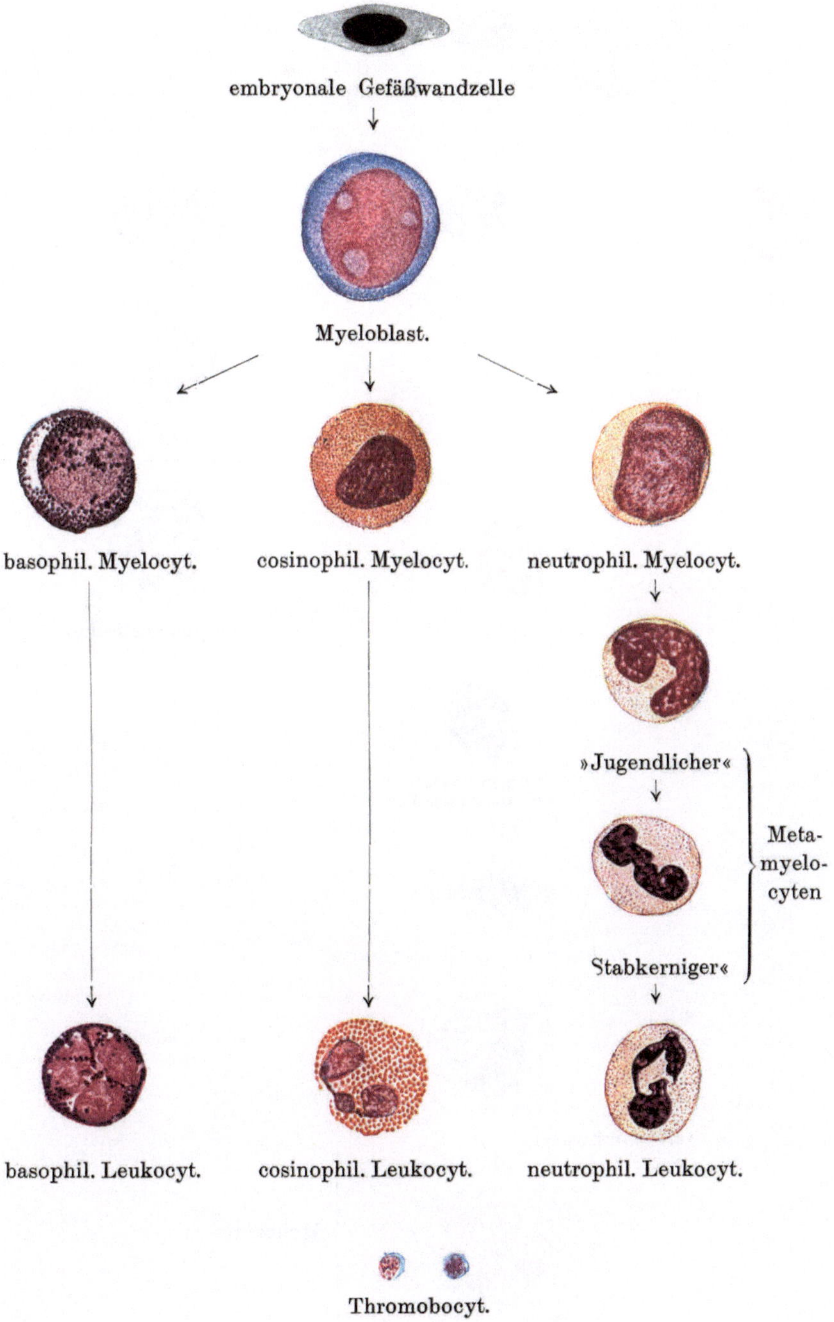

embryonale Gefäßwandzelle

Myeloblast.

basophil. Myelocyt. cosinophil. Myelocyt. neutrophil. Myelocyt.

»Jugendlicher«

Meta-
myelo-
cyten

»Stabkerniger«

basophil. Leukocyt. cosinophil. Leukocyt. neutrophil. Leukocyt.

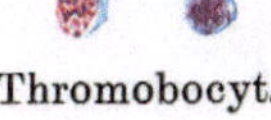

Thromobocyt.

Abb. 8 b.

embryonale Gefäßwandzelle
Plasmazellen
pathol. Lymphocyt.
(Riederform.)
Lymphocyt.
(I. Generation.)
lymphocytäre-
Radkern-
lymphocyt.
Radkern-
Lymphoblast
lymphoblastische-
Lymphocyt.
(II. Generation.)

Abb. 8c.

embryonale ↓ Gefäßwandzelle
»Mononukleärer«
Monozyten
»Übergangszelle«

Abb. 8d.

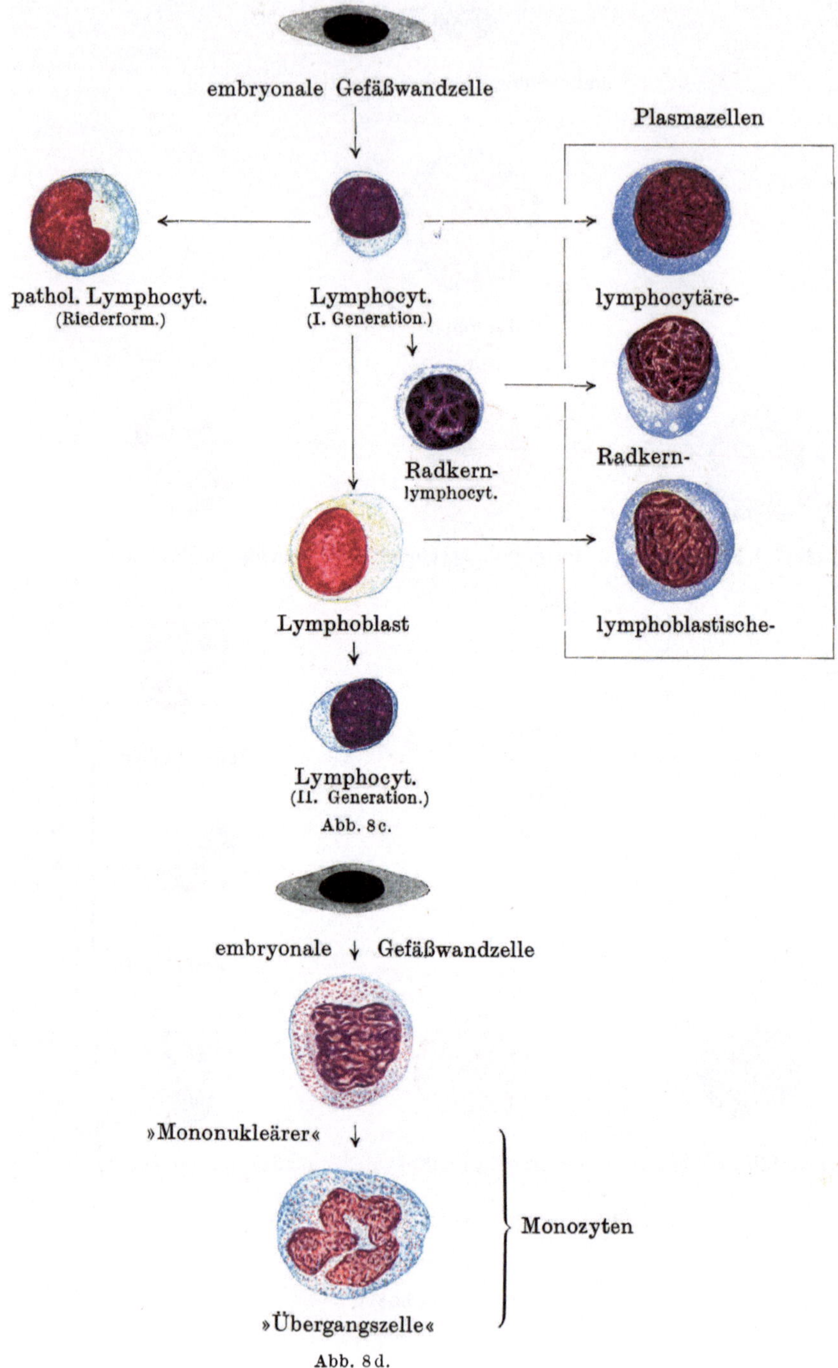

der Chlorose typisch genug sind, um bei negativem Blutbefunde die
Aufstellung eines eigenen Krankheitsbildes zu rechtfertigen. Das vollkommene Fehlen jeder anderen, die Beschwerden erklärenden Erkrankung
ist natürlich Vorbedingung, wenn man überhaupt eine Pseudochlorose
diagnostizieren will.

Alles Technische über die Zählung der Blutkörperchen, die Färbung
der Trockenpräparate, die Hämoglobinbestimmung usw. übergehe ich
hier und verweise auf die praktischen Kurse. Dagegen möchte ich auf
die Morphologie des Blutes etwas näher eingehen. Um die gefärbten
Trockenpräparate zu beurteilen, müssen Sie wissen, welche Zellen im
Blute normalerweise vorkommen dürfen, welche wir pathologischerweise zu erwarten haben und wie diese Befunde zu bewerten sind. Ich
werde etwas weiter ausholen, als es für die Chlorose selber unbedingt
nötig wäre, weil ich gleich eine kurze Besprechung der übrigen Blutkrankheiten anschließen möchte; es handelt sich vor allem um die
perniziöse Anämie, die Leukämien und die sog. Pseudoleukämien. Diese Erkrankungen sind nicht so häufig, daß ich ihnen
eine besondere Stunde widmen möchte. Aber es dürfte gerade der
Absicht dieser Vorlesungen entsprechen, wenn ich die Blutmorphologie
etwas eingehender erkläre, als Sie sie in den üblichen Lehrbüchern
finden. Sie ist zum Verständnis dieser Krankheiten unentbehrlich. Wir
werden einen Blick in die Fabrikationsstätten der Blutkörperchen
werfen und werden hierbei sehen, daß jedes Blutkörperchen, bevor es
gebrauchsfertig in das strömende Blut abgegeben wird, die gleichen
Stadien durchläuft, welche beim Embryo in den verschiedenen Monaten
der Entwicklung der Reihe nach angetroffen werden. Es treten in
Krankheiten niemals wirklich neugebildete Zellformen ohne physiologische Paradigmata auf. Was wir „pathologische Blutzellen“ nennen,
ist pathologisch, weil es nicht in die Blutbahn des Erwachsenen gehört! Es war hier normal beim Fötus in einer gewissen Periode seiner
Entwicklung, oder es ist in den Blutbildungsstätten des Erwachsenen
vielleicht immer noch ein ganz gewöhnlicher Befund. Die Morphologie
der Blutkrankheiten ist ein besonders glückliches Beispiel für Virchows
Definition vom Wesen der Krankheit. Virchow betonte, daß in Krankheiten niemals etwas völlig Neues, vom Physiologischen gänzlich Ab-
weichendes auftritt; es handle sich immer nur um Bildung, ein Wachstum, eine Kraftentfaltung od. dgl. am unrechten Ort, zu einer falschen
Zeit oder in einer verkehrten Richtung, einem Zuviel oder einem Zuwenig usw. Abgesehen von gewissen Degenerationsformen sind alle
abnormen Zellen im Blute bei den Blutkrankheiten nur unfertige Zellformen, die aus den Bildungsstätten auf einen Reiz hin abgegeben
worden sind. Je mehr derartige Zellen im Blute kreisen und vor
allem je unfertigere Formen sie darstellen, d. h. einem je früheren Ent-
wicklungsstadium sie entsprechen, eine um so gröbere Alteration des
Blutbildungsmechanismus haben wir anzunehmen. Das Verständnis der
Zellen, die wir bei der perniziösen Anämie und den Leukämien antreffen,
ist nur durch die Entwicklungsgeschichte der Blutbildung möglich.
(Siehe Abb. 8 a—d aus Schittenhelm, Blutkrankheiten.)

Unsere Kenntnisse hierüber sind leider noch lückenhaft. Da ich hier weder ein Sammelreferat geben möchte, noch mich in Detailstudien irgendeiner bestimmten Hämatologenschule verlieren darf, so werde ich über viele Fragen etwas oberflächlich hinwegschreiten müssen oder sie werden in meiner Darstellung gesicherter erscheinen, als es tatsächlich der Fall ist.

Die Meinungsverschiedenheiten der Autoren beginnen gleich damit, ob die roten und die weißen Blutkörperchen sich von einer gemeinsamen Stammzelle ableiten oder von Hause aus schon aus verschiedenen Anlagen stammen. Die Anhänger der letzteren, der dualistischen Auffassung, weisen darauf hin, daß die weißen Blutkörperchen erst viel später beim Embryo auftreten als die roten. Die roten sollen sich von den sog. „Bildungszellen" herleiten. Diese Bildungszellen entstehen sehr früh, im ersten Fötalmonat, gleich bei der allerersten Gefäßanlage durch eine Teilung der die Gefäße begrenzenden Zellen. Eine äußere Schicht wird zum Endothel der Gefäße und deren nach innen gelegene Schwesterzellen werden zu Stammzellen der roten Blutkörperchen. Durch Hämoglobinaufnahme werden diese Bildungszellen zu Erythroblasten. Ihr Protoplasma bleibt zunächst noch etwas basophil, deshalb scheinen sie bei den üblichen Färbungen „polychromatisch", aus rot und blau gemischt. Daß diese Umwandlung lange vor Auftreten der weißen Blutkörperchen beendet sein soll, wird als Stütze für die selbständige Entstehung der letzteren angeführt. Die Bildung der Erythroblasten findet anfangs in den Kapillaren sämtlicher Organe statt; dann beschränkt sie sich auf die Leber, dann tritt, freilich nur in geringem Umfange, die Milz dazu, bis sich in der zweiten Hälfte der Fötalzeit das Knochenmark entwickelt. Damit treten alle anderen Blutbildungsstätten immer mehr zurück, bis schließlich dem Knochenmark die Rolle als Blutbildungsorgan allein zufällt. Daß beim Erwachsenen, bei dem die Blutbildung natürlich eine weniger rege als beim Fötus und beim Kinde ist, das Mark der langen Röhrenknochen seine Tätigkeit einstellt, höchstens bis auf kleine Teile in den Epiphysen, und fast nur das Mark der Wirbel und der Rippen als Blutbildungsorgan funktioniert, ist Ihnen bekannt. Hierauf beruht der Unterschied zwischen dem roten Mark und dem gelben Fettmark, welcher bei den nachher zu besprechenden Blutkrankheiten von größter Wichtigkeit ist. Es wird zum Zwecke der regeren Blutbildung manchmal aus dem nichtfunktionierenden Fettmark der langen Röhrenknochen wieder funktionierendes rotes Mark.

Mit der Übernahme der Erythroblastose durch das Knochenmark in den letzten Fötalmonaten schlägt diese eine andere Richtung ein. Anfangs wurden die Erythroblasten zu Megaloblasten, großen Zellen mit blassen Kernen und häufig noch angedeuteter Basophilie im Protoplasma; diese werden durch Kernausstoßung oder Auflösung zu Megalozyten (das sind kernlose, übergroße rote Blutscheiben, die manchmal Trümmer von Kernresten enthalten). In der späteren Entwicklungsperiode dagegen bilden sich statt der blaßkernigen großen Megaloblasten die dunkelkernigen kleineren Normoblasten; deren Protoplasma ist manchmal auch noch durch Basophilie polychromatisch, aber meistens schon rein eosinophil. Aus diesen werden dann die gewöhnlichen normalen roten Blutscheiben, die Erythrozyten oder Normozyten. (Die Endigung „zyt" bedeutet stets die spätere, reifere Form, während man mit der Endigung „blast" die Mutterzelle bezeichnet.) Der Megalozyt ist also nicht eine Vorstufe des Normozyten, des normalen roten Blutkörperchens, sondern er gehört als Abkömmling des Megaloblasten überhaupt einer älteren Periode an. Das Auftreten von Megalozyten und Megaloblasten stellt also eine stärkere Alteration des erythropoetischen Systems dar, als die Ausschwemmung von Normoblasten. Es bedeutet das einen „Rückschlag ins Embryonale", und nach obigen Auseinandersetzungen ist es klinisch ungünstiger, wenn der Blutbildungsmodus der ersten Fötalmonate wieder in Aktion tritt, als wenn nur unfertige Zellen des normalen Entwicklungsganges zum Vorschein kommen. Die Entwicklungsgeschichte macht es auch ohne weiteres verständlich, wenn bei schweren Anämien Blutbildungsherde in Organen auftreten, denen diese Funktion bei Erwachsenen sonst nicht zukommt; es handelt sich hier offenbar um das Wiedererwachen einer Tätigkeit, die in einem gewissen Stadium der Entwicklung dort normal war. Das Vermögen von Zellen, z. B. innerhalb der

Leberkapillaren sich zu roten Blutkörperchen umzuwandeln, ist nichts absolut Neues sondern nur etwas Wiedererworbenes.

Die roten Blutkörperchen als kernlose Protoplasmascheiben von 6—8 μ Größe nehmen für gewöhnlich keine Spur von Kernfarbstoffen an; bei der üblichen Methylenblau-Eosinfärbung sind sie gleichmäßig rosa. Bei manchen Anämien sieht man nun einzelne rote Blutkörperchen etwas blauen Farbstoff aufnehmen und zwar entweder in Form von gröberen Granula (punktierte Erythrozyten) oder in feinster Staubform, so daß eine gleichmäßig violette Mischfarbe entsteht. Ich habe diese sog.,, Polychromasie" schon bei den Vorstufen der roten Blutkörperchen mehrfach erwähnt. Es ist noch nicht ganz ausgemacht, ob es sich um eine Degenerationsform oder um eine Regenerationserscheinung handelt; doch ist das letztere, die Regeneration, das Wahrscheinlichere. Bei Bleikolikkranken findet man solche Formen nicht selten. Ferner kommen bei Anämien manchmal abnorm kleine und hämoglobinarme rote Blutkörperchen vor, und manchmal findet man auffällige Unterschiede in Größe und Form. Statt der kleinen, gleichmäßig runden Scheiben sieht man nieren- und birnförmige und allerlei andere bizarre Gebilde. Man spricht dann von Poikilozytose. Über die Lebensdauer der roten Blutkörperchen ist nichts Sicheres bekannt. Der normale tägliche Zerfall an roten Blutkörperchen wird auf etwa 2 vH des Gesamtblutes geschätzt. Der Ort ihres Zerfalls ist die Milz, wo sie besonders von den Pulpazellen zerstört und ,,aufgefressen" werden. Nach neueren Anschauungen stellt die Milz freilich nicht das ,,Grab" der roten Blutkörperchen dar, wie man früher gerne sagte, sondern man spricht der Milz die Fähigkeit einer aktiven Zerstörung zu, welche unter pathologischen Bedingungen gesteigert sein kann. Davon nachher noch. Ihr Eisen wird zunächst in der Milz retiniert, und deshalb findet man daselbst bei abnorm starkem Zerfall von roten Blutkörperchen öfters beträchtliche Mengen von eisenhaltigem Pigment. Wenn die Milz unter solchen Bedingungen anschwillt, spricht man von einem spodogenen Milztumor. Bei schweren Anämien werden Sie gelegentlich von den HOWELL-JOLLYschen Körpern und den CABOTschen Ringkörpern hören; das sind Zelleinschlüsse in roten Blutkörperchen, die aus Resten von Erythroblastenkernen bestehen. Die HOWELL-JOLLY-Körper, auch ,,Kernkugeln" genannt, sind öfters nach Milzextirpation beobachtet worden; man möchte sie deshalb als Zeichen einer Milzschädigung ansprechen. Sie werden in großer Menge auch bei den Piroplasmosen der Rinder gefunden.

Die weißen Blutzellen sollen nach einigen Autoren, vor allem MAXIMOW, (trotz der obigen Einwände) die gleiche Gefäßwandzelle wie die roten Blutkörperchen zur Stammzelle haben. Andere wieder sprechen eine indifferente Lymphoidzelle, wieder andere eine primäre Wanderzelle als die Mutter sämtlicher Blutkörperchen an. Die meisten Autoren dagegen postulieren die Genese der weißen Blutkörperchen ganz gesondert von derjenigen der roten, und ferner betrachten sie innerhalb der weißen Blutkörperchen die Leukozyten und die Lymphozyten als zwei völlig getrennte Familien mit eigener Entwicklungsgeschichte. EHRLICH war der hauptsächlichste Vertreter dieser Lehre. Auf den modernen ,,Trialismus" komme ich nachher zu sprechen.

Die ältere der beiden Familien ist die der Leukozyten. Sie stammen aus der zweiten Hälfte der Fötalzeit, und zwar werden sie anfangs in der Leber, später in der Milz, zuletzt (und nach der Geburt fast ausschließlich) im Knochenmark gebildet. Die älteste Zelle dieser Familie ist der Myeloblast, eine große, blasse, ungranulierte Zelle mit rundem Kern. Durch das Auftreten von Granula im Protoplasma wird sie zum Myelozyten. Gleichzeitig wird das Protoplasma rein eosinophil, während es beim Myeloblasten noch etwas basophil war. Nach der Affinität dieser Granula zu neutralen, basischen oder sauren Farbstoffen klassifiziert man die Myelozyten in neutrophile oder basophile oder azido-(eosino-)phile Myelozyten. Die Granulierung ist also bei der leukozytären Reihe ein Zeichen der zunehmenden Reife. Aber als Zeichen der fertigen Entwicklung ist noch etwas Zweites nötig, nämlich eine Lappung des anfangs runden Kerns. Erst dadurch werden die unreifen rundkernigen Myelozyten zu den reifen gelappten Leukozyten, wie sie Ihnen von der Histologie her als Bestandteil des normalen Blutes bekannt sind. Etwa 60—70 vH. der normalen weißen Blutkörperchen sind neutrophile, etwa 3—5 vH sind eosinophile Leukozyten, während die basophilen, auch Mastzellen genannt, nur in vereinzelten Exemplaren vorkommen. Die neutrophilen Granula sind die allerzartesten, die eosinophilen sind wesentlich gröber und die basophilen sind ganz plump. Die Kernform ist bei den neutrophilen durchschnittlich viel zierlicher und verschlungener als bei den eosinophilen. Der Geübte wird die Zellen stets an der Kernform erkennen können, auch wenn die Granulafärbung an Deutlichkeit zu wünschen läßt. Die korrekte Bezeichnung dieser Zellen ist „polymorphkernige" Leukozyten, d. h. mit „vielgestaltigem" Kerne; viel üblicher dagegen ist die unkorrekte Bezeichnung „polynukleäre", d. h. „vielkernige" Leukozyten. Tatsächlich erscheinen bei sehr weitgehender Lappung einzelne Kernsplitter losgelöst, aber es sind niemals mehrere selbständige Kerne vorhanden. Nachdem den Zellen mit vielgestaltigem Kern der irreführende Name der vielkernigen Zellen einmal zugesprochen war, war es schließlich konsequent, daß man die rundkernigen Vorstufen, die Myelozyten, als einkernige „mononukleäre" bezeichnete. Im Sinne der obigen Erklärung bedeutet das Auftreten dieser rundkernigen, granulierten Myelozyten im Blut etwas Ähnliches für die Leukopoese wie die Normoblasten für die Erythropoese, d. h. es deutet auf eine abnorm intensive Produktion mit überstürzter Herausgabe von unfertigen Zellen hin. Aus dem Erscheinen von ungranulierten Myeloblasten werden wir einen noch stärkeren Grad dieses Prozesses herauszulesen haben. Diese neutrophilen polynukleären Leukozyten sind es, welche bei akuten Entzündungen aus den Gefäßen auswandern und das zellige Material des Exsudats bei der Entzündung darstellen; auch der Eiter bei der akuten Entzündung besteht ausschließlich aus diesen gelapptkernigen Leukozyten. Sämtliche Zellen dieser Reihe, die man auch die myeloische nennt, zeigen die sog. Oxydasereaktion; sie geben mit Indophenol eine Blaufärbung. Die technischen Einzelheiten übergehe ich.

Man hat neuerdings die Polynukleären genauer klassifiziert, und zwar nach dem Grade und der Art ihrer Kernlappung. Man nimmt an, daß die Zellen mit stark polymorphem Kern, wie sie beim Gesunden fast ausschließlich vorkommen, die ältesten und reifsten sind, und daß Zellen mit einfacher gelappten Kernen, die also allmählich zu den rundkernigen Myelozyten überleiten, jüngere Formen darstellen. Deren Auftreten soll, entsprechend dem der Myelozyten, einen abnormen Mehrverbrauch oder mindestens Mehrinanspruchnahme von weißen Blutzellen bedeuten. Tatsächlich findet man bei den verschiedensten Infektionskrankheiten neben den reifen, stark fragmentierten sog. „segmentkernigen" Zellen eine gewisse Menge von jüngeren Zellen ohne Kernlappung, die „Stabkernigen" und die „Jugendlichen". Man versucht hieraus prognostische Schlüsse zu ziehen. Es gilt als günstig, wenn im Verlaufe einer Infektionskrankheit oder einer Eiterung die „Metamyelozyten" (d. h. die Stabkernigen und die Jugendlichen) die auf der Höhe der Krankheit meist vermehrt sind, wieder an Zahl abnehmen und wenn außerdem noch die Eosinophilen reichlich auftreten. Das reichliche Auftreten von Metamyelozyten nennt man „Linksverschiebung" des weißen Blutbildes.

Die Lymphozyten sind entwicklungsgeschichtlich die jüngsten von allen Blutzellen. Der Lymphapparat ist, wie Sie wissen, im ganzen Körper sehr ausgebreitet. Neben den eigentlichen Lymphdrüsen findet man Lymphgewebe in den Milzfollikeln, in den Plaques des Darms und in den kleinsten einzelnen Follikeln. Der histologische Bau ist im Prinzip überall der gleiche. Man sieht runde Haufen von kleinen Lymphozyten, in deren Mitte bei stärkerer Funktion ein helleres Zentrum aus großen Lymphozyten, sog. Lymphoblasten, auftritt, das sog. Keimzentrum. Einige Lymphozyten trifft man wohl auch im Knochenmark an, doch werden sie dort wahrscheinlich nicht gebildet. Im normalen Blut kommen die Lymphozyten als kleine Zellen vor, etwa von der Größe eines roten Blutkörperchens, d. h. 6—8 μ groß mit sehr intensiv färbbarem Kerne; ihr Protoplasma ist meist nur sehr schmal, so daß es oft beinahe ganz verschwindet. Das sind die gleichen Zellen, wie die Lymphozyten der ruhenden Follikel. Neben diesen kleinsten Lymphozytenformen findet man auch stets eine gewisse Zahl etwas größerer Exemplare, vielleicht von der Größe eines Leukozyten. Diese gehören mit den allerkleinsten Formen genetisch zusammen

und man umfaßt alle beiden Gruppen schlechtweg mit dem Namen der kleinen
Lymphozyten. Diese kleinen Lymphozyten machen etwa 20 vH von allen
weißen Blutkörperchen aus. Bei Kindern, viel seltener bei Erwachsenen, sieht
man gelegentlich einige ganz große Exemplare. Das sind die oben erwähnten
Lymphoblasten. In größerer Menge kommen sie normalerweise nur in den
Keimzentren vor, wo sie sich aus den kleinen Lymphocyten entwickeln. Sie
stellen gewissermaßen ein Zwischenstadium bei der Fortpflanzung dar, denn sie
teilen sich dann wieder in zwei kleine Lymphozyten. Manchmal treten nun
Zellen in großer Menge auf, die mit diesen Lymphoblasten morphologisch weitgehend übereinstimmen, aber von ganz anderer biologischer Bedeutung sind.
Das sind die großen pathologischen Lymphozyten. Es sind das Zellen
$1^1/_2$mal bis doppelt so groß wie die roten Blutkörperchen. Sie sind wie die Myeloblasten, von denen sie schwer zu unterscheiden sind, von blassem Kerne und
ungranuliertem Protoplasma. Es handelt sich hier nicht um Vorstufen eines
normalen Entwicklungsganges, sondern um eine Abartung der Lymphozyten,
die normaliter niemals vorkommt. Diese großen pathologischen Lymphozyten
haben häufig Vakuolen im Protoplasma und Kernatypien (Riederform). Ihr
Vorkommen rechtfertigte ähnliche Schlüsse auf die Lymphopoese, wie die
Vorstufen der roten Blutkörperchen und die der Leukozyten auf die Erythropoese bzw. Leukoposee. Bei GIEMSA-Färbung sieht man im Gegensatz zur
MAY-GRÜNWALD-Färbung in den Lymphozyten häufig einzelne gröbere rot-
violette Granula.. Bei der Färbung nach ALTMANN-SCHRIDDE zeigen die Lymphozyten um den Kern herum einen Kranz von roten Granula: der helle Hof, den
man bei anderen Färbungen manchmal sieht, stellt gewissermaßen das Negativ
der ALTMANN-SCHRIDDE-Granula dar.

Sehr ähnlich den Lymphozyten sind die Plasmazellen. So nennt man
die kleinen Lymphozyten, welche man bei der sog. kleinzelligen Infiltration
findet. Sie haben, bei gleichem Gesamthabitus wie die Lymphozyten, einen
„radspeichenartigen", exzentrisch gelegenen Kern, neben dem Kern öfters
einen etwas helleren, halbmondförmigen Protoplasmastreifen. Kern und besonders Protoplasma färben sich (nach GIEMSA) ganz dunkel tiefblau. Wie jetzt
von allen Autoren zugegeben wird, sind diese Zellen nichts anderes als aus den
Gefäßen ausgewanderte Lymphozyten Man hatte diese Eigenschaft des aktiven
Durchtrittes durch die Gefäßwände früher nur den Leukozyten zuerkannt,
den Lymphozyten aber abgesprochen. Aus den Zerfallsprodukten dieser Plasmazellen bilden sich die sog. RUSSELschen Körperchen. Neuerdings wird den
Lymphozyten ein fettspaltendes Ferment zugesprochen; jedoch besteht hierüber noch keine Sicherheit.

Die bisher als „TÜRKsche Reizungsformen" beschriebenen Zellen werden
jetzt für identisch mit den Plasmazellen gehalten.

Eine Zellform muß ich noch besprechen, nämlich die sog. mononukleären
Leukozyten und die Übergangszellen, die man jetzt unter dem Namen
„Monozyten" zusammenfaßt. Es sind sehr große bei MAY-GRÜNWALD-
Färbung ungranulierte Zellen mit unregelmäßigem, blassem, manchmal etwas
exzentrisch gelegenem Kern, welche den Myeloblasten und den großen pathologischen Lymphozyten außerordentlich ähneln. Sie kommen in geringer Menge
(6—8 vH) im normalen Blut vor und stellen dessen allergrößte Zellform dar.
Bei GIEMSA-Färbung zeigen sie noch allerlei Besonderheiten, vor allem azido-
phile Granula, welche aber im Gegensatz zu denen der Lymphozyten sehr fein-
körnig sind; ferner fehlt ihnen, ebenso im Gegensatz zu den Lymphozyten, der
perinukleäre Hof. Als Übergangszellen bezeichnet man diese Zellen, wenn
sie einen ausgesprochen nierenförmigen Kern haben.

Über die Abstammung dieser Monozyten wird heute noch viel diskutiert.
Manche leiten sie vom Knochenmark ab und halten sie dementsprechend für verwandt mit der myeloischen Reihe. Dem gegenüber mehren sich jetzt die Stimmen,
welche die Monozyten für etwas völlig Selbständiges halten. Man will in ihnen
eine dritte und große eigene Gruppe von Blutzellen sehen, welche ganz unabhängig neben der myeloischen und lymphatischen Reihe stehen (sog. Trialismus)
und welche aus dem retikulo-endothelialen Apparat stammt. Neuerdings
wurde bei hochfieberhaften Zuständen mit Ikterus, mit Nekrosen im Munde

und im Magen-Darmtraktus eine auffällige Monozytose mit Verminderung der Polynukleären und Eosinophilen beobachtet. Man nennt diese noch nukleären Krankheitsbilder „Monozytosen" oder „Agranulozytosen". Ob der Zerfall der weißen Blutzellen ebenfalls in der Milz stattfindet, ist noch fraglich.

Zum Schlusse möchte ich noch die Blutplättchen, Thrombozyten, als regelmäßigen Bestandteil des normalen Blutes (etwa 2—3000 im Kubikmillimeter) erwähnen. Sie sind etwa 2—3 μ groß, hyalin, mit einem körnigen Zentrum, welches aber nicht einen Kern darstellt. Auf pathologische Abweichungen derselben in bezug auf Größe, Körnelung, Verhalten der Randzone usw., wie sie bei hämorrhagischen Diathesen beobachtet werden, gehe ich nicht ein. Die Thrombozyten werden ziemlich von allen Autoren als selbständige Gebilde angesprochen, welche sich aus den Knochenmarksriesenzellen ableiten. Nur einzelne Autoren halten an der früheren Annahme fest, daß es sich um Kerntrümmer von Blutkörperchen handelt. Die Thrombozyten beteiligen sich an der Bildung von Thromben und stellen damit einen der Faktoren dar, welche das spontane Stehen von Blutungen ermöglichen (s. S. 298).

Nach dieser Repetition der Blutmorphologie möchte ich zunächst auf den Blutbefund bei der Chlorose noch mit einem Wort zurückkommen. Ich sagte vorhin, er sei charakterisiert ausschließlich durch eine Verminderung des Hämoglobingehaltes; mikroskopisch sei das Bild meist fast normal. Diese einschränkenden Wörtchen „meist" und „fast" muß ich erläutern. Bei schweren oder länger dauernden Chlorosen findet man nämlich auch polychromatische und punktierte Erythrozyten und, freilich viel seltener, einzelne Normoblasten. Derartige Befunde erschüttern die Diagnose einer Chlorose noch nicht, sondern wir sehen in ihnen nur ein etwas regeres Bestreben, das Hämoglobindefizit im Blut zu kompensieren. Auf Grund des oben Auseinandergesetzten stellen polychromatische und punktierte Erythrozyten sowie Normoblasten die erste und deshalb relativ harmlose Staffel dar, welche der Organismus bei Anämien zur Hilfe mobilisiert. Reichliches Vorkommen von Normoblasten und vor allem von Megaloblasten ist dagegen mit der Diagnose Chlorose durchaus unvereinbar. Der Vollständigkeit halber möchte ich noch erwähnen, daß in länger dauernden Fällen auch die Leukozyten oft leichte Veränderungen zeigen, meistens im Sinne einer geringen Vermehrung der polynukleären Leukozyten. Schließlich sei die meistens deutliche Vermehrung der Blutplättchen angeführt; diese pflegt man mit der Neigung der Chlorotischen zu Thrombenbildung in Zusammenhang zu bringen. Eine Verminderung der Zahl der roten Blutkörperchen gehört, wie ich zum Schluß noch einmal betonen möchte, im allgemeinen nicht zum Bilde der Chlorose.

Eine Verminderung der Zahl der roten Blutkörperchen, also streng genommen eine „Oligozythämie", hat man im Auge, wenn man schlechtweg von „Anämie" spricht. Solche Anämien spielen in der Klinik eine sehr große Rolle. Wir sehen sie nach Blutverlusten (einmaligen und vor allem wiederholten, z. B. Uterusblutungen), aber auch ohne Blutungen bei vielen Infektionskrankheiten, bei malignen Neoplasmen, bei Blutgiften u. dgl., welche zu einem toxischen Zerfall von roten Blutkörperchen, zu einer Hämolyse führen. Für einen Blutuntergang durch Hämolyse spricht ein reichlicher Urobilingehalt des Harnes (und der Fäzes) sowie der Befund von Eisenpigment in Leber und Milz bei der Autopsie. Auf diese Anämien muß ich jetzt etwas näher eingehen.

Soweit sie sich an eine nachweisbare Ursache anschließen, also sekundär sind, pflegt man im Blutbild neben Polychromasie nur Normoblasten zu finden. Auf Grund aller unserer Erfahrungen dürfen wir deshalb umgekehrt in dem ausschließlichen Auftreten von Normoblasten ein Zeichen für eine Mehrarbeit des erythropoetischen Systems erblicken, wie sie bei vielen harmlosen Zuständen vorkommen kann und die bei Aufhören der auslösenden Noxe einer völligen Wiederherstellung fähig ist. Interessant ist (und ich erzähle es Ihnen nur deshalb, nicht etwa, weil es vorläufig schon ein größeres praktisches Interesse beansprucht), daß bei experimentellen Anämien die Regeneration eine etwas andere ist, je nachdem ob sie durch Aderlaß oder durch Blutgifte erzeugt war; im letzteren Falle wird der Verlust rascher und reger ausgeglichen. Offenbar sind die im Körper verbliebenen Zerfallsprodukte der roten Blutkörperchen (ihr Eisen?) schuld daran. Das Verhalten nach Blutungen in die Bauch- oder Brusthöhle und in den Verdauungskanal hinein ist in dieser Hinsicht noch nicht genügend studiert. Die Zahl der weißen Blutkörperchen, speziell der polynukleären Leukozyten ist bei all den hier genannten Anämien vermehrt.

Im Gegensatz zu diesen sekundären Anämien, kennt man nun seit langem schon eine Anämieform, die meist ohne nachweisbare Ursache als primäre, essentielle auftritt und die für gewöhnlich unrettbar zum Tode führt. Man nennt sie deshalb auch „pernizöse Anämie". In der englischen Literatur wird sie neuerdings gerne auch ADDISON-sche Anämie genannt, weil ADDISON sie zuerst, vor BIERMER, beschrieben haben soll, nach welchem sie bei uns öfters benannt wird. Als kurzes hämatologisches Kriterium, sofern man ein solches mit aller Reserve aufstellen darf, gilt das Auftreten der großen Megalozyten und der blaßkernigen Megaloblasten, d. h. der Vorstufen der roten Blutkörperchen aus der ersten Hälfte der Fötalzeit. Daneben treten auch Mikrozyten, das sind abnorm kleine rote Blutkörperchen, auf, ferner nierenförmige Zellen und ähnliche. Man spricht dann von Poikilozytose. Man wird nicht gut leugnen wollen, daß auch bei einer schweren sekundären Anämie, z. B. nach andauernden Blutverlusten, schließlich einmal einzelne Megaloblasten auftreten mögen, aber dann nur neben vielen Normoblasten. Das Charakteristische der perniziösen Anämie liegt darin, daß hier sofort Megaloblasten auftreten, nicht erst nach Erschöpfung der Normoblastenvorräte. Daß der Blutuntergang toxisch, durch Hämolyse vor sich geht, erhellt aus dem hohen Urobilingehalt des Harnes und dem durch Blutpigment dunkel gefärbten Blutserum. Das letztere hat eine für perniziöse Anämie ganz charakteristische goldgelbe Farbe. Die Reparation für die Verluste an roten Blutkörperchen verläuft nicht nach normoblastischem, sondern sofort nach dem megaloblastischen Typus. Das weist darauf hin, daß wir das Wesen der perniziösen Anämie nicht nur in einer Hämolyse, in einem primären übermäßigen Untergang der roten Blutkörperchen zu suchen haben; in diesem Falle sollte sich der Regenerationsmodus von dem der Blutungsanämien nicht prinzipiell unterscheiden. Das sofortige Auftreten von Megaloblasten spricht vielmehr dafür, daß die Noxe auch direkt die Erythropoese in einer spezifischen Weise beeinflußt und dort die megaloblastische Reaktion auslöst. Die Abnahme der Zahl der roten Blutkörperchen kann eine außerordentlich beträchtliche werden. Statt der normalen 5 Millionen kann sie bis auf 1 Million oder sogar noch weniger sinken. Die Anwesenheit der abnorm großen Megalozyten bedingt durch ihren Hämoglobinreichtum, daß der Hämoglobingehalt nicht parallel mit der Zahl der roten Blutkörperchen sinkt, sondern daß er relativ hoch bleibt. Der Färbeindex ist größer als 1. Diesem Verhalten kommt eine hohe diagnostische Bedeutung zu, weil es sonst bei keiner anderen Anämieform getroffen wird. Ein weiterer Unterschied gegenüber anderen Anämien besteht in der Beeinflussung der weißen Blutkörperchen. Bei der perniziösen Anämie findet man gewöhnlich eine Verminderung der polynukleären Leukozyten (infolge davon eine relative Vermehrung der Lymphozyten), was man damit erklären mag, daß das kompensatorisch wuchernde erythroblastische Gewebe das myeloische schädigt. Die Eosinophilen, die Monozyten und die Blutplättchen sind ebenfalls vermindert. Über die Gerinnungsfähigkeit des Blutes differieren die Angaben der Autoren; nach neuesten soll sie vermindert sein. Daß das Mark der langen Röhrenknochen wieder funktioniert und dadurch rot wird, ferner daß in Leber und Milz kleine Blutbildungsherde entstehen, daß man dort Eisenpigment findet (Berlinerblau-Reaktion), wird Ihnen auf Grund obiger Auseinandersetzungen verständlich sein.

Auf das klinische Bild der perniziösen Anämie, in welchem neben den Blutungen, wie sie allen schweren Blutkrankheiten zukommen, oft Drüsenschwellungen, schmerzhafte ulzeröse Schleimhautprozesse im Munde, Zungenveränderungen (Atrophie der Papillae filiformes), neuritische Schmerzen und allerlei sonstige eigentümliche nervöse Erkrankungen (teilweise auf organischen tabesähnlichen Rückenmarksveränderungen beruhend) eine Rolle spielen, will ich nicht eingehen. Ich erwähne nur noch das öfters etwas gelbliche Hautkolorit, das aber nicht auf Ikterus beruht, den meistens ganz guten Ernährungszustand (Unterschied gegen Karzinomanämie) und den dunklen urobilinreichen Harn (Zeichen von Blutzerfall). Im Gegensatz zur üblichen Annahme muß betont werden, daß die perniziöse Anämie eine nicht seltene Krankheit ist; sie verbirgt sich oft lange Zeit hinter unklaren Schwächezuständen, Magenbeschwerden u. dgl. Die klassische Behandlung besteht in energischer Eisen-Arsen-Darreichung, mit der man häufig erfreuliche Remissionen, aber natürlich keine Heilung erzielt. Daneben kommen neuerdings noch zwei andere Methoden in Betracht. Die eine besteht in der Exstirpation der Milz, von der Annahme ausgehend, daß die Funktion der Milz, nämlich Zerstörung der roten Blutkörperchen und Dämpfung der Blutbildung im Knochenmark, krankhaft gesteigert ist. Die andere moderne Lehre, zurückgreifend auf ältere derartige Anschauungen, sieht die Ursache in der Resorption von hämolysierenden Darmgiften; zu deren Bekämpfung sollen desinfizierende und adsorbierende Mittel (Tierkohle) angewandt werden. Als Stütze der letzteren Lehre gelten einige Beobachtungen, in denen die Ausschaltung des

ganzen Kolons (durch Anlegung eines Anus praeternaturalis) eklatante
Erfolge erzielt hat. Man sah, daß die Bakterienflora des Dünndarms, welche
den Charakter der Dickdarmflora angenommen hatte, nach der Operation
wieder normal wurde. Auf eine neueste Lehre, welche die Nebennieren in den Mittelpunkt stellt, gehe ich nicht ein. Dann möchte
ich eine Tatsache von allergrößter praktischer Wichtigkeit und zugleich von hohem theoretischem Interesse bringen, nämlich daß nicht
alle Fälle dieser primären essentiellen perniziösen Anämie tatsächlich
primär sind und unbedingt perniziös verlaufen. Wir kennen auch anä-
mische Zustände, welche dem hier skizzierten Bilde klinisch und punkto
Blutbefund in allen Einzelheiten völlig gleichen, deren Ätiologie aber
bekannt ist und die manchmal geheilt werden können. Zu dieser
Gruppe gehören die Anämien im Verlaufe der Gravidität (in der zweiten
Hälfte, besonders bei Mehrgebärenden), ferner die bei Lues und die durch
Infektion mit Botriocephalus latus bedingten.

Der Botriocephalus, ein 10—12 cm langer Bandwurm mit ganz breiten
und dabei kurzen Proglottiden kommt nur in einzelnen Gegenden (in der französischen Schweiz, in Ostpreußen) häufiger vor. Seine bewimperten Embryonen bedürfen zweier Zwischenwirte. Seine „Onkosphären" werden in einem
Dioptomus oder einem Kyklops zum „Prozerkoid" und dann erst in verschiedenen Fischen, z. B. dem Barsch oder dem Hecht zum „Plerozerkoid". Hier findet
man sie in der Muskulatur usw. als weißgraue Knötchen von Stecknadelkopf-
größe. Wenn solche Fische in schlecht gekochtem Zustande gegessen werden
(am Kurischen Haff werden Fische viel ganz roh gegessen) dann wachsen die
Finnen in wenigen Wochen zum Botriocephalus aus. Die Eier sind größer als
die der Tänien, bräunlich, mit einem Deckel.

Aus dem Botriozephalus sollen, wenn er im Darm abstirbt, hämolytisch wirkende Stoffe frei werden, die nach ihrer Resorption die
verheerende Wirkung auf das Blut und das Knochenmark ausüben.
(Die Infektion mit Ankylostomum duodenale, die sog. Wurmkrankheit der Bergleute, führt dagegen meist nur zu Anämien vom
Typus der sekundären; dieser Wurm entzieht wohl der Darmschleimhaut Blut, aber es fehlen ihm spezielle toxische Substanzen.) Die
Botriocephalusanämien sind eine gewichtige Stütze für die Anschauung,
daß auch den anderen Fällen von perniziöser Anämie eine noch nicht
näher gekannte Infektion mit Produktion eines Toxins zugrunde liegt
und die Bezeichnung „primäre essentielle" nur auf unserer noch ungenügenden Kenntnis beruht.

Ebenfalls nicht eingehen möchte ich auf die noch ungeklärten Beziehungen zwischen perniziöser Anämie, Achylia gastrica und Atrophie
der Magenschleimhaut; Achylie ist so regelmäßig, daß Anwesenheit
freier Salzsäure im Magen die Diagnose sehr fraglich machen muß. Ich
möchte noch einige weitere theoretische Dinge bringen, um Ihnen das
Verständnis einiger anderer Blutkrankheiten, die ich nur ganz kurz
streifen möchte, zu erleichtern.

Zunächst die Frage der Resistenz der roten Blutkörperchen.
Die roten Blutkörperchen, wie alle Körperzellen, müssen von einer
Flüssigkeit umspült werden, deren osmotischer Druck dem des Blut-
serums, d. h. einer 0,9 proz. Kochsalzlösung entspricht. Wenn man

sie hierin schüttelt, so fallen sie nachher wieder völlig unbeschädigt zu Boden und das Wasser darüber bleibt farblos. In destilliertem Wasser dagegen wird ihre Hülle beschädigt und das Hämoglobin tritt aus. Es fallen dann nur noch „Schatten" zu Boden, während die Flüssigkeit darüber rot gefärbt wird. Man nennt das „Hämolyse". (Ich erwähne nebenbei, daß diese Hämolyse durch Zusatz von hypertonischen Lösungen reversibel ist.) Hämolyse kommt außer durch osmotische Schädlichkeiten auch durch die Einwirkung von allen möglichen Toxinen zustande. Wir nennen den Blutuntergang bei der perniziösen Anämie, wie erwähnt, auch einen hämolytischen, ohne freilich die Noxe und den Modus ihrer Einwirkung fassen zu können. Zwischen der Hämolyse durch osmotische Schädigungen und dem Blutuntergang durch andere Toxine besteht meistens keinerlei Parallelismus, sondern öfters sogar ein Antagonismus. Wenn man die Resistenz der roten Blutkörperchen gegen Salzwasserlösung mit fallender Konzentration prüft, so findet man sie bei Gesunden resistent bis etwa 0,4 vH. Dann beginnt Hämolyse aufzutreten und bei etwa 0,33 vH. NaCl pflegt dieselbe vollständig zu sein. Bei perniziöser Anämie ist die Resistenz nun öfters erhöht; die roten Blutkörperchen vertragen noch weitergehende Verdünnungen ohne Schädigung. Man kann hierin eine Anpassung sehen an die freilich noch ganz hypothetische Noxe, welche bei der perniziösen Anämie die roten Blutkörperchen zerstören soll.

Wir kennen nun Krankheitszustände, bei denen die roten Blutkörperchen eine Resistenzminderung gegenüber Kochsalzlösungen zeigen. Schon in Lösungen mit 0,7—0,6 vH Kochsalz beginnt die Hämolyse und bei 0,5—0,4 vH sind alle roten Blutkörperchen gelöst. Es handelt sich hier um familiäre, meist angeborene Krankheitszustände (ähnliche erworbene sind viel seltener), die mit meist nicht sehr intensiven Graden von Anämien und Ikterus einhergehen; man nennt sie hämolytische Anämien oder hämolytischen Ikterus. Die Kranken haben auffallend oft einen Turmschädel und eine eingezogene Nasenwurzel, was als Zeichen einer besonderen Konstitution gedeutet wird. Die Blutkörperchen sollen manchmal auffallend klein sein; aber da ihr Gesamtvolumen nicht vermindert zu sein scheint, hat man sich die Vorstellung gebildet, sie seien mehr kugelig, als es sonst die roten Blutkörperchen der Gesunden sind. Die Milz ist stark vergrößert und hart. Das Blutserum dieser Kranken enthält Gallenfarbstoffe, pflegt aber einen bestimmten gelbgrünen Farbton zu zeigen. Der Urin ist reich an Urobilin, aber stets frei von Bilirubin (besondere Bindung der Gallenfarbstoffe im Blut?). Er ist braunrot und hat meist ein starkes Ziegelmehlsediment. Sehr bemerkenswert sind fieberhafte Anfälle, in denen Ikterus und Anämie zunehmen und die mit starken Schmerzen in der Lebergegend einhergehen. Die Differentialdiagnose gegenüber Gallensteinanfällen ist durch das eigentümliche divergente Verhalten der Gallenfarbstoffe im Blut und im Urin wohl meist möglich. Aber sonst können diagnostische Schwierigkeiten der mannigfachsten Art auftreten, indem manchmal ein Ikterus mit geringer Anämie vorherrscht und manchmal ein großer Milztumor mit wenig sonstigen Erscheinungen das klinische Bild beherrscht. Die Resistenzverminderung der roten Blutkörperchen bleibt in Zweifelsfällen diagnostisch maßgebend, um so mehr als beim gewöhnlichen Stauungsikterus die Resistenz der roten Blutkörperchen eher erhöht ist. Die Ursache der Erkrankung wird in einer von der Milz ausgehenden Noxe gesucht, und Milzexstirpation führt in manchen Fällen tatsächlich zu dauernder Heilung. Freilich verlaufen diese Zustände häufig mit so geringen Beschwerden, daß sie diesen Eingriff nicht immer berechtigt erscheinen lassen. Ich betone zur Klärung der hier üblichen Nomenklatur nochmals, daß wir den Namen „hämolytische Anämien" anwenden für Fälle, bei denen die roten Blutkörperchen eine osmotische Resistenzverminderung zeigen. Der Name „hämolytisch" scheint insofern wenig glücklich gewählt, als eine toxische Hämolyse bei der perniziösen Anämie und allerlei anderen ebenfalls angenommen wird.

Auf Grund der Resistenz der roten Blutkörperchen scheinen diese hämolytischen Anämien von der perniziösen prinzipiell verschieden zu sein. Auch der viel bessere therapeutische Erfolg der Milzexstirpation spricht für einen tiefgreifenden Wesensunterschied. Aber zunächst einmal sind alle hier erwähnten Merkmale nicht immer einwandfrei deutlich ausgeprägt; es gibt Fälle, in denen die osmotische Resistenz der roten Blutkörperchen an der unteren Grenze des Normalen liegt. Übergangsformen und Zwischenfälle, die wir nicht sicher einreihen können, sehen wir stets und überall. Aber gewisse moderne Forschungen deuten auf engere innere Beziehungen zwischen der perniziösen und der hämolytischen Anämie, sowie einige andere Zustände hin. Man denkt an Wechselwirkungen zwischen dem Knochenmark, welches die roten Blutkörperchen bildet, sowie der Milz und der Leber mit dem retikulo-endothelialen System (siehe Seite 246, 259), welches sie zerstört und die Gallenfarbstoffbildung aus ihnen ermöglicht. Auf Grund diesbezüglicher Studien nimmt man jetzt eine Gruppe von Krankheiten an, in denen der hepato-lineale Apparat, wie man Milz, Leber und retikulo-endotheliales System zusammen nennt, gemeinsam erkrankt sind. Dadurch kommt es zu abnormem Untergang von roten Blutkörperchen, der je nach den Regenerationsfähigkeiten des Knochenmarks zu stärkeren oder geringeren Anämien führt, bei dem Ikterus auftreten und Milz und Leber anschwellen kann. Diese Betrachtungsweise läßt perniziöse Anämien und hämolytischen Ikterus als Glieder einer Familie erscheinen, welche sich vielleicht nur durch Hervortreten des einen oder des anderen Symptoms unterscheiden. Im Gegensatz zu früher, wo man für jedes klinische Bild eine einzige, möglichst scharf umschriebene Organaffektion als Ursache suchte, bemühen wir uns jetzt mehr, Gruppen von Organen als Glieder einer Kette zusammenzufassen und von der Störung ihrer gemeinsamen Arbeit Krankheiten herzuleiten. Ich erinnere an die ähnlichen Gesichtspunkte zwischen Herz, Gefäßen und Nieren, und vor allem an die endokrinen Drüsen. In der Neurologie ist die früher übliche Aufstellung möglichst vieler selbständiger Krankheiten schon längst einer ähnlichen zusammenfassenden Betrachtungsweise gewichen.

Bei den uns hier beschäftigenden hämatologischen Zuständen erlaubt diese Betrachtungsweise manchem noch unklarem Krankheitsbilde einen Platz unter den hepato-linealen Krankheiten anzuweisen, z. B. dem oben schon einmal erwähnten MORBUS BANTI. (S. 257). Manche zählen ihn den Leberzirrhosen zu und manche den Pseudoleukämien. Es handelt sich um folgendes: Der italienische Pathologe BANTI hat eine jetzt nach ihm benannte Krankheit beschrieben, welche in ihrem ersten, mehrere Jahre dauernden, Stadium zu einem großen harten Milztumor mit mäßiger Anämie (etwas Leukopenie mit relativer Lymphozytose) führt; dann gesellt sich Ikterus dazu und schließlich entwikkelt sich das Bild einer Leberzirrhose mit Aszites, an der die Kranken schwer kachektisch zugrunde gehen. BANTI hat gewisse fibröse Prozesse in der Milz, nämlich eine Fibrose der Follikel als charakteristisch beschrieben. Die Milz soll der primäre Hauptsitz sein und ihre Exstirpation soll zur Heilung führen. Über diese BANTIsche Krankheit wurde und wird viel gestritten. Die BANTIsche typische Follikelfibrose wird von den pathologischen Anatomen gelegentlich gefunden (bei uns freilich offenbar seltener als in südlichen Ländern); aber klinisch gingen in diesen Fällen keineswegs immer die von BANTI beschriebenen 3 Stadien voraus. Es waren manchmal Kranke, die eine große Milz und eine unklare geringe Anämie zeigten, sonst nichts. Andererseits sehen wir Zustände, die wir klinisch als „Banti" ansprechen möchten; aber diese zeigen dann pathologisch-anatomisch allerlei andere Veränderungen. Man hat manchmal Milzvenen oder Pfortaderthrombosen gefunden, also jedenfalls doch immer Prozesse, die das hepato-lineale System irgendwie beeinflußt haben. Manchmal steckt eine Tuberkulose oder eine Lues dahinter. (Erwähnt seien hier auch die eigentümlichen Zustände von Milztuberkulose, welche zu Polyglobulien führen und die sich als Hinweis dafür verwerten lassen, daß die Milz normalerweise das Knochenmark bremsen kann).

Schließlich möchte ich aus der Gruppe dieser Krankheiten noch die sog. Splenomegalie Gaucher erwähnen. Sie tritt familiär (und hereditär?) vorzugsweise bei Frauen auf. Die Milz wächst hier zu so beträchtlichem Umfange, wie kaum bei einer anderen Affektion und die Beschwerden kommen hauptsächlich von der Größe des Milztumors, denn sonstige wesentliche Krankheitserscheinungen treten kaum auf und die Krankheit kann Jahrzehnte hindurch bestehen. Die Patienten zeigen eine schmutzig gelbe Hautfarbe, an ADDISON erinnernd und als auffallenden Hinweis gewisse Verdickungen an den Konjunktiven. Das Blut zeigt außer mäßiger Anämie mikroskopisch nichts Charakteristisches, aber es enthält abnorm viel Cholesterin. Man möchte daraufhin, im Verein mit der Hautfarbe, an Beziehungen zu den Xanthomen denken, den gelblichen Hautgeschwülsten, die (meist bei Diabetikern) gemeinsam mit Lipämie und Cholesterinämie gefunden werden. Die Milz bei MORBUS GAUCHER enthält ebenso wie die anderen Teile des hepato-lienalen Systems, die Leber, das Knochenmark, große blaßkernige, protoplasmareiche Zellen. Die Natur der Einlagerungen in diesen Zellen ist strittig, wahrscheinlich ist sie nicht einheitlich. Neueste Untersuchungen weisen daraufhin, daß die eigentümliche Substanz in den Gaucherzellen den Zerebrosiden und Phosphatiden nahesteht. Sie soll sich vorzugsweise in den Retikulumzellen finden, während die Sinusendothelien Hämosiderin enthalten.

In einer Verwandtschaft mit den hier erwähnten Krankheiten steht wohl auch die Hämochromatose, ein seit langem bekannter nicht häufiger Zustand, der die Forscher aber immer besonders gefesselt hat. Die Kranken, meistens Männer, bekommen eine schmutzig braungelbe, ja stellenweise fast schwärzliche Hautfarbe; sie ist am meisten ausgeprägt im Gesicht, an den Beinen und an den Genitalien. Die Schleimhäute bleiben frei (wichtig gegenüber dem ADDISON); die Leber schwillt stark an, die Milz ebenfalls, aber weniger. Manchmal entwickelt sich Aszites und etwas Ikterus. Häufig klagen die Kranken über Haarausfall. Das Blut zeigt mäßige Grade von Anämie, aber nichts Charakteristisches im Blutbild. Im Urin findet man Zucker, der aber durch antidiabetische Diät meistens nicht zu beeinflussen ist, und manchmal zu einer Azidose führt. Bei der Autopsie sieht man als Auffälligstes eine abnorme Farbe, ein bräunlichrot aller Organe; man findet ausgedehnte fibröse Prozesse in der Leber, in der Milz, im Pankreas und auch im Perikard. Mikroskopisch sieht man in allen Organen, und zwar besonders im Bindegewebe große Mengen eines Pigmentes, dessen Natur heute noch strittig ist (nur Milz und Nieren sind manchmal frei); ein Teil ist es eisenhaltig, also als Hämosiderin anzusprechen. Vor allem ist das in der Leber der Fall. Aber anderwärts, besonders in der Darmmuskulatur ist das Pigment eisenfrei. RECKLINGHAUSEN nannte es Hämofuszin. Nach Neuerem soll dieses Pigment aus den Lipoidsubstanzen der roten Blutkörperchen stammen und es wird deshalb Lipofuszin genannt. Als mögliche Ursache der Erkrankung wird relativ häufig eine chronische Kupfervergiftung angeschuldigt. Die verschiedenen hier bestehenden Symptome haben zu den verschiedensten Namen Anlaß gegeben: Bronzediabetes hat man sie auch genannt. Bei den Franzosen gilt sie als Abart der Leberzirrhose; Cirrhose hypertrophique pigmentair. Ich glaube, man wird dieses merkwürdige Krankheitsbild im Augenblick am besten den hepato-lienalen Krankheiten zuzählen.

Schließlich muß ich noch die aplastische Anämie erwähnen. Darunter verstehen wir Anämien, bei denen alle Zeichen von Regenerationen fehlen, daher auch aregeneratorische genannt. Die Franzosen nennen sie „anémie par anhématopoèse". Im Blute fehlen die kernhaltigen Roten; in den langen Knochen ist kein funktionierendes Mark. Die aplastische Anämie gilt heute als das Zeichen eines selbständigen Erlahmens der Blutbildung, ohne daß eine hämolysierende Noxe oder Blutungen vorangegangen sein müssen. Wenn Blutungen im Verlaufe der Krankheit auch öfters auftreten, so bilden sie auf keinen Fall die Ursache. Aplastische Anämien können akut z. B. nach Infektionskrankheiten auftreten, können sich aber auch schleichend entwickeln.

Im Anschluß an die Anämie muß ich die Polyglobulien besprechen. Polyglobulien treten als Symptome unter den verschiedensten

Bedingungen auf; die am längsten gekannte ist das Höhenklima, unter dessen Einfluß so gut wie regelmäßig eine vorübergehende Steigerung von roten Blutkörperchen und Hämoglobin beobachtet wird. Entsprechende Zustände sind bei dyspnoischen Herzkranken (freilich fast nur bei angeborenen Vitien) und manchmal bei Emphysematikern seit langem bekannt. Als gemeinsame Ursache wird eine verminderte Sauerstoffspannung der Luft angeschuldigt. Ohne nachweisbare Ursache sehen wir Polyglobulien bei manchen Arteriosklerotikern mit hohem Blutdruck (GEISBÖCKsche Krankheit). Bei Milztuberkulose werden Polyglobulien ziemlich regelmäßig festgestellt (Ausfall einer Hemmung für die Erythropoese?). Die vorübergehenden Eindickungen des Blutes, wie sie in extremen Fällen von Flüssigkeitsverlust durch Schweiße oder Durchfälle einmal auftreten können, sind wohl kaum als Polyglobulien anzusprechen.

Ohne alle diese Ursachen kommt nun eine dauernde „Polycythaemia vera“, auch VACQUES-OSLERsche Krankheit genannt, vor. Rote Blutkörperchen und Hämoglobin sind vermehrt in der Raumeinheit, also keine Plethora vera. (Diesem letzteren Zustande entspricht eher die hyper tonische GEISBÖCKsche Form; hier sind Erythrozythen und Plasma vermehrt). Die Zahl der roten Blutkörperchen kann bis auf 10, sogar bis 13 Millionen steigen. Das Hämoglobin pflegt nicht ganz entsprechend vermehrt zu sein. Mikroskopisch zeigt das Blut nicht viel Abnormes, höchstens einige Normoblasten. Die Leukozyten sind etwas vermehrt, speziell die Polynukleären, ebenso die Eosinophilen. Die Blutplättchen sind normal; die Viskosität ist gesteigert, die Gerinnung beschleunigt. Die OSLERsche Krankheit ist nicht häufig; sie befällt meistens Männer in mittleren Jahren. Sie sind in ihrem Aussehen der Typus dessen, was man „vollsaftig“ nennt, also hochrot mit mehr weniger Zyanose, ähnlich dem apoplektischen Habitus. Ihre Beschwerden bestehen in Kopfweh, Herzwallungen, Schwindel, Ohrensausen und häufig in hartnäckiger Obstipation. Die Untersuchung ergibt regelmäßig einen beträchtlichen Milztumor, außerdem meistens etwas Vergrößerung von Herz und Leber. Der Blutdruck ist in echten typischen Fällen nicht besonders gesteigert. Die Krankheit verläuft chronisch durch Jahre hindurch; schließlich erliegen die Kranken meist einer Apoplexie, gelegentlich einer Blutung z. B. aus dem Darmtraktus. Das Mark der langen Knochen ist rot, funktionierend. Aus diesem Grunde, im Verein mit den Normablasten, hat man als Ursache der Krankheit bisher eine vermehrte Bildung von roten Blutkörperchen angenommen. Wenn man jetzt dagegen die Gallenfarbstoffausscheidung zum Maßstab der Blutmauserung macht, so deuten neuere Untersuchungen daraufhin, daß dieser eigentümlichen Krankheit eine verminderte Zerstörung der roten Blutkörperchen zugrunde liegt. Therapeutisch pflegen große Aderlässe vorübergehend zu nützen. Daneben versucht man Röntgenbestrahlung oder Benzol puriss. (3 mal 15 Tropfen) oder Phenylhydrazin (3 mal 0,1 subkutan).

Ich möchte hier bei Gelegenheit der Plethora neueste Beobachtungen kurz streifen, welche eine bisher nicht gekannte Funktion der Milz enthüllen. Die Milz soll als Teil des Gefäßsystems funktionieren können, insofern ein beträchtliches Blutvolumen in ihr außer Zirkulation, gewissermaßen auf Vorrat, liegen kann. Im Bedarfsfalle z. B. bei Sauerstoffmangel sollen vom Zentralnervensystem Milzkontraktionen ausgelöst werden können. durch die die Menge an kreisendem Blute erheblich vermehrt wird.

Nun noch einiges über die Leukämien. Hier sehen wir eine massenhafte Neubildung von weißen Blutkörperchen, das Auftreten von Unmengen von unreifen Vorstufen. Da ein primärer Untergang von weißen Blutkörperchen fehlt, führt diese Mehrproduktion zu einer ungeheuren Vermehrung der weißen Zellen im strömenden Blut. Statt der normalen 6—10000 können es 100000, ja sogar viel mehr, bis 1 Million in einem Kubikmillimeter werden. Die dadurch bedingte abnorme Farbe des Blutes hat der Krankheit den Namen „Leukämie" verschafft (natürlich ist das Blut in Wirklichkeit nicht weiß sondern nur etwas heller rot als sonst). Freilich ist zu betonen, daß die Diagnose der Leukämie genau so wenig wie die der perniziösen Anämie an eine bestimmte Zahl der Blutzellen geknüpft ist. Es gehört zur Diagnose Leukämie das reichliche Auftreten von unreifen Vorstufen. Es gibt Leukämien, durch die Art der Zellen als solche mit Sicherheit charakterisiert, bei denen die absolute Menge der weißen Blutkörperchen gar nicht besonders hoch ist, vielleicht 20000 bis 30000, während andererseits eine Vermehrung der normalen reifen polynukleären Leukozyten die Zahl der weißen Blutkörperchen auf 30000 bis 40000 oder gar noch höher hinauftreiben kann; bei eitrigen Prozessen ist so etwas nicht ganz ungewöhnlich. Es ist ohne Zweifel theoretisch wichtig und notwendig, auf diesen Punkt hinzuweisen. Aber praktisch sind diese Leukämien mit geringer Vermehrung der weißen Blutkörperchen doch recht selten. Die überwiegende Mehrzahl der Leukämiekranken haben, wenn sie zum Arzt kommen, eine derartige Masse von Leukozyten in ihrem Blute, daß man meist nur einen Blick auf ein ungefärbtes Blutpräparat mit mittlerer Trockenvergrößerung zu werfen braucht, um die Leukämie zu erkennen. Normalerweise sieht man in jedem Gesichtsfeld höchstens einige wenige weiße Zellen, bei Leukämiekranken sind stets überall sehr viele.

Die Selbständigkeit des Systems der Leukozyten und Lymphozyten erweist sich nun auch darin, daß die leukämische Erkrankung stets nur eines von beiden ergreift. Hiernach sind „lymphatische" und „myeloische" Leukämien zwei streng zu sondernde Krankheiten. Freilich zieht jede der beiden Affektionen auch das andere System in Mitleidenschaft und ferner auch in einem gewissen Grad die erythropoetischen Organe. Daß hierdurch gelegentlich Fälle vorkommen, in denen die Entscheidung Schwierigkeiten macht, wo die Noxe zuerst angegriffen hat, berührt die prinzipielle Selbständigkeit nicht. Wir haben genug Analogien auch bei allen möglichen anderen Krankheiten, in denen sekundäre Folgen im klinischen Bilde derartig überwiegen, daß sie die Hauptkrankheit darzustellen scheinen. So werden Sie z. B. die Differentialdiagnose, ob Herzleiden mit darauffolgender Stauungsbronchitis oder primäre Bronchitis mit sekundärer Herzinsuffizienz, ferner die gleichen Erwägungen bei Herz- und Nierenkrankheiten noch öfters in der Klinik diskutieren hören. Während der von VIRCHOW geprägte

Name „Leukämie" ausschließlich die Überschwemmung des Blutes mit weißen Blutkörperchen betont und sonst nichts weiter aussagt, denken wir jetzt mehr an das pathologisch anatomische Substrat, welches der übergroßen Blutzellenproduktion zugrunde liegt. Diese Betonung des Organbefundes hat dazu geführt, Krankheiten mit gleichem Organbefund, die aber gar nicht zu einer Überschwemmung des Blutes mit weißen Zellen führen, als „Pseudoleukämien" zu bezeichnen. Davon später noch einiges. Leukämien sind nicht häufig; in manchen Ländern, z. B. in Japan, sollen sie fast überhaupt nicht vorkommen.

Bei der lymphatischen Leukämie handelt es sich um eine Affektion des gesamten lymphatischen Apparates. Sie besteht in einer atypischen Hyperplasie der Lymphdrüsen, welche, von der Peripherie ausgehend, die Follikelzeichnung immer mehr verwischt. Schließlich stellen die Lymphdrüsen auf dem Durchschnitt eine gleichmäßige zellreiche graue Masse dar. Die Leber ist stets vergrößert. Mikroskopisch zeigt sich die lympathische Wucherung als eine periportale, interazinöse. Die vergrößerte Milz zeigt im Prinzip das gleiche wie die Lymphdrüsen. Durch Zirkulationsstörungen kann es hier zu Nekrosen kommen; wenn sie die Kapsel affizieren, können sie klinisch peritonitische Symptome machen. Man findet ferner Lymphknötchen in der Niere und an allen möglichen anderen Stellen. Eine starke Schwellung des lymphatischen Rachenringes ist praktisch wichtig, weil sie klinisch zu irrtümlichen Diagnosen führen kann und gelegentlich eine primäre Angina vermuten läßt. Das Mark der langen Röhrenknochen wird durch lymphatische Wucherung zu einer diffusen grauroten Masse, wie „Himbeergelee" heißt der klassische Vergleich. Die Beeinflussung der Erythropoese ist sehr wechselnd. Häufig ist die Zahl der roten Blutkörperchen kaum vermindert; aber gelegentlich finden sich auch starke Anämien mit Normoblasten. Ähnlich kann die Myelose affiziert werden, so daß die neutrophilen polynukleären Zellen ebenfalls an Zahl bedeutend abnehmen können.

Zu etwas anderen Folgen führt die myeloische Leukämie. Hier befällt die myeloische Wucherung zunächst die Milz und die langen Röhrenknochen. Das Mark der langen Röhrenknochen wird durch das wuchernde myeloische Gewebe grau oder lehmig, sog. „pyoides Mark". Die Erythropoese wird hier stets stark in Mitleidenschaft gezogen, so daß Leukämien mit 2 oder gar 1 Million roter Blutkörperchen nicht ganz ungewöhnlich sind. Im Blutbild können dann zahlreiche kernhaltige rote Blutkörperchen auftreten, meistens freilich vor allem Normoblasten und nur wenige Megaloblasten. Manchmal treten diese Regenerationsformen im Blutbild ganz auffallend hervor. Für solche Fälle ist die Bezeichnung „Leukanämie" erlaubt, sofern man darunter nur einen klinisch etwas auffallenden Symptomenkomplex (Leukämie mit stärkerer sekundärer Anämie) verstehen will und nicht etwa an eine wirkliche Kombination von perniziöser Anämie mit Leukämie denkt. Das Imponierendste bei der Untersuchung des Kranken und ebenso bei der Sektion ist eine mächtige Milzvergrößerung. Die Milz kann bis zum Nabel, ja sogar bis zur rechten Darmbeinschaufel reichen. Die myeloische Wucherung geht hier stets von der Pulpa außerhalb der Follikel aus. Eine Auffassung, welche in einem primären Follikeluntergang das Wesen der myeloischen Leukämie suchte, hat sich keine Anhänger erwerben können. In den Lymphdrüsen, soweit sie affiziert sind, ist die Wucherung ebenfalls stets interfollikulär, in der oft stark vergrößerten Leber intraazinös.

In bezug auf den klinischen Verlauf will ich mich auf ganz wenige Bemerkungen beschränken. Beide Leukämien beginnen schleichend mit allen möglichen unbestimmten Beschwerden über körperliche Mattigkeit, Schwindelanfälle, Neigung zu Blutungen u. dgl. Kommen die Kranken zum Arzt, so ist die Blässe und die Lymphdrüsen- bzw. Milzschwellung oft schon stark entwickelt und die Blutuntersuchung, die in solchen Fällen natürlich sofort vorzunehmen ist, läßt die Diagnose häufig sogleich und ohne Schwierigkeiten stellen. In den meisten Fällen ist die Vermehrung der weißen Blutkörperchen eine so imponierende und alle ähnlichen Vorkommnisse übertreffende, daß man nicht lange zweifelt. Gelegentliche kurze Temperaturerhöhungen kommen häufig dabei vor. Freilich soll man mit einer definitiven Diagnose (welche leider eine sehr ernste Prognose in sich schließt) bei einmaliger Untersuchung etwas zurückhaltend sein, weil kurzdauernde Anschwemmungen von abnorm vielen oder auch unreifen Zellen als sog. Blutkrisen auch sonst gelegentlich angetroffen werden. Das gefärbte Trockenpräparat läßt die spezielle Form der vorliegenden Leukämie meist leicht erkennen. Die Besprechung der atypischen Fälle, die schwierigen theoretischen Fragen, die bei eingehendem Studium derselben auftauchen, überschreiten den Rahmen dieser Vorlesung.

Der Ausgang der Leukämien ist ausnahmslos ungünstig. Die modernen Behandlungsmethoden mit Röntgen-, Radium- und Thorium-X-Strahlen oder mit Benzol (3 mal täglich 10—15 Tropfen) führen oftmals zu länger dauernden, vielleicht jahrelangen Remissionen; aber sie schaffen leider keine dauernden Heilungen. Der Verlauf kann sich über einige Jahre hinziehen; besonders die kleinzelligen lymphatischen Leukämien können sich sehr chronisch gestalten.

Kurz erwähnen möchte ich die akuten Leukämien. Sowohl bei der lymphatischen als bei der myeloischen Leukämie kennt man Fälle, die fast plötzlich einsetzen und in wenigen Wochen unaufhaltsam zum Tode führen. Da sie häufig mit hohen Fieberanstiegen verlaufen, wird ihre Diagnose leicht verfehlt, sofern man nicht daran denkt; aber selbst dann kann sie manchmal recht schwierig sein. Denn wir wissen, daß auch der allgemeinen Sepsis schwerste Alterationen der Blutbildung nicht fremd sind. Es kommen hierbei sowohl starke Anämien mit Normo- und Megaloblasten vor als auch regste Neubildungen der weißen Blutkörperchen. Das Blut kann mit unreifen Zellen aller Art überschwemmt sein. Was die Schwierigkeit in der Beurteilung aller dieser Fälle und ihre Zuteilung zu einer bestimmten Krankheitsgruppe ferner sehr erschwert, ist die schon erwähnte Ähnlichkeit zwischen den frühsten Vorstufen der Leukozyten und der Lymphozyten, nämlich zwischen den Myeloblasten und den großen pathologischen Lymphozyten. Und gerade diese pflegen bei den akutesten Formen das Blutbild völlig zu beherrschen. Diese Fälle führen stets rasch zum Tode.

Schließlich noch eines: Es gibt Leukämien, bei denen man in Autopsia die leukämischen Wucherungen ganz grün findet; manchmal zeigt schon im Leben das Blutserum einen grünlichen Ton. Man spricht dann von einem Chlorom und hielt das früher für eine besondere Krankheit. Man wies hin auf parosteale, tumorartige Wucherungen, die man besonders an den Schädelknochen öfters findet und betonte den besonders malignen Verlauf der Fälle. Die Knochenwucherungen führen manchmal zu Lähmungen oder Neuralgien der Hirnnerven, des Ischiadicus usw. Aber das Blutbild gleicht völlig dem der Leukämie und auch histologisch zeigen die Wucherungen keinen Unterschied von den sonstigen leukämischen, so daß man heute das Chlorom höchstens als eine Abart der Leukämie anspricht.

Ich habe vorhin schon gesagt, daß wir bei dem Worte „Leukämie“ nicht ausschließlich an die Vermehrung der weißen Zellen im strömenden Blute denken, sondern beinahe noch mehr an die Veränderungen in den blutbildenden Organen. Die Betonung dieses Organbefundes hat dazu geführt, Krankheiten mit gleichen oder ähnlichen Veränderungen an Lymphdrüsen, Milz und Knochenmark, bei denen aber gar kein Überschuß an Blutzellen ausgeschwemmt wird, als „Pseudoleukämien“ zu bezeichnen. Der Blutbefund bleibt dabei normal, oder ist wenigstens nur in geringem Maße und uncharakteristisch verändert, so daß er zur Diagnose meist nicht viel Sicheres beitragen kann. Manchmal ergibt die weitere Beobachtung, daß diese Pseudoleukämien nur ein „aleukämisches“ Vorstadium von echten Leukämien darstellen. Das ist aber durchaus nicht die Regel, ganz gewiß nicht in dem Sinne, daß etwa jede Leukämie zunächst ausschließlich mit einem Prozeß am Knochenmark, Lymphdrüsen od. dgl. aber sonst aleukämisch beginnt und erst in einem zweiten Stadium zu einem leukämischen Blutbild führt. Andererseits bleiben die richtigen Pseudoleukämien bis zum Tode aleukämisch. Unter dem Sammelnamen der Pseudoleukämien wurden früher alle möglichen Zustände von Lymphdrüsenschwellung, die ohne ein charakteristisches leukämisches Blutbild verlaufen, zusammengefaßt. Erst im letzten Jahrzehnt ist durch histologische Untersuchungen etwas Ordnung in dem Chaos dieser mannigfachen Prozesse geschaffen worden.

Was zunächst mit Sicherheit feststeht, ist die Existenz einer echten lymphatischen Pseudoleukämie, d. h. einer Krankheit, deren anatomisches Substrat völlig dem der lymphatischen Leukämie gleicht. Es handelt sich also um eine die normale Struktur verwischende Wucherung von spezifischen Zellen des Lymphapparates. Nur fehlt eben die Ausschwemmung der weißen Blutzellen in die Blutbahn. Treffender ist wohl die Bezeichnung: „Aleukämie“ oder Aleukämische Lymphomatose“, die neben vielen anderen ähnlichen dafür im Gebrauch ist. Das entsprechende Analogon der myeloischen Leukämie, also eine „Aleukämische Myelomatose“, ein Zustand, der histologisch der myeloischen Leukämie gleicht, dem aber der leukämische Blutbefund fehlt, ist in seiner Existenz nicht ganz gesichert.

Höchstens wäre man versucht, die sog. KAHLERsche Krankheit
hierher zu zählen. Es handelt sich bei derselben um tumorähnliche
Wucherungen myeloischen Gewebes, welche auf das Knochenmark beschränkt bleiben. Sie können sich aus allen Zellenarten des Knochenmarks, aus Lymphozyten, aus Myelozyten, Myeloblasten, Erythroblasten
zusammensetzen. Diese befallen aber nicht das ganze System, sondern
wachsen mehr tumorartig. Man nennt sie „Myelome“. Das Blutbild ist niemals leukämisch, zeigt meist etwas Anämie. Von dieser
seltenen Affektion werden Sie in den chemischen Kursen hören. Man
findet bei solchen Kranken nämlich im Harn ein besonderes Eiweiß,
welches beim Erwärmen als Koagulum ausfällt, aber in der Siedehitze
sich wieder löst, den BENCE-JONESchen Eiweißkörper; dessen Befund leitet häufig erst auf die richtige Fährte. In einigen Fällen waren
bei der Röntgendurchleuchtung die Myelome als rundliche Aufhellungen
im Knochen, welche im Gegensatz zu anderen Knochentumoren das
Periost nicht arrodieren, sichtbar. Die Lokalisation in den Knochen
führt manchmal zu Spontanfrakturen.

Mit Unrecht wird das Beiwort „pseudoleukämisch“ bei manchen
Anämien kleiner Kinder angewendet. Die sog. „Anaemia pseudoleucaemica infantum“ ist eine Anämie, bei welcher infolge der
Empfindlichkeit der kindlichen Organsysteme unreife weiße Zellen ausgeschwemmt werden. Deren Befund im Verein mit der meist starken
Milzvergrößerung hat früher an die Annahme eines selbständigen leukämischen Prozesses denken lassen.

Von den echten lymphatischen Pseudoleukämien („aleukämische
Lymphomatosen“) sind nun aber zwei ähnliche Affektionen zu trennen,
nämlich die KUNDRATsche „Lymphosarkomatose“ und die
PALTAUFsche „Lymphogranulomatose“. Bei der ersteren handelt
es sich, genau wie bei der aleukämischen Lymphozytose ebenfalls um
eine Lymphozytenwucherung. Aber diese befällt nicht das ganze System,
sondern beginnt lokal, meist in den mediastinalen Drüsen, und breitet
sich dann mehr nach Art eines malignen Tumors lymphogen aus. Leber
und Milz werden meist nicht in Mitleidenschaft gezogen. Im Blutbild
sind manchmal die eosinophilen Zellen vermehrt und die Lymphozyten
vermindert; aber häufig zeigt sich gar nichts Auffälliges. Bei der andern
Gruppe, der Lymphogranulomatose, besteht das in den Lymphdrüsen
wuchernde Gewebe nicht aus Lymphozyten. Für diese Erkrankung
sind eine ganze Reihe von Bezeichnungen im Gebrauch. Deren häufigste
sind: die „STERNBERGsche Krankheit“ und das „maligne Granulom“ auch „malignes Lymphom“. Schließlich pflegt man diese
Krankheit im Auge zu haben, wenn man von „HODGKINscher Krankheit“ schlechtweg spricht, eine Bezeichnung mit der man früher diese
ganze Gruppe umfaßte. Man trennt diese malignen Granulome jetzt
scharf ab als eine durchaus selbständige Krankheit von Lymphdrüsenschwellungen wie sie bei Lues und Tuberkulose vorkommen und histologisch recht ähnlich sein können. Über die Natur der Zellen des
malignen Granuloms ist noch keine Einigkeit erzielt. Während man
früher vor allem an etwas Tumorartiges dachte, scheint die infektiöse

Natur jetzt gesichert. Man dachte bisher auf Grund von mikroskopischen Befunden in den Drüsen an einen dem Tuberkelbazillus verwandten Erreger (FRÄNKEL-MUCHschen Granula). In der letzten Zeit gelang es nun, diesen Erreger während der Fieberperioden aus dem Blute zu züchten und erfolgreich auf Meerschweinchen zu übertragen; er soll dem Diphtheriebazillus nahestehen.

Durch die eingehenden Studien, welche man dieser nicht seltenen Krankheit gewidmet hat, gelingt ihre Diagnose meistens, freilich nur zum geringsten aus dem Blutbild, sondern mehr aus den klinischen Symptomen und dem Verlaufe. Eine Erhärtung der Diagnose durch histologische Untersuchung einer exzidierten Drüse ist freilich stets erwünscht. Die Gesamtzahl der weißen Blutkörperchen bleibt annähernd normal, die der roten ist etwas vermindert Neben einer meist vorhandenen Eosinophilie pflegen die Polynukleären und die Übergangszellen, manchmal auch die Mastzellen vermehrt, die Lymphozyten vermindert zu sein. Die Drüsen sind hart, neigen nicht zu Vereiterung; die Haut darüber bleibt verschieblich. Die Drüsenschwellung befällt den Hals und die Leistenbeugen und vor allem das Mediastinum, wo sie röntgenologisch meist als große Pakete nachweisbar sind. Der Harn zeigt öfters die Diazoreaktion; die Milz schwillt meistens erst in späteren Stadien. Tonsillen und Mundschleimhaut, die in allen lymphatisch-leukämischen Prozessen so häufig affiziert sind, bleiben intakt, ebenso die Haut. Ferner fehlt meist die bei lymphatischen Leukämien oft so fatale Neigung zu Blutungen. Fieberperioden, die der Krankheit auch vorangehen können, fehlen fast nie und sind von hoher diagnostischer Wichtigkeit; sie können einmal einen Typhusverdacht erwecken. Derselbe kann durch eine positive Diazoreaktion gestützt erscheinen, wird jedoch durch die Vermehrung der Polynukleären und durch den Befund von Eosinophilen leicht widerlegt. Ich übergehe den komplzierten histologischen Prozeß in den Lymphdrüsen, bei dem der Anatom zwei Stadien unterscheidet: In einem ersten sind die Drüsen groß und weich und man findet neben Nekroseherdchen jene für diese Krankheit charakteristischen eigentümlichen Zellen. In einer späteren Periode werden die Drüsen härter, es überwiegt ein weniger charakteristisches kernarmes Bindegewebe. Die Röntgenbestrahlung erzielt manchmal weitgehende, sogar jahrelange Remissionen; aber Heilungen kommen wohl kaum vor.

Ich möchte hier noch eine kurze Besprechung einiger ganz anders gearteter Bluterkrankungen anfügen, welche wegen ihrer Seltenheit eine ausführliche Besprechung nicht rechtfertigen würden. Es handelt sich um eine Gruppe von Zuständen, welche teils durch Ausbleiben der Gerinnung bei traumatischen Blutungen, teils durch ein spontanes Auftreten von Blutungen charakterisiert sind.

Zunächst erinnere ich Sie an die komplizierten Vorgänge bei dem Prozesse der Blutgerinnung. Man stellt sich dieselben jetzt etwa folgendermaßen vor: Das Blutplasma enthält Fibrinogen, einen in der Leber gebildeten, dem Globulin ähnlichen Eiweißkörper. Das flüssige Fibrinogen erstarrt zum Fibrin durch Einwirkung eines Fermentes, des sogenannten Thrombins. Dieses Thrombin entsteht aber erst, wenn Thrombokinase in Gegenwart von Kalksalzen mit dem Proferment Thrombogen zusammentritt. (Die Spezifität des Kalkes ist neuerdings angezweifelt worden, doch vermochten diese Einwände sich bisher keine Geltung zu verschaffen.) Thrombokinase stammt von zerfallenen Blutplättchen, aber auch wahrscheinlich von allen möglichen anderen Zellen. Thrombogen ist im Plasma enthalten. Der Prozeß verläuft in zwei Phasen. Als erstes soll sich bei der Bildung eines Thrombus ein Haufen von Blutplättchen niederschlagen, der gewissermaßen als „agent provocateur" wirkt, und an den sich dann Fibrinfäden und Leukozyten ansetzen. Es sei freilich nicht verschwiegen, daß dieses Schema nicht allen Beobachtungen über die Blutgerinnung gerecht wird, so z. B. kommt man ohne die Annahme von normalerweise vorhandenen gerinnungshemmenden Kräften nicht aus, weil es auf Grund der obigen Darstellung nicht recht erklärlich wäre, warum das Blut nicht stets in den Gefäßen schon gerinnt; bei dem dauernden Zerfall von Blutzellen innerhalb der Gefäße sind ja eigentlich alle Bedingungen zu einer Gerinnung stets gegeben. Auf gelegentliche Differenzen zwischen der Gerinnung in vitro und dem Verhalten einer blutenden Wunde komme ich nachher zu sprechen. Blut, mit einer Kanüle aus der Vene entnommen, gerinnt stets langsamer als bei Einstich in die Fingerbeere; denn das letztere ist viel reicher an aktivierendem Gewebssaft.

Aus der Gruppe dieser noch in vieler Hinsicht ungeklärten Zustände ist zunächst einmal die sog. Bluterkrankheit, Hämophilie, als etwas Selbständiges herauszuheben. Diese äußert sich darin, daß auch kleinste traumatische Blutungen (Zahnextraktionen, selbst Nadelstiche) außerordentlich schwer stehen wollen und dadurch gelegentlich zum Tode führen. Man will mit Hilfe der Hautmikroskopie beobachtet haben, daß bei diesen Kranken nach Nadelstichen die Kapillaren sich erst viel langsamer durch Kontraktion schließen, als sie es bei Gesunden tun. Alle morphologischen Bestandteile des Blutes sind bei der Hämophilie völlig intakt, dagegen ist die Thrombokinase, vor allem in den Geweben, offenbar in zu geringer Menge vorhanden. Die Gerinnung des Blutes in vitro ist ebenfalls verzögert. Die Hämophilie ist eine ausgesprochen familiäre Erkrankung. Auffälligerweise werden vorzugsweise die männlichen Mitglieder der betreffenden Familien davon befallen, während die selbst nicht hämophilen Frauen die Erkrankung auf ihre Söhne vererben können (sog. Konduktoren). Zur Blutstillung versucht man entsprechend der Genese lokale Anwendung von defibriniertem Blute oder Organextrakten, in denen wir reichliche Mengen Thrombokinase annehmen müssen.

Als hämorrhagische Diathesen faßt man eine Gruppe von Zuständen zusammen, bei welchen spontan ohne jedes Trauma Blutungen unter die Haut, Schleimhäute, in Gelenke, Körperhöhlen usw. auftreten. Früher sprach man von einer Purpura simplex, wenn nur leichtere Blutungen unter die Haut, vom Morbus maculosus Werlhofi, wenn auch schwere Blutungen in die inneren Organe, in den Darm usw. auftraten und wenn sich Ödeme und sonstige Zeichen einer eingreifenden allgemeinen Störung entwickelten. Über diese wahrscheinlich gar nicht einheitlichen Zustände besteht noch Unklarheit und alle Versuche, sie unter irgendeinem einheitlichen Gesichtspunkte zu klassifizieren, sind bisher nicht recht gelungen. Man sieht sie im Verlaufe von Infektionskrankheiten, bei der Sepsis, bei der Cholämie, bei schweren Anämien- und Leukämien, sowie bei allen möglichen Vergiftungen. In manchen Fällen hat man Beziehungen zur Serumkrankheit angenommen und dann von einer

„Purpura anaphylactoides" gesprochen. Teilweise treten solche hämorrhagische Diathesen aber auch als selbständige Erkrankung auf.

Eine Gruppe von Fällen konnte man absondern auf Grund einer besonderen Ätiologie, nämlich weil ihnen eine allgemeine Schädigung infolge einseitiger Ernährung (das Fehlen eines Vitamins od. dgl.) offenbar zugrunde liegt. Als eine solche „Avitaminose" deutet man heute den Skorbut, eine hämorrhagische Diathese, welche besonders durch das Auftreten von Zahnfleischblutungen ausgezeichnet ist. Der Skorbut wurde früher bei der Besatzung von Segelschiffen, welche Monate hindurch nur mit Konserven u. dgl. verpflegt waren, in Strafanstalten und unter ähnlichen ungünstigen Ernährungsbedingungen manchmal als Massenerkrankung beobachtet. Seitdem man die Ursache der Erkrankung in dem Fehlen von Vitaminen kennen gelernt hat, läßt sich der Skorbut, wenigstens wenn er „epidemisch" auftritt, vermeiden bzw. heilen. Die MÖLLER-BARLOWsche Krankheit der Kinder beruht auf dem gleichen. Gelegentliche einzelne Fälle sind in ihrer Genese oft unklar.

Der Name WERLHOFsche Krankheit soll neuerdings für eine bestimmte Gruppe von Fällen aufgespart bleiben. Klinisch handelt es sich um jüngere Individuen beiderlei Geschlechts und aus gesunder Familie (dies im Gegensatz zur Hämophilie). Blutungen aus Nase, Zahnfleisch bei kleinsten Verletzungen treten öfters in Attacken auf und es können in solchen Perioden sekundär schwere Anämien sich ausbilden. Die roten Blutkörperchen zeigen gewöhnliche osmotische Resistenz; die an Zahl stark verminderten Thrombozyten sollen abnorm groß sein. Die Ursache des Blutplättchenmangels sehen manche Autoren in primärer Knochmarksschädigung. Nach dieser Auffassung wäre der Blutplättchenmangel etwas der aplastischen Anämie Analoges. Andere dagegen nehmen eine abnorm starke Zerstörung durch die Milz an; hiernach besteht eine Ähnlichkeit mit dem hämolytischen Ikterus und der perniziösen Anämie (in ihrer oben erwähnten Auffassung). Folgerichtig hat man dementsprechend auch hier die Milzexstirpation vorgeschlagen.

In den meisten Fällen von hämorrhagischer Diathese zeigen die morphologischen Bestandteile des Blutes, speziell die Blutplättchen, keine gesetzmäßigen Veränderungen. Die Gerinnung des Blutes in vitro ist normal, ebenso wie eventuell auftretende traumatische Blutungen bei solchen Patienten in der gewöhnlichen Zeit zum Stehen kommen. Dagegen hat man in einer Reihe von Fällen eine beträchtliche Verminderung der Blutplättchen (bis unter 30 000) gefunden. Die Gerinnung in vitro beginnt zur gewöhnlichen Zeit. Aber an Stelle des festen Koagulums, aus welchem klares Serum herausgepreßt wird, bilden sich weiche gelatinöse Klumpen. Die Blutungszeit aus Wunden fand man erheblich verlängert. Dieses Verhalten, d. h. Verminderung der Blutplättchen und Verlängerung der Blutungszeit aus Wunden bei normalem Einsetzen der Gerinnung in vitro ist neuerdings von einigen Autoren zum Einteilungsprinzip gewählt worden, und man hat derartige Fälle von „Pseudohämophilie" als essentielle Thrombopenie oder thrombopenische Purpura bezeichnet. Hier wäre auch der „Werlhof" in seiner obigen engeren Fassung einzureihen. Abgesehen davon, daß Verminderung der Blutplättchen mit Verlängerung der Blutungszeiten auch bei sekundären hämorrhagischen Diathesen gelegentlich gefunden wird, macht man gegen die Betonung der Blutplättchenverminderung als ausschlaggebendes Moment mit Recht das Bedenken geltend, daß dadurch höchstens ein Ausbleiben der Gerinnung bei Blutungen, aber nicht das spontane Auftreten von Blutungen erklärt werde. Man muß schlechterdings eine Anomalie der Gefäße postulieren. Einen Fingerzeig in dieser Richtung gibt vielleicht die merkwürdige Tatsache, daß es vorzugsweise die Blutungen aus den Kapillaren sind (kleine Stichverletzungen u. dgl.) die ungemein schwierig zum Stehen zu bringen sind. Blutungen aus größeren Gefäßen, z. B. bei Operationen, sind meistens ganz normal zu beherrschen. Das läßt daran denken, daß wir das abnorme Verhalten in dem Endothel zu suchen haben.

Freilich könnte man die Forderung, daß jeder Blutung eine wenn auch noch so geringfügige Gefäßruptur vorangehen müsse, doch als nicht ganz überzeugend bezeichnen. Denn Blutungen ohne Gefäßruptur sind uns ja auch sonst geläufig. Der pathologische Anatom verlangt zwar im allgemeinen für diese ihm wohlbekannten Blutungen ohne Ruptur, die sog. „Diapedesisblutungen" eine Stauung als Ursache. Davon ist ja freilich bei den hämorrhagischen Diathesen keine Rede. Aber es ließ sich darauf hinweisen, daß ein Flüssigkeitsaustausch zwischen Blutgefäßen und ihrer Umgebung als ein normaler Vorgang stets und immer erfolgt, daß hierbei ganz bestimmt auch einzelne rote Blutkörperchen übertreten können, denn man findet in den großen Lymphgängen meistens einige Erythrozyten. Vielleicht stellen also die Blutungen der hämorrhagischen Diathese gar kein eigentliches Novum dar, nichts, was vom Physiologischen prinzipiell getrennt wäre, sondern nur eine abnorme Steigerung von an sich physiologischen Prozessen.

19. Vorlesung.

Magen- und Darmkrankheiten I.

Untersuchungsmethoden, Physiologie der Verdauung.

Bei den Magen- und Darmkrankheiten, an derer Besprechung wir heute herangehen, spielt die Untersuchung am Krankenbett nicht die ausschlaggebende Rolle, wie es bei den meisten anderen Krankheiten der Fall ist. Störungen des Verdauungsprozesses können wir für gewöhnlich am Patienten nicht unmittelbar nachweisen, wie wir etwa eine Pneumonie, einen Herzklappenfehler oder eine Tabes aus den am Kranken gefundenen Symptomen einfach ableiten. Der objektive Befund bei der Untersuchung ist meist gering oder wenigstens nicht eindeutig. Deshalb hat man schon seit Jahrzehnten die verschiedensten Laboratoriumsmethoden zu Hilfe genommen, um durch Untersuchung des Mageninhaltes und der Fäzes über die Vorgänge im Verdauungstraktus nähere Aufschlüsse zu bekommen. In den letzten Jahren ist die Röntgenuntersuchung als wertvolle Methode dazugetreten.

Um nicht nachher bei der Besprechung der einzelnen Fälle allzusehr abschweifen zu müssen, möchte ich die heutige Stunde ausschließlich dazu benützen, um alles Theoretische vorzutragen, dessen wir für die Besprechung der Magen- und Darmkrankheiten bedürfen. Ich werde zunächst kurz eine Rekapitulation der Physiologie der Verdauung bringen, dann die Untersuchungsmethoden am Mageninhalt usw. und schließlich die Röntgenuntersuchung. Natürlich kann ich hier nicht eine gleichmäßige und vollständige Darstellung der Verdauungsvorgänge geben, sondern ich begnüge mich großenteils mit den für die Pathologie wichtigen Dingen.

Die Verdauung in der Mundhöhle spielt in den physiologischen Vorlesungen eine größere Rolle als in der Klinik. Sie entsinnen sich, daß der Speichel neben seiner Eigenschaft, den trockenen Speisebrei flüssig zu machen, die Aufschließung der Kohlehydrate in Angriff nimmt. Mit Hilfe des „Ptyalin“ führt er das Amylum, das Kohlehydrat, welches wir im Brot, in Kartoffeln und Gemüse genießen, in eine „lösliche Stärke“ und dann, je nach der Wirkungsdauer, in die verschiedenen Dextrine bis zur Maltose über (einem Disaccharid aus zwei Molckülen Traubenzucker). Die frühere Lehre, daß der Speichel die Stärke direkt in Traubenzucker zu zerlegen vermag, wird heute bezweifelt. Seine Wirkung auf die Kohlehydrate kann der Speichel jedenfalls nicht lange entfalten; denn sein Einfluß hört im Magen bei der dort bestehenden sauren Reaktion bald auf. Erwähnenswert wäre, daß einige Medikamente, z. B. das Jod, nach ihrer Resorption mit dem Speichel ausgeschieden werden. Das hat man benützt, um bequeme Methoden zur Prüfung der Geschwindigkeit der Resorption auszubauen. Für die Resorption der Nahrungsmittel spielt die Mundhöhle keine Rolle.

Für den Kliniker gilt meist erst der Magen als die erste wichtige Staffel der Verdauung. Hier wirkt vor allem die Salzsäure (in etwa 0,2proz. Lösung) und das Pepsin. Dasselbe wird, wie fast alle tierischen Fermente, in einer unwirksamen Vorstufe, einem Zymogen, produziert und erst nachträglich durch die Salzsäure „aktiviert“. Diese Aktivierung besteht hier wahrscheinlich nur in der Schaffung einer bestimmten Reaktion. Bei Fehlen der Salzsäure wirkt das Pepsin nicht. Die vornehmste Rolle der Pepsin-Salzsäure betrifft die Verdauung des Eiweißes, das wir teils als tierisches Eiweiß im Fleisch, teils als pflanzliches in Gemüse, Hülsenfrüchten, Mehl, Kartoffeln aufnehmen. Die Eiweißkörper sind, wie wir nachher noch etwas genauer besprechen werden, durch Aneinanderkoppelung verschiedener Aminosäuren sehr kompliziert gebaut. Ein durchgreifender Unterschied zwischen diesen Eiweißen der Nahrung und denen unserer Körperzellen läßt sich chemisch noch nicht hinreichend fassen. Daß er aber tatsächlich besteht, ist seit langem bekannt und geht u. a. daraus hervor, daß jedes tierische Eiweiß, wenn man es direkt in die Blutbahn einführt, nicht assimiliert wird, sondern häufig sogar giftig wirkt. Man glaubte früher, den Verdauungsprozeß als etwas Entbehrliches ausschalten zu können, und man hoffte zum Zweck der Ernährung von Schwerkranken Eiweiß ohne die Passage durch den Magen-Darmtraktus, d. h. „parenteral“ einführen und auf diesem Weg zum Ansatz bringen zu können. Wir wissen heute, daß alle diese Bestrebungen von vornherein zum Mißlingen verurteilt sind. Die Körperzellen dulden nur ein Eiweiß, das ihnen in seiner Struktur bis ins kleinste ähnelt, das ihnen „artgleich“ ist. Jedes abweichende wird als Ballast, als „artfremd“ ausgestoßen, wenn es nicht sogar, wie eben erwähnt, giftig wirkt. Wenn wir teleologisch denken wollen, dann können wir nach diesen Kenntnissen den Zweck der Verdauung u. a. darin erblicken, daß das Eiweißmolekül bis in seine kleinsten Bausteine zerteilt wird, damit aus ihnen dann durch entsprechende Umlagerung o. dgl. ein dem Körper genau gleiches Eiweiß, sein eigenes spezifisches, wieder aufgebaut wird. Man wunderte sich früher über die scheinbar überflüssige Mühe, die sich der Körper damit schafft, daß er das Eiweiß bis zu den tiefsten kristallinischen Endprodukten abbaut und es dann sofort wieder neu aufbaut. Er baut es eben anders auf, so wie es ihm adäquat ist.

Die Aufspaltung des Eiweißes wird im Magen durch die Pepsinsalzsäure nur begonnen, um später im Darm vollendet zu werden. Im Magen führt die Verdauung bis zur Stufe der Albumosen und Peptone; beide sind nicht mehr hitzekoagulabel wie das native Eiweiß (Albumine und Globuline). Die Albumosen sind noch durch Neutralsalze fällbar, die Peptone bleiben auch hierin noch in Lösung. Beide dürfen auf Grund unserer heutigen Kenntnisse nicht mehr als einheitliche chemische Körper gelten, sondern Albumosen und Peptone bedeuten eigentlich nur noch Gruppennamen für eine Reihe einander ähnlicher Körper. Die Tatsache, daß der normale Magensaft das Eiweiß nur bis zum Pepton abbauen kann, daß dagegen maligne Tumoren häufig Fermente enthalten, die auch Aminosäuren freimachen, hat man zur Diagnose des Magenkarzinoms zu verwenden gesucht. Man setzt dem zu prüfenden Magensaft irgendein Polypeptid (Körper aus mehreren Aminosäuren) zu, welches eine leicht nachweisbare Aminosäure enthält. Das Freiwerden dieser Aminosäure beweist dann die Anwesenheit eines peptidspaltenden Fermentes, und hieraus schließt man dann auf ein Karzinom. Hierauf beruht die Glyzyltryptophanprobe (Glykokoll-Indolaminopropionsäure) von Fischer und Neubauer.

Einen von der Pepsinverdauung verschiedenen Prozeß nehmen die meisten für die Gerinnung der Milch an. Sie wissen, daß das Eiweiß der Milch, das Kasein, im Magen bei Gegenwart von Kalksalzen ausgefällt wird. Das besorgt das Labferment, welches auch als unwirksames „Labzymogen" produziert und nachher durch die Salzsäure aktiviert wird. Manche Autoren bezweifeln die Existenz eines selbständigen Labfermentes; sie sehen in der Gerinnung der Milch auch einen Effekt der Pepsinverdauung. Die ausgefallenen Milchklumpen stellen dann eine Verbindung der ersten Abbaustufen des Kaseins mit Kalksalzen dar, Parakasein, wie man es mangels genauer Kenntnisse vorläufig unverbindlich nennt.

Um die Frage der Fermente des Magens gleich zu erledigen, möchte ich noch das fettspaltende Ferment, die Lipase, erwähnen. Man hatte die Existenz einer selbständigen Lipase längere Zeit bezweifelt und die Fettspaltung im Magen auf zurückgeflossenen Darmsaft beziehen wollen. Neueste Untersuchungen haben jedoch die Magenlipase beim Menschen und den meisten Tieren (mit Ausnahme der Wiederkäuer) sichergestellt. Dieser Vorgang der Fettspaltung wird uns nachher noch beschäftigen. Die Fermente des Magens werden sämtlich von den Hauptzellen im Fundus und Pylorus gebildet. Diese produzieren auch noch, wie sämtliche Magenzellen, Schleim. Die Produktion der Salzsäure dagegen erfolgt in den Belegzellen, die sich nur im Fundus finden; das Pylorussekret ist deshalb nicht sauer. Ich erwähne kurz, daß diese klassische Lehre neuerdings bestritten wird. Nach Untersuchungen an Tiermägen, speziell Vögeln, sollen die Granula der Belegzellen das histologische Äquivalent der Pepsinbildung darstellen.

Neben der besprochenen Rolle der Pepsin-Salzsäure kommen nun der Salzsäure auch, unabhängig vom Pepsin, einige Wirkungen zu, die für die Klinik von Bedeutung sind. Die Salzsäure löst nämlich das Bindegewebe. Da alle anderen Verdauungssäfte das Bindegewebe, vor allem das rohe, nicht anzugreifen vermögen, haben wir in dem Befund oder in dem Fehlen von gröberen Bindegewebsfetzen im Stuhl einen Index für die Magenverdauung. Auch für diagnostische Methoden (die später zu erwähnende Desmoidprobe) hat man sich diese Tatsache zunutze gemacht. Man bindet einen leicht resorbierbaren und bequem nachzuweisenden Stoff (Jod oder Salizylsäure) in ein Beutelchen, das man mit Katgut zuknüpft. Das Auftreten der Jod- bzw. Salizylreaktion im Harn oder Speichel beweist, daß Salzsäure wirksam war. Die Lösung des Bindegewebes ist natürlich die Vorbedingung für die Zerkleinerung des Fleisches. Daher die Wichtigkeit der Magenverdauung beim Genuß desselben. Die Salzsäure löst ferner die Kleberhüllen im Brot. Schließlich sollen die zellulosehaltigen Gemüselamellen der Lösung durch die Salzsäure unterliegen. Die Fähigkeit der Salzsäure, Rohrzucker zu spalten, ist nicht sicher, jedenfalls ist sie nicht sehr intensiv. Ihre bakterizide Kraft wird verschieden bewertet; achylische Mägen wirken punkto Bakterizidie nicht nachweislich weniger.

Eine sehr wichtige Rolle spielt die Salzsäure für den Mechanismus des Magens. Jeder in das Duodenum gelangende Schub von saurem Speisebrei löst nämlich von dort aus einen kurzdauernden Verschluß des Pylorus aus. Der „Zweck" dieses Reflexes dürfte wohl ohne weiteres darin zu suchen sein, jede Störung der alkalischen Reaktion im Dünndarm zu verhüten; denn die Fermente des Dünndarms wirken im Gegensatz zum Pepsin nur in Alkali. Es erscheint hiernach ohne weiteres einleuchtend, daß Hyperazidität, d. h. abnorm saure Reaktion des Mageninhaltes, den Pylorus häufiger sperrt und dadurch die Entleerung des Magens verlangsamt. Im Gegensatz dazu wird bei einem Minus an Magensäure der Pylorusreflex weniger häufig in Funktion treten und deshalb wird hier eher eine Beschleunigung der Magenentleerung angetroffen. Ein weiterer ähnlicher Reflex, der die Magenentleerung vom Duodenum her verlangsamt, wird nach PAWLOWS Untersuchungen dem Fett zugesprochen. Freilich soll hier kein Pylorusschluß, sondern verlangsamte Peristaltik ausgelöst werden. Nach neueren Versuchen soll Fett aber auch umgekehrt zu einer Öffnung des Pylorus und dadurch sogar zu einem Rückfließen von Dünndarminhalt in den Magen Veranlassung geben können. Wenigstens bei reinem Olivenöl soll dieser Reflex so gesetzmäßig erfolgen, daß man darauf eine Methode zur Gewinnung von Dünndarminhalt aufgebaut hat. Andere Momente, von denen wir wissen, daß sie reflektorischen Pylorusschluß auslösen, sind sehr kalte oder sehr heiße Speisen, ferner stark hypo- oder stark hypertonische Flüssigkeiten. Dieser klassischen Lehre, daß der Pylorus vorzugsweise durch die Säureverhältnisse vom Duodenum her gesteuert wird, und welche tatsächlich nicht in allem befriedigt, hat man eine andere gegenübergestellt, welche die Dinge ganz anders betrachtet. Hiernach soll der Pylorus die Aufgabe haben, den Abfluß des sauren Magensaftes und den Rückfluß des alkalischen Darminhaltes gegeneinander andauernd so zu regeln, daß die wünschenswerte Azidität im Magen aufrecht erhalten wird. Hyperazidität entsteht hiernach dann, wenn die Tonusverhältnisse in der Pars pylorica und im Duodenum nicht genug Duodenalinhalt zurückfließen lassen.

Damit wären wir bei der Frage der Magenmotilität angelangt. Die Kenntnis der Pylorusreflexe ebenso wie eine Reihe von anderen Tatsachen sind teils durch Tierexperimente, teils durch Beobachtung mit Hilfe der Magensonde schon lange bekannt. Aber die Röntgenuntersuchungen haben in der letzten Zeit unsere Kenntnisse über die Motilität von Magen und Darm so wesentlich erweitert und teilweise korrigiert, daß man jeder Besprechung über die Magen- und Darmmotilität die Resultate der Röntgenuntersuchungen zugrunde zu legen hat. Ich verspare deshalb ihre Besprechung für nachher.

Jetzt zurück zu den Vorgängen der Zerlegung und der Resorption der Nahrungsmittel. Da im Magen die Aufspaltung durch Speichel und Magensaft recht unvollständig geblieben, Resorption so gut wie gar nicht erfolgt war, bleibt dem Darm die Hauptrolle. Die wichtigsten und vielseitigsten Verdauungssekrete liefert das Pankreas. Seine Tätigkeit wird, abgesehen von Nervenimpulsen, durch Sympathikus und Vagus, vor allem durch den Eintritt von saurem Magenbrei in das Duodenum vermittels des „Sekretins" ausgelöst. Wir haben also hier noch eine wichtige Rolle der Salzsäure. Der etwas komplizierte Weg, auf dem sie wirkt, ist durch BAYLISS und STARLING aufgeklärt worden. Die Salzsäure aktiviert zunächst eine in der Dünndarmschleimhaut gebildete, noch unwirksame Vorstufe des Ferments, das Prosekretin, zum Sekretin. Dieses wird resorbiert und gelangt auf dem Blutwege zum Pankreas. Diese Anregung gilt sogar als die energischste, ist aber nicht unersetzbar. Bei Fehlen der HCl kann die Pankreassekretion normal bleiben (Sekretine in gewissen Nahrungsmitteln?). Das Pankreas liefert Verdauungssekrete für alle drei Gruppen von Nährstoffen, für Eiweiß, Fett und Kohlehydrate. Das eiweißspaltende Ferment wird erst durch den Darmsaft, das fettspaltende durch die Galle aktiviert. Die Rolle der BRUNNERschen Drüsen im Anfangsteil des Duodenums ist nicht ganz klar; nach manchen Autoren sollen sie, wie die Drüsen des Magens, Pepsin produzieren.

Die Eiweißstoffe werden vom Trypsin des Pankreas und dem Erepsin des Darmsaftes verarbeitet (beide nach Aktivierung durch die Enterokinase der Darmschleimhaut); die Erepsinwirkung stellt eine Fortsetzung der Pepsinwirkung dar, d. h. das Erepsin zerlegt die Albumosen und Peptone, bis zu denen die Magenverdauung nur vorgeschritten war, bis in die Endprodukte, die Aminosäuren. Den hochmolekularen Albuminen gegenüber ist es, mit Ausnahme des Kaseins, wirkungslos. Das Trypsin dagegen ist omnipotent. Mit Ausnahme des rohen Bindegewebes, dessen Lösung nur durch die Salzsäure erfolgt, greift es alle Eiweißkörper, auch das native Eiweiß, direkt an und teilt es bis in die letzten Bausteine auf. Es vereinigt also in sich die Pepsin- und Erepsinwirkung. Auf einige Eiweiße, z. B. Serumprotein und Ei soll es freilich schwächer wirken als das Pepsin. Die außerordentliche und staunenswerte Schnelligkeit der Aufspaltung wird offenbar begünstigt dadurch, daß die Spaltprodukte immer sofort aufgesaugt werden. Auf das spezielle Verhalten und die Schicksale derjenigen Eiweißkomponente, welche als Purinkörpergruppe zusammengefaßt wird, wollen wir hier nicht eingehen. Sie spielen bei der Gicht eine Rolle, und wir werden diese Dinge dort besprechen.

Den Kohlehydraten gegenüber vermag das Pankreas nicht mehr als das Ptyalin des Speichels; nur kann es seiner Aufgabe in aller Ruhe gerecht werden, während das Ptyalin in dem sauren Magensaft rasch außer Tätigkeit gesetzt wurde. Das Pankreas nimmt mit Hilfe seiner Diastase die Aufgabe des Speichels wieder auf und führt den Abbau über die Stufen der löslichen Stärke, des Amylodextrins, des Erythrodextrins, des Achroodextrins (durch verschiedene Farbennuancen bei Behandlung mit Jod unterschieden) ebenfalls nur bis zur Maltose. In dieser Form, als Disaccharid, sind die Kohlehydrate aber noch nicht resorbierbar. Es muß erst noch ein weiteres Ferment, die von der Darmschleimhaut produzierte „Maltase" dazukommen, um die letzte Spaltung in zwei Traubenzuckermoleküle vorzunehmen. (Nach einzelnen Autoren soll das Pankreas auch die Maltose spalten können.) Die andere Form, in der unsere Nahrung noch größere Mengen von Kohlehydraten enthält, nämlich der Rohrzucker (ein Disaccharid aus Trauben- und Fruchtzucker), wird vom Pankreas nicht gespalten. Zu seiner Zerlegung dient, vielleicht neben der Salzsäure des Magens, eine von der Darmschleimhaut produzierte „Invertase" oder „Saccharase". Schließlich enthält der Darmsaft noch eine „Laktase", um die übrigens nicht erheblichen Mengen von Milchzucker, die der Erwachsene durchschnittlich aufnimmt, in seine Komponenten, Traubenzucker und Galaktose, zu zerlegen. Laktase ist bei kleinen Kindern stets reichlich vorhanden, bei Erwachsenen dagegen weniger regelmäßig. Vielleicht hängt damit zusammen, daß Milch von Erwachsenen so verschieden gut vertragen wird. Merken Sie bitte diesen wichtigen Punkt: Alle aufgenommenen Kohlehydrate (vielleicht mit Ausnahme von geringen Mengen Maltose) werden nur als Monosaccharide, und zwar größtenteils als Traubenzucker resorbiert. An das weitere Schicksal des resorbierten Zuckers möchte ich auch gleich erinnern. Er wird durch die Pfortader der Leber zugeführt, um dort als Glykogen aufgestapelt zu werden, bis die Körperzellen seiner bedürfen; als Reiz für die Abgabe von Glykogen wird man sich am einfachsten eine Zuckerverarmung des Blutes infolge Verbrauches desselben vorstellen dürfen. Neben der Leber enthält auch die Muskulatur derartige Glykogendepots. Auf das weitere komme ich später noch zu sprechen. Auf jeden Fall wird der Zucker voll ausgenützt; normalerweise wird nichts durch den Harn abgegeben. An welchen Stellen dieses Mechanismus Störungen auftreten können, welche zur Folge haben, daß der Zucker mit dem Harn ausgeschieden wird, werden wir bei der Besprechung des Diabetes zu erwägen haben.

Die schwierigste Frage stellt immer noch die Verarbeitung der Fette dar. Folgende Punkte sind gesichert. Das „Steapsin" des Pankreas (als Zymogen produziert und durch die Galle aktiviert) spaltet die Fette in ihre Bestandteile, Glyzerin und Fettsäuren. Neben diesem Steapsin gibt es noch eine von der Darmschleimhaut gebildete Lipase, welche die gleiche Wirkung hat. Die Seifen, die sich aus den freigewordenen Fettsäuren und dem Alkali im Darm bilden, vermögen die Neutralfette zu emulgieren. Ebenso vermag die Galle Fette in Emulsion zu bringen. Soweit haben wir es mit feststehenden Tatsachen zu tun. Aber die alte Streitfrage, ob die Fette als Seifen oder als

Emulsion resorbiert werden, ist noch nicht befriedigend entschieden. Für die Annahme, daß der Übertritt als Neutralfett erfolgt, wurde früher die Beobachtung angeführt, daß man jenseits der Darmwand nur Neutralfett antrifft. Dieses Argument hat an Beweiskraft eingebüßt, seitdem wir wissen, daß das Eiweiß auch in Form von Aminosäuren übertritt und diese in der Darmwand wieder zu Eiweiß zusammengesetzt werden. Am bequemsten wäre es, das Analoge anzunehmen, d. h. also sich vorzustellen, daß die Emulsion nur zum Zwecke der leichteren Verteilung stattfände, daß alles Fett in verseiftem Zustand resorbiert und dann wie die Aminosäuren in der Darmwand wieder zu Neutralfett synthetisiert wird. Daß wir das Fett in den Fäzes (mit Ausnahme von allerstärksten Verdauungsstörungen) größtenteils als Seifenkristalle, fast niemals als Fettkugeln antreffen, ließe sich für diese Annahme ins Feld führen. Wir müssen aber, wenn wir uns den Vorgang der Fettresorption aus Analogieschlüssen mit der Eiweißresorption konstruieren, den Einwand machen, daß beim Fett die teleologischen Vorbedingungen fehlen, aus denen heraus wir für das Eiweiß heute eine völlige Aufteilung mit darauffolgendem Wiederaufbau verstehen und postulieren; denn die Fette sind ebenso wie die Kohlehydrate nicht so differenziert und artspezifisch wie das Eiweiß; das Fett in der Darmwand ist auf jeden Fall gleich dem aufgenommenen, d. h. es ist noch artfremd. Einige neueste experimentelle Arbeiten plädieren auch wieder dafür, daß wenigstens ein Teil als emulgiertes Neutralfett resorbiert wird. Noch an eine Möglichkeit ist übrigens zu denken: Manchmal bedient sich der Organismus des Kunstgriffs, einen Körper chemisch an einen anderen zu binden, um ihn für den jeweiligen Zweck handlich zu machen. Vielleicht geschieht dies mit den Fetten. Der größere Teil des resorbierten Fettes wird durch den Ductus thoracicus, ein kleiner Teil durch die Pfortader abgeführt. Die Rolle der Galle für die Fettresorption ist übrigens auch noch unsicher. Neben ihrer emulgierenden Wirkung liefert sie Alkali zur Verseifung der Fettsäuren. Ihre Wichtigkeit geht aus der alten klinischen Beobachtung hervor, daß bei jedem Gallenabschluß die Fäzes große Mengen von Fett enthalten (aber stets fast nur in verseiftem Zustande, niemals als Neutralfett). Man schreibt ihr noch ein Lösungsvermögen für die sonst im Darmsaft unlöslichen Seifen der alkalischen Erden zu, und schließlich redet man von einer Fähigkeit, das Resorptionsvermögen der Darmschleimhautzellen für Fette zu steigern. Auch von einer ähnlichen Einwirkung der Salzsäure auf die Darmschleimhaut sprechen übrigens manche.

Damit hätten wir ein Problem angeschnitten, über das ich bisher ohne weiteres hinweggegangen bin, nämlich die Bedingungen, unter denen die Ingesta vom Verdauungstraktus resorbiert werden können. Die Resorptionsfähigkeit der Mundschleimhaut wird seit neuestem wieder für die „perlinguale" Applikation von Medikamenten nutzbar gemacht. Daß der Magen so gut wie nichts resorbiert, ist Ihnen bekannt; nur Wasser, wenn es Kohlensäure oder Alkohol enthält, soll in geringen Mengen dort aufgesaugt werden. Der Darm leistet hier so gut wie alles. Die Bedingung, die man an die Resorptionsfähigkeit zu knüpfen zunächst einmal geneigt sein möchte, ist die Wasserlöslichkeit. Das trifft sicher nicht durchgehends zu. Wasserlösliches wird im Mund und im Magen gar nicht resorbiert, und im Darm stellt die Wasserlöslichkeit offenbar nicht die einzige und vielleicht gar nicht die beste Vorbedingung zum Durchtritt durch die Darmwand dar. So können wasserlösliche Disaccharide (z. B. Rohrzucker) in dieser Form ganz unresorbierbar sein. Dagegen besitzen die wasserunlöslichen resorbierbaren Körper die Eigenschaft der sog. Lipoidlöslichkeit. Hierin scheint, wenigstens für alle organischen Verbindungen, die vornehmste und wichtigste Vorbedingung zur Resorption zu bestehen.

Von der großen Rolle, die man den Lipoiden, den N- und P- haltigen Fetten, neuerdings zuerkennt, haben Sie alle schon gehört. Man postuliert ihre Anwesenheit in vielen Zellen sogar als integrierenden Bestandteil ihrer Funktion, eine Rolle, welche man früher nur dem Eiweiß zuerkannt hat. Daneben sollen sie einen wesentlichen Teil der bedeckenden Plasmahülle bilden; denn als nicht wasserlösliche Substanzen sind sie wahrscheinlich hervorragend geeignet, im Organismus „Oberflächen" zu bilden. Man vermutet nun, daß die Lipoidlöslichkeit vielleicht die Vorbedingung dafür sei, daß ein Körper in die Zellen des Verdauungstraktus einzudringen vermag. Manche gehen noch einen Schritt weiter und vermuten, daß alles, was nur wasserlöslich ist (z. B. viele Salze), überhaupt nur zwischen den Epithelzellen durchschlüpfen kann, aber direkt von denselben gar nicht aufgenommen wird.

Was den Ort der Resorption der verschiedenen Nährstoffe betrifft, so wird Ihnen das Wichtigste aus der Physiologie her noch in Erinnerung sein. Im Dünndarm, besonders in seinem unteren Teil, werden die Fette, die meisten Kohlehydrate und der größte Teil der Eiweißstoffe resorbiert. Dem Dickdarm bleibt, neben der Aufsaugung des Restes an Kohlehydraten und Eiweiß, vor allem das Wasser zur Resorption. Das Resorptionsvermögen des Darmes für Wasser ist ein ganz enormes; auch bei gewöhnlicher Kost hat er die stattliche Menge von Verdauungssekreten wieder aufzusaugen. Dieselben werden meistens bedeutend unterschätzt. Der täglich produzierte Magensaft beträgt etwa $1^{1}/_{2}$ Liter, die Gesamtmenge der Verdauungssäfte etwa 4 Liter. Eine Verflüssigung des Stuhlganges wird deshalb ohne jegliche Beschleunigung der Peristaltik erreicht, wenn die Resorption dieser Sekretmengen erschwert wird. Auf diesem Wege wirken die Glaubersalze als Abführmittel; sie saugen Wasser an und entziehen es dadurch der Resorption. Was in bezug auf Flüssigkeitsresorption vom Darm gelegentlich verlangt und geleistet wird, ist jedem bekannt.

Die Aufnahmefähigkeit des Dickdarms bei direkter Einführung ins Rektum, z. B. als Nährklysma, ist viel geringer als man früher gemeint hatte. Von den Dingen, die als Bestandteile eines Nährklysmas in Frage kommen, wird außer Wasser und allerlei Salzen eigentlich nur Zucker und Alkohol mit Sicherheit resorbiert. Der Zucker darf, wenn er nicht reizen soll, nur in dünnen Lösungen, höchstens 10proz. gegeben werden. Eiweiß muß in möglichst abgebautem Zustand dargereicht werden, womöglich als Aminosäuren, allerhöchstens als Peptone; selbst dann ist die Resorption nur ziemlich bescheiden. Fette werden fein emulgiert (Milch) etwas aufgenommen. Es ist ferner zu bedenken, daß die Resorption eines Nährklysmas sehr rasch erfolgen muß, weil die Nahrungsstoffe, wenn sie im Rektum liegen, bald zu Zersetzungen und dadurch zu Reizungen Anlaß geben. Daß also irgendein Eiweißpräparat nach stundenlanger künstlicher Verdauung mit Darmsaft abgebaut wird, ist kein Beweis dafür, daß es als Zulage zu einem Nährklysma von Wert ist. Meistens quält man die Patienten mit Nährklysmen mehr, als man ihnen nutzt. Dagegen werden viele Medikamente vom Rektum rasch und glatt aufgesaugt und wirken von hier aus prompt. Das ist für die Krankenpflege häufig sehr wichtig. Ebenso soll die Bedeutung der Wasserzufuhr per rectum, z. B. nach Operationen, nicht im mindesten angetastet werden.

Nicht zu vergessen ist die Rolle der Gärungs- und Fäulnisprozesse im Darm, welche durch die Tätigkeit der Darmbakterien unterhalten werden. Die Gärung findet vorzugsweise im untersten Ileum und im Anfangsteil des Coecum statt; von da an beginnt die Fäulnis. Beide Prozesse führen teilweise zu einem Abbau der Nährstoffe, welcher dem durch die Darmsekrete vollkommen gleich ist, und bilden damit eine Unterstützung des Verdauungsprozesses. Teilweise führen sie aber zu anderen oder tieferen Abbauprodukten. So z. B. bleibt die Spaltung des Eiweißes durch die Mikroorganismen nicht bei den Aminosäuren stehen, sondern führt weiter zu Fettsäuren, aromatischen Säuren, Ammoniak, Kohlensäure, Schwefelwasserstoff, ferner zu Phenolen, zum Indol (-Benzopyrrol) und zum Skatol (-Methylindol). Ebenso werden die hohen Fettsäuren durch die Darmfäulnis noch weiter in niedere Fettsäuren gespalten. Schließlich können die Kohlehydrate hierbei zu Milchsäure, Buttersäure, Essigsäure, Methan, gelegentlich wohl auch zu Alkohol vergoren werden. Übrigens soll die Zellulose und die Pentosane, die durch die Verdauungsfermente unangreifbar sind, durch die Darmbakterien auch aufgeschlossen und teilweise resorbierbar werden. Die Menge der Gase im Darm (Kohlensäure, Wasserstoff, Methan, Ammoniak, Schwefelwasserstoff, sowie Sauerstoff und Stickstoff, die beiden letzteren aus verschluckter Luft) ist sehr erheblich, vor allem die der Kohlensäure, die nicht nur aus Gärungsprozessen, sondern auch aus der Neutralisation des sauren Chymus durch das kohlensaure Natron des Darmsaftes entsteht. Der größte Teil aller Gase wird wieder resorbiert und nur ein kleiner Bruchteil als Flatus ausgestoßen (s. Meteorismus S. 236).

Die Aufsaugung der Nahrungsmittel infolge aller dieser Vorgänge ist eine sehr vollständige, für viele Nahrungsbestandteile 80—90 vH, für manche sogar 100 vH. Die Fäzes enthalten normalerweise unter dem Mikroskop nicht allzuviel Definierbares mehr. Man sieht eine Reihe von Pflanzenfasern, ganz vereinzelt Bindegewebsfetzen, allerlei Reste von Hülsen u. dgl.; dann kommen wohl auch einige kleine Muskelstückchen vor mit mehr oder weniger deutlicher Querstreifung, eine Reihe von Kristallen (z. B. Sargdeckel) und stets eine gewisse Menge von Fett als kurze plumpe Seifenkristalle oder auch in Kringelform, aber niemals als Neutralfettkugeln, welche die aus der Histologie her bekannten Farbenreaktionen mit Sudanrot oder Osmiumsäure geben. Dieses Fett stammt nur zum kleinsten Teil aus dem Nahrungsfett, das normaliter sehr gut resorbiert wird, sondern von der Darmschleimhaut. Außerdem findet man abgestoßene Epithelzellen, Detritus und eine große Menge von Bakterien. Bei Verabfolgung der Probekost nach AD. SCHMIDT (Kakao, Milch, gebratenes Rindfleisch, Kartoffelbrei, Butter, Weißbrot) fehlen die Pflanzenfasern gänzlich, Muskelstückchen finden sich nur ganz vereinzelte, auch Fettsäurekristalle nur in geringer Menge.

Der Wassergehalt eines normalen Stuhles beträgt etwa 70 vH. Um einem häufigen Irrtum zu begegnen, sei darauf hingewiesen, daß die Fäzes nicht ausschließlich, ja nicht einmal zu ihrem größten Teil aus Residuen der Nahrung bestehen, wie es ja auch aus dieser Übersicht hervorgeht. Schlackenreiche oder schlackenarme Nahrung hat natürlich einen gewissen Einfluß auf die Menge der Fäzes; aber allerlei Abgeschilfertes von der Darmschleimhaut und vor allem die großen Mengen von toten Bakterienleibern machen einen ganz wesentlichen Bestandteil aus. Daher werden auch bei völligem Hunger Fäzes produziert. Unsere Kenntnisse über die Bakterien des Darmes sind erst in den letzten Jahren etwas vollständiger geworden, teilweise mit Hilfe der ,,Darmpatronenmethode''. Man läßt kleine Metallkapseln verschlucken, welche den Darm durchwandern, und welche an jeder beliebigen Stelle zur Entnahme von etwas Darminhalt geöffnet werden können. Hierdurch wurde festgestellt, daß die Flora im oberen Dünndarm spärlich und ziemlich einförmig ist. Sie besteht hier aus grampositiven Milchsäurestäbchen und gramnegativen Bakterien der Aerogenesgruppe. Weiter nach unten wird sie reichlicher und mannigfaltiger. Neben den Milchsäurekeimen treten immer mehr Gramnegative auf und schließlich gesellen sich echte Koli dazu. Im Coecum setzt dann eine üppige Vegetation ein, die neben vielen Kolibakterien noch die verschiedensten Fäulniskeime enthält. Im weiteren Verlauf des Kolon sterben die meisten Bakterien ab, teils durch Erschöpfung des Nährbodens, vor allem wohl aber durch Wasserverarmung. Ich komme bei der Fäulnis und Gärungsdyspepsie hierauf noch einmal zurück.

Von den Untersuchungsmethoden bespreche ich zuerst die Aushebung des Magens nach Probefrühstück. An Stelle des bisher üblichen (eine Tasse Tee ohne Milch und Zucker und eine trockene Semmel) scheint sich die Verabreichung von 300 ccm eines 5proz. Alkohols zu bewähren. Dieselbe stellt nicht, wie oft irrtümlich angenommen wird, in erster Linie eine Prüfung der Motilität dar, wenn sich auch gröbere Schlüsse daraus immerhin ziehen lassen. So werden wir eine beschleunigte Entleerung annehmen können, wenn $^3/_4$ Stunden nach Einnahme des Probefrühstückes bzw. 20 Minuten nach dem Alkohol der Magen bereits leer ist. Aber auf eine verlangsamte Motilität werden wir nicht gleich schließen dürfen, wenn die Menge des Ausgeheberten größer ist als gewöhnlich. Durch die Vermengung mit Magensaft ist eine zuverlässige Schätzung hierbei nicht angängig. Vorzugsweise als Motilitätsprüfung dienen die Probemahlzeiten (nach LEUBE oder RIEGEL) bestehend in einem Teller Suppe mit Nudeln, einem Beefsteak von etwa 150 g mit Kartoffelbrei und einem Stück Brot. Nach längstens 6 Stunden soll der Magen leer sein. Das Alkoholprobefrühstück wird wohl das Ausspülen des Magens früh morgens nüchtern meistens entbehrlich machen.

Das Probefrühstück dient in erster Linie dazu, über die Sekretion (Säure und Fermente) Aufschluß zu geben. Wir prüfen und titrieren die gesamte (mit

Lackmus oder Phenolphthalein) und die freie Salzsäure (mit Kongorot oder mit dem GÜNZBURGschen Reagenz) und nur bei völligem Fehlen derselben brauchen wir besonders nach Pepsin zu suchen. Als Maß der Säure geben wir die Menge einer n/$_{10}$ Natronlauge in Kubikzentimetern an, welche zur Neutralisierung von 100 ccm Magensaft erforderlich ist. Daß geringen Abweichungen von den gewöhnlichen Säurewerten (20—40 ccm freie Säure, 40—60 ccm Gesamtsäure, beim Alkoholprobefrühstück etwas weniger) nicht mehr die gleiche Bedeutung wie früher beigemessen wird, sei gleich erwähnt. Den erheblichen psychischen Einfluß auf die Sekretion haben PAWLOWS und CANNONS Tierversuche demonstriert. Diesem Bedenken suchen manche dadurch Rechnung zu tragen, daß sie an Stelle des indifferenten und reizlosen Probefrühstücks, welches sicher nicht das Optimum an Saftsekretion produziert, eine etwas schmackhaftere Appetitprobekost reichen. Aber das einfache und bequeme Teesemmelbzw. Alkoholprobefrühstück wird sich trotz aller Bedenken und Verbesserungen nicht verdrängen lassen. Es sind in der letzten Zeit allerlei Vorschläge gemacht worden, die Titration des Magensaftes zu ersetzen durch die Bestimmung der Ionenazidität, d. h. man soll die Stärke der Magensäure bestimmen, nicht ihre Menge. Diese Forderung entspricht sonstigen modernen Anschauungen. Aber nach den bis jetzt vorliegenden Befunden scheinen Ionenazidität und Titrationsazidität in praxi weitgehend parallel zu gehen, so daß wir uns vorläufig mit der altgebräuchlichen Titration begnügen. Dagegen werden mit Hilfe der fraktionierten Ausheberung unsere Kenntnisse über die Säureausscheidung jetzt weiter ausgebaut. Man läßt einen ganz dünnen Schlauch längere Zeit liegen und entnimmt durch Ansaugen in kurzen Abständen Proben aus dem Magen. Man findet nicht selten nach anfänglichem Säuremangel nach 1—2 Stunden später einen reichlichen Säuregehalt. Die Gastroskopie hat bisher keine allgemeinere Anwendung gefunden und ist in ihrer augenblicklichen Form nicht ungefährlich. Mikroskopisch findet man im Mageninhalt nach dem Teesemmelprobefrühstück (neben Detritus, Epithelien, allerlei Bakterien usw.) nur konzentrisch geschichtete Stärkekörner (mit Jod färbbar), einige Fettropfen und vereinzelte kurze Ketten von Hefezellen. Sonstigen Resten von Nahrung sowie anderen Mikroorganismen kommt stets eine pathologische Bedeutung im Sinne von Stauung und abnormen Zersetzungen zu. Davon nachher mehr.

Die Anwendung des Magenschlauches ist, wenigstens für manche Zwecke, zu umgehen, wenn man sich der SAHLIschen Desmoidkapseln bedient. Das Prinzip derselben habe ich in der Einleitung zu diesem Kapitel erklärt. Die ablehnende Kritik, welche diese Desmoidprobe erfahren hat, ist sicher teilweise unberechtigt; aber die Methode vermochte sich nicht einzubürgern.

Eine ganz analoge Probe hat SAHLI zur Prüfung der Pankreasfunktion ausgearbeitet. Hier werden Salizylsäure usw. in Glutoidkapseln eingeschlossen. Das sind Gelatinekapseln, welche durch Formalinhärtung gegen die Magenverdauung und gegen den Darmsaft resistent sind, dagegen durch Trypsin gelöst werden.

Dem gleichen Zweck wie die Glutoidkapseln, d. h. der Prüfung auf Pankreassekret, dient die SCHMIDTsche Kernprobe. Nach AD. SCHMIDT werden die Zellkerne ebenfalls nur vom Pankreassaft verdaut, wodurch sie ihre Färbbarkeit mit basischen Kernfarbstoffen verlieren. Die Probe hat sich nicht eingebürgert.

Die neueste und wohl auch beste Methode der Pankreasprüfung ist die mit der Duodenalsonde. Man läßt den Patienten einen ganz dünnen Gummischlauch schlucken, welcher dann von den Magenbewegungen bis in das Duodenum weitergeschoben wird. Durch Einspritzung von einigen Kubikzentimetern Äther in das Duodenum kann man meist eine reichliche Pankreassekretion provozieren. Den aus dem Schlauch abtropfenden Saft prüft man auf eiweiß-, fett- und zuckerspaltende Fermente.

Über das normale Verhalten der Fäzes habe ich das wichtigste schon gesagt und habe dabei die SCHMIDTsche Probekost erwähnt, deren man sich zum Zwecke von Fäzesuntersuchungen gerne bedient. Aus dem Befund von abnorm viel oder gut erhaltenen Muskelfasern schließen wir nach dem oben

Gesagten auf eine Störung der Pankreassekretion. Größere Bindegewebsfetzen deuten auf eine Beeinträchtigung der Magenverdauung. Eine gröbere Störung in der Stärkeverdauung ist bei der Vielzahl der hier tätigen Fermente (außer bei der Gärungsdyspepsie, s. S. 341) nicht häufig. Mit dem Mikroskop wird man größere Mengen jodfärbbarer Körner nicht sehr oft finden, höchstens wenn die Stärkekörner in derbere Zellulosehüllen, die den Darmbakterien widerstanden haben, eingeschlossen geblieben sind. Man nimmt die Anwesenheit unresorbierter Kohlehydrate an, wenn die Stühle sauer reagieren, spontan schaumig werden oder im Brutschrank in Gärungsröhrchen rasch große Gasblasen entwickeln. Eiweißfäulnis führt unter alkalischer Reaktion höchstens erst später und dann zu einer geringen, stark riechenden Gasentwicklung; das ist meist nur bei Anwesenheit von viel Schleim oder Blut und Eiter im Stuhl der Fall (Fäulnisdyspepsie, s. S. 342). Fett kann vor allem bei Galleabschluß und bei Pankreasaffektionen in abnormer Menge im Stuhl auftreten. Auf das erstere werden wir durch das Fehlen der Galle, d. h. durch die mehr oder weniger ausgesprochene Farblosigkeit der Stühle hingewiesen; sie können fast weiß, tonfarben werden. Ich erinnere bei dieser Gelegenheit daran, daß sich in den Fäzes normalerweise als Farbstoff stets nur Urobilin findet, das reduzierte Bilirubin. Nur bei stark beschleunigter Darmpassage, bei der die Reduktion des Bilirubin zu Urobilin durch die Darmbakterien unvollständig geblieben ist, kann Bilirubin als solches ausgeschieden werden. Das ist der Fall bei den grünen Stühlen der Säuglinge. Fettstühle sind an Menge stets reichlich; ihre Konsistenz ist schmierig, lehmartig. Auch bei normalem Gallegehalt sind sie schon heller als sonst. Das mikroskopische Verhalten des Fettes habe ich schon besprochen. Eine Vermehrung der gewöhnlichen Form der plumpen Seifenkristalle bedeutet nur Störung der Resorption; die Spaltung des aufgenommenen Neutralfettes hat stattgefunden. Ungespaltene Neutralfettkugeln finden sich selten; sie deuten auf schwere Pankreaserkrankung. Außer bei Galleabschluß und Pankreasaffektionen kommt es noch bei anderen Zuständen, z. B. bei chronisch tuberkulöser Peritonitis, ferner bei schweren Anämien und Amyloid zu Fettstühlen. Die Untersuchung der Bakterienflora in den Fäzes hat für die Deutung von Verdauungsstörungen noch keine klinisch zuverlässigen Resultate gezeitigt.

Zum Schluß bespreche ich die Röntgenuntersuchung und das, was wir über die Magen- und Darmbewegungen aus ihr gelernt haben. Das Prinzip ist klar und einfach. Man läßt den Patienten eine Probemahlzeit genießen, welcher eine genügende Menge eines Pulvers beigemischt ist, das für Röntgenstrahlen undurchgängig und dabei für den Magen und Darm möglichst indifferent ist (Wismut oder Barium; das letztere ist wesentlich billiger). Wir wollen auf die prinzipiellen Bedenken nicht eingehen, welche man dagegen erhoben hat, aus den Röntgenuntersuchungen die Gesetze der Magenanatomie und -physiologie abzuleiten. Man hat eingewendet, daß diese Pulver in den Mengen, wie man sie darreichen muß, um deutliche Bilder zu bekommen, nicht ohne Einfluß auf Form, Lage und Motilität bleiben, und man hat spöttisch gesagt, daß wir jetzt niemals normale Verhältnisse, sondern alles nur als Zerrbild durch eine „Wismutbrille" zu sehen bekommen. Wahrscheinlich sind diese Bedenken übertrieben. Es ist ferner etwas heikel, einem dünnwandigen und locker aufgehängten Hohlorgan, wie dem Magen, dessen Aufgabe es mit sich bringt, daß er jeweils ganz verschiedene Füllungen beherbergt, eine „Normalform" zudiktieren zu wollen. Daß der Magen mit einer großen Breiportion gefüllt, bei einem stehenden Menschen eine andere Form einnehmen wird, als sie der leere Magen beim Liegen zeigt, wie wir ihn an der Leiche oder bei Operationen oder nach Luftaufblähungen durch die Bauchdecken hindurch zu sehen bekommen, versteht sich von selbst. Und sicher ist, daß uns die „Wismutbrille" deutliche und durchgreifende Unterschiede zwischen gesunden und kranken Mägen zeigt, und deshalb sind die gefundenen Resultate für uns von Wert. Nach der in der Röntgenologie üblichen Nomenklatur nennt man den obersten, der Kardia benachbarten Teil des Magens den „Fundus" oder „Fornix", dann kommt das „Korpus", dann vor dem Pylorus das „Antrum". Die Umbiegung an der kleinen Kurvatur nennt man den „Angulus".

Die Physiologie hatte früher gelehrt, daß der Magen nach einer Mahlzeit

die Ingesta erst einige Zeit durcheinander knetet, ehe er sie dem Duodenum
weitergibt. Diese Anschauung ist nicht mehr als allgemeines Gesetz aufrecht
zu erhalten. Wenn wir einem Gesunden eine Portion, etwa 4—500 g irgend-
eines Breies, vermischt mit 100 g Barium, verzehren lassen, so sehen wir im
Röntgenschirm gleich danach die große und kleine Kurvatur in Wellenbewegung. Die Wellen beginnen etwa in der Mitte des Magenkörpers und nehmen
nach dem Pylorus hin an Tiefe zu. Man sieht dann, wie der Inhalt nach dorthin
geschoben wird und wie alsbald kleine Portionen in das Duodenum übertreten.
Beim Gesunden ist die Breimahlzeit in etwa 3 Stunden, allerlängstens in 5 bis
6 Stunden vollständig in das Duodenum entleert. Andauernde Durchmischungen
des Ganzen, wie man sich das früher als Regel vorgestellt hat, scheinen nicht
immer zu erfolgen. Wahrscheinlich ist der Mechanismus nicht in allen Magen-
teilen der gleiche. Konzentrische Zusammenziehungen, welche den Speisebrei
vorwärts schieben, treten anscheinend erst im Antrum auf. Die früher schon
geäußerte Annahme, daß der Magen sich zeitweise zu zwei voneinander ge-
trennten Teilen mit selbständiger Aktion abschließt, konnte auch in einzelnen
röntgenologischen Beobachtungen eine Stütze finden. Ferner hat man Grund
zu der Annahme, daß der Mageninhalt öfters gewisse Schichtungen einhält
und die Verdauungssäfte immer nur mit der äußersten Schicht in Berührung
kommen. Flüssigkeiten, die während oder nach dem Essen getrunken werden,

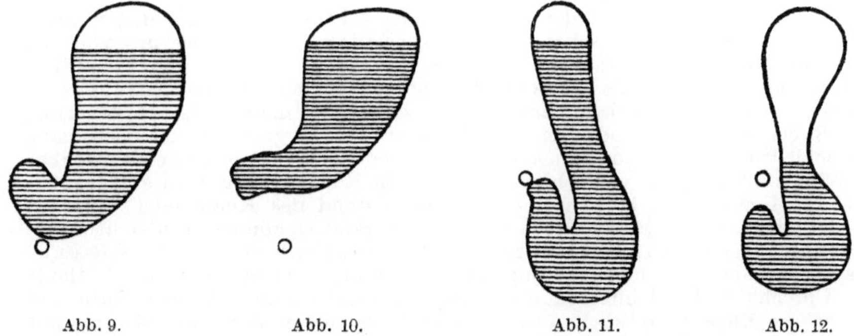

Abb. 9.   Abb. 10.   Abb. 11.   Abb. 12.

pflegen sich auch nicht, wie man früher gemeint hat, mit den festen Speisen
zu mischen, sondern fließen in einer Rinne längs der kleinen Kurvatur direkt
zum Pylorus und alsbald in das Duodenum.

Ist der Magen mit Brei gefüllt, so präsentiert er sich in Formen, welche von
den früher in leerem Zustand und im Liegen studierten nicht unwesentlich
abweichen. Am häufigsten sehen wir ihn in der Form eines „Angelhakens"
(s. Abb. 9 nach Abbildungen von FAULHABER), dessen tiefste Wölbung etwa
in Nabelhöhe liegt, oder manchmal auch, aber viel seltener in Form eines „Stier-
horns" (Abb. 10); im letzteren Fall steht er meist höher, mindestens eine Hand
breit oberhalb des Nabels. Er ist beinahe bis oben an das Zwerchfell mit Brei
gefüllt, so daß er nur eine kleine Luftblase darüber enthält. Wenn man die
Magenkonturen im Schirm beobachtet, so kann man feststellen, daß der Magen
sich erst allmählich, entsprechend der zunehmenden Füllung entfaltet. Er
stellt nicht etwa einen offenen leeren Sack dar, in welchen die Speisen hinein-
fallen; er umschließt vielmehr seinen Inhalt beinahe wie ein elastischer Gummiball und enthält immer nur eine kleine Luftblase. Der Röntgenologe spricht
dann von einer guten „Peristole". Diese peristolische Funktion hat mit der
Motilität nichts zu tun. Bei Individuen mit langausgezogenem, schmalem,
sog. asthenischem Thorax, bei denen uns die Perkussion und Palpation des
Abdomens darüber belehrt, daß alle Organe etwas tiefer stehen als gewöhnlich,
findet man den Magen öfters als scharfgeknickten, dünnen Schlauch bis tief
unter den Nabel reichen. Wir sehen eine „Gastroptose", einen Tiefstand

des Magens, als Teilerscheinung des Tiefstandes aller Bauchorgane, der „Enteroptose"; aber auch hier hält er seinen Inhalt meist fest umschlossen. Der Wismutbrei reicht bis hoch hinauf, die Luftblase bleibt klein (Abb. 11). Die Peristole ist gut, ebenso zeigt die wichtigste Funktion, die Motilität, keine Störung. Der Magen entleert sich in der normalen Zeit. Wir sind berechtigt, diesen Befund den normalen zuzuzählen, weil die Träger solcher Mägen häufig vollkommen magengesund sind.

Noch einen Typus dürfen wir vom rein klinischen Standpunkt den normalen zuzählen, und zwar denjenigen, den Sie auf Abb. 12 dargestellt finden. Der wichtigste Unterschied gegenüber dem ptotischen Magen in Abb. 11 besteht darin, daß hier die Dehnbarkeit der Muskulatur offenbar eine größere ist. Die Magenwand hat dem Speisebrei nicht genügend Widerstand zu leisten vermocht, um ihn bis dicht an das Zwerchfell zu heben; deshalb ist der unterste Teil des Magens stark ausgeweitet und es steht eine große Luftblase darüber. In extremsten Fällen kann der Magen unten einem runden Sack gleichen, über dem sich die Magenwände unterhalb der Luftblase noch einmal beinahe zusammenlegen. Der Speisebrei fällt gleich im Anfang nach unten. Vom physiologischen Standpunkt aus betrachtet ist ein solcher Magen nicht ganz normal, insofern als seine Peristole ungenügend ist. Aber da die motorische Funktion, die wichtigste von allen, dabei intakt bleiben kann, da die Träger von solchen Mägen häufig ebenfalls völlig gesund sind, so darf der Kliniker diese Form wohl auch noch den normalen zuzählen.

Sie sehen, auf Grund der Röntgenbilder erkennt man dem Magen überhaupt nicht eine starre, schematische „Normalform" zu, wie sie uns von den Anatomieatlanten her immer vor Augen schwebt, sondern man konzediert einen durch funktionelle Momente bedingten ziemlich weiten Spielraum. Es kommt dazu, daß der gleiche Magen unter wechselnder innervatorischer Steuerung (z. B. bei Hirnanämie, oder im Migräneanfall oder bei gastrischen Krisen) ganz verschiedene Formen annehmen kann. Bei der sog. Gastroptose spielt offenbar ein Nachlaß des parasympathischen Tonus ein Rolle. Daß allerlei extraventrikuläre Momente (z. B. abnormer Füllungszustand des Kolon oder Tumoren o. dgl.) die Lage des Magens auch wesentlich verändern können (Einbuchtungen, Verschiebungen nach oben und zur Seite) versteht sich von selbst. Wie es so häufig geschieht, hat hier die Röntgenuntersuchung manche alterprobte Methode zu Unrecht in den Hintergrund gedrängt. So kann man sich über Form und Lage des Magens oft auch durch das einfache Mittel des Aufblähens mit Kohlensäure hinreichend informieren.

Um den Ösophagus röntgenologisch darzustellen, muß der Patient eine kleine Wendung nach links machen; er muß im sog. „I. schrägen Durchmesser" stehen. Dann wird der Ösophagus zwischen dem Herzschatten und der Wirbelsäule frei. Wenn der Kranke jetzt den Röntgenbrei nimmt, sieht man, wie die Bisse durch peristaltische Wellen ziemlich rasch, in etwa 5—6 Sekunden, in den Magen hinuntergedrückt werden. An den physiologischen Engen (Bifurkation der Trachea, Aortenbogen und am Zwerchfelldurchtritt) erfolgt je eine ganz kurze Verzögerung. Stenosen des Ösophagus sind bequem und sicher festzustellen, jedenfalls viel schonender als vermittels der Ösophagoskopie.

Über die Darmbewegungen sind unsere Kenntnisse noch nicht so im einzelnen ausgearbeitet. In Bestätigung des schon früher Bekannten zeigen Röntgenbeobachtungen, daß der Speisebrei den gesamten Dünndarm rasch, in etwa 1—2 Stunden, durcheilt. Eine Prädilektionsstelle für das Liegenbleiben kleinerer Mengen scheint der nach oben gerichtete Anfangsteil des Duodenums, der sog. „Bulbus duodeni" zu sein. Wenn man dort bei sonst leerem Magen und Dünndarm den Inhalt in Form eines kleinen rundlichen Schattens länger liegen sieht, so spricht der Röntgenologe von einem „Dauerbulbus". Was der bedeuten kann, wird uns nachher noch beschäftigen. Sonst zeigt der Dünndarm normalerweise keine oder nur geringe diffuse Schatten. Erst vom Zökum an sehen wir wieder kompakte schattengebende Massen, welche allmählich das ganze Kolon ausfüllen und langsam bis zum Rektum wandern. Nach 24 Stunden, spätestens 48 Stunden sind sie normalerweise entleert. Wir sehen ferner die außerordentlich wechselnde Lage des Colon transversum, das oftmals im tiefen

Bogen bis weit nach unten reicht, ebenso die wechselnde Ausbildung und Lage des S romanum. (Eine abnorme Ausdehnung des S romanum, Megasigma, sog. HIRSCHSPRUNGsche Krankheit, stellt eine sehr seltene, meist wohl angeborene Anomalie bei Kindern dar.) Die Haustren des Dickdarms möchte der Röntgenologe übrigens ebenso wie die Magenform nicht als etwas morphologisch Unabänderliches und starr Präformiertes, sondern als den momentanen Ausdruck eines funktionellen Stadiums ansehen.

An den Darmbewegungen haben wir, wenn man die Resultate der physiologischen Experimente und der Röntgenbeobachtungen zusammenfaßt, drei verschiedene Arten zu unterscheiden. Zunächst die peristaltischen Bewegungen, welche der Lokomotion der Ingesta dienen. Wenn man sie analysiert, so bestehen sie darin, daß oralwärts von der durch einen Impuls gereizten Stelle eine Verengerung des Darmlumens, analwärts davon eine Erschlaffung und damit eine Erweiterung auftritt. Hierdurch wird der Inhalt weitergeschoben. Im Experiment läßt sich diese Kontraktion oberhalb und die Dilatation unterhalb einer Reizung leicht demonstrieren, und es wird bekanntlich vom Chirurgen angewandt, um sich an einer einzelnen hervorgezogenen Dünndarmschlinge zu orientieren, wo oben und wo unten ist. Daneben führt der Darm sog. Pendelbewegungen aus. Dieselben haben mit dem Transport des Darminhaltes nichts zu tun, sondern sorgen nur für dessen gründliche Durchmischung an Ort und Stelle. Schließlich hat man noch die sog. großen Rollbewegungen kennen gelernt, welche in ganz unregelmäßigen Zeitabständen große Partien des ganzen Darms ergreifen und die Ingesta mit einem Ruck eine lange Strecke weiterschieben.

Die Dickdarmbewegungen sind im einzelnen noch nicht völlig studiert. Meist liegt das Kolon scheinbar in völliger Ruhe. Aber bei Beobachtungen nach Abführmitteln sowie nach Einläufen ins Rektum kann man Bewegungen sehen, die den eben beschriebenen durchaus entsprechen. Daneben spielt aber im Dickdarm, besonders in seinem aufsteigenden Ast, ein Rücktransport des Inhalts (zwecks gründlicher Durchmischung oder Eindickung?) noch mit hinein. Als Prädilektionsstelle für Transporthindernisse wird die Flexura Coli sinistra angesprochen, wo manche, z. B. PAYR, sogar eine Art von Sphinkter annehmen.

Über die Defäkation lehren die Röntgenbeobachtungen einiges Neue, so z. B. daß nicht nur die Rektumampulle geleert wird, wie man früher angenommen hatte, sondern daß auch Skybala aus dem ganzen Descendens, teilweise sogar noch aus dem Colon transversum normaliter mit austreten. Ebenso können übrigens auch Einläufe viel höher in das Kolon hinaufgelangen, als man früher geglaubt hat. Es wird das jetzt weitgehend auch zu diagnostischen Zwecken benützt, indem man Bariumeinläufe appliziert und hiernach die Lage usw. des Dickdarms und vor allem eventuelle Stenosen röntgenologisch feststellt. Für eine frühe Erkennung des Kolonkarzinoms ist damit viel gewonnen.

20. Vorlesung.

Magen- und Darmkrankheiten II.

Ulcus ventriculi et duodeni, Karzinom.

Das junge Mädchen, das sie hier sehen, hat vor einigen Tagen Blut gebrochen. Wenn ein Individuum in jüngeren oder mittleren Jahren plötzlich von einer Magenblutung befallen wird, mögen Magenbeschwerden vorangegangen sein oder mag die Blutung ganz unerwartet aus aller Gesundheit heraus auftreten, so ist die Diagnose eines Ulkus (simplex, rotundum, pepticum) so gut wie sicher. Die wenigen differentialdiagnostischen Punkte, an die man noch denken muß, werden wir nachher besprechen. Ein Ulkus ist jedenfalls die bei weitem häufigste Ursache.

Daß ein Patient eine Magenblutung von einem Bluthusten nicht stets zu trennen vermag, habe ich bei den Lungenkrankheiten schon erwähnt. Aber das Aussehen des zutage geförderten Blutes läßt uns fast stets die Entscheidung leicht treffen. Das Blut der Hämoptoe ist an Menge meist gering; es ist seiner Herkunft entsprechend arteriell, d. h. hellrot und ist mit Luft vermischt, also schaumig. Ganz anders bei der Magenblutung: Hier sickert das Blut in den Magen und bleibt zunächst liegen; es braucht ja keineswegs rasch zum Erbrechen zu kommen, wie eine Blutung in der Lunge stets sofort Hustenstöße auslöst und deshalb gleich expektoriert wird. Daher gerinnt das Blut zu Klumpen und diese werden durch den Magensaft anverdaut. Wenn es dann erbrochen wird, stellt es dicke schwarzrote Massen dar. Das Blutbrechen ist überhaupt keine unbedingt notwendige Folge einer Magenblutung; denn das Blut kann, anstatt erbrochen zu werden, auch in den Darm weitergehen und dann per rectum entleert werden. Blutstühle, z. B. nach einer schweren Ohnmacht oder einer heftigen Schmerzattake können das einzige objektive Symptom eines blutenden Magengeschwürs sein. Der ausschließliche Abgang per rectum wird häufiger sein, wenn das Ulkus nicht im Magen sondern im Duodenum sitzt, in dessen Anfangsteil ganz die gleichen Ulzera vorkommen wie im Magen. Ein Teil des Blutes geht wohl stets per rectum ab, auch wenn es zum Erbrechen gekommen war. Deshalb findet man die Fäzes nach einer Magen- oder Darmblutung infolge des Gehaltes an stark anverdauten Blutkoagula pechschwarz und klebrig, teerartig. Mindestens muß man Blutspuren chemisch darin nachweisen können. (Verreiben einer kleinen Stuhlprobe mit conc. Essigsäure und Ausschütteln mit Äther. Von diesem Äther tropft man zu einer Mischung von 10 Tropfen Guajaktinktur mit 20 Tropfen alten Terpentinöls. Bei Anwesenheit von Blut tritt Blaufärbung auf.) Dieser chemische Blutnachweis ist ein wichtiges Hilfsmoment zur Stütze der Diagnose, wenn man das Blut nicht selbst zu sehen bekommen hat und die Quelle der Blutung, ob Lunge oder Magen, nach den Angaben des Kranken nicht zweifelsfrei ist. Auch ohne das Auftreten einer starken massigen Blutung sind kleinste Blutungen beim Magengeschwür, die unbemerkt abgehen, nicht selten. Deshalb ist die Untersuchung des Stuhls auf derartige „okkulte" Blutungen wichtig. Bei dreitägiger fleischfreier Kost ist der positive Ausfall in einem ulkusverdächtigen Fall für ein Ulkus und gegen die Annahme eines Katarrhs oder eines nervösen Zustandes recht belastend. Ich sage absichtlich: in einem ulkusverdächtigen Falle. Denn strenggenommen beweist das Blut nur die organische Läsion im Intestinaltraktus. Bei fast jeder anderen organischen Magendarmaffektion, besonders bei Karzinomen, bei Typhus oder Dysenteriegeschwüren usw., kann es auch bluten. Blut aus Hämorrhoiden ist durch seine hellrote Farbe, sowie dadurch, daß es den Fäzes äußerlich anhaftet, stets leicht erkenntlich. In der Blutung, sei es als Brechen, sei es als Beimischung zum Stuhl, hatten wir das einzige, ganz einwandfreie Zeichen für das Bestehen eines Ulkus, das uns bis vor kurzem, bis zum Ausbau der röntgenologischen Ulkusdiagnose zur Verfügung stand.

Was die Symptome betrifft, aus denen man sonst mit mehr oder weniger großer Wahrscheinlichkeit ein Magengeschwür diagnostizieren darf, so sind es Spontanschmerzen, die in bestimmter Beziehung zur Nahrungsaufnahme stehen, ferner lokalisierte Druckschmerzen und schließlich Sekretionseigentümlichkeiten. Was die letzteren betrifft, so gehen eine Reihe von Ulzera mit einem Überschuß an Säure, einer Superazidität, einher. Des Fehlen einer Superazidität spricht durchaus nicht gegen Ulkus, während dauernde hohe Superazidität doch ein Ulkus sehr wahrscheinlich macht. Vielleicht hängt mit dieser Superazidität eine Verzögerung der Entleerung zusammen (vermittels des Pylorusreflexes), welches beim Ulkus häufig vorkommt.

Spontane Schmerzen scheint ein Ulkus unter drei verschiedenen Bedingungen auslösen zu können. Zunächst unmittelbar sobald Speisen, besonders derbere, mechanisch reizende, genossen werden. Ferner auf der Höhe der Verdauung, d. h. 1—2 Stunden post coenam, vermutlich durch den dann stark sauren Magenbrei und schließlich bei leerem Magen, als „Hungerschmerz", falls dann Magensaft produziert wird (sog. Parasekretion). Dieser Hungerschmerz gilt übrigens vielen als Hinweis darauf daß das Ulkus im Duodenum und nicht im Magen sitzt. Wir werden also auch ohne Blutung ein Ulkus für um so wahrscheinlicher halten dürfen, je strenger die Schmerzen einer dieser drei Regeln folgen. Die Schmerzen können dann außerordentlich stark werden und in verschiedenen Richtungen nach dem Nabel zu, nach dem Rücken oder der Brust ausstrahlen. Die unmittelbare Ursache von heftigen Schmerzparoxysmen scheint nach Röntgenbeobachtungen in Spasmen des Magens zu bestehen, welche offenbar unter den oben erwähnten Bedingungen leicht ausgelöst werden können. Manche gehen noch einen Schritt weiter und wollen der Säure überhaupt keine Rolle bei der Schmerzentwicklung zusprechen. Nur der gesteigerte Tonus sei für die Schmerzen maßgebend ebenso wie der verminderte Tonus die Ursache von Übelkeit und Brechneigung sein soll. Ein leichter Dauerschmerz oder Druckgefühl ohne feste Relation zur Nahrungsaufnahme kommt ebenfalls vor, ist aber für die Diagnose nicht recht zu verwerten, weil derartiges auch bei allen möglichen anderen organischen und funktionellen Zuständen auftreten kann.

Was die Lokalisation des Druckschmerzes betrifft, so geben die Autoren verschiedene Stellen als charakteristisch für ein Ulkus an. Die Mehrzahl der Ärzte begnügt sich damit, wenn an einer umschriebenen Stelle der Magengegend (aber natürlich jedesmal an der gleichen) bei wiederholter Untersuchung von dem Patienten Schmerzen angegeben werden, gleichgültig ob dieser Schmerz bei leiser stoßweiser Palpation oder erst bei Druck in der Tiefe auftritt. Manche nehmen an, daß es der Druck auf das Geschwür selber sei, der Schmerz verursacht. Deshalb soll der Schmerzpunkt auch erlauben, das Geschwür ungefähr zu lokalisieren, ob am Pylorus oder in der Kardiagegend, der großen Kurvatur od. dgl. (Hierzu sei gleich bemerkt, daß die Röntgendurchleuchtungen

den vom Kranken angegebenen Druckpunkt manchmal außerhalb des
Magens zeigen.) Andere, vor allem v. LEUBE, lehren, daß der Ulkus-
schmerz stets in der Mittellinie zwischen Nabel und Schwertfortsatz
lokalisiert ist. Eine derartige Unabhängigkeit des schmerzenden Punktes
von der Lage des Geschwürs hat durchaus nichts Unerklärliches, wenn
man sich der MACKENZIEschen Lehren erinnert, auf die ich bei der
Besprechung der Appendizitis schon angespielt habe. Noch andere,
ebenfalls konstante Druckpunkte, die also auch als reflektorisch gedeutet
werden müßten, werden am Rücken angegeben; z. B. plädiert BOAS für
einen Schmerzpunkt links neben der Wirbelsäule in Höhe der 10. Rippe.
Der Leubesche Druckpunkt ist entschieden häufig. Bei unserer Patientin
werden wir von einer Palpation jetzt kurz nach der Blutung Abstand
nehmen, ebenso wie wir bei einer frischen Hämoptoe das Auskultieren
unterlassen.

Einen wesentlichen Fortschritt haben die Röntgenuntersuchungen
in den allerletzten Jahren gebracht. Sie ermöglichen in einer Reihe von
Fällen, in denen wir früher über eine gewisse Wahrscheinlichkeitsdiagnose
nicht hinausgekommen waren, die Anwesenheit eines Ulkus zweifelsfrei
zu machen. Der Grund, warum die meisten Kliniker der Röntgendiagnose des Ulkus lange zweifelnd gegenübergestanden haben, liegt darin,
daß man über die Anatomie des Ulkus in einem Punkt früher unzu-
treffende Vorstellungen hatte. Ich kann alle Einzelheiten der Vorlesung
über pathologische Anatomie überlassen. Hier genügt die Bemerkung,
daß die Magengeschwüre kreisrunde, etwa 50 Pfg. bis 1 Markstück große
Substanzverluste, fast immer an der kleinen Kurvatur gelegen, darstellen.
Sie sind gewöhnlich in der Einzahl da; doch sind zwei oder drei nicht
gerade selten. Man hielt die meisten Geschwüre für nur oberflächlich,
nicht in die Tiefe greifend und deshalb durch die Röntgenmethode nicht
darstellbar. Jetzt hat man aber gelernt, daß Ulzera sehr häufig in die
tieferen Schichten der Magenwand kraterförmig hineinreichen, sog.
penetrierende Ulcera. Bei der Röntgendurchleuchtung füllt sich diese
kleine Vertiefung in der Magenwand mit dem Bariumbrei und präsentiert
sich dadurch als divertikelartige Vorwölbung der Magenkontur, manchmal
mit einer kleinen Luftblase darin. Man spricht dann von einer „Nische".
Ulzera der Hinterwand sind durch Halblinksdrehung des Patienten auch
öfters zur Darstellung zu bringen, wenn ein kleines Breidepot bei Beginn
der Magenfüllung oder am Ende (bei sonst schon leerem Magen) in
ihnen hängen bleibt. Doch sind Ulzera daselbst auch nach autoptischen
Erfahrungen viel seltener als an der kleinen Kurvatur. Ulzera der
großen Kurvatur gehören auch zu den Seltenheiten.

Das Fehlen einer solchen Nische beweist natürlich nicht die Intaktheit der Schleimhaut. Alle oberflächlichen Ulzera sind röntgenologisch
nicht unmittelbar darstellbar, wie wir heute aus Vergleichen mit Operations-
befunden sicher wissen. Aber neben diesen Nischen zeigt die Röntgen-
beobachtung noch andere Eigentümlichkeiten, welche als dringend ulkus-
verdächtig gelten. Zunächst den „Sechsstundenrest". Während bei
Gesunden, wie erwähnt, die übliche Probemahlzeit nach etwa 3 Stunden
in den Dünndarm weiterbefördert ist, zeigen Ulkuskranke, auch bei

einem „pylorusfernen“ Ulkus häufig noch nach 6 Stunden einen deutlichen Bariumrest im Magen. Weitere ulkusverdächtige Röntgensymptome sind die abnorm lebhaften peristaltischen Wellen und die persistierenden Einschnürungen. Es gilt als Hinweis auf ein Ulkus, wenn die peristaltischen Wellen längs der großen Kurvatur besonders lebhaft wogen und tiefer einschneiden als sonst. Manchmal zeigt die große Kurvatur in der dem Ulkus entsprechenden Gegend eine von HAUDEK zuerst beschriebene Fältelung. Gelegentlich bleiben tiefe Wellen als längerdauernde Kontraktionsphänomene stehen, so daß das Bild eines „Sanduhrmagens“ zustande kommt. Solche zweikammerigen Sanduhrmägen kennt man seit langem als Folgen eines einschnürenden Narbenprozesses od. dgl. Wir kommen nachher noch hierauf zurück. Von diesen organischen Sanduhrmägen unterscheiden sich die röntgenologischen „spastischen Sanduhrmägen“ dadurch, daß sie kein Passagehindernis darstellen, wie es der organisch verengte echte Sanduhrmagen tut; auch der untere Sack füllt sich prompt und leicht. Ferner präsentieren sich solche spastischen Mägen in Narkose stets in durch aus normaler Form; auch verschwinden diese Einschnürungen bei Anwendung gewisser tonusherabsetzender Mittel (Atropin, Papaverin). Freilich ist diese Probe nicht sehr zuverlässig. Solche Einschnürungen, wenn sie bei wiederholten Durchleuchtungen immer wieder an der gleichen Stelle sichtbar sind, pflegt man auf den Reiz eines dort lokalisierten frischen Ulkus zu beziehen, und die abnorm lebhafte Peristaltik soll mit dem Ulkus überhaupt in einem engeren genetischen Zusammenhange stehen.

Damit wären wir mitten in dem Gedankenkreis der allermodernsten Lehren über die Genese des Ulkus. Eine abnorm lebhafte Peristaltik, eine zu Dauerkontraktion und damit zu Abschnürung der Gefäße führende Übererregbarkeit des intestinalen Nervensystems sprechen v. Bergmann und seine Schüler als Ursache des Ulkus an. Die Spasmen mit den dadurch bedingten Gefäßabklemmungen sollen Schleimhautläsionen setzen. Hierdurch sind die Bedingungen zum Ulkus gegeben; der durch Gefäßabklemmung außer Ernährung gesetzte Schleimhautbezirk mag dann anverdaut werden. Daher der moderne Ausdruck „spasmogenes Ulkus“.

Um das Revolutionäre zu begreifen, das in dieser Anschauung zum Ausdruck kommt, muß ich einige Worte über die bisherigen Hypothesen der Ulkusgenese bringen. VIRCHOW hatte an Embolien gedacht; dieselben sollten eine kleine Partie der Magenschleimhaut infarzieren und das nicht mehr durchblutete Gewebe damit der Verdauung durch Pepsinsalzsäure opfern. Die runde Form der Geschwüre entsprach einer embolischen Genese gut; aber man fand niemals den Embolus und es fehlte auch jede Ursache für eine Embolie in Gestalt eines Herzfehlers od. dgl. Es fehlte auch sonst jeder Grund, warum ein solches Ulkus nicht heilt, wie es doch sonst Schleimhautläsionen stets tun. Dann erwog man die Möglichkeit einer spontanen Anverdauung der Magenschleimhaut durch das Pepsin. Man sah, daß jedes Eiweiß im Magen angegriffen wurde, nicht nur das tote Eiweiß der Ingesta, sondern auch lebendes, in der Zirkulation gebliebenes, konnte man im Tierexperiment anverdauen lassen (Einbinden von Froschschenkeln durch eine Gastrostomie). Man kehrte daraufhin die Fragestellung um und fragte: Wie kommt es eigentlich, daß die Magenschleimhaut nicht immer anverdaut wird? Als Antwort darauf fand man in der Magenschleimhaut ein Antipepsin; dieses sollte sie vor der Wirkung des Pepsins schützen. Im Sinne dieser Lehre schob man die Entstehung eines Ulkus auf ein lokales Fehlen des schützenden Antipepsins. Als Schwierigkeit bei allen derartigen Erklärungsversuchen bleibt aber das Beschränktbleiben auf eine kleine Stelle und die Chronizität des Prozesses. Eine kleine Wunde im Magen heilt sonst immer. Amerikanische Autoren haben derartige Versuche jüngst in großem Maßstabe wieder aufgenommen. Sie fanden die verschiedensten Organe und Gewebe des Abdomens, wenn man sie in den Magen einnähte, resistent gegen peptische Verdauung. Die Erzeugung eines chronischen Ulkus beim Hunde gelang ihnen nur bei weitgehender chemischer oder mechanischer Schädigung. Auf einige neuere Anschauungen, denen teilweise wieder Experimente mit Embolien zugrunde liegen, teilweise die Möglichkeit einer Anverdauung mit Trypsin erwogen wird, will ich nicht eingehen, sondern gleich auf die neueste Lehre zurückkommen, auf die vom spasmogenen Ulkus.

In gewissem Sinne lehnt sich diese Lehre am meisten an Virchows Embolielehre an, insofern sie einen lokalen Gewebstod durch Aufhören der Blutzufuhr annimmt. Virchows Embolus wird aber modernisiert und in einen nervösen Angiospasmus umgewandelt. In einer Reihe von Arbeiten, teils über klinische Beobachtungen, teils über Tierexperimente, traten v. Bergmann und seine Schüler dafür ein, daß bei den meisten Ulkuskranken eine abnorme Erregbarkeit des Nervensystems, speziell desjenigen des Verdauungstraktus vorliegt. Die hiervon abhängigen motorischen und Sekretionsanomalien sollen die Genese der Ulzeration plausibel machen. Der neurogene Spasmus bedingt durch Gefäßabklemmungen die Ernährungsstörungen, die schließlich zum chronischen Ulkus führen. (Dieser Entstehungsmodus gilt natürlich für das Ulcus duodeni ebenso wie für das Magenulkus.) Die Hyperazidität, welche die meisten Ulkuskranken zeigen, galt bisher als etwas Primäres. Das Entstehen des Ulkus war der Hyperazidität, wenigstens teilweise subordiniert. Die Lehre vom spasmogenen Ulkus betrachtet die Hyperazidität als eine Begleiterscheinung, als etwas Koordiniertes. Die gesteigerten Vagusimpulse, die zu abnormer Motilität führen, veranlassen auch den Überschuß an Drüsensekretion.

Über die Innervationsverhältnisse, deren Störung hier eine Rolle spielen soll, möchte ich einiges Genauere sagen. Das vegetative Nervensystem, welches die unserem Willen nicht direkt unterworfenen inneren Organe beherrscht, läßt sich in zwei Gruppen ordnen, nämlich in das sympathische (vom Grenzstrang des Sympathikus innerviert), und das parasympathische oder autonome oder auch Vagussystem genannt (weil es zum größten Teil vom Vagus innerviert wird). Jedes Organ bekommt Impulse von jedem der beiden Systeme, welche meistens in entgegengesetztem Sinne, antagonistisch wirken. Wo der Sympathikus eine Tätigkeit verstärkt, pflegt der Vagus sie zu bremsen. (Nur der Magen des Frosches scheint eine Ausnahme zu machen, indem er sich sowohl bei Reizung vom Vagus als auch vom Sympathikus aus kontrahiert. Aber hier sind die Innervationsverhältnisse überhaupt gänzlich andere als bei allen anderen Tieren; so treten z. B. die motorischen Nerven hier aus den hinteren Wurzeln aus.) Zur vorschriftsmäßigen Funktion eines Organs gehört es nach dieser Auffassung, daß die antagonistische Wirkung dieser beiden regulierenden Nervensysteme richtig ausbalanciert ist. Auch für die Muskulatur hat man neuerdings eine sympathische und eine parasympathische Innervation angenommen; freilich wirken die beiden in diesem Falle nicht anatogonistisch, sondern sie sollen zwei verschiedenen Arten der Kontraktion (der raschen Zuckung bzw. dem Tonus) vorstehen. Was speziell die Innervation von Magen und Darm anbelangt, so haben wir im Prinzip ähnliche Verhältnisse wie beim Herzen, d. h. die Bewegungen können auch nach Durchtrennung der zuführenden Nerven ohne wesentliche Störung weitergehen. Beim Herzen sind wir über die Lokalisation und die Natur der Zentren, welche diese automatischen Bewegungen beherrschen, noch im unklaren (ob an die Muskelzellen gebunden oder in besonderen nervösen Apparaten). Im Verdauungstraktus dagegen ist das Zentralorgan für den Automatismus bekannt, es ist der AUERBACHsche Plexus, LANGLEYS „enteric system" (zwischen der Ring- und der Längsmuskulatur gelegen). Eine spezielle Rolle des MEISSNERschen Plexus in der Submukosa ist noch nicht sicher.

Über die zuführenden Nerven folgendes: Die sympathischen Fasern zum Magen und Dünndarm verlaufen aus dem Brustteil des Grenzstranges als Nervus splanchnicus major und minor durch das Ganglion coeliacum. Das Kolon und das Rektum empfangen ihre Äste größtenteils durch das Ganglion mesentericum inferius aus den Lumbalganglien des Sympathikus. Der Vollständigkeit halber sei erwähnt, daß dem ersteren der beiden Innervationsbezirke noch Leber, Pankreas und Niere angehören, während dem letzteren die Harnblase und die Genitalien zugeteilt sind. Alle diese Organe werden nun neben den Sympathikusfasern noch von dem autonomen oder parasympathischen System versorgt. Zur ersten Gruppe der Bauchorgane, Magen, Dünndarm, Leber, Pankreas und Niere schickt hoch oben vom Bulbus her der Vagus seine Fasern. Der Rest der Organe (Kolon, Rektum, Blase und Genitalien) empfangen aus dem untersten Teil des Rückenmarks, aus den sakralen Segmenten durch den Nervus pelvicus (via Ganglion pelvicum) ihre Innervation. Die Endausbreitungen des Vagus und des Sympathikus ziehen zum AUERBACHschen Plexus und seinen Endigungen, daneben aber auch noch direkt zu den Muskelzellen des Magens und Darms selber. Es ist also hierdurch sowohl eine Regulation des dem AUERBACHschen Plexus unterliegenden Automatismus, als auch eine direkte Beeinflussung der Muskeln selber ermöglicht. Die Wirkung des Vagus ist eine die Motilität fördernde, der Sympathikus hemmt die Bewegung. An „dezerebrierten" Katzen, denen durch einen Schnitt zwischen den Vierhügeln das Großhirn, Zwischen- und Mittelhirn vom Stamme abgetrennt ist, hat sich der Einfluß der beiden Nervensysteme sehr gut demonstrieren lassen. Bei Ausschaltung des Sympathikus sieht man den Magen fest kontrahiert mit tiefen Dauereinschnürungen und starken peristaltischen Wellen. Bei Ausschaltung des Vagus wird er zu einem schlaffen Sack; das letztere hat man auch beim Menschen gelegentlich bei einem Ohnmachtsanfall im Röntgenschirm sehen können. (Für die Sekretion sind die diesbezüglichen Verhältnisse in bezug auf die Zweiteilung noch nicht ganz sicher.) Untersuchungen am Tierexperiment haben nun die pharmakologische Beeinflußbarkeit dieser einzelnen Nervensysteme gelehrt. Hiernach ist der AUERBACHsche Plexus durch kleine Dosen von Nikotin, Strychnin und Atropin erregbar. Der Vagus wird durch Physostigmin, Pilokarpin und Cholin erregt und seine bewegungssteigernden Impulse treffen dann die Muskelzellen teils direkt, teils auf dem Umweg über den AUERBACHschen Plexus. Als vagushemmendes Mittel ist den Physiologen das Atropin seit langem bekannt. Unter Atropinwirkung werden die Darmbewegungen gebremst, soweit sie eben dem Vagus unterstehen. Sofern sie vom AUERBACHschen Plexus stammen, bleiben sie dadurch unberührt. Der Sympathikus ist vor allem durch Adrenalin reizbar. Adrenalininjektionen steigern die hemmende Sympathikuswirkung. Beobachtungen am Menschen im Röntgenschirm haben eine ziemlich weitgehende, aber doch nicht ganz vollständige Übereinstimmung mit den an Tieren gewonnenen Verhältnissen ergeben.

Weitere Beobachtungen experimenteller und klinischer Natur sollen darauf hinweisen, daß ein Zuviel oder Zuwenig an Tonus in einem der beiden Systeme als Ursache von Funktionsstörungen in den Kreis unseres klinischen Denkens gezogen werden muß. Solche Tonusänderungen hat man als Vagotonie (EPPINGER und HESS) und Sympathikotonie (Zweig) bezeichnet. Da ferner beide Systeme von dem inneren Sekret einiger Drüsen (Schilddrüse, Hypophysis, Nebennieren, chromaffines System, Pankreas) beeinflußt werden, so spielt neben der Vagotonie und Sympathikotonie die Frage der inneren Sekretion in den Erklärungsversuchen von allen möglichen strittigen Krankheitsbildern neuerdings eine große Rolle. Das Ulcus ventriculi gehört im Sinne dieser modernen Anschauungen zu den „vagotonischen" Krankheitsbildern.

Zu einer eingehenden Kritik aller dieser Dinge ist hier nicht der Ort. Nur folgendes sei bemerkt. Daß die Ulcera fast ausnahmslos an der kleinen Kurvatur sitzen, wird durch die spasmogene Genese nicht befriedigend erklärt. Hier wäre eher an Aschoffs Annahme zu denken, daß die sog. „Magenstraße" eine mechanische Disposition schafft. Ferner ist das Problem des vegetativen Nervensystems in der letzten Zeit nicht unwesentlich modifiziert worden. Den gleichen Effekt wie die Reizung eines der beiden Systeme sollen auch Änderungen in den Elektrolyten der die Zellen umgebenden Flüssigkeit auslösen; vielleicnt wirkt der Nervenreiz nur auf dem Wege der Elektrolytverschiebung. Hiernach wären Nervenreiz und Elektrolytverteilung gewissermaßen wie Glieder der gleichen Kette. Ferner gilt der Antagonismus zwischen Sympathikus und Parasympathikus nicht mehr als so strikte; man verlegt die gegensätzliche Wirkung teilweise in die Erfolgsorgane. Ferner kann man beim Tier durch entsprechende Vorbehandlung jedes der beiden Systeme besonders ansprechbar machen und dann wirken alle Reize nur auf dieses System ein. Schließlich werden wir noch viel zahlreichere Beobachtungen über das vegetative Nervensystem bei nicht Ulkuskranken abwarten müssen, ehe wir vagotonische und sympathikotonische Symptome mit Sicherheit als etwas genügend Krankhaftes und Spezifisches ansprechen dürfen, um sie mit dem Ulkus genetisch in Zusammenhang zu bringen. Es laufen unter uns vielleicht viele mit vegetativen Stigmata herum, so daß deren ätiologische Rolle für eine bestimmte Krankheit etwas fraglich werden könnte. Andererseits sehen wir unter den Ulkusfällen, an denen auf Grund gelegentlicher schwerer Blutungen nicht gezweifelt werden darf, öfters Leute, die klinisch absolut nicht „nervös" sind. Und dann: als Effekt einer spasmogenen Entstehung sollte man sich nicht ein einzelnes größeres Ulkus vorstellen, sondern man sollte als Regel viele kleine Ulzera erwarten. Man hat das spasmogene Ulkus durch Tierexperimente zu stützen gesucht. Zu diesem Zweck hat man den Zustand der Vagusübererregbarkeit künstlich erzeugt teils durch Injektion vagusreizender Pharmaka (Pilokarpin, Physostigmin), teils durch Ausschaltung der Sympathikushemmung (Exstirpation der betreffenden Ganglien). Man hat hier in bezug auf Motilität und Spasmen Bilder bekommen, die denen bei den vegetativ stigmatisierten Ulkuskranken ganz gut entsprachen; aber es scheinen in diesen Versuchen in der Mehrzahl der Fälle multiple Erosionen aufgetreten zu sein. Bei den Duodenalgeschwüren soll nach neuesten Berichten von Chirurgen die Multiplizität der Geschwüre freilich auch die Regel sein; aber das klassische Ulcus rotundum des Magens ist doch nun einmal meistens in der Einzahl. Jedenfalls ist das Ulkusproblem zur Zeit ganz aktuell. Die frühere Auffassung, daß es sich um eine reine Lokalerkrankung handele, wird nicht allen Beobachtungen gerecht, z. B. dem nicht seltenen Auftreten eines neuen Ulkus nach einer Ulkusexstirpation und der moderne Begriff der „Ulkusdisposition" verdient ernste Berücksichtigung. Manche wollen die „Bereitschaft" zum Ulkus in einer starken chronischen Gastritis sehen, die in operativ gewonnenen Mägen häufiger gefunden werden soll.

Ein Bild über den Verlauf des Ulkus zu geben ist schwierig. Es ist gerade das Episodenhafte und Wechselvolle, was das Ulkus charakterisiert. Man trifft Leute, die vor vielen Jahren eine Magenblutung gehabt haben; nach einer diätetischen Kur sind sie daraufhin dauernd gesund geblieben. Ja, Sie werden es auch nicht selten hören, daß Leute eine Magenblutung gar nicht beachtet haben, weil sie nicht viel Beschwerden hatten, und trotzdem ist es ihnen dauernd gut gegangen. Bei anderen haben sich Blutungen und Beschwerden öfters wiederholt. Welche Folgen entstehen, wenn narbige Prozesse sich entwickeln, werde ich Ihnen an einem anderen Patienten nachher zeigen. Bei wieder anderen ist das Periodische des Verlaufs auffallend. Lange Monate völligen Wohlbefindens wechseln ohne jede äußere Ursache mit Zeiten größerer Schmerzen, und es mischen sich immer nervöse Züge dem Bilde bei. (Übrigens wird ein solcher Wechsel des Zustandes von manchen als charakteristisch für ein Ulcus duodeni gehalten.) Wieder andere schleppen sich unter den mannigfachsten Beschwerden mit der mehr oder weniger sicheren Diagnose eines Ulkus jahrzehntelang als Chronischkranke herum. In solchen Fällen pflegen die Kranken sehr herunterzukommen, weil sie wegen der Schmerzen (und teilweise aus Angst vor den Schmerzen!) die Nahrungsaufnahme einschränken. Sonst braucht ein Ulkus den Ernährungszustand eigentlich nicht zu beeinträchtigen.

Ein sehr ernstes, aber glücklicherweise nicht häufiges Vorkommnis ist eine Perforation in die freie Bauchhöhle mit daran anschließender, oft tödlicher Peritonitis. Sie kann bei Leuten mit langdauernden Magenschmerzen vorkommen, es kann aber auch ein Ulkus ganz plötzlich perforieren, von dessen Existens der Träger bis dahin gar nichts gewußt hatte. Die sofortige Erkennung einer Magenperforation ist schwierig, aber sehr wichtig, weil nur eine in den allerersten Stunden ausgeführte Operation einige Chancen auf Erfolg bietet. Wer warten will, bis brettharte Muskelspannung oder gar Meteorismus aufgetreten ist, kommt sicher zu spät. Plötzlich auftretender, allerstärkster Schmerz in der Magengegend und zwar viel plötzlicher, als bei der Appendizitis, muß den Verdacht auf eine Ulkusperforation erwecken. Durch die plötzliche Stärke und auch die Lokalisation der Schmerzen ist die Unterscheidung gegen eine Cholelithiasis manchmal schwierig, um so mehr als auch bei dieser öfters Zeichen einer leichten peritonitischen Reizung vorhanden sind. Man wird neben anamnestischen Momenten genau auf die Lokalisation des spontanen und des Druckschmerzes, ob unter dem rechten Rippenbogen oder mehr in der Mitte Gewicht legen. Rasche Besserung der Beschwerden spräche natürlich für Cholelithiasis und gegen eine Ulkusperforation, bei der sich das Bild progredient verschlechtert. Aber gerade deswegen mag es gewagt sein, die Entscheidung allzulange hinauszuschieben. Derartige Perforationen sind, wie erwähnt, selten, aber doch nicht so ungewöhnlich, daß der Chirurg nicht jedesmal daran denkt und danach sucht, wenn er bei einer diffusen eitrigen Peritonitis den Wurm intakt findet. Das Vorhandensein von Luft in der freien Bauchhöhle wird sogar als allererstes an eine Magenperforation denken lassen, da bei Appendizitis-Peritonitiden für gewöhnlich kein Gas aus dem Darmlumen austritt. (Wenn ich die Perforation eines Ulkus etwas Seltenes nenne, so meine ich damit wohlverstanden nur große Perforationen in die offene Bauchhöhle. Kleine, oder wenigstens langsam die Wand durchdringende Perforationen, die zu kleinen zirkumskripten Abszessen führen, sind nicht selten.)

Aus diesen kurzen Angaben über die mannigfachen Verlaufsmöglichkeiten ersehen Sie, daß das Magengeschwür oft Neigung zu Rezidiven und Komplikationen hat, daß es aber auch in weitgehendem Maße Heilungstendenz zeigen kann, oder, korrekt ausgedrückt, in einen Zustand von Beschwerdefreiheit übergehen kann. Ob es wirklich geheilt ist, wissen wir eigentlich niemals. Das beweisen die Fälle, bei denen

mitten aus völliger Gesundheit heraus eines Tages wieder eine schwere
Blutung oder Perforation auftritt. Wir befinden uns hier in der gleichen
schwierigen Lage, wie z. B. bei der Cholelithiasis, bei der wir eigentlich
auch nur von einem Stadium der Latenz, aber nicht von einer Heilung
reden dürfen. Es gibt uns das leider immer ein Gefühl der Unsicherheit dem Patienten gegenüber, wann und mit welchen Maßregeln wir
ihn aus der Behandlung entlassen dürfen.

Über die Diagnose sind die wichtigsten Punkte schon erwähnt,
freilich etwas zerstreut. Ich betone deshalb einiges noch einmal: Eine
Blutung, wenn sie bestimmt aus dem Magen kommt, beweist bei einem
sonst Gesunden ein Ulkus fast sicher. Im Verlaufe anderer schwerer,
besonders fieberhafter Krankheiten, z. B. bei einer akuten Peritonitis,
einer Sepsis, einem schweren Ikterus, auch bei chronischen Nephritiden
kommen dagegen Magenblutungen aus nicht genau gekannter Ursache,
aber jedenfalls ohne Ulkus vor. Die Erosionen des Magens als Ursache
von Blutungen sind ein noch etwas unklares Kapitel (abgesehen von
Erosionen bei toxischen Gefäßschädigungen und bei Venenthrombosen).

Bei Karzinomen sind größere einmalige Blutungen nicht so häufig
als geringere Blutbeimengungen zum Erbrochenen oder Ausgeheberten.
Okkulte Darmblutungen in den Fäzes kommen bei Ulkus und Karzinom
ziemlich gleichmäßig vor. Ösophagusvarizen infolge von Leberzirrhose
sind ferner in den hierauf verdächtigen Fällen in Erwägung zu ziehen.
Im Erbrochenen bei Urämie, das manchmal Blut enthält, ist Harnstoff
leicht nachweisbar. Wenn neben dem Blut noch saurer Mageninhalt
erbrochen wird, ist ein Ulkus fast sicher. Es käme eigentlich nur noch
die gastrische Krise eines Tabikers in Betracht, in deren schwersten
Fällen neben saurem Magensaft auch Blut erbrochen wird. Doch wird
sich eine Tabes durch das Verhalten der Pupillen, Patellarreflexe usw.
meistens beweisen oder ausschließen lassen. Die Nischen im Röntgenbild als sicheres Zeichen für ein Ulkus sind oben besprochen worden.
Wenn beides, Blutung und Nische fehlt, müssen die oben besprochenen
Punkte in bezug auf Anamnese, Schmerzen, Azidität, Magenmotilität,
die röntgenologischen Spasmen usw. herangezogen werden. Erbrechen,
abgesehen von Blutbrechen, wird von vielen als Ulkussymptom angesprochen. Es kommt bei Ulkus in den verschiedensten Formen nicht
selten vor, ist aber auch bei anderen Zuständen zu häufig, um spezielle
diagnostische Bedeutung zu beanspruchen. Mit Zuhilfenahme aller dieser
Mittel wird man eine Reihe von Fällen als sichere Ulzera ansprechen
können. Aber daran schließt sich leider ein großes Heer von Kranken
mit Magenbeschwerden, welche, je nach der Ansicht des behandelnden
Arztes, als Ulkus oder als Hyperazidität oder als nervöse Dyspepsie
oder als Katarrh, als Atonie oder sonstwie gedeutet und behandelt
werden. Diese Sorgenkinder, deren es sehr viele gibt, werden uns in
der nächsten Vorlesung noch beschäftigen.

Speziell unter dieser letzten Gruppe mögen manche, früher ver-
kannte Ulcera duodeni sein. Ich habe einiges oben schon angedeutet,
was uns bei der Diagnose eines Ulkus die Lage desselben im Duodenum vermuten läßt: der Druckpunkt rechts von der Mittellinie, der

Hungerschmerz, ferner das Periodische in den Beschwerden durch Jahre hindurch; aber die beiden letzteren Zeichen kommen bestimmt auch beim Magenulkus vor. Hyperazidität scheint noch häufiger zu sein als beim Magenulkus. Manchmal ist der Saftfluß ganz enorm. Die früher sog. REICHMANNsche Krankheit hat wohl ganz im Ulcus duodeni aufzugehen. Die Röntgenbefunde am Magen sind regellos. Meist ist der Magen hypermotil und hypertonisch. Am duodenum sind die Nischen, die man analog denen im Magen erwarten möchte, seltener; sie sitzen dann auch regelmäßig an der Curvatura minor-Seite. Häufiger sind dafür allerlei Deformitäten des Bulbus wie röhren- oder kleeblattförmige Verzerrungen, auch Defekte mit parabulbären Flecken. An allen diesen Verbildungen beteiligen sich neben organischen Prozessen auch spastische Momente. Sehr wichtig ist ein Bulbuszapfen, das ist eine Verengerung durch Schrumpfungen oder Verwachsungen der Umgebung bedingt. Neben diesen morphologischen Kennzeichen spielt der veränderte Abfluß der Magenentleerung, die sog. duodenale Motilität, eine wichtige Rolle. Die Tätigkeit des Pylorus ist abnorm lebhaft; die Magenentleerung ist (auch bei Hyperazidität) im Anfang oft beschleunigt, aber später doch verlangsamt. Es herrscht ein besonderer Typ von tiefeinschneidender Peristaltik, sog. Reizperistaltik. Ferner gilt als gewichtiger Ulkusverdacht der in der vorigen Vorlesung erwähnte Dauerbulbus, d. h. ein Liegenbleiben eines Bariumrestes ausschließlich im ersten Abschnitt des Duodenums nach erfolgter Magenentleerung. Ganz ähnliche röntgenologische Symptome finden sich übrigens auch in Fällen, bei denen später eine Operation kein Ulkus sondern Verwachsungen von einer alten Cholezystitis her zeigt. Für eine Cholezystitis sprechen Abknickungen oder Verzerrungen des Duodenums nach rechts. Das Ulcus duodeni und seine Unterscheidung einerseits von anderen organischen Affektionen der Umgebung, andererseits von funktionellen Zuständen stellt zur Zeit das schwierigste und unbefriedigendste Kapitel der Abdominaldiagnostik dar. Selbst bei offener Bauchhöhle getraut sich der Chirurg öfter nicht mit Sicherheit zu sagen, ob ein Dünndarmgeschwür vorhanden bzw. nicht vorhanden ist. Der gelegentlich gemachte Vorschlag, das Ulcus duodeni mit den in nächster Nähe des Pylorus gelegenen Magengeschwüren zusammenzufassen unter dem Namen „Ulcus juxtapyloricum" hilft uns über die tatsächlichen Schwierigkeiten nicht hinweg. Denn die genaue Lage ist ja gar nicht so wichtig als die Frage, ob ein Geschwür vorhanden ist oder nicht.

Zur Behandlung des Magengeschwürs wird wohl die klassische LEUBE-Kur immer noch am meisten angewandt. Dieselbe stellt in Übereinstimmung mit allen sonstigen Gepflogenheiten die Schonung des erkrankten Organs in den Mittelpunkt. Das übliche Schema (das natürlich mannigfache kleine Abweichungen zuläßt) erlaubt in häufigen kleinen Mahlzeiten in der ersten Woche $\frac{1}{2}$ bis 1 Liter Milch, etwas Mehlsuppe, einige Keks, sowie 1—2 Eier täglich; in der zweiten Woche wird die Milch teilweise durch Brei ersetzt und etwas zartes Fleisch (Hirn, Bries, Huhn) zugelegt. In der dritten Woche wird an Fleisch bereits Beefsteak, Schinken u. dgl. erlaubt, sowie Kartoffelbrei und etwas Weißbrot. In der vierten Woche werden fast alle weichen Fleischspeisen und Fische, Breie, Aufläufe u. dgl., durchgetriebene Gemüse und Kompott gegeben, um dann je nach den Umständen allmählich zur allgemeinen Kost überzugehen. Zur LEUBE-Kur gehört ferner früh morgens ein Glas warmen Karlsbader Mühlbrunnens, am Tage heiße Breiumschläge und nachts ein Prießnitzwickel. Wenn eine stärkere Blutung stattgefunden hat, pflegen vorsichtige Ärzte vor Beginn dieser Diätkur sich 1—2—3 Tage auf Nährklysmen zu beschränken.

Ganz anders will LENHARTZ verfahren wissen. Er zeigte vor einer Reihe von Jahren, daß Ulzera (natürlich bei strenger Bettruhe, wie bei der LEUBE-Kur) oftmals ebensogut heilen, wenn man mit der Nahrungszufuhr viel dreister vorgeht. LENHARTZ verordnet sofort nach einer Blutung eisgekühlte Milch und geschlagene Eier mit Zucker in häufigen kleinen Portionen, so daß sie den Magen nicht ausdehnen, dann steigt er rasch mit der Menge und gibt nach wenigen Tagen schon rohes Schabefleisch, dann Butter, Milchreis, Zwieback, Weißbrot u. dgl. Hiermit gelingt es schon am Ende der ersten Woche etwa 1500 Kalorien, nach zwei Wochen bereits 3000 Kalorien täglich zuzuführen, während die LEUBE-Kur in ihrer strengsten Form erst nach vier Wochen auf höchstens 2000 Kalorien kam. Die rasche reichlichere Ernährung ist ein unzweifelhafter Vorteil der LENHARTZ-Kur. Außerdem soll die Darreichung von Eiern, rohem Fleisch und Fett in den ersten Tagen nicht nur eine bessere Ernährung garantieren, sondern sie soll nach LENHARTZ sogar die Heilung begünstigen, indem das Eiweiß in dieser Form Säure bindet, ohne die Sekretion wesentlich anzuregen. Die LENHARTZ-Kur dürfte den Vorzug verdienen, wo ein frisches Ulkus nach einer Blutung vorliegt, und wir wollen auch unsere Patienten hier im Sinne der LENHARTZschen Vorschriften behandeln. Bei älteren Fällen, in denen nicht eine Blutung, sondern die Wiederkehr oder die Konstanz von Schmerzen eine erneute Behandlung erfordern, scheint die Entscheidung schwieriger. Hier dürfte wohl die LEUBE-Kur den Vorzug verdienen. Zur Unterstützung der diätetischen Behandlung reicht man, besonders bei älteren Fällen, gerne täglich mehrmals eine Messerspitze Bismut. subnitr. oder Alumin. pulv. Angelegentlich empfehlen möchte ich das früher viel angewandte aber jetzt etwas vergessene Argent. nitr. (3 mal eine Pille à 0,01 oder einen Eßlöffel einer Lösung 0,1 : 150,0). Aber jedenfalls wurde bisher der medikamentösen Therapie nur eine Nebenrolle eingeräumt. Die Anhänger des „spasmogenen Ulkus" sehen die Möglichkeit einer kausalen Beinflussung in einer lange und energisch fortgesetzten Atropinbehandlung (2—3 mal täglich 10—20 Tropfen Atrop. sulf. 0,01 : 10,0 oder 2—3 mg Eumydrin oder 3—6 Tabletten Bellafolin); hierdurch soll der abnorme Tonus im Vagussystem gebremst und damit die Heilung des Ulkus begünstigt werden.

In Fällen mit Superazidität wurde stets gerne Alkali verordnet (mehrmals täglich eine Messerspitze eines Mischpulvers, etwa Natr. bicarb., Magn. sulf., Natr. phosphor āā). Die kürzlich in Amerika empfohlene SIPPY-Kur stellt die andauernde Alkalisierung des Mageninhaltes durch stündliche Darreichung von Alkali in den Mittelpunkt; die übrigen Vorschriften gleichen weitgehend der alten LEUBE-Kur. Schließlich muß ich noch erwähnen, daß in der letzten Zeit über Erfolge mit der Reizkörpertherapie, speziell mit subkutanen Novoprotineinspritzungen berichtet wurde.

Was die Blutung betrifft, so fordert dieselbe in, sit venia verbo, „Normalfällen" keine besondere Behandlung. Unter Bettruhe und Diät steht sie meist spontan. Wenn das einmal nicht der Fall ist, wird man zu denselben Mitteln greifen, mit denen man einer abundanten Lungenblutung Herr zu werden strebt. Intravenöse Injektionen von einigen Kubikzentimetern einer 5 – 10 proz. Kochsalzlösung verdienen wohl am ehesten noch Vertrauen. Lokal können hier natürlich noch Gelatine, Liq. ferri sesquichlorati, Adrenalin und Koagulen versucht werden. Versuche mit intravenösen Euphyllininjektionen (auf Grund der Äthylendiaminkomponente), sowie mit Diathermie oder Röntgenbestrahlung der Milz dürften für die allgemeine Anwendung noch nicht genügend durchgeprüft sein. Manche wollen in schwersten Fällen auch zu Magenspülungen mit Eiswasser oder zu Eisklistieren greifen. Der Chirurg zögert mit einem Eingriff meistens; denn das Auffinden der blutenden Stelle, wenn es sich um ein kleines, frisches Ulkus ohne verdickte Umgebung handelt, ist nicht einfach. Er vertraut gern der Erfahrungstatsache, daß die meisten Blutungen schließlich von selbst stehen.

Anders ist es, wenn in chronischen Fällen Blutungen oder schwere Schmerzattacken immer wiederkehren. Dann kommt operative Hilfe ernstlich in Frage, entweder in Form einer Gastroenterostomie oder einer Resektion. Die einzelnen Methoden lernen Sie in der chirurgischen Klinik. Die Operation ist nicht gering einzuschätzen und einer Appendizitisoperation in bezug auf Einfachheit der Technik und Sicherheit des Erfolgs keineswegs gleich zu achten. Auf jeden Fall ist auch nach der Operation eine sorgfältige interne Nachbehandlung unbedingt erforderlich.

Die Behandlung des Ulcus duodeni ist der des Ulcus ventriculi im Prinzip gleich, vor allem wird in frisch blutenden Fällen (wozu die Geschwüre der Hinterwand besonders neigen sollen) geradeso zu verfahren sein. Aber die Prognose ist hier in jeder Beziehung weniger günstig. Die Neigung zu Rezidiven scheint größer, und auch für den Chirurgen ist das Dünndarmgeschwür kein dankbares Gebiet. Totale Resektionen, meist mit dem Pylorus gemeinsam, sind technisch manchmal recht schwierig und nach Gastroenterostomie ist der Erfolg weniger sicher.

Als zweiten Kranken möchte ich Ihnen diesen älteren blassen Mann vorstellen. Er ist, wie Sie an den schlaffen, leicht abhebbaren Hautfalten feststellen können, stark abgemagert. Die Anamnese ergibt, daß er vor 20 Jahren eine Magenblutung hatte. Nach mehrwöchiger Behandlung wurde er völlig beschwerdefrei, bis er vor etwa 5 Jahren eines Tages eine frische Blutung bekam. Seitdem kränkelt er dauernd. Es stellten sich kolikartige Schmerzen und Erbrechen ein. In der letzten Zeit traten die Schmerzen mehr in den Hintergrund und der Kranke klagt jetzt

vor allem über Übelkeit und Erbrechen. Er bricht nicht sehr häufig;
aber dann werden große Mengen von widerlich saurem Geruch entleert
und der Patient berichtet selbst, daß sich in dem Erbrochenen Reste
von Speisen finden, die er mehrere Tage vorher genossen hat. Nach
einem reichlichen Erbrechen kann er wieder essen, wie überhaupt der
Appetit, abgesehen von den Zuständen von Übelkeit und Erbrechen,
leidlich erhalten ist. Was ihn ferner quält, ist ein sehr starker Durst,
den er wegen des darauffolgenden Erbrechens sich oft gar nicht zu stillen
getraut.

Wir können uns hier ausschließlich aus dem Bericht des Kranken
über seine jetzigen Beschwerden und über die Entwicklung derselben
mit höchster Wahrscheinlichkeit ein genaues Bild machen, was hier
vorliegt. Der Mann hat eine Gastrektasie und Pylorusstenose
auf Grund eines alten Ulcus ventriculi. An dem letzteren besteht ja
wohl kein Zweifel. Aber was berechtigt uns zu der schnellen Diagnose
einer Gastrektasie? Denn Erbrechen an sich ist ein so häufiges und
vieldeutiges Symptom, daß wir zunächst damit nichts Sicheres anfangen
können. Bei fieberhaften Krankheiten ist es oft Initialsymptom, wie
z. B. beim Scharlach; als peritonitisches Erbrechen haben wir es bei
der Appendizitis kennen gelernt; ein Erbrechen, ganz unabhängig vom
Essen, sehen wir oft bei zerebralen Affektionen. Der Hysteriker bricht
sofort nach oder schon während einer Mahlzeit; ähnlich ist es beim
Erbrechen der Schwangeren. Das Brechen bei akuten Magen- oder
Darmkrankheiten ist jedem bekannt. In allen diesen Fällen ist häufig
nicht das Erbrechen des Mageninhalts die Hauptsache; das Würgen
mit bloßer Produktion von Schleim, eventuell Galle und „Herzwasser“,
wie es der Kranke manchmal nennt, steht oftmals im Vordergrund.
Hier bei unserem Kranken wird das Erbrechen charakterisiert durch
folgende Punkte: Es erfolgt nicht sehr häufig, aber dann sehr reichlich.
Wenn große Massen von Mageninhalt mit alten zersetzten Nahrungsmitteln entleert sind, hört der Brechreiz auf und der Kranke ist relativ
beschwerdefrei. Das Erbrechen macht, im Gegensatz zu den meisten
obigen Formen, den Eindruck von, ich möchte sagen, etwas Rationellem;
es erscheint als eine Selbsthilfe zur Entfernung eines Ballastes, mit
dem der Magen allein nicht fertig wird. Damit haben wir den Schlüssel
zum Verständnis der Krankheit: Das Erbrechen besorgt die Entleerung
von Rückständen, welche der Magen durch den verengten Pylorus nicht
entleeren kann.

Mit diesem Ausdruck vom verengten Pylorus habe ich etwas
vorweggenommen, was früher Gegenstand lebhafter Meinungsverschiedenheiten war. Die Frage ist folgende: Ist jede gröbere Motilitätsstörung
des Magens, wie die vorliegende, durch ein Hindernis am Pylorus bedingt oder kann auch eine bloße Schwäche der Muskulatur oder eine
einfache Magenvergrößerung zu demselben Zustand führen? Diese Frage
dürfte heute wohl ziemlich einstimmig verneint werden. Motilitätsver-
zögerungen, die zu dauernder Retention führen, existieren nur bei
einem Abflußhindernis am Pylorus. (Die Rolle von Spasmen des Pylorus,
wie sie sich manchmal auch bei nicht am Pylorus sitzenden Tumoren

oder Geschwüren finden, ist in dieser Hinsicht noch nicht ganz geklärt.) Der springende Punkt ist stets, ob sich der Magen bei durchschnittlichen Eß- und Lebensgewohnheiten im Laufe der Nacht vollständig entleert. Erst wenn das nicht der Fall ist, wenn der Magen früh morgens noch Reste vom Tag zuvor enthält (Atonie II. Grades der älteren Autoren), gerät der Kranke auf eine abschüssige Bahn. Das erfogt erfahrungsgemäß aber niemals durch eine muskuläre Insuffizienz, auch nicht durch einen einfachen Spasmus, sondern stets nur infolge einer dauernden Passagestörung am Pylorus. Die dann täglich wachsende Masse an Mageninhalt, die Zersetzungen in demselben führen zu einer Überdehnung, welche ihrerseits die Motilität wieder beeinträchtigt. Der Circulus vitiosus ist geschaffen, und nur durch die Selbsthilfe des gelegentlichen Erbrechens können weitere schwerwiegende Folgen verhütet werden und der Verdauungsprozeß bleibt leidlich erhalten.

Die Frage nach der motorischen Suffizienz des Magens entscheiden wir am besten dadurch, daß wir den Magen früh morgens ausspülen und in dem Spülwasser (eventuell im Bodensatz desselben mit dem Mikroskop) nach Nahrungsrückständen suchen. Die Mageninhaltuntersuchung nach dem Teesemmelprobefrühstück genügt nicht, weil kleine Mengen von Rückständen innerhalb der Semmelkrumen des Probefrühstücks schwieriger zu finden sind als im einfachen Spülwasser. Beim Alkoholprobefrühstück lassen sich Speisereste natürlich ohne weiteres leicht finden, und es erübrigt sich eher eine besondere Spülung bei nüchternem Magen.

In Fällen wie bei unserem Kranken hier pflegt die Magenspülung Massen zutage zu fördern, die den Patienten und oft auch den Arzt wegen ihrer Quantität und Qualität in Erstaunen setzen. Damit hat man zugleich der ersten und wichtigsten therapeutischen Indikation in solchen Fällen Genüge geleistet. Diagnostisch hat man dann sofort zu überlegen, ob die Stenose am Pylorus in einem Narbenprozeß infolge des alten Ulkus besteht oder ob ein Karzinom vorliegt. Denn wenn auch, wie wir nachher besprechen werden, Karzinome sich häufiger bei vorher Magengesunden finden, so ist Krebsentwicklung in einer alten Ulkusnarbe nicht selten. Stenosierungen von außen durch alte peritonische Stränge, Gallenblasentumoren od. dgl., spielen bei deutlichen Insuffizienzen praktisch keine große Rolle.

Zur Entscheidung der wichtigen Frage, ob gutartige Ulkusnarbe oder Karzinom, untersuchen wir zunächst den ausgeheberten Mageninhalt. Die Erfahrung lehrt, daß bei Magenkarzinomen die Salzsäureproduktion meist bald versiegt, und Stauung im Magen ohne Salzsäure gibt einen guten Nährboden für Milchsäurebazillen ab. Bei Anwesenheit von eiweißreicher Flüssigkeit, wie stets beim Karzinom, produzieren die Milchsäurebazillen reichlich Milchsäure. Also: Fehlen von Salzsäure, aber Anwesenheit von Milchsäurebazillen und Milchsäure, die sich aus den gestauten Kohlehydraten entwickelt, wäre ein gewichtiges Moment für Karzinom. Auch freie Fettsäuren, am Geruch leicht erkennbar, können sich aus den Kohlehydraten dann noch bilden. Im Gegensatz dazu wachsen im gestauten Mageninhalt mit salzsaurer Reaktion, die

in Ulkusmägen oft besonders stark ist, gern lange Ketten von Hefezellen und Sarzinepilze, letztere in Form von zusammengeschnürten
Warenballen.   Aus der Physiologie der Verdauung ergeben sich für
das mikroskopische Bild des gestauten Mageninhaltes mit und ohne
Salzsäure noch weitere Eigenschaften. Im salzsäurefreien Mageninhalt
finden sich leicht grobe Fleischpartikel, da die Salzsäure die Zerkleinerung des Fleisches durch Lösung des Bindegewebes besorgt. Die Stärkeverdauung dagegen wird auffallend gut sein, da das Ptyalin des Speichels
infolge des Fehlens der Salzsäure im Magen weiterwirken kann. Wir
werden nicht viele Stärkekörner auf einer Stufe finden, die sich noch
mit Jod blau färbt.   Ferner sieht man gelegentlich Myelin, aus zerfallenen Zellen stammend, als doppeltkonturierte Kügelchen. Im stark
salzsauren Mageninhalt dagegen fehlen derbe Fleischbrocken; dagegen
ist viel jodfärbbare Stärke vorhanden. Myelin findet sich hier in Form
von spiraligen Gebilden.   Bei unserem Kranken enthält der Magen
reichlich freie Salzsäure sowie Hefe und Sarzine und weist damit auf
eine gutartige Stenose hin.

Wenn wir jetzt die Untersuchung des Kranken vornehmen, so wollen
wir uns erst darüber klar werden, was wir dabei schlechterdings erwarten
dürfen. Wir müssen uns die vielen Fehlerquellen stets vor Augen halten,
zu denen kritiklose Verwertung von vieldeutigen Symptomen führen
kann.   Einige wichtige Punkte sind bei der Besprechung der Appendizitis erledigt, nämlich der Meteorismus und der reflektorische Muskelwiderstand. Wenn beide bei chronischen Magen-Darmbeschwerden meist
auch nicht gefunden werden, so muß man darauf achten, eben weil sie
darauf hinweisen würden, daß zu dem Chronischen etwas Akutes dazugetreten ist.

Überschätzt wird häufig, wie ich auch schon andernorts erwähnt habe,
die Perkussion des Abdomens. Der Schall daselbst ist normalerweise tympanitisch, d. h. er ist, verglichen mit dem Lungenschall, klangähnlicher, pauken-
artig. Sie können sich den Unterschied an jedem Menschen jederzeit demonstrieren. Aber wenn schon der helle, volle Lungenschall keine Konstante war,
die wir mit einer „Stimmgabel" fixieren können, sondern durch Dicke und
Beschaffenheit der Lunge und vor allem Quantität und Qualität der bedeckenden
Schichten weitgehend modifiziert wird, so ist das mit dem tympanitischen Schall
des Abdomens, je nach Füllung der Därme mit flüssigem, festem oder gas-
förmigem Inhalt natürlich noch viel mehr der Fall. Man lehrt öfters, der Magen
ließe sich perkutorisch abgrenzen, weil er als größerer Hohlraum einen tieferen
tympanitischen Schall gibt als die Därme. Mit Hilfe dieses Gesetzes kann man
den Magen tatsächlich gut perkutieren, wenn man ihn durch Luft oder durch
Kohlensäure zu einem großen, lufthaltigen Hohlorgan gemacht hat. (Ich habe
diese Methode oben erwähnt.) Normalerweise stellt er aber meistens keinen
genügend großen Hohlraum dar. Das Colon transversum mag öfter viel mehr
gebläht sein und damit viel eher die physikalischen Vorbedingungen zur Erzeugung eines tympanitischen Schalles erfüllen. Eine ungefähre Fixierung der
Magengegend nach obiger Regel gelingt wohl öfters. Ähnlich, wenn auch nicht
ganz so schwierig, steht es mit dem Plätschern. Wenn man bei stoßweisem
Erschüttern der Magengegend das Geräusch und das Gefühl des Plätscherns
erzeugen kann, so diagnostizieren manche hieraus eine Magenerweiterung. Eine
einfache Überlegung wird Sie diese Regel leicht in die ihr gebührenden Grenzen
zu beschränken lehren. Kurz nach der Nahrungsaufnahme wird sich bei sehr
vielen Menschen Plätschern finden. Eine Magenerweiterung (das soll doch
heißen, ein dauerndes Stagnieren von Speiseresten in einem überdehnten Magen)

ist nur dann bewiesen, wenn es zu einer Zeit in bezug auf die letzte Nahrungsaufnahme oder an einer Stelle oder in einer Ausdehnung plätschert, wo es unter normalen Bedingungen nicht sein darf (vorausgesetzt, daß Sie überhaupt sicher sind, daß das Geräusch im Magen und nicht etwa im Darm entsteht). Sie sehen die Fülle von Möglichkeiten zu irrtümlichen Schlüssen.

Daß man mit der Verwertung von Schmerzen und ihrer Lokalisation gar nicht vorsichtig genug sein kann, möchte ich nachdrücklich betonen. Hier bei dem Kranken spielen Schmerzen überhaupt nur eine geringe Rolle. Aber manchmal steht in Fällen von mäßiger Stenosierung nicht das typische Erbrechen im Vordergrunde, sondern die Hauptklagen bestehen in Kolikschmerzen mit geringerem Erbrechen. Dann wäre vor allem die Unterscheidung zwischen Pylorusstenose und Gallenblasenkolik recht schwierig. Die Lokalisation der Schmerzen, ob unter dem Rippenbogen oder am Magen, ist oft unsicher. Von diagnostischen Momenten, die man da zu Hilfe nimmt, nenne ich: Das Erbrechen ist bei der Gallenblasenkolik meist weniger reichlich und nicht sauer, sondern gallig; ferner ist die Gallenblasenkolik öfters von Schüttelfrösten, wenigstens doch von Temperatursteigerungen begleitet; auch handelt es sich hier meist um einzelne Anfälle mit Pausen dazwischen, dann tritt sie meist nachts auf, jedenfalls unabhängig von der Nahrungsaufnahme. Kranke mit Pylorusstenose sind meist in reduziertem Ernährungszustand, Gallensteinkranke sind öfters fettleibig.

Über die Sichtbarkeit von Bewegungen der Intestina ist auch in der Vorlesung über Appendizitis und Ileus das Notwendigste gesagt. Die dort erwähnten Steifungen als Zeichen der Stenose haben wir bei unseren Patienten in der Magengegend öfters beobachten können. Manchmal lassen sie sich durch Beklopfen mit dem Perkussionshammer oder durch derbes Streichen mit dem Stiel desselben provozieren. Der Magen bäumt sich dann förmlich auf und kann sekundenlang als harter Wulst sicht- und fühlbar bleiben. Derartige Steifungen als Folgen kompensatorischer Mehrarbeit sind ein sicheres Zeichen für eine Stenose; aber sie sind keineswegs in allen Fällen vorhanden. Die Palpation, über die das Wichtigste auch in der Appendizitisvorlesung gesagt ist, ergibt hier bei dem Patienten nirgends Resistenzen. Übrigens würde die Fühlbarkeit eines Tumors ein Ulkus nicht sicher ausschließen und ein Karzinom beweisen; denn ein Ulkus kann durch Verwachsungen mit der Umgebung als deutliche Geschwulst palpabel werden.

Wir achten bei der Untersuchung weiter auf diejenigen Gegenden, in denen maligne Magentumoren ihre Metastasen zu setzen pflegen. Es lassen sich diese Lokalisationen auf Grund des Verlaufs der Lymphbahnen verstehen; aber wir können sie uns nicht a priori konstruieren, weil erfahrungsgemäß die einen Lymphdrüsenpakete häufig ausgespart werden und die andern eher bevorzugt werden. So wissen wir z. B. nicht recht, warum Prostatakarzinome gern in den Knochen metastasieren. Hier, beim Verdacht auf ein Magenkarzinom suchen wir neben der Leber, die in vorgeschrittenen Fällen durch knollige Krebsknoten zu gewaltiger Größe anschwellen kann, vor allem die Nabelgegend, den Douglas und die linke Oberschlüsselbeingrube nach Drüsen ab.

Wir finden hier nirgends verdächtige Verdickungen, Verhärtungen oder Knotenbildungen.

Die Röntgenuntersuchung hilft uns bei der Entscheidung, ob gutartig oder bösartig, häufig nicht entscheidend. Sie zeigt den Bariumbrei wie in einem flachen Napfe unterhalb des Nabels, öfters beinahe symmetrisch zu beiden Seiten der Mittellinie. Eine solche Rechtsverziehung ist ein wichtiges Zeichen der Gastrektasie im Gegensatz zur einfachen Atonie und zur Ptose. Daß der große Raum des Magens nicht lufthaltig ist, sondern Ingesta enthält, kann man durch die Anwendung von kleinen schwimmenden Bariumkapseln demonstrieren. Man sieht dieselben dann hoch oben dicht am Zwerchfell schweben; der Magen ist ganz voll mit Flüssigkeit. Bei der Schirmdurchleuchtung sind die peristaltischen Wellen oft als ganz tiefe, in der Mitte des Magens beginnende Einschnürungen zu sehen; sie sind offenbar der Ausdruck der abnorm starken Kontraktion der hypertrophischen Magenmuskulatur. Antiperistaltische Wellen sind nicht regelmäßig vorhanden. In der außerordentlichen Ausdehnung des Magens findet sich übrigens auch eine Bestätigung für die jahrelange Dauer des Prozesses. Bei rasch wachsenden karzinomatösen Stenosen ist zur Entwicklung einer so starken kompensatorischen Hypertrophie und Dilatation keine Gelegenheit gegeben. Als ferneren Hinweis, ob eine benigne oder eine maligne Affektion vorliegt, dient uns das Verhalten des allgemeinen Ernährungszustandes. Hier gibt der Kranke an, daß seine Magerkeit schon jahrelang besteht, seitdem er viel und häufig erbricht und wenig ißt. Eine stärkere raschere Reduzierung erst in der letzten Zeit, wie es bei Karzinomen meist der Fall ist, besteht nicht. Wir werden uns hier also mit der Annahme einer gutartigen Stenose auf Grund einer alten Ulkusnarbe begnügen dürfen.

Was die Behandlung betrifft, so sah man früher häufig derartige Kranke, welche durch regelmäßige Magenspülungen sich bei leidlichem Befinden erhielten. Jetzt werden solche Fälle wohl ausnahmslos der Operation zugeführt. Durch Anlegung einer Gastroenterostomie (mit oder ohne Resektion des Pylorus) gelingt es nicht selten, die Leute wieder völlig beschwerdefrei zu machen. Die Operation ist natürlich um so dankbarer, je mehr es sich bloß um die mechanischen Folgen einer alten Ulkusnarbe handelt und ein florides Ulkus nicht mehr mit im Spiele ist.

Um alle Fragen zu erledigen, zu denen uns die Untersuchung dieses Kranken geführt hat, wollen wir gleich noch eine Besprechung des Magenkarzinoms anschließen. Innerhalb des Rahmens dieser Vorlesung genügt es, uns im wesentlichen auf die Möglichkeit der Frühdiagnose zu beschränken. Wenn Ihnen ein älterer, stark abgemagerter Mann berichtet, daß er seit einigen Monaten sehr heruntergekommen sei, daß er an Magenschmerzen leide und häufig erbreche, daß das Erbrochene eigentümlich „kaffeesatzähnlich" oder „schokoladenfarbig" aussehe (das geschieht durch Beimischung von anverdautem Blut), dann ist der Verdacht auf ein Karzinom sehr groß. Wenn Sie dann einen großen harten Tumor in der Magengegend fühlen und noch dazu Drüsenpakete an den oben erwähnten Stellen oder gar schon eine Andeutung von Aszites, wenn die Magenspülung neben Blut einen salzsäurefreien, an Milchsäure und langen unbeweglichen Bazillen reichen, nach Fettsäuren riechenden Inhalt zutage fördert, dann ist die Diagnose ganz sicher; aber es besteht keine Hoffnung mehr auf Heilung. Sitzt der Tumor am Pylorus und führt er dort zu starker Verengerung, dann kann eine Gastroenterostomie den Zustand des Kranken für eine gewisse Zeit bessern. Sonst werden Sie sich beschränken müssen, den Kranken zu pflegen, entsprechend zu ernähren, für Stuhlgang zu sorgen, ihm mit Amara, eventuell Narkotika u. dgl. seinen Zustand zu erleichtern. Es gibt jetzt eine Reihe von modernen Krebsheilmitteln, z. B. Antimeristem, Introzid usw. Wenn auch noch niemals über einen einwandsfreien Erfolg berichtet werden konnte, halte ich einen Versuch damit für angezeigt, besonders wenn es der Kranke oder seine Angehörigen wünschen, sei es auch nur, um ihnen die Beruhigung verschafft zu haben, daß nichts unversucht geblieben ist. Man soll in solchen Fällen auch keine Scheintherapie verschmähen, um in dem Kranken den Glauben zu erhalten, daß er an einer heilungs- oder doch wenigstens besserungsfähigen Krankheit leidet. Bei manchen Karzinomen, vor allem bei den harten Formen, den sog. Scirrhen, kann der Verlauf trotz großer Ausdehnung des Tumors ein außerordentlich protrahierter und lange Zeit ziemlich benigner sein.

Was uns hier beschäftigen soll, ist die Frage der Frühdiagnose, d. h. die Diagnose zu einer Zeit, in der eine radikale Exstirpation des Tumors noch möglich ist. Den Verdacht auf ein Karzinom haben wir in jedem Fall zu schöpfen, wenn bei einem Individuum in mittleren Jahren Abmagerung oder Magenbeschwerden auftreten. Abmagerung allein, ohne jedes lokale Symptom, darf uns auf der Suche nach einem versteckten Karzinom den Magen nicht vergessen lassen. Magenkarzinome können lange Zeit ohne Symptome von seiten des Magens bestehen. Der Sitz am Pylorus ist insofern relativ günstig, als dann Motilitätsstörungen durch Ausspülen bei nüchternem Magen früher nachweisbar sein können als bei pylorusfernen Geschwülsten. Erbrechen mit wenig Blut oder okkultes Blut im Stuhl kann auch frühzeitig auftreten und ist dann stets dringend karzinomverdächtig. Das Versiegen der Salzsäure bringt es mit sich, daß das Erbrochene grobe, unversehrte Fleischbrocken enthält. Das Fehlen einer stärkeren Anämie, die als regelmäßiges und meist frühes Symptom einer malignen Geschwulst gilt, ist auch kein sicherer Gegenbeweis. Denn die scirrhösen Magenkarzinome lassen den Blutbefund manchmal sehr lange intakt. Von den vielen Proben, die im Laufe der Jahre zur möglichst frühzeitigen Karzinomdiagnose angegeben wurden, wie z. B. die Fischer-Neubauersche Fermentprobe oder die Salomonsche Stickstoffprobe oder die Grafesche Hämolyse hat keine recht befriedigt und ich übergehe deshalb eine genauere Besprechung. Ein mikroskopischer Nachweis an Schleimhautfetzen im Erbrochenen ist selten sicher zu führen. Die Suche nach einer spezifischen Karzinomreaktion im Harn, auf irgendeinem abnormen Stoffwechselzwischenprodukt beruhend, hat bisher auch nicht zu etwas Brauchbarem geführt.

Wichtiger sind die Ergebnisse der Röntgenuntersuchungen der allerletzten Jahre. Man hatte im Anfang der Röntgenära gehofft, Karzinome direkt als schattengebende Körper sehen zu können. Das mißlang: aber es hat sich als durchaus möglich gezeigt, oftmals auch schon kleine Karzinome daran zu erkennen, daß dieselben die glatte Begrenzung des Bariumschattens stören. Die sonst gewellten, sanft gebogenen, gleichmäßigen Konturen zeigen da, wo ein Tumor ins Lumen vorspringt, zackige Aussparungen ihres Randes. Manchmal erscheinen mehr oder weniger große Teile des Magens wie ausgewischt aus dem normalen Bilde. Gelegentlich sieht man innerhalb des Breischattens Aufhellungen wie Fingerabdrücke, wenn ein Tumor der Vorder- oder Hinterfläche den schattengebenden Brei stellenweise verdrängt. In vielen Fällen sieht man bei der Schirmbeobachtung eine Hemmung im Ablauf der Peristaltik, einen sog. Bewegungsdefekt, und kann daraus einen Anhalt für die Anwesenheit des Tumors gewinnen. (Freilich soll bei der Tabes dorsalis Ähnliches vorkommen.) Die Pyloruskarzinome zeigen auf der Röntgenplatte öfters den Magen in seinem Antrumteil plötzlich mit einer zackigen Begrenzung abgeschnitten. Manchmal kommt es zum Bilde des „Pyloruszapfens" oder der „Pylorusdistanz". So nennt man die Bilder, wenn die Pars pylorica sich nicht normal entfaltet und rhytmisch abschnürt, sondern sich röhrenförmig verengt zeigt, oder wenn der Abstand zwischen Bulbus duodeni und dem letzten präpylorischen Teil des Magenschattens abnorm groß ist. Infiltrierende Karzinome, soweit sie nicht stenosieren, führen öfters zu abnorm beschleunigter Entleerung. Ohne lebhafte Peristaltik fließt der Inhalt wie aus einem Schlauch ins Duodenum ab. Dadurch unterscheidet er sich von der raschen Austreibung des achylischen Magens mit seinen öfters tiefen peristaltischen Wellen. Beim infiltrierenden Szirrhus, bei dem der Magen meist im ganzen sehr klein ist und oft auffallend hoch steht, sieht man während der Schirmbeobachtung manchmal statt der normal einschneidenden Wellen eine ganz feinschlägige Peristaltik; hierdurch erscheint auf der Röntgenplatte die Kontur des Magens stellenweise wie „ausgefranst". Diffuse Infiltration, die womöglich auch auf die Umgebung übergegriffen hat, kann zu starken Verziehungen des Magens oder zu abnormer und bizarrer Konfiguration des Ganzen führen (z. B. Kelchglasform, wenn nur der oberste Teil des Magens frei von Tumor und dadurch gut entfaltbar geblieben ist). Freilich gehören solche Fälle nicht mehr unter die Rubrik der Frühdiagnose.

Ich begnüge mich hier mit diesen kurzen Andeutungen und überlasse alle Einzelheiten der Klinik und den Spezialvorlesungen. Ein wesentlicher Vorteil der Röntgenmethode liegt jedenfalls darin, daß sie öfters über Lage und Ausdehnung des Tumors ein viel genaueres Bild gibt, als es sonst mit irgendeiner Methode zu erhalten ist; deshalb kann die Frage der Operabilität auf Grund derselben besser beantwortet werden. Palpation während Schirmbeobachtung kann auch über die wichtige Frage des Vorhandenseins oder Fehlens von Verwachsungen mit den Nachbarorganen brauchbare Aufschlüsse geben.

Die Zahl der Kranken ist leider nicht gering, bei denen man auf Grund des Untersuchungsbefundes, speziell der Röntgendurchleuchtung auf eine Operation verzichten muß und den Patienten als „verloren" zu betrachten hat. Besonders gilt dies für die Ösophaguskarzinome; diese geben bei der Röntgendurchleuchtung durch Behinderungen, bzw. Aussparungen bei der Breipassage ganz charakteristische Bilder und sind meist sicher zu diagnostizieren. Die früher öfters angewandte Ösophagoskopie, die für den Patienten sehr belästigend ist, braucht kaum noch angewandt zu werden. Verätzungen durch Säure oder Lauge können röntgenologisch mit ihrer zackigen Begrenzung den Karzinomen sehr ähneln, doch ergibt sich die Diagnose wohl immer aus der Anamnese. Die nicht seltenen Ösophagusspasmen zeigen im Gegensatz hierzu meist Verengerungen mit glatten Rändern; oftmals sind die spastischen Verengerungen auch viel hochgradiger und vor allem sind sie wechselnd in ihrer Intensität, so daß sie die Speisen zeitweise ganz gut passieren lassen. Die neuesten therapeutischen Versuche bei Ösophaguskarzinomen bestehen in Radiumbestrahlungen. Als ultima ratio, wenn die Stenose nichts mehr passieren läßt, muß man meist eine Magenfistel anlegen, um die Kranken vor dem direkten Verhungern zu bewahren.

Unser Verhalten gegenüber Krebskranken, sowie anderen Unheilbaren ist in menschlicher Hinsicht ungemein wichtig und dabei sehr schwierig. Sollen wir einem hoffnungslos Kranken die Wahrheit über seinen Zustand sagen oder nicht? Sollen und dürfen wir ihn „belügen?" Nach einer uralten Erzählung wurde ja der Arzt in dieser Lage ausgenommen von dem Gebote: „Du sollst nicht lügen!" Aber oftmals verlangt der Kranke von uns ausdrücklich die Wahrheit zu wissen. M. H.! Ich glaube, es ist nur eine verschwindend kleine Minderzahl, denen es ein schweres Krankenlager erleichtert, wenn man ihnen sagt, daß ihre Tage gezählt sind. Die sicher überwiegende Mehrzahl erträgt ein solches Geschick leichter, wenn noch ein Funken Hoffnung bleibt. Das letzte Stündlein kommt ja tatsächlich fast immer unter Bedingungen, die sein Herannahen dem Kranken verschleiern. Entweder ist sein Sensorium benommen, z. B. durch hohes Fieber, oder er ist durch Schmerzen, Atemnot od. dgl. vom ruhigen Denken abgelenkt, oder er ist vor Mattigkeit abgestumpft und gleichgültig. Bei vollem, ungetrübtem Bewußtsein den Tod unmittelbar heranrücken zu sehen, bleibt bei einem natürlichen Tode dem Menschen fast immer erspart.

21. Vorlesung.

Magen- und Darmkrankheiten III.

Magen- und Darmkatarrhe, Neurosen, Obstipation.

M. H.! Im Gegensatz zu dem zweiten Kranken der letzten Stunde sehen Sie hier einen Mann in bestem Ernährungszustand und von frischer Gesichtsfarbe. Seine Krankengeschichte ist aber recht lang und klingt zunächst nicht günstig. Der Patient erzählt, daß er von Jugend auf einen schwachen Magen habe und viel in ärztlicher Behandlung gewesen sei. Auf Grund verschiedener Diagnosen, die jeweilig bei ihm gestellt wurden, Magengeschwür, Magenkatarrh, nervöses Magenleiden sei auch die Behandlung verschieden gewesen. Das eine Mal wurde das Hauptgewicht auf strenge Diätkuren, das andere Mal auf eine stärkende Allgemeinbehandlung gelegt.

Die diagnostischen Schwierigkeiten sind hier zunächst größer als bei den Patienten der vorigen Stunde, bei denen uns die Anamnese gleich auf ein wohl umschriebenes Krankheitsbild hinwies. Wir mußten also, um eine Diagnose stellen zu können, eine systematische Untersuchung von Mageninhalt usw. vornehmen.

Als einzigen Befund haben wir eine mäßige Hyperazidität festgestellt. Aber wie steht es mit der Bewertung dieses Befundes? Sie ersehen aus den Diagnosen, die bei dem Patienten gestellt worden sind, daß hier- über die Meinungen geteilt sind. Am besten lassen sich die Verschiedenheiten über die Deutung dessen, was wir an Magen- und Darmkranken sehen, an den Inhaltsverzeichnissen der Lehrbücher illustrieren. Sie finden in dem einen Buche einen langen Abschnitt über die „Gastritis chronica" mit zahlreichen Unterabteilungen. Dann finden Sie Atonien, Ptosen, motorische Insuffizienzen als selbständige Krankheiten abgehandelt. Ein weiterer Abschnitt, der zu dem ersten an Länge meist umgekehrt proportional ist, handelt von allerlei nervösen Störungen und von der nervösen Dyspepsie. In diesem werden, wenn man genauer zusieht, eigentlich die gleichen Störungen und Befunde wieder aufgezählt, aber anders gedeutet. In anderen Büchern ist das Gastritiskapitel wesentlich kürzer; ja bei manchen Autoren ist die chronische Gastritis überhaupt eine ganz seltene Erkrankung. Dementsprechend nehmen dann die nervösen Störungen mehr Platz in Anspruch.

Eines verwirrt die Frage noch mehr. Ich sprach bisher der Einfachheit halber nur von „nervös" schlechtweg. Mit diesem Worte kann man aber zwei ganz verschiedene Dinge meinen. Ich will das Gegensätzliche hierbei etwas auf die Spitze treiben; denn durch eine kleine Übertreibung lassen sich Dinge oft am besten klar machen. Die einen Autoren verstehen unter dem Worte „nervös" etwas Organisches; nur ist das Substrat am Organ bzw. an den zuführenden Nerven ein so fein morphologisches oder so kompliziert chemisches, daß es noch nicht ergründet werden konnte. Die Behandlung nervöser Leiden unterscheidet sich im Sinne dieser Auffassung nicht prinzipiell von der sonst üblichen. Die anderen betrachten ein nervöses Organ als intakt und voll leistungsfähig. Es wird nur von der Psyche aus unzweckmäßig beeinflußt; deshalb funktioniert es falsch. Als Substrat der nervösen Krankheiten in diesem Sinne haben wir uns dann etwas den psychischen Prozessen Analoges vorzustellen. Wir wissen über dasselbe noch nichts Zuverlässiges. Aber daß allen psychischen Prozessen irgend etwas in unserem Zerebrum parallel geht (wie ich mich einmal ganz unverbindlich ausdrücken möchte), davon sind doch wohl alle überzeugt und insofern ist der vielgebrauchte Name der „nicht organischen" Krankheiten nicht ganz korrekt. Nach dieser Auffassung entfällt die Berechtigung, manche von diesen Störungen als selbständige Krankheiten anzuerkennen; sie erscheinen mehr als Ausdruck einer zentraleren oder konstitutionellen Ursache. Es hat ferner die Behandlung hier vorzugsweise an der Psyche einzusetzen. Ich möchte glauben, daß diese letztere Auffassung, sofern man sich vor Übertreibungen hütet, im Prinzip das Richtige trifft. Zu einer genauen Begründung dieser Dinge scheint mir hier nicht der Ort zu sein. Aber meine Darstellung wäre einseitig und allzu unvollständig, wenn ich Ihnen nicht einen kurzen Überblick geben würde über die Zustandsbilder, wie man sie zu sehen bekommt, sowie über die diagnostischen Überlegungen, die bei jedem anzustellen sind. Zur Abgrenzung gegenüber den häufig ganz ähnlichen, sicher organischen Erkrankungen ist deren Kenntnis notwendig.

Ein in praxi recht häufiges Bild stellt unser Patient hier dar. Welche Erwägungen mögen zu den verschiedenen Diagnosen geführt haben? Ob Katarrh oder nervöse Superazidität vorliegt, machen viele von einem Schleimgehalt im Mageninhalt abhängig. Doch ist ein solcher bei Hyperaziditäten im ganzen nicht so häufig; infolge davon werden „saure Katarrhe" nicht so oft diagnostiziert als „nervöse Hyperaziditäten". Alle Arten von Sensationen, diffuse Druckempfindlichkeit u. dgl. sind mit der Diagnose sowohl eines Katarrhs als auch einer Neurose durchaus vereinbar. Dagegen erwecken ausgesprochene Schmerzanfälle in solchen Fällen doch den begründeten Verdacht auf ein Ulkus. Ebenso ist es mit den Zuständen einer kontinuierlichen Säuresekretion, früher REICHMANNsche Krankheit genannt. Hier enthält der Magen, auch wenn er nüchtern ist, sauren Magensaft. In solchen Fällen ist stets auf das genaueste nach einem Ulkus zu suchen. Die sog. intermittierende Hypersekretion, d. h. Schmerzanfälle mit massenhafter Produktion sauren Magensaftes, ist stets tabesverdächtig. Eine alte Streitfrage ist es, ob es sich in all diesen Fällen um eine echte „Hyperazidität", d. h. um Sekretion eines abnorm sauren Magensaftes handelt oder nur um eine „Hypersekretion", d. h. um ein Plus eines Magensaftes von normaler Acidität. Nach neueren Beobachtungen gibt es beides; die „nervösen" Hyperaziditäten sollen meist echte sein, während die Ulkushyperaziditäten manchmal nur auf einem Plus an Magensaft zu beruhen scheinen.

Wenn man unter Berücksichtigung aller dieser Punkte die Hyperazidität als etwas Selbständiges und Behandlungsbedürftiges ansieht, so kann man diätetisch und medikamentös gegen sie vorgehen. Die Diätvorschriften erlauben Eiweiß und Fett, vor allem aber Butter und Rahm, dafür schränken sie die Kohlehydrate ein, um deren Gärung bei der Neigung der Superaziden zu verlangsamter Magenentleerung nicht zu begünstigen. Um die Säuresekretion wenig anzuregen, ist alles, was Extraktivstoffe enthält, zu vermeiden; dem gebratenen ist also gekochtes Fleisch vorzuziehen, sowie Eier und Pflanzeneiweiß; die Gefahr der mechanischen Alteration durch grobe Gemüse läßt sich bei Darreichung in Püreeform od. dgl. vermeiden. Kaffee gilt als schädlich und es soll dafür im allgemeinen Tee getrunken werden. Als Medikamente kommt neben Alkalien (Natr. bicarb., Magnes. ust.), welche

die produzierte Säure abstumpfen sollen, neuerdings auch Atropin als
direkt sekretionshemmendes Mittel in Frage. Manchmal ist ein Eßlöffel Olivenöl früh morgens nüchtern von guter Wirkung; aber das
nimmt nicht jedermann! Die verschiedenen Nervina und Tonika sowie
der ganze Apparat der modernen hydrotherapeutischen, elektrischen usw.
Neurastheniebehandlung wird angewandt, wenn die Hyperazidität
nicht als selbständige Krankheit, sondern als Zeichen einer Magenneurose
erachtet wird. Die Erfahrung lehrt, daß Zustände, wie der vorliegende,
durch verschiedene Behandlungsmethoden günstig beeinflußt werden
können.

Der entgegengesetzte Zustand, die Subazidität, welche sich bis zur
Anazidität steigern kann, ist neuerdings wieder mehr studiert worden.
Es soll sich nicht um eine zu geringe Saftsekretion im Magen handeln.
Diese soll ziemlich normal sein, sogar von normalem Gesamtchlorgehalt
(Konzentration des Gesamtchlors etwa $1/2$ vH), aber die abgespaltene Menge
freier Salzsäure ist vermindert bis etwa 0,1 vH. Eine etwas ältere
Hypothese (von ROSEMANN), nach welcher die Absonderung einer bestimmten Chlormenge aus dem Blute und die Abspaltung freier Salzsäure zwei getrennte Vorgänge sind, würde diese klinischen Feststellungen
zwanglos erklären. Geringere Grade von Subazidität, besonders wenn
ihre Intensität schwankt (z.B. bei verschiedenen Formen der Probekost)
gelten meist als harmlos. Aber die stärkeren Grade, meist Anazidität
genannt, erwecken doch dringender den Verdacht einer organischen
Grundlage. Die Sub- bzw. Anaziditäten verbinden sich häufiger mit
Schleimbeimengungen. Wenn nun außerdem noch ätiologische Momente
nachweisbar sind, welche die Entstehung eines richtigen Katarrhs plausibel erscheinen lassen (vor allem chronischer Alkoholismus, schadhaftes
Gebiß, gröbere Unregelmäßigkeiten der Essensgewohnheiten u. dgl.),
so darf in solchen Fällen die Diagnose „chronischer Magenkatarrh"
als begründet gelten. Im Gegensatz zu den Hyperaziden, die meistens
eine feuchte, reine Zuge haben, sieht man bei den chronischen Hypaziden vorzugsweise den allgemein bekannten grauweißen Zungenbelag,
wie er ein regelmäßiger Begleiter von allen akuten Magenstörungen zu
sein pflegt. Sein Vorhandensein oder Fehlen gilt dem Laien meist
als untrügliches Zeichen einer guten oder gestörten Magentätigkeit.
Das ist Überschätzung nach beiden Richtungen hin. Der Zungenbelag beruht auf einer Abstoßung des gewucherten Epithels; aber die
Bedingungen seiner Entstehung sind uns im einzelnen noch nicht genügend bekannt. Vermehrte Pilzwucherungen spielen eine Rolle dabei. Ganz im allgemeinen sieht der Arzt bei Kranken, speziell auch
bei Fiebernden, eine reine Zunge lieber als eine dick belegte, trockene
Zunge. Aber auch hier gibt es in bestimmten Sonderfällen allerlei
noch unklare Ausnahmen. So betonten die Chirurgen im Felde immer,
daß die Gasbrandkranken auch bei ungünstigem Verlauf stets eine reine
Zunge behielten, während ihnen sonst gerade bei septischen Infektionen
der Zungenbelag, bzw. sein Fehlen als brauchbarer prognostischer Index
gilt. Auch bei der jetzt häufigen Enzephalitis wird dem Zungenbelag
von vielen Ärzten prognostische Bedeutung beigemessen.

Mit noch höherer Wahrscheinlichkeit als bei der Anazidität nimmt man eine organische Ursache bei der Achylia gastrica an, bei der die Fermente völlig fehlen. In solchen Fällen vermag der Mageninhalt im Reagenzglase auch nach Säurezusatz Eiweiß nicht zu verdauen. In dem anaziden Mageninhalt ist das Pepsin wegen der fehlenden sauren Reaktion zwar unwirksam, aber seine Existenz läßt sich nach Säurezusatz nachweisen. Der Name Achylia gastrica ist insofern unkorrekt, als eine Sekretion (oder Transsudation?) von Magensaft auch hier meist stattfindet. Aber der Saft enthält nicht nur keine freie Säure sondern sogar säurebindende Körper. Beim Titrieren mit HCl gegen Kongo, kann man ein „Säuredefizit" feststellen. Völliges Fehlen einer jeden Absonderung aus dem Magen scheint ganz selten zu sein. Über die Achylie bei der perniziösen Anämie unter diesem Gesichtspunkte herrscht noch Unklarheit. Diese Achylia gastrica fällt auch sonst durch gewisse prägnante Symptome aus dem Rahmen der gewöhnlichen chronischen Gastritis oder nervösen Dyspepsie heraus. Erbrechen, sogar mit kleinen Blut- und Schleimhautfetzen (wodurch natürlich ein Karzinomverdacht entstehen kann), ist nicht ganz selten. Ferner klagen die Kranken öfters über richtige Schmerzanfälle, die eher an ein Ulkus denken lassen. Bei der Röntgendurchleuchtung zeigt der achylische und übrigens auch schon der hypazide Magen eine Beschleunigung seiner Entleerung. Dieser Ausfall der Magenverdauung und der zu rasche Abschub in den Darm bleibt manchmal auffallenderweise symptomlos und ohne jede Störung für die Verdauungstätigkeit und anscheinend auch für die Bakterienflora des Darmes. Das ist offenbar dann der Fall, wenn der Darm und speziell das Pankreas sehr leistungsfähig sind. Die Eiweißverdauung kann ja tatsächlich an Stelle des Pepsins durch das Trypsin des Pankreas nachgeholt werden. Der Ausfall der Bindegewebslösung durch das Pepsin sowie derjenige gewisser Gemüselamellen durch die Salzsäure und dazu der rasche Abtransport des ungenügend chymifizierten Speisebreies macht sich dagegen doch öfters bemerkbar und führt zu einer Neigung zu Durchfällen (gastrogene Diarrhöen). Deshalb ist bei jedem chronischen Durchfall die Magensekretion zu untersuchen. Da die Salzsäure auch den wesentlichsten Erreger des Pankreas darstellt, so kann ihr Fehlen zu einer sekundären Pankreasachylie führen. Die Fäzes enthalten viele Muskelfasern und vor allem massenhaft Fett. Schwere Fälle von Pankreasachylie, die natürlich zu erneuten Resorptionsstörungen und Unterernährung führen, sind nicht häufig.

Die Behandlung sucht durch Darreichung von Salzsäure, Pepsin (aber in genügender Menge, also etwa 30 Tropfen Acid. hydrochl. pur. oder 3 Tabletten des starken Azidolpepsins während oder gleich nach dem Essen zu nehmen), ferner durch Pankreaspräparate (2—3 Tabletten Pankreon oder Pankreatin oder Pankreasdispert etwa eine Viertelstunde vor den Mahlzeiten) den Ausfall zu kompensieren. In der Kost ist das zu verbieten, was im Magen schwer zu zerkleinern ist bzw. ohne Zerkleinerung den Darm alteriert, z. B. bindegewebsreiches Fleisch, derbe Gemüse, frisches Roggenbrot, rohes Obst. Kalte Getränke, speziell kaltes Wasser beim Essen ist entschieden zu verbieten. Bei stärkerer Schleimproduktion kann man durch Adstringentien oder Magenspülungen entgegenzuwirken suchen, sofern man sich zur Annahme eines selbständigen Katarrhs entschlossen hat. Das kann aber bei den leichten Fällen zweifelhaft sein und die „Sekretionsneurose" oder „nervöse Dyspepsie" mit ihrer eventuell ganz anderen Behandlung gilt auch bei leichten hypaziden Zuständen manchmal als das Wahrscheinlichere.

Eine Besprechung der sog. Sensibilitätsneurosen übergehe ich, soweit es sich um Anomalien des Hungergefühls (Bulimie, Heißhunger) oder Akorie (Fehlen des Sättigungsgefühls) handelt, ebenso die Frage des Appetits. Dieselbe ist viel komplizierter, als es sich der Laie vorzustellen pflegt, wenn er meint, man könnte den Appetit durch eine Medizin herbeilocken etwa so wie den Stuhlgang durch Rizinusöl. In dem Zusammenwirken zwischen dem körperlichen Moment des „Nahrungsbedürfnisses" und dem psychischen Moment der „Eßlust" spielt das letztere wahrscheinlich eine überragende Rolle, ebenso wie es beim Schlafe mit der „Erschöpfung" und der „Schläfrigkeit" der Fall ist. Anders ist es mit den verschiedenen Formen von Magenkrämpfen, Koliken, Gastralgien od. dgl., welche in manchen Büchern unter den Magenneurosen eine Rolle spielen. Hier ist allergrößte Skepsis mit dem Beiwort „nervös" am Platze. Viele entpuppen sich bei genauerem Zusehen als Gallenblasenerkrankungen, vielleicht auch als Nierenkoliken; vor allem wird man aber stets an ein Ulkus denken müssen.

Nun zu den Darmkrankheiten. Die Vorstellung eines Patienten bei jedem Krankheitsbilde ist wohl auch hier entbehrlich, da bei den hier abzuhandelnden Zuständen am Kranken durchschnittlich nicht viel zu demonstrieren ist. Ich übergehe die akuten Katarrhe, die verschiedenen Enteritis bzw. Gastroenteritisformen. Ihr Verständnis sowie ihre Behandlung bereitet keine Schwierigkeiten. Ich betone nur kurz den außerordentlichen Nutzen des völligen Fastens bei allen schwereren akuten Enteritisfällen. Die chronischen Darmstörungen spielen in der Praxis wegen ihrer Häufigkeit und wegen der Langwierigkeit der Behandlung eine sehr wichtige Rolle.

Die allerhäufigste von ihnen ist wohl die chronische Obstipation. Ihre Definition ist schwierig, da es eigentlich durch nichts determiniert ist, wie oft der Mensch Stuhlentleerung haben muß. Es bestehen hier bekanntlich die allergrößten Ungleichheiten, und vielen Leuten macht es weiter gar keine Beschwerden, wenn sie nur alle paar Tage einmal Stuhlgang haben. Bei der Mehrzahl derer, die wegen ihrer Obstipation den Arzt aufsuchen, nehmen nervöse Beschwerden einen großen Platz ein. Die Herleitung derselben von der Obstipation ist gar nicht immer überzeugend und die Diskussion war auch stets lebhaft, ob nicht die ganze Störung großenteils als nervös (psychogen?) anzusehen sei. Die bekanntlich leicht eintretende Verstopfung, wenn die gewohnte Zeit zur Stuhlentleerung einmal versäumt wurde, mag Ihnen die Wichtigkeit nervöser Momente im Defäkationsmechanismus beleuchten. Von sonstigen ätiologischen Momenten werden vor allem das Fehlen genügender körperlicher Bewegung und eine unzweckmäßige, d. h. hier schlackenarme Ernährung angeschuldigt.   Der körperliche Befund bei solchen Leuten ist meist negativ; Ernährungszustand tadellos. Meteorismus, an den die Klagen über Spannungsgefühl gerne denken lassen, fehlt eigentlich immer.   Gelegentlich fühlt man im Abdomen eine Kette von harten Kotballen im Verlaufe des Kolon.   Die Fäzes selber sind manchmal, aber keineswegs immer, von abnormer Trockenheit. Hieraus haben manche eine zu starke Wasserresorption als ursächliches Moment der Obstipation schließen wollen, was natürlich durchaus nicht zwingend ist.

Schon vor längerer Zeit teilten manche Autoren die Obstipation in eine „atonische" und eine „spastische" Form.   Bei der ersteren sollte eine Schwäche der Darmmuskulatur analog der früher angenommenen selbständigen Magenatonie vorliegen; bei der anderen Form wurden lokale Spasmen als Transporthindernis vermutet und diese spastische Obstipation dann den vagotonischen Krankheitsbildern zugezählt.   Auf Grund der Röntgenuntersuchungen hat man neuerdings aufgestellt: einen Aszendenstypus, eine Dyschezie, eine dyskinetische und eine gleichmäßige Obstipation.   Die letztere entspricht etwa der atonischen Obstipation der älteren Einteilung, d. h. die Fäzes passieren den Dickdarm zu langsam, aber sonst normal.   Die dyskinetische Form entspricht wohl der früheren spastischen.   Man sieht im Röntgenschirm keine langen zusammenhängenden Breischatten wie normal, sondern nur voneinander abgeschnürte runde Ballen als Folge von krampfhaften und deshalb unzweckmäßigen Kontraktionen, welche die Fäzes nicht richtig vorwärtsschieben. Beim Aszendenstypus treten solche störenden Spasmen nur am Colon ascendens auf und hindern nur hier den weiteren Transport.   Bei der Dyschezie wird der Kot bis zum Rektum normal vorgeschoben und stagniert erst hier.   Nach meinen Erfahrungen nehmen bei der Obstipation die Mischformen und Übergänge eine so überragende Rolle ein, die wirklich reinen Fälle der erwähnten Typen sind so selten, daß die Berechtigung und vor allem die Brauchbarkeit dieser schematischen Teilung zweifelhaft erscheinen möchte.   Jedenfalls haben die Röntgenuntersuchungen mit Sicherheit gezeigt, daß gröbere mechanische Ursachen fast niemals zugrunde liegen. Ich habe den Eindruck, daß man über die alte Auffassung von NOTHNAGEL noch nicht viel hinausgekommen ist und man auch heute nur sagen kann, daß der obstipierte Darm den physiologischen Reizen (Nahrungsschlacken, Körperbewegung usw.) gegenüber abnorm eingestellt ist. Von Störungen der Sekretion, Resorption u. dgl. ist auch nichts bewiesen.   Wenn man die Obstipation als rein körperliche Affektion erklären und zergliedern will, ist sie ein ungelöstes Problem.   Wer dagegen eine nervös-psychogene Genese in den Vordergrund stellt, mag sich damit bescheiden, die Obstipation den übrigen bekannten Störungen an die Seite zu stellen, welche an anderen vegetativen Organen unter entsprechenden Bedingungen (Konstitution, Hemmung durch psychogene Momente) entstehen. Den oben erwähnten röntgenologischen und sonstigen Befunden wäre dann keine selbständige Bedeutung zuzuerkennen. Die Behandlung der Obstipation sucht einerseits durch entsprechende Kost (Grahambrot, Leguminosensuppen, Spinat,

Dörrobst) und durch Massage dem Darm einen stärkeren Anreiz zu seiner Tätigkeit zu geben, sowie ihn zu regelmäßigen Gewohnheiten zu erziehen. Das letztere Moment, eine bestimmte Stunde zur Defäkation pünktlich einzuhalten, ist von allerhöchster Wichtigkeit. Außerdem ist die wohl ausnahmslos mitspielende nervöse Komponente mit zu beeinflussen. Je nach der prinzipiellen Stellungnahme zu dieser Frage erstreben das die einen mit den Mitteln der Hydrotherapie, Elektrizität usw., die andern versuchen es durch psychische Beeinflussung (Ablenkung der auf die Darmtätigkeit ängstlich gerichteten Aufmerksamkeit, Zerstreuung der Angst vor den vermeintlichen Folgen der Obstipation usw.). Abführmittel sollen auf jeden Fall möglichst wenig verordnet werden. Muß man zu Abführmittel greifen, so versuche man mit den milden auszukommen (Rizinusöl, Bitterwasser, Rhabarber, Schwefel und Senna; beliebt ist das Kurellasches Brustpulver). Daneben werden in den letzten Jahren einige Mittel empfohlen, die vor allem mechanisch wirken sollen, wie Paraffinum liquidum (Mitilax, Nujol). Diese Mahnung zur Zurückhaltung in Abführmitteln bezieht sich nur auf die chronische Obstipation bei sonst Gesunden. Bei bettlägerigen Kranken sind regelmäßige Abführmittel oder Einläufe manchmal durchaus am Platze. Öftere Einläufe bei chronischer Obstipation sind aber aufs strengste zu verwerfen. Sie gewöhnen den Enddarm, der an sich schon den Reizen der Fäces gegenüber hyposensibel ist, an ganz grobe und unphysiologische Reize.

Das Gegenteil der Obstipation, nämlich länger dauernde Durchfälle, sind als selbständiges Leiden seltener. Manchmal gehen sie aus einem akuten Darmkatarrh hervor, wenn die Schädlichkeiten anhalten. Dann kommen sie im Gefolge oder als Begleitung zahlloser anderer Zustände vor (akute fieberhafte Krankheiten, Tuberkulose, allgemeine Ernährungsstörungen, Status nervosus, Darmtumoren usw.). Ob in allen diesen mannigfachen Fällen immer ein richtiger „Darmkatarrh" zugrunde liegt, ist noch ganz unsicher, teilweise sogar unwahrscheinlich. Oftmals handelt es sich um „Dyspepsien", d. h. um abnorme Verdauungsvorgänge in chemischer oder bakteriologischer Hinsicht, welche die Darmschleimhaut höchstens sekundär affizieren. Was man schlechtweg unter einem chronischen Darmkatarrh versteht, stellt einen Wechsel von Obstipation und Durchfall dar, verbunden mit den verschiedensten Störungen in bezug auf Schmerzen, Appetitlosigkeit usw. Ein solcher Darmkatarrh ist ein Schmerzenskind sowohl für eine detaillierte diagnostische Deutung als auch für die Therapie. Der Diagnostiker erwägt, ob eine anatomisch greifbare Affektion vorliegt. Anamnese, Palpation, Röntgendurchleuchtung und Fäzesuntersuchung müssen da zu Hilfe genommen werden. Die letztere, die zugunsten der Röntgendurchleuchtung jetzt leider viel vernachlässigt wird, entscheidet oft am maßgebendsten. Blutiger Schleim mit Tenesmen spricht für eine Kolitis, bei gehäuftem Auftreten von derartigen Erkrankungen für Ruhr (Dysenterie). Ausgedehnte schwerste Ruhrepidemien sahen wir während des Krieges, freilich fast nur „Bazillenruhr", viel weniger die in den Tropen vorkommende „Amoebenruhr". Jetzt kommen echte Ruhrfälle mit positivem

Bazillenbefunde bei uns kaum vor und ich übergehe deshalb eine genauere Besprechung. Schleimgehalt an sich beweist eine organisch entzündliche Natur vor allem dann, wenn er feinflockig und mit dem Stuhlgang innig durchmischt ist. Wenn der Schleim gallig gefärbt ist, wenn man noch dazu mikroskopisch viele gut erhaltene Speisereste, besonders Muskelfasern und jodfärbbare Stärke findet, kann man einen Dünndarmkatarrh annehmen. Häufige Durchfälle weisen immer mehr auf den Dickdarm hin. Derartige Kolitiden sehen wir in den Sommermonaten nicht selten auftreten; oft machen sie einen durchaus infektiösen Eindruck; aber die bakteriologische Untersuchung bleibt fast immer negativ. Ihr Zusammenhang mit der echten Ruhr ist höchst fraglich. Die Fäzes können im Anfang ganz stark blut- und schleimhaltig sein. Aber die rektoskopische Untersuchung (die natürlich erst nach dem Abklingen der schweren akuten Erscheinungen vorgenommen werden soll) zeigt fast niemals die tiefen Ulzerationen der echten Ruhr, sondern meist nur Rötung und Schleimauflagerung. Ihr Verlauf ist manchmal recht hartnäckig und zu Rückfällen neigend. Schleim aus dem Dickdarm haftet den Fäzes äußerlich an; aber als einziges objektives Symptom ist er für eine entzündliche Natur doch nicht ohne weiteres beweisend. Die stärksten Schleimbeimengungen kommen bei der Colica mucosa vor. Es werden da, meist in plötzlichen Anfällen, lange, schleimige Häute entleert. Diese Affektion kommt bei neuropathischen Individuen vor, vorzugsweise bei obstipierten; im Blut findet sich dabei eine Eosinophilie; vielleicht ist der Zustand mit dem Bronchialasthma verwandt. Rein flüssige Entleerungen beweisen nichts Organisches, sondern können bei jeder nervös beschleunigten Peristaltik auftreten. Dagegen ist Eiter im Stuhl (wenn er nicht als Zeichen eines perforierten Abszesses plötzlich und massenhaft auftritt) stets das Symptom eines ganz schweren entzündlichen Prozesses. Im Gegensatz zur Bronchialschleimhaut, die auch bei leichterer Alteration schon häufig ein rein eitriges Sputum produziert, ist das bei der Darmschleimhaut viel seltener der Fall. Durchfälle, die bei älteren Leuten unmotiviert auftreten, sind stets auf Karzinom verdächtig, vor allem wenn sie mit Blut durchmischt sind. (Geringe Mengen von äußerlich anhaftendem hellroten Blut stammen von Hämorrhoiden.) Jedenfalls ist es ganz irrtümlich, wie es oft geschieht, aus hartem, kleinknolligem sog. „schafkotähnlichem“ Stuhl auf ein stenosierendes Neoplasma zu schließen. Solcher Stuhl kann bei jeder harmlosen Obstipation vorkommen. Nur die ganz tief sitzenden Tumoren dicht über dem Sphinkter geben zu einem charakteristischen Stuhl Anlaß, indem sie die eingedickten und in der Ampulle schon geformten Fäzes flach drücken und dann bandförmig austreten lassen.

Aus dem vagen Symptomenkomplex des chronischen Darmkatarrhs ist in den letzten Jahren die sog. Gärungsdyspepsie von AD. SCHMIDT als selbständiges Krankheitsbild herausgehoben worden. Die Verarbeitung der Kohlehydrate im Dünndarm erleidet hier Einbuße. Deshalb gerät kohlehydratreiches Material in das Coecum, wo geringfügige Gärungen normalerweise stets vorkommen, und bietet jetzt den säurebildenden

Bazillen einen üppigen Nährboden; diese wuchern und die Gärungen nehmen überhand. Die dabei entstehenden sauren Produkte wirken wiederum beschleunigend auf die Peristaltik und der Circulus vitiosus ist da. Die Klagen der Kranken bestehen im Gefühl der Völle, in Flatulenz und in häufigeren, breiigen Stühlen (meist keine starken wässerigen Entleerungen). Die Stühle sind hell, schaumig, reagieren sauer, zeigen mikroskopisch jodfärbbare Stücke und gären bei der Brutschrankprobe. Die Behandlung besteht in einer Einschränkung der Kohlehydrate, vor allem der Kartoffeln, welche hier besonders schädlich zu sein scheinen. In schwereren Fällen kommt man am raschesten zur Heilung, wenn man einige Tage gänzlich fasten läßt, dann, wie bei schwerstem Diabetes, anfangs nur mit Eiweiß und Fett ernährt und dann unter dauernder Stuhlkontrolle Kohlehydrate anfangs in leicht aufschließbarer Form zulegt. Die Kenntnis dieser gärungsdyspeptischen Zustände ermöglicht uns manchmal, monatelange Durchfälle, die der üblichen Schleim-Breidiät getrotzt hatten, in kurzem zu heilen. Eine analoge Fäulnisdyspepsie mit dunklen, stinkenden, stark alkalischen Stühlen ist viel seltener; man sieht sie am ehesten bei Dickdarmkatarrhen, wo das schleimige, eiweißreiche Darmsekret (nicht das unresorbierte Nahrungseiweiß) das Material zur Fäulnis abgibt. Die Behandlung besteht ganz analog nach Einschaltung einiger Hungertage in möglichst eiweißarmer Kost; am reinsten kann diese für einige Tage in ausschließlicher Zuckerzufuhr bestehen.

Mit Hilfe derartiger Erwägungen und Untersuchungen wird es in einer gewissen Zahl von Fällen gelingen, an Stelle der unbefriedigenden Diagnose des „chronischen Darmkatarrhs" ein genauer umschriebenes Krankheitsbild zu setzen und eine zielbewußtere Therapie einzuleiten.

Über die Behandlung nur einige Gesichtspunkte, die meist nicht genügend Beachtung finden. Das so beliebte Abführmittel, das bei akuter Enteritis so gern angewandt wird, ist meist gar nicht mehr angezeigt, wenn der Kranke in Behandlung kommt. Dagegen sind 1—2 völlige Fasttage von großem Nutzen. Mit den üblichen Schleimsuppen führt man fast keine Kalorien zu; aber die totale Karenz ist für die abnormen Prozesse im Darm viel nützlicher. Auch die Behandlung eines chronischen Darmkatarrhs beginnt man am besten mit Fasttagen; man gewinnt damit einen Überblick, welche abnormen Prozesse im Vordergrund stehen. Findet man bestimmte Nahrungsmittel schlecht ausgenutzt, muß die Diät hiernach eingestellt werden. Wenn eine Achylie besteht, muß diese berücksichtigt werden, um den Darm nicht durch ungenügend vorbereitete Stoffe zu belasten. Daß bei Kolitiden die Diät keine Rolle zu spielen braucht, gilt sehr cum granu salis; jedenfalls besteht diese Lehre bei frischen Fällen, wo doch stets der ganze Darmtraktus abnorm reizbar ist, nicht zu Recht. Bei länger bestehenden Dickdarmkatarrhen ist eine einseitige Suppen-Breidiät entschieden kontraindiziert, um den Kranken nicht von Kräften kommen zu lassen; jedoch sollen auch dann die Speisen küchentechnisch so vorbereitet werden, daß dem Dickdarme nur ein Minimum an Arbeit zugemutet wird. Von der Butter wird bei der Ernährung von Darmkranken viel zu wenig Gebrauch gemacht.

Butter wird in den meisten Fällen von Darmkranken gut resorbiert, selbst in Mengen von 100—200 g (am besten als frische Butter zu den Speisen). Bei allen Kolitisformen ist Obstipation streng zu verhüten; sie wird hier am besten mit Einläufen bekämpft. Adstringierende Einläufe mit 2—3 vH Tannin oder 1 vH Silbernitrat oder mit Dermatol 1—2 vH werden viel angewandt. Die so gefürchtete Hartnäckigkeit der Darmkatarrhe beruht zum Teil auf den hypochondrisch-nervösen Einschlägen, die sich länger dauernden Darmbeschwerden so gerne beimischen, zum Teil darauf, daß die Kranken die Diätvorschriften nicht durchführen. Sonst ist die Prognose der Darmkatarrhe, soweit ihnen nicht tiefgreifende, torpide Ulzerationen zugrunde liegen, wie es bei der echten Ruhr nicht selten ist, ziemlich gut. Bei schweren Ulzerationen muß man gelegentlich chirurgisch vorgehen (Anlegung eines Anus praeternaturalis am Coecum), um das Kolon für einige Zeit ganz auszuschalten. Opiate sind häufig nicht ganz zu umgehen. Von den bekannten Tannin- und Wismutpräparaten (Tannalbin, Dermatol, Thioform), ebenso von Tierkohle, Bolus alba (täglich mehrmals etwa 0,5 g) darf reichlich Gebrauch gemacht werden. Bei einer spastischen Komponente ist Atropin oft von Nutzen.

An eines muß man bei jedem Kranken mit den Beschwerden eines chronischen Darmkatarrhes denken, nämlich an Würmer; deshalb möchte ich an dieser Stelle das Wichtigste über die im Darm vorkommenden Würmer in Kürze einfügen. Ob andere Beschwerden, die neben den Stuhlunregelmäßigkeiten bei Darmwürmern vorkommen, wie Herzklopfen, Speichelfluß, Kopfweh, Heißhunger usw. nervös sind, oder auf der Resorption von Toxinen beruhen, ist noch nicht sicher. Die bei Wurmträgern häufig beobachtete Eosinophilie im Blute läßt jedenfalls an eine Toxinresorption denken.

Die wichtigsten Bandwürmer sind Taenia saginata, s. mediocanellata und Taenia solium. Ich brauche Sie wohl nur kurz daran zu erinnern, daß wir bei den Bandwürmern immer zwei Formen, eine geschlechtsreife und eine Larvenform, die Finnen oder Zystizercen unterscheiden. Die Bandwürmer machen meistens einen „Wirtswechsel" durch. Im Darme des „Wirtes" wächst der Wurm. Aus seinem Kopfe (Skolex) sprossen die Glieder (Proglottiden) hervor; diese produzieren die Eier. Wenn befruchtete Eier nun in den Darmtraktus eines hierzu geeigneten „Zwischenwirtes" gelangen, werden die Hüllen der Eier gelöst, der Embryo gelangt in die Gewebe und entwickelt sich dort zur Finne. Wenn nun finnenhaltiges Fleisch wiederum von einem „Wirte" verzehrt wird, dann wächst in dessen Darm ein neuer Bandwurm aus.

Von der Taenia saginata lebt der Wurm (etwa 4 m lang, der Kopf, Skolex, mit vier Saugnäpfen, ohne Hakenkranz) im menschlichen Darm; die Finne im Rinde. Die Eier sind rundlich mit einer dicken Schale.

Die Taenia solium (2—3 m lang, vier Saugnäpfe, ein Hakenkranz aus etwa 25 Haken bestehend) lebt im menschlichen Darme. Seine Finne, der Cysticercus cellulosae, kommt meist bei Schweinen vor. Wenn aber Eier bzw. Proglottiden infolge Selbstinfektion in den Magen des Menschen geraten, können Embryonen auch von hier ins Gewebe wandern und zu Zystizerken werden, und zwar besonders im Gehirn, im Auge, in der Muskulatur oder unter der Haut. Die letzteren sind leicht zu fühlen, aber wohl meist nur durch Probeexzision zu erkennen. Im Auge sind sie ophthalmoskopisch festzustellen; im Gehirn kann sich eine besondere Form, der Cysticercus racemosus (zahlreiche traubenartige Bläschen), ausbilden.

Wegen dieser Gefahr bedarf die Taenia solium, die übrigens bei uns recht selten geworden ist, unbedingt der Behandlung. Aber auch die Taenia saginata soll man bei sonst gesunden Leuten im allgemeinen abtreiben, selbst wenn der

Wurm keine besonderen Beschwerden macht und der Patient die Glieder nur zufällig im Stuhl bemerkt. Eine Bandwurmkur wird trotz aller modernen Mittel immer noch am besten mit Extractum Filicis maris, 6—8 g, nach vorheriger Darmentleerung durchgeführt. Die Verordnung eines Abführmittels mit oder nach dem Farnkraut wird meistens vorgeschrieben, hat aber den Nachteil, daß bei allzu lebhafter Darmperistaltik der Wurm öfters abreißt und der Kopf darin bleibt. (Dann ist die Kur natürlich zwecklos gewesen). Geht der Wurm nach etwa einem halben Tage nicht spontan ab, gibt man besser einen Einlauf.

Bei Taenia echinococcus ist das Verhalten umgekehrt wie bei den eben erwähnten Bandwürmern. Hier ist der Mensch der Zwischenwirt, der Träger der Finne, während der Wurm (3—4 m lang) beim Hunde vorkommt. Die Krankheitserscheinungen beim Menschen werden durch Sitz und Größe der Zysten bedingt; dieselben machen Tumorsymptome. Sie entwickeln sich am häufigsten in der Leber. Ich habe den Echinokokkus deshalb bei den Lebertumoren besprochen.

Ich erwähne hier noch die Trichina spiralis, von welcher, wie bei der Taenia solium, der Mensch zugleich den Wurm und die Larven beherbergen kann. Die durch ihn ausgelösten wichtigsten Krankheitserscheinungen beruhen auf der Anwesenheit der Larven in der Muskulatur. Ich habe das Wichtigste über die Trichinose in der Vorlesung über Rheumatismus bereits gebracht.

Den Bothriocephalus latus habe ich bei den Anämien (S. 287) besprochen, weil er der Erreger einer heilbaren perniziösen Anämie sein kann. Ich bemerke hier nur, daß dieser Wurm viel rascher wachsen kann als die anderen; er kann täglich um etwa 30 Proglottiden länger werden.

Von den Rundwürmern kommt dem Ascaris lumbricoides und dem Oxyuris vermicularis eine klinische Bedeutung zu. Der letztere, Springwurm oder auch Pfriemenschwanz genannt (das Männchen 4 mm lang, das Weibchen 10 mm lang) lebt im Dünndarm des Menschen, kriecht nachts aus dem After und verursacht dabei starken Juckreiz. Kinder werden nicht selten dadurch zur Onanie verleitet. Falls man bei entsprechendem Verdachte im Stuhl keine Würmer findet, soll man die Haut um den After abkratzen und darin die recht charakteristischen, unregelmäßigen, etwas länglichen Eier suchen. Die alte Lehre, daß die Oxyureneier den Magen passieren müssen, um den Embryonen das Ausschlüpfen zu ermöglichen, gilt nicht mehr. Die Rolle der Appendix als Hauptbrutstätte ist strittig. Für die Beseitigung der Oxyuren ist bei Kindern sehr wichtig, daß durch Badehosen u. dgl. während der Nacht das Kratzen auf der Haut verhindert wird, weil sonst Selbstinfektion unvermeidlich ist. Wir haben leider kein zuverlässiges Mittel gegen Oxyuren. Einläufe mit Alum. subaceticum werden zurzeit am meisten angewandt, besonders in Form der Gelon. alum. subacetici, welche nach besonderer, dem Präparate beigegebener Vorschrift, teils per os, teils zum Klystier verwendet werden.

Der Askaris kann ein ganz harmloser Parasit sein. Die Männchen sind 25 cm, die Weibchen 40 cm lang. In manchen Fällen kann er neben den oben erwähnten unbestimmten Allgemeinstörungen sich aber auch sonst noch unangenehm bemerkbar machen. Die Askariden können in den Magen kriechen und erbrochen werden, was natürlich für den Befallenen im höchsten Grade ekelhaft ist. Ein zusammengeballter Askaridenhaufen im Darm kann einmal Ileussymptome machen und in der Appendix kann er Reizungen verursachen, die von der echten Appendizitis schwer zu unterscheiden sind. Er kann durch den Choledochus kriechen und Ikterus oder gar Leberabszesse verursachen. Zur Abtreibung, welche nicht auf ein einzelnes Exemplar hin, sondern nur bei öfterem Abgang von Würmern oder beim Nachweis der Eier im Stuhle (länglich oval, die Schale exzentrisch geschichtet, mit siegelringähnlichen Verdickungen) vorgenommen werden soll, ist das Santonin 3mal täglich 0,3 mit einem Abführmittel mehrere Tage hintereinander am meisten wirksam, aber nicht ohne unangenehme Nebenwirkungen (Gelbsehen, Krämpfe, Mydriasis). An seiner Stelle wird neuerdings das Ol. chenopodii viel angewandt (2—3mal 12—15 Tropfen in Abständen von 1—2 Stunden, nach der letzten Dosis Rizinusöl).

Der Peitschenwurm, Trichocephalus dispar, 4—5 cm lang, ist ein harmloser Parasit; seine Eier sind gelbbraun mit knopfähnlichen Ansätzen; sie stellen einen Zufallsbefund dar.

Ankylostomum duodenale (Männchen 10 mm, Weibchen 5 mm lang) lebt im Dünndarm. Die länglichen ovalen Eier mit harter Schale haben eine stark gefurchte Oberfläche. Die Infektion kann durch den Mund erfolgen, aber auch durch die Haut (Barfußgehen auf feuchter Erde oder Baden). Mit seinen Haken saugt sich der Wurm an der Darmschleimhaut fest und es können schwere Anämien auftreten, freilich nach Art der sekundären, nicht der perniziösen Anämie, wie beim Bothriocephalus latus (vgl. Vorlesung Nr. 18). Ankylostomum duodenale kommt in Ägypten und in manchen Teilen Italiens vor. Daß die ägyptische Chlorose auf einer Ankylostomuminfektion beruht, erkannte GREESINGER schon um die Mitte des vorigen Jahrhunderts. Eine schwere Epidemie brach beim Bau des Gotthardtunnels unter den dort beschäftigten italienischen Arbeitern aus. Gelegentlich werden kleine Epidemien in Ungarn, aber auch bei uns im Rheinland und in Westfalen unter Ziegelarbeitern und bei Bergleuten beobachtet.

Erwähnt seien noch die bei uns sehr seltenen Leberegel, Distomum hepaticum und lanzeolatum, welche in den Gallengängen sich einnisten und zu Ektasien, Abszessen usw. führen können. Distomum haematobium oder Bilharzia (nur in den Tropen) nistet sich in verschiedenen Gefäßbezirken des Darmtraktus und der Harnblase ein und führt zu dysenterieähnlichen Darmkatarrhen und zu Hämaturie.

Wenn sie auch keine Darmparasiten darstellen, so möchte ich bei dieser Gelegenheit der Vollständigkeit halber noch die zu den Fadenwürmern gehörenden Filarien erwähnen. Sie setzen sich fest bzw. wandern in den verschiedensten Geweben; dementsprechend sehr wechselnde Symptome, Hautabszesse bei Filaria medinensis; elephantiastische Verdickungen, Chylurie oder auch Hämaturie durch Verlegung bzw. Arrosion der Lymphzirkulation bei Filaria Bancrofti s. sanguinea. Blut und Harn enthalten hier massenhaft Embryonen.

Manchmal erhebt man bei Leuten mit mannigfachen Magendarmbeschwerden und Stuhlunregelmäßigkeiten (was man oftmals schlechtweg einen chronischen Magen-Darmkatarrh nennt) allerlei Befunde, deren Deutung als pathogenetisches Moment strittig ist. Ich denke vor allem an die verschiedenen Lageveränderungen oder abnormen Beweglichkeiten der Bauchorgane, z. B. Enteroptose, ein Tiefstand aller Bauchorgane, Ren mobilis (Wanderniere), wenn die Niere allein tief steht (ein bei Frauen auf der rechten Seite häufiger Befund), Koloptose, Coecum mobile, Retroflexio uteri usw. Derartiges halten die einen für eine befriedigende und alles erklärende Ursache von allerlei Abdominalbeschwerden, teils auf reflektorischem Wege, teils durch direkten Druck oder Zug und machen sie deshalb zum Gegenstand einer Behandlung, öfters sogar auf chirurgischem Wege. Andere dagegen (und ich glaube, diese haben recht) lehnen deren spezielle ätiologische Bedeutung ab; sie halten derartiges nur für den morphologischen Ausdruck einer sog. asthenischen Konstitution, welche sich häufig mit mannigfachen nervösen Organbeschwerden vergesellschaftet.

Schließlich darf man niemals vergessen, daß alles, was hier als Symptom eines sog. chronischen Darmkatarrhs erwähnt wurde, auch Symptom eines anderweitigen ernsten organischen Leidens sein kann. Ich habe am Anfang der Besprechung gleich darauf hingewiesen, und habe eine Reihe solcher Zustände schon genannt. Ich erwähne noch einiges speziell. Bei Kindern und jüngeren Leuten soll man stets in solchen Fällen an eine tuberkulöse Peritonitis denken. Ich habe diese tuberkulöse Peritonitis schon mehrfach erwähnt und habe (in Vorlesung Nr. 13) die beiden Hauptformen besprochen, unter denen sich die wohlausgebildeten Fälle präsentieren, nämlich die trockene Form und die exsudative, mit Aszites einhergehende. Hier handelt es sich natürlich nur um die beginnende Peritonitis, und deren Erkennung ist oft recht schwierig. Man wird den Verdacht schöpfen müssen, wenn länger dauernde Verdauungsbeschwerden mit gelegentlichen Temperatursteigerungen einhergehen und zu Abmagerung führen. Recht charakteristisch ist manchmal schon in frühen Stadien das Mißverhältnis zwischen dem mageren Körper und dem etwas voluminösen Bauch. Beim Stehen wird dasselbe noch deutlicher. Ein Verstrichensein des Nabels, leichte Verdickungen in seiner Gegend, eine Verminderung der normalen Weichheit beim Palpieren sind dann wichtige Hinweise. Fettstühle pflegen in diesen ersten beginnenden Stadien noch nicht deutlich zu sein. Bei älteren Leuten sind hartnäckige Verdauungsbeschwerden, vor allem Durchfälle, stets auf ein Karzinom verdächtig, wie ich das oben schon kurz erwähnt habe. Man versäume in solchen Fällen niemals gründlichste rektale Untersuchung mit dem Finger und mit dem Rektoskop. Auch die Röntgenuntersuchung (Schirmbeobachtung während Applikation eines Bariumeinlaufes ins Rektum) ist eine notwendige Methode geworden. Wichtig zu wissen ist, daß der klinische Verlauf gerade bei Darmkarzinomen außerordentlich intermittierend sein kann. Perioden mit fast völliger Beschwerdefreiheit und Gewichtszunahme dürfen niemals verleiten, ein Karzinom auszuschließen, wenn man sonst Grund zu seiner Annahme hat. Man sieht leider nicht selten Kranke mit ausgedehnten Karzinomen des Rektums oder des Colon descendens, die Monate hindurch als „Darmkatarrhe" behandelt waren, ohne daß man lokal genau untersucht hätte. Das ist ein schweres und verhängnisvolles Versäumnis, weil die operativen Aussichten bei frühzeitig erkannten Karzinomen dieser Gegend nicht ganz ungünstig sind.

22. Vorlesung.

Erkrankungen der endokrinen Drüsen.

M. H.! Sie haben alle in der Physiologie von den endokrinen Drüsen, von der inneren Sekretion gehört. Im Gegensatz zum gewöhnlichen äußeren Sekret der Drüsen, welches durch einen Ausführungsgang an die Stätte seiner Wirksamkeit geleitet wird, wie z. B. die Galle von der Leber zum Darme, spricht man von einer inneren Sekretion, wenn ein Organ ohne besonderen Ausführungsgang dem durchströmenden Blute irgendeinen physiologisch wirksamen Stoff beimischt. Hieraus ergibt sich, daß der Einfluß dieser inneren Sekrete stets viel allgemeinerer, auf alle möglichen ferngelegenen Organe gerichtet sein kann, als es beim äußeren Drüsensekret der Fall ist.

Strenggenommen hätte man zu diesen inneren Sekreten u. a. auch die allerorts entstehende Kohlensäure mit ihrer Wirkung auf das Atemzentrum zu rechnen. Jedoch pflegt man bei der Behandlung dieser Fragen nur jene Organe zu berücksichtigen, welche ein spezifisches Sekret absondern. Ob diese Organe ausschließlich eine solche Funktion ausüben, wie z. B. die Schilddrüse, oder ob sie daneben noch ein äußeres Sekret produzieren, wie es das Pankreas tut, ist gleichgültig. In dieser Vorlesung sollen uns die Schülddrüse, die Epithelkörperchen, die Thymus, die Nebennieren und die Hypophysis beschäftigen. Vom inneren Sekret des Pankreas werde ich beim Diabetes das Nötigste bringen. Die anderen endokrinen Drüsen, wie die Zirbeldrüse, die Keimdrüse, sind noch so wenig durchforscht, daß ich sie hier übergehen möchte.

Die Allgemeinwirkung, welche diese Organe ausüben, soll gewissen Zentren im zentralen Höhlengrau um den 3. Ventrikel, im Zwischenhirn und im Hypothalamus unterstehen; sie wird teilweise durch das vegetative Nervensystem vermittelt. Wie ich Ihnen bei der Besprechung des Ulcus ventriculi auseinandergesetzt habe (S. 318), teilt man das vegetative Nervensystem ein in das sympathische (vom Grenzstrang des Sympathikus innervierte) und in das parasympathische oder autonome (vom Vagus, Okulomotorius und Pelvikus versorgte) Gebiet. Die bisherige Lehre, daß Vagus und Sympathikus durchschnittlich antagonistisch wirken, ist neuerdings mannigfach modifiziert worden, wie ich das auch schon oben kurz gestreift habe. Die Mannigfaltigkeit der Symptome, welche von der Tätigkeit der endokrinen Drüsen sich herleiten, wird dadurch unserem Verständnis näher geführt, daß trotz mannigfacher Ausnahmen immerhin die einen vorzugsweise im Sinne einer Sympathikusreizung, die anderen wie eine Reizung des parasympathischen Systems wirken. Man pflegte früher einen prinzipiellen Unterschied zu machen zwischen Reizung auf nervöse Impulse hin und solcher durch chemisch wirkende Stoffe. Heute gilt diese Scheidung als verwischt. Die Absonderung der Sekrete wird sicher oft durch Nervenimpulse ausgelöst. Klinische Beobachtungen an Patienten mit Vergrößerung oder Schwund der Drüsen im Verein mit Experimenten, in denen diese Organe entfernt oder ihr Extrakt eingespritzt wurde, haben unsere Kenntnisse vor allem über die Schilddrüse und die Epithelkörperchen bis zu einem gewissen Grade geklärt.

Zunächst möchte ich Ihnen die wichtigste Schilddrüsenerkrankung an dieser jungen Frau hier demonstrieren. Sie klagt, daß sie seit etwa einem Jahre abmagert und an Herzklopfen leidet. Auf weiteres Befragen erzählte sie von allgemeiner nervöser Unruhe, von einer auffälligen Neigung zu schwitzen und von Durchfällen, welche ohne Ursache öfters ganz plötzlich auftreten. Ein Blick auf die Patientin läßt die Diagnose „BASEDOWsche Krankheit" jeden ohne weiteres stellen, welcher von dieser Krankheit einmal Näheres gehört hat. Sie finden eine mäßig starke Schilddrüsenvergrößerung und sehen ferner die weit vorstehenden glänzenden tränenfeuchten „Glotzaugen" (Exophthalmus). Diese Glotzaugen mit den weiten Lidspalten und einem ab-

norm seltenen Lidschlag (STELLWAGsches Zeichen) haben Anlaß gegeben,
das Aussehen solcher Kranken einem „kristallisierten Schrecken" zu vergleichen. Die Ursache der Glotzaugen liegt in retrobulbärer Hyperämie,
bei längerem Bestande vielleicht auch in Fettentwicklung daselbst. Eine
neuere Theorie, welche den Exophthalmus von zu starker Kontraktion
eines bisher weniger beachteten „LANDSTRÖMschen" Muskels am vorderen
Teile des Bulbus ableitet, hat Widerspruch erfahren. Das STELLWAGsche
Zeichen wird auf einen abnormen Tonus der Augenmuskeln bezogen,
ebenso das GRAEFEsche und das MÖBIUSsche Symptom; das erstere
besteht darin, daß beim Blick nach unten das obere Augenlid nicht
so weit nach unten folgt wie beim gesunden. Alle Kräfte, welche die
Lidspalte erweitern, sind angespannt. Unter dem MÖBIUSschen Zeichen
versteht man die Unfähigkeit zu stärkerer Konvergenz. Wenn Sie
ferner die Kranke ihre Hände mit gespreizten Fingern vorstrecken
lassen, tritt ein sehr rasches feinschlägiges Zittern auf. Die Haut fühlt
sich überall etwas schweißfeucht an. Der Puls ist dauernd erheblich
beschleunigt, über 100. Der Herzspitzenstoß, mit allen Kennzeichen
eines „schleudernden Spitzenstoßes", erschüttert die ganze Brustwand
stark. Auch die Halsgefäße sowie die Struma selber zeigen bei der
Betrachtung, beim Fühlen und Behorchen lebhafte Pulsation sowie
allerlei Schwirren, Sausen und Blasen. Das Herz ist deutlich verbreitert. Die Auskultation des Herzens ergibt außer der Beschleunigung
nichts Besonderes. Die übrigen inneren Organe zeigen normalen Befund, die Patellarreflexe sind lebhaft, die Pupillen reagieren normal.
Die tägliche Temperaturmessung zeigt gelegentliche kleine Anstiege.
Von anderen Zeichen, welche man bei solchen Kranken findet, erwähne ich gleich noch eine verminderte Toleranz für Zucker. Nach
kohlehydratreichen Mahlzeiten kommt es leicht zu einer kurzen Glykosurie. Ferner ist der Hautwiderstand für den galvanischen Strom
meist herabgesetzt und im Blute ist die Zahl der einkernigen Zellen
relativ und absolut vermehrt, die Leukozyten sind relativ vermindert.
Die Gerinnung des Blutes ist meist verzögert, seine Viskosität erhöht.
Denken Sie dann noch an die Abmagerung der Kranken, welche nicht
in Appetitlosigkeit ihre Ursache hat und auch durch die gelegentlichen
Durchfälle keineswegs erklärt wird, so haben Sie einen außerordentlich
vielgestaltigen Symptomenkomplex, welcher sich nicht ohne weiteres
von einer Organkrankheit herleiten läßt, wie es sonst doch häufig möglich ist.

Die älteren Autoren sahen in dem Morbus Basedowi eine Neurose,
welche durch zerebrale Affektionen in der Gegend des Bulbus ausgelöst werde. Durchschneidung der Corpora restiformia sollte zu base-
dowähnlichen Symptomen führen. Andere suchten die Veränderungen
in der Großhirnrinde. Aber dann rückten experimentell physiologische
und klinische Beobachtungen immer mehr die Schilddrüse als Ursache
in den Mittelpunkt. Im Jahre 1886 stellte dann MÖBIUS seine Schild-
drüsentheorie auf. „Der BASEDOWschen Krankheit liegt eine krankhaft gesteigerte Schilddrüsentätigkeit zugrunde, wie dem Myxödem ihre
Untätigkeit."

Es hat vieler ärztlicher Mißerfolge und Enttäuschungen sowie zahlloser Experimente bedurft, bis es gelang, zu dieser Erkenntnis zu dringen und das Wesen und die Rolle der Thyreoidea beim gewöhnlichen Kropf, bei der BASEDOWschen Krankheit und beim Myxödem zu klären. Hierüber folgendes: Der Kropf stellt eine Vergrößerung der Schilddrüse dar, welche mit dem spezifischen Schilddrüsengewebe und seiner Funktion nichts zu tun hat. Neben dem Schönheitsfehler, den er bedingt, kann ein solcher Kropf durch Druck auf die Umgebung zu Kompression der Trachea und damit zu Dyspnoe, vor allem bei der Inspiration, führen. Im übrigen sind die gewöhnlichen Kropfträger gesund. Daneben kennt man schon seit langem Schilddrüsenvergrößerungen, die mit schweren, aber ganz divergierenden Krankheitserscheinungen einhergehen. Man kennt Kropfkranke mit einem Basedow, wie es die Patientin hier zeigt, und ferner Kropfkranke mit einem „Myxödem", und schließlich kennt man, was das Problem anfangs ganz verwirrte, Myxödemkranke überhaupt ganz ohne Schilddrüse.

Eine Klärung dieser Rätsel brachten vor allem die Erfahrungen der Chirurgen. Als man früher in Unkenntnis über die lebenswichtige Funktion der Schilddrüse dieselbe bei Kropfträgern total exstirpierte, entwickelten sich bei den vorher gesunden Leuten allerlei unerwartete schwere Veränderungen. Manchmal traten rasch tetanische Krämpfe auf, manchmal bildeten sich ödemähnliche Schwellungen der Haut aus und man beobachtete einen Rückgang, ein Stumpferwerden der geistigen Fähigkeiten, kurzum ein sog. Myxödem. Von diesem Myxödem und den ihm verwandten Zuständen, Kretinismus usw. werde ich nachher noch reden. Der Zusammenhang und die Genese aller dieser Zustände wurde in folgender Weise geklärt: Die Krampfanfälle haben mit der Schilddrüse nichts zu tun, sondern sind dadurch verursacht, daß die Epithelkörperchen mit exstirpiert wurden (davon nachher noch einiges). Das Myxödem dagegen ist die Folge des Ausfalls der Schilddrüsenfunktion. Dieselbe fällt regelmäßig aus, wenn der Chirurg einen Kropf total exstirpiert. Sie kann ferner ausfallen, wenn in der Schilddrüse das spezifische Gewebe durch Wucherung eines anderen Gewebes zerstört wird, und schließlich kommt es zum gleichen Effekt durch Degeneration, Atrophie oder angeborenes Fehlen der Schilddrüse. Verfütterung von Schilddrüsensubstanz vermag alle diese Zustände von „Athyreoidismus" zu heilen oder wenigstens zu bessern. Eine nur teilweise Resektion der Schilddrüse mit Belassung der Epithelkörperchen läßt die Kropfoperierten völlig gesund. Der Morbus Basedowi dagegen, der auch in klinischer Hinsicht das Spiegelbild des Myxödems darstellt, wird als ein Plus an Schilddrüsenfunktion, als Hyperthyreoidismus gedeutet. Verfütterung von Schilddrüsen (bzw. Implantation) kann basedowähnliche sog. thyreotoxische Symptome auslösen, besonders in bezug auf die Steigerung der Stoffwechselprozesse, die Herzbeschleunigung und die Neigung zur Glykosurie. Die Steigerung des Stoffwechsels hat bekanntlich Veranlassung gegeben, Schilddrüsentabletten zur Entfettung anzuwenden; aber in der gleichzeitigen Herzwirkung ist natürlich eine Gefahr dieses Mittels gegeben, welches sonst wegen der Bequemlichkeit seiner Anwendung bei Fettleibigen recht beliebt wäre.

Eine restlose Erzeugung aller Basedowsymptome durch Verfütterung von Schilddrüsen zu erwarten, hieße vom Experiment zuviel verlangen. Denn beim Basedow handelt es sich keineswegs nur um eine Schilddrüsenerkrankung in einem sonst gesunden Körper, genau so wenig wie bei sonst irgendeiner Krankheit nur das eine Organ krank ist, nach welchem wir die Krankheit benennen. Wir wissen, daß allerlei verwandte Organe, welche mit demselben zu gemeinsamer oder entgegengesetzter Tätigkeit verknüpft sind, mit befallen zu sein pflegen. So sind auch bei Basedow stets mehrere endokrine Drüsen beteiligt. Meistens ist die Thymus vergrößert; viele Fälle zeigen auch Prozesse an der Hypophysis (Vermehrung der Hauptzellen und Schwund der chromaffinen Zellen), ferner an den Nebennieren (Hypertrophie der Markzellen) und auch des Pankreas (Verminderung der LANGERHANS-schen Inseln. Hierdurch sind natürlich die verschiedensten Störungen im Vagus und Sympathikusgebiet möglich. Die meisten Symptome sind sympathikotonisch, wie die Tachykardie, der Tremor, die Lymphozytose, die Durchfälle; zu den vagotonischen wäre die Neigung zu Schweißen zu rechnen, ferner eine freilich ziemlich seltene Bradykardie mit respiratorischer Arhythmie. Die alte Streitfrage, ob der Basedow einen einfachen Hyperthyreoidismus oder einen Dysthyreoidismus darstellt, d. h. ob auch ein qualitativ geändertes krankhaftes Schilddrüsensekret eine Rolle spielt, ist wegen der Beteiligung der anderen endokrinen Drüsen vorläufig gar nicht zu entscheiden. Daß sich manchmal den Basedowsymptomen solche des Myxödems dazugesellen (z. B. Fettsucht von hypothyreoidem Charakter) könnte man für die Annahme eines Dysthyreoidismus verwerten.

Über die pathologische Physiologie und Anatomie der Schilddrüse beim Basedow besteht leider noch keine befriedigende Klarheit. Früher (von BAUMANN) wurde als wirksame Substanz das Jodothyrin dargestellt. Später isolierte OSWALD das Thyreoglobulin und sprach diesem die charakteristische Schilddrüsenwirkung zu. Dieses Thyreoglobulin bildet einen großen Teil des Schilddrüsenkolloids. Neuerdings gilt als wirksames Agens das Thyroxin (dem Tryptophan verwandt); dasselbe kann jedoch nur durch eingreifende Methoden aus der Schilddrüse gewonnen werden. In der Basedowstruma sind diese Schilddrüsen-Eiweißkörper jedenfalls in geringerer Menge als in entsprechend großen gewöhnlichen Kolloidstrumen. Der Jodgehalt ist in bezug auf die Kolloidmenge manchmal vermehrt, meist aber erheblich vermindert, so daß die Bläschen des Basedowkropfes dann ein jodarmes Kolloid enthalten. Morphologisch zeigt die Basedowstruma meistens einige Besonderheiten gegenüber Strumen ohne Basedowsymptome. Die Struma ist diffus vergrößert, ihre Konsistenz derb, von der Schnittfläche ist dünner Saft abstreifbar. Mikroskopisch sind die Epithelzellen zylindrisch, manchmal mehrschichtig und unregelmäßig und zeigen Neigung zur Desquamation. Das Kolloid pflegt an Menge vermindert zu sein, so daß ein Teil der Bläschen leer erscheinen kann; es ist teilweise verflüssigt (resorptionsfähiger?) und verhält sich bei Färbungen öfters etwas abweichend. Unterhalb der Kapsel finden sich gewucherte Lymphknötchen, manchmal sogar mit Keimzentren. In Strumen von geheiltem Basedow ist das Kolloid eingedickt. KOCHER hat die Vorstellung geäußert, daß bei der Entstehung der Erkrankung eine abnorm rasche Absorption des gespeicherten Kolloids mit fehlender Speicherung neuen Materials eine Rolle spielt. Welche spezielle Rolle dem Jod zukommt, ist bei der Divergenz der Befunde und Meinungen noch nicht sicher zu sagen.

Das klinische Bild des Basedow ist ein ganz außerordentlich mannigfaches, aus körperlichen und nervösen Symptomen zusammengestzt. Bei Frauen ist die Krankheit entschieden häufiger als bei Männern. Haarausfall und allerlei Pigmentanomalien, ähnlich dem Chloasma gravidarum sind nicht selten. Neben dem oben erwähnten Zittern kommen auch choreaähnliche Zustände vor. Die fast regelmäßige nervöse Übererregbarkeit der Basedowkranken steigert sich manchmal zu Zuständen, welche ins Gebiet der Psychiatrie gehören. Neuralgien sind häufig. Lähmungen der Hirnnerven, speziell des Fazialis und der äußeren Augenmuskeln, kommen öfters zur Beobachtung. Nervenlähmungen der Beine mit Atrophien und Verlust der Reflexe, welche in den klinischen Darstellungen der französischen Autoren auffälligerweise eine nicht geringe Rolle spielen, dürften doch zu den Seltenheiten gehören. Die Darmtätigkeit zeigt, auch abgesehen von den Perioden mit Durchfällen, oft eine Störung der Fettresorption.

Viele leichte Fälle nehmen einen durchaus gutartigen Verlauf. Nach mehr oder weniger langer Zeit, unter einfacher Ruhe und reichlicher Ernährung kommt es zur Heilung oder doch zu einer an Heilung grenzender Besserung; die Patienten bleiben etwas leicht erregbar. Was bei der entgegengesetzten Gruppe die Gefahr bedingt, ist meist der Zustand des Herzens. Es entwickelt sich allmählich eine Herzinsuffizienz mit allen Ihnen bereits bekannten Zeichen, Dilatation, Ödemen usw. Auch echte Arhythmia perpetua wird nicht selten beobachtet. Dazwischen gibt es natürlich alle Arten von Übergängen. Die einen Fälle verlaufen eminent chronisch, der Beginn ist kaum genau anzugeben; andere setzen fast nach Art einer akuten Krankheit ein. Nicht ganz selten wird der Beginn durch einen psychischen Schock oder durch eine körperliche Anstrengung ausgelöst. So berichtet TROUSSEAU, wie sich bei einer Frau anläßlich des Todes ihres Vaters binnen 4 Tagen sämtliche Basedowsymptome einschließlich Struma und Exophthalmus entwickelten. In CHARCOTS „Dienstagsvorlesungen" lesen Sie von einem jungen Mädchen, das an Basedow erkrankte, nachdem ihr Vater sie in einem Anfall von Säuferwahnsinn aus dem Fenster stürzen wollte. MÖBIUS sah Basedow nach durchtanzten Nächten auftreten. Aber das ist natürlich nur in der Minderzahl der Fälle. Meist ist der Anfang weniger akut und die Entwicklung geht in Schüben vor sich. Das erste sind für gewöhnlich Herzstörungen, Pulsbeschleunigung, Palpitationen usw.; dann vergrößert sich die Schilddrüse (nicht selten rechts stärker als links) und es bildet sich der Exophthalmus aus, daneben ist meist schon ein ausgebreiteter Tremor vorhanden. Die Steigerung des Stoffwechsels, welche nach Respirationsversuchen bis 60 vH. betragen kann, kommt in der Abmagerung trotz reichlicher Ernährung meist deutlich zum Ausdruck. (Das spezielle Verhalten des Eiweißes im Rahmen der gesamten Stoffwechselprozesse ist, ähnlich wie beim Fieber, noch nicht in allem geklärt.) Der weitere Verlauf ist ebenfalls sehr wechselnd. Manchmal heilt die Krankheit in relativ kurzer Zeit; sogar Struma und Exophthalmus bilden sich zurück. Ein andermal zieht sich das Leiden mit Remissionen und Exazerbationen durch viele Jahre hin. Ein tödlicher Ausgang durch Herzinsuffizienz oder durch allgemeine Kachexie ist keineswegs selten. Nach Krankenhausstatistiken soll das in 10 bis 20 vH. aller Fälle auftreten. Doch dürften diese Zahlen wohl ein zu ungünstiges Bild geben, da die sehr zahlreichen leichten Fälle nur ambulant behandelt werden und in solchen Statistiken nicht mit eingeschlossen sind.

Die Diagnose macht bei den großen wohl ausgebildeten Fällen keinerlei Schwierigkeiten; doch gibt es viele Krankheitszustände von nervöser Erregbarkeit, Pulsbeschleunigung und geringer Schilddrüsenvergrößerung, über deren Zuteilung zum Basedow man nicht ganz sicher ist. Man spricht in solchen Fällen von einer „Forme fruste“. Ohne dauernde Tachykardie sollte ein Krankheitsbild jedenfalls nicht als Hyperthyreoidismus gedeutet werden.

Die Behandlung dreht sich heute, wie Sie wissen, stets um die Frage der Operation. Die leichten Fälle heilen, wie oben erwähnt, unter Ruhe und guter Pflege, vielleicht etwas Arsenik oder Chinin, öfters ganz befriedigend. Hydrotherapie, aber jedenfalls nur in mildester Form, kann zur Unterstützung herangezogen werden. Als Kriterium der Heilung bzw. Besserung ist neben der Hebung des Ernährungszustandes die Pulsfrequenz das maßgebendste. Verschlechterungen und Rezidive pflegen sich auch am sichersten durch Beschleunigung der Herztätigkeit zu verraten. Digitalis gegen die Tachykardie ist zwecklos. Wenn dagegen in schweren Fällen Herzinsuffizienz besteht, soll sie nach den sonst üblichen Regeln mit Digitalis behandelt werden. Aber die Aufgabe des Arztes ist es, die schweren Zustände möglichst nicht zur Entwicklung kommen zu lassen. Möbius hoffte, aus dem Serum von Hammeln, denen die Schilddrüse entfernt war, wirksame Stoffe gegen die Basedowsche Krankheit zu gewinnen. Die Toxine, die sich im Blute schilddrüsenloser Tiere ansammeln, sollen den Überfluß an Schilddrüsensekret, der beim Basedow angenommen wird, paralysieren. Das theoretische Fundament dieses „Antithyreoidins“ ist sicher nicht sehr solide. Aber ich habe nach eigenen Erfahrungen den Eindruck, daß dies Mittel augenblicklich zu skeptisch beurteilt wird und ich halte in schweren Fällen einen Versuch damit für erlaubt. Ähnlich dem „Antithyreoidin“ wird „Rodagen“ aus der Milch entkropfter Ziegen hergestellt.

Dagegen hat die operative Behandlung oftmals unzweifelhafte Erfolge zu verzeichnen. Worauf die Technik der Operation zu achten hat, lernen Sie in der chirurgischen Klinik genauer; einiges davon werde ich nachher beim Myxödem und bei der Tetanie noch erwähnen. Jetzt soll uns nur die Frage der Indikation beschäftigen. Der Chirurg fordert mit vollem Recht hier, wie überall, daß ihm die Kranken nicht erst im letzten verzweifelten Stadium zugeschickt werden, d. h. kachektisch und mit schwerer Herzinsuffizienz, sondern möglichst frühzeitig. Andererseits hat der Patient das sehr verständliche Bestreben, wenn irgend angängig, ohne Operation geheilt zu werden. In mittelschweren Fällen, wie hier bei unserer Patientin, wird man für einige Wochen versuchen, in der oben besprochenen Weise der Beschwerden Herr zu werden. Auch Galvanisieren des Sympathikus und des Halsmarks, wie es CHVOSTEK sen. eingeführt hat, darf in solchen Fällen mit angewandt werden. Aber wir sollen zur raschen Operation raten, sobald wir sehen, daß die Erkrankung trotz Ruhe und reichlicher Ernährung Fortschritte macht. Die soziale Stellung des Kranken, d. h. ob er die Möglichkeit hat, längere Zeit nur seiner Krankheit zu leben oder ob er möglichst bald wieder auf den Erwerb seiner Hände angewiesen ist, ist für die Indikation zur Operation oft von maßgebendem Einfluß.

Auf die jetzt sehr aktuelle Frage der Jodmedikation bzw. Prophylaxe beim gewöhnlichen Kropf (ohne Basedow) werde ich nachher noch zurückkommen. Aber beim Basedow speziell wirkt, wie schon TROUSSEAU beobachtet hat, das Jod manchmal verschlechternd auf die übrigen Symptome, speziell das Herz; ja sogar bei sonst gesunden Kropfträgern werden gelegentlich durch Jod einige „thyreotoxische Symptome" ausgelöst. In anderen Basedow-Fällen wird dagegen manchmal entschieden eine günstige Einwirkung erzielt. Hiernach wäre ein vor sichtiger Versuch mit Jod (täglich etwa 2—5 Tropfen einer 5proz. Jodkalilösung) statthaft, wenn nicht noch ein zweiter Einwand zu erwägen wäre, nämlich das Auftreten von Verwachsungen um die Schilddrüse als Folge des Jodgebrauches. Solche Verwachsungen können eine eventuell später notwendige Operation erheblich erschweren. In geringerem Umfange trifft dieses Bedenken auch die Röntgenbestrahlung. Außerdem ist bei dieser noch die Gefahr eines akuten Auftretens thyreotoxischer Symptome in unmittelbarem Anschluß an die Bestrahlung zu bedenken. Trotzdem befürworten manche Autoren neuerdings die Bestrahlung gerade bei den akut verlaufenden Basedowfällen. Ein anderer Punkt, der bei jeder Operation erwogen werden muß, ist die Mitbeteiligung der anderen endokrinen Drüsen, speziell der Thymus, die eine ganz spezielle Wucherung ihrer Epithelzellen zeigen kann. Je mehr dieselben mitaffiziert sind, um so geringer sind natürlich die Erfolgchancen; ja sogar das Operationsrisiko wird durch eine erheblichere Thymusvergrößerung erfahrungsgemäß nicht unwesentlich gesteigert. Manche Chirurgen empfehlen bei jeder Strumektomie gleich einen Teil der Thymus zu resezieren.

Vom Hypo- bzw. Athyreoidismus und seinen Einwirkungen auf die körperliche und geistige Sphäre habe ich einiges bereits angedeutet. Allen diesen Zuständen, welche natürlich bei angeborenem bzw. später erworbenem, bei vollständigem bzw. nicht ganz vollständigem Verlust der Schilddrüse zu verschiedenen Bildern führen, ist gemeinsam eine

Verminderung aller Lebensprozesse. Es fehlt die „Blasebalgwirkung" der Schilddrüse (auf deren vorübergehendes Nachlassen neuerdings der Winterschlaf bezogen wird). Alle Prozesse sind verlangsamt, der Stoffwechsel herabgesetzt (bis auf die Hälfte). Die Wasser- und Kochsalzausscheidung ist vermindert. Das vegetative Nervensystem ist weniger erregbar, auch das Seelenleben ist gehemmt, die geistigen Fähigkeiten sind herabgesetzt. Von speziellen körperlichen Störungen erwähne ich: die Haut ist spröde, rissig und trocken, die Gesichtsfarbe ist fahlgelb, die Zunge öfters auffallend groß und plump. Der ganze Körper ist gedunsen infolge einer eigentümlichen Art von Ödem, welches etwas elastisch ist und den Fingerdruck nicht stehen läßt, wie es das gewöhnliche Ödem tut. Von der schleimigen Konsistenz dieses Ödems stammt der Name des ganzen Zustandes „Myxödem". Hämorrhagische Diathesen treten manchmal auf. Die Körpertemperatur ist meist niedrig, die Zuckertoleranz abnorm hoch, das Herz dilatiert, der Puls verlangsamt (fast alles Gegensätze zum Basedow). Ein solches Myxödem kann sich unter Schrumpfung der Schilddrüse im späteren Leben ganz allmählich entwickeln, bei Frauen häufiger als bei Männern. Die ganz leichten Fälle werden als „Hypothyreoidie benigne chronique" (HERTOGHE) bezeichnet. Am ausgesprochensten sind natürlich die Fälle, in welchen sich derartiges rasch ausbildet, wie nach akuten Infektionskrankheiten oder noch deutlicher nach einer totalen operativen Schilddrüsenexstirpation; dann spricht man von einer „Kachexia strumipriva". Aber prinzipiell das gleiche entwickelt sich bei einem Hypo- bzw. Athyreoidismus auf Grund degenerativer oder sonstiger Prozesse der Schilddrüse. Wenn die Schilddrüse bei der Geburt fehlt (Thyreoaplasia congenita) oder im Kindesalter ausfällt (infantiles Myxödem), so macht sich außer allem oben Genannten, außer einem völligen geistigen Tiefstand noch eine Beeinträchtigung des Knochenwachstums geltend. Am ausgesprochensten ist diese beim Kretinismus. Solche Kretins bleiben sehr klein, meist unter einem Meter. Der Epiphysenschluß ist verzögert, die Epiphysenscheiben können einige Jahrzehnte erhalten bleiben. Die Knochenkerne treten verspätet auf. All das führt zu einem unproportionierten Skelett. Am Schädel kommt es zu abnormem Höhenwachstum, damit zu einem Turmschädel. Am Gesicht wird die Nasenwurzel eingezogen u. dgl. mehr. Man spricht von sporadischem Kretinismus bei vereinzeltem Auftreten, von endemischem Kretinismus, wo derartige Kretins sich in großer Zahl finden. Dem sporadischen Kretinismus können die verschiedensten pathologischen Prozesse der Schilddrüse zugrunde liegen. Bei dem endemischen Kretinismus, der pathogenetisch vom sporadischen zu trennen ist, handelt es sich meistens um eine sog. kropfige Entartung der Schilddrüse, d. h. um einen Kropf, in welchem neben hyperplastischen Prozessen das funktionierende Schilddrüsengewebe zugrunde geht. Der endemische Kretinismus ist wegen seiner stellenweise enormen Verbreitung auch in sozialer Hinsicht von allergrößter Wichtigkeit. Die Autoren geben meistens an, daß Kropf und Kretinismus sich ziemlich gleichmäßig in gebirgigen Gegenden finden, vor allem in der Schweiz, Tirol und Ober-Italien; in

Deutschland sollen diese Affektionen in Unterfranken, Thüringen und Schlesien gemeinsam angetroffen werden. Diese Angabe stimmt für Unterfranken jedenfalls nicht. Hier gibt es sehr viele Kropfträger, aber kaum Kretins. Die angeborenen Kretins, welche meistens auch noch taubstumm sind, stehen häufig auf einer allerniedrigsten tierähnlichen Stufe und sind nur ebengerade zu den allereinfachsten Verrichtungen zu dressieren. Ein wesentlich abweichender Myxödemtypus mit allerlei nervösen Ausfallserscheinungen soll in Vorderindien in der Gegend von Chitral und in den Tälern des Gilghit vorkommen. In Amerika soll der Kropf häufiger den basedowischen Charakter haben; die kretinische Degeneration soll dort seltener sein.

In den schweren Fällen von Myxödem, besonders bei den angeborenen, ist jede Behandlung natürlich zwecklos, während bei den später auftretenden Athyreosen die dauernde Zufuhr von Schilddrüsen (etwa 0,1—0,3 g getrocknete Schilddrüse täglich) oft vorzügliche Erfolge zeitigt. Am allerglänzendsten sind dieselben bei der Kachexia strumipriva, bei welcher die betreffenden Individuen durch dauernde Fütterung mit Schilddrüsen (frische Hammelschilddrüsen oder fabrikmäßig hergestellte Tabletten) tatsächlich völlig gesund gehalten werden können, um beim Aussetzen der Behandlung jedesmal prompt von neuem zu erkranken.

Das endemische Vorkommen von Kropf und Kretinismus weist auf Schädlichkeiten als Ursache hin, welche an die betreffenden Gegenden gebunden sind. Freilich hat sich der früher angenommene Zusammenhang mit bestimmten geologischen Formationen nicht erhärten lassen. Es gibt Beobachtungen, in denen Familien gesunde Kinder bekamen, solange sie in einer kropffreien Gegend wohnten und später in einer Kropfgegend Kretins zur Welt brachten. Lange Zeit suchte man das Kropfgift im Trinkwasser, und die Gemeinde Rapperswyl in der Schweiz (Aargau) soll dadurch kropffrei geworden sein, daß eine neue Wasserleitung aus einer anderen kropffreien Gegend vom Jura her angelegt wurde. Zahlreiche Tierversuche stützten diese Anschauung. Es gelang, bei Hunden und Affen Kröpfe zu erzeugen, indem man sie mit Wasser aus Kropfbrunnen tränkte. Abkochen machte das Wasser unschädlich, ebenso Erhitzen auf 70 Grad zusammen mit Dialysieren, während Dialysieren durch BERKEFIELD-Filter allein nicht entgiftete. Alles Suchen nach einem Contagium vivum blieb aber ergebnislos, und man dachte dann an ein aus organischen Substanzen sich entwickelndes Toxin, womit die obigen Eigenschaften ebenfalls übereinstimmen könnten. In den letzten Jahren ist freilich die alleinige oder auch nur überragende Rolle des Trinkwassers in Zweifel gezogen worden. In neueren Versuchen bekamen Ratten in Kropfgegenden Kröpfe, auch wenn sie mit destilliertem Wasser getränkt wurden, und sie blieben in kropffreien Gegenden auch bei Verabreichung von Kropfwasser völlig gesund.

Am meisten diskutiert wird im Augenblick eine Lehre, welche die Ursache des Kropfes in einem Jodmangel des Trinkwassers, bzw. der Nahrung sieht. Die Anhänger dieser Lehre weisen neben den oben erwähnten Befunden über Jod in der Schilddrüse unter anderem daraufhin, daß z. B. hier in Europa das Jod von den kropfarmen Gegenden der Meeresküste bis zu den Kropfgegenden der Alpen in Wasser, Boden und Luft dauernd abnehmen soll. In Amerika will man analoge Verhältnisse gefunden haben. Folgerichtig sucht man hiernach durch Jod den Kropf zu verhüten, bzw. zu heilen. Nach den bisherigen Beobachtungen, die freilich durch ihre kurze Dauer von erst wenigen Jahren nicht allzu viel Anspruch auf Beweiskraft erheben können, soll es gelingen, den endemischen Kropf der Kinder, den sog. Schulkropf durch kleinste Jodgaben zu verhüten. Zum Zwecke einer dauernden und bequemen Einverleibung kleinster Jodmengen wird in der Schweiz und teilweise auch anderwärts schon ein Salz hergestellt und zum täglichen Gebrauch in der Küche in den Handel gebracht, welches pro 1 kg Chlornatrium 5 mg Jod enthält. Hierbei werden täglich etwa 40 Millionenstel g Jod aufgenommen, das ist ungefähr die Hälfte derjenigen Menge, welche als notwendig erachtet wird. Ein bereits vorhandener Kropf wird durch diese Behandlung nicht zurückgebracht. Von den Kröpfen der Erwachsenen reagieren auf Jod (täglich etwa 0,002 bis 0,005 g) am ehesten die diffusen Strumen, viel weniger die Knotenkröpfe, wie sie bei älteren Leuten allmählich immer mehr überwiegen. Als Gefahr dieser Behandlung droht naturgemäß der sog. Jodbasedow, d. h. das Auftreten thyreotoxischer Symptome. Hierbei wird die Struma oft kleiner, während sie beim echten Basedow bei einer Steigerung der Symptome eher wächst. Die Gefahr des Jodbasedow wird von den Anhängern dieser Lehre als gar nicht vorhanden erachtet, während andere doch berichten, daß jetzt schon in den Gegenden, in denen das Jodsalz von der Bevölkerung regelmäßig konsumiert wird, solche Schädigungen häufiger gesehen worden sind. Das mag ja teilweise daher rühren, daß manche Leute viel zu viel Salz genommen haben; aber mit einem solchen Mißbrauch aus Unverstand muß man eben rechnen. Ebenso wird von manchen darauf hingewiesen, daß der Zusammenhang zwischen Jodgehalt in der Natur und Häufigkeit des Kropfes in vielen Gegenden nicht stimmt, so z. B. soll Sumatra jodreich und kropfreich sein. Ferner berichtet z. B. Mc Carrison, der viele Jahre im Himalajagebiet gelebt hat, es gäbe dort Dörfer, in denen der Kropf unbekannt sei und in anderen Dörfern, kaum eine ¼ Stunde davon entfernt, hätten alle Einwohner, die unter den genau gleichen Bedingungen lebten, sämtlich Kröpfe. Derartige mit der Jodmangeltheorie schwer vereinbare Unstimmigkeiten lassen sich ganz gewiß auch hier finden.

Auf die Epithelkörperchen habe ich schon vorhin hingewiesen. Sie liegen als kleine paarige Gebilde beiderseits neben dem unteren Pole der Schilddrüse und galten früher als Teile der Schilddrüse mit gleicher Funktion wie diese. Man kennt sie jetzt als selbständige Organe mit eigener Funktion. Ihr Ausfall führt zu einer allgemeinen Übererregbarkeit der Muskeln, welche in Anfällen von tonischen Kontraktionen, hauptsächlich im Gesicht und in den Armen zum Ausdruck kommt (Tetanie). Das Sensorium bleibt dabei völlig frei, ein diagnostisch wichtiger Punkt. Die Finger, vor allem die vom Nervus ulnaris versorgten Muskeln, werden gestreckt und zusammengepreßt, sog. Geburtshelferstellung. Kompression des Oberarms mit Druck auf den Sulcus bicipitalis pflegt einen solchen Paroxysmus auszulösen (TROUSSEAUsches Zeichen). In der Gesichtsmuskulatur tritt blitzartiges Zucken auf, wenn man auf den Fazialis klopft (CHVOSTEKsches Zeichen). Die Muskeln reagieren bei Reizung vom Nerven aus schon auf allerschwächste galvanische Ströme (ERBsches Zeichen). Wenn man den Nervus ischiadicus dehnt, wie beim LASÈGUEschen Phänomen, tritt ein Streckkrampf des Fußes mit starker Supination auf (SCHLESINGERsches Zeichen). Teilweise Entfernung der Epithelkörperchen, wie sie bei Strumektomien manchmal versehentlich vorkommt, führt öfters zu kurzdauernden, meist harmlosen tetanischen Anfällen, während völlige Exstirpation bei allen Tieren zum Tode führt.

Ferner kommen die gleichen tetanischen Anfälle in der Gravidität und während der Laktation (sog. Maternitätstetanie) vor, außerdem sieht man das gleiche bei Kranken mit Pylorusstenose, wenn dieselbe zu starker Retention vom Mageninhalt führt, und schließlich kommen in manchen Städten, vor allem in Wien, ganze Epidemien von tetanischen Erkrankungen vor. Auffallenderweise befallen dieselben ganz vorzugsweise bestimmte Berufsstände, vor allem Schneider und Schuster, sog. Schusterkrampf. Von den zahlreichen trophischen Störungen, die die Tetanie begleiten können (an Haaren, Haut, Nägeln usw.), erwähne ich als besonders wichtig die Bildung eines Kataraktes. In der Kinderklinik werden Sie dann bei der Besprechung der spasmophilen Diathese von tetanischen Anfällen hören, die meist von einem Glottiskrampf begleitet werden. Während man früher die Krampfanfälle bei jeder dieser verschiedenen Gruppen für sich zu deuten bestrebt war, werden sie jetzt einheitlich als Folge einer Epithelkörperchen-Insuffizienz aufgefaßt.

Die Rolle der Epithelkörper im Körperhaushalt ist noch wenig geklärt. Sicher ist eine Beeinflussung des Kalkstoffwechsels. Dessen Ausscheidung im Harn nimmt beim Ausfall der Epithelkörper zu, sein Gehalt im Blute nimmt ab. Die Heilung von Frakturen ist verzögert, die Zähne werden kalkarm. COLLIP hat aus Nebenschilddrüsen einen Extrakt hergestellt (ähnlich wie man das Insulin aus dem Pankreas gewinnt), welches den Kalkgehalt des Blutserums beträchtlich erhöht und auch die Anfälle beeinflussen soll. Aber das Wesen des Ganzen in einer Kalkverarmung zu erblicken, ist sicher unzutreffend. Zunächst ist Kalkzufuhr nicht von einem so entscheidenden Einfluß, als man in diesem Falle erwarten sollte. Ferner kommen bei anderen Zuständen von Kalkverarmung, z. B. bei der Osteomalacie oder bei Diabetes, wenn mit der Oxybuttersäure sehr große Kalkmengen ausgeschieden werden, niemals derartige Krämpfe vor. Neuere Untersuchungen weisen darauf hin, daß gewisse Guanidinderivate (Dimethylguanidin, durch CO_2-Abspaltung aus Kreatin entstanden) die Ursache des tetanischen Symptomenkomplexes darstellen sollen. Normalerweise sollen die Guanidinderivate von den Epithelkörperchen entgiftet werden. Der Kreatinstoffwechsel soll andererseits der Schilddrüse unterstellt sein. Wenn sich diese Anschauung bestätigt, so wäre damit vielleicht eine Erklärung für eine bisher ganz rätselhafte Tatsache gegeben, nämlich daß die parathyreoprive Tetanie auch durch Schilddrüsentabletten beeinflußbar ist. Organtherapie mit

Nebenschilddrüsen ist meist erfolglos. Wirksamer scheint öfters Kalkzufuhr (als Calc. chlorat. per os oder als Afenil intravenös) zu sein.
Die Prognose ist je nach der Grundkrankheit verschieden, aber im
ganzen nicht günstig. Neben manchen rasch tödlich endenden Fällen
(nach Strumektomie) werden eine nicht geringe Zahl mehr weniger
chronisch, d. h. die Anfälle rezidivieren leicht.

Von einer Vergrößerung der Thymus als einer gelegentlichen
Begleiterscheinung des Basedow habe ich vorher schon gesprochen.
Eine solche Thymusvergrößerung bzw. eine persistierende Thymus findet
man gerade bei solchen Basedowfällen, welche an der Operation zugrunde gehen. Neben der großen Thymus sind nun in diesen Fällen
meist sämtliche lymphatischen Gebilde (Zungengrund, Gaumenmandeln,
im Darmkanal, Milz) vergrößert. Ein solcher „Status thymicolymphaticus“ ist häufig der einzige Sektionsbefund bei Kindern, welche
ohne sonstige Ursache einer Infektionskrankheit erliegen, während einer
Narkose zugrunde gehen oder sonst auf irgendenien leichten Insult, z. B.
eine Seruminjektion, einen starken psychischen Schock od. dgl. plötzlich
sterben. 1m Blute zeigen diese Kinder gewöhnlich eine Mononukleose.
Das mechanische Moment der Thymusvergrößerung, einfach durch Druck,
welches man früher anschuldigen wollte, reicht sicher nicht zur Erklärung,
sondern wir müssen hier wohl auch an eine Allgemeinwirkung auf Grund
einer innersekretorischen Störung denken. Experimentell hat man durch
Verfütterung von Thymus bisher Wachstumssteigerungen mit gewissen
Entwicklungshemmungen und abnormen Pigmentierungen festgestellt,
also Befunde, die uns vorläufig klinisch noch nichts erklären. Vielleicht
wird die Anfälligkeit der Individuen mit Status thymicolymphaticus teilweise erklärt durch eine häufig damit verbundene ungenügende Ausbildung des chromaffinen Systems (s. weiter unten). Manche Patholgen
wollen den Begriff des Status thymicolymphaticus überhaupt auf die
Fälle mit Hypoplasie des chromaffinen Systems beschränkt wissen.

Die Mitbeteiligung der Nebennieren wird neuerdings bei fast allen
Erkrankungen der endokrinen Drüsen angenommen, und ich möchte
eine kurze Besprechung derselben hier einfügen. Die Nebennieren setzen
sich zusammen, wie Sie wissen, aus dem mesodermalen Rindenteil, aus
Strängen und Balken mit lipoiden Körnchen bestehend, und aus dem
ektodermalen Markteil. Im letzteren findet sich nervenreiches Gewebe
mit Zellen, welche sich mit Chrom bräunen. Diese bilden gemeinsam
mit gleichartigen Zellen, welche in den sympathischen Paraganglien
eingeschaltet sind, das „chromaffine System“. Dieses chromaffine
System hält mit Hilfe des in ihm produzierten Adrenalins den Blutdruck und den Gefäßtonus auf seiner Höhe; ebenso werden die Glykosurien bei sympathischer Reizung oder Hyperfunktion des chromaffinen Gewebes auf eine vermehrte Adrenalinproduktion bezogen.

Sonst ist über die Funktion der Nebennieren nicht viel Sicheres
bekannt. Man spricht ihr die Entgiftung eines bei der Muskelarbeit
entstehenden Stoffwechseltoxins zu. Daß die Rinde lebenswichtig ist,
geht daraus hervor, daß bei Tieren nach doppelseitiger Exstirpation
der Nebennieren nach einigen Tagen der Tod eintritt. Bei der weiten

Verbreitung des chromaffinen Systems auch außerhalb der Nebennieren wird man die Ursache dieser Todesfälle eben im Ausfall der Nebennierenrinde zu suchen haben. Ganz hypothetisch ist noch der Zusammenhang zwischen den Rindenadenomen bei Kindern und eigentümlichen Zuständen eines ungewöhnlich raschen Wachstums des ganzen Körpers.

Die einzige bisher bekannte Affektion, bei welcher die Nebennieren sicher im Mittelpunkte stehen, ist der Morbus Addisonii. Derselbe wird als Folge einer chronischen Nebenniereninsuffizenz gedeutet. Als pathologisch-anatomisches Substrat findet man meistens eine beiderseitige Nebennierentuberkulose ohne sonstige aktive tuberkulöse Organveränderungen; daneben besteht für gewöhnlich noch ein Status thymicolymphaticus. Die Symptome des Addison bestehen in einer bräunlichen Pigmentierung der Haut (daher auch Broncekrankheit genannt) und einer Adynamie, d. h. einer die körperlichen und geistigen Funktionen gleichmäßig befallenden leichten Ermüdbarkeit. Die Hautpigmentierung setzt sich zusammen teilweise nur aus einer abnormen Dunkelfärbung der schon normalerweise pigmentierten oder sonst stark irritierten Hautteile (Achselhöhle, Linea alba, Streckseite an Knie und Ellbogen), teilweise aus flächenhaften oder streifigen Pigmenten vor allem in der Mundschleimhaut. Gelegentlich findet sich am Auge ein Limbuspigmentring. Häufig sind schwere Diarrhöen. Daneben findet sich fast regelmäßig ein abnorm niedriger Blutdruck, das einzige Symptom, welches wir vorläufig auf Grund unserer pathologisch-physiologischen Kenntnisse vom Ausfall der Nebennierenfunktion ableiten können. Völlig ungeklärt war bis vor kurzem die Genese der Hautpigmentierung. Doch sind hier neuerdings einige wichtige Befunde erhoben worden, die freilich nicht allgemein bestätigt bzw. anerkannt wurden. In den pigmentbildenden Zellen der Epidermis hat man ein oxydierendes Ferment gefunden, welches Brenzkatechinderivate in Melanin verwandelt. Man nennt dieses Ferment „Dopaoxydase" wegen seiner Einwirkung auf Dioxyphenylalanin. Da das Adrenalin ein Abkömmling des Brenzkatechins ist (ein Methylaminalkohol desselben), könnte man sich hypothetischerweise einen Zusammenhang vorstellen etwa derartig, daß die Muttersubstanz des Adrenalins in Pigment umgewandelt wird, statt normalerweise zu Adrenalin abgebaut zu werden. Der Verlauf kann fast akut sein, manchmal zieht er sich über Jahre hin. Gerade bei den schwersten Fällen ist die Hautpigmentierung gelegentlich auffallend gering. Der Ausgang der Erkrankung ist stets ungünstig. Die Durchfälle, häufig dauerndes Erbrechen entkräften die Patienten immer mehr; die meist zugrunde liegende Tuberkulose macht dann weiter Fortschritte und der Tod erfolgt in schwerster Kachexie. Organotherapie hat bisher keinerlei Erfolge gezeitigt; auch die dauernde Zufuhr von Adrenalin läßt keinen deutlichen Nutzen erkennen.

Schließlich möchte ich noch über die Erkrankung der Hypophysis, welcher sich neuerdings immer mehr Interesse zuwendet, einiges vortragen. Der vordere Lappen der Hypophysis, durch Ausstülpung der Mundhöhle entstanden, besteht aus Epithelschläuchen, deren Zellen verschiedenartige Granula enthalten. In der Gravidität gehen diese Zellen charakteristische Veränderungen ein. Der Zwischenlappen zeigt epithelbekleidete Hohlräume. Der Hinterlappen (Neurohypophyse) enthält Gliafasern und Ganglienzellen. Die sog. Pars tubularis scheint dem Zwischenlappen anzugehören. Das Sekret des Vorderlappens wird direkt an das Blut abgegeben, während das des Zwischenlappens durch den Hinterlappen und den Hypophysenstiel in die großen Lymphräume des Gehirns tritt. Zwischen den Resultaten aus Exstirpationen und denen, welche aus Injektionen von Organextrakten hergeleitet werden, bestehen noch Widersprüche. Injektionen mit Extrakten lassen den Vorderlappen als physiologisch unwirksam erscheinen, während Extrakte des Hinterlappens Blutdruck, Herz, Pupillen und Diurese beeinflussen. Im Gegensatz hierzu tritt nach Vorderlappenexstirpation unter Blutdruck und Temperatursturz, Krämpfen und Anurie der Tod der Versuchstiere ein. Hinterlappenexstirpation läßt die Tiere am Leben und führt nur zu einer Steigerung der Zuckertoleranz, also zu einer dem Pankreas antagonistischen Wirkung. Doch sind alle diese Versuchsergebnisse noch nicht genügend übereinstimmend. Nach den nachher zu besprechenden klinischen Bildern beeinflußt der Vorderlappen das Wachstum, während der Zwischenlappen als Stoffwechseldrüse anzusehen ist. Über eine spezielle Rolle der Pars tubularis ist noch nichts auszusagen. Die chemische Untersuchung hat im Vorderlappen Lipoidsubstanzen nachgewiesen; in den übrigen Teilen fand man u. a. histaminähnliche Körper; daneben enthält die Hypophysis etwas Jod, welches ähnlich dem in der Schilddrüse gebunden ist.

Zwei Krankheitsbilder sind bisher bekannt, bei welchen Veränderungen der Hypophysis im Mittelpunkte stehen, nämlich die Akromegalie und die Dystrophia adiposogenitalis. Die Akromegalie, von Pierre Marie zuerst als selbständige Krankheit erkannt, ist nicht identisch mit einem Riesenwuchs schlechtweg. Es handelt sich hier um eine unproportionierte Größenzunahme, welche die gipfelnden Körperteile, vor allem die Hände und Füße, bevorzugt. Daneben wachsen bestimmte Teile des Gesichtes, vor allem Nase, Zunge und Unterkiefer. Als pathologisch-anatomisches Substrat dieser Akromegalie kennt man jetzt eine bestimmte Tumorart im Vorderlappen der Hypophysis, nämlich ein eosinophiles Adenom. Vor allem solche Tumoren führen zur Akromegalie. Neben dieser innersekretorischen Störung auf das Größenwachstum treten häufig noch die Zeichen des Hirntumors dazu. Neben den Kopfschmerzen, der eventuellen Stauungspapille usw. sind einige Lokalsymptome von besonderer Wichtigkeit, weil sie leicht und sicher lokaldiagnostisch verwertbar sind. Die Lage der Hypophysis im Türkensattel führt bei Hypophysistumoren zu Druck auf die inneren Teile des Chiasma opticum und damit zur bitemporalen Hemianopsie. Der Patient vermag Gegenstände in den beiden äußeren Partien seiner Gesichtsfelder nicht zu sehen. Außerdem ist der Türkensattel im Röntgenbild durch die Tumorbildung in ihm öfters deutlich ausgebuchtet. Die Akromegalie wird gedeutet als Folge einer Hyperfunktion des Vorderlappens der Hypophysis, eines sog. Hyperpituitarismus. Hierfür sprechen u. a. Analogieschlüsse mit dem Basedow. Die Hypophysisadenome bei Akromegalie zeigen größte Verwandtschaft zur Basedowstruma. Ferner wird diese Deutung durch therapeutische Erfahrung überzeugend gestützt. Exstirpation des Hypophysistumors, die trotz aller technischen Schwierigkeiten in einer Reihe von Fällen gelungen ist, hat einige Male vollen Erfolg gehabt und zu einer Rückbildung aller Erscheinungen geführt.

Die Dystrophia adiposogenitalis (auch hypophysäre Fettsucht oder FRÖHLICHsche Krankheit genannt) besteht in einer Fettentwicklung, welche mit einer Hypoplasie der Genitalien einhergeht. Die Fettentwicklung ist keine gleichmäßige und allgemeine, sondern sie bevorzugt ganz ausgesprochen den Schulter- und den Beckengürtel. (Gelegentlich können sich mannigfache Entwicklungsstörungen, in anderen Fällen Hautpigmentationen damit kombinieren.) Die Erkrankung ist in ihren ausgesprochenen Formen nicht häufig. Sie wird häufig, aber diagnostisch ganz unsicher, wenn man die zahlreichen Fälle von Adipositas bei jungen Mädchen oder Frauen, welche mit Amenorrhöe einhergehen und bei denen die Genitalien etwas klein sind, dazu zählt. Differentialdiagnostisch kommt sonst eigentlich nur der sog. Eunuchoidismus in Frage. Darunter versteht man das spontane Auftreten derjenigen Anomalien, welche der Kastration folgen. Bei Kastraten bevorzugt die Fettentwicklung die gleichen Partien wie bei der hypophysären Adipositas. Als Unterscheidungsmerkmal gilt der Hochwuchs, welcher wenigstens bei frühzeitig auftretendem Eunuchoidismus deutlich zu sein pflegt. Ob die Adipositas der Genitalhypoplasie koordiniert, also direktes Hypophysensymptom ist, oder nur als Folge der Genithalhypoplasie auftritt, ist unsicher. Die Ursache der Dystrophie wird in einer Affektion des Zwischenlappens gesucht, welche entweder diesen selbst außer Funktion setzt oder den Sekretabfluß von der Hypophysis zu den Stoffwechselzentren im Zwischenhirn stört. Läsionen des letzteren, des Zwischenhirns speziell zwischen dem Tuber cinereum und den Corpora mammillaria, werden neuerdings von manchen als Ursache angesprochen. Bei komprimierenden Tumoren ist durch deren Exstirpation eine Heilung möglich. Sonst kann eine Operation auch dann angezeigt sein, wenn die Allgemeinsymptome des Tumors (Kopfschmerz, Benommenheit) oder Druck auf den Sehnerven es erheischen. Eine Behandlung mit Organextrakten, von der man sich bei einer einfachen Hypofunktion Erfolg versprechen könnte, pflegt erfolglos zu bleiben. Unter dem Namen der „hypophysären Kachexie" oder der „SIMMONDSschen Krankheit" werden Fälle beschrieben, in denen sich eine Kachexie ausbildet, zusammen mit einer Atrophie der Genitalien und einem Ausfall der Achsel- und Schamhaare. Der Stoffwechsel ist herabgesetzt. Die Harnsekretion zeigt häufig Anomalien; öfters geht der Kachexie ein Stadium an Polyurie voraus, aber es kommen auch hartnäckige Oligurien vor. Die anatomische Unterlage besteht in einer Atrophie der Hypophyse, speziell des Vorderlappens und der Pars intermedia.

Auf den neuerdings diskutierten Zusammenhang zwischen Hypophysis und Diabetes insipidus werde ich in der Diabetesvorlesung

noch einmal kurz zurückkommen. In der Gegend des Tuber cinereum
wird ein Zentrum für die Wasserregulation angenommen, welches durch
alle möglichen Prozesse in dieser Gegend alteriert werden kann.

23. Vorlesung.

Stoffwechselkrankheiten.

Den Stoffwechselkrankheiten möchte ich eine kurze Rekapitulation der Stoff -
wechselphysiologie vorausschicken. Dieselbe soll gewissermaßen eine Fortsetzung unserer Besprechung der Verdauungsphysiologie darstellen und, ebenso
wie jene, natürlich nur das für die Pathologie Notwendige herausgreifen.
     Wir hatten dort gesehen, daß die Nahrungsmittel im Magen-Darmkanal
in einfache Komplexe zerlegt wurden und als solche durch die Darmwand
traten. Erst von diesem Momente an beginnt der „Stoffwechsel". Derselbe umfaßt die Summe der chemischen Vorgänge (hauptsächlich Spaltungen
und Oxydationen, aber daneben auch Synthesen), mit deren Hilfe der Körper
sich die aufgenommenen Nahrungsmittel nutzbar macht, um den Zellen Brennmaterial zu liefern und um alles Verbrauchte zu ersetzen. Man spricht von der
„Stoffwechselbilanz", wenn die Einnahmen und Ausgaben in bezug auf
ihre stoffliche Zusammensetzung bestimmt und verglichen werden. Daneben
hören Sie noch von dem „Energieumsatz". Hierbei werden die Einnahmen
unter energetischem Gesichtspunkt betrachtet und in Rechnung gesetzt. Man
vergleicht hier also die chemische Energie in den Nahrungsmitteln mit denjenigen Energiemengen, welche der Körper als Wärme oder Arbeit abgibt (wobei
natürlich diejenigen Mengen, welche noch in den Ausscheidungen enthalten
sind, als Verlust abgezogen werden müssen). Während als Brennmaterial neben
dem Eiweiß auch die stickstofffreien Nahrungsmittel, die Fette und Kohlehydrate verwendbar sind, ist für den Wiederersatz von Körpersubstanz stick-
stoffhaltige Nahrung erforderlich und unersetzbar.
     Einige Worte möchte ich den sog. Vitaminen, oder wie HOFMEISTER sie
nannte, den „akzessorischen Nahrungsstoffen" widmen. Hierunter versteht man eine Reihe von Körpern, welche zum Wachstum des Kindes, aber auch
bei Erwachsenen zur Erhaltung der Gesundheit notwendig sind, und zwar unabhängig von einem Stickstoff- oder Kaloriengehalt. Im Rahmen einer rein ener-
getischen Betrachtung des Stoffwechsels war für solche Körper kein Platz. Aber
hiermit wollten sich die Erfahrungen des täglichen Lebens, der sog. „gesunde Menschenverstand" niemals recht einverstanden erklären, welche z. B. im frischen
Gemüse, im rohen Obst u. dgl. stets Nützliches und sogar Notwendiges sahen.
Klinische Beobachtungen und Tierexperimente zeigten in den letzten Jahren,
daß länger dauernde allzu einseitige Nahrung gesetzmäßig zu bestimmten
Erkrankungen führt. Man hat nun aus einer Reihe von Nahrungsmitteln,
speziell aus Fetten, aus Milch und Eiern und aus manchen Gemüsen (Spinat,
Kohl) Stoffe extrahiert, welche den Schaden einer einseitigen Ernährung ausgleichen können. In Ermangelung einer jeden genaueren Kenntnis über den
chemischen Bau spricht man vorläufig einmal unverbindlich von Vitamin A,
B, C, D.
     Das Vitamin A ist ein fettlöslicher, hitzebeständiger Körper, der vor
allem in Butter und besonders im Lebertran vorkommt; sein Fehlen soll zu
Rachitis und zu Augenkrankheiten führen. Nach neuesten Beobachtungen führt
das Fehlen des bisher als Vitamin A bezeichneten Körpers vor allem zu Augen-
erkrankungen, während der „antirachitische Faktor" ein spezifisches
Vitamin D sein soll. Das Vitamin B ist wasserlöslich; es findet sich vor
allem in der Hefe und im grünen Gemüse; man nennt es den antineuritischen
Faktor. Sein Fehlen soll die Beriberi (eine Art von Neuritis, die bei uns nicht
vorkommt) verursachen. Die Hungerödeme der Kriegs- und Nachkriegszeit
sind damit in Zusammenhang gebracht worden. Vitamin C (besonders in

Fruchtsäften und bestimmten Getreidearten vorkommend) gilt als anti-skorbutischer Faktor; er ist thermolabil, wasser- und alkohollöslich; er fehlt deshalb in Konserven, aber auch beim Lagern und Trocknen von Speisen kann er erheblich vermindert sein.

Gewisse Beobachtungen der letzten Jahre lassen freilich begründete Zweifel aufkommen, ob man in den Vitaminen wirklich schon das gefunden hat, was sie anfangs zu sein schienen. So sah man z. B. an den durch die Not des Krieges heruntergekommenen Stadtkindern, besonders in Wien, daß es ihnen auch besser ging oder sie sogar geheilt wurden, wenn ihre Ernährung im ganzen reichhaltiger und besser gestaltet wurde ohne Zuführung spezieller vitamin-haltiger Nahrungsmittel, sofern sie fleißig gesonnt wurden. In experimenteller Prüfung dieser Beobachtungen hat man gefunden, daß die verschiedensten Nahrungsmittel nach Bestrahlung mit ultraviolettem Licht antirachitisch wirken. Fett, sowie Milch nahmen dabei einen leicht ranzigen, lebertranähn-lichen Geruch an. Ebenso gewinnt Milchpulver durch derartige Bestrahlungen hervorragende antirachitische Eigenschaften. Es scheinen die Lipoide und speziell die Cholesterine zu sein, in welchen die vitaminartigen Fähigkeiten aktiviert werden können.

Die Konstitution des Eiweißes ist, wenigstens in ihren groben Um-rissen, in den letzten Jahren vor allem durch EMIL FISCHERS Untersuchungen einigermaßen geklärt. Das Eiweißmolekül setzt sich zusammen aus einer größe-ren Zahl von Aminosäuren, welche nach einem bestimmten Schema aneinander gekoppelt sind. Als einfachstes Beispiel lassen Sie zwei Moleküle Glykokoll (Aminoessigsäure) NH_2CH_2COOH sich zusammenschließen. Unter Wasser-austritt wird daraus $NH_2CH_2CONHCH_2COOH$. Die Gruppe -CO-NH- ist das Charakteristische an dieser Bindungsart. Die eigentümliche Eigenschaft vieler Eiweißkörper, gleichzeitig als Säure und als Base reagieren zu können, erklärt sich aus dieser Anordnung ebenfalls ohne weiteres; denn es bleibt am Anfang der ganzen Kette eine NH_2-Gruppe und am Ende eine COOH-Gruppe frei.

Ich möchte hier einige Bemerkungen über eine neueste Theorie der Eiweiß-chemie einfügen. EMIL FISCHER war es gelungen, Aminosäuren zusammen-zuschließen zu Polypeptiden; er konnte solche Polypeptide aus 19 Amino-säuren synthetisieren. Diese Polypeptide glichen den Peptonen, wie sie durch Eiweißspaltung entstehen. Wie solche Polypeptide nun aber zum „Riesen-molekül" Eiweiß zusammengesetzt waren, darüber fehlte jede Vorstellung. Neuerdings stellt man sich unter dem Eiweißmolekül einen Komplex vor, der nicht aus Molekülen im bisherigen chemischen Sinne besteht, sondern aus sog. „Grundkörpern" (vorzugsweise von Anhydridnatur), die durch elektrische Kräfte (Nebenvalenzen) zusammengehalten bzw. getrennt werden. Bei diesem Zusammenschluß verlieren die Grundkörper nun aber ihre bisherige Struktur, so daß beim Spalten des Komplexes nachher andere Körper entstehen. Man stellt sich übrigens eine entsprechende Art der Zusammensetzung auch für die höheren Kohlehydrate vor und erklärt den gelegentlichen Befund von ge-wissen Formen des Zuckers, die in freiem Zustande nicht vorkommen, als der-artige vorübergehende labile Umwandlungsstadien.

Eine systematische Besprechung der im Eiweiß enthaltenen Aminosäuren ist für unsere Zwecke entbehrlich, ebenso ein ausführlicheres Eingehen auf die theo-retisch und praktisch wichtige Tatsache, daß manchen Eiweißkörpern bestimmte Aminosäuren fehlen, z. B. dem Kasein das Glykokoll, der Gelatine das Tyrosin und das Tryptophan. Auf einige Aminosäuren, welche eine besondere Rolle spielen, werde ich nachher noch zurückkommen. Was uns hier beschäftigen soll, ist das Schicksal der Aminosäuren nach ihrem Durchtritt durch die Darmwand.

Als erstes wird, und zwar wahrscheinlich in der Leber, der Ammoniakrest entfernt, sog. „Desamidierung". Teleologisch betrachtet, können wir den „Zweck" dieses Vorganges darin erblicken, daß der Körper dann über die beiden Spaltprodukte, die Ammoniakgruppe und den Kohlenwasserstoffrest freier verfügen kann. Beide können dann ihre eigenen Wege gehen. Der Kohlen-wasserstoffrest, nur aus C, H und O, d. h. aus den gleichen Bestandteilen wie Fett und Kohlehydrate bestehend, kann in diese übergeführt werden bzw. aus ihnen entstehen, eine Möglichkeit, die wir nachher noch besprechen werden.

Der Prozeß der Desamidierung ist in den letzten Jahren genauer studiert worden. Man kennt drei verschiedene Wege, durch welche das Ammoniak aus den Aminosäuren entfernt werden kann, nämlich durch Hydrolyse, durch Oxydation und durch Reduktion. Durch Hydrolyse entsteht eine Alkoholsäure, so z. B. wird aus dem Alanin (Aminopropionsäure, CH_3CHNH_2COOH) die Milchsäure ($CH_3CHOHCOOH$). Durch Oxydation geht die Aminosäure in eine Ketonsäure über; auf diesem Wege entsteht dann aus dem Alanin die Brenztraubensäure ($= \alpha$ Ketopropionsäure) ($CH_3COCOOH$). Durch Reduktion schließlich erhält man eine Karbonsäure mit gleicher C-Zahl, z. B. aus der Asparaginsäure (Aminobernsteinsäure $CHNH_2COOHCH_2COOH$) die Bernsteinsäure ($CH_2COOHCH_2COOH$).

Der Stickstoff verläßt den Körper größtenteils als **Harnstoff**

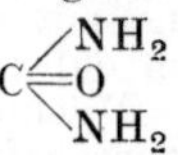

d. h. in einer Verbindung, welche zwei NH_2-Gruppen an einem C-Atom enthält. Man suchte früher daraufhin nach Aminosäuren, welche diese Bindung in ihrem Molekül enthalten, und fand sie auch im Arginin (Guanidin-Aminovaleriansäure $CNHNH_2NH(CH_2)_3CHNH_2COOH$). Es zeigte sich aber bald, daß das Arginin seiner Menge nach bei weitem nicht ausreicht, um die großen Mengen des ausgeschiedenen Harnstoffs davon abzuleiten. Ebenso erging es mit dem Kreatin (Methylguanidinessigsäure $CNHNH_2NCH_3CH_2COOH$), welches ebenfalls in Frage kommen könnte. Neuerdings spielen diese beiden Entstehungsmöglichkeiten keinerlei Rolle mehr, sondern man läßt den Harnstoff durch Synthese entstehen. Man weiß, daß die früher gerne betonte prinzipielle Gegensätzlichkeit zwischen Pflanze und Tier in dem Sinne, daß in der Pflanze nur Synthesen, im Tiere dagegen ausschließlich Spaltungen vor sich gehen, nicht durchgehende Gültigkeit hat, sondern die Synthesen spielen auch im Tierkörper eine immer mehr zunehmende Rolle.

Für die **Harnstoffbildung** kommen folgende Wege in Betracht. Nach SCHMIEDEBERGS Theorie treten Kohlensäure und Ammoniak direkt zusammen zu kohlensaurem Ammonium,

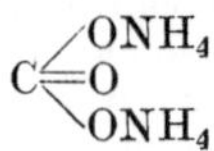

aus welchem dann durch Austritt von zwei Molekülen Wasser der Harnstoff entsteht. NENCKI ließ in ganz ähnlicher Weise den Harnstoff aus dem karbaminsauren Ammonium sich bilden

$$C\!\!\Longleftarrow\!\!O \begin{array}{l} {}^{\nearrow}NH_2 \\ {}_{\searrow}ONH_4 \end{array}$$

HOFMEISTER nimmt einen noch einfacheren Vorgang an. Das Entstehen von Zwischenprodukten, welche erst durch Wasseraustritt zu Harnstoff werden, hält er nicht für nötig. Er läßt an ein amidhaltiges Radikal ($CONH$) eine zweite Ammoniakgruppe durch sog. „oxydative Synthese" sich anschließen. Er konnte zeigen, was früheren Untersuchern nicht gelungen war, daß durch oxydativen Abbau des Eiweißes (mit Kaliumpermanganat in ammoniakalischer Lösung) derartige Verbindungen tatsächlich entstehen. Als hauptsächlicher, wenn nicht gar ausschließlicher Ort der Harnstoffbildung gilt auf Grund von SCHRÖDERS Durchblutungsversuchen die Leber.

Von den Geschicken des **desamidierten Kohlenwasserstoffrestes** der Aminosäuren interessiert uns hier für unsere Zwecke die Frage nach ihrem Abbau weniger als ihr **Übergang in Zucker oder Fett.** Vor allem der Übergang in Zucker spielt in der Diabetespathologie eine sehr große Rolle. Daß Diabeteskranke manchmal mehr Zucker im Harne ausscheiden, als sich aus den aufgenommenen Kohlehydraten und aus den Glykogenbeständen des Körpers herleiten läßt, ist seit langem bekannt. Was die Herkunft dieses **Zuckers aus dem Eiweiß** betrifft, so ging es den Forschern damit, wie mit der Bildung des Harnstoffes, d. h. man suchte, ob die Eiweißkörper vielleicht einen

Komplex enthalten, in welchem das Zuckermolekül [$CH_2OH(CHOH)_4COH$]
präformiert vorhanden ist. Einen solchen fand man im Glukosamin
[$CH_2OH(CHOH)_3CHNH_2COH$]. Jedoch genau wie beim Verhältnis des Harnstoffs zum Arginin zeigte es sich bald, daß das Glukosamin seiner Menge nach
bei weitem nicht ausreichte. Dann wies F. MÜLLER darauf hin, daß man sich
aus dem Leuzin

$$(\text{Aminokapronsäure} \quad {CH_3 \atop CH_3}\!\!\Big\rangle CHCH_2CHNH_2COOH),$$

welches im Eiweiß in großer Menge vorkommt, durch einfache „Streckung“ der
Kohlenstoffkette das Traubenzuckermolekül entstanden denken kann. Neuerdings weiß man aber, daß der Traubenzucker aus verschiedenen kleinsten und einfachsten Molekülen durch Synthese sich zu bilden vermag. Alle früher an-
gestellten Berechnungen, wieviel Zucker aus dem Eiweiß entstehen kann,
haben damit an Beweiskraft eingebüßt.

Dem Übergange von Eiweiß in Fett steht man dagegen neuerdings viel
skeptischer gegenüber als früher. In VIRCHOWS Lehre von der fettigen Degeneration wurde die Bildung von Fett aus Eiweiß als gesichert angenommen.
Wie Sie in anderen Vorlesungen hören, werden die morphologischen Befunde,
welche VIRCHOW zu seiner Lehre veranlaßten, jetzt anders gedeutet, und der
Chemiker ist nicht mehr gezwungen, für einen Vorgang Erklärungen suchen
zu müssen, der ihm sehr unwahrscheinlich dünkt. Alle hier gemachten Einwendungen richten sich natürlich nur gegen die Annahme eines direkten Über-
ganges von Eiweiß in Fett. Auf dem Umweg über den Zucker, d. h. also: Eiweiß in Zucker, dann Zucker in Fett, ist eine Fettbildung aus Eiweiß natürlich
möglich.

Eine solche Umwandlung von Kohlehydraten in Fett hat bereits vor
fast 100 Jahren ANTHELME BRILLAT-SAVARIN, der Verfasser der seinerzeit
sehr berühmten „Physiologie des Geschmackes“ aus seinen gastronomischen
Studien hergeleitet. Die Beobachtungen der Botaniker in reifendem Samen
und vor allem die Erfahrungen der Tierzüchter, welche durch Kohlehydrat-
fütterung reichlichen Fettansatz erzielen konnten, ließen an der Tatsache
keinen Zweifel. Das chemische Problem besteht darin, daß die Kohlehydrate
um vieles sauerstoffreicher sind als die Fette. Die Reduktion geht wahrscheinlich derartig vor sich, daß zunächst CO_2 abgespalten wird und die dadurch
entstehenden O-ärmeren, kürzeren C-Ketten unter H-Aufnahme zu hohen
Fettsäuren zusammentreten. Der umgekehrte Vorgang, Zuckerbildung aus
Fett, welcher beim Diabetes ebenfalls eine Rolle spielt, ist weniger gesichert,
wenigstens für die Fettsäurekomponente des Fettes; für das Glyzerin wird er
allgemein angenommen; aber das spielt wegen der geringen Menge (etwa $^1/_5$)
praktisch keine Rolle. Wie die hier besprochenen Umwandlungen im respiratorischen Quotienten zum Ausdruck kommen, werde ich nachher noch besprechen.

An die Frage des Zuckerabbaues knüpfen sich einige modernste For-
schungsresultate, auf welche kurz hinzuweisen ich nicht unterlassen möchte.
Die frühere Lehre, daß das Zuckermolekül als ganzes oxydiert wird (etwa zur
Glukuronsäure oder einer ähnlichen Verbindung), ist vielen Widersprüchen be-
gegnet. Um einen einfachen Zerfall kann es sich auch nicht handeln; denn die
Endprodukte, Kohlensäure und Alkohol sind im Zuckermolekül nicht prä-
formiert vorhanden. Kohlensäure entsteht im Stoffwechsel fast immer durch Ab-
spaltung aus einer Karbonsäure (sog. Dekarboxylierung). Man nimmt jetzt
eine vorangehende Spaltung an, wahrscheinlich über Glyzerinaldehyd zur
Milchsäure und dann vielleicht über die Brenztraubensäure zum Azetaldehyd.
Nach neuesten Untersuchungen existiert nun zwischen dem Zucker und der
Milchsäure noch eine Zwischenstufe, welche vermutlich eine Verbindung von
Zucker mit Phosphorsäure, und zwar eine Hexosephosphorsäure darstellt und
welcher EMBDEN vorläufig den unverbindlichen Namen „Laktazidogen“ ge-
geben hat. Den gleichen Körper hat man bei der Vergärung des Zuckers durch
Hefe gefunden. Abgesehen von dem chemisch bemerkenswerten Punkte, daß

dem eigentlichen Zuckerabbau zunächst eine Synthese vorangeht, spricht man dem Laktazidogen eine hohe physiologische Bedeutung zu.

Infolge seiner leichten Zersetzlichkeit in Milchsäure und Phosphorsäure gilt es als wichtigste Ursache der Muskelkontraktion. Von den verschiedenen Theorien, welche über das Wesen der Muskelkontraktion früher diskutiert wurden (die Theorie der Oberflächenspannung, die osmotische Drucktheorie und die der Säurequellung), gilt heute die Theorie der Säurequellung als bestgestützte. Man hatte sich früher vorgestellt, daß dem Prozesse der Muskelkontraktion ein oxydativer Vorgang zugrunde liegen müsse. Heute nimmt man an, daß die Muskelkontraktion anoxydativ, und zwar durch die Bildung von Milchsäure und Phosphorsäure zustande kommt, während Oxydationen erst in der Erschlaffungsphase vor sich gehen. In derselben wird die Milchsäure teilweise weiter abgebaut, teilweise jedoch zurückverwandelt zu Zucker bzw. Glykogen. Es handelt sich hier also um einen reversiblen Vorgang. Abbau des Zuckers über Laktazidogen zu Milchsäure und Aufbau der Milchsäure über die gleichen Stufen zum Zucker gehen normaliter einander parallel. (Neueste Untersuchungen lassen wieder Zweifel auftauchen, ob die anaerobe Milchsäurebildung wirklich die unmittelbar auslösende Energiequelle für die Muskelkontraktion darstellt; denn ein großer Teil der Milchsäurebildung soll erst nach der Kontraktion vor sich gehen. Man denkt jetzt daran, daß sich an den kolloidalen Muskelbestandteilen physikalisch-chemische Prozesse mit positiver Wärmetönung abspielen, welche die Kosten der mechanischen Arbeitsleistung bestreiten. Die eben auseinandergesetzten rein chemischen Vorgänge hätten dann die Aufgabe, den Status quo wiederherzustellen, oder „die Uhr wieder aufzuziehen", wie man es auch genannt hat.) Energetische Betrachtungen über die Muskelkontraktion haben zu prinzipiell gleichen Resultaten geführt. Im Sinne dieser Studien hat man den Muskel verglichen mit zwei zusammengekoppelten Maschinen. Die erste liefert Arbeit, und zwar auf nicht oxydativem Wege; die zweite dient der Restitution, indem sie durch oxydative Prozesse Wärme bildet und damit das Material zur Arbeit wieder neu erzeugt. Auch mit einem immer wieder frisch geladenen Akkumulator hat man den Vorgang in Parallele gesetzt. Störungen in dem Gleichgewicht dieser beiden Prozesse, d. h. also das eine Mal verstärkte Zuckerbildung bei gehemmtem Abbau und das andere Mal abnorm lebhafter Abbau bei gestörter Synthese, spielen in der Pathologie (nämlich beim Diabetes bzw. bei der Phosphorvergiftung) eine Rolle.

Von den Fetten wird die Glyzerinkomponente verbrannt (oder als Glykogen abgelagert?). Die langen Fettsäuren werden erst in kurze Ketten gespalten und dann zu Kohlensäure und Wasser oxydiert. Ein pathologischer Abbau gewisser Fettsäuren spielt beim Diabetes eine große Rolle. Die Fettsäuren mit gerader C-Zahl werden derartig abgebaut, daß immer die endständige Karboxylgruppe zusammen mit dem vorletzten C abgespalten wird; der Stamm wird dann wieder zum Karboxyl oxydiert. Dieser Prozeß geht dann weiter bis zur Buttersäure. Diese wird nun zu β-Oxybuttersäure oxydiert. Hier setzt das Problem der Azetonkörperbildung ein, auf das ich nachher noch zu sprechen kommen werde.

Auf die Methoden, welche uns über die Stoffwechselvorgänge unterrichten, möchte ich für diejenigen von Ihnen, die sich dafür interessieren, noch kurz hinweisen. Am leichtesten informieren wir uns über das Eiweiß, weil dessen Stickstoff im Harn ausgeschieden wird (der N im Kote stellt bei Verdauungsgesunden eine fast konstante Größe von etwa 1 g dar) und dort mit der Kjeldahlschen Methode bequem bestimmt werden kann. Freilich wird hierbei die nicht streng bewiesene Voraussetzung gemacht, daß der Stickstoff des Eiweißmoleküls mit dem Kohlenwasserstoffrest immer genau gleichzeitig abgebaut wird, und daß kein Ammoniak im Körper zu anderen Synthesen zurückbleibt. Für alles übrige bedürfen wir der komplizierten Respirationsapparate.

Es sind verschiedene derartige im Gebrauch. Das älteste Modell ist das von Pettenkofer und Voit. In demselben werden die Kohlensäure und die gesamte Wasserdampfabgabe direkt bestimmt; außerdem können Harn und Kot der Versuchsperson gesammelt werden. Der Sauerstoffverbrauch muß dagegen indirekt errechnet werden. Nach dem gleichen Prinzipe sind später vervollkommnete Apparate von Sondén und Tigerstedt, sowie von Atwater und Hagemann konstruiert. Die letzteren dienen zugleich zur direkten Kalormetrie. Rubner hat alle seine gundlegenden Untersuchungen mit einem Apparate nach diesem Prinzipe ausgeführt. In Regnault und Reisets Apparat (später von Hoppe-Seyler, Atwater und Benedict verbessert) wird neben der Kohlensäureproduktion auch noch der verbrauchte Sauerstoff direkt bestimmt. Harn und Kot werden ebenfalls gesammelt. Mit diesen Apparaten können nur langfristige Versuche von 6—24 Stunden Dauer vorgenommen werden. Dagegen erlaubt ein Apparat, der nach einem ursprünglich von Lavoisier benutzten Prinzip gebaut, dann von Speck und später vor allem von Zuntz und Geppert verbessert und sehr viel benutzt wurde, auch Versuche von ganz kurzer Dauer (10—20 Minuten). Vermittels eines Mundstückes mit Ventilen wird O und CO_2 bestimmt. Die Abgaben durch die Haut werden vernachlässigt. Durch die kurze Dauer der Versuche ist der Apparat für manche Probleme nicht gut anwendbar, für andere dagegen besonders geeignet. So z. B. kommen allerlei Folgen von äußeren Einwirkungen bei den kurzfristigen Versuchen viel klarer zum Ausdruck. Ein von Jacquet konstruierter Apparat versucht die Vorzüge beider Prinzipien zu vereinen. Seit neuestem wird vorzugsweise der Apparat von Krogh benutzt. Hier wird der O-verbrauch aus einer Kurve auf einem Kymographion abgelesen; diese Kurve zeichnet die Atembewegungen eines Spirometers und zugleich dessen durch den O-verbrauch abnehmenden Rauminhalt. Die CO_2 wird durch Natronkalk absorbiert und nicht gesondert bestimmt. Das ist ein Nachteil des sonst sehr einfachen und zuverlässigen Apparates. Die Bestimmung von O und CO_2 in kurzen Perioden (etwa 10 Minuten) ermöglicht ein neuer Apparat von Knipping. Der Kranke atmet durch ein Mundstück in ein Spirometer. Der O wird volumetrisch bestimmt nach vorheriger Absorption der CO_2 in Lauge. Nachträglich wird die CO_2 durch Säure ausgetrieben und ebenfalls volumetrisch gemessen.

Auf die Rechnungsmethoden, mit denen man ermittelt, wie sich der verbrauchte C, H und O auf Kohlehydrate und Fette verteilen (was davon dem Eiweiß angehört, ergibt sich aus dem ausgeschiedenen N), kann ich nicht näher eingehen. Nach den angewandten Apparaten, ob mit oder ohne direkte Sauerstoffbestimmung, sind die Methoden etwas verschieden. Was den Energie-umsatz betrifft, so pflegt man auf die „direkte Kalorimetrie“, d. h. die Bestimmung der abgegebenen Wärme in einem Kalorimeter zu verzichten. Die für gewöhnlich angewandte und ausreichend genaue Methode ist die der „indirekten Kalorimetrie“ aus den umgesetzten Nahrungsmitteln, wie sie sich aus den Respirationsversuchen ergeben. Wie Ihnen bekannt, liefert 1 g Eiweiß bei seiner Verbrennung im Tierkörper (welche nicht bis zu den letzten Endstufen geht) 4,1 Kal.; 1 g Kohlehydrate liefert ebenfalls 4,1 Kal. und 1 g Fett 9,4 Kal.; die beiden letzteren werden bis zu Ende verbrannt.

Aus den Respirationsversuchen ist ferner der respiratorische Quotient, R.-Q., zu ersehen. Der R.-Q. ist das Verhältnis des Volumens der ausgeatmeten Kohlensäure zum Volumen des eingeatmeten Sauerstoffs $\frac{CO_2}{O_2}$. Derselbe informiert uns darüber, welche Nahrungsmittel jeweilig verbrannt werden. Denn je nach dem Gehalte der betreffenden Nahrungsmittel an C, H und O wechselt natürlich die zur völligen Verbrennung benötigte Sauerstoffmenge. Bei ausschließlicher Verbrennung der sauerstoffreichen Kohlehydrate beträgt der R.-Q. = 1 (da der Sauerstoff der Kohlehydrate zur Oxydation des Wasserstoffs ausreicht), beim Fett = 0,7 und beim Eiweiß = 0,8 (denn hier wird auch zur Oxydation des Wasserstoffs noch Sauerstoff benötigt). Die Eindeutigkeit der Schlüsse, welche aus dem R.-Q. auf den jeweilig verarbeiteten Nährstoff zu ziehen sind, werden durch zwei Möglichkeiten beeinträchtigt. Zunächst könnten ungenügend verbrannte Zwischenprodukte ausgeschieden sein und ferner können die einzelnen Nährstoffe, wie oben erwähnt, ineinander übergehen. Wenn sauerstoffreiches Kohlehydrat in sauerstoffarmes Fett sich umwandelt, steigt wegen des geringeren Sauerstoffverbrauches und des Freiwerdens von Kohlensäure der R.-Q.; umgekehrt wird er beim Übergange von Fett in Zucker wegen des erhöhten Sauerstoffverbrauches kleiner werden, ebenso bei der Zuckerbildung

aus Eiweiß. Diese Auseinandersetzungen dürften vorläufig genügen; auf einige
Einzelheiten gehe ich später noch ein.

Wenden wir uns jetzt dem Kranken hier zu.

Der Patient hier, der den Eindruck eines durchaus gesunden Mannes
macht, kommt mit der Angabe, er sei Diabetiker. Gelegentlich der
Untersuchung für eine Lebensversicherung habe der Arzt bei ihm
Zucker im Urin gefunden. Nicht selten wird ein Diabetes mellitus
auf solche Weise zufällig entdeckt. Symptome, die den Patienten auf
seine Krankheit aufmerksam machen könnten, Abmagerung, Mattigkeit
u. dgl., können ganz fehlen; öfters sind sie nur gering oder ganz unbestimmter Natur. Von Beschwerden, welche speziell auf einen Diabetes hinweisen, ist vor allem ein abnorm starker Durst zu erwähnen.
Die Patienten erwachen nachts und müssen große Mengen Wasser
trinken. Häufiger und deshalb wichtig zu kennen sind allerlei sekundäre Zustände, die den Diabetes manchmal begleiten, nämlich Hautjucken, Neigung zu Furunkeln, schlechtes Heilen von Wunden, Mund-
affektionen, Karies und Ausfall von Zähnen u. dgl. Ferner sind Neuralgien,
speziell Ischias immer verdächtig auf einen Diabetes. Aber auch beim
Fehlen eines jeden darauf hinweisenden besonderen Symptomes ist bei
jeder ärztlichen Untersuchung die Prüfung des Urins auf Zucker notwendig. Es ist Ihnen bekannt, daß der im Harne vorkommende Zucker
fast stets und ausschließlich Traubenzucker ist, ein Monosaccharid, der
Aldehyd eines sechswertigen Alkohols ($CH_2OH-CHOH-CHOH-$
$CHOH-CHOH-CHO$).

Zum Nachweis des Zuckers im Harn ist am gebräuchlichsten die Trommersche Probe. Man macht den Harn stark alkalisch und tropft dann Kupfersulfat
zu, bis eine kleine Menge davon nicht mehr aufgelöst wird; dann erwärmt man.
Bei Anwesenheit von Zucker tritt eine gelbe, unlöslich pulverige Trübung auf,
die allmählich zu Boden sinkt (Cuprooxyd und Cuprohydroxyd, durch Reduktion aus Cuprihydroxyd entstanden). Zur quantitativen Bestimmung bedient
sich der praktische Arzt am besten eines Gärungssaccharimeters, in
welchem die durch Zusatz von Hefe frei gewordene Kohlensäuremenge abgelesen wird. In Kliniken benutzt man meist den Polarisationsapparat,
welcher die Rechtsdrehung des Traubenzuckers angibt.

Wie kommt eigentlich der Zucker in den Harn? Denn das ist das
sinnfälligste Symptom. Der vielleicht nächstliegende Erklärungsversuch
wäre der, daß hier etwas Ähnliches vorliegt wie bei der Albuminurie
des Nephritikers. Wie dort das Eiweiß durch das lädierte Nierenfilter
hindurchtritt, könnte die Zuckerausscheidung, da das Blut Zucker enthält, auf einem analogen Vorkommnis beruhen. Eine derartige Genese,
also ein „renaler“ Diabetes, spielt in der Klinik eine ganz untergeord-
nete Rolle; er kommt als seltene, meist harmlose Affektion (Glykosuria
innocens) gelegentlich, z. B. in der Gravidität oder hereditär einmal
vor und ist meist diätetisch wenig beeinflußbar; er pflegt auch auf
Insulin nicht zu reagieren. Der experimentelle Diabetes nach Phlori-
zinvergiftung ist ein renaler Diabetes, wenn das Phlorizin freilich auch
nicht ausschließlich auf die Nieren wirkt. Aber der Diabetes des
Menschen beruht nicht auf einer abnormen Durchlässigkeit der Nieren
gegenüber dem normalen Blutzuckergehalt. Dagegen ist der Zucker-
spiegel im Blut beim Diabetiker erhöht. Der Diabetiker ist hyper-

glykämisch. Seine Zuckerausscheidung im Urin, die „Glykosurie“, ist eine Folge seiner „Hyperglykämie“. Freilich kennen wir auch Zustände von Hyperglykämie ohne Glykosurie und zwischen dem Grade der Hyperglykämie und den ausgeschiedenen Zuckermengen besteht auch kein gesetzmäßiger Zusammenhang. Je mehr man neuerdings den Blutzucker untersucht, um so häufiger findet man Divergenzen. Die Dinge liegen also nicht ganz klar. Trotzdem dürfen wir wohl hier die Besprechung über die Hyperglykämie, welche jeder diabetischen Glykosurie vorangeht, in den Mittelpunkt rücken und an Stelle der Frage: Wie kommt der Zucker in den Harn des Diabetikers? nunmehr die neue Frage aufwerfen: Wie kommt es zu der abnormen Zuckeranhäufung im Blut?

Beim Gesunden ist unter den wechselndsten äußeren Bedingungen der Blutzuckergehalt in nüchternem Zustande konstant; er schwankt nur in engen Grenzen um 0,1 vH. und steigt nach dem Essen nur wenig und nur für kurze Zeit. Die Verdauung der Kohlehydrate im Magen-Darmkanal haben wir in Vorlesung Nr. 16 rekapituliert. Ich erinnere hier nur, daß die Kohlehydrate der Nahrung sämtlich zu Traubenzucker gespalten und als solcher resorbiert werden. So gelangen sie in die Blutbahn und ihr weiteres Geschick richtet sich danach, ob die Körperzellen im Augenblick zuckerbedürftig sind oder nicht. Zucker ist bekanntlich der hauptsächlichste, nach manchen sogar ausschließliche Nährstoff, dessen die Körperzellen zur Kraft- und Wärmeproduktion bedürfen. Dieser Lehre wird von amerikanischen Autoren widersprochen; diese meinen, daß, wenigstens beim Fehlen von Produkten des Kohlehydratstoffwechsels, der Muskel zu seiner Arbeit auch Fett oxydieren und benutzen kann. Eine vorherige Umwandlung von Fett in Zucker zum Zwecke der Muskelarbeit wird abgelehnt. Die Spaltung des Traubenzuckers habe ich schon besprochen (S. 365). Ein zuckerspaltendes „glykolytisches Ferment“ im Blute ist seit langem bekannt und viel studiert; aber es kommt ihm für den Diabetes jedenfalls nicht die Rolle zu, die man ihm früher zusprechen wollte (höchstens in allerschwersten Fällen mag eine Hemmung der Glykolyse mitspielen). Diejenigen Zuckermengen aus den Kohlehydraten der Nahrung, welche der Körper nicht sofort verbraucht und verbrennt, werden zunächst als Glykogen deponiert, vor allem in der Leber. Bei länger dauerndem überreichlichem Angebot an Zucker wird er, da die Glykogendepots nicht viel zu fassen vermögen, in Fett umgewandelt und als solches aufgespeichert. Der Prozeß der Umwandlung von Kohlehydraten in Fett ist ebenfalls oben bereits erwähnt (S. 365). Bedürfen die Körperzellen des Zuckers, während solcher vom Darme nicht zuströmt, so vermögen die Glykogendepots das Notwendige sofort zur Verfügung zu stellen, zu „mobilisieren“, wie der moderne Ausdruck lautet. Jedenfalls halten sich Zuckerverbrauch und Zuckerlieferung stets genau die Wage. Eine Hyperglykämie kann nur zustande kommen, wenn der ins Blut gelieferte Zucker nicht richtig verarbeitet wird oder wenn die Lieferung über das Bedürfnis hinaus erfolgt war. Der Überschuß an Lieferung führt selbstverständlich zu keinem Mehrverbrauch. Denn der Bedarf ist das maßgebende Moment im Stoffwechsel, nicht das Angebot.

Wo fehlt es nun beim Diabetiker? Auf diese Frage antworteten früher die meisten Autoren ziemlich übereinstimmend, daß beim Diabetiker eine **Störung in der Verarbeitung des Zuckers** vorliege. Diese Verarbeitung besteht nicht, wie schon gesagt, in einer Oxydation, die diabetische Stoffwechselstörung also nicht etwa in einem „Darniederliegen der oxydativen Kräfte". Es handelt sich um eine **spezifische Unfähigkeit, das Traubenzuckermolekül als Ganzes anzugreifen.** (Das Verhalten gegenüber der Lävulose ist wechselnd. Manche Diabetiker vertragen sie besser; aber auffallenderweise hält diese Fähigkeit zur besseren Verwertung der Lävulose meist nicht lange an.) Wahrscheinlich kommt der später noch zu erwähnenden reaktionsfähigen sog. „Enolform" des Zuckers ($C(OH)\!=\!CHOH$ anstatt $CHOH\!-\!C\!\!<^{O}_{H}$ am Ende), welche zwischen Glukose und Lävulose steht, hier eine Bedeutung zu.)

Eine wesentliche Stütze der Auffassung von der primären Störung der Zuckerverarbeitung gaben **Respirationsversuche.** Wenn vorzugsweise Kohlehydrate verbrannt werden, so steigt der respiratorische Quotient bis dicht an 1. Bei Eiweiß- und Fettverbrennung wird er kleiner (ca. 0,7), weil hierbei viel Sauerstoff aufgenommen werden muß. Beim Diabetiker pflegt nun die Steigerung des R.-Q. unter den Bedingungen zu fehlen, welche sie beim Gesunden auslösen, so z. B. wenn Kohlehydrate verzehrt und dann körperliche Arbeit geleistet wird. Nach Aussage des R.-Q. werden unter diesen Umständen die zur Verfügung stehenden Kohlehydrate nicht verbrannt. Trotz des Angebotes wird der Hunger der Zellen nicht gestillt. Dieses Weiterbestehen des Hungers veranlaßt die Glykogendepots noch mehr herzugeben; ja es kann sogar dann aus dem Eiweiß und vielleicht auch aus Fett Zucker gebildet werden. Davon nachher noch einige Worte. Es besteht also dann als Folge der Nichtverbrennung des Zuckers eine **abnorm reichliche Mobilisierung und Produktion von Zucker.** In den letzten Jahren hat nun eine Deutung Anklang gefunden, nach welcher eine abnorme Mobilisierung von Zucker das primäre Moment, das Wesen der Sache darstellt.

Für die Annahme einer primären überschüssigen Hergabe von Zucker gibt uns die experimentelle Pathologie verschiedene Möglichkeiten an die Hand. Zunächst könnte die Fähigkeit der Leber zur Glykogenbildung oder **Glykogenfixation** verloren gegangen sein (NAUNYNS „Dyszooamylie" würde hierher gehören). Das Glykogen bezw. der Zucker würde dann unaufgefordert in den Kreislauf abgegeben und deshalb ausgeschieden werden. Insofern könnte die Leber Ursache eines Diabetes sein, ein sog. diabetogenes Organ darstellen. Manche leichte Diabetesformen mögen auf diese Weise ihre Erklärung finden. Nicht so grundsätzlich verschieden von dieser Genese, als man meinen möchte, sind allerlei vorübergehende Glykosurien, deren Zugehörigkeit zum richtigen Diabetes verschieden beurteilt wird. Am längsten hiervon bekannt ist der nervöse **zerebrale Diabetes.** Sie wissen von der Physiologie her, daß ein Stich in den Boden des vierten Ventrikels, CLAUDE-BERNARDS „Piqûre", zu einer kurz dauernden Glykosurie führt. Dieselbe stellt jedoch keineswegs eine selbständige Form neben der eben erwähnten hepatischen Glykosurie dar, sondern die Piqûre reizt auf dem Wege über den Sympathikus und die Nebennieren (sog. chromaffines System) die Leber zur Glykogenausschwemmung. Bei glykogenarmen Tieren ist sie wirkungslos. Wahrscheinlich beruht auch die Glykosurie nach all den zahllosen experimentellen Eingriffen, nach Vergiftungen, bei Hirnerkrankungen, bei Schilddrüsenaffektionen u. dgl. auf dem gleichen Modus, d. h. auf einer Ausschwemmung des Leberglykogens. Der Weg, auf dem durch diese verschiedenen Momente die Leber zur Glykogenausschüttung veranlaßt wird, geht wahrscheinlich durch das sympathische Nervensystem; dasselbe kann offenbar zuckermobilisierend wirken. Jedenfalls gelingt es durch Einspritzung von Adrenalin, dem bekannten Sympathikus reizenden Mittel, häufig Zuckerausscheidung im Harne hervorzurufen. Bemerkenswert ist jedoch, daß sich eine Gegenwirkung gegen diese durch den Sympathikus ausgelöste Glykogenausschwemmung von den entgegengesetzt wirkenden Nerven aus nicht hat nachweisen lassen. Ich habe beim Ulcus ventriculi davon gesprochen, daß man neuerdings einen durchgehenden Antagonismus zwischen beiden Teilen des vegetativen Nervensystems, dem Sympathikus und der Vagusgruppe, dem sog. Parasympathikus annimmt. Man sucht allerlei Krankheitszustände von einer Störung der richtigen Balance zwischen Sympathikus und Vagus abzuleiten. Mit Hilfe von Analogieschlüssen aus diesem Gebiet wollen nun manche den Diabetes aus einem Überwiegen des Sympathikustonus entstehen lassen. Es überwiegt, wie der moderne Terminus lautet, die vom Sympathikus ausgehende „chromaffine Reizung" über die vom Pankreas ausgehende Hemmung. Aber eine solche Hemmung durch das Pankreas von der Vagusgruppe her ist eben nicht recht nachweisbar. Das Pankreas spielt zwar, wie Sie von der Physiologie her wissen, bei der Zuckerverarbeitung eine ausschlaggebende Rolle. Bereits im Jahre 1845 hatte BOUCHARDAT diesen Zusammenhang vermutet. Und 1889 zeigten v. MERING und MINKOWSKI eindeutig, daß totale Pankreasexstirpation beim Hunde zu einem schwersten, tödlich endenden Diabetes führt. Die ursächliche Bedeutung des Pankreas für die überwiegende Mehrzahl der Diabetesfälle ist durch die therapeutische Wirkung des Insulin jetzt über allen Zweifel gestellt. Nach zahllosen, aber stets nicht ganz geglückten Versuchen gelang es MACLEOD, BANTING und BEST in Toronto im Jahre 1922, aus dem Pankreas die wirksame Substanz in einem salzsauren Alkoholextrakt zu isolieren, deren Existenz nach v. MERING und MINKOWSKIS Entdeckung sicher war. Über die therapeutische Verwendung später. Das theoretische Problem über die Pathogenese des Diabetes ist durch das Insulin nicht so geklärt worden, als man gehofft hatte. Die Anhänger beider Theorien, sowohl die von der gestörten Zuckerverwertung als die von der überschüssigen Bildung deuten die Erfahrungen und Experimente mit dem Insulin zugunsten ihrer Theorie. Man diskutiert jetzt u. a. die Möglichkeit, daß der Zucker beim Diabetes in einer abnormen Form im Blute kreist, die schwerer angreifbar ist als der Blutzucker des Gesunden. Beim Gesunden soll sich der Zucker in einer besonders leicht angreifbaren Form, als sog. „alloiomorpher" Zucker (abgekürzt am-Zucker) finden, beim Diabetiker als sog. Gleichgewichtsglukose; das ist eine Mischung der α- und β-Form. Es wird vermutet, daß die alloiomorphe Form des Zuckers im Blute die Bildung von polymeren Zwischenkohlehydraten begünstigt, deren regelmäßiges Vorhandensein man neuerdings im Blute annimmt. Es kommt damit in modernem Gewande eine ältere Vorstellung von LÉPINE wieder zu Ehren, der den Zucker auch in verschiedener Form im Blute vermutete; er nannte den durch die üblichen Methoden nicht faßbaren Zucker im Blute den „sucre virtuel". Diese Zwischenkohlehydrate sind offenbar eine notwendige Voraussetzung für die normale Verwertung des Zuckers, sei es zur Speicherung, sei es zum weiteren Abbau. Insofern tritt der oben skizzierte Gegensatz der beiden bisherigen Diabetestheorien jetzt nicht mehr so scharf in die Erscheinung. Über die Theorie der Insulinwirkung ist man sich noch nicht im klaren. Gut gestützt scheint es, daß das Insulin die Bildung der leicht angreifbaren Form des Zuckers begünstigt. Es soll auf diese Weise sowohl die Bildung von Glykogen im Muskel als auch die Verbrennung gefördert werden. (Kurz erwähnt sei noch eine ganz andere Anschauung, welche SCHMIEDEBERG geäußert hat; er nahm an, daß beim Diabetiker der Zucker durch eine vom Gewebsabbau stammende „diabetogene Substanz" glykosidartig gebunden und dadurch seine Ablagerung als Glykogen und seine Verarbeitung verhindert werde.)

Mag die Mobilisation von Zucker nun den primären oder nur einen sekundären Vorgang darstellen, so findet neben ihr häufig auch eine Bildung von Zucker aus anderem Material statt. Als Quelle des Zuckers kommen das Eiweiß und das Fett in Betracht. Die Rolle des Eiweiß ist wohl gesichert. Strittig ist nur, ob diese Bildung auf den schweren Diabetes beschränkt bleibt oder ob sie auch beim Gesunden vorkommt. Bei der Diskussion über diese Dinge sprach man früher oft von einem Quotient D : N; er bedeutet das Verhältnis des Zuckers (bei kohlehydratfreier Kost) zum Stickstoff im Harne. Die auffallende Konstanz dieses Quotienten beim pankreasdiabetischen Hund, nämlich etwa 3, gab Anlaß, in der Relation 3 : 1 den zahlenmäßigen Ausdruck für die Zuckerbildung aus Eiweiß zu sehen. Doch man fand später beim Menschen, daß wesentlich größere Mengen entstehen können. Die modernen Anschauungen über die Zuckerbildung aus kleinsten Eiweißbaustücken lassen auch eine einfache rechnerische Ableitung bedenklich erscheinen. Die Zuckerbildung aus Eiweiß ist von praktischer Wichtigkeit für die Behandlung eines Diabetikers, Man hielt früher, als man nur mit der Herkunft von Zucker aus den Kohlehydraten rechnete, Eiweiß und Fett als Nahrungsmittel in beliebigen Mengen erlaubt, während jetzt speziell dem Eiweiß besondere Aufmerksamkeit geschenkt wird. Davon nachher noch einiges.

Eine besondere Besprechung erfordert die diabetische Azidose, das sog. Coma diabeticum. Über die Klinik desselben folgendes: Es kommt, namentlich bei jugendlichen Individuen, bei denen der Diabetes in jeder Hinsicht bösartig aufzutreten pflegt, häufig zu einem eigentümlichen Vergiftungszustande. Die Kranken zeigen eine abnorm tiefe, langsame und mühsame Atmung, die ihnen bemerkenswerterweise meist gar nicht als Lufthunger zum Bewußtsein kommt. Allmählich verlieren sie die Besinnung. Der Blutdruck sinkt und es tritt eine auffallende Weichheit der Bulbi auf. In diesem Zustande gingen die Kranken bisher, d. h. vor der Insulinära, fast immer zugrunde. Man findet in solchen Fällen im Urin, im Blut und in allen Körpergeweben große Mengen der sog. Azetonkörper, nämlich β-Oxybuttersäure, Azetessigsäure und Azeton. Das letztere gibt der Exspirationsluft einen höchst charakteristischen apfelähnlichen Geruch, der sich dem Krankenzimmer, ja der ganzen Wohnung mitteilt. Das Auftreten der Azetonkörper im Harne (durch die Eisenchloridreaktion auf Azetessigsäure nachweisbar) hat stets als ernste Warnung zu gelten; denn das Coma diabeticum stellt eine Vergiftung durch diese Azetonkörper dar. Es ist noch unsicher, ob sie nur durch ihre Säurenatur vergiftend wirken, wie es in dem von NAUNYN stammenden Namen „Azidosis" zum Ausdruck kommt, oder ob ihnen daneben noch eine spezifische Toxizität zukommt. Experimente aus der letzten Zeit sprechen für die letztere Annahme, man kann Tiere durch Azeton, Azetessigsäure und β-Oxybuttersäure bis zum tödlichen Coma vergiften. Das Gleiche gelingt aber auch mit den Neutralsalzen der genannten Säuren. Ferner fand man, daß die β-Oxybuttersäure, freilich nicht die Azetessigsäure eine Reihe von tierischen Fermenten lähmen kann, unabhängig von ihrer Säurewirkung. Als Muttersubstanz der Azetonkörper spielt das Eiweiß eine geringe Rolle, da nur wenige Aminosäuren Azetonkörper entstehen

lassen können. Ihre wichtigste Quelle sind die Fette. Die Azetonkörper entstehen aus ihnen ganz allgemein im Zustande der Kohlehydratkarenz. Jeder gesunde Mensch, wenn er einige Tage lang ohne
Kohlehydrate ernährt wird, wie z. B. ein Fieberkranker, der nur Bouillon
und Eier genießt, scheidet beträchtliche Mengen von Azetonkörpern
aus. In einem ganz analogen Zustand befindet sich der Diabetiker
dauernd, wenn er seine aufgenommenen Kohlehydrate nicht genügend
zu assimilieren vermag. Beim Gesunden verschwinden die Azetonkörper sofort nach Aufnahme von Kohlehydraten, z. B. einer Schleim-
suppe, einem gezuckerten Fruchtsaft od. dgl. Die Ursache hierfür ist
unklar, ob den Kohlehydraten irgendeine spezifische „antiketogene“
Wirkung zukommt oder ob sie bei der Verbrennung der Fette irgendwie notwendig sind. Der letzteren Vorstellung verleiht ROSENFELDS
vielzitiertes Wort „die Fette verbrennen im Feuer der Kohlehydrate“
einen treffenden Ausdruck. Auf die therapeutischen Hinweise, die sich
aus diesen Dingen ergeben, kommen wir nachher zurück.

Von den Fragen, die über die Azetonkörper zur Diskussion standen und
stehen, ist die wichtigste wohl die, ob sie ein normales intermediäres Zwischenprodukt darstellen oder nicht. Werden die Fette stets unter Bildung von Azetonkörpern zerlegt und handelt es sich beim Diabetes nur um ein Stehenbleiben
auf halber Stufe oder bedeutet ihre Bildung überhaupt einen verkehrten Weg?
Eine moderne und gut begründete Anschauung äußert sich dahin, daß nur
die β-Oxybuttersäure ein normales Zwischenprodukt darstellt, die beiden andern Azetonkörper dagegen nicht. Normaliter wird die Buttersäure zu β-Oxy-
buttersäure oxydiert und diese zerfällt dann in Kohlensäure und Wasser. Im
Diabetes, richtiger ausgedrückt, im Zustande der Kohlehydratkarenz ist die
Zerlegung der β-Oxybuttersäure gehemmt. Sie häuft sich im Körper an und
geht dann teilweise in Azetessigsäure über und zwar so, daß zwischen beiden
stets ein gesetzmäßiges Mengenverhältnis gewahrt bleibt. Der größte Teil
wird dann in einer festen Proportion ausgeschieden, während ein kleiner Rest
weiter zu Azeton abgebaut wird. Um Ihnen das Wichtigste über die Chemie
der Azetonkörper in Erinnerung zu rufen, will ich wenigstens deren Formeln
angeben:

Buttersäure	β-Oxybuttersäure	Azetessigsäure	Azeton
CH_3	CH_3	CH_3	CH_3
CH_2	$CHOH$	CO	CO
CH_2	CH_2	CH_2	CH_3
$COOH$	$COOH$	$COOH$	

Die Azetessigsäure entsteht aus der β-Oxybuttersäure durch Oxydation
am β-C-Atom; die Azetessigsäure zerfällt dann in Azeton und Kohlensäure.
Azetessigsäure wird nachgewiesen durch die GERHARDTsche Probe: Beim Zu-
tropfen von Eisenchlorid fallen graue Erdphosphate aus; bei weiterem Zusatz
tritt eine violette Farbe auf. Diese wird beim Erhitzen zerstört im Gegensatz
zu der ganz ähnlichen Farbe, die der Harn nach Salizylgebrauch zeigt und die
beim Erhitzen bestehen bleibt. Was die GERHARDTsche Eisenchloridreaktion
anzeigt, ist nicht die hier dargestellte „Ketoform“ der Azetessigsäure, sondern
ihre „Enolform“ ($COH = CH$). Azeton wird mit der LEGALschen Probe nachgewiesen: Man gibt einige Tropfen Natriumnitroprussidlösung zum Harn, dann
reichlich starkes Alkali; hierbei wird jeder Harn rot (infolge seines Gehaltes an
Kreatinin). Bei Zusatz von konzentrierter Essigsäure blaßt ein normaler Harn
ab, während bei Azetongehalt der Farbton noch intensiver purpurrot wird.
Die Oxybuttersäure wird nachgewiesen (und zugleich quantitativ bestimmt)
durch die Linksdrehung des mit Hefe vergorenen Harnes. Für die Orientierung
in der Praxis mag es ausreichen, festzustellen, wieviel Natrium bicarbonicum
zur Neutralisierung des Harnes erforderlich ist. Beim Gesunden genügen etwa

10 g, um den Harn alkalisch zu machen. Bei schweren Diabetikern braucht man hierzu öfters 50—100 g oder gar noch mehr. Je 50 g Natr. bicarb. neutralisieren etwa 30—40 g Oxybuttersäure. Das Insulin hat diese Alkalibehandlung des Koma ziemlich entbehrlich gemacht.

Von den vielen Problemen aus der Pathologie des Diabetes erwähne ich noch kurz die Frage nach dem Gesamtstoffwechsel, nämlich ob derselbe erhöht ist oder nicht. Man neigt stets zu einer solchen Annahme. Für den Pankreasdiabetes des Hundes hat man es tatsächlich erweisen können; hier sind Eiweiß und Fettzersetzung im Hunger gesteigert. Beim Menschen dagegen ist die Frage noch strittig; den gelegentlichen positiven Befunden ist von strengen Kritikern keine volle Beweiskraft zugesprochen worden. Früher wurde sogar gelegentlich eine Verminderung angenommen.

Ferner noch einige Worte über die Polyurie; ich habe sie im Beginne der Vorlesung schon erwähnt. Urinmengen von 10 Litern und noch darüber sind in schweren Fällen nichts Ungewöhnliches. In den Büchern finden Sie diese Polyurie öfter schlechtweg von der diuretischen Wirkung des Zuckers abgeleitet. Diese Erklärung erscheint unbefriedigend oder mindestens unzureichend. Man wird daneben an die nervöse Komponente denken müssen, welche dem Diabetes anhaftet, und zwar nicht nur nach den oben erwähnten experimentellen Befunden (Glykogenausschüttung nach Sympathikusreizung), sondern auch nach allen klinischen Beobachtungen. Diabetes kombiniert sich und wird beeinflußt durch alles und jedes aus dem Kapitel der Neurologie. Und Störungen des Wasserstoffwechsels spielen bei allen Arten von nervösen und Geisteskrankheiten eine viel größere Rolle als man früher angenommen hatte. Die eigentümlichen und oft ganz erheblichen Gewichtsschwankungen bei manchen Geisteskranken beruhen auf Retention bzw. Ausschwemmung von Wasser. Unter dem Namen „Urina spastica" sind plötzliche starke Harnfluten bei vielen Krankheitszuständen mit nervösem Einschlag bekannt, z. B. bei der Angina pectoris, bei der Migräne, aber auch bei rein funktionell nervösem Anlaß wie z. B. in schlaflosen Nächten. Beim Diabetes kennen wir nun noch allerlei andere Geheimnisse im Wasserstoffwechsel. So pflegen bei Diabetikern, wenn sie an einer Herzinsuffizienz erkranken, die Ödeme auszubleiben unter Bedingungen, bei denen wir sie nach allen sonstigen Erfahrungen erwarten müßten. Im Gegensatz dazu sehen wir bei Diabetikern Ödeme auftreten, und zwar ziemlich gesetzmäßig, wo es uns sonst nicht geläufig ist, z. B. nach Einnahme von Natrium bicarbonicum, bei Haferkuren u. dgl. ähnlichen alimentären Einwirkungen. Man wird vielleicht die Polyurie und damit auch das abnorme Durstgefühl des Diabetikers mit diesen noch nicht näher gekannten nervösen Einflüssen zusammenzubringen haben, welche beim Diabetes sicher ihre Hand im Spiele haben.

Ich erwähne bei dieser Gelegenheit noch kurz das eigentümliche Krankheitsbild des Diabetes insipidus. Ohne jeden sonstigen abnormen Befund besteht hier nur stärkste Polyurie (10—20 Liter Harn von einem spezifischen Gewicht von wenig über 1000) mit entsprechendem Durst. Die Grenze gegen ein gewohnheitsmäßiges Vieltrinken ist natürlich schwer zu ziehen; andererseits entwickelt sich manchmal nach längerem Bestande aus dieser Polyurie doch ein Diabetes mellitus heraus. In einem Teile der Fälle kann man eine Konzentrationsunfähigkeit der Nieren nachweisen, so daß Polyurie und Durst dann nur die Folgen dieser besonderen Art von Nierenaffektion sind. Aber damit ist das Rätsel des Diabetes insipidus nicht gelöst. Es bleiben Fälle, wo die Polyurie, welche ebenso starke Grade wie beim Diabetes mellitus erreichen kann, für unsere klinischen Betrachtungen einen selbständigen Morbus darstellt. Es müssen Störungen im Austausch zwischen Blut und Geweben angenommen werden, deren komplizierte Wechselwirkung wir noch nicht übersehen. Neuerdings nimmt man einen Zusammenhang an zwischen dem Diabetes insipidus und der Hypophysis, bzw. einem den Wasserhaushalt regulierenden Zentrum im Zwischenhirn in der Nähe des Tuber cinereum. Letzteres könnte von der Hypophysis her mitalteriert werden. Es gibt hier luetische Prozesse. Denn der Wa. ist manchmal positiv und eine spezifische Behandlung kann dann den Zustand heilen. Der Diabetes insipidus ist im ganzen selten. Er kann jahrzehntelang mit wechselnder Intensität bestehen.

Therapeutisch ist in den Fällen mit verminderter Konzentrationsfähigkeit die Polyurie durch Kochsalzbeschränkung zu beeinflussen. Manchmal kann man nach Opiumtinktur (mehrmals täglich 15—20 Tropfen) den Durst herabsetzen. Gelegentlich bessert die Injektion von Hypophysin, Pituglandol oder einem anderen Hypophysispräparat den Zustand vorübergehend.

Über den außerordentlich wechselnden Verlauf des Diabetes muß ich mich auf wenige Bemerkungen beschränken. Schwerste Fälle, meist bei jungen Leuten, führten bisher oft binnen weniger Monate im Koma zum Tode. In Zukunft wird das mit Hilfe des Insulin hoffentlich vermieden werden. Das andere Extrem stellen ältere Leute dar, bei denen der Diabetes zufällig, so wie bei unserem Kranken hier, oder auf geringfügige Anzeichen hin entdeckt wird. (Deren wichtigste habe ich eingangs erwähnt.) Hier verläuft die Krankheit häufig außerordentlich gutartig. Bei geringer Kosteinschränkung bleiben die Leute oft viele Jahre fast völlig beschwerdefrei. Die Komagefahr ist hier eine sehr geringe, größer ist die durch komplizierende arteriosklerotische Prozesse. Ernsteste Gefahr droht, wenn eine periphere Sklerose zu einer Gangrän geführt hat (meistens an den Beinen). Die bisher so gefürchteten Operationen in solchen Fällen sind jetzt durch das Insulin wesentlich ungefährlicher geworden. Heilungen des Diabetes wurden früher schlechtweg geleugnet. Aber gerade jetzt werden Fälle beobachtet, die unter den körperlichen und psychischen Insulten des Krieges ausgebrochen sind und bei denen nach entsprechender Behandlung eine völlig normale Kohlehydrattoleranz erzielt worden ist. Ob es sich wirklich um Dauerheilungen handelt, muß die Zukunft lehren.

Über die Therapie des Diabetes, welche ein sehr gründlich durchgearbeitetes Kapitel der klinischen Medizin darstellt, seien nur die wesentlichen Punkte angedeutet. Alle bisher angewandten Medikamente (Opium, Syzygium jambulanum usw.) sind jetzt zugunsten des Insulins verlassen. Ich möchte jedoch mit der Diättherapie beginnen, die nach wie vor im Mittelpunkt zu stehen hat. Zu ihrer Durchführung genügt es nicht, den Prozentgehalt des Harns an Zucker zu kennen, sondern man muß sich über die täglich ausgeschiedene Zuckermenge im Harn und die aufgenommene Nahrung nach Menge und Art genau informieren. Hieraus ergibt sich die Toleranz des Kranken, d. h. die Menge von Kohlehydraten, die er zu assimilieren vermag. Das Ziel einer jeden Behandlung besteht darin, durch allmähliche Herabsetzung der Kohlehydrate in der Nahrung den Kranken unter Deckung seines Kalorienbedürfnisses zuckerfrei zu machen. Einschieben eines Hungertages bzw. eines sog. Gemüse-Fetttages erleichtert das Entzuckern häufig wesentlich. Ist das gelungen, so bleibt der Kranke meistens zuckerfrei auch bei einer Kohlehydratzufuhr, die er vorher nicht zu verbrennen vermochte. Durch die Periode der Zuckerfreiheit hindurch ist seine Toleranz gestiegen. Mit Hilfe der Tabellen, die Sie in allen Büchern finden, ist es ziemlich leicht, dem Kranken genaue Angaben zu machen, wieviel von jedem Nahrungsmittel ihm jeweilig erlaubt ist. Viel schwieriger ist es, einen detaillierten Küchenzettel zu entwerfen, bei dem der Kranke den Appetit behält. Es ist dies oft außerordentlich schwierig und gelingt manchmal nur durch viel Sorgfalt und Mühe einer geschickten Hausfrau. In vielen Fällen bewährt sich ein öfterer Wechsel in der Diät derart, daß man zwischen Perioden mit eiweißarmer, aber etwas kohlehydratreicherer Kost einige Tage mit viel Eiweiß, aber dann keinen oder sehr wenigen Kohlehydraten einschiebt. Die Eiweißarmut ist wahrscheinlich auch die Ursache für die gute Wirkung der „Haferkuren" und der „Mehlfrüchtekuren". Hier werden den Kranken für einen oder einige Tage ausschließlich Hafermehl, Linsen, Erbsen, Sago od. dgl. gereicht. Diese Kuren sind besonders bei starker Azetonurie von gutem Erfolge, aber auch jetzt durch das Insulin etwas in den Hintergrund gedrängt. Mehr angewandt werden jetzt einige Anhydrozucker, wie sie bei der Röstung, d. h. der Umwandlung des Zuckers in Karamel, entstehen. Diese werden auch vom Diabetiker assimiliert und wirken damit antiketogen. Ein jetzt viel angewandtes Präparat ist die Salabrose.

Man pflegte früher zwischen leichten und schweren Fällen einen prinzipiellen Unterschied zu machen in dem Sinne, daß man annahm, es werde bei den leichten nur aus den Kohlehydraten, bei den schweren dagegen auch aus dem Eiweiß Zucker gebildet. Wie vorher gesagt, besteht ein solcher prinzipieller Unterschied nicht; die Zuckerbildung aus Eiweiß ist ein viel häufigerer Prozeß. Deshalb muß in jedem Falle auch die Eiweißzufuhr genau festgesetzt werden und ihre Einschränkung erleichtert häufig die Entzuckerung ganz wesentlich. Man hat neuerdings besondere „eiweißempfindliche" Diabetiker kennen gelernt, bei denen die Beschränkung des Eiweiß in der Nahrung beinahe das Wichtigere zu sein scheint.

Das Insulin ist unbedingt indiziert, zunächst bei jedem ausgebrochenen oder drohenden Koma. Man gibt dann sofort 50 I.E. intravenös (Insulineinheiten am Kaninchen austitriert) und zugleich 50 I.E. subkutan und wiederholt diese Applikation je nach Bedarf alle paar Stunden. Am besten gibt man gleichzeitig Zucker dazu (per os oder in dringenden Fällen intravenös). Die früher übliche Darreichung von viel Kognak und von sehr großen Mengen Natr. bicarbon. erübrigt sich jetzt eigentlich. Die Erfolge sind meistens ausgezeichnet. Früher ging ein Koma fast sicher tödlich aus, während jetzt bei rechtzeitiger Anwendung des Insulins sehr viele Fälle gerettet werden können. Dringend erwünscht ist ferner das Insulin in allen Fällen, in denen weniger als etwa 50 g Kohlehydrate täglich assimiliert werden. Bei solchen Kranken besteht fast immer starke Azetonurie und es gelingt kaum, sie für längere Zeit auf ihrem Körpergewicht und bei leidlicher Arbeitsfähigkeit zu halten. Solche Kranke können jetzt durch intermittierende, eventuell freilich nur durch dauernde Insulininjektionen (täglich etwa 30 bis 60 Einheiten oder noch mehr in zwei Dosen) bei erträglicher Kostbeschränkung wohl und arbeitsfähig gehalten werden. Die Unbequemlichkeit der Injektionen wird von vielen ohne weiteres in Kauf genommen. In mittelschweren Fällen ist die Indikation zum Insulin eine relative; man kann es zeitweise anwenden, um den Ernährungszustand zu heben oder den Patienten die Freuden einer reichlicheren und mannigfacheren Kost wenigstens für eine gewisse Zeit zu verschaffen. Meistens wirkt das Insulin nur, solange es täglich gespritzt wird, aber manchmal tritt doch deutlich eine länger dauernde Nachwirkung ein. Man hat den Eindruck, daß unter der Insulinkur das Pankreas sich gewissermaßen erholt hat und nachher sein Sekret besser produziert. Speziell beim kindlichen Diabetes erhoffen sich manche auf Grund der bisherigen Erfahrung geradezu eine Art von Heilung infolge der temporären Schonung des Pankreas.

Der hypoglykämische Symptomenkomplex, d. h. die Folgen eines zu raschen Sinken des Blutzuckers, bestehend in Hungergefühl, Zittern, Schweißausbruch, eventuell Ohnmacht und Kollaps wurde anfangs sehr gefürchtet, tritt aber tatsächlich extrem selten auf. Auf Grund meiner eigenen Erfahrungen möchte ich mich denen anschließen, die die Anwendung des Insulins durch den praktischen Arzt durchaus befürworten. Freilich soll zunächst durch klinische Beobachtung mit täglichen Blutzuckerbestimmungen die optimale Insulinmenge festgestellt werden. Aber dann können mit einer etwas geringeren Insulindosis, etwa so, daß der Harn beinahe, aber nicht ganz zuckerfrei ist, die Injektionen durch den praktischen Arzt oder auch durch den Kranken selbst durchgeführt werden. Die Bemühungen, das Insulin per os in wirksamer Form zu geben, sind bisher von ungenügendem Erfolge. Bei dem oben erwähnten renalen Diabetes wirkt Insulin überhaupt nicht und man kann die Wirksamkeit des Insulins beinahe als sicheren Index ansehen, ob ein echter pankreatogener Diabetes vorliegt. Dieser Art sind tatsächlich fast alle Diabetesfälle. (Ich erwähne kurz, daß man Insulin auch zur Unterstützung von Überernährungskuren öfters mit gutem Erfolge anwenden kann.) Das Insulin gehört zu den sehr seltenen Mitteln, die offenbar viel mehr leisten, als sich selbst Optimisten anfangs davon versprochen hatten.

Der zweite Kranke, den ich Ihnen heute vorstellen möchte, ein Mann von gesundem Aussehen, erwachte neulich nachts mit allerstärksten Schmerzen, die von der rechten großen Zehe ausstrahlten. Dieselbe war so empfindlich, daß er den Druck der Bettdecke auf dem Fuße kaum ertragen konnte. Das Grundgelenk der großen Zehe und seine Umgebung waren am nächsten Morgen stark gerötet und der ganze Fußrücken deutlich geschwollen. Dabei bestand geringes Fieber. Tagsüber ließen die Schmerzen wesentlich nach. In der nächsten und ebenso in der übernächsten Nacht wiederholten sich die Schmerzanfälle, wenn auch etwas weniger heftig, um dann allmählich abzuklingen.

Was der Kranke schilderte, ist ein typischer Gichtanfall. Die sich eine Reihe von Nächten wiederholenden Schmerzattacken und vor allem deren Lokalisation lassen an der Diagnose keinen Zweifel. Wenn die Gicht auch jedes andere Gelenk einmal befallen kann, so ist doch die große Zehe seit langer Zeit als Lieblingsstätte der gichtischen Ablagerungen und der gichtischen Schmerzen (Podagra!) bekannt. So leicht wir die Diagnose eines solchen typischen regulären Gichtanfalles stellen können, ebenso unsicher, ja manchmal geradezu ratlos stehen wir oft Fällen gegenüber, die man als „atypische oder irreguläre" Gicht anzusprechen pflegt. Es handelt sich da nicht nur um alle möglichen chro-

nischen Gelenkaffektionen, bei denen man die gichtische Natur gelegent-
lich erwägt und diskutiert, sondern viele Ärzte neigen dazu, auch
zahllose andere Affektionen als gichtisch anzusprechen. Es gehören hierher
Ekzeme, Neuralgien, Entzündungen der verschiedensten Schleimhäute,
Bronchialasthma, Iritis usw. Derartige Zuteilungen haben immer etwas
Mißliches an sich, wenn es sich nicht um Leute handelt, die von typischen
Gichtanfällen zu berichten wissen oder bei denen wir sonstige sichere objektive Zeichen der Gicht finden. Deren sicherste und häufigste sind die aus
Harnsäure (und Kalziumsalzen) bestehenden Gichtknoten. Diese finden
sich vor allem in den Ohrmuscheln, ferner im Lidknorpel, aber auch in
allerlei Sehnen und um Gelenke herum. Kleine Knoten, die vom Kapi-
tulum der Grundphalangen der Finger ausgehen und die man als
„HEBERDENsche Knoten" bezeichnet, werden von manchen ebenfalls als
Gichtknoten angesprochen, während andere darunter auch Exostosen
und allerlei Produkte chronisch rheumatischer Prozesse verstehen. Die
röntgenologischen Kriterien, nämlich relatives Freibleiben der Gelenk-
spalten selber, aber „Zysten" in den benachbarten Knochenteilen, habe
ich beim Gelenkrheumatismus schon besprochen (S. 269).

Da die Gicht für gewöhnlich als eine Krankheit des Purinstoffwechsels bezeichnet wird, liegt die Frage nahe, ob man denn nicht
durch diesbezügliche Untersuchungen das Vorhandensein oder Fehlen
einer gichtischen Stoffwechselstörung feststellen kann, etwa analog dem
Diabetes. Von diesem Ziele sind wir leider noch weit entfernt. Bequeme
Methoden, welche jeder Arzt ohne weiteres ausführen könnte, fehlen
vollständig. Es bedarf des ganzen Apparates eines klinischen Labora-
toriums, und selbst dann bleibt noch mancher Fall zweifelhaft. Denn
nicht nur die gichtische Störung des Purinstoffwechsels sondern auch
schon dessen normaler Ablauf ist uns in wesentlichen Punkten noch
unklar. Die chemische Formel der Harnsäure als ein 2, 6, 8, Trioxypurin
und ihre Beziehungen zu den übrigen Purinderivaten ist Ihnen aus der
Chemie bekannt. Beistehende Formel

$$
\begin{array}{ccc}
N_1 & C_6 & \\
| & | & \\
C_2 & C_5 - N_7 \diagdown & \\
| & | & \diagup C_8 \\
N_3 - C_4 - N_9 &
\end{array}
$$

des Purinkerns soll Sie an das Notwendigste erinnern. Über die Schicksale
der Purinkörper im Organismus drängen sich zahlreiche noch ungelöste
Fragen auf. Ein wie großer Teil der Kernsubstanzen, die in unserem
Körper zerfallen, sowie derjenigen, die wir in der Nahrung aufnehmen,
werden als „endogene" bzw. „exogene" Harnsäure ausgeschieden? (Denn
das ist ja wohl der einzige Entstehungsmodus der Harnsäure, der beim
Menschen eine Rolle spielt. Die Synthese der Harnsäure aus Stickstoffschlacken kommt nur für diejenigen Tiere — Vögel und Schlangen —
in Betracht, bei denen die Harnsäure die Rolle des Harnstoffes einnimmt, d. h. zur Elimination der Stickstoffschlacken dient.) Stellt die
Harnsäure ein Endprodukt dar oder kann sie weiter abgebaut werden?

(Selbst diese elementare Frage wird noch verschieden beantwortet!) Was wird aus den übrigen Purinsubstanzen, welche nicht als Harnsäure ausgeschieden werden? Werden sie retiniert oder werden sie bis zu Harnstoff oxydiert oder etwa nur bis zu einer Zwischenstufe (Allantoin, Glykokoll, Oxalsäure)? Entsteht Harnstoff aus den Purinkörpern auch ohne Harnsäure als Zwischenstufe direkt durch „Purinolyse"? Geht der Abbau durch Fermente vor sich und sind wir berechtigt, eine Störung dieser fermentativen Tätigkeit als maßgebendes Moment bei der Gicht anzusehen? Warum werden diese unnützen Purinsubstanzen, gleichgültig auf welcher Stufe sie stehen, eigentlich nicht ausgeschieden? Denn daß der Gichtiker zu viel Harnsäure in seinem Blut beherbergt, hat schon der alte Sir Garrod vor bald 50 Jahren festgestellt. Alle Nachuntersucher haben seinen Befund im Prinzip bestätigt, wenn sie auch über seine Methode, in das angesäuerte Blutserum eine leinene Faser zu hängen, an der die Harnsäure auskristallisieren soll, geringschätzig die Achseln zucken. Liegt daneben oder vielleicht gar als Hauptsache eine elektive Störung der Nierentätigkeit vor, derart, daß die Nieren die Harnsäure nicht passieren lassen? Garrod hatte sich derartiges vorgestellt; und gerade neuerdings wird diese Meinung wieder nachdrücklich vertreten. Denn eigentlich kann ja die Niere beliebige Mengen Harnsäure passieren lassen. Bei einem Pneumoniker oder einem Leukämiker enthält das Blut infolge des reichlichen Kernzerfalles ebensoviel oder gar noch viel mehr Harnsäure als es beim Gichtiker der Fall ist. Aber diese Harnsäure wird glatt ausgeschieden und von Gicht ist keine Rede dabei. Wird die Harnsäure vielleicht durch besondere Affinitäten im Körper zurückgehalten? Derartige Fähigkeiten des Knorpels, an welche die Lokalisation der gichtischen Ablagerungen denken läßt, hat man experimentell nachzuweisen sich bemüht. Oder ist die Harnsäure im Blute des Gichtikers etwa in einer abnormen Bindung, welche ihrer Ausscheidung hinderlich sein könnte? Unter den diesbezüglichen Möglichkeiten hat man neuerdings erwogen, ob vielleicht die Harnsäure beim Gesunden als labile leicht lösliche Laktamform des Mononatriumurats (mit einer CO-Gruppe in Nr. 8 des Purinkerns) zirkuliert und ob beim Gichtiker statt dessen die stabile unlösliche Laktimform (mit einer CHO-Gruppe statt dessen) ausfällt? Jedenfalls läßt sich für die Annahme besonderer Bindungsverhältnisse tatsächlich allerlei ins Feld führen.

Die Untersuchungen des Harnes auf Harnsäure haben nämlich folgendes ergeben: Der Gichtiker scheidet in seinem Harne durchschnittlich etwas weniger Harnsäure aus als der Gesunde. Nach purinreicher Kost geht die Ausscheidung der Harnsäure auch nur verschleppt und ungenügend vor sich. Auf der Höhe eines Gichtanfalles pflegt eine Harnsäureflut aufzutreten, während vor und nach dem Anfall in einem „ana- und postkritischen Depressionsstadium" die Ausscheidung noch geringer ist. Aber bei der Beurteilung dieser Befunde vergesse man nicht, daß zwischen der Menge der verabreichten Purine in der Nahrung und der Ausscheidung im Harne überhaupt keine feste zahlenmäßige Beziehung besteht. Manchmal scheidet der Gesunde im Harne mehr aus als der Aufnahme entspricht, also noch aus anderen Quellen; dann haben die

Purine in der Nahrung gewissermaßen als Anreiz dazu gedient. Ferner ist auffallend die Divergenz der Harnsäure im Harne zu der Blutharnsäure. Der Gesunde hat trotz der relativ hohen Harnsäureausscheidung im Harne überhaupt fast keine nachweisbaren Harnsäuremengen in seinem Blute (sowohl in den Arterien als in den Venen). Der Gichtiker dagegen mit seiner verminderten Harnsäureausscheidung im Harne hat in seinem Arterien- und Venenblut stets deutlich nachweisbare Harnsäuremengen. Hierin ist das einzige, diagnostisch leidlich zuverlässige Kriterum gegeben: Beim Gichtiker wird das Blut auch nach mehrtägiger purinfreier Kost nicht harnsäurefrei, was beim Gesunden unter diesen Bedingungen stets der Fall ist. Über manche Unstimmigkeiten würde die Vorstellung hinweghelfen, daß beim Gichtiker die Harnsäure im Blute in mehreren, durch ihre Löslichkeit und ihre Harnfähigkeit unterschiedene Form zirkuliere. Teilweise mag sie sogar durch unsere Untersuchungsmethoden gar nicht ohne weiteres nachweisbar sein. In buntem Durcheinander sind im letzten Jahrzehnt die sämtlichen hier angedeuteten Erklärungen vertreten (und bekämpft!) worden; keine vermochte sich allseitige Anerkennung zu verschaffen.

Für die Behandlung ist aus all diesen theoretischen Betrachtungen und Untersuchungen nur eines mit Sicherheit abzuleiten, nämlich dem Gichtiker die Einschränkung aller purinreichen Nahrungsmittel zu raten. Die früher gelegentlich vertretene Auffassung, die Gicht von einer abnormen Darmfäulnis herzuleiten und dementsprechend zu behandeln, dürfte nicht mehr zu halten sein. Über den Puringehalt der Nahrungsmittel finden Sie in den modernen Büchern genaue Tabellen. Die ältere Annahme, jedes Fleisch schlechtweg als purinreich und alle Vegetabilien als purinarm anzusehen, ist unrichtig. Die kernreichen Organe, wie Kalbsmilch, Leber, Milz, Nieren, ferner manche Fische (Hering, Sprotten, Sardellen) sind besonders purinreich. Von Medikamenten haben sich nur das Alkaloid von Colchicum autumnale, das sog. Kolchizin, 2—3mal täglich 1 Kolchizinpille (MERCK) und neuerdings das Atophan, eine Phenylchinolinkarbonsäure, oder das Novatophan, 3—5mal 0,5—1,0 g, behauptet. Letzteres ist dadurch bemerkenswert, daß man mit ihm die Theorie von der elektiven Schädigung der Niere gegenüber der Harnsäureausscheidung stützen wollte. Alles andere, z. B. die harnsäurelösenden Mittel, haben der Kritik nicht standhalten können. Am bezeichnendsten für die Unsicherheit ist es, daß die einen Alkali und die anderen Salzsäure als Heilmittel empfehlen. Vor wenigen Jahren wurde die Radiumbehandlung warm gerühmt; bei der verschiedensten Applikationsweise, sogar als Radiumstiefel, sollte sie wirksam sein. Das Radium sollte eine schwer lösliche Form der Blutharnsäure in eine leicht lösliche überführen; doch scheint man von dieser Behandlung schon wieder abgekommen zu sein.

Die Prognose bei der Gicht ist stets mit Vorsicht zu stellen. Im Augenblick liegt bei unserem Kranken sicherlich keinerlei Gefahr vor; der akute Fall wird mit Hilfe von Wärmeapplikationen, Analgetizis und den oben erwähnten Medikamenten abklingen. Aber wenn auch der Kranke unsere Vorschriften über die purinarme Ernährung streng

einhält, werden wir kaum hoffen können, daß die Anfälle sich nicht doch
wiederholen, wenn auch erst nach Monaten oder noch länger. Es können
die verschiedensten Gelenke, freilich vorzugsweise die kleinen, befallen
werden. Daneben drohen dem Gichtiker noch allerlei andere Gefahren.
Zunächst kann der ganze Zustand chronisch werden und zu allerlei
Gelenkversteifungen mit Prozessen an Schleimbeuteln und Sehnen führen.
wie ich das beim Gelenkrheumatismus erwähnt habe; ferner sind allerlei
Komplikationen bzw. Kombinationen von seiten der inneren Organe zu
befürchten, bei denen die Art des Zusammenhanges teilweise noch unklar
ist; vor allem mit der Schrumpfniere. Manchmal mag dieselbe die
primäre Erkrankung darstellen, manchmal mag sie auf gleicher Basis
wie die Gicht entstehen. Das letztere wird bei Bleikranken der Fall sein.
Denn die Bleivergiftung wird nach Aussage aller Autoren neben der
allzu üppigen Lebensweise als Hauptursache der Gicht angeschuldigt.
Das letztere Moment, allzu reichliches Essen und Trinken, stellt wohl
auch das Bindeglied dar für die nicht seltene Kombination der Gicht
mit Fettsucht und eventuell mit Diabetes.

Ich beschränke mich auf diese kurze Besprechung der Gicht, denn
ihre praktische Wichtigkeit ist, wenigstens bei uns hier, nicht sehr groß.
Typische Fälle werden Sie in vielen Gegenden von Deutschland überhaupt nur als Seltenheiten zu sehen bekommen.

Über die dritte der großen Stoffwechselkrankheiten, die Fettsucht,
möchte ich mich mit einer kurzen theoretischen Besprechung begnügen.
Ich will nur auf die Probleme hinweisen, die da augenblicklich zur Diskussion stehen. Fast jeder Fettsüchtige, der zum Arzt kommt, ver-
sichert, daß er nicht mehr äße und tränke wie andere, daß er sich fleißig
Bewegung mache und daß er trotzdem abnorm dick geworden sei und
bleibe. Wenn das richtig ist, so bedeutet das in die Sprache der Stoff-
wechselphysiologie übersetzt: Es gibt Menschen mit abnorm niedrigem
Stoffumsatz. Der benötigte Sauerstoff, die ausgeatmete Kohlensäure
und der Stickstoff im Harn, ihr gesamtes Kalorienbedürfnis betragen
bei diesen Leuten in der Ruhe weniger als bei anderen Leuten gleicher
Größe, gleichen Alters usw., oder die Steigerung ihrer Einnahmen und
Ausgaben bei Muskelarbeit, Nahrungszufuhr u. dgl. ist geringer als sonst.
Solche Individuen befänden sich also bei durchschnittlicher Nahrungsaufnahme und Körperbewegung in einem Zustande von relativer Überernährung; ihr Fettansatz wäre durch den erniedrigten Stoffumsatz erklärt. Ein derartiges Verhalten, welches nicht nur dem Laien,
sondern eigentlich auch uns Ärzten als die gewöhnliche Ursache von
Fettleibigkeit erscheinen möchte, hat sich nur bei einer Minderzahl
nachweisen lassen. Die Fettsüchtigen verhalten sich meistens sowohl
bei Respirationsversuchen als auch bei Prüfung der Stickstoffbilanz
innerhalb normaler Grenzen. Eine abnorme Verminderung der spezifisch
dynamischen Wirkung der Nahrung, die man gelegentlich gefunden
haben will, wird wohl wegen ihrer kurzen Dauer keine ausschlaggebende
Rolle spielen können.

Wie ist das Rätsel zu lösen? In vielen Fällen dadurch, daß diese
Leute eben doch abnorm viel verzehren, ohne sich dessen bewußt zu

werden. Bei Frauen spielen Süßigkeiten zwischen den Mahlzeiten und bei den Männern alkoholische Getränke, besonders Bier, eine große Rolle als kalorienreiche Nahrung, die man als solche nicht zu bewerten pflegt. In anderen Fällen, in denen sich die Nahrungsaufnahme tatsächlich nicht als besonders hoch herausstellt, kann man das Mitwirken derjenigen Faktoren in Rechnung setzen, welche man als „Temperament" zusammenfaßt. Wenn Sie Ihre Mitmenschen daraufhin beobachten, werden Sie leicht feststellen, daß die allergrößten Unterschiede bestehen in dem Kraftverbrauch zwischen einem beweglichen, lebhaften Individuum und einem trägen phlegmatischen, auch bei gleicher äußerer Lebensführung. Und die Fettleibigen gehören durchschnittlich der letzteren Gattung an. Ein ferneres Moment ist ein Mittelding zwischen „Anlage" und „Gewohnheit". Wie es unter den Tieren (Pferden, Hunden usw.) gute und schlechte „Fresser" gibt, so kommen solche Unterschiede auch unter den Menschen vor. Die einen haben immer Appetit, sie essen stets behaglich und mit Vergnügen; die anderen essen hastig, kauen schlecht und haben keine Freude daran. Hierbei spielt neben der Anlage sicher auch die Erziehung in der frühesten Kindheit, das Vorbild der Eltern eine wichtige Rolle. Viele Fälle von Fettsucht lassen sich wohl auf eine dieser Weisen ihres Rätselhaften entkleiden. In diesen Fällen gelingt eine Entfettung, wenn Kalorienzufuhr und Muskelleistung auf ein entsprechendes Maß vermindert bzw. gesteigert werden, oder wenn fehlerhafte Gewohnheiten korrigiert werden können. Aber selbst die kritischsten Beobachter geben zu, daß diese Momente nicht alle Fälle erklären könnten. Neben dieser „exogenen" Fettsucht muß eine konstitutionelle „endogene" zugegeben werden. In einigen wenigen Fällen will man den verminderten Stoffverbrauch auch in strengen Beobachtungsreihen zahlenmäßig festgestellt haben. Was kommt als Ursache für dieses abweichende Verhalten in Frage? Wenn eine chemische Wärmeregulation beim Menschen eine Rolle spielt (was ja bekanntlich immer noch strittig ist), so könnte man sich vorstellen, daß dieselbe hier maßgebend mitwirkt, indem z. B. die einen Menschen bei den Umsatzsteigerungen nach Muskelarbeit sparsamer wirtschaften als andere. Daß die spezifisch-dynamische Wirkung der Nahrungsmittel wegen ihrer kurzen Dauer keine große Rolle spielen wird, habe ich oben schon gesagt. Vor allem muß aber hier die Schilddrüse mit ihrem inneren Sekret in Betracht gezogen werden. Wie oben erwähnt, steht fest, daß bei Krankheitszuständen mit Hypofunktion der Schilddrüse (den Myxödemkranken) tatsächlich eine Herabsetzung und bei solchen mit Hyperthyreoidismus (den Basedowkranken) eine Steigerung des Stoffwechsels besteht (s. Vorlesung 19). Ebenso wirken Schilddrüsentabletten bei Gesunden erhöhend auf den Stoffwechsel und können damit zu Entfettungskuren benützt werden (aber stets nur mit größter Vorsicht). Die Annahme, daß die endogene Fettsucht stets eine thyreogene sei, trifft aber wohl nicht zu. Die Hypophysis spielt hier wahrscheinlich auch eine Rolle. (Hypophysäre Fettsucht S. 361.)

Auf endokrinen Störungen beruht sicherlich die DERKUMsche Krankheit, die sog. Adipositas dolorosa. Hier ist das Fettpolster nicht einigermaßen gleichmäßig, sondern es finden sich mehr umschriebene lipomartige Wucherungen. Diese Fettwülste sind spontan oder auf Druck meist schmerzhaft. Die Kranken zeigen stets allerlei nervöse oder phsychische Anomalien. Viel unsicherer in ihren Grundlagen ist die Rolle der Geschlechtsorgane auf den Stoffwechsel. Die darauf hinweisenden Beobachtungen über Fettansatz nach der Menopause u. dgl. sind nicht recht beweiskräftig, da in dieser Periode häufig Änderungen der Lebensgepflogenheiten im ganzen einhergehen, die einen Fettansatz begünstigen.

In bezug auf die diätetische Therapie muß ich mich mit einigen allgemeinen Hinweisen begnügen. Wir entfetten heute nicht nach einem starren einseitigen Schema wie es BANTING wollte, der das Fett völlig aus der Kost strich, alles andere beliebig erlaubte, oder wie EPSTEIN vorschlug, der im Gegensatz dazu nur die Kohlehydrate auf ein Minimum einschränkte. Wir setzen die Kalorienzufuhr im ganzen herunter, möglichst unter Vermeidung von Stickstoffverlusten. Aus Gründen des Geschmackes und der Küchentechnik ist es zweckmäßiger, auf das Fett möglichst zu verzichten und die Kohlehydrate weniger zu beschränken, denn diese sind es, die unsere Kost schmackhaft und abwechslungsreich gestalten. Man wird also am Tage etwa 300 g mageres Fleisch, 2 Eier, 100 g grobes Brot, etwa 200 g Salzkartoffeln, dazu grüne Gemüse und Kohlsorten (soweit sie ohne Fett zubereitet sind) beinahe nach Belieben erlauben. An Fett soll nur das zur Bereitung der Speisen erforderliche Minimum (das sind etwa 10—20 g täglich) gereicht werden. Rohes zuckerarmes Obst, wie Äpfel (natürlich auch als Kompott, wenn es ohne Zucker hergestellt ist), Salat (ohne Öl), Gurken, Radieschen u. dgl. sind als Beikost erlaubt und erwünscht. Ebenso sind natürlich Tee und Kaffee ohne Zucker und Milch, fettfreie Bouillone, alle Arten Wasser erlaubt. Das Verbot des Trinkens während des Essens wirkt vor allem auf dem Umwege, daß Leute, die das Trinken beim Essen gewohnt sind, weniger essen, wenn sie dazu nicht trinken dürfen.

Sehr nützlich und die Entfettung erleichternd ist das Einschieben von ganz strengen Tagen, etwa wöchentlich einmal. Am Bequemsten gibt man dann nur 1 Liter Milch; aber bei Widerwillen dagegen kann man durch allerlei Kombinationen von Reis oder Kartoffeln mit Erdbeeren, Gurken, Äpfel od. dgl. (z. B. 50 g Reisbrei mit Wasser gekocht und dazu 750 g Apfelmus ohne Zucker) eine Kost zusammenstellen, die der Milchkur ungefähr entspricht, d. h. etwa 4 g Stickstoff und 400—800 Kalorien enthält, und von manchen Kranken viel lieber genommen wird. Viel körperliche Bewegung ist bei jeder Entfettung heranzuziehen. In manchen Fällen wird man aber doch neben der Diättherapie zu Schilddrüsenpräparaten greifen müssen, am besten als Thyreoidintabletten. Mit Hypophysistabletten, bei Frauen auch Ovarialpräparaten, die man bei ungenügendem Erfolge zu probieren pflegt, erreicht man viel seltener Befriedigendes. Die modernen, kombinierten Entfettungspräparate wirken meist nur durch ihren Gehalt an Schilddrüsensubstanz; sie sind in ihrer Wirkung, vor allem in ihren Nebenwirkungen viel unberechenbarer.

24. Vorlesung.

Meningitis.

Meine Herren! Wir wollen heute die verschiedenen Formen der Hirnhautentzündung, Meningitis, durchsprechen. Man unterscheidet drei Arten derselben, nämlich eine tuberkulöse und zwei verschiedene Formen einer eitrigen Entzundung. Von diesen beiden letzteren kommt die eine metastatisch zustande, als Folge eines anderwärts lokalisierten Eiterherdes, während die andere als selbständige Krankheit auftritt. Diese wird verursacht durch den Meningokokkus und tritt öfters in ausgedehnten Epidemien, besonders bei Kindern auf. Als Eintrittspforte der Erreger gelten die Rachenorgane; doch ist der weitere Weg von dort, ob direkt durch die Keilbeinhöhle und längs der Gefäße und Nerven zur Hirnbasis oder indirekt auf dem Blutwege zu den weichen Hirnhäuten, noch unklar. Solche Epidemien sind im letzten Jahrzehnt wiederholt bei uns vorgekommen. Jedoch tritt diese Meningitis nicht ausschließlich in Epidemien auf. Vereinzelte Fälle „epidemischer Meningitis", wie man sie zu nennen pflegt, werden stets und überall bei Kindern und Erwachsenen gelegentlich beobachtet. Die Befürchtung jedoch, daß dann jedesmal eine Epidemie ausbricht, trifft glücklicherweise hier ebensowenig zu wie bei anderen sporadischen Fällen von epidemischen Infektionskrankheiten. Solche Vorkommnisse sind ein lehrreiches Beispiel dafür, daß zum Ausbruch einer Epidemie nicht die Anwesenheit des spezifischen Bazillus genügt, sondern daß andere noch unbekannte Momente den Boden für die Infektion geeignet machen müssen, eine „Disposition" schaffen. Die Meningitis gehört ferner zu den Krankheiten, bei welchen in einem ersten Stadium häufig ausschließlich allerlei unbestimmte und uncharakteristische Symptome vorherrschen. Manchmal bestehen eigentlich nur die Folgen des Fiebers (Kopfweh, leichte Magen-Darmstörungen u. dgl.) und man kann im Anfang öfters nur einen „fieberhaften Infekt" diagnostizieren, wie ich das beim Typhus besprochen habe. Wenn man in diesem Stadium schon Meningokokken im Blute findet, ist die Bezeichnung „Meningokokkensepsis" erlaubt. Aber die Ausbildung eindeutiger, von dem Prozeß an den Meningen herzuleitender Krankheitszeichen bleibt meistens nicht allzulange aus. Bei der tuberkulösen Meningitis vergehen darüber zwar manchmal Wochen; anders bei der eitrigen, vor allem bei der epidemischen Form. Hier entwickelt sich häufig mit aller Plötzlichkeit ein prägnantes Krankheitsbild, das die Diagnose mit Leichtigkeit zu stellen erlaubt. Einen solchen Fall möchte ich Ihnen heute zeigen.

Der Knabe, den Sie hier im Bette liegen sehen, ist gestern früh mit stärkstem Kopfweh und Erbrechen erkrankt, nachdem er noch am Tage zuvor völlig gesund gewesen war. Schon im Laufe des Vormittags fiel den Eltern auf, daß sich eine Steifigkeit, hauptsächlich im Nacken ausbildete. Die Temperatur war hoch, etwa 39 und der Puls stark beschleunigt. Der Gesamtzustand verschlechterte sich rasch, und bis heute hat sich ein höchst charakteristisches Bild entwickelt. Der Knabe liegt steif auf dem Rücken, der Kopf ist nach hinten in die Kissen gepreßt. Der Kranke hält die Augen meist geschlossen, weil ihn das Licht blendet. Der Leib ist gespannt und etwas eingezogen. Jede Berührung ist ihm schmerzhaft, und er schreit laut auf, wenn man die Glieder in den Gelenken bewegen will. Seitwärtsdrehungen des Kopfes werden ausgeführt, aber Nickbewegungen sind dem Knaben unmöglich. Es ist wichtig, auf diesen Unterschied in der Bewegungsbeschränkung zwischen Drehen des Kopfes und Nicken zu achten. Ein Rheumatismus der Nackenmuskulatur kann ein sehr ähnliches Bild erzeugen; jedoch sind da die Bewegungen nach allen Richtungen gleichmäßig gehemmt. Hier geschieht dies nur in einer Richtung. Der Körper wird durch eine Steifigkeit der Wirbelsäule, bzw. durch eine Starre der Rückenmuskulatur zu extremster Gradhaltung gezwungen. Manchmal wird der Rücken sogar zu einem nach vorn konvexen Bogen gekrümmt, zum sog. Opisthotonus. Mit dieser Art von Bewegungsbeschränkung hängt es zusammen, daß der Kranke sich mit im Knie gebeugten Beinen aufsetzen kann, daß er sich aber sofort nach hinten zurückfallen läßt, wenn man ihm die Beine im Knie streckt, sog. KERNIGsches Phänomen. Die Patellarreflexe sind aufgehoben, die Pupillen eng und von normaler Reaktion. Im Blute findet sich eine starke Leukozytose.

Aus diesen Symptomen darf man eine Hirnhautentzündung mit hinreichender Sicherheit diagnostizieren. Das Fehlen der Kniesehnenreflexe ist freilich nicht ganz gesetzmäßig; im ersten Beginn findet sich sogar manchmal eine Steigerung, ja selbst ein Klonus kann auftreten. Ebenso kann das Verhalten der Pupillen wechseln. Die tuberkulöse Natur der Meningitis kann man hier ausschließen wegen des plötzlichen Beginnes der Krankheit und der raschen Entwicklung des schweren Bildes. Wenn wir dann weiter zwischen den beiden Formen der eitrigen Hirnhautentzündungen zu entscheiden haben, spricht die überwiegende Wahrscheinlichkeit für die Meningokokkenmeningitis. Zunächst fehlt ein anderweitiger eitriger Prozeß, von dem aus die Meningitis hier entstanden sein könnte. Ferner finden wir an den Lippen des Knaben einen eben beginnenden kleinen Bläschenausschlag. Ein solcher Herpes labialis ist nicht spezifisch für eine bestimmte Krankheit; er kommt, wie schon erwähnt, bei verschiedenen, sich rasch entwickelnden fieberhaften Krankheiten vor und kann dann differentialdiagnotische Bedeutung haben, um diese gegen andere ähnliche Symptomenkomplexe abzugrenzen. So wissen wir, daß die epidemische Meningokokkenmeningitis ebenso wie die Pneumonie zu denjenigen Krankheiten gehort, welche gern von einem Herpes begleitet werden. Zur völligen Sicherung der Diagnose dient die Lumbalpunktion, welche zugleich den wichtigsten therapeutischen Eingriff darstellt. Wenn man den Lumbalsack durch Einstich zwischen den untersten Lendenwirbeln punktiert, fließt normalerweise eine wasserklare Flüssigkeit ab, die unter einem Drucke von 10—14 cm Wasser steht; sie ist von ganz geringem Eiweißgehalt und hat im Sediment nur vereinzelte Zellen. Bei der hier ausgeführten Punktion schoß unter starkem Druck von etwa 20 cm ein getrübtes Serum heraus. Sie sehen unter dem Mikroskop das Sediment desselben. Es besteht aus lauter Eiterzellen und enthält einige gramnegative Diplokokken, meist innerhalb von Zellen gelegen. Diese Kokken zeigen morphologisch und färberisch die größte Ähnlichkeit mit den Gonokokken; doch dürfen wir sie in einem Lumbalpunktat bei einem Fall wie hier ohne weiteres als Meningokokken ansprechen. Damit ist die Diagnose gesichert. An Stelle der Lumbalpunktion wird neuerdings auch die Suboccipitalpunktion (zwischen Occiput und Atlas) empfohlen. Dieselbe ist technisch einfach, aber wegen der Nähe des verlängerten Markes natürlich nicht unbedenklich.

Der anatomische Prozeß, der hier zugrunde liegt, besteht in einer eitrigen Entzündung der weichen Häute des Gehirns und des Rückenmarks (daher Meningitis cerebrospinalis genannt). Freilich sind nicht nur die Häute selbst befallen, sondern die eitrige Entzündung kriecht auch allenthalben in die Substanz des Gehirns und des Rückenmarks hinein und die Ausbildung von Abszessen im Anschluß daran gehört nicht gerade zu den Seltenheiten. Für die Entwicklung und Ausbreitung dieser wie überhaupt aller Hirnabszesse ist die Tatsache wichtig, daß der Lymphstrom im Gehirn von der Rinde nach den Ventrikeln zu gerichtet ist. Die Plexus chorioidei daselbst resorbieren die Lymphe; sie sind nicht Organe der Sekretion, wie man früher annahm. In den Büchern lesen Sie, daß die eitrige Meningitis im Gehirn eine „Konvexitätsmeningitis" sein soll im Gegensatz zu der tuberkulösen Meningitis, welche „Basilarmeningitis" genannt wird. Hieran ist jedenfalls richtig, daß die tuberkulöse Hirnhautentzündung ganz vorzugsweise eine Basilarmeningitis darstellt. Die trüben Verdickungen der Hirnhäute und ihr Charakteristikum, die kleinen Knötchen, sitzen stets an der Basis, vor allem in der Fissura Sylvii. Sie erkennen sie am besten, wenn Sie die Hirnhäute in dieser Gegend abziehen und in Wasser schwimmen lassen. Aber die dicken sulzigen Infiltrate der eitrigen Hirnhautentzündung beschränken sich keineswegs nur auf die Konvexität. Speziell bei der epidemischen Form ist oftmals auch die Basis besonders um das Chiasma herum bevorzugt. Im Rückenmark sind die hinteren Partien und da wieder die im Lumbalteil Prädilektionsstellen. Ausdehnung und Lokalisation der Infiltration der Meningen sind natürlich von maßgebendem Einfluß auf die Symptome, wenn auch allzu detaillierte Lokaldiagnosen nicht immer möglich sind, weil manches wohl nur auf toxischer Wirkung beruht.

Es kann zu Lähmungen einzelner Hirnnerven, speziell der Augenmuskeln, aber auch des Fazialis und Hypoglossus kommen, ebenso zu Lähmungen der Gliedmaßen. Bei langsamer Entwicklung des Prozesses, also vor allem bei der tuberkulösen Form, bleiben solche wohl niemals aus, und es kommt ihnen eine große diagnostische Bedeutung zu, wenn sie bei einem Krankheitsbilde auftreten, das bis dahin unklar war und bei dem man vielleicht nur von einem „Infekt" reden konnte. An Stelle der Lähmungen können auch kurzdauernde Krämpfe auftreten, wenn die betreffenden Zentren nicht ausgeschaltet, sondern durch einen geringeren Grad von Alteration nur gereizt werden.

Es ist ein wichtiger Grundsatz in der Neurologie, daß Krämpfe und Lähmungen keine Gegensätze darzustellen brauchen. Der Krampf kann das Zeichen der Reizung durch einen sonst gleichartigen und vor allem an gleicher Stelle lokalisierten Prozeß darstellen. Neben dem oben erwähnten Herpes kommen noch allerlei andere Hautausschläge, teils Roseolen, teils masernähnlicher Natur vor; ferner sieht man öfters Hautblutungen (auf septischer Basis?) und verschiedene Zeichen einer besonderen Erregbarkeit der Vasomotoren.

Der Verlauf der epidemischen Meningitis ist öfters günstiger, als man bei der Schwere des Krankheitsbildes befürchtet. Zwar sind die Fälle nicht selten, die sich rasch entwickeln und in wenigen Tagen oder gar Stunden unter tiefer Bewußtlosigkeit zum Tode führen. Aber ein allmählicher Rückgang der Erscheinungen mit Ausgang in Heilung ist glücklicherweise keine Ausnahme. Sehr bemerkenswert sind die protrahierten Fälle, bei denen wochenlang ein schwerer Zustand, freilich von recht wechselnder Intensität besteht. Die Temperaturen können tagelang fast normal sein, dann treten wieder höchste Steigerungen wie bei einer Sepsis auf. Das Sensorium wechselt, auch die Reflexe bleiben nicht dauernd erloschen. In den Gliedern entwickeln sich Kontrakturen; Gelenkvereiterungen und Endokarditiden treten als gelegentliche Komplikationen auf. Die Kranken bieten dann im letzten Stadium ein besonders trostloses Bild, wenn sie daliegen, abgemagert zum Skelett, in völliger Bewußtlosigkeit, die Augen weit offen, mit auffallend seltenem Lidschlag, die Pupillen weit und reaktionslos, die Glieder in bizarrer Haltung kontrakturiert. Wenn in solchen lang hingezogenen Fällen schließlich doch noch ein Stillstand und Rückgang des Prozesses eintritt, hat sich oft inzwischen eine Erweiterung der Hirnventrikel, ein Hydrocephalus internus ausgebildet, der zu allerlei nervösen und psychischen Defekten Anlaß gibt.

Die Lumbalpunktion, die zunächst zur Sicherung der Diagnose ausgeführt werden muß, stellt zugleich den wichtigsten therapeutischen Eingriff dar, indem sie das Zentralnervensystem von dem Drucke entlastet. Viele Ärzte schließen gleich eine intralumbale Injektion von Meningokokkenserum an, was von einigen Autoren auf Grund von Erfahrungen an den großen Epidemien im letzten Jahrzehnt sehr gerühmt wurde. Ich habe bei den ziemlich zahlreichen sporadischen Fällen epidemischer Meningitis, die ich während des Krieges gesehen habe, nicht den Eindruck gewonnen, daß die spezifische Therapie hier überzeugende Resultate zu zeitigen vermag, während das häufige bloße Ablassen der Lumbalflüssigkeit meist von großem Nutzen schien, wenigstens auf die Kopfschmerzen und die übrigen nervösen Beschwerden. Daneben wird man in schweren Fällen doch oft zur Morphiumspritze greifen müssen. Alle andern Mittel, vor allem die oft empfohlenen Ableitungen auf Haut oder Darm sind von fraglichem Werte. Hier bei dem Knaben haben wir durch die Lumbalpunktion eine freilich nur vorübergehende Besserung der starken Kopfschmerzen erzielt. Wir werden dieselbe öfters wiederholen und jedesmal so viel wie möglich abfließen lassen. Die Prognose im vorliegenden Falle ist ernst, aber nicht hoffnungslos.

Was kommt als Ursache der sekundären eitrigen Meningitis, die nicht durch Meningokokken bedingt wird, in Frage? Die Meningitis als Komplikation der Pneumonie habe ich bei der Besprechung derselben schon erwähnt. Auch bei anderen Infektionskrankheiten kommen Meningitiden gelegentlich vor, z. B. beim Typhus; aber das ist noch seltener als bei der Pneumonie. Die wichtigste Ursache der sekundären eitrigen Meningitis sind Verletzungen oder Eiterungen am Schädel; unter diesen nehmen, abgesehen von offenen Wunden, die Mittelohrentzündungen den bei weitem ersten Platz ein. Die Frage nach Ohrbeschwerden und die Untersuchung des Mittelohrs sind das wichtigste in allen solchen Fällen. Von der oberen Decke der Paukenhöhle oder vom Proc. mastoideus aus, ferner direkt längs der Scheide des Fazialis oder Akustikus oder schließlich durch die Gefäße in der Fissura petrosquamosa kann die Eiterung durch die Dura hindurch die weichen Hirnhäute erreichen. Schließlich geschieht dies auch auf dem Umweg einer eitrigen Thrombophlebitis im Sinus transversus, longitudinalis superior, cavernosus oder petrosus superior. Die Diagnose dieser Sinusaffektionen ist schwierig und oft unsicher, meist ist sie nur neben den Zeichen der septischen Infektion aus Stauungserscheinungen im Quellgebiet des Sinus zu stellen. Bei der Thrombose des Sinus transversus ist die Gegend des Processus mastoideus geschwollen, bei der des Sinus cavernosus die Bulbi mit den Augenlidern; auch Stauungspapille wird dabei gelegentlich beobachtet, ebenso Lähmung einzelner Augenmuskeln. Thrombose des Sinus longitudinalis führt zu Erweiterung der Schläfenvenen sowie zu Nasenbluten. Bei kleinen Kindern ist die große Fontanelle gespannt. Schließlich kann auch jeder Hirnabszeß, der vielleicht lange Zeit völlig symptomlos geblieben war, eines Tages durchbrechen und in kürzestem eine diffuse Meningitis mit den oben beschriebenen Symptomen nach sich ziehen. Bei rechtzeitiger Erkennung des Ausgangspunkes mag manchmal ein operativer Eingriff noch Heilung bringen.

Von der tuberkulösen Meningitis habe ich das Wichtigste im Verlaufe der Vorlesung schon gesagt; ich habe noch einiges zu ergänzen. Die tuberkulöse Meningitis kann gleich der tuberkulösen Peritonitis einen bis dahin scheinbar Gesunden wie eine selbstständige primäre Krankheit befallen. Tatsächlich handelt es sich aber in beiden Fällen um Manifestationen einer alten Tuberkulose in den Drüsen oder sonst irgendwo, die aus irgendeinem meist ungekannten Grunde aufflackert. Beide Erkrankungen, die tuberkulöse Peritonitis und Meningitis gleichen sich auch insofern, als häufig ein längeres Stadium mit ganz unbestimmten, häufig geringfügigen Symptomen die Szene eröffnet. Nicht selten denkt man überhaupt gar nicht an ein ernsteres Leiden, bis eines Tages die Zeichen der lokalisierten Erkrankung deutlich sind. Die Kinder, um solche handelt es sich bei tuberkulöser Meningitis fast immer, klagen über leichte Störungen allgemeiner Natur, Verdauungsbeschwerden, Kopfweh od. dgl. Eine Pulsverlangsamung und ein auffallender Wechsel in seiner Frequenz sind manchmal die einzigen Zeichen, die einen in solchen scheinbar harmlosen Fällen das Bestehen einer

Meningitis ahnen lassen. Manchmal findet man (übrigens auch bei den anderen Meningitisformen) eine auffallende Schmerzhaftigkeit, wenn man mit einer Sonde auf die hintere Wand des äußeren Gehörganges drückt. Die Entwicklung der meningitischen Symptome erfolgt dann meist langsamer, so daß Lähmungen einzelner Hirnnerven, Inkoordination der Bulbi, Pupillendifferenz, Ptosis (Herabhängen des oberen Augenlides), Fazialislähmung, Zähneknirschen oder sonstige Reizsymptome deutlicher hervortreten als bei den rasch ablaufenden eitrigen Meningitiden. Die Diazoreaktion im Harn ist oft positiv. Im Stadium des benommenen Sensoriums sind plötzliche laute Aufschreie seit langem als meningitische Zeichen bekannt und gefürchtet. In der letzten Periode werden oft eigentümliche Störungen des Atmungstypus beobachtet. Es kommt zu einem langsamen An- und Abschwellen der einzelnen Atemzüge, von völligem Sistieren derselben bis zu abnorm langem und tiefem Atmen, sog. CHEYNE-STOKESsches Atmen, wie man es auch bei Arteriosklerose und bei Herzinsuffizienzen, speziell auf nephritischer Basis öfters sieht. Wahrscheinlich spielt eine mangelnde Erregbarkeit des Atemzentrums eine Rolle derart, daß dasselbe erst auf erhöhte Kohlensäurespannungen anspricht. CHEYNE-STOKESsches Atmen ist stets ein Zeichen übelster Vorbedeutung. Die Lumbalpunktion ergibt meistens einen klaren, eiweißhaltigen Liquor unter erhöhtem Druck. Wenn man einige Tropfen Kalilauge zusetzt und dann stark schüttelt, bleiben die Luftblasen öfters, statt an die Oberfläche zu steigen, in der Flüssigkeit stehen. Dies deutet, ebenso wie beim Harn, auf eine Zellvermehrung hin. Beim Stehen läßt der Liquor meist ein wolkiges zartes Häutchen ausfallen, in welchem man öfters Tuberkelbazillen nachweisen kann. In freilich nur seltenen Fällen gelingt es, im Augenhintergrund Tuberkel zu finden. Aber auch ohne diese macht die Diagnose, so unsicher sie im Anfang zu sein pflegt, im ausgebildeten Stadium meist keine Schwierigkeiten. Die Prognose ist wohl ausnahmslos ungünstig.

Mit einigen Worten möchte ich noch das Krankheitsbild der Meningitis serosa im Anschluß hieran erwähnen. Man findet manchmal in Fällen eines meningitisähnlichen Zustandes bei der Lumbalpunktion einen klaren Liquor unter erhöhtem Druck ohne sonstigen abnormen Befund darin. Nach einer oder mehreren Punktionen geht dieser Zustand öfters zurück. Manchmal hat man Erkrankungen der Nasennebenhöhlen dabei gefunden und als Ursache angeschuldigt. Von großer praktischer Wichtigkeit ist es, daß eine solche Meningitis serosa gelegentlich nicht nur allgemeine zerebrale Druckerscheinungen, sondern auch Lokalsymptome machen kann, vor allem zerebellarer Natur und epileptiforme Krämpfe, so daß man eine Herdaffektion, z. B. einen Tumor, diagnostizieren möchte. Man hat geradezu von einem „Pseudotumor cerebri" gesprochen, so täuschend können die Symptome manchmal sein. Über die Prognose läßt sich nichts allgemein Gültiges sagen, weil man niemals sicher ist, ob es sich wirklich um eine selbständige „Meningitis serosa" handelt oder ob nicht ein anderer organischer Prozeß, vor allem ein Tumor, der Flüssigkeitsvermehrung zugrunde liegt.

25. Vorlesung.

Nervenkrankheiten I.

Apoplexie.

Meine Herren! Der Kranke, den wir heute besprechen wollen, ein Mann von etwa 60 Jahren, hat vor zwei Wochen einen Schlaganfall erlitten. Er fühlte sich an jenem Tage völlig wohl und aß mit gutem Appetit zu Mittag. Kurz danach wurde ihm heiß im Kopf, dann wurde ihm schwindelig und er verlor das Bewußtsein. Seine Angehörigen berichten, daß er plötzlich zu Boden stürzte und wie leblos liegen blieb. Man trug ihn ins Bett; dort lag er schwer atmend und bewegungslos; auf Anrufen antwortete er nicht. Der dazugerufene Arzt sprach sogleich von einem Hirnschlag; aber es war unsicher, welche Seite befallen war. Denn der Kranke lag in tiefster Bewußtlosigkeit, bewegte sich nicht und alle vier Gliedmaßen fielen schlaff herab, wenn man sie aufhob. Die Temperatur betrug 36°, der Puls war verlangsamt. In den nächsten Tagen besserte sich der Zustand. Das Bewußtsein kehrte allmählich zurück und erst jetzt gelang es festzustellen, was alles vom Schlag getroffen war. Als Wichtigstes und für die Angehörigen Überraschendstes merkte man, daß der Kranke die Sprache fast völlig verloren hatte. Er verstand nur langsam und schlecht, was man ihm sagte, und er wußte nicht recht darauf zu antworten; nur einige wenige Worte brachte er nach langem Suchen hervor. Was Art und Ausdehnung der Lähmungen betrifft, so waren zunächst der rechte Arm und das rechte Bein völlig unbeweglich. Als im Gesicht die starre Regungslosigkeit schwand, wie man sie bei Besinnungslosen findet, und wieder etwas Leben in die Züge kam, sah man eine Ungleichheit der beiden Gesichtshälften; der rechte Mundwinkel hing herunter und die Nasolabialfalte war rechts verstrichen. Die Stirne wurde beiderseits gleich gerunzelt, die Pupillenreaktion war erhalten. In den nächsten Tagen trat weiter eine geringe Besserung in der Sprachfähigkeit auf und es stellte sich auch etwas Beweglichkeit im rechten Arm und Bein wieder her; aber wegen der Schwierigkeit, ihn zu Hause zu pflegen, wurde der Kranke jetzt der Klinik überwiesen.

An der unbehilflichen steifen Lage, die der Kranke im Bett einnimmt, sehen Sie ohne weiteres, daß er offenbar nicht Herr über seine Glieder ist. Die Aufforderung, die Arme und Beine einzeln zu heben, müssen wir mehrmals wiederholen; er begreift offenbar nur langsam, was wir von ihm wollen. Dann hebt er den linken Arm und das linke Bein ohne Schwierigkeiten, rechts dagegen macht er nur mühsam ganz geringe Bewegungen. Er kann die Hand ein wenig schließen und den Arm etwas einwärts rollen, den Oberschenkel kann er leicht heben und zugleich nach innen rotieren, den Unterschenkel strecken und ebenso den Fuß. Wenn wir die übrigen Bewegungen, die der Kranke nicht ausführen kann, selber bei ihm machen wollen, so gelingen sie nicht so mühelos, wie man sich das bei einem gelähmten

Gliede vorstellen möchte. Wir spüren dabei einen gewissen Widerstand und es bereitet dem Kranken Schmerzen. Sie können leicht feststellen, daß der Widerstand, der den passiven Bewegungen entgegentritt, um so stärker wird, je plötzlicher und brüsker Sie den Arm oder das Bein bewegen. Bei sehr sanftem Beugen und Strecken lassen sich alle Bewegungen leichter ausführen. Wenn man diesen Widerstand auf bestimmte Muskelgruppen zu lokalisieren sucht, so findet man ihn am ausgesprochensten in den Muskeln, die der Kranke von selbst ein wenig zu beugen vermag. Die anderen Muskeln, welche die entgegesetzten Bewegungen ausführen, sind völlig schlaff und wie leblos sowohl für die Willensimpulse als auch bei passiven Bewegungen. Man bezeichnet Lähmungen, bei denen sich in bestimmten Muskelgruppen ein derartiger „federnder" Widerstand bei passiven Bewegungen einstellt, als spastische Lähmungen, im Gegensatz zu den schlaffen Lähmungen, bei denen alle Muskeln völlig leblos erscheinen.

Dieses Verhalten ist von allergrößtem diagnostischem Wert, weil es einen Schluß erlaubt, ob die die Lähmung auslösende Erkrankung im ersten oder im zweiten motorischen Neuron sitzt. Sie entsinnen sich aus der Anatomie der langen motorischen Bahnen der Pyramidenbahnen, welche von der Großhirnrinde durch das weiße Marklager der inneren Kapsel zustreben, von dort durch den Pons ziehen, um dann nach Kreuzung der Mittellinie auf der anderen Seite des Rückenmarks hinabzuziehen und in den Ganglienzellen der Vorderhörner daselbst zu enden. Siehe Abb. 13 S. 392 (unter Zugrundelegung von Figuren in Knoblauch, Erkrankungen des Zentralnervensystems und Bings Kompendium). Diese Strecke nennt man das erste motorische Neuron; wo es endet, beginnt das zweite Neuron, welches also aus der Ganglienzelle des Vorderhorns, dem peripheren Nerven und dem Muskel besteht. Das gleiche, aber etwas komplizierter, findet sich in den sensiblen Bahnen. Entsprechend der zentripetalen Richtung ihrer Leitung beginnen die sensiblen Neurone an der Peripherie. Die meistens Bahnen bestehen aber hier aus drei Neuronen, indem innerhalb des Gehirns noch eine zweite Umschaltung stattfindet; auf diese Einzelheiten gehe ich hier nicht ein. Jedes Neuron bildet eine nutritive und funktionelle Einheit. Bei Erkrankungen innerhalb eines Neurons fällt Funktion und Lebensfähigkeit aller der Teile aus, welche innerhalb des Neurons und unterhalb der Erkrankung liegen. „Unterhalb" heißt bei der zentrifugal leitenden motorischen Bahn „absteigend", bei der zentripetalen sensiblen Bahn natürlich „aufsteigend". Bei Affektionen im ersten motorischen Neuron degeneriert also nur dieses (in Form der sog. „sekundären Degeneration"); die Vorderhornganglienzelle, der periphere Nerv und der Muskel bleiben lebensfähig. Aber es fehlen ihm alle Impulse, die ihm vom Großhirn durch das erste Neuron sonst zugeleitet werden. Bei Erkrankung im zweiten Neuron fallen alle hier lokalisierten Funktionen aus und es verfällt der periphere Nerv und der Muskel allmählich der Atrophie. (Diese Atrophie tritt freilich in auffallender Weise langsamer auf, wenn ein solcher Muskel, z. B. durch einen Gipsverband, längere Zeit in maximaler Dehnung gehalten wird.) Zu den Funktionen des zweiten Neurons gehören die

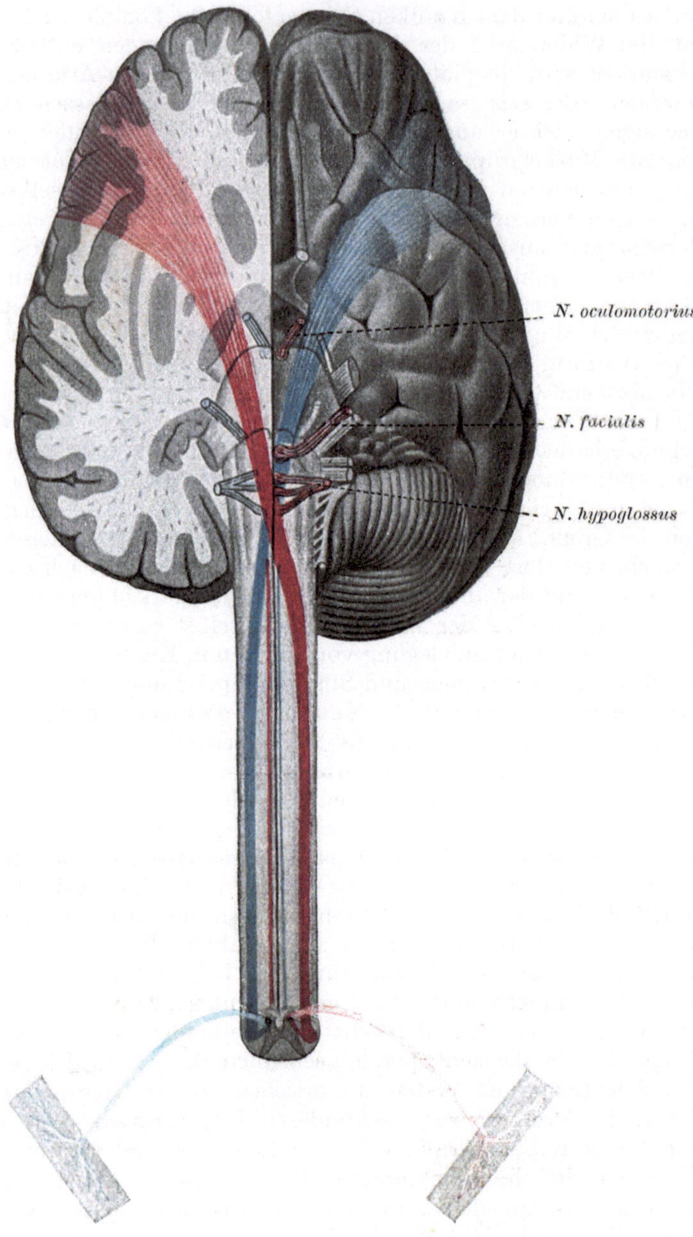

Abb. 13.   Untere Gehirnfläche; an der rechten Hemisphäre ist außer dem Kleinhirn der untere Teil des Großhirns horizontal abgetragen. Die beiden Pyramidenbahnen (rot und blau); ihr Verlauf durch die innere Kapsel und ihr Verhältnis zum gleichseitigen und gegenseitigen Okulomotorius, Fazialis und Hypoglossus. Das erste Neuron ist dunkelrot bzw. dunkelblau; das zweite Neuron vom Bulbuskern bzw. von der Vorderhornganglienzelle an ist hellrot bzw. hellblau.

Reflexe; darunter versteht man, wie Sie in der Physiologie gelernt haben, Muskelkontraktionen, welche dadurch ausgelöst werden, daß ein von der Peripherie kommender Reiz im Rückenmark direkt auf das zweite motorische Neuron übergeht. Das Erhaltensein eines Reflexes beweist also die Intaktheit des zentripetalen sensiblen Schenkels, des zentrifugalen motorischen Schenkels sowie die Intaktheit des Rückenmarks an der Überleitung dieser beiden Schenkel. Völlige Schlaffheit der Muskeln und Fehlen aller Reflexe sind daher Zeichen für Erkrankungen an irgendeiner Stelle im zweiten Neuron. Wenn dabei ein Muskel von seinem trophischen Zentrum in der Vorderhornganglienzelle getrennt ist, zeigen sich bei elektrischer Reizung allerlei Abweichungen vom normalen Verhalten in Form der sog. „Entartungsreaktion". Das erste Neuron leitet vom Großhirn die Willensimpulse für die spontanen Bewegungen, daneben übt es auf die Reflexe einen hemmenden Einfluß aus. Lähmung für willkürliche Bewegungen mit erhaltenen, ja sogar lebhaften Reflexen ist deshalb das Charakteristikum der Affektionen innerhalb des ersten Neurons. Im gleichen Sinne sprechen die Spasmen in den gelähmten Muskeln. Normalerweise befinden sich alle Muskeln in einem Zustand von mittlerer Spannung, welcher durch die von der Peripherie stets zufließenden Reize unterhalten, aber vom Gehirn durch die Pyramidenbahnen gebremst wird. Der Ausfall dieser zerebralen Hemmung bewirkt neben der Steigerung der Reflexe eine Hypertonie der Muskeln. Diese verrät sich bei raschen passiven Bewegungen durch den oben beschriebenen spastischen Widerstand und bei stärkeren Graden beeinträchtigt sie alle Bewegungen in einer höchst charakteristischen Weise z. B. an den Beinen in Form des spastischen Ganges. Zur vorschriftsmäßigen Ausführung einer jeden Bewegung genügt nicht die Kontraktion einer Muskelgruppe, sondern es ist auch die Erschlaffung der Antagonisten erforderlich. Störungen dieses Zusammenspiels bedingen die Spasmen.

Wenn Sie mit diesen Kenntnissen an die Untersuchung des Kranken herangehen, finden Sie alle Zeichen einer Affektion des ersten Neurons, nämlich eine spastische Lähmung im rechten Arm und Bein mit Steigerung der Reflexe. Beim Beklopfen der Quadrizepssehne unterhalb der Patella erfolgt eine auffallend rasche und starke Kontraktion des Quadrizeps, also ein starkes Vorschnellen des herabhängenden Unterschenkels, von der Achillessehne aus ebenso eine rasche Streckung der Fußspitze. Der Ausfall der hemmenden Pyramidenbahnen führt manchmal sogar dazu, daß eine Reihe von kurzen rhythmischen Kontraktionen im Quadrizeps und Triceps surae auftreten, wenn man sie plötzlich dehnt; man spricht dann von Patellar- und Fußklonus. Ebenso sind die Knochenhautreflexe an den Armen abnorm lebhaft. Beim Klopfen auf das untere Radius- und Ulnaende erfolgen lebhafte Kontraktionen im Bizeps bzw. Trizeps. Ich erwähne nebenbei, daß nach neueren Untersuchungen zwischen den „Sehnenreflexen" (z. B. Kontraktion des Quadriceps nach Beklopfen der Patellarsehne) und den „Knochenhautreflexen", (z. B. Kontraktion des Bizeps bei Beklopfen des unteren Radiusendes) kein prinzipieller Unterschied besteht. Weder die Sehne, noch die Knochenhaut

hat irgend eine Bedeutung bei der Auslösung des Reflexes. Es kommt
stets nur darauf an, daß der Muskel in seiner Längsrichtung gedehnt
wird. Tatsächlich sind es „Eigenreflexe" des Muskels. Im Lichte
dieser interessanten Feststellungen erscheinen uns die Eigenreflexe als
notwendige Bestandteile der normalen Bewegungen; sie sollen die Muskeln der jeweilig geforderten Funktion anpassen. Ferner finden Sie
öfters noch Reflexanomalien, wie sie der Kranke hier auch zeigt, z. B.
das sog. BABINSKIsche Zeichen. Beim Kratzen der Fußsohle erfolgt nicht wie beim Gesunden eine Plantarflexion der Zehen, sondern
die Zehen, vor allem die große, führen eine langsame Dorsalflexion
aus, wie beim Kind im ersten Lebensjahre, bei dem die Pyramidenbahnen noch nicht mit Mark umkleidet sind. Diese pathologischen
Reflexe hat man neuerdings von stammesgeschichtlichen und vergleichend
physiologischen Gesichtspunkten aus genauer studiert. So hat man den
Babinski den sog. „Fluchtreflexen" oder „Verkürzungsreflexen" zugerechnet, analog dem Anziehen der Beine beim Kneifen des Fußrückens
in Fällen von Querschnittsläsion des Rückenmarks. Aber Vergleiche
mit den Anthropomorphen sprechen dafür, daß der Babinski zu den
„Strecksynergien" gehört. Unter „Synergien" „Mitbewegungen" verstehen wir Kontraktionen einzelner Muskelgruppen, welche mit einer
beabsichtigten Bewegung gemeinsam, aber unwillkürlich ausgeführt
werden. Z. B. wenn wir den Mund öffnen, heben wir stets den Kopf
etwas nach hinten. Solche unbeabsichtigten Mitbewegungen kann der
Gesunde unterdrücken. Aber in pathologischen Zuständen findet man
unwillkürliche Mitbewegungen, die der Kranke nicht hemmen kann.
Zu diesen gehört das STRÜMPELLsche Tibialisphänomen, eine Dorsalflexion des Fußes beim Anziehen des Beines an den Rumpf; es tritt
ebenfalls bei Pyramidenbahnläsionen auf. Unter dem OPPENHEIMschen
Phänomen versteht man eine Dorsalflexion des Fußes und der Zehen,
wenn man mit dem Finger an der Innenseite des Unterschenkels kräftig
herunterfährt. In den letzten Jahren sind noch eine ganze Reihe von
anderen ähnlichen Reflexanomalien an den Beinen beschrieben worden,
(MENDEL-BECHTEREW, GORDON, ROSSOLIMO) die aber auch mit dem Babinski gemeinsam auftreten und deshalb keine besondere Bedeutung
haben. Diese Steigerung der Reflexe, die durch Beklopfen von Muskel-
sehnen oder vom Knochen ausgelöst werden, erklärt sich dadurch, daß
der gesamte Reflexbogen unterhalb des ersten Neuron liegt und normalerweise vom Gehirn aus nur gebremst wird. Im Gegensatz hierzu
ist bei den Reflexen, welche durch Streichen der Haut ausgelöst
werden, der Reflexbogen anatomisch offenbar etwas anders angeordnet.
Diese Reflexe fehlen nämlich bei Erkrankung des ersten Neurons, und
daraus müssen wir schließen, daß die Überleitung vom zentripetalen
zum zentrifugalen Schenkel keine so einfache und direkte ist wie bei
den Sehnen und Knochenhautreflexen. Bei ihrem Zustandekommen
scheinen Teile des ersten Neurons, vielleicht das Gehirn selbst maßgebend mitzuwirken. Bei Erkrankung des ersten Neurons fehlen dann
diese Reflexe überhaupt. So sehen Sie bei dem Kranken hier den
Bauchdeckenreflex (Kontraktion der Bauchmuskulatur beim Kratzen

der Bauchdecken) und den Kremasterreflex (Hochsteigen des Ho-
dens bei Reiz auf die Innenseite des Oberschenkels) auf der linken Seite
normal auslösbar, während sie rechts fehlen. Als Analogon des Kremaster-
reflexes kann man bei Frauen manchmal einen Obliquusreflex auslösen:
Kontraktion der untersten Fasern des Obliquus internus. Steigerung
der Sehnen- und Knochenhautreflexe, sowie Fehlen der Hautreflexe sind hiernach Zeichen eines Ausfalls des ersten Neurons oder
anatomisch ausgedrückt: einer Erkrankung im Verlauf der Pyramidenbahnen.

Das Streben nach anatomischer Lokalisation der Erkrankung
steht bei allen Nervenleiden vollkommen im Mittelpunkt unserer Überlegungen. Ich habe mich im Verlaufe dieser Vorlesungen bemüht, Ihnen
zu zeigen, mit welchen Fragestellungen und unter welchen Gesichtspunkten wir bei Affektionen der verschiedenen Organsysteme vorzugehen
haben. Bei Erkrankungen des Nervensystems leitet uns vor allem die Tatsache, daß die Symptome im jeweiligen Falle so gut wie ausschließlich
durch den Sitz der Erkrankung bestimmt werden; deren Art ist zunächst
von untergeordneter Bedeutung. Die Symptome bleiben die gleichen, ob
die betreffende Partie im Gehirn oder im Rückenmark (oder im Verlauf
der peripheren Nerven) durch eine Blutung oder durch eine thrombotische
Erweichung oder durch einen Tumor oder ein Gumma, eine Entzündung oder eine Degeneration oder durch eine Verletzung oder sonstige
Kontinuitätstrennung od. dgl. zerstört oder ausgeschaltet ist. Die pathologisch anatomische Art des Prozesses ist aus dem Zustandsbild so gut
wie niemals sicher zu erschließen. Hierzu fragen wir vor allem nach der
Entwicklung des Leidens und bedienen uns (natürlich neben einer gründ-
lichen körperlichen Untersuchung) aller der Hilfsmomente (Alter, voraus-
gegangene Krankheiten usw.), welche wir im Verlauf der Vorlesungen
öfters erörtert haben. Wir werden also zunächst alles zusammensuchen,
was an Nervensymptomen nachweisbar ist, motorische Lähmungen, sensible Störungen, Reflexanomalien, Beeinträchtigung der Sinnesorgane u.
dgl. Dann werden wir nach dem allgemeinen Grundgesetze, daß die einfachste Annahme immer die wahrscheinlichste ist, uns überlegen, wo die
Erkrankung lokalisiert sein muß, um alle Symptome möglichst zwanglos zu erklären. Wir werden dann manchmal dazu kommen, einen einzelnen umschriebenen Herd im Gehirn oder im Rückenmark anzunehmen,
manchmal werden wir auf eine Affektion eines ganzen zusammenhängenden Systems schließen, manchmal wird eine Erkrankung der peripheren
Nerven das wahrscheinlichste sein, und manchmal werden wir multiple
Herde oder gar eine ganz diffuse Ausbreitung der Erkrankung diagnostizieren. Einige der allerwichtigsten Beispiele werde ich Ihnen später
noch vortragen.

Hier bei unserem Kranken werden wir zunächst nur auf die Pyramidenbahn hingewiesen, und zwar auf die zum rechten Arm und
Bein führenden Stränge. Da diese vom Cortex cerebri bis zur Hals-
anschwellung im Rückenmark gemeinsam verlaufen, wäre keine speziali-
siertere anatomische Diagnose möglich, wenn wir nur die bisher besprochenen Symptome hätten. Wir könnten die Lähmungen nicht auf

einen „Herd" zurückführen, sondern würden vielleicht auch an eine Systemerkrankung denken. Aber es müssen natürlich auch die anderen Symptome, von denen ich Ihnen in der Vorgeschichte schon gesprochen hatte, noch mitberücksichtigt werden, nämlich die Lähmungen im Gesicht sowie die Sprachstörungen, und schließlich noch eine geringe Beeinträchtigung des Hautgefühls, die wir in den gelähmten Gliedern nachweisen konnten. Im Gesicht sehen Sie eine Asymmetrie zuungunsten der rechten Seite, wie ich das oben schon kurz erwähnt habe. Der rechte Mundwinkel hängt herunter und bleibt offen beim Versuche zu pfeifen oder zu blasen. Die Nasolabialfalte ist verstrichen; dagegen wird die Stirn beiderseits gleichmäßig gerunzelt. Es besteht also eine Lähmung ausschließlich im zweiten und dritten Ast des Fazialis; der erste Ast ist frei. Dieses Verhalten ist charakteristisch für Lähmungen, die oberhalb des Fazialiskerns lokalisiert sind, für die sog. zentralen Lähmungen. Bei Lähmungen im oder unterhalb des Kerns müssen unbedingt die drei Äste gleichmäßig befallen sein, da hier alle Äste gemeinsam verlaufen. Bei zentralen Lähmungen dagegen bleibt der erste Ast ausgespart, weil beide Stirnäste Fasern von beiden Hirnhemisphären erhalten. Eine solche bilaterale Innervation ist bei Muskeln, die wir stets in toto bewegen, ziemlich häufig. Ein Abweichen der Zunge nach rechts, das der Kranke hier zeigt, deutet auf eine weitere Hirnnervenstörung hin; gelähmt ist hier der rechte Nervus hypoglossus. Wenn wir nun noch die Sprachstörung, auf die wir vorläufig nicht weiter eingehen wollen, dazunehmen, so haben wir einen Symptomenkomplex, der uns eine ziemlich genaue Herddiagnose erlaubt. Die Zentren aller Funktionen, in denen wir Störungen gefunden haben (Sprache, Zunge, rechte Gesichtshälfte, rechter Arm und rechtes Bein), liegen bekanntlich an der linken Großhirnrinde nebeneinander vor der SYLVISchen Furche. (Ich komme nachher beim Hirntumor noch einmal etwas genauer darauf zurück. Abb. 14, S. 406.) Ihr gemeinsamer Verlauf reicht bis zu der Stelle im Hirnstamm, wo die zentrale Fazialisbahn die Mittellinie kreuzt und dem Fazialiskern zustrebt. Zwischen Cortex cerebri und diesem Punkte muß die Lähmung lokalisiert sein. Denn wäre sie tiefer, so könnten Fazialis, Hypoglossus, Arm und Bein nicht auf der gleichen Seite gelähmt sein. Entsprechend der Tatsache, daß diese Bahnen hintereinander auf die andere Seite des Hirnstammes ziehen, würde bei einem Herd in der Gegend des Hirnstammes die Lähmung teils gleichseitig, teils gekreuzt sein; man nennt das: alternierend (siehe Abb. 13, S. 392). Da alle befallenen Bahnen in der inneren Kapsel eng zusammenliegen, wird der Herd mit größter Wahrscheinlichkeit hier anzunehmen sein.

Im vorderen Schenkel der inneren Kapsel dicht vor dem Knie liegt die Fazialisbahn, als nächste dicht hinter dem Knie die für den Hypoglossus, dann die für den Arm und die für das Bein. Hinter diesen motorischen Bahnen (aber vielleicht auch etwas durchmischt mit ihnen) verlaufen die sensiblen Bahnen, hinter diesen dicht benachbart zieht sich die Sehstrahlung hin. Daher findet man „Hemianopsie" (siehe S. 410) neben leichteren Sensibilitätsstörungen nicht selten bei kapsulären Hemiplegien. Erhebliche Anästhesien oder die sog. „zentralen" Schmerzen, d. h. Schmerzen, die ohne peripheren Reiz in den sensiblen Bahnen entstehen, sind seltener. Sie kommen vorzugsweise vor, wenn der Thalamus mitaffiziert ist, in dem ja die gesamte sensible Bahn endigt. Allerlei andere Störungen motorischer Art, die sich kapsulären Hemiplegien gelegentlich dazugesellen und die bisher dem Verständnis Schwierigkeiten bereiteten, leiten wir jetzt von den benachbarten Zentralganglien ab (z. B. Tremor, Athetose u. dgl.). Ich komme bei der Enzephalitis darauf zurück. Weiter oben nach der Rinde zu oder gar in der Rinde selber nehmen die motorischen Zentren ein so weites Gebiet ein, daß nur ein unwahrscheinlich großer Herd sie alle gemeinsam ausschalten könnte. Kleinere Herde würden hier nur einzelne Zentren befallen und damit eine Monoplegie, keine Hemiplegie verursachen. Sie sehen aus diesen Überlegungen, meine Herren, wie wir bei der Diagnose eines Nervenleidens vorgehen. Das Streben nach genauer topographischer Lokalisierung muß stets das erste sein; in Fällen, bei denen eine operative Behandlung in Frage kommt, ist das auch von höchstem praktischen Interesse.

Eine Lokaldiagnose gelingt oft mit hinreichender Genauigkeit, wenn wir eine genügende Zahl von nervösen Ausfalls- oder Reizerscheinungen haben, deren „Zentren" im Gehirn oder im Rückenmark gut bekannt sind. Ich werde später beim Hirntumor die wichtigsten Punkte anführen. Bei Kranken wie dem unsrigen hier, sieht man manchmal eine Zwangsstellung der Bulbi, sog. Déviation conjuguée. Wenn die miteinander durch das hintere Längsbündel verbundenen Seitwärtsdreher des Auges, der Abducens und der Ast für den Rectus internus gelähmt sind, überwiegen die Antagonisten. Das hintere Längsbündel wird auf seinem langgestreckten Verlauf sehr leicht durch alle möglichen Herde in der Nachbarschaft in Mitleidenschaft gezogen. Dann wird der Blick nach der nichtgelähmten Seite fixiert, „der Kranke sieht seinen Herd an", wie man zu sagen pflegt. Als Zentren dieser Seitwärtsdrehung gilt der Fuß der zweiten Stirnwindung und der Gyrus angularis. Reizung dieser Zentren kann zu einer Déviation conjuguée nach der kranken Seite, meist mit Drehung des Kopfes, führen. Dieses Symptom der konjugierten Blicklähmung ist übrigens meist nur vorübergehend; es bildet sich bald wieder zurück, offenbar dadurch, daß die Funktion von anderen Zentren und Bahnen übernommen wird. Diese Rückbildungsfähigkeit spielt überhaupt bei den akut einsetzenden Gehirn- und Rückenmarkskrankheiten eine große und wichtige Rolle. Ganz allgemein läßt sich sagen, daß fast niemals Lähmungen in der Ausdehnung und Stärke bestehen bleiben, wie sie unmittelbar nach der Erkrankung, der Verletzung od. dgl. sich zunächst darstellen. Ich übergehe die verschiedenen Möglichkeiten, welche man als Ursache hierfür diskutiert. Für die Prognose und die Behandlung ist diese Tatsache jedenfalls von allerhöchster Wichtigkeit, und es ist keine Seltenheit, daß ein Kranker, der anfangs ein so schweres Bild zeigt, wie unser Kranker hier, im Verlaufe von einigen Monaten wieder einen ziemlichen Grad von Gebrauchsfähigkeit seiner Glieder zurückgewinnt. Auch hier bei dem Kranken ist schon ein gewisser Rückgang der

Lähmungen eingetreten, und wir wollen hoffen, daß durch eine zielbewußte Übungstherapie, auf deren Gesichtspunkte und Einzelheiten ich hier nicht eingehen kann, eine weitere wesentliche Besserung erzielt wird.

Die Art des vorliegenden anatomischen Prozesses haben wir bisher völlig außer acht gelassen. Seine Deutung macht hier keine Schwierigkeiten. Eine bei einem älteren Manne plötzlich auftretende halbseitige Lähmung ist mit ausreichender Sicherheit auf einen „Gehirnschlag" zurückzuführen, wie das der zuerst zugezogene Arzt auch gleich angenommen hat. Das anatomische Substrat eines solchen Hirnschlages kann ein verschiedenes sein. Es kann durch die Ruptur einer kleinen Hirnarterie ein umschriebener Bezirk der Hirnsubstanz erweicht und mit Blutklumpen durchsetzt sein (Schlaganfall im engeren Sinne des Wortes, Apoplexia sanguinea). Ferner kann die Verstopfung eines Gefäßes durch Embolie (z. B. infolge eines Herzfehlers) vorliegen und schließlich die Verlegung desselben durch einen an Ort und Stelle entstandenen Thrombus oder durch eine luetische Endarteriitis. Plötzlichkeit des Auftretens spricht mehr für die erste dieser Möglichkeiten, für die Apoplexia sanguinea. Die Embolie kommt freilich auch ganz plötzlich ohne Vorboten; aber der allgemeine „Iktus" der Schock, pflegt geringer zu sein. Bei den übrigen ist ein gewisses Vorläuferstadium und eine allmähliche Etablierung der Symptome innerhalb von Stunden, von Tagen oder gar noch länger häufiger. Für Lues spricht, wenn kleinere derartige Schlaganfälle sich bald weitgehendst zurückbilden und öfters wiederholen. Wenn alle diese Vorkommnisse auch im streng pathologisch anatomischen Sinne eine Erkrankung des Zirkulationsapparates zur Vorbedingung haben, so kann dieselbe recht geringfügig sein und klinisch fast symptomlos verlaufen, so daß ein solcher Schlaganfall ganz gewöhnlich Leute befällt, die sich bis dahin als gesund betrachtet haben.

Von differentialdiagnostischen Erwägungen, nenne ich nur die apoplektiformen Anfälle bei der multiplen Sklerose und bei der progressiven Paralyse. In beiden Fällen sind die Betroffenen jünger als es arteriosklerotische Apoplektiker sind, besonders bei der multiplen Sklerose. Ferner bilden sich die Anfälle der Paralyse und Sklerose oft auffallend rasch und vollständig zurück. Dann möchte ich hier gleich auf einen ganz allgemeinen Gesichtspunkt hinweisen, der für die neurologische Diagnostik von großer Wichtigkeit ist: Ein plötzliches Auftreten der Symptome ist kein sicherer Beweis, daß wirklich ein plötzliches neues Akzidens vorliegt, wie jedermann zunächst anzunehmen bereit ist. Es ist durchaus nichts Ungewöhnliches, daß ein sich langsam entwickelnder Prozeß, z. B. ein Tumor oder eine ausgebreitete Systemdegeneration od. dgl. erst eine ziemliche Ausdehnung annimmt und daß dann eines Tages ganz überraschend ohne nachweisbare Ursache klinische Symptome auftreten.

In bezug auf die Behandlung möchte ich mich auf einige allgemeine Gesichtspunkte beschränken. Im Stadium der Bewußtlosigkeit ist das wichtigste die Verhütung eines Dekubitus durch Waschen, Luft-

ringe od. dgl. und möglichst durch Wechsel in der Lagerung. Durch
gelegentlichen Lagewechsel wird auch der Gefahr einer hypostatischen
Pneumonie entgegengewirkt. Sehr wichtig ist (wie bei allen bewußt-
losen Kranken) die Entleerung der Blase. Nahrungszufuhr ist bei weitem nicht so wichtig und eilig, wie die Angehörigen es glauben und
wünschen. Der Nutzen eines Aderlasses ist recht fraglich, wird aber
bei einem „plethorischen Habitus" gerne gemacht; ebenso pflegt man
eine Eisblase auf den Kopf zu legen. Herzexzitantien (vor allem Koffein und Kampfer) sollen je nach dem Zustande des Herzens angewandt werden. Daß Digitalis auch bei hohem Blutdruck nicht kontraindiziert ist, habe ich bei den Herzkrankheiten schon einmal erwähnt,
möchte es aber hier nochmals betonen. Etwas später handelt es sich
vor allem darum, den Kontrakturen in den gelähmten Gliedern entgegenzuwirken. Die Lagerung der Glieder (eventuell ihre Fixierung
auf Schienen) soll so sein, daß diejenigen Muskeln gedehnt werden,
welche erfahrungsgemäß zu Kontrakturen neigen. Dann soll passive
Gymnastik für Beweglichbleiben der Gelenke sorgen. Die elektrische
Behandlung hat sich auf die Muskeln zu beschränken, welche den zu
Verkürzung und Kontrakturen neigenden gegenüber antagonistisch
wirken; es wären also am Arme die Strecker, die Abduktoren und
die Supinatoren, am Oberschenkel die Beugemuskeln, sowie die Dorsal-
flexoren des Fußes zu elektrisieren. Gegen diese eigentlich ganz selbst-
verständliche Regel wird erfahrungsgemäß sehr oft gesündigt; es werden
verkehrter Weise die Muskeln faradisiert, die am frühesten und am
leichtesten ansprechen und damit wird der Kontrakturierung Vorschub
geleistet. Mit aktiven Bewegungsübungen soll man nicht zu früh, bei
einer mittelschweren Apoplexie nicht vor etwa 6—8 Wochen beginnen.
Durch sorgfältige und fleißige Übungen läßt sich die Bewegungsfähigkeit
von Hemiplegikern oft weitgehend beeinflussen und man kann mindestens ein halbes Jahr, vielleicht sogar 1 Jahr lang noch auf weitere
Besserungen hoffen. Von Badeorten werden Oeynhausen, Wiesbaden
und Wildbad bevorzugt.

Meine Herren! Ich erwähnte vorhin die Sprachstörung, die bei
unserem Kranken hier zugleich mit der Lähmung der Glieder aufgetreten
war und die, wenn auch in geringem Grade, jetzt noch besteht. Ich
unterlasse es, den Kranken in Ihrer Gegenwart unter diesem Gesichtspunkte genauer zu untersuchen. Ich begnüge mich in bezug auf diese
„Aphasie" mit einigen Hinweisen. Freilich verhehle ich mir nicht,
daß die Darstellung dieses schwierigen Kapitels in der Kürze, auf die ich
mich beschränken muß, nicht ganz leicht verständlich sein wird. Zunächst: Zu trennen von der Aphasie ist die Anarthrie, bedingt durch
Störung der Sprachwerkzeuge, also z. B. infolge einer Zungenlähmung
od. dgl. „Aphasie" ist die Störung eines höheren zentraleren Mechanismus, der den Sprechwerkzeugen übergeordnet ist. Aber damit ist das
Gebiet der Aphasie lange nicht erschöpft. Unter der „Sprache" versteht
man hier nicht nur alle die Mittel und Wege, mit denen wir einen
Begriff ausdrücken, sondern auch diejenigen, mit deren Hilfe wir ihn
in uns aufnehmen. Das „Verstehen" ist also hier ein Teil der „Sprache".

Die Lehre der Aphasie umfaßt hiernach alle Störungen expressiver und perzeptiver Art.

Die häufigsten Wege der Perzeption gehen durch Auge und Ohr; aber es können auch durch Geruch, Geschmack und durch unser tastendes Gefühl Begriffe in uns wachgerufen werden. Vermittels des Ohres geschieht dies für gewöhnlich durch das gesprochene Wort. Aufhebung dieser Fähigkeit (bei intaktem Hörapparat) nennt man „Worttaubheit". Der Kranke ist dann in der Lage eines Menschen, zu dem man in einer fremden Sprache redet, von der er gar nichts versteht. Das ist die „sensorische Aphasie" von WERNICKE. Aber die Sprache ist nicht der einzige Weg, auf dem wir perzipieren. Statt durch Worte können ebensogut durch Signale, durch charakteristische Geräusche, z. B. das Läuten einer Glocke, bestimmte Begriffe in uns geweckt werden. Die Unfähigkeit, derartiges richtig zu deuten, nennt man „Seelentaubheit". Vermittels des Auges läßt der Anblick eines jeden Gegenstandes in uns Begriffe lebendig werden. Einen Ausfall dieses Vermögens nennt man „Seelenblindheit" (NB. bei intaktem Sehorgan). Die Unfähigkeit des Lesens, d. h. mit Hilfe des geschriebenen Wortes Begriffe wach werden zu lassen, nennt man „Alexie". Ebenso können durch Betasten Gegenstände erkannt und dadurch Begriffe geweckt werden. „Astereognosie" heißt die diesbezügliche Störung (natürlich auch nur bei normaler peripherer Sensibilität und Motilität). Daß wirklich reine und einwandfreie Fälle dieser Art sehr selten zu sein scheinen, ist hier im Rahmen unserer theoretischen Besprechung ohne Belang. Ferner kann Wort, Schrift usw. durch symbolische Bewegungen ersetzt werden; „Agnosie" hat man die Unfähigkeit genannt, diese zu deuten. Wenn uns z. B. ein Bekannter auf der Straße mit der Hand zuwinkt, so weckt er in uns damit den gleichen Begriff, wie wenn er uns ein „Guten Morgen" zuruft. Der Taubstumme, der weder sprechen noch hören kann, ist nicht aphasisch; es fehlt ihm nur die Fähigkeit, die Begriffe auf den uns sonst gewohnten Wegen mitzuteilen und aufzunehmen; aber er vermag es durch Zeichensprache und Schrift völlig genügend.

Von manchen wird der Begriff Agnosie freilich viel weiter gefaßt. Er wird ausgedehnt auf die Störung der Erkennung von allen möglichen „Perzeptionen". Damit wird die Agnosie zum umfassenden Begriff, der allen bisher besprochenen Störungen gewissermaßen übergeordnet ist. Es wird hierdurch die Seelentaubheit und die Worttaubheit zu Unterformen der „akustischen Agnosie", die Seelenblindheit zur „optischen Agnosie" usw. Ich glaube, daß diese Betrachtungsweise das Verständnis erleichtert.

Um unseren Begriff anderen mitzuteilen stehen uns ebenfalls verschiedene Wege zur Verfügung. Beginnen wir mit dem Analogon der zuletzt besprochenen Agnosie; das ist die Apraxie. Zu den mannigfachen Ausdrucksmitteln unserer „Sprache" gehört es, symbolische Bewegungen auszuführen. Im weiteren Sinne gehört hierher die Fähigkeit, alle uns bekannten Gegenstände ihrem Zweck entsprechend und konform mit unseren Absichten zu gebrauchen. Der Apraktische kann nun mit seiner Hand, trotzdem sie nicht gelähmt, nicht ataktisch

ist und keinerlei Sensibilitätsstörungen zeigt, trotzdem er alles richtig
erkennt und über alles richtige Vorstellungen hat, gewisse „Hand-
lungen“ nicht richtig ausführen. Um bei dem obigen Beispiele zu
bleiben: Statt einem Bekannten auf der Straße zuzuwinken, fuchtelt er ungeschickt in der Luft herum, oder er droht mit der Faust, oder er macht
eine lange Nase. Wenn er eine Zigarre anzünden will, so reibt er mit der
Zigarre oder mit dem Finger an der Streichholzschachtel. Im letzteren
Falle spricht man von einer ideatorischen Apraxie. Hier ist der
„Ideenentwurf“ verkehrt, deshalb befällt die ideatorische Apraxie beide
Hände (streng theoretisch betrachtet auch die Beine, Kopf und Rumpf
usw., aber hier kommen derartige Störungen naturgemäß schwieriger
zum Ausdruck). Der Kranke mit ideatorischer Apraxie handelt, als
ob er hochgradig zerstreut wäre. Das zweite Beispiel, das korrekte
Ausführen einer verkehrten Bewegung zeigt die ideokinetische
Apraxie an. Hier ist der Ideenentwurf und das Gliedmaßenzentrum
intakt, aber ihre Verbindungen sind gelockert, so daß die Impulse gewisser-
maßen in ein falsches Geleise geraten; hierdurch kommen verkehrte
Bewegungen zustande. Diese ideokinetische Apraxie kann auf einzelne
Glieder beschränkt sein. Das erstangeführte Beispiel, die ungelenke
Ausführung von Bewegungen nennt man gliedkinetische Apraxie;
sie ist wohl von leichtesten Lähmungen manchmal etwas schwierig zu
trennen. Das Analogon der Alexie, nämlich eine Beeinträchtigung des
Schreibvermögens, die fast bei keiner Aphasie fehlt, nennt man
„Agraphie“.

Die wichtigste und sinnfälligste Störung ist natürlich die der
Sprache selber. Diese kann nun wieder verschiedene Stellen des komplizierten Mechanismus befallen, der uns das Sprechen ermöglicht. Der Apha-
sische kann in der Lage eines Menschen sein, der in einer fremden Sprache
spricht und eine Vokabel vergessen hat. Das ist die „amnestische
Aphasie“. (Es ist für die Nomenklatur etwas verwirrend, daß manche
die amnestische Aphasie mit der sensorischen mehr weniger identifizieren. Der Name „sensorisch“ sollte für perzeptive Störungen reserviert
bleiben.) Er kann aber auch demjenigen gleichen, der das Wort in
seinem Inneren bereit hat. Trotzdem seine Sprechmuskeln nicht gelähmt sind, mißlingt ihm aber das komplizierte Zusammenspiel derselben,
wie es zum Sprechen notwendig ist („motorische Aphasie“ Wortstummheit). Die motorische Aphasie ist also eine Störung ausschließlich
expressiver Natur. Was ich oben von der Agnosie sagte, gilt auch
von der Apraxie. Sie stellt eigentlich den zusammenfassenden Begriff
dar, der allen hier erwähnten expressiven Störungen übergeordnet ist.
Es wäre einfacher und dabei durchaus korrekt, die Aphasie zu definieren
als eine „Apraxie der Sprachwerkzeuge.“

Die Trennung der Aphasie in eine motorische und eine senso-
rische finden Sie in den Büchern meist in den Mittelpunkt der ganzen
Besprechung gerückt und die übrigen Defekte auf perzeptivem und ex-
pressivem Gebiet sind nur mehr oder weniger daneben abgehandelt.
Sie lesen ferner von den kortikalen, subkortikalen usw. Formen der
Aphasie. Diese Einteilungen beziehen sich darauf, daß die zu dem

Komplex der „Sprache" gehörenden Funktionen des Nachsprechens, des Lesens, Schreibens usw. manchmal intakt bleiben und manchmal mitgestört sind. Es soll ausgedrückt werden, wie man sich diese Verschiedenheiten anatomisch vorstellen könnte. Diese Darstellungen, so richtig und korrekt sie in allen Einzelheiten auch sein mögen, erwecken zu leicht die Vorstellung, daß man für gewöhnlich reine Formen von motorischer oder sensorischer Aphasie zu sehen bekommt, und daß die anderen Störungen nur gelegentliche Komplikationen seien. Tatsächlich finden wir aber bei jedem Aphasischen stets Ausfälle an den verschiedensten Stellen dieses Mechanismus. Es ist dies gerade ein wichtiger diagnostischer Hinweis auf die organische Natur der Affektion im Gegensatz zur Hysterie, welche eine einzige Funktion völlig ausstreicht und alle andern dafür ganz unversehrt läßt. Die Neigung, die Trennung der motorischen von der sensorischen Aphasie in den Vordergrund zu rücken, hängt damit zusammen, daß wir, wie Sie ja in der Anatomie gelernt haben, im Gehirn ein motorisches und ein sensorisches Sprachzentrum kennen (das erstere in der dritten linken Stirnwindung, das letztere in der linken oberen Schläfenwindung, Abb. 14, S. 406). Mit der Entdeckung dieser beiden Zentren (das erstere durch Broca, das letztere durch Wernicke) schien eine neue Ära der Hirnpathologie eröffnet, und man glaubte bald alle intellektuellen usw. Fähigkeiten im Gehirn topographisch lokalisieren zu können. Diese Hoffnung hat sich durchaus nicht erfüllt und die ganze Lehre von den Zentren im Gehirn ist neuerdings einer Revision unterzogen worden. Wir stellen uns jetzt nicht mehr vor, daß ein „Zentrum" die ausschließliche Stätte für bestimmte motorische Impulse (bzw. für gewisse Perzeptionen) darstellt, sondern wir denken dabei an ein Hirngebiet, welchem beim Zustandekommen eines komplizierten Vorganges eine besonders wichtige Rolle zukommt und welches schwerer zu ersetzen ist als andere Hirngebiete, die auch daran beteiligt sind. Auf Monakows Lehre von der Diaschisis, welche diese Fragen behandelt, kann ich nicht näher eingehen.

26. Vorlesung.

Nervenkrankheiten II.

Hirntumor, Enzephalitis, Paralysis agitans.

M. H.! Sie sehen hier einen etwa 50 jährigen Mann von kräftigem Körperbau und in gutem Ernährungszustand; aber sein Blick ist matt, sein Gesichtsausdruck leidend; er macht den Eindruck eines ernstlich kranken Mannes. Er hat seit zwei Monaten immer mehr zunehmende, bohrende Kopfschmerzen, die ihm seine Arbeit erschweren und ihm den Schlaf rauben. Ferner klagt er über den Magen; bei genauerem Nachfragen stellt sich heraus, daß es sich nicht um Magenbeschwerden der sonst üblichen Art handelt. Er hat guten Appetit und verträgt alles ohne Beschwerden, aber manchmal muß er ganz plötzlich erbrechen; auch nachts passiert das gelegentlich. In den letzten Wochen verspürte er im rechten Bein ein Zucken und er fühlt sich beim Gehen etwas unsicher. Er stolpert öfters und bleibt mit dem rechten Beine hängen. Seit neuestem sieht er schlechter. Das hat ihn veranlaßt, einen Augenarzt aufzusuchen. Derselbe konstatierte eine Stauungspapille und veranlaßte ihn, in die Klinik einzutreten.

Die Klagen des Kranken im Verein mit der Stauungspapille machen einen Hirntumor so gut wie sicher; auch ohne den ophthalmoskopischen Befund hätten wir nach den übrigen Angaben den dringenden Verdacht geschöpft, daß sich ein Tumor oder, vorsichtiger ausgedrückt, ein raumbeengender Prozeß im Schädel entwickelt. Schon die seit kurzem aufgetretenen Kopfschmerzen in der Intensität, wie sie der Kranke hier klagt, leiten mit Sicherheit auf ein ernstes Leiden hin. Eine Urämie, an die man bei schwerem Kopfweh und gelegentlichem Erbrechen denken muß, läßt sich durch Urin-, Herz- und Blutdruckuntersuchung rasch ausschließen, so daß man ohne weiteres an eine organische Zerebralaffektion denken muß.

Ich möchte einige Bemerkungen über das überaus wichtige Kapitel der Kopfschmerzen hier einfügen. Kopfschmerzen gehören zu den vielleicht häufigsten Leiden der Menschheit; jedoch bestehen erhebliche individuelle Unterschiede in der Disposition dazu. Es gibt „Kopfschmerzenmenschen", welche jede starke Aufregung, jede etwas zu intensive geistige Überanstrengung, einen Mangel an Schlaf, einen etwas reichlichen Alkoholgenuß u. dgl. prompt mit Kopfweh büßen müssen, während bei anderen Kopfschmerzen zu den allergrößten Seltenheiten gehören. Solche an der Grenze des Physiologischen stehenden „Ermüdungskopfschmerzen", oder wie man sie nennen will, werden kaum zum Gegenstand ärztlicher Beratung werden. Ebenso haben die Kopfschmerzen bei akuten fieberhaften Infekten, bei Intoxikationen usw. keine selbständige Krankheitsbedeutung. In ärztliche Behandlung kommen vor allem die Kopfschmerzen, die unter dem Namen der nervösen oder habituellen Kopfschmerzen bei Leuten, die sonst praktisch gesund sind, wie eine selbständige Krankheit bestehen.

Eine erhebliche Zahl dieser Fälle, ich möchte glauben, die Mehrzahl, sind der Migräne zuzuzählen. Migräne ist eine sehr häufige Krankheit. Sie tritt fast immer familiär auf, wenn auch nur bei einzelnen Mitgliedern einer Familie, beginnt etwa in der Pubertät und klingt im 4.—5. Dezennium meistens nach und nach ab. Schwere Migränen bei älteren Leuten sind selten. Daß die Diagnose viel zu selten gestellt wird, liegt daran, daß der Name „Migräne, Hemikranie", allzu wörtlich genommen wird. Denn viele Migräneanfälle sind nicht halbseitig. Das Charakteristische ist das anfallsweise Auftreten. In typischen Fällen beginnt ein Migräneanfall mit einer „Aura" meist visuell (Flimmerskotome). Erst beim Abklingen derselben beginnt ein stärkster Kopfschmerz, der zwar oft, aber keineswegs immer, einseitig ist. Im weiteren Verlaufe des Anfalles tritt häufig Erbrechen oder wenigstens Übelkeit auf, ganz unabhängig von Magenbeschwerden und vorangegangener Nahrungsaufnahme. Manchen Migränekranken ist das Erbrechen ein willkommenes Zeichen für die baldige Beendigung des Anfalles. Die Schwere der Anfälle ist außerordentlich verschieden. Leichtere bestehen in einem erträglichen Kopfschmerz von einigen Stunden, oft ganz ohne Erbrechen, die schwersten können 1—2 Tage dauern, während deren die Kranken unfähig zu jeder Tätigkeit, überempfindlich gegen äußere Reize sich in einem möglichst verdunkelten Zimmer niederlegen müssen. Es gibt Migränekranke, bei denen die Anfälle sich ohne jede nachweisbare Ursache in mehr weniger regelmäßigen Intervallen etwa alle paar Wochen einstellen. Bei anderen kommen sie nur oder wenigstens vorzugsweise nach einer Schädlichkeit, einer Überanstrengung, einer intestinalen Störung od. dgl. vor. Hieraus resultiert die Möglichkeit, Migränekranken manchmal durch Verordnungen allgemeine Natur, durch Besserung einer Anämie, durch Behandlung von Sekretionsstörungen des Magens, von Obstipation usw. wesentlich zu nützen. Die medikamentöse Beeinflussung des einzelnen Falles ist bei den verschiedenen Kranken unberechenbar. Die meisten Patienten haben schon zahlreiche der üblichen Kopfschmerzenpulver durchprobiert und haben manchmal eines gefunden, das ihnen ihre Anfälle erleichtert. Aber bei anderen gelingt das durch kein Mittel. Morphium, das natürlich immer lindert, soll jedenfalls für die, glücklicherweise seltenen, allerschwersten Zustände aufgespart bleiben. Ein nicht genügend oft angewandtes Mittel, das bei längerer regelmäßiger Anwendung in vielen Fällen die Häufigkeit und Schwere der Anfälle günstig beeinflußt, ist das Brom. Besonders die alte MENDELsche Vorschrift, nach der man die Kranken immer 3 Wochen lang jeden Morgen ein Pulver aus Natr. bromat 2,5, Natr. salicyl. 0,5 und Akonitin $^1/_{10}$ mg in einer Tasse Tee nehmen läßt, möchte ich angelegentlichst befürworten.

Was die übrigen Arten des Kopfschmerzes betrifft, so gehen manche in der Aufstellung selbständiger Kopfschmerzenformen vielleicht etwas zu weit. Abzutrennen vom eigentlichen Kopfschmerz sind die Neuralgien (Trigeminus, Okzipitalis, s. S. 411), welche von den Kranken öfters auch ganz zutreffend als „Kopfreißen" bezeichnet werden. Eine Mittelstellung zwischen dem echten Kopfschmerz und der Neuralgie im Kopfe nehmen die Kopfschmerzen ein, welche von den Nebenhöhlen der Nase, vom Ohr oder von kranken Zähnen ausgelöst werden und durch spezialärztliche Behandlung meist prompt geheilt werden können. Die diesbezüglichen spezialistischen Untersuchungen dürfen in keinem Falle von unklarem Kopfweh versäumt werden. Der Zusammenhang mit Adenoiden, mit Schwellungen und Deviationen in der Nase ist fraglicher. Die Augen sind viel seltener Ursache von Kopfweh, auch merkt der Patient den Zusammenhang z. B. mit nicht korrigierten Refraktionsanomalien nicht selten. Von weiteren sekundären Kopfschmerzen erwähne ich die bei Chlorose, sowie die bei Hypertonikern. Sehr wichtig zu kennen ist der luetische Kopfschmerz. Man muß stets daran denken, wenn ein Kopfschmerz bei vorher Gesunden plötzlich auftritt und wenn er besonders nachts am stärksten ist. Das kommt bei allen anderen Formen kaum einmal vor. In einer anderen Gruppe von Fällen handelt es sich um „Psychalgien", wie sie OPPENHEIM genannt hat, d. h. psychogen entstehende Kopfschmerzen bei Psychopathen (s. S. 453). In bezug auf die Psychalgien wird öfters schon im Kindesalter bei der Erziehung schwer gesündigt. Es ist höchst verhängnisvoll, wenn Kinder mit psychopathischer Konstitution ihre Eltern oder ihre sonstige Umgebung viel über Kopfweh klagen hören, wenn sie sehen, daß auf so etwas weitgehende bemitleidende Rücksicht genommen wird. Aber auch im späteren Alter können sich bei suggestiblen Leuten an gelegentliche reelle, sonst vorübergehende Kopfschmerzen Psychalgien anschließen. Eine schwierige Frage bilden die rheumatischen Kopfschmerzen. Daß ein diffuser Rheumatismus der Nackenmuskeln Ursache von Kopfschmerzen werden kann, ist wohl sicher. Ebenso sicher ist es, daß Massage der Nacken- und Rückenmuskulatur und Hitzeapplikationen auf Kopf und Nacken bei Kopfweh der verschiedensten Art manchmal angenehm empfunden wird und günstig wirkt. Aber viel unsicherer ist die Annahme mancher Autoren, daß dem chronischen, habituellen Kopfschmerz rheumatische Knötchen (s. S. 271) zugrunde liegen sollen.

Bei langsamer Entwicklung von schwerem Kopfweh, beim Fehlen von Fieber und anderen groben Symptomen ist uns ein Hirntumor ohne weiteres sehr verdächtig und die Stauungspapille macht uns die Diagnose eigentlich fast sicher (rasch auftretendes Kopfweh mit Fieber und Lähmungen läßt an eine Meningitis denken). Hier in diesem Falle bringt uns die Angabe des Kranken von dem Zucken im rechten Bein und dem Stolpern noch einen gewichtigen Schritt weiter; sie leitet uns auf den Sitz des Tumors hin. Wir haben neben den „Allgemein-symptomen" gleich noch ein „Lokalsymptom"!

Je nach der Lokalisation, der Ausdehnung und der Geschwindig-keit des Wachsens können beim Tumor die Allgemeinsymptome oder die Lokalsymptome das Bild beherrschen. Die letzteren gehen teils von der Stelle des Tumors unmittelbar aus, teils sind es sog. Fern-symptome. Unter Hirntumor verstehen wir, übrigens ähnlich wie im Abdomen, nicht nur den echten Tumor im Sinne des pathologischen Anatomen, sondern jedes umschriebene, neugebildete Krankheitsprodukt. Ein Solitärtuberkel oder ein Gumma oder eine Zyste ist für uns Kliniker auch ein „Tumor". Die klassischen Allgemeinsymptome des Hirntumors sind vor allem der intensive Kopfschmerz, die Pulsverlangsamung, das Erbrechen (unabhängig von Nahrungsaufnahme und Magenbe-schwerden), sowie Bewußtseinstrübung, eventuell völlige Bewußt-losigkeit. Dazu kommen als öfters ausschlaggebend die Stauungspa-pille und eventuell der gesteigerte Lumbaldruck. Manchmal wird das Atemzentrum in Mitleidenschaft gezogen und seine verminderte Er-regbarkeit verrät sich dann durch das sog. Cheyne-Stokessche Atmen (s. S. 389). Beim Fehlen einer anderen Ursache hierfür (Herz- oder Nierenaffektion, Intoxikation) soll das stets an einen Hirntumor denken lassen. Alle diese Allgemeinsymptome können freilich auch durch einen diffusen Prozeß, durch Hydrozephalus, durch eine Meningitis serosa ausgelöst werden. Wie ich bei der letzteren Krankheit schon erwähnt habe (S. 389), können diese Zustände ausnahmsweise und ohne daß wir es recht erklären können, auch einmal Lokalsymptome machen und damit diagnostisch ungemein schwierig werden. Aber die Tumordiagnose wird uns um so sicherer, wenn sich zu den Allgemeinsymptomen mög-lichst frühzeitig konstante Ausfallserscheinungen gesellen, welche sämt-lich von einem Herde ableitbar sind. Den Lähmungen fast gleichwertig für unsere Diagnose sind Reizsymptome, wie Zuckungen oder Krämpfe. Wenn sie isoliert und immer am gleichen Gliede auftreten, kommt ihnen fast die gleiche diagnostische Bedeutung zu wie den Lähmungen. Wie ich bei der Meningitis schon erwähnt habe, gelten sie als Zeichen einer geringeren Alteration der betreffenden Gegend. Daher kommt es, daß beim weiteren Wachsen eines Hirntumors etwaige Krämpfe in einem Gliede verschwinden und dafür eine Lähmung sich einstellen kann.

In anderen Fällen zeigen sich die Lokalsymptome als Erstes. Jede spontan ohne nachweisbare Ursache sich entwickelnde Lähmung (oder, wie oben erwähnt, jeder Reizzustand), soweit wir sie als zentral ansprechen, ist tumorverdächtig. Der Argwohn verstärkt sich, wenn neue Lähmungen sich dazu gesellen, die von einem gemeinsamen Herd aus herzuleiten wären, oder wenn die Allgemeinsymptome sich nach-träglich ausbilden.

Um so schwieriger, eventuell ganz unmöglich wird eine Tumordia-gnose sein, je mehr sich die Geschwulst in den sog. stummen Hirn-teilen entwickelt, d. h. in denjenigen, deren Ausschaltung keine für uns erkennbaren Symptome macht. Die prägnantesten Ausfallserscheinungen machen die Tumoren in der sog. motorischen Region, das ist die

vordere Zentralwindung vor der Sylvischen Furche. Wie ich vorhin
bei der Apoplexie schon kurz gestreift habe, liegen hier die Zentren
für die Gesichts-, Arm- und Beinmuskeln der Gegenseite (s. Abb. 14);
das untere Drittel der vorderen Zentralwindung enthält das Hypoglossuszentrum, nach oben schließt sich diesem das des Fazialis an. Das
mittlere Drittel nimmt das Armzentrum ein und das für das Bein liegt
im obersten Drittel des Sulcus präcentralis und im benachbarten Lobulus
paracentralis. Wie ich an anderer Stelle noch auseinandersetzen werde,
scheinen in der Hirnrinde nirgends Zentren für einzelne Muskeln zu
liegen, wie es in den Vorderhörnern des Rückenmarks der Fall ist,
sondern nur Zentren für koordinierte Bewegungen. Hierfür sprechen
neben allen klinischen Erfahrungen auch zahlreiche Versuche mit elektrischer Reizung, welche sowohl bei Tieren als auch bei Menschen gelegentlich von Operationen ausgeführt werden. Tumoren dieser Gegend

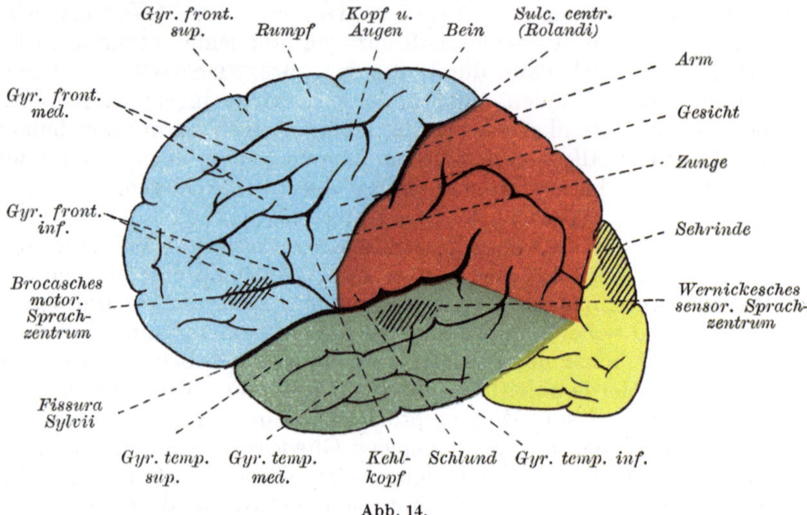

Abb. 14.

sind für die Diagnose am sichersten zugängig. Hinter der Sylvischen
Furche liegen ganz entsprechend angeordnet die Zentren für die
Sensibilität. Dieselben reichen nach oben bis in den oberen Scheitel-
lappen hinein. Von besonderer Wichtigkeit sind die Sprachzentren.
Vorne unten vor dem Hypoglossuszentrum liegt das Brocasche Sprachzentrum, welches außer dem untersten Teile der vorderen Zentralwindung noch die unterste Stirnwindung und Teile der „Insel" einnimmt. Hinter den sensiblen Zentren, nämlich im hintersten, obersten
Teile der oberen Schläfenwindung und dem angrenzenden Gyrus supra-
marginalis liegt das Wernickesche sensorische Sprachzentrum.
Die der Aphasie zugehörenden Störungen des Lesens und Schreibens
werden in den benachbarten Gyrus angularis lokalisiert.

Alle diese Aphasiezentren liegen beim Rechtshänder, d. h. bei etwa
90 vH aller Menschen ausschließlich in der linken Hemisphäre. Die

entsprechenden Teile der rechten Hemisphäre sind so gut wie „stumm"
und deshalb ist der rechte Schläfenlappen lokaldiagnostisch viel unzu-
gänglicher.

Nach dieser motorischen Region ist für die Hirntumordiagnose am
wichtigsten das Kleinhirn. Seine Physiologie wird zur Zeit auf das
eifrigste studiert. Wir wollen uns hier damit begnügen, daß das Kleinhirn als Regulationsorgan oder als Mithilfe für das Großhirn dient;
seine Intaktheit ist für die präzise Ausführung unserer Bewegungen,
und zwar vor allem der Gemeinschaftsbewegungen, wie Stehen und
Gehen unbedingt erforderlich. Das Kleinhirn ist durch seine drei Arme
mit dem übrigen Zentralnervensystem verbunden und zwar durch die
Bindearme mit den Corpora quadrigemina des Großhirns, durch die
mittleren Kleinhirnschenkel mit der Brücke und durch die Strick-
körper, die Corpora restiformia, mit der Medulla oblongata. Auf
diesen Wegen empfängt das Kleinhirn von zentripetalen Bahnen die
Kleinhirnseitenstrangbahn und die GOWERSsche Bahn; ferner
bekommt es sensible Impulse aus der gekreuzten Olive. Diese Bahnen
leiten wohl in erster Linie die Empfindungen für die Stellung, bzw.
Bewegung von Rumpf und Gliedern. Sehr wichtig sind dann die Impulse, welche durch den Nervus vestibularis, d. h. also vom Labyrinth hergeleitet werden (durch den DEITERSschen und BECHTEREW-
schen Kern?). Was die zentrifugalen Impulse betrifft, so gelangen dieselben in die gleichseitigen Vorderseitenstrangbahnen, ferner durch
den roten Kern zum MONAKOWschen Bündel und zum hinteren Längsbündel, wodurch das Kleinhirn mit den Augenmuskelkernen in Verbindung steht.

Entsprechend der Funktion des Kleinhirns als Kontrollorgan bei
den Gemeinschaftsbewegungen ist das wichtigste und häufigste Symptom einer Kleinhirnaffektion eine Ataxie. Der Zerebellarataktische
kann nicht geradeaus gehen; er schwankt und torkelt wie ein Be-
trunkener. Das ist am ausgesprochensten bei Tumoren am Wurm. Sitzt
der Tumor nur in einer Hemisphäre, so erfolgt das Schwanken manchmal regelmäßig nach der Tumorseite hin. Dabei können feinere Ein-
zelbewegungen mit den Extremitäten präzise ausgeführt werden. Die letzteren sind bei der spinalen Ataxie in höchst charakteristischer Weise
gestört, wie wir das bei der Tabes kennen lernen werden. Kleinhirnataxie und spinale Ataxie sind streng auseinanderzuhalten.

Nächst der Ataxie ist das wichtigste Kleinhirnsymptom der Schwindel, meist in Gestalt eines systematischen Drehschwindels derartig, daß
die Patienten, wenn sie sich gut beobachten, angeben können, in welcher
Richtung sich die Gegenstände um sie herum zu bewegen scheinen.
Dieser Schwindel rührt, ebenso wie das Symptom des Vorbeizeigens
sowie der Nystagmus, offenbar her von den Verbindungen des Kleinhirns mit dem Nervus vestibularis und dem Labyrinth. Über diesen
komplizierten Fragenkomplex, der aber jetzt recht aktuell ist, in Kürze
nur folgendes: Unter Nystagmus verstehen wir ruckartige Bewegungen der Augen, manchmal nur beim Fixieren, besonders in Endstellung. Diese Bewegungen sind meist horizontal; ein rotatorischer

Nystagmus ist selten, der vertikale noch seltener. Bei allen diesen Vestibular- bzw. Kleinhirnnystagmusformen zucken die Bulbi ungleich. Wir unterscheiden eine rasche und eine langsame Komponente und benennen den Nystagmus nach der raschen. Der gleichmäßige Pendelnystagmus, wie er angeboren oder bei Bergarbeitern vorkommt, gehört nicht hierher.

Das Wesen oder wenigstens das Primäre am Nystagmus beruht darauf, daß tonisierende Einflüsse, die normaliter von beiden Labyrinthen den beiden Augen gleichmäßig zugeleitet werden, infolge einer Labyrinth- oder Vestibularaffektion ungleich erfolgen. Dann überwiegen die Impulse der einen Seite und drängen beide Bulbi in extreme Endstellung. Hiergegen, gewissermaßen als Kompensation, wirken dann kortikale Reize nach der Gegenseite. Diese abwechselnden Impulse sind es, die den Nystagmus verursachen. Die rasche Zuckung kommt von den labyrinthären, die langsame von den kortikalen Reizen. In der Narkose fallen die kortikalen Impulse weg. Damit geht der labyrinthäre Nystagmus über in eine Fixation in Endstellung. Einen Nystagmus kann jeder Gesunde zeigen, wenn er z. B. bei einer Eisenbahnfahrt aus dem Fenster sieht und seine Blicke die Telegraphendrähte und Stangen längs der Bahn verfolgen; das machen unwillkürlich sehr viele Menschen. Das experimentelle Paradigma für alle diese Verhältnisse stellt der sog. kalorische Nystagmus dar. Wenn wir beim Gesunden mit kaltem Wasser von etwa 20 Grad den äußeren Gehörgang ausspritzen, so bekommt er einen Nystagmus nach der entgegengesetzten Seite. Offenbar bewirkt die Abkühlung eine ungleichmäßige Lymphströmung im Labyrinth, welche wie eine Erkrankung wirkt. Beim Spülen mit heißem Wasser (was aber viel unangenehmer ist) schlägt der Nystagmus nach der Seite der Spülung. (Auf Änderung in diesem Verhalten bei veränderter Kopfstellung gehe ich nicht ein; ebenso übergehe ich die sog. „Lage und Stellreflexe". Hierunter versteht man folgendes: Wenn man ein Glied oder den Kopf einer Versuchsperson in eine bestimmte Lage bringt, so erfolgen gesetzmäßig Lage oder Stellungsänderungen in anderen Gliedern, sofern dieselben ebenfalls in eine bestimmte Stellung vorher gebracht waren. Ein konkretes Beispiel wird Ihnen die Verhältnisse am besten klar machen: Wenn man bei geschlossenen Augen die Arme vorstrecken läßt, und dann den Kopf nach der einen Seite drehen läßt, dann wird der Arm dieser Seite unwillkürlich gehoben, der andere gesenkt. Diese Reflexe bekommen vielleicht bald diagnostische Wichtigkeit.) Während der Dauer des kalorischen Nystagmus tritt bei manchen Menschen ein recht unangenehmer Schwindel auf.

Solange der kalorische Nystagmus anhält, d. h. etwa einige Minuten, findet man nun, auch beim Gesunden, das „Vorbeizeigen". Hiermit hat es folgende Bewandtnis: Der Gesunde kann auch mit geschlossenen Augen eine Bewegung (z. B. Berühren eines vorgehaltenen Gegenstandes mit dem Zeigefinger des ausgestreckten Armes) von allen Richtungen aus mit großer Präzision wiederholen, wenn er sie mit offenen Augen einmal ausgeführt hatte. Das „Vorbeizeigen" besteht in einem Abweichen, welches gesetzmäßig nach oben oder nach unten, oder nach rechts oder nach links auftritt. Bei Kleinhirn- bzw. Labyrinthaffektionen ist Nystagmus und Vorbeizeigen endweder dauernd vorhanden, oder es gelingt nicht, dasselbe durch kalorische Reize wie beim Gesunden zu erzeugen. Diese von Baranyi angegebenen Prüfungsmethoden finden eine immer zunehmende Verwendung. Als ein weniger häufiges Symptom, das aber doch die Diagnose einer Kleinhirnerkrankung stützen kann, soweit es deutlich ausgesprochen ist, nenne ich eine Hypotonie der Muskeln, vorzugsweise auf der Seite der Erkrankung; ferner kommen Zwangshaltungen vor, besonders bei Affektionen der mittleren Kleinhirnschenkel. Gelegentlich zeigen sich Kleinhirnkranke auffallend unsicher, wenn sie Gewichte abschätzen sollen. Dann fällt es manchen Kleinhirnkranken schwer, Pro- und Supination des Armes oder ähnliche antagonistische Bewegungen rasch hintereinander auszuführen. Dieses übrigens nicht häufige Zeichen wird als „Adiadochokinese"bezeichnet. Manchmal können auch einfachere Bewegungen, z. B. Faustschluß nicht prompt ausgeführt werden, vermutlich dadurch, daß unzweckmäßige Nebenbewegungen oder eine Dissoziation zwischen gemeinsam arbeitenden Muskeln hemmend einwirken. Die Stauungspapille ist bei Kleinhirntumoren, wenn auch nicht obligat, so doch recht häufig vorhanden. An Nachbarschaftssymptomen sind die durch Druck auf die Medulla bedingten die wichtigsten, vor allem Pyramidenbahnensymptome.

Einen der Kleinhirnataxie ganz analogen Zustand findet man, ohne daß wir es recht erklären können, auch bei Stirnhirntumoren, speziell solchen der ersten und zweiten Stirnwindung und die Differentialdiagnose: Stirnhirn- oder Kleinhirntumor? kann zu den allerschwierigsten gehören; denn mit sonstigen eindeutigen Stirnhirnsymptomen ist es übel bestellt. Ein Zentrum für konjugierte Blickbewegungen im Fuße der zweiten Stirnwindung habe ich schon erwähnt, aber im Gyrus angularis liegt ein zweites, gleich wirkendes Zentrum. Von bemerkenswerten psychischen Eigentümlichkeiten, welche Kranke mit Stirnhirntumoren gelegentlich zeigen, nenne ich die sog. Moria; darunter versteht man eine Neigung zu kindischem, unangemessenem Benehmen, zu deplazierten Späßen u. dgl.

Was den Schläfenlappen betrifft, so haben wir für den linken das überaus wichtige Symptom der sensorischen Aphasie; aber alle anderen Symptome sind unsicher, so daß man den rechten Schläfenlappen, dem das Aphasiezentrum fehlt, beinahe zu den stummen Hirnteilen rechnen muß. Das Hörzentrum im mittleren Drittel der oberen Schläfenwindung ist nur von ganz untergeordneter lokalisatorischer Bedeutung, ebenso wie die akustischen Zentren im Corpus geniculatum mediale, da einseitige Läsionen wegen der teilweisen Verflechtung der Akustikusfasern keine Symptome machen. Beeinflussungen der Nachbarschaft können natürlich die mannigfachsten Störungen auslösen, aber sie sind sehr unsicher lokalisatorisch zu verwerten, wie z. B. die Druckwirkung auf den Okulomotorius, durch welche einzelne Äste gelähmt sein können.

Schwere Störungen werden meist durch Affektionen des Hinterhauptlappens ausgelöst. Doppelseitige Herde der Konvexität, manchmal auch linksseitige allein, können „Seelenblindheit" verursachen (siehe Seite 410). Herde an der Medianfläche in der Gegend der Fissura calcarina machen beiderseitige homonyme Hemianopsie, d. h. es werden z. B. bei linksseitigem Herde Gegenstände in beiden rechten Gesichtshälften nicht wahrgenommen, weil die beiden linken Netzhauthälften blind sind. Wenn durch partielle Zerstörung nur ein Teil des Sehzentrums ausfällt, so nennt man das Quadrantenhemianopsie. Die Pupillenreaktion bleibt dabei normal. Freilich tritt die gleiche homonyme Hemianopsie auch auf, wenn der Herd weiter vorne innerhalb der Sehstrahlung oder im Corpus geniculatum laterale (im sog. primären Sehzentrum) oder im Traktus opticus bis hinter dem Chiasma sitzt. (Auf das Symptom der hemianopischen Pupillenstarre, welches eine weitere Differenzierung innerhalb dieser Strecke ermöglicht, gehe ich nicht ein, weil dasselbe infolge der ungemeinen Schwierigkeit seiner korrekten Auslösung an Wert einbüßt.) Vom Chiasma an treten andere, sehr charakteristische Erscheinungen auf. Sitzt der Herd unmittelbar im Chiasma, so werden meist die sich kreuzenden Fasern zu den beiden inneren nasalen Retinahälften affiziert; daraus resultiert Blindheit für die beiden äußeren Gesichtsfeldhälften, sog. bitemporale Hemianopsie. Dieselbe ist ein außerordentlich wichtiges Zeichen für Hypophysiserkrankung. Auf Grund derselben im Verein mit einer röntgenologisch nachweisbaren Vergrößerung des Türkensattels, sowie den von der erkrankten Hypophyse herrührenden endokrinen Störungen (siehe Vorlesung 22) sind Hypophysistumoren neuerdings oft mit voller Sicherheit diagnostizierbar. Ist vor dem Chiasma der Nervus opticus selber lädiert, dann ist das gleichseitige Auge blind. Bei Belichtung reagiert es nicht und es tritt hierbei auch keine Pupillenverengerung des anderen Auges auf; dagegen verengert sich die Pupille des blinden Auges sowohl bei Konvergenz als auch bei Belichtung des anderen gesunden Auges.

Ich möchte Sie bei dieser Gelegenheit an das normale Verhalten der Pupillen erinnern. Normaliter sind beide Pupillen rund und gleich weit, auch wenn sie durch seitliches Licht verschieden stark belichtet werden; denn jede Pupille reagiert „konsensuell" mit der anderen mit. Man prüft daher jedes Auge bei Zuhalten des anderen. Ferner muß der Patient geradeaus und in die Ferne sehen; denn wenn er einen Punkt in der Nähe fixiert, verengert sich die Pupille infolge der Konvergenzreaktion. Es tritt mit der Akkommodation der Linse für die Nähe und der Konvergenzbewegung der Muskeln eine Mitbewegung des Sphinkter pupillae auf. Die Pupillen erweitern sich (außer im Dunkeln und beim Blick in die Ferne) bei schmerzhaften Reizen und auch manchmal bei psychischen Erregungen. Geringe Differenzen in der Weite der Pupillen bei normaler Rundung und bei prompter Reaktion sind nicht selten und können belanglos sein. Jedenfalls ist eine Differenz der Pupillenweite im Dunkeln (durch Lähmung des Okulomotorius) wichtiger als eine bei hellem Licht (durch Sympathikuslähmung), denn geringfügige Sympathikusaffektionen sind häufig und meist durch harmlose Ursachen bedingt. Lähmung von Okulomotoriusästen sind immer schwerwiegend, mit Ausnahme einer Lähmung des oberen Augenlides. Eine solche „Ptose" ist nicht selten angeboren. Ptose allein ist deshalb nicht so luesverdächtig, wie es sonst isolierte Hirnnervenlähmungen sind. Entrundungen der Pupillen können Folge von iritischen Verklebungen sein; wenn solche nicht vorliegen, ist jede Entrundung dringend verdächtig auf eine luetische Affektion.

Neben den bisher besprochenen Lokalisationen an der Oberfläche des Stirn, Schläfen-, Scheitel- und Hinterhauptslappens muß ich zunächst noch die sog. Kleinhirnbrückenwinkeltumoren erwähnen. Der Name kennzeichnet ihre Lage. Ihre Kenntnis ist wichtig, weil diese Tumoren nicht selten sind, weil sie infolge prägnanter Symptome öfters gut lokalisiert werden können und weil ihre operativen Chancen nicht ganz ungünstig sind. Man nennt sie auch Akustikustumoren, weil sie von der Scheide des Akustikus ausgehen. Zu den Ausfällen des Akustikus und vestibularis gesellen sich Lähmungen des Fazialis, des Abduzens, sowie durch Druck auf das Zerebellum gelegentlich das eine oder das andere der oben erwähnten Kleinhirnsymptome. Durch Beeinflussung von Pons und Medulla kann es zu kontralateralen Pyramidenbahnausfällen kommen. Ferner wird die sensible Quintuswurzel, die in ihrem langen Verlaufe leicht alteriert wird, auch von diesen Akustikustumoren gerne in Mitleidenschaft gezogen. Das erste und früheste Zeichen einer Quintusschädigung pflegt eine einseitige Areflexie der Kornea zu sein. Diese Tumoren gehören, wie erwähnt, zu den operativ nicht ganz hoffnungslosen. Wichtig zu wissen ist, daß sie gelegentlich doppelseitig vorkommen. Bei der Röntgendurchleuchtung soll sich manchmal eine Erweiterung des Porus acusticus internus zeigen oder das ganze Felsenbein der kranken Seite soll etwas poröser erscheinen.

Hypophysistumoren habe ich bei den Sehstörungen schon erwähnt und betont, daß sie durch bitemporale Hemianopsie, röntgenologische Ausweitung des Türkensattels und durch endokrine Störungen häufig mit Sicherheit zu diagnostizieren sind. Operativ hat man sich an diese scheinbar unzugängliche Gegend auf verschiedenen Wegen herangewagt. Augenblicklich wird der durch den Nasen-Rachenraum, bzw. durch die Nase längs des Septums am meisten bevorzugt.

Für die übrigen Tumoren der Hirnbasis, speziell an den Pedunkuli und der Brücke gelten die diagnostischen Regeln, welche ich vorhin gelegentlich der alternierenden Hemiplegien angedeutet habe. Die Lokalisation gelingt in dieser Gegend oft recht genau. Neben den Pyramidenbahnsymptomen helfen die Affektionen der Hirnnervenkerne und manchmal auch Sensibilitätsstörungen oder motorische Reizerscheinungen, sich über die Lage und die Ausdehnung des Tumors ein zuverlässiges Bild zu machen. Sitzt ein Herd vorne an den Pedunkuli in der Gegend des Okulomotoriuskerns bzw. seiner Fasern, dann wird neben einer typischen Hemiplegie eine Okulomotoriuslähmung der Gegenseite auftreten. Man nennt das eine „Hemiplegia alternans oculomotoria" (WEBER). Durch Affektion des roten Kerns, durch den der Okulomotorius hindurchzieht, können choreatische, athetotische oder dergleichen Reizerscheinungen in den gelähmten Gliedern auftreten, wie ich das nachher bei der Enzephalitis besprechen werde (BENEDIKTsches Symptom). Sitzt der Herd derartig, daß die Schleife mittaffiziert wird, so kann Hemianästhesie der Gegenseite (auch Hemiataxie?), auftreten. Im hinteren Teile der Brücke kann neben der Hemiplegie eine hirngekreuzte Fazialis bzw. Abduzenslähmung (MILLARD-GUBLERsche bzw. FOVILLEsche Hemiplegia alternans fazialis) zustandekommen. Durch Läsion des hinteren Längsbündels können konjugierte Blicklähmungen durch Affektion der absteigenden Quintuswurzel Sensibilitätsausfälle im Trigeminusgebiet, speziell Anästhesie der Kornea sich dazu gesellen.

Operationen an der Basis (mit Ausnahme der schon erwähnten Kleinhirnbrückenwinkeltumoren und der Hypophysistumoren) sind so gut wie unmöglich. Die Gegend vor der Brücke operativ anzugehen, ist technisch zu schwierig; bei Operationen hinter der Brücke bestehen die Gefahren hauptsächlich darin, daß beim Arbeiten in dieser Gegend infolge Alteration des Respirationszentrums leicht die Atmung plötzlich stehen bleibt. Geschwülste in anderen Gegenden, als in den eben besprochenen, kommen für eine Operation nur ausnahmsweise in Frage, teils wegen der Unsicherheit ihrer Lokalisation, teils wegen der technischen Schwierigkeit, an sie heranzukommen. Ich übergehe deshalb die genaueren topographischen Gesichtspunkte. Auf die Gegend der Zentralganglien komme ich bei der Enzephalitis noch einmal zurück. Eine Röntgenaufnahme des Schädels soll bei Hirntumorverdacht niemals versäumt werden. Freilich ergibt sie außer den schon erwähnten Punkten nur selten einen deutlichen Hinweis in Form von Knochenusuren oder Vorsprüngen oder Verschattungen entsprechend dem Sitz des Tumors. Man hat neuerdings in den Rückenmarkskanal und die Hirnventrikel Luft eingeblasen oder jodhaltige Flüssigkeiten eingegossen, um über den Ort von raumbeengenden Prozessen Aufschlüsse zu gewinnen (Myelo- und Enzephalographie). Für diese Methoden gilt die gleiche Warnung wie für die Einblasungen in die Bauchhöhle (siehe Seite 231). Die Unglücksfälle, die bei diesen Methoden auftreten, werden leider nicht alle bekannt gegeben.

Hier bei unserem Patienten kann auf Grund der langsam zur Entwicklung gelangten allgemeinen Hirndrucksymptome (Kopfschmerz, Erbrechen, Stauungspapille) und der lokalen Zeichen (Unsicherheit im rechten Bein, Pyramidenbahnsymptome daselbst) an der Tumordiagnose kein Zweifel sein. Die Symptome weisen ferner so eindeutig auf die motorische Region links hin, daß der Versuch einer Operation unbedingt gemacht werden muß; denn die Tumoren in dieser Gegend haben unter allen Hirntumoren noch am ehesten operative Chancen. Im allgemeinen sind die bisherigen Erfolge der Hirntumorchirurgie alles andere als aufmunternd. Selbst wenn die Exstirpation chirurgisch gelungen ist, wenn die Gefahr der Meningitis vorüber ist und der Patient alles zunächst überstanden hat, können die Ausfallserscheinungen so erheblich sein, daß der Kranke doch ein Krüppel bleibt und man sich des Erfolges nicht freuen kann. Aus diesem Grunde wird man sich vorläufig doch möglichst mit einer druckentlastenden Palliativoperation begnügen; manchmal gehen dadurch alle Hirndruckerscheinungen, die Kopfschmerzen, die Stauungspapille mit ihrer Erblindungsgefahr recht befriedigend zurück. Die Hirntumoren sind nicht maligne im Sinne der Karzinome der inneren Organe, d. h. sie können nach einer Periode des Wachstums wieder Jahre hindurch stationär bleiben und brauchen keine Metastasen zu setzen. Man sieht nach solchen Palliativoperationen manchmal Leute viele Jahre lang in leidlichem Zustande. Daneben pflegt man mangels besserer Mittel Röntgenbestrahlungen anzuwenden. Die Erfolge sind sehr fraglich, auch bei dem Vorkommen von spontanen Remissionen sehr schwer zu beurteilen. Auch Schmierkuren mit grauer Salbe, welche früher regelmäßig angewandt wurden, sollten häufiger probiert werden.

Alles was ich hier punkto Lokalisation gesagt habe, gilt natürlich auch für den Hirnabszeß. Wie steht es mit seiner Diagnose? Sie kann viel, viel schwieriger sein, als man glauben möchte. Zunächst fehlt häufig dasjenige Symptom, welches eigentlich bei allen anderen Abszessen das wichtigste und selbstverständlichste ist, nämlich das Fieber. Wenn ein derartiger Kranker hohe remittierende Temperaturen oder Schüttelfröste hat, dann liegt meist eine Sinusthrombose und kein Abszeß vor. Wir müssen an einen Abszeß denken, sobald Hirnsymptome auftreten unter Bedingungen, bei Krankheitszuständen, welche erfahrungsgemäß leicht dazu führen. Das sind Verletzungen des Schädels oder seiner Weichteile, dann die Otitis, und ferner eitrige Erkrankungen der Lunge, speziell Bronchiektasen; schließlich kann es im Verlaufe einer Sepsis zu metastatischen Hirnabszessen kommen. Ich habe in der Vorlesung über die Sepsis auf die Gesichtspunkte hingewiesen, unter denen es ganz allgemein zu Abszeßbildung, d. h. zu umschriebenen eitrigen Einschmelzungen kommen kann. Alles das gilt im Prinzip auch für den Hirnabszeß. Aber die Erfahrung lehrt, daß die oben genannten ätiologischen Momente, die Kopfverletzungen und die eitrigen Lungenaffektionen an Häufigkeit alle anderen bei weitem überragen und deshalb die Basis für unsere diagnostischen Erwägungen bilden müssen. Nach Infektionskrankheiten kommen viel eher nicht eitrige, eventuell hämorrhagische Enzephalitiden vor. „Idiopathischer Hirnabszeß", wie man früher oft sagte, kann für uns naturlich nichts anderes bedeuten, als einen Hirnabszeß, bei dem die Kokkeninvasion und der Ort ihres Eindringens unbemerkt geblieben ist. Das ist nicht selten. Ein Hirnabszeß kann lange Zeit, mehrere Jahre hindurch, völlig symptomlos bestehen und erst ganz plötzlich Beschwerden machen. Meist ist er dann in die Ventrikel oder zu den Meningen durchgebrochen. Auch traumatische Abszesse, d. h. solche nach Kopfverletzungen, machen sich manchmal erst nach Monaten bemerkbar. Wenn Hirnsymptome sofort nach einem schweren Trauma auftreten, muß man eher an ein Hämatom denken. Der traumatische Hirnabszeß sitzt stets unmittelbar an der Stelle der Verletzung, während der metastatisch entstandene Abszeß natürlich überall sitzen kann; aber er bevorzugt doch oft die Gegend der linken Fissura Sylvii. Da, wie ich oben gesagt habe, alle sich allmählich entwickelnden Hirnkrankheiten manchmal erst ganz plötzlich Symptome machen, so kann auch die Differentialdiagnose zwischen einem Abszeß und einem Hirntumor gelegentlich durchaus aktuell sein. Rasche Weiterentwicklung der Erscheinungen spricht dann für einen Abszeß; auch pflegen die allgemeinen Hirndrucksymptome hier geringer zu sein. Andere Schwierigkeiten treten wieder bei den otitischen Hirnabszessen auf. Diese sitzen entweder im Schläfenlappen, sofern sie vom Felsenbein ausgehen, oder im Kleinhirn; hierhin dringen sie vom Warzenfortsatz oder vom Labyrinth aus. Bei Abszessen im linken Schläfenlappen pflegen Zeichen sensorischer Aphasie nicht zu fehlen; rechts sind wir viel unsicherer daran. Diagnostische Zweifel können ferner dadurch auftreten, daß bei diesen Otitiden manchmal sich eine lokale Meningitis entwickelt, welche die gleichen Erscheinungen wie ein Abszeß machen kann. Ein erhöhter Lumbaldruck und ein getrübter Liquor entscheiden dann für Meningitis und gegen Abszeß.

Sie sehen aus diesen Betrachtungen, wie ungemein schwierig es ist, wenn man vor der Frage steht, ob ein Hirnabszeß vorliegt oder nicht; und dabei muß die Entscheidung sofort getroffen werden! Denn die Chancen eines Hirnabszesses sind bei sehr frühzeitiger Operation nicht ganz schlecht, während der Kranke ohne Operation rettungslos verloren ist. Wenn man des Abszesses sicher zu sein glaubt, aber über seine Lokalisation sckwankt, kann die Hirnpunktion nach Neisser und Pollak gelegentlich von Wert sein.

M. H.! Ich möchte als nächstes Kapitel der heutigen Vorlesung die Enzephalitis, sowie die damit zusammenhängenden Krankheitsbilder (Pseudosklerose, Parkinson) besprechen. Die Mannigfaltigkeit der Bilder, die uns hier entgegentreten und die vielen theoretischen Fragen, welche wir streifen müssen, lassen eine theoretische Besprechung dieser Krankheitsgruppe ohne Krankendemonstrationen zweckmäßiger erscheinen.

Die Enzephalitis, d. h. die nicht eitrige, diffuse Entzündung der Gehirnsubstanz spielte bisher keine große Rolle. Man kannte drei Formen: Zunächst eine nicht seltene akute Enzephalitis bei Kindern, die sog. „zerebrale Kinderlähmung". Dieselbe befällt Kinder in den ersten Lebensjahren unter schweren Fiebererscheinungen und heilt je nach der Lokalisation unter Zurücklassung von einseitigen oder doppelseitigen spastischen Lähmungen; im Gegensatz zu apoplektischen Residuen der Erwachsenen gehen diese Hemiplegien bzw. Paraplegien häufig mit Reizerscheinungen einher. Diese kindliche Enzephalitis ist ätiologisch vielleicht verwandt mit der später zu erwähnenden (S. 436) Poliomyelitis acuta der Kinder. Ferner liegt der sog. Littleschen Krankheit in einer Reihe von Fällen wahrscheinlich eine in der Fötalzeit durchgemachte derartige Enzephalitis zugrunde. In anderen Fällen beruht der Little freilich auf einer Entwicklungsstörung und in wieder anderen Fällen entsteht er durch ein Trauma bei der Geburt (Zangengeburt). Die Kinder zeigen meistens beiderseitige spastische Lähmungen an den Beinen. Die spastisch gelähmten Glieder bleiben im Wachstum zurück, wodurch der Zustand der Kranken ein besonders schwerer, aber dabei sehr charakteristischer wird. Die Intelligenz kann normal bleiben, aber auch erheblich herabgesetzt sein.

Von den anderen Formen der Enzephalitis ist eine seit langem gut charakterisiert. Sie besteht in einer hämorrhagischen Entzündung hauptsächlich in der Gegend der Augenmuskelkerne; sie tritt vorzugsweise bei Schnapstrinkern auf und führt neben allgemeinen Zerebralsymptomen entsprechend ihrer Lokalisation zu Augenmuskellähmungen. Wernicke gab ihr den Namen „Polioenzephalitis acuta hämorrhagica superior". Außerdem sprach man noch von einer akuten Enzephalitis, wenn im Anschluß an Infektionskrankheiten schwere zerebrale Erscheinungen allgemeiner Natur, gelegentlich aber auch mit deutlichen Herdsymptomen auftraten.

Erkrankungen, welche offenbar hierher gehören, sind in den letzten Jahren allerorts in großer Zahl aufgetreten. Man sprach anfangs von einer Grippe-Enzephalitis, weil sie mit Grippeepidemien Hand in Hand zu gehen schienen, ohne daß freilich jede Enzephalitis sich an eine Grippe anschloß. Geschichts-medizinische Nachforschungen haben festgestellt, daß seit dem 16. Jahrhundert bei acht Grippeepidemien über nervöse Krankheitserscheinungen berichtet wurde, welche der jetzigen Grippeenzephalitis vermutlich entsprachen. Der letzten Grippeepidemie um 1890 fehlen sie. Die Ätiologie ist noch unklar. Der Influenzabazillus wird bei der Enzephalitis jedenfalls nicht gefunden; man erwägt engste Beziehungen zum Herpes corneae. Statt des anfänglichen Namens „Encephalitis epidemica" sind allmählich eine ganze Reihe von anderen Benennungen in Gebrauch gekommen, um das jeweilig hervorstechende nervöse, bzw. psychische Hauptsymptom zu charakterisieren, z. B. Encephalitis lethargica oder choreatica oder athetotica oder convulsiva oder hemiplegica oder agitata und viele andere noch. In dem Beiwort „lethargica" kommt ein Symptom zum Ausdruck, welches in seinen ausgesprochenen Formen von ganz besonderer Prägnanz ist, nämlich eine Schlafsucht.

Die Kranken liegen in einem tagelangen oder gar mehrwöchigen Schlafzustand. Es ist nicht etwa wie eine Benommenheit, sondern es ist wie ein richtiger Schlaf, aus dem man die Kranken jederzeit erwecken kann, aber in den sie immer gleich wieder verfallen. In anderen Fällen beherrschen Symptome von seiten des Bulbus das Bild; Fazialislähmungen und besonders Augenmuskellähmungen sind häufig, einige Male ist sogar richtige Pupillenstarre beobachtet worden. In leichten Fällen stellen die Augenmuskellähmungen fast das einzige Symptom dar. Der Temperaturverlauf ist ganz uncharakteristisch, meist wenig erhöht, der Lumbaldruck ist häufig gesteigert, aber Veränderungen der Lumbalflüssigkeit sind ganz inkonstant.

Am auffälligsten und interessantesten sind die verschiedenen Hyper- und Hypokinesen, die sich bei und nach der Enzephalitis entwickeln. Es kommen vor choreatische Bewegungen (das ist ein rasches Zappeln mit den Fingern, wie Verlegenheitsbewegungen), Athetosen (wurmförmige unkoordinierte Streckungen, besonders der Finger), kataleptische Starren (die Glieder bleiben fast beliebig lange in jeder noch so unbequemen Stellung, die man ihnen gibt). Man sieht ferner die verschiedensten Zitterbewegungen, Zuckungen und Torsionen (lordotische Überstreckungen der Wirbelsäule mit Rotation der Beine), Bewegungslosigkeit ohne jede Lähmung und allerlei Steifigkeiten. Derartiges war schon lange bekannt; jedoch stand man gelegentlichen Einzelbeobachtungen ziemlich ratlos gegenüber und neigte bei manchem dazu, es als funktionell anzusehen. Aber gut gekannt waren 2 Krankheiten, welche jedem sofort einfielen, wenn er einen solchen postenzephalitischen Zustand sah, nämlich die WILSONsche Pseudosklerose, oder WESTPHAL-STRÜMPELLsche Krankheit genannt und die Paralysis agitans.

Die Pseudosklerose ist eine nicht häufige Affektion bei jüngeren Leuten, charakterisiert durch Steifigkeit der Glieder und durch grobes Wackeln. Das Sprechen, Kauen und Schlucken ist erschwert, allmählich treten intellektuelle Defekte auf. Ein auffälliger aber ziemlich regelmäßiger und deshalb wichtiger Befund ist eine Pigmentierung der Kornea und eine Lebervergrößerung. Die Reflexe sind normal; dadurch unterscheidet sich die Pseudosklerose eindeutig von der multiplen Sklerose (siehe S. 431), mit der sie eine äußerliche Ähnlichkeit hat. WILSON hat als pathologisch-anatomisches Substrat Veränderungen im Linsenkern beschrieben und damit eine für diese Gruppe äußerst wichtige Lokalisation richtig erkannt. Die anfänglichen Unterschiede, welche zwischen der Pseudosklerose und der WESTPHAL-STRÜMPELLschen Krankheit bestehen sollten, haben sich immer mehr verwischt.

Kranke mit Paralysis agitans, Schüttellähmung, auch PARKINSONsche Krankheit genannt, sind stets ältere Leute. Sie haben eine höchst charakteristische steife, vornübergebeugte Haltung; die Arme sind in Flexion und Innenrotation an den Rumpf gepreßt. Das Gesicht ist maskenartig starr, der Kopf zittert häufig und die Finger führen allerlei komplizierte Bewegungen in den kleinen Gelenken aus, sog. Pillendrehen. Diese abnormen Bewegungen und das Zittern kann freilich auch fehlen; dann spricht man von einer „Paralysis agitans sine agitatione". Aber für den Kundigen genügt die oben skizzierte, steife krumme Haltung mit dem unbeweglichen Gesicht, um die Diagnose zu stellen. Beim Fortschreiten des Leidens geraten die Kranken in einen Zustand völliger Hilflosigkeit. Die Reflexe bleiben in reinen Fälle ebenso intakt, wie bei der Pseudosklerose und hierdurch wurde man schon seit langem darauf geleitet, daß alle diese eigentümlichen und bisher etwas vernachlässigten Bewegungsstörungen nichts mit den Pyramidenbahnen zu tun haben, welche früher für unsere Bewegungen fast allein ausschlaggebend zu sein schienen; sie mußten demnach auf der Erkrankung eines „extrapyramidalen" Systems beruhen.

Die epidemische Enzephalitis führt nun nicht selten zu Zuständen, welche mit der Paralysis agitans die allerweitgehendste Ähnlichkeit haben und man hat die „postenzephalitischen Starren" deshalb „Parkinsonismus" genannt. Über dieses „extrapyramidale System" sowie die hier übliche Nomenklatur in Kürze folgendes (s. Abb. 15, S. 416): Die bisherige Benennung faßte unter dem Namen „Streifenhügel, Corpus Striatum", den Nucleus caudatus und den lentiformis (bestehend aus Putamen und Globus pallidus) zusammen. Jetzt wird der Nucleus caudatus und das Putamen mit dem Namen „Neostriatum" (oder auch „Striatum" schlechtweg) belegt. Aus entwicklungsgeschichtlichen Gründen wird dieses Neostriatum zur Hirnrinde gerechnet. Daneben wird der Name „Paläostriatum" gebraucht; hiermit wird der Globus pallidus gemeint; dieser wird mit dem Zwischenhirn, speziell der Substantia nigra, dem

Nucleus ruber und dem Corpus Lysii in Beziehung gebracht. Die Funktion dieses extrapyramidalen Systems besteht in der Regulierung zwischen Agonisten und Antagonisten, welche ja zu jeder noch so einfachen Bewegung gemeinsam in Tätigkeit treten müssen, in der richtigen Verteilung des jeweilig erforderlichen Tonus der willkürlichen Muskulatur, der Innervation und Koordination unserer automatischen Bewegungen, sowie der Perzeption der Anregungen hierzu. Über die Beteiligung der einzelnen Zentren an jeder dieser Funktionen bestehen noch Unsicherheiten, ebenso über die Beziehungen und die Rangordnungen dieser Zentren untereinander. Neben den Hyper- und Hypokinesen findet man noch mannigfache vegetative Störungen z. B. Polyurie, Hyperglykämie; auch der Schlafzustand gehört hierher, der manchmal später einer Periode völliger Schlaflosigkeit Platz macht. Die Lage der vegetativen Zentren im Höhlengrau des dritten Ventrikel, d. h. der Nachbarschaft des extrapyramidalen Systems führt das Auftreten dieser Erscheinungen unserem Verständnis näher.

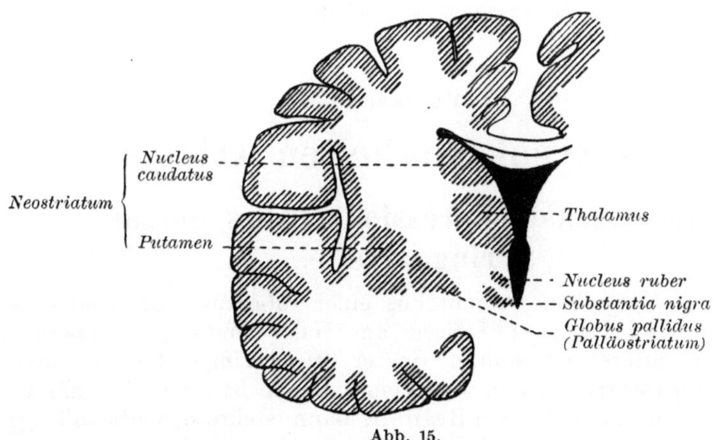

Abb. 15.

Besonders wichtig und traurig sind die psychischen Veränderungen, denen Enzephalitiskranke öfters zum Opfer fallen. Die ganze Persönlichkeit wandelt sich um, es treten eigentümliche innere Hemmungen oder korrekter ausgedrückt, ein „Mangel an Antrieb" auf, die den Kranken jede Tätigkeit unmöglich machen. Sie machen manchmal mit dem bewegungslosen Gesicht, dem stieren Blicke und dem halboffenen Munde, aus dem der Speichel heraustropft, den Eindruck beinahe von Idioten, sind aber dabei geistig völlig klar und orientiert, beantworten alle Fragen richtig, wenn auch infolge ihrer Hemmungen sehr langsam und sind sich der Trostlosigkeit ihres Zustandes leider voll und ganz bewußt. Diese schweren Folgen treten auf unabhängig von der Schwere des anfänglichen Krankheitsbildes. Sie können manchmal nach einem halb- oder ganzjährigen, völlig beschwerdefreien Intervall zur Entwicklung kommen, wenn man hoffen möchte, der Kranke sei schon ganz genesen. Die Prognose ist deshalb im Beginn stets mit

Zurückhaltung zu stellen. Von den schwereren Fällen heilt nur eine Minderzahl glatt und die chronischen Starrezustände haben oft Neigung zur Progredienz. In frischen Fällen versucht man das ganze Arsenal der inneren Desinfizientien, Reizkörpertherapie, Rekonvaleszentenserum usw. Die Starrezustände werden durch Atropin und Skopolamin vorübergehend gebessert; manchmal werden sie anscheinend durch Schmierkuren etwas nachhaltiger beeinflußt. Der autoptische Befund ist makroskopisch uncharakteristisch, häufig fast negativ. Mikroskopisch findet man meist degenerative Prozesse an den Ganglienzellen des oben besprochenen extrapyramidalen Systems. Neuerdings wird besonders den Veränderungen der Substantia nigra Bedeutung zugesprochen. Neben Degenerationen sieht man ausgedehnte perivaskuläre Infiltrate von Lymphozyten und Plasmazellen, daneben kleine Ringblutungen und Gliawucherungen, teils diffus, teils knötchenförmig. Die Hirnrinde und die Meningen sind manchmal auch etwas affiziert. Der Name Enzephalitis ist insofern etwas zu eng gefaßt, als der Prozeß offenbar manchmal auch das Rückenmark mitbefällt.

27. Vorlesung.

Nervenkrankheiten III.

Rückenmarkskompression, Tabes dorsalis, Syringomyelie.

Der junge Mann hier stammt aus einer tuberkulös belasteten Familie. Als Kind hatte er Drüsen am Halse und wurde operiert, als dieselben aufbrechen wollten. Später litt er einige Zeit an einem Lungenspitzenkatarrh. Vor etwa einem Jahr, er ist jetzt 30 Jahre alt, bekam er Schmerzen in den Beinen; dann stellte sich allmählich in denselben eine gewisse Steifigkeit ein, die ihm das Gehen nach und nach unmöglich machte. Dazu kamen Störungen von seiten der Blase. Er spürte den Urindrang meist erst zu spät, so daß er häufig unter sich ließ. Schließlich merkte er, daß er an den Beinen und an der unteren Rumpfhälfte Berührungen, Druck u. dgl. schlechter fühlte. Wegen Zunahme der Gehstörungen wurde er schließlich ans Bett gefesselt; aber sein Zustand verschlechterte sich in einer höchst überraschenden Weise immer mehr. Es traten häufige Zuckungen und rasche Beugungen in den Beinen auf, manchmal spontan, manchmal auf kleine Reize hin, und allmählich blieben die Beine dauernd in stärkster Beugung an den Leib gezogen. So sehen Sie den Kranken jetzt hier liegen. Er ist kaum imstande, seine Beine von selbst zu strecken. Wenn wir sie ihm strecken wollen, dann gelingt es nur bei sehr sanftem Ziehen, den Widerstand in den Beugemuskeln zu überwinden. Die Prüfung der Reflexe ergibt allerhöchste Steigerung. Sie finden Patellar- und Fußklonus und beiderseits deutliches Babinskisches Phänomen. Auf die Störungen des Hautgefühls hat der Bericht des Kranken schon hingewiesen. Was deren Prüfung betrifft, so pflegen wir am Krankenbett nicht jedesmal alle die Qualitäten genau durchzuprüfen, welche Sie in der Physiologie gelernt haben. Wir begnügen uns damit, feine Berührungen mit einem Wattebausch auszuführen und uns angeben zu lassen, ob und wo sie gespürt werden. Ferner prüfen wir die Unterscheidungsfähigkeit für spitz und stumpf, kalt und warm, sowie die Schmerzempfindung gegen Kneifen, Nadelstiche od. dgl. Die Lageempfindung prüfen wir, indem wir fragen, ob der Kranke passive Bewegungen, die wir mit seinen Gliedern vornehmen, richtig fühlt. Eine weitere einfache

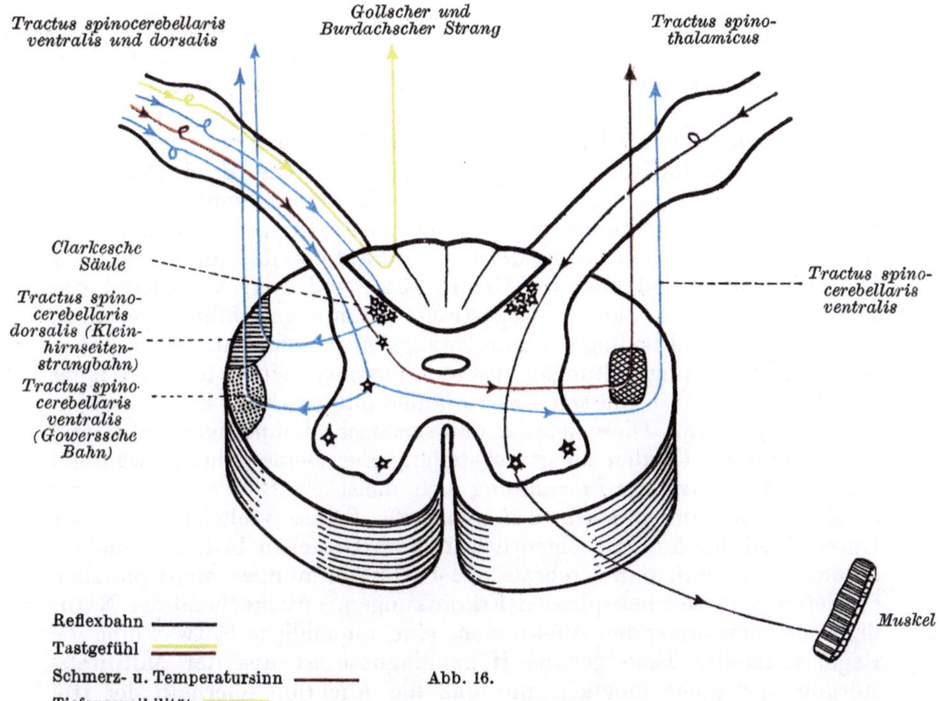

Abb. 16.

Methode, welche v. BAYER vor einigen Jahren angegeben hat, besteht darin, die Haut gegen die Unterlage zu verschieben und den Patienten die Richtung der Verschiebung angeben zu lassen. Auf den sog. Muskelsinn gehe ich nachher noch kurz ein. Der Ausfall einiger bestimmter Gefühlsqualitäten, wie er sich manchmal findet, kann von hohem lokaldiagnostischem Wert sein, sofern der Verlauf der Bahnen, welche die betreffende Gefühlsqualität leiten, genau genug bekannt ist. Auf Abb. 16 (unter Zugrundelegung von Abbildungen in BINGS Kompendium) sehen Sie die wichtigsten sensiblen Bahnen, deren Verlauf gesichert ist, eingezeichnet. Sie sehen darauf, daß ein Ausfall der Kalt-Warmunterscheidung und der Schmerzempfindung (auf der Zeichnung rot) auf

eine Erkrankung der zentralen Teile des Rückenmarks hinweist, wo
diese Bahnen, getrennt von den andern, die Mitte kreuzen. Die Syringomyelie, welche infolge dieser anatomischen Verhältnisse eine charakteristische Sensibilitätsstörung, die sog. „dissosiierte Empfindungsstörung" aufweist, werde ich nachher kurz besprechen. Alle andern
Gefühlsqualitäten sind topographisch weniger sicher zu verwerten, weil
sie stets von zwei Bahnen geleitet werden, deren eine für die andere
bis zu einem gewissen Grade eintreten kann.

Hier bei dem Kranken ergibt die Untersuchung eine starke Herabsetzung aller Gefühlsqualitäten. Bemerkenswert und diagnostisch wichtig
ist vor allem die Begrenzung der Gefühlsstörung. Wir finden sie
von unten herauf an beiden Beinen, dem Gesäß und dem Bauch bis
zur Nabelhöhe; dort schneidet sie ringsherum scharf ab. Hiernach ist
der Sitz der Erkrankung mit aller Sicherheit ins Rückenmark zu verlegen und ist dort nach Regeln, die wir nachher besprechen werden,
genau zu lokalisieren. Ohne diese Sensibilitätsstörung wäre eine exakte
Höhendiagnose im Rückenmark kaum möglich. Die Motilitätsstörung
hat uns nur eine beiderseitige Affektion der Pyramidenbahnen angezeigt, ohne über deren näheren Ort etwas auszusagen. Freilich wies
uns die eigentümliche Haltung der Beine darauf hin, daß die Erkrankung
im Rückenmark und nicht im Gehirn sitzt, und zwar auf Grund von
folgendem: Länger dauernde spastische Lähmungen führen gerne zu
Kontrakturen und bedingen damit Zwangshaltungen. Die Gesetze, nach
denen solche Zwangshaltungen zustande kommen, sind uns noch nicht
in allem klar. Wir müssen uns vorläufig mit gewissen Erfahrungstatsachen begnügen. Diese lehren, daß spastische Lähmungen auf Grund
von zerebralen Herden zu Streckstellung der Beine führen, während
bei spinalem Sitze der Erkrankung sich meist ein Bild ergibt, wie Sie
es hier sehen, nämlich stärkste Beugung der Beine. Vielleicht ist dieser
Unterschied durch keine eigentlich inneren Ursachen bedingt, sondern
beruht nur darauf, daß zerebrale, spastische Lähmungen meist plötzlich
auftreten, während bei spinalen Erkrankungen, entsprechend der Natur
der hier vorkommenden Affektionen, eine allmähliche Entwicklung die
Regel darstellt. Eine genaue Höhendiagnose ist aus der Motilitätsstörung hier nicht möglich; nur daß die Affektion oberhalb der trophischen Zentren der Beinmuskeln sitzt (d. h. oberhalb der oberen
Lendensegmente) läßt sich mit Sicherheit sagen. Denn wenn sie gerade
in dieser Höhe säße, müßte eine schlaffe Lähmung der Beine ohne
Reflexe (der Patellarreflex ist im 2—4 Lendensegment lokalisiert) resultieren. Eine solche wäre dann ein genauer Wegweiser. Ebenso ist es
mit der Blasenstörung. Daß der Drang zur Blasenentleerung nicht
zum Bewußtsein kommt, deutet auf eine Leitungsbehinderung zwischen
dem zerebralen Zentrum der Blase und dem im Rückenmark bzw.
Sympathikus. Bei völliger Unterbrechung der Leitung füllt sich die
Blase ad maximum und tröpfelt dann ab, sog. Ischuria paradoxa.
Aber nach einigen Wochen entwickelt sich meist (vom Plexus hypo-
gastricus her) eine automatische Tätigkeit der Blase wie beim kleinen
Kinde, d. h. es erfolgt etwa alle halbe Stunde eine richtige Entleerung

im Strahl. Bei Erkrankung des Blasenzentrums selber besteht ein
dauerndes Abträufeln des Urins. Manchmal finden sich oberhalb
einer erkrankten Partie die Rückenmarkszentren in einem Reizzustand,
der zu charakteristischen Zwangshaltungen führen kann, z. B. bei
Affektion des oberen Brustmarks eine Zwangshaltung in den Armen.
Eine solche erlaubt gelegentlich eine genaue Lokaldiagnose auf den
ersten Blick. Natürlich kann das Verhalten der Reflexe, ihr Fehlen
od. dgl., auch oft Hinweise geben.

Das Gesetz von der spastischen Natur der Lähmungen bei Läsionen
oberhalb des trophischen Zentrums erleidet eine wichtige Ausnahme.
Unmittelbar nach Traumen, welche das Rückenmark völlig durchtrennen
oder doch auf das allerschwerste erschüttern, pflegt eine schlaffe
Lähmung mit fehlenden Reflexen aufzutreten. Diese Regel (nach
BRUNS-BASTIAN) ist früher auf Grund von Tierversuchen und spärlichen
Beobachtungen am Menschen (z. B. bei Messerstechereien) aufgestellt
worden, und sie hat sich im Kriege bei den Rückenmarkschüssen
vollauf bestätigt.

Was die Höhendiagnose aus der Sensibilitätsstörung betrifft, auf
die wir meistens angewiesen sind, so leiten uns hier die Ergebnisse
der experimentellen und klinischen Beobachtungen, deren Resultate
Sie in den bekannten Schemata in allen Büchern dargestellt finden.
Dieselben sagen aus, daß die einzelnen Rückenmarkssegmente nicht
einfach nebeneinanderliegende Hautstreifen innervieren, sondern daß
sich immer zwei benachbarte (vielleicht sogar drei) teilweise überdecken.
Es wird also niemals ein Hautstreifen von nur einem Rückenmarks-
segment versorgt, sondern stets von wenigstens zwei. Der Ausfall eines
einzelnen Segmentes macht daher überhaupt keine Sensibilitätsstörung
und dementsprechend beweist ein spinaler Sensibilitätsausfall stets, daß
mindestens zwei Segmente ausgeschaltet sind. Daher ist auch die oberste
Grenze der Erkrankung um ein (bis zwei) Segmente höher anzusetzen
als es der Fall wäre, wenn die Segmente sich ohne Überdeckung einfach nebeneinander lagerten.

Einiges erscheint an der Verteilung der Hautsensibilität dem Anfänger
meist unverständlich, nämlich daß der Rumpf zwar kreisförmig, die Arme
und Beine dagegen in langen schmalen Streifen (vom 5. Zervikal- bis 2. Dorsal-
segment, bzw. vom 1. Lumbal- bis untersten Sakralsegment) versorgt werden.
Der Fuß wird von den untersten Lumbal- und den obersten Sakralsegmenten
innerviert, während die letzten Sakralsegmente die Gegend des Gesäßes um
den Anus herum versorgen. Dieses Verhalten wird Ihnen sofort klar, sobald
sie sich den Menschen einmal „auf allen Vieren" vorstellen. Hieraus ergibt
sich ohne weiteres, daß die Segmente, die die unteren Hals- und die obersten
Brustteile umkreisen, die Arme streifenförmig miteinbeziehen müßen; ebenso
wird die Haut der Beine entsprechend von den Segmenten mitversorgt, die
die untere Bauchhälfte und das Gesäß innervieren. Aus der „Vierfüßer-
stellung" ergibt sich ferner ohne weiteres, daß die untersten Sakralsegmente
nicht den Fuß, sondern die Gegend um den Anus versorgen. Daher führen
Läsionen der untersten Sakralsegmente zu eigentümlichen und höchst
prägnanten Symptomen: Die Motilität der Beine, sowie ihre Reflexe bleiben
normal; aber Blase und Mastdarm (deren Zentren im 3. u. 4. Sakralsegment liegen) sind gelähmt, ebenso besteht eine Anästhesie um den Anus
und an der Innenseite der Oberschenkel (Reithosenanästhesie).

Wenn also die Zone des herabgesetzten Gefühls in Nabelhöhe beginnt, so haben wir die Erkrankung etwa in das 10. Brustsegment zu verlegen. Wie die Rückenmarkssegmente sich topographisch zu den Wirbelkörpern und diese wiederum zu ihren Dornenfortsätzen verhalten, ersehen Sie ohne weiteres aus den Abbildungen in den Büchern. In Fällen wie dem vorliegenden ist es also ziemlich leicht, eine präzise Lokaldiagnose zu stellen, bevor man die Art der Affektion überhaupt berücksichtigt hat.

Was kommt hier in Betracht? Natürlich weder eine diffuse noch eine System- sondern nur eine Herderkrankung. Es muß ein Herd vorliegen, welcher den Rückenmarksquerschnitt in der Höhe des 10. Brustsegments befallen hat. Bei einem Manne mit tuberkulösen Antezedentien denken wir zuerst daran, ob hier vielleicht auch ein tuberkulöser Prozeß in Frage kommen kann. Derartige Überlegungen erscheinen dem klinischen Anfänger stets unwissenschaftlich oder unsachlich. Von Ihren naturwissenschaftlichen Studien sind Sie gewohnt, nur eindeutige Folgerungen aus sicheren Prämissen abzuleiten. Der Chemiker z. B. läßt nur Reaktionen gelten, die ihm zuverlässig mit ja oder nein antworten. Der Kliniker ist nicht so glücklich. Er besitzt überhaupt nicht viele Symptome, die ihm eine Krankheit untrüglich beweisen oder zweifelsfrei ausschließen. Häufig muß er sich derjenigen Diagnose zuneigen, die ihm durch äußere Bedingungen, durch das Zusammentreffen mit anderen Krankheitsfällen oder durch die Anamnese oder durch das Alter des Patienten oder durch den Ort oder die Jahreszeit od. dgl. nahegelegt werden. Ferner wundert sich der Anfänger immer, wie der erfahrene Diagnostiker bemüht ist, eine einzige Krankheit ausfindig zu machen, von der sich alle Symptome ableiten lassen. Es will zunächst nicht einleuchten, warum der Patient nicht mehrere, voneinander unabhängige Krankheiten haben soll. Der Einwand ist ohne Zweifelberechtigt. Sie werden sich aber bald selber davon überzeugen, daß Überlegungen, wie ich sie hier angedeutet habe, meist das Richtige treffen; das Häufigste ist immer das wahrscheinlichste. Ein vorher Gesunder bekommt eben nicht so leicht einen Hirn- oder Rückenmarkstumor, wie der Luetiker eine gummöse Meningitis acquirieren kann, und wenn jemandem einmal ein Karzinom exstirpiert worden ist, dann ist der Verdacht immer ganz dringend, daß es sich um Metastasen dieses Tumors handelt, sobald der Patient überhaupt einmal wieder ernstlich erkrankt. So werden wir bei unserem Kranken eine Tuberkulose für das wahrscheinlichste halten, um so mehr, als tuberkulöse Affektionen, welche diesen Symptomenkomplex hier erklären können, ziemlich häufig sind. Es kann sich um eine Spondylitis tuberculosa handeln. Eine solche sitzt meist im Wirbelkörper, kann dort zu einem Knick in der Wirbelsäule, einem sog. Gibbus, führen und dadurch das Rückenmark komprimieren. Es kann aber auch ohne deutlichen Gibbus nur durch die Karies der Wirbelknochen eine umschriebene Tuberkulose der Meningen, eine Pachymeningitis tuberculosa, entstehen und ein solcher „pachymeningitischer Pfropf" kann, genau wie ein Tumor, auf das Rückenmark drücken. Man spricht dann auch von einer „Kompressionsmyelitis". Dieser

Ausdruck ist nicht ganz korrekt; aber es ist ja leider über die Abgrenzung des Begriffes der „Entzündung" speziell im Zentralnervensystem noch keine Einigung erzielt und man pflegt alle Arten von Erweichungsherden im Rückenmark schlechtweg als „Myelitis" zu bezeichnen.

An Spondylitissymptomen, von welchen Sie noch in der medizinischen und chirurgischen Klinik öfters hören werden, findet sich hier eine konstante umschriebene Klopfempfindlichkeit und ein sog. Stauchungsschmerz in der Gegend des 7. und 8. Brustwirbels (entsprechend dem 10. Brustsegment). Daraufhin werden wir eine Karies des Wirbels mit einer tuberkulösen Pachymeningitis daselbst annehmen dürfen. Wenn die Angaben über die vorangegangenen tuberkulösen Erkrankungen nicht vorliegen und ein sicherer Befund, auch röntgenologisch, an der Wirbelsäule fehlen wüde, dann müßten wir, ohne die tuberkulöse Affektion etwa auszuschließen, doch ernstlich mit der Möglichkeit eines Tumors (Gliom) rechnen. Da wir die Lage genau angeben können, würden wir dem Chirurgen die Operation vorschlagen. Auch hier ist dieselbe nicht unbedingt ausgeschlossen, da die tuberkulösen Affektionen der Meningen öfters scharf umschrieben sind, genau wie ein Tumor, und die operative Entfernung damit immerhin technisch möglich wäre. Aber die Hoffnung auf definitive Heilung, die bei einem Tumor selbst nach längerem Bestande der Lähmungen leidlich gut ist, wird bei der Tuberkulose der Meningen wegen der Gefahr einer nachfolgenden Ausbreitung des tuberkulösen Prozesses wesentlich schlechter. Sonst wäre der Patient orthopädischer Behandlung (Extension der Wirbelsäule, Gipskorsett) zuzuführen, mit deren Hilfe öfters, wenn auch erst nach vielen Monaten, Heilung erzielt wird. Sorgfältigste Pflege hat vor allem auf die Gefahren des Dekubitus und der Zystitis zu achten.

Eine derartige Ableitung der Diagnose auf topographisch-anatomischem Wege, wie bei der Rückenmarkskompression, ist freilich durchaus nicht immer so streng möglich. Wir wollen zunäcnt die beiden wichtigsten Rückenmarkskrankheiten, bei denen die Dinge in dieser Hinsicht leidlich klar liegen, die Tabes dorsalis (dazu kurz die FRIEDREICHsche Tabes) und die Syringomyelie unter diesem Gesichtspunkte noch besprechen.

Vorher möchte ich jedoch noch die sog. BROWN-SÉQUARDsche Lähmung kurz erwähnen, weil deren Kenntnis zum Verständnis der Rückenmarkskrankheiten unbedingt erforderlich ist. Der „BROWN-SÉQUARD" beruht auf einer „Halbseitenläsion" d. h. auf einer Affektion, welche genau die eine Hälfte des Rückenmarksquerschnittes ausschaltet. Infolge dieser eigentümlichen Lokalisation hat sie unsere Kenntnisse über den Verlauf der Leitungsbahnen wesentlich geklärt. Die zahllosen Schußverletzungen im Kriege boten Gelegenheit, gelegentlich auch ganz reine Fälle zu sehen. Diese haben bestätigt, was bisher hierüber bekannt war; denn in einer weniger reinen Form ist dieser Symptomenkomplex nicht selten. Tumoren, die seitlich am Rückenmark sitzen, führen im Verlaufe ihres Wachstums ziemlich häufig eine Zeitlang durch Druck zu den Symptomen des BROWN-SÉQUARD. Die wichtigsten Symptome sind folgende: motorische Lähmung (meist spastisch), Herabsetzung der Tiefensensibilität und vasomotorische Störungen auf der Seite der Läsion; auf der Gegenseite sind die Schmerz- und Temperaturempfindungen vermindert. Diese eigentümliche Verteilung erklärt sich aus dem Verlaufe der Bahnen im Rückenmark.

Die gleichseitige motorische Lähmung wird durch den Ausfall der Pyramidenbahnen
ohne weiteres erklärt; denn diese haben hoch oben in der Decussatio pyramidum
schon gekreuzt und verlaufen dann durch das ganze Rückenmark auf der gleichen
Seite. Dagegen kreuzen die Schmerz- und Temperaturbahnen (rot auf Abb. 16, S. 419),
wie oben erwähnt erst im Rückenmark und die Halbseitenläsion bedingt deshalb
für diese Sinnesqualität Ausfall auf der Gegenseite. Die Tiefensensibilität (blau
und gelb auf Abb. 16) verläuft vorzugsweise gleichseitig im GOLLschen und BUR-
DACHschen Strang, in der Kleinhirnseitenstrangbahn und in der GOWERschen
Bahn (freilich kreuzt ein Teil zum Traktus spinothalamicus). Deshalb kann sie
auf der Seite der Läsion manchmal geringe Störungen zeigen. Andererseits ist
das Tastgefühl, dem gleichseitige und gekreuzte Bahnen zur Verfügung stehen
(rot und gelb auf Abb. 16) häufig auf der Gegenseite etwas herabgesetzt. Eine
meistens bald vorübergehende Überempfindlichkeit auf der Seite der Läsion ist
in ihrer Genese nicht ganz klar. Ein anästhetischer Streifen, den man in der
Höhe der Läsion und auf der gleichen Seite mit ihr öfters findet und der anfangs nicht selten mit Neuralgien einhergeht, ist wohl von der Alteration der
austretenden Wurzeln abzuleiten.

Bei der Tabes dorsalis, der sog. „Rückenmarksschwindsucht", lassen sich eine Reihe, wenn auch freilich nicht alle Symptome von dem anatomischen Prozesse herleiten. Derselbe besteht in einer Degeneration des peripheren sensiblen Neurons, vor
allem der Hinterstränge. In schweren Fällen zeigt das verschmä-
lerte Rückenmark schon makroskopisch die degenerierten Partien;
jedenfalls sind bei Markscheidenfärbung die befallenen Areale mit
bloßem Auge als helle Felder deutlich zu erkennen. Die Tabes beginnt meist im Lumbalmark. Da die durch die Wurzeleintrittszone
jeweils neu dazutretenden Fasern im Rückenmark stets sich dicht an
die Hinterhörner anlegen, werden die Fasern aus den unteren Teilen
allmählich immer mehr in die Mitte gedrängt; deshalb finden wir im
Halsmark oft nur die GOLLschen Stränge neben der Fissura med.
post. degeneriert. Ich erinnere Sie daran, daß der GOLLsche Strang,
Fasciculus gracilis, aus den sakralen, den lumbalen und den unteren
$^2/_3$ der thorakalen Spinalganglien entsteht. Der BURDACHsche Strang,
Fasciculus cuneatus, bildet sich aus dem obersten Drittel der thorakalen sowie der zervikalen Spinalganglien. Das SCHULTZEsche Komma,
etwa in der Mitte eines jeden Hinterstranges gelegen, bleibt anfangs
oft ausgespart; denn es besteht aus kurzen absteigenden Fasern, gehört
also einem höheren Niveau an, das noch frei sein kann. Ebenso bleibt
das absteigende ovale Feld (FLECHSIG), das sog. Hinterstrang-
grundbündel (innen im GOLLschen Strange neben der Fissura post.
gelegen), meist ausgespart. Von aufsteigenden Bahnen bleibt das ven-
trale Hinterstrangfeld (der hinteren grauen Kommissur dicht an-
liegend) frei. Neben den Hintersträngen sind manchmal die CLARKE-
schen Säulen (in den Hinterhörnern an ihrer medialen Basis), ferner
die LISSAUERsche Randzone (zwischen Hinterhorn und Peripherie)
sowie die Substantia gelatinosa Rolandi (im hintersten Teil der
Hinterhörner) etwas degeniert, außerdem einzelne Hirnnerven, vor allem
der Optikus und Okulomotorius und in selteneren Fällen auch einige
periphere motorische und sensible Nerven. Trotzdem ist es unberechtigt,
der Tabes den Charakter einer Systemerkrankung im morphologischen
Sinn absprechen zu wollen, wie es neuersterdings manche Autoren tun.

Ein wirklich ganz ausschließliches Beschränktbleiben auf ein System finden wir eigentlich niemals.

Daß die Spinalganglien, trotzdem sie die trophischen Zentren der degenerierten Hinterstränge darstellen, keine deutlichen und gesetzmäßigen Veränderungen zeigen, hat stets viel Kopfzerbrechen gemacht. Die Annahme einer primären Meningitis spinalis als Ursache hat sich auch nicht erweisen lassen. Eine Reihe von Autoren suchen jetzt den ersten Sitz der Krankheit an der NAGEOTTEschen Stelle; darunter versteht man die kurze Strecke, in der vor Eintritt ins Rückenmark die vordere und hintere Wurzel dicht neben dem Spinalganglion aneinanderliegen und von Arachnoidea und Dura umscheidet sind. Aber die hier beschriebenen Befunde, Neuritiden oder luetische Granulombildung, sind auch nicht regelmäßig bestätigt worden. Ebenso sind die Bemühungen, die anatomischen Veränderungen der Tabes direkt von der Anwesenheit von Spirochäten herzuleiten wie man es bei der Paralyse auch versucht, nicht befriedigend.

Entsprechend der Lokalisation der anatomischen Veränderungen liegen die Störungen vor allem auf sensiblem Gebiet. Die für die Tabes charakteristische Beeinträchtigung der Motilität, die tabische Ataxie, ist, wie es zuerst DUCHENNE aufgeklärt hat, ebenfalls auf einen Ausfall der sensiblen Regulation zu beziehen. (Davon nachher noch einiges.)

Die beiden wichtigsten Tabessymptome sind die reflektorische Pupillenstarre, das „ARGYLL-ROBERTSONsche Phänomen" (Fehlen der Pupillenreaktion auf Lichteinfall bei erhaltener Reaktion auf Konvergenz und Akkommodation und natürlich bei erhaltenem Sehvermögen) und das „WESTPHALsche Zeichen" (Fehlen der Patellar- und Achillessehnenreflexe). Der Verlust der letzteren ist ohne weiteres durch den Ausfall des zentripetalen Schenkels des Reflexbogens erklärt, während das anatomische Substrat der reflektorischen Pupillenstarre noch strittig ist und jedenfalls aus dem Rahmen der systematischen Hinterstrangsdegeneration herausfällt. Gegen eine Erkrankung der zentrifugalen Bahnen spricht die stets vorhandene Miosis und die erhaltene Konvergenzreaktion. Wahrscheinlich sind die Veränderungen im zentripetalen Teil der Reflexbahn dicht vor dem Okulomotoriuskern zu suchen. Aber die Tatsache, daß bei einseitiger Lichtstarre vom kranken Auge aus eine konsensuelle Reaktion auf dem gesunden ausgelöst werden kann, spricht wieder für Intaktheit des sensiblen Reflexschenkels und macht der Deutung Schwierigkeiten. Die totale Pupillenstarre, bei welcher auch die Verengerung der Pupillen bei Konvergenz gestört ist (die Akkommodation im Gegensatz zur „Ophthalmoplegia interna" dagegen erhalten bleibt), muß vom Okulomotoriuskern selber oder vom zentrifugalen Teil der Reflexbahn her ausgelöst sein. Außerdem sind die Pupillen meist eng, öfters ungleich, manchmal entrundet. Weitere wichtige Symptome, größtenteils auf sensiblem Gebiete, sind: Blitzartig auftretende „lanzinierende‘ Schmerzen", meist in der Gürtelgegend und schmerzhafte krampfartige Attacken im Magen, Rektum usw., sog. „Krisen"; ferner eigentümliche Sensibilitätsstörungen besonders in bezug auf die Schmerzempfindung, manchmal eine Überempfindlichkeit gegen Kälte; außerdem Blasenstörungen, meistens im Sinne von erschwertem Urinieren und einige trophische Störungen (z. B. an Knochen und Gelenken), auf die ich nicht näher eingehen möchte.

Was die Bewegungsstörung, die tabische Ataxie betrifft, so beruht dieselbe nicht auf einer motorischen Lähmung, denn die grobe motorische Kraft pflegt dabei erhalten zu bleiben. Sie hängt ab von einer Störung der Sensibilität der Muskeln, Sehnen usw., der „Tiefensensibilität“ des „Muskelsinns“ oder „Kraftsinns“. Diese informieren uns unbewußt über die jeweilige Lage unserer Glieder und sagen uns, welche Muskelgruppe und wie stark wir innervieren müssen, um eine bestimmte Bewegung auszuführen. Mit Hilfe dieses Muskelsinnes lernt bekanntlich der Blindgeborene alle Bewegungen ausführen, während der Taubgeborene das Sprechen niemals erlernen kann. Ohne Tiefensensibilität fehlt den Bewegungen die genaue Kontrolle. Deshalb schießen sie am Ziele vorbei oder über das notwendige Maß hinaus; sie werden unkoordiniert „ausfahrend“; daher der „stapfende“ oder „schleudernde“ Gang des Tabikers. Eine früher wohl nicht genügend gewürdigte Rolle spielt hierbei wohl auch die Hypotonie der Muskeln, indem die Antagonisten bei Bewegungen nicht so prompt bremsen als sie es beim Gesunden tun (sog. muskuläre Koordination). Die dem Gesunden unbewußte Kontrolle der Bewegungen durch die Tiefensensibilität kann der Tabiker durch das Auge teilweise ersetzen. Seine Unsicherheit wird deshalb im Dunkeln oder bei geschlossenen Augen stärker. Hierauf beruht das „ROMBERGsche Zeichen“. Der Tabiker schwankt stark, wenn er mit geschlossenen Füßen steht und die Augen schließt. Der Gesunde wird dabei höchstens ein wenig unsicher. Die üblichen Versuche, mit denen man geringe Grade von Ataxie aufzudecken sucht (Kniehackenversuch usw.), lernen sie in der Klinik. Da die Tabes sich stets auf dem Boden einer Lues entwickelt, kann in zweifelhaften Fällen die WASSERMANNsche Reaktion im Blutserum bzw. im Liquor cerebrospinalis die Diagnose manchmal entscheidend beeinflussen. Eine Lymphozytose in der Lumbalflüssigkeit ohne Drucksteigerung findet sich bei Tabes fast immer, ist aber diagnostisch vieldeutig, weil sie nicht nur bei allen syphilogenen Nervenkrankheiten vorkommt, sondern auch bei sonstigen organischen Gehirn- und Rückenmarksaffektionen gefunden wird. (Siehe S. 438.)

In bezug auf den Verlauf läßt sich öfters ein erstes Stadium mit sensiblen Reizerscheinungen und eine zweite Periode unterscheiden, in welcher die Ataxie allmählich in den Vordergrund tritt. Durch Zunahme derselben können die Kranken zuletzt völlig hilflos werden, so daß sie ihre Tage qualvoll in der „Matratzengruft“ beschließen. Über die Dauer der einzelnen Stadien lassen sich keinerlei Regeln aufstellen. Aber die Fälle sind glücklicherweise nicht selten, wo eine Tabes jahre- oder gar jahrzehntelang „inzipient“ bleibt und die davon Befallenen mit geringen Störungen oder ganz selten auftretenden Krisen oder dergleichen leidlich wohl und arbeitsfähig bleiben.

Für die Therapie ergibt sich aus der Natur der Tabes als einer metaluetischen Krankheit die Berechtigung, wenigstens bei beginnen-

den Fällen eine antiluetische Kur zu versuchen. Gastrische Krisen werden manchmal durch eine Durchschneidung der entsprechenden hinteren
Wurzeln wesentlich gebessert. Sonst sind Narkotika, selbst Morphium-
spritzen, meist nicht zu umgehen. Im übrigen kommt neben einer
symptomatischen, Ruhe- oder Bäderbehandlung für Fälle mit vorwiegen-
der Ataxie die FRENKELsche Übungstherapie in Frage. Diese will
durch entsprechende Muskelübungen den Kranken dazu erziehen, die
Koordination seiner Bewegungen besser zu lernen. In den letzten
Jahren sind verschiedene Bandagen angegeben worden, welche der Ataxie
entgegenwirken sollen.

Im Anschluß an die Tabes möchte ich kurz die FRIEDREICHsche Tabes,
die sogenannte hereditäre, juvenile Ataxie streifen. Man liest und spricht
von ihr durchschnittlich mehr als es ihrer großen Seltenheit zukommt und ernstliche differential-diagnostische Schwierigkeiten gegenüber der Tabes können
eigentlich kaum in Frage kommen. Die FRIEDREICHsche Krankheit tritt meist
schon in früher Jugend und fast immer familiär auf. Ihr wichtigstes Gemeinsames mit der Tabes besteht in dem Verlust der Patellarreflexe; aber es fehlen
die anderen ausschlaggebenden Tabessymptome (die Pupillenstörung, die lanzi-
nierenden Schmerzen, auch die Lues spielt als Ätiologie keine Rolle). Dann
zeigen die FRIEDREICH-Kranken eine meistens außerordentlich starke Ataxie,
aber diese ist vom Charakter der zerebellaren. Meist ist das BABINSKIsche Phänomen positiv, öfters ist ein Nystagmus vorhanden. Eine weitere wichtige Be-
sonderheit ist eine Deformierung des Fußes; infolge von Muskelkontrakturen
bildet sich ein kurzer Hohlfuß aus, ähnlich einem Equinovarus, der sog. FRIED-
REICH-Fuß. Die Sensibilität ist meist ganz ungestört. Nicht selten sind chorei-
forme Zuckungen, die Sprache ist häufig ungeschickt nach Art der Anarthrie
(s. S. 399). Die Wirbelsäule zeigt häufig eine Kyphoskoliose; Lähmungen, die
in einigen Fällen beschrieben wurden, gehören wohl nicht zum reinen FRIED-
REICH.
Das anatomische Substrat besteht in einer Atrophie des Rückenmarks.
In demselben sind degeneriert die Hinterstränge (wie bei der Tabes, aber die
LISSAUERsche Zone bleibt frei), die Kleinhirnseitenstränge, die CLARKEschen
Säulen und die Pyramidenbahnen. Hieraus leiten sich die oben erwähnten klinischen Zeichen zwangslos ab. Nach dem Überwiegen der Hinterstränge oder
der Pyramidenbahnaffektion kann in den Beinen Spasmus oder Hypotonie vorherrschen. Auffallend ist das Fehlen von Sensibilitätsstörung trotz der Hinter-
strangdegeneration. Zur Erklärung wird man darauf zurückgreifen dürfen, daß
alle nervösen Ausfälle im jugendlichen Alter leichter kompensiert werden. Neben
der Rückenmarksaffektion findet man manchmal in klinisch echten FRIEDREICH-
Fällen eine Atrophie des Kleinhirns. Hieraus leitet man neuerdings die Berechtigung ab, engste Beziehungen anzunehmen zwischen der FRIEDREICHschen
Krankheit und Krankheitsbildern, wie sie zuerst von SENATOR, NONNE und
PIERRE MARIE beschrieben wurden und mit dem Namen Héredo ataxie cérébelleuse belegt wurden. Durch gesteigerte Patellarreflexe, durch Opticusatro-
phie, durch psychische Störungen, durch ihr Auftreten erst etwa im dritten
Dezennium schien diese Krankheit früher von der FRIEDREICHschen gänzlich
verschieden und es schien eher ihre Abgrenzung gegenüber der multiplen Sklerose
in Frage zu kommen. Die Beobachtungen der letzten Jahre haben aber die Unterschiede immer mehr verwischt. Man nimmt jetzt an, daß dieser ganzen Krankheitsgruppe eine Atrophie des Kleinhirns, der Medulla spinalis und gelegentliche
Degeneration daselbst zugrunde liegen. Je nach dem Überwiegen des Kleinhirn-
oder des Rückenmarksprozesses können Krankheitsbilder entstehen, welche früher
als FRIEDREICH-Krankheit und als angeborene Kleinhirnataxie selbständig und
gewissermaßen gegensätzlich zu sein schienen.

Die Syringomyelie, Höhlenbildung im Rückenmark, ist in
ihren ausgesprochenen Formen, so wie man die Kranken meist erst zu

sehen bekommt, ein ungemein prägnantes Krankheitsbild. Sie scheint
regionär verschieden häufig aufzutreten. Unter dem Krankenmaterial
der Würzburger Poliklinik ist sie ziemlich häufig. Die Patienten zeigen
als wichtigstes arge Verstümmelungen an beiden Händen, Verlust von
einzelnen Fingergliedern oder gar der ganzen Finger. Die Haut der
Hände ist verdickt, blaurot, mit Narben, Schwielen, Blasen u. dgl. bedeckt. Die Muskulatur der Arme und Hände, speziell der Interossei,
ist atrophisch. Der Prozeß ist rechts gewöhnlich etwas stärker als links.
Die Patellarreflexe sind gesteigert und häufig different. Des weiteren
vermißt man eine Kyphoskoliose fast niemals; auf diesen diagnostisch
wichtigen und nicht genügend beachteten Punkt möchte ich nachdrücklich hinweisen. Die Sensibilitätsprüfung zeigt, wie ich oben schon kurz
erwähnt habe, eine dissoziierte Empfindungsstörung, d. h. die
Empfindung für Schmerz, Kälte und Wärme ist isoliert aufgehoben
oder wenigstens viel stärker lädiert als die ganz oder wenigstens fast
ganz intakte Berührungsempfindung.
     Die Symptome der Syringomyelie sind größtenteils von dem ana-
tomischen Befund mühelos abzuleiten. Das Charakteristische an
demselben ist seine Lokalisation in der Umgebung des Zentralkanals. Diese erklärt die Empfindungsstörung, weil die Bahnen für
Schmerz, Kälte und Wärme vom Hinterhorn der einen Seite durch
die graue Substanz dicht vor dem Zentralkanal auf die andere Seite
ziehen, um dort als Tractus spinothalamicus nach oben zu ziehen. Die
Ausdehnung des Prozesses in die Vorderhörner erklärt die Muskelatrophien. Der Prozeß lokalisiert sich fast immer im untersten Halsmark.
Daher das oben skizzierte typische Krankheitsbild, bei dem die Hände
befallen sind und die Beine Spasmen zeigen. (Die Entstehung der letzteren ist aus dem anatomischen Bild nicht ohne weiteres ersichtlich.)
Ein Weiterrücken der Prozesse nach unten ist ungewöhnlich. Nicht
selten jedoch schreitet die Höhlenbildung nach oben fort und wird
dadurch zur Syringobulbie, die sich durch, meist einseitige, Lähmung der Kehlkopf-, Gaumen- und Zungenmuskulatur verrät. (Die ge-
lähmte Zungenhälfte ist atrophisch, weil der Sitz des Prozesses ja hier
ein nukleärer ist, im Gegensatz zu den supranukleären Zungenlähmungen,
wie wir sie bei Apoplexie häufig finden.) Ein Nystagmus, der bei der
Syringobulbie nicht selten beobachtet wird, ist wohl auch als Lokalsymptom zu deuten, da die Zentren für den Nystagmus, wenigstens die
für den vertikalen und rotorischen, in der Nähe des Hypoglossuskernes
gelegen sind. Die Lokalisation der Syringomyelie im Halsmark bedingt
es ferner, daß der HORNERsche Symptomenkomplex nicht selten
dabei beobachtet wird. Hierunter versteht man die Folgen einer Hals-
sympathicus-Affektion; diese macht sich bemerkbar durch einige oculo-
pupilläre Symptome, nämlich eine Verengerung der Pupille infolge Überwiegen des Sphincter Pupillae. (Es fehlt dann die normale Erweiterung
der Pupille bei Beschattung des Auges). Ferner sinkt der Bulbus etwas
zurück (sog. Enophthalmus), und die Lidspalte wird enger infolge Herabhängen des oberen Augenliedes ohne eigentliche Parese desselben. Diese
letzteren beiden Symptome kommen von der Lähmung der sympathisch-

innervierten Muskeln am oberen Augenlid und am hinteren Teil der
Orbita. Ferner finden sich gelegentlich Störungen der Vasomotilität und
der Schweißsekretion auf der betroffenen Gesichtshälfte. Zur Erklärung
des Zustandekommens dieses eigentümlichen HORNERschen Symptomenkomplexes erinnere ich Sie daran, daß in den untersten zervikalen und
den beiden obersten Brustsegmenten das Zentrum ziliospinale liegt.
Der HORNERsche Komplex kann also ausgelöst werden entweder durch
eine Erkrankung der Medulla (im 8. Hals- oder 1. oder 2. Brustsegment)
oder durch eine Affektion des sympathischen Grenzstranges am Halse.
Das letztere ist durch mannigfache und relativ harmlose Prozesse wie
z. B. Drüsenschwellungen möglich und wir sehen daher nicht selten einen
„Horner" bei sonst ganz Gesunden, auch ohne daß man die spezielle
Ursache jedesmal nachweisen kann. Wenn dagegen der Prozeß zentral
im Rückenmark sitzt, so kann uns ein „Horner" gelegentlich von aller-
höchstem lokaldiagnostischen Wert sein, weil er uns dann über die
Höhe der vorliegenden Erkrankung recht genau informiert. Wenn z. B.
durch Spasmen an den Beinen, durch Blaseninkontinenz und einige Sensibilitätsstörungen uns ein Rückenmarkstumor wahrscheinlich ist, aber
nicht sicher lokalisiert werden kann, würde das Auftreten eines Horner
uns den Sitz (8. Zervikal-, 1., 2. Dorsal-Segment) so sicher machen, daß
man daraufhin die Operation vorzuschlagen hätte.

Die Genese der Höhlenbildung ist noch nicht ganz geklärt. Eine
einfache Erweiterung des Zentralkanals liegt nicht vor. Meist handelt
es sich wohl um gliomatöse Wucherungen, die nachträglich zerfallen
und dadurch die Spaltbildung veranlassen. Als erste Ausgangsstelle
der gliomatösen Wucherung werden Zellen in der hinteren Peripherie
des Zentralkanals angesprochen, vermutlich auf Grund von kongenitalen
Anomalien. Blutungen in das Rückenmark, Hämatomyelie, meist traumatischen Ursprungs, können akut zu den gleichen Symptomen führen.
Diese traumatischen Hämatomyelien sind übrigens, selbst wenn es sich
um ausgedehnte Röhrenblutungen handelt, manchmal auffallend rückbildungsfähig im Gegensatz zu der ungünstigen Prognose der echten
Syringomyelie. Hier ist der Prozeß meistens leider durch nichts zu
beeinflussen. Aber sein Fortschreiten ist doch erfreulicherweise meistens
so langsam, daß die Patienten so gut wie niemals in den schweren,
völlig hilflosen Zustand geraten, wie man ihn bei anderen chronischen
Rückenmarkskrankheiten beinahe als Regel betrachten muß. Die Kranken
behalten ihre selbständige Bewegungsfähigkeit und sind mit ihren
verstümmelten Händen doch noch zu gewissen Verrichtungen
fähig; Schmerzen fehlen. Das ist ja das Charakteristische an der Erkrankung und zugleich bis zu einem gewissen Grade die Ursache
der Verstümmelung. Bei genauerem Befragen erhält man nämlich
häufig die gleichen anamnestischen Angaben über die Entstehung
der Verstümmelungen. Die Patienten haben seit vielen Jahren, vielleicht schon von Jugend an allerlei Verletzungen an ihren Fingern
nicht beachtet, weil sie keine Schmerzen davon hatten. Dann kam
es zu langwierigen Eiterungen, in deren Verlauf Fingerglieder entweder
spontan abgefallen sind oder amputiert werden mußten und dabei wurde

dann erst meistens an der völligen Unempfindlichkeit bei der Operation die Krankheit erkannt. Häufig stammen die Eiterungen von Verbrennungen oder Erfrierungen her, welche sich die Kranken durch ihre Thermanästhesie zugezogen haben. Wieweit selbständige trophische Störungen noch eine Rolle spielen, ist schwierig zu entscheiden, doch sprechen die gelegentlichen Knochenprozesse für deren Vorkommen. Wie aus dem Gesagten hervorgeht, ist die Prophylaxe und deshalb selbstverständlich eine rechtzeitige Diagnose von sehr hohem Wert. Wenn Kranke sich vor Verletzungen an den Händen möglichst hüten und derartige trotz der Schmerzlosigkeit zweckmäßig behandeln lassen, dann sind die Verstümmelungen weitgehendst zu vermeiden.

Die Diagnose ist in den ausgeprägten Formen kaum zu verkennen. Die Lepra, die zu fast den gleichen Bildern führen kann, spielt bei uns keine Rolle. In den beginnenden Stadien können jedoch Schwierigkeiten auftauchen. Mit was kann die Syringomyelie verwechselt werden? Wenn im Beginne die Atrophien an den Handmuskeln im Vordergrund stehen, liegt der Gedanke an eine spinale Muskelatrophie nahe, welche ja die gleichen Muskelgebiete bevorzugt. Gegen diese irrtümliche Diagnose sollte stets die Berücksichtigung der Sensibilität schützen, welche bei der spinalen Muskelatrophie völlig intakt ist, bei der Syringomyelie schon im Beginne die charakteristischen Änderungen zeigt. Schwieriger kann die Abgrenzung gegen eine Neuritis gelegentlich sein, weil hier Atrophien und Sensibilitätsstörungen vorhanden sein können; jedoch sind bei der Neuritis die Atrophien meistens weniger ausgeprägt, die Sensibilitätsstörung ist keine echte dissoziierte und spontane Schmerzen kommen bei Neuritiden viel leichter vor. Die Unterscheidung einer Syringomyelie von einem intraspinalen Tumor, der neben dem Rückenmarkskanal sich entwickelt, kann eine Zeitlang ungemein schwierig sein. Manchmal kann hier das Vorhandensein oder Fehlen einer Kyphoskoliose den Ausschlag geben. Die früher sogenannte MORVANsche Krankheit wird heute als selbständige Krankheit nicht mehr anerkannt. Sie ist mit der Syringomyelie identisch. Etwas gänzlich anderes ist dagegen die RAYNAUDsche Krankheit, auch „symmetrische Gangrän" genannt. Hier führen Gefäßkrämpfe (übrigens oft auch einseitig) zu trophischen Störungen, gelegentlich auch zu Gangrän. Aber der Prozeß geht unter stärksten Schmerzen einher. Die vasoneurotischen Störungen sind in Form von anfallsweise auftretender Blässe, ja völliger Blutleere der Finger und Hände deutlich zu sehen und es fehlen Atrophien und Sensibilitätsstörungen.

28. Vorlesung.

Nervenkrankheiten IV.

Multiple Sklerose, Muskelatrophien, Lues cerebrospinalis, Krankheiten der peripheren Nerven.

Das 20 jährige junge Mädchen suchte die Klinik auf wegen Gehstörungen, an denen sie seit etwa zwei Jahren leidet. Anfangs verspürte sie nur bei längerem Laufen etwas Mattigkeit und leichte Unsicherheit in den Beinen; nach und nach nahmen diese Störungen zu, so daß die Kranke in der letzten Zeit sehr rasch ermüdete und nur noch ganz ungeschickt laufen konnte. Ferner klagte sie über Kopfschmerzen und Schwindel, die sie in den letzten Monaten sehr belästigen. Bei genauem Ausfragen nach weiteren Symptomen gab sie an, daß sie vor einem halben Jahr einen „Blasenkatarrh" hatte; derselbe bestand darin, daß manchmal einige Tropfen Urin spontan abgingen. Aber dieser Zustand besserte sich bald wieder. Ferner hatte sie einmal eine kurze Periode, in der sie beim Blick nach seitwärts alle Gegenstände doppelt sah. Auch das glich sich nach kurzem wieder aus.

Bei der Untersuchung der Patientin finden wir an beiden Beinen Spasmen, wie ich sie Ihnen bei der Besprechung des Apoplektikers neulich demonstriert habe. Beide Beine zeigen bei passiven Bewegungen einen federnden Widerstand. Wir finden sehr lebhafte Patellarreflexe, Patellarklonus, Fußklonus und das BABINSKIsche Zehenphänomen. Des weiteren ergibt der neurologische Status ein Fehlen der Bauchdeckenreflexe. An den Armen finden sich etwas lebhafte Knochenhautreflexe, sonst nichts; alle Bewegungen werden sicher ausgeführt; die Sensibilität zeigt nirgends eine gröbere Abweichung. An den Hirnnerven finden wir keinerlei Abnormes; Sensorium, Psyche und Sprache zeigen nichts Auffälliges.

Die Diagnose, wenn wir sie aus dem Untersuchungsbefund ableiten wollen, wird uns im Gegensatz zu den bisherigen Fällen die größten Schwierigkeiten bereiten. Die Spasmen der Beine, die fehlenden Bauchdeckenreflexe mit den etwas lebhaften Armperiostreflexen beweisen uns eine Erkrankung des ersten motorischen Neurons, der Pyramidenbahn, aber an welcher Stelle derselben, ist zunächst ganz unklar. Wir könnten noch nicht einmal sagen, ob die Erkrankung im Zerebrum oder im Rückenmark ihren Sitz hat. Einen überaus wichtigen Fingerzeig in dieser Hinsicht geben uns nun aber die Kopfschmerzen, die Schwindelanfälle und vor allem die Sehstörungen, von denen uns die Kranke erzählt. Diese deuten mit Sicherheit auf das Zerebrum als Sitz der Krankheit hin und lassen eine rein spinale Affektion entschieden ausschließen. Aber zu einer weiteren Lokaldiagnose im Gehirn, geschweige denn zu einem Schluß auf die Art des Prozesses reicht das auch noch nicht. Wir wollen deshalb einen anderen Weg der Diagnosenstellung einschlagen und wollen einmal die Frage stellen: Welche Krankheiten kommen vorzugsweise in

Betracht, wenn wir bei einem jüngeren Individuum Spasmen an den Beinen vergesellschaftet mit zerebralen Erscheinungen finden? Da muß jedem sofort die multiple Sklerose einfallen als die bei weitem häufigste Krankheit, die hier erwogen werden muß.

Wie die Erfahrung lehrt, muß man eine multiple Sklerose vermuten, wenn sich bei jüngeren Leuten etwa zwischen 15 und 30 Jahren Spasmen an den Beinen mit den für Pyramidenbahnaffektion charakteristischen Reflexanomalien allmählich entwickeln. Eine ausschließliche und isolierte Erkrankung der Pyramidenbahnen, die sog. Seitenstrangsklerose oder auch spastische Spinalparalyse genannt, kennen wir als eine nicht häufige familiäre Erkrankung; ferner kommen auf dem Boden der Lues ganz ähnliche Krankheitsbilder vor. Hiervon abgesehen sind Seitenstrangsklerosen so selten, ja ihre selbständige Existenz vielleicht sogar so strittig, daß wir praktisch gar nicht damit zu rechnen brauchen. Wenn ein derartiger beiderseitiger spastischer Symptomenkomplex bei jüngeren Leuten vorliegt, so wie hier, sollen wir stets eine multiple Sklerose vermuten, selbst wenn alle Erscheinungen von seiten des Zerebrums noch fehlen. Die Erfahrung zeigt, daß sich weitere eindeutige Symptome für multiple Sklerose später noch einzustellen pflegen. Welche sind das?

Die klassischen Symptome der multiplen Sklerose, auf Grund deren CHARCOT seiner Zeit die multiple Sklerose als eigenes Krankheitsbild gezeichnet hatte, sind: eine eigentümliche, abgehackte buchstabierende, sog. skandierende Sprache, ferner ein Nystagmus und schließlich ein Intentionstremor. Derselbe besteht in grobzittrigen, mehr schwankenden Bewegungen in den großen Gelenken, besonders der Arme, die vorzugsweise bei intendierten Bewegungen auftreten. Hierdurch unterscheiden sie sich von dem sog. Gliederzittern der Paralysis agitans, das, wie oben erwähnt, die kleinen Gelenke befällt, in der Ruhe dauernd vorhanden ist und durch Bewegungen eher gehemmt wird. Von der CHARCOTschen Trias findet man in beginnenden Fällen am ehesten den Nystagmus. Aber auch jedes andere zerebrale Symptom, so wie hier Kopfweh und Schwindelanfälle, die an sich vieldeutig sein können, sind in solchen Fällen wichtig, weil sie auf eine Mitbeteiligung des Zerebrums hinweisen und damit eine rein spinale Erkrankung ausschließen lassen. Hier bei unserer Patientin waren die anamnestischen Angaben über Blasenstörungen und besonders die vorübergehenden Doppelbilder für eine multiple Sklerose so gut wie beweisend. Als eindeutiger Beweis hätte ferner eine temporale Abblassung der Papille zu gelten, öfters verbunden mit einem zentralen Skotom, welche schon in ganz frühen Stadien relativ häufig gefunden wird. Vor einer Verwechslung mit Hysterie, die in den Anfangsstadien erfahrungsgemäß leider recht häufig unterläuft, müssen die Reflexanomalien an den Beinen unbedingt schützen. Die Lumbalflüssigkeit zeigt auch im Beginn meistens schon eine Lymphozytose, womit jedenfalls eine Hysterie auszuschließen ist. Sie sehen, es handelt sich hier um sehr mannigfache Symptome, die weder auf einen einzelnen umschriebenen Herd, noch auf ein funtionell einheitliches System zurückzuführen sind.

Beginn und Verlauf der multiplen Sklerose kann recht verschieden sein. Die meisten Fälle setzen, so wie hier, sehr allmählich mit Gehstörungen ein. Dieselben sind teils durch Schwäche, teils durch Spasmen und teils durch Unsicherheit in den Beinen bedingt und werden durch eine Neigung des Rumpfes zum Schwanken manchmal noch kompliziert. Die Analyse dieser Bewegungsstörung ist schwierig und noch nicht in allem geklärt. Die Unsicherheit in den Beinen ist teilweise wohl gleich der Ataxie des Tabikers, also durch eine Störung in der zentripetalen Zuleitung zum Zentralorgan bedingt; teilweise mögen aber auch zentrifugale, motorische Innervationsanomalien mit hineinspielen. Die Unsicherheit der Rumpfhaltung ist anderer Natur; sie ist wahrscheinlich aufs engste verwandt mit derjenigen Ataxie, welche man bei Kleinhirnaffektionen häufig sieht. Es fehlt hier die Regulation bzw. die Mitarbeit für die „Gemeinschaftsbewegungen", das Gehen und Stehen.

Sensible Störungen objektiver Natur, am ehesten als Hypästhesien an den Händen, spielen bei der multiplen Sklerose praktisch keine große Rolle, wenn sie auch fast niemals völlig fehlen. Subjektive Gefühlsstörungen, allerlei Parästhesien sind häufig. Wichtiger sind vorübergehende Blasenstörungen und flüchtige Augenmuskellähmungen, wie sie bei unserer Patientin hier auch vorhanden waren, sowie eine ebenfalls rückbildungsfähige, meist einseitige Sehstörung (auf einer retrobulbären Neuritis beruhend). Kurz erwähnen möchte ich noch die eigentümlichen, zwangsweise auftretenden Anfälle von Lachen und Weinen. Man sieht dieselben öfters schon in frühen Stadien der Krankheit und sie sind unabhängig von den Intelligenzdefekten, welche in den letzten Perioden manchmal auftreten.

Im Gegensatz zu den Fällen mit schleichender Entwicklung der Symptome sind apoplektiforme Anfälle im Beginne nicht ganz selten. Jüngere Leute, die bis dahin gesund waren, werden plötzlich von Lähmungen (Arm, Bein, Hirnnerven) befallen, welche großenteils bald zurückgehen. Überhaupt ist die Rückbildungsfähigkeit der Symptome für die multiple Sklerose sehr charakteristisch, und es läßt sich bei genauem Erheben der Anamnese häufig feststellen, daß flüchtige motorische Störungen dem Ausbruch ernsterer Erscheinungen länger vorangegangen sind. Wieder andere Fälle treten unter dem ausgesprochenen Bilde der Herderkrankungen auf und können dadurch als Tumor imponieren. Der Verlauf ist bei allen Formen meist sehr protrahiert, oft über viele Jahre hin. Stillstände und weitgehende Besserungen kommen in jedem Stadium vor.

Pathologisch anatomisch findet man zahlreiche sklerotische (gliomatöse?) Herde im Gehirn und Rückenmark, die sich schon makroskopisch scharf abheben. Innerhalb derselben sind die Achsenzylinder großenteils erhalten und es fehlen die sekundären Degenerationen, welche sich sonst an Herde im Gehirn und Rückenmark anzuschließen pflegen. Hiermit dürfte in Einklang zu bringen sein, daß es eigentlich niemals zu völligen Lähmungen kommt. Die Regellosigkeit, mit welcher die Herde verteilt sind, bedingt es, daß klinisch die allerverschiedensten Bilder auftreten können. Ja es ist in Anbetracht der wechselnden

Verteilung der Herde im Gehirn und Rückenmark beinahe erstaunlich, daß eine relativ große Zahl der Fälle eine gewisse Gleichartigkeit der Symptome aufweist. In bezug auf die Ätiologie vermuten manche neuerdings eine infektiöse Genese; sie stützen sich darauf, daß bei Tieren nach Verimpfung von Blut und Liquor von frisch Erkrankten einige Male Spirochäten gefunden worden sind. Auch die in frischen Fällen häufig vorhandenen perivaskulären Infiltrate im Gehirn sprechen für eine entzündliche Natur. Aber die Tatsache, daß man zur pathologisch-anatomischen Untersuchung meist nur ganz alte Fälle mit vielen sekundären Veränderungen bekommt, erschwert die Beurteilung erheblich. Ich möchte vorläufig noch STRÜMPELLS Annahme von der „endogenen Anlage" für die wahrscheinlichste halten. Daß die multiple Sklerose vorzugsweise bei jüngeren Leuten auftritt (zwischen 18 und 30 Jahren) habe ich schon erwähnt; auffallend ist ihre Häufigkeit bei der Landbevölkerung. Was die Therapie betrifft, so sieht man vor allem die Gehstörungen nach einer mehrwöchigen Ruhebehandlung mit indifferenten Bädern sich oftmals bessern. Das wollen wir hier auch versuchen. Über den Nutzen der neuerdings empfohlenen Silbersalvarsankuren besteht noch keine Einigkeit.

An ein Krankheitsbild, das differentialdiagnostisch in Frage kommen kann, will ich noch kurz erinnern; freilich wird dasselbe erst in den letzten Jahren mehr studiert. Wir kennen es deshalb noch nicht genau genug und können über seine Häufigkeit nichts Sicheres aussagen, ich meine die funikuläre Myelitis. Die Myelitis ist überhaupt noch ein Sorgenkind. Wie ich bei der Rückenmarkskompression schon erwähnt habe, nennt der Kliniker allerlei Erweichungsprozesse „Myelitis", auch wenn sie anatomisch keine richtige Entzündung darstellen. Echte Myelitiden treten nach akuten Infektionskrankheiten auf, und zwar entweder in Form von multiplen kleinen Herden oder einem großen Herd, der dann meist den ganzen Querschnitt befällt. Die Symptome hängen dann ganz ab von dem Sitz der Herde im Rückenmark oder im Gehirn. Eine Myelitis disseminata ist recht selten. Eher sieht man unter solchen Umständen Querschnittsymptome auftreten, eine Myelitis transversa (meist dorsalis). Vielleicht stellt die später zu erwähnende LANDRYsche Lähmung (siehe Seite 444) eine solche Myelitis dar. Die Prognose aller dieser Myelitisformen, soweit sie nicht luetisch sind, ist sehr ernst, die Therapie rein symptomatisch (Cave decubitus). Nur die gelegentlichen Fälle in der Gravidität sind prognostisch günstiger.

Als funikuläre Myelitis wird neuerdings eine Krankheit beschrieben, bei der man entzündliche oder Erweichungsherde zwar multipel, aber doch nur innerhalb der Hinterstränge, der Pyramidenseitenstränge und der Kleinhirnseitenstränge trifft. Diese Fälle gehören wohl der Gruppe an, die bisher in unverbindlicher Weise als kombinierte Systemerkrankung zusammengefaßt wurde. Es handelt sich aber hier nicht um eine systematische Degeneration bestimmter Bahnen, wie wir es doch bei einer Systemerkrankung im Auge haben, sondern um multiple Einzelherde, die freilch in auffälliger Weise nur innerhalb bestimmter Systeme auftreten. Wenn die Hinterstränge bevorzugt sind, treten tabesähnliche Bilder auf; häufiger sind aber die Herde in den Pyramiden- und Kleinhirn-Seitenstrangbahnen und dann kann infolge der Spasmen und der Ataxie die Unterscheidung von einer multiplen Sklerose ungemein schwierig sein.

Die funikuläre Myelitis tritt nicht, wie die oben genannten Formen, akut-infektiös auf, sondern sie entwickelt sich langsam, wie spontan. Sie scheint die anatomische Unterlage darzustellen für die spinalen Krankheitsbilder, die man bei perniziöser Anämie und ähnlichen schweren Allgemeinerkrankungen seit langem kennt.

Von den Systemerkrankungen, welche ausschließlich die motorischen Bahnen befallen, sind die meisten von geringerer praktischer Wichtigkeit, so daß ich mich mit einigen ganz kurzen Hinweisen begnügen möchte. Das Gemeinsame aller dieser Affektionen ist, daß sie sich streng auf die motorische Sphäre beschränken; Sensibilität sowie Blase und Mastdarm bleiben völlig frei. Soweit sie im zweiten motorischen Neuron lokalisiert sind, zeigen sie natürlich die oben erwähnten diesbezüglichen Charakteristika (degenerative Atrophie usw.). In diese Gruppe gehören die „Muskelatrophien", von denen man drei Formen unterscheidet: die spinale Muskelatrophie (Type Duchenne-Aran), die neurale Muskelatrophie (Peroneal-Vorderarmtyp) und die myopathische Muskelatrophie, gewöhnlich genannt „Dystrophia musculorum progressiva". Bei der ersten sind die Vorderhornganglienzellen infolge chronisch progressiver Degeneration erkrankt, bei der zweiten der periphere Nerv und bei der dritten der Muskel selber. Eine Unterscheidung am Krankenbette ist dadurch ermöglicht, daß jede der drei Formen bestimmte Muskelgruppen bevorzugt. Die spinale Muskelatrophie beginnt stets an den kleinen Handmuskeln, speziell dem Daumen und Kleinfingerballen, dann folgen die Strecker des Unterarms, dann meist der Deltoideus. Die Beine atrophieren für gewöhnlich später und geringer. Die gelähmten Muskeln zeigen als Reizsymptome der erkrankten Vorderhornganglienzellen fibrilläre Muskelzuckungen. Die neurale Muskelatrophie lokalisiert sich hauptsächlich in den Streckmuskeln der Unterschenkel und der Unterarme. Von dem Gesetze, daß alle Muskelatrophien die Sensibilität völlig verschont lassen, kommen hier gelegentlich einige Ausnahmen vor; die Lokalisation der Erkrankung im Nerven bringt es mit sich, daß die sensiblen Bahnen manchmal etwas mitbefallen werden. Die Muskeldystrophie schließlich befällt die langen Rückenmuskeln, den Schulter- und Beckengürtel und den Quadrizeps, manchmal auch die Gesichtsmuskulatur. An Stelle der atrophischen Muskeln finden sich meistens ausgedehnte Fettwucherungen. Wegen ihres hauptsächlichen Vorkommens bei Kindern heißt sie auch die „juvenile Form" der Muskelatrophie. Sie ist die häufigste von allen. Sie werden während Ihrer klinischen Semester sicher einmal demonstriert bekommen, wie solch ein kleiner Patient, wenn er sich aus dem Liegen aufrichten soll, wegen seiner atrophischen Rücken- und Beckenmuskeln in höchst charakteristischer Weise „an sich emporklettert". Die neurale und die juvenile Form treten familär und hereditär auf. Alle diese Muskelatrophien bedrohen das Leben nicht direkt. Bei leichten Fällen ist die Arbeitsfähigkeit oft wenig beeinträchtigt (d. h. wenn der Patient den guten Willen dazu hat). Viele schwerere Fälle sind völlig leistungsunfähig. Die Kranken fristen manchmal ihr Leben damit, daß sie sich als „interessante Fälle" in Kliniken demonstrieren lassen; die schwersten sind meist in Versorgungshäusern u. dgl. untergebracht.

Im Gegensatze dazu ist eine diesen Muskelatrophien völlig parallele Erkrankung des Gehirns von hoher praktischer Wichtigkeit, nämlich die progressive Bulbärparalyse. Sie befällt, genau wie die spinale Muskelatrophie die motorischen Vorderhornganglienzellen, die entsprechenden Kerne im Bulbus. Die Atrophie der Hirnnervenkerne führt zu einer Sprachbehinderung (Anarthrie) und vor allem zu Schlingstörungen; dadurch stellt die progressive Bulbärparalyse einen außerordentlich ernsten und lebensbedrohlichen Zustand dar. Auch verschiedene akute Prozesse, Blutungen oder Entzündungen u. dgl. können zu dem gleichen Bilde der Bulbärlähmung führen. Gerade die akuten Fälle sind besonders ungünstig. Trotz aller Pflege, künstlicher Ernährung mit der Schlundsonde usw. gehen die Kranken meist bald an Schluckpneumonie zugrunde. Etwas weniger schwer pflegt die „Pseudobulbärparalyse“ zu verlaufen. Die Symptome sind ähnlich; aber die Erkrankung sitzt nicht in den Kernen des Bulbus, sondern es sind die supranukleären Bahnen durch multiple arteriosklerotische Erweichungen in beiden Hemisphären befallen. Als recht seltene, aber wegen ihrer ebenfalls absolut ungünstigen Prognose praktisch wichtige Erkrankung erwähne ich noch die amyotophische Lateralsklerose. Dieselbe stellt eine systematische Degeneration sämtlicher motorischer Bahnen dar, nämlich der Pyramidenbahnen von der Hirnrinde durch das ganze Rückenmark, sowie der Vorderhornganglienzellen im Bulbus und ebenso im Rückenmark. Damit bildet sie gewissermaßen eine Vereinigung der progressiven Bulbärparalyse mit der spinalen Muskelatrophie. Die Degeneration der Pyramidenbahnen kommt in einer Reflexsteigerung zum Ausdruck. Da der Muskelschwund sich an den Beinen erst später und nur in geringerem Grade auszubilden pflegt, zeigen sich hier alle oben besprochenen spastischen Erscheinungen und Reflexanomalien. Die Kranken gehen meist an ihrer Bulbärlähmung zugrunde.

Neben den bisher erwähnten rein degenerativen Erkrankungen möchte ich noch eine entzündliche erwähnen, welche ebenfalls auf die motorischen Bahnen beschränkt bleibt, nämlich die Poliomyelitis acuta anterior. Wie der Name besagt, ist das eine in den grauen Vorderhörnern lokalisierte akute Entzündung, offenbar infektiöser Natur. Sie ist ziemlich allgemein bekannt unter dem Namen „spinale Kinderlähmung“. In den letzten beiden Jahrzehnten ist sie in verschiedenen Gegenden in teilweise recht ausgedehnten Epidemien aufgetreten. Der Beginn ist akut mit hohem Fieber. Rasch treten atrophische Lähmungen an Armen und Beinen auf, welche sich aber meist teilweise wieder zurückbilden. Kindern mit Residuen dieser Krankheit, d. h. mit atrophischen Lähmungen einzelner Beinmuskeln werden Sie in der chirurgischen und orthopädischen Klinik begegnen, wo durch Transplantationen, durch Gehapparate u. dgl. oft wesentliche Besserungen der Gehstörung erzielt werden.

Ich hatte Ihnen an der Hand dieser Fälle vor allem zeigen wollen, wie man bei jeder Nervenkrankheit zunächst bestrebt sein soll, die Diagnose aus den Symptomen anatomisch abzuleiten, wie man aber manchmal hierauf verzichten muß und sich dann bemüht, den Symptomenkomplex als Ganzes einem der bekannten Krankheitsbilder anzupassen.

Ich habe zu wiederholten Malen auf luetische Erkrankungen des Zentralnervensystems hingewiesen. Die ungemein große praktische Wichtigkeit derselben läßt eine kurze zusammenfassende Besprechung angezeigt sein. Wir verstehen unter dem Namen Lues cerebrospinalis diejenigen Erkrankungen, denen histologisch spezifisch-syphilitische Veränderungen zugrunde liegen; die Tabes und Paralyse meinen wir nicht damit, trotzdem dieselben sich auch nur auf luetischer Basis entwickeln. Tabes und Paralyse sind Erkrankungen des Ektoderms. Die Lues cerebrospinalis ist stets mesodermal. Tabiker und Paralytiker stecken so gut wie niemals an und antiluetische Behandlung ist fast immer erfolglos; daß man neuerdings bei diesen Erkrankungen auch Spirochäten findet, hat an diesen alten Erfahrungstatsachen nichts geändert, und die Sonderstellung, die Tabes und Paralyse als „metaluetische Erkrankungen" der Lues cerebrospinalis gegenüberzustellen, hat klinisch nach wie vor seine Berechtigung.

Wenn es sich bei der Lues cerebrospinalis anatomisch wohl auch in allen Fällen um ein gleichzeitiges Befallen von Gehirn- und Rückenmark handelt, so kann klinisch doch häufig die Affektion des Gehirns oder des Rückenmarks ganz ausschließlich das Bild beherrschen. Ob leichte Allgemeinerscheinungen, welche häufig einige Wochen nach der Infektion, d. h. also im zweiten Stadium der Lues auftreten, Zeichen einer geringen Meningitis sind, ist mangels autoptischer Befunde nicht sicher zu beantworten; aber es ist doch recht wahrscheinlich, da die Liquoruntersuchung in diesem Stadium öfters die für Lues cerebrospinalis charakkteristischen Veränderungen zeigt. Bei energischer Behandlung und unter günstigen Bedingungen vergehen die subjektiven Erscheinungen und der Liquor wird wieder normal. Die eigentliche Lues cerebrospinalis gehört dem Tertiärstadium an. Die Hirnlues kann freilich viel früher auftreten als die spinale Form, häufig schon kurz nach der Infektion im ersten oder zweiten Jahre.

Bei der Hirnlues lassen sich histologisch mehrere Bilder streng trennen, nämlich eine Meningitis luetica (das sind diffuse infiltrierende Prozesse ohne Neigung zu eitrigen Einschmelzungen), ferner echte Gummata von Stecknadelkopf- bis Kirschsteingröße und außerdem die sog. Endarteriitis syphilitica obliterans. Der letztere Prozeß beginnt zwar histologisch in der Media und Adventitia, dehnt sich aber dann vor allem in der Intima aus; die hieraus folgenden Verengerungen des Gefäßlumens bedingen die Symptome. Ob es daneben noch eine echte syphilitische Enzephalitis gibt, ist strittig. Meistens kombinieren sich mehrere Prozesse, vor allem die gummöse Meningitis mit der Entwicklung vieler kleiner Gummata. Ihr gemeinsamer Sitz pflegt die Basis zu sein. Es dominieren unter den Symptomen die Lähmungen einzelner Hirnnerven, speziell des Okulomotorius (auch totale Pupillenstarre), aber auch fast alle anderen Hirnnerven können beteiligt sein. Charakteristisch für Lues ist das rasche Kommen und das manchmal rasche Verschwinden der Paresen. Das Gumma, wenn es solitär auftritt, macht die Symptome des Tumors. Die Lokalsymptome sind natürlich genau die gleichen, die allgemeinen Hirndruckzeichen pflegen aber geringer zu sein, als bei den echten Tumoren. Ich verweise Sie auf das beim Hirntumor Gesagte. Die Endarteriitis syphilitica führt infolge Gefäßverschlusses zu den Erscheinungen der Apoplexie, bzw. Thrombose, je nach der Geschwindigkeit und dem Grade, mit der das Gefäßlumen unwegsam wird. Der Sitz der Erkrankung ist meist die Basilaris oder ihre Nebenäste. Deshalb sieht man neben der typischen Hemiplegie nicht ganz selten alternierende Hemiplegien oder auch Tri- und Quadriplegien bei Sitz im Hirnstamm. Wenn nacheinander Verschlüsse an verschiedenen Stellen auftreten, können natürlich die mannigfachsten komplizierten Bilder entstehen.

Die Diagnose der Lues cerebrospinalis sollte eigentlich nicht verfehlt werden, sofern man bei jeder derartigen Affektion, welche sich nicht ganz einwandfrei einem klaren, typischen Krankheitbilde einfügt, daran denkt und die bekannten vier Reaktionen ausführt. Das ist die WASSER-MANNsche Reaktion im Blute, ferner im Liquor (und zwar sowohl nach der klassischen Methode mit kleinen Liquormengen, als auch mit steigenden Mengen); ferner die Zählung der Lymphocyten in der Lumbal-flüssigkeit (normaliter nicht über 10 in 1 cmm) und die Prüfung ihres Globulingehaltes mit Ammoniumsulfat, die sog. Phase I Reaktion nach NONNE. Bei der Paralyse sind alle vier Reaktionen so gut wie immer positiv. Bei der Tabes pflegt eine Lymphocytose des Liquor und die Phase I Reaktion fast niemals zu fehlen; aber der Wassermann im Blute ist bei der Tabes nur etwa in $^2/_3$ der Fälle positiv. Der Wasser-mann im Liquor ist nach der Originalmethode meistens negativ, mit großen Mengen Liquor wird er fast immer positiv. Bei der Lues cerebro-spinalis ist der Befund dem der Paralyse außerordentlich ähnlich, nur ist vielleicht der Wassermann im Blute nicht ganz so regelmäßig po-sitiv. Hier helfen uns die Reaktionen mehr zur Unterscheidung der Lues cerebrospinalis gegenüber nicht syphilitischen Erkrankungen.

Neben, bzw. an Stelle der Wa-Reaktion, deren Ausführung kostspielig und umständlich ist, werden jetzt meist die SACHS-GEORGIsche oder die MEINECKE-sche Reaktion ausgeführt. Diese streben an, die Globulinveränderungen, wel-che bei der Wa-Reaktion mit Hilfe von Komplementablenkung beim Hämolyse-versuch nachgewiesen werden, durch Kolloidausflockung sichtbar zu machen. Man erreicht dies durch Zusatz von Cholesterin zu den bei der Reaktion ver-wendeten lipoidhaltigen Organextrakten. Beide Reaktionen, wenigstens ihr posi-tiver Ausfall, gelten als nicht ganz so zuverlässig, wie der Wassermann. Eine einfache Globulinfällung, ebenso wie NONNES Phase I Reaktion ist die PANDY-sche Reaktion, bei welcher man einen Tropfen Liquor zu gesättigter Karbol-säurelösung zusetzt; man beobachtet dann, ob nur eine geringe Opaleszenz oder eine Trübung auftritt. Jede deutliche Trübung bedeutet Eiweißvermehrung und damit eine organische Erkrankung; mehr ist damit nicht gesagt.

Mit Hilfe der sog. Kolloidreaktionen ist es möglich, noch feinere Unter-schiede in der Zusammensetzung des Liquor, besonders hinsichtlich Art und Menge der Eiweißkörper festzustellen. Bei diesen Kolloidreaktionen wird den verschiedenen Liquorverdünnungen kolloidale Gold- bzw. Mastixlösung zugesetzt und nach bestimmter Zeit die aufgetretene Trübung, bzw. Fällung abgelesen. Bei Tabo-Paralyse, bzw. Lues cerebri und Meningitis ergeben diese Reaktionen charakteristische Kurven, so daß diese Proben oft diagnostisch wertvolle Hin-weise liefern. Bei anderen Erkrankungen, wie Enzephalitis, Tumoren, multiple Sklerose ist der Ausfall dieser Probe weniger gesetzmäßig und deshalb dia-gnostisch weniger gut verwertbar.

Die Unterscheidung der Lues cerebri von der progressiven Paralyse kann gelegentlich recht schwierig sein. Meist überwiegen freilich bei der Paralyse die psychischen Symptome über die neurologischen. Die letzteren bestehen in Pupillenstarre (reflektorischer oder absoluter), Sehnervenatrophie, Augenmuskellähmungen, Verluste der Patellarreflexe und der ungemein wichtigen und charakteristischen Artikulationstörungen, welche beim Aussprechen bestimmter Worte (z. B. dritte reitende Artilleriebrigade) deutlich wird.

Die psychischen Defekte bei der Paralyse können mannigfacher Art sein. Am wichtigsten und häufigsten sind die Urteilslosigkeit (Größenwahn) und Vergeßlichkeit, daneben Charakteränderungen usw.; alles das kommt dem Kranken niemals zum Bewußtsein. Die Kranken vernachlässigen ihre beruflichen, familiären usw. Pflichten. Leute, die sonst zu den Korrektesten gehört haben, werden salopp in ihrem Benehmen. Die ethischen Empfindungen gehen oft auffallend zurück; manche werden jähzornig, andere wieder stumpf und abnorm beeinflußbar. In vielen Fällen geht die Fähigkeit des Rechnens sehr frühzeitig zurück. Auffallenderweise werden alle diese Symptome infolge ihrer langsamen Entwicklung von der unmittelbaren Umgebung des Kranken relativ lange gar nicht bemerkt oder wenigstens in ihrem Ernste nicht richtig bewertet. Aber der kundige Blick des Arztes sieht oft schon in diesem Stadium im ersten Moment an dem leeren Gesichtsausdruck des Kranken, daß in seinem Geistesleben verhängnisvolle Umwälzungen Platz gegriffen haben. Der Beginn ist aber manchmal auch plötzlich, wie bei einer akuten Psychose, manchmal in Form eines Anfalles, welcher einer atypischen Apoplexie oder Epilepsie od. dgl. ähneln kann. Nicht selten (und gerade für die innere Klinik, bzw. für die allgemeine Praxis wichtig) ist der allmähliche Beginn mit einem depressiven, pseudoneurasthenischen Stadium. Bei einem früher gesunden Manne, der im Alter von etwa 30—40 Jahren an scheinbar neurasthenischen Beschwerden erkrankt, soll man stets eine progressive Paralyse argwöhnen und durch Prüfung der hier angeführten neurologischen und psychiatrischen Symptome, sowie durch Anstellung der Wassermannschen Reaktion im Blut und Liquor dem Verdachte nachgehen. Daß die neurologischen Symptome sämtlich fehlen können, möchte ich nachdrücklich betonen. Weitere Einzelheiten über den Verlauf der Paralyse und über die modernen therapeutischen Versuche mit Malariaimpfung überschreiten den Rahmen dieser Vorlesungen.

Die spinale Lues ist, wenn man die Tabes als Metalues nicht mit einzieht, weniger häufig als die zerebrale Form und sie spielt auch unter den Rückenmarkserkrankungen zahlenmäßig keine große Rolle. Sie gehört meist einer späteren Periode an als die Lues cerebri, sofern man von den geringfügigen sensiblen Reizerscheinungen der Sekundärperiode absieht. Anatomisch besteht die Lues spinalis aus einer Kombination von Myelitis und Meningitis. Klinisch stehen meist Pyramidenbahnsymptome an Armen und Beinen (Reflexsteigerung, Babinski usw.) im Vordergrund. Daneben klagen die Kranken über starke ziehende Schmerzen, sowie öfters über Blasen- und Mastdarmstörungen, viel stärker und anhaltender als es bei der multiplen Sklerose der Fall ist; deren Abgrenzung kann ohne die vier Reaktionen manchmal recht schwierig sein. Flüchtige Hirnnervenlähmungen kommen bei beiden vor. Wie bei einer diffusen Erkrankung nicht anders zu erwarten, können gelegentlich alle anderen Rückenmarkskrankheiten auch einmal vorgetäuscht werden. So können bei Affektionen der Hinterstränge einmal die Reflexe fehlen und dadurch kann eine Pseudotabes syphilitica zustande kommen, doch treten hier die Rückenmarkserscheinungen häufig flüchtiger auf. Als eine leidlich typische Form hat ERB die syphilitische Spinalparalyse herausgehoben. Hier entwickeln sich spastische Lähmungen ganz langsam, wie bei der degenerativen, nicht syphilitischen Form. Aber die motorische Schwäche pflegt auffallend gering zu sein und es bestehen stets starke Blasenstörungen. Wenn man diese ERBsche Spinalparalyse nicht als selbständige, echte Systemerkrankung auf syphilitischer Basis ansieht sondern als einen relativ häufigen klinischen Symptomenkomplex bei der diffusen Rückenmarkslues, wird sie ziemlich allgemein anerkannt.

Das Problem, wie die spezifische Behandlung der Lues die luetischen und metaluetischen Nervenerkrankungen beeinflußt, ist eines des umstrittensten und sorgenvollsten. Daß die derzeitige Syphilisbehandlung, selbst bei gründlichster Durchführung, keinen Freibrief gegenüber nervösen Nachkrankheiten bedeutet, ist leider unbestreitbar und wird von den Gegnern des Quecksilbers und des Salvarsans bekanntlich weitgehendst für ihre Zwecke ausgenützt. Diese Leute verweisen gern auf die mit Syphilis durchseuchten, unzivilisierten Länder, in denen Tabes und Paralyse überhaupt nicht vorkommen sollen. Sie vergessen dabei zu betonen, daß die Nichtbehandlung dort die schwersten tertiären Formen der Lues an Schleimhäuten, Knochen usw. zu etwas Alltäglichem macht und diese dadurch zur dauernden Quelle der Durchseuchung der ganzen Bevölkerung werden. Unsere Luesbehandlung läßt die schweren destruierenden Spätformen an Knochen und inneren Organen so gut wie niemals aufkommen und sie mindert die Ansteckungsgefahr auf ein Minimum; extragenitale Infektionen, die sog. Syphilis insontium gehören doch bei uns zu den größten Seltenheiten. Aber vielleicht ändert unsere Therapie den Immunitätszustand der Behandelten gerade inbezug auf die Hirn- und Rückenmarkserkrankungen in ungünstigem Sinne. Diese Krankheiten würden dann gewissermaßen den Kaufpreis darstellen, für den die Mehrzahl der Bevölkerung frei von Lues bleibt. Ob das Salvarsan gegenüber der klassischen Quecksilber- und Jodbehandlung bei der Lues cerebrospinalis mehr hilft, wird stark angezweifelt und erfahrene Kliniker bedienen sich immer noch am liebsten der klassischen Schmierkur. Auf jeden Fall ist zu warnen vor einer ungenügenden Salvarsanbehandlung. Auf deren Konto werden die Neurorezidive (Hirnnervenlähmungen, die während der Salvarsanbehandlung auftreten, aber bei rascher, energischer Fortführung völlig zurückgehen) geschoben. Man sagt ferner neuerdings gerne, daß eine ungenügende Salvarsanbehandlung die Latenzzeit zwischen Infektion und dem Auftreten der nervösen Nachkrankheiten verkürzt. Alle derartigen Angaben sind stets mit großer

Skepsis aufzunehmen und ich möchte daran erinnern, daß NAUNYN in Straßburg schon vor vielen Jahren, lange vor der Salvarsanära, zu betonen pflegte, daß die Hirnlues eine häufige Frühform der Lues sei, oft schon im ersten Jahre nach der Infektion, aber sie werde meist nicht richtig erkannt.

Nach der Besprechung der wichtigsten von den großen Nervenkrankheiten möchte ich noch einige kleinere Fälle kurz zeigen.

Der kräftige Mann mit der gesunden Gesichtsfarbe, den Sie hier im Bett sehen, klagt über Schmerzen im rechten Bein; sie ziehen vom Gesäß den ganzen Oberschenkel bis zum Unterschenkel hinunter. Der Kranke liegt etwas auf der linken Seite und hält das rechte Bein leicht gebeugt und ein wenig nach außen gedreht. Diese Haltung hält er stets inne. Solche Eigentümlichkeiten sind oft diagnostisch wichtig. Denn jedermann pflegt bei allen schmerzhaften Affektionen instinktiv eine Stellung einzunehmen, in welcher die Schmerzen am geringsten sind. So ist gelegentlich eine Täuschung oder mindestens eine Übertreibung leicht nachzuweisen, wenn ein Kranker eine Körperhaltung einnimmt, welche mit seinen Klagen unvereinbar ist. Beim Abtasten des Gesäßes und Beines bereitet es dem Kranken jedesmal lebhafte Schmerzen, wenn man auf den N. ischiadicus drückt, also z. B. zwischen Trochanter und Tuber ischii und ebenso im weiteren Verlauf des Nerven. Hierdurch wird eine Affektion des N. ischiadicus nahegelegt und damit stimmt seine Haltung auch gut überein. So wie der Kranke hier liegt, entspannt er seinen Ischiadikus. Jeder Druck, jede Dehnung tut ihm offenbar weh. Das Gebundensein an den Verlauf eines bestimmten sensiblen Nerven, Steigerung der Schmerzen bei jeder Berührung desselben, Dehnung od. dgl. sind wichtige Kriterien, um Schmerzen als „Neuralgie" anzusprechen und von anderen, z. B. diffusen rheumatischen, abzutrennen. Hiernach können wir bei dem Kranken eine Neuralgie des Ischiadikus, eine Ischias, annehmen.

Auf der Eigenschaft, bei Dehnung des Nerven Schmerzen zu verursachen, beruht folgendes Symptom: Man kann den Oberschenkel bis an den Leib heben, wenn das Bein im Knie gebeugt ist. Aber sobald man es dann im Knie streckt, dabei ein wenig adduziert und nach innen rotiert, wobei der Ischiadikus angespannt wird, empfindet der Kranke ruckartig einen starken Schmerz. Dieses sog. Lasèguesche Ischiasphänomen hat große Ähnlichkeit mit dem Kernigschen Meningitiszeichen. Ein bemerkenswertes Symptom vieler Neuralgien ist das Auftreten der Schmerzen in stärksten Anfällen mit fast schmerzfreien Intervallen dazwischen. Diese Eigenschaft ist bei der Neuralgie des Ischiadikus freilich nicht so ausgesprochen wie bei manchen anderen Neuralgien, z. B. denen im Trigeminus. Hier ist es ganz gewöhnlich, daß die Krankheit ausschließlich in kurzen, aber allerstärksten Schmerzattacken besteht. Beim Trigeminus sind auch Druckpunkte besonders leicht nachzuweisen, nämlich an den Stellen, wo der Nerv aus dem Schädel heraustritt und dort gegen den Knochen gedrückt werden kann, speziell am Foramen supraorbitale und infraorbitale. Bei den Interkostalneuralgien fehlt der paroxysmale Charakter ebenfalls

wie bei der Ichias meistens, während er bei der nicht seltenen Okzi-
pitalneuralgie öfters auch deutlich ist. Bei der Ischias haben wir
manchmal ein objektives Symptom von sicherer Beweiskraft für eine
Ischiadikusaffektion, nämlich das Fehlen des Achillessehnenreflexes.
Da man sonst ausschließlich auf die Angaben des Kranken angewiesen
ist, gewinnt ein solches von den Klagen und dem Willen des Kranken
völlig unabhängiges Zeichen besondere Bedeutung. Es deutet auf eine
neuritische Genese hin; eine solche ist für die Neuralgien überhaupt
möglich, aber nicht sicher. Für eine solche sprechen die öfters nachweisbaren Sensibilitätsstörungen im Bereiche der schmerzenden Hautpartien. Bei dem genaueren Studium derselben ist man neuerdings
auf die etwas überraschende Tatsache gestoßen, daß die Begrenzung
derselben nicht, wie erwartet, den Zonen der peripheren Innervation
entspricht, sondern daß sie der streifenförmigen Anordnung der Rückenmarkssegmente folgt. Hiernach hätten wir den Sitz der Neuralgien
also gar nicht im peripheren Nerven sondern im Rückenmark oder
in den austretenden Wurzeln zu suchen. Erwähnt sei hier auch der
Herpes zoster; es ist das ein bläschenförmiger Ausschlag, welcher
ebenfalls den Rückenmarkssegmenten in seiner Anordnung folgt und
sich häufig mit Neuralgien besonders den Interkostalneuralgien, daselbst
vergesellschaftet. Als seine Ursache werden Entzündungen der Spinalganglien angesprochen. Dementsprechend ist ein solcher Herpes manchmal ein Hinweis auf eine Rückenmarkserkrankung in seiner Höhe.

Die Ursachen einer Neuralgie sind recht häufig unklar. Manchmal
treten sie nach Infektionskrankheiten auf, z. B. Malaria. Viele spricht
man als rheumatisch an, was einem der Patient meist dadurch leicht
macht, daß er eine Erkältung als Ursache anschuldigt. Stets muß der
Urin auf Zucker untersucht werden. Nicht ganz selten sind mechanische Ursachen vorhanden, die den Nerven an irgendeiner Stelle seines
Verlaufs irritieren, und man soll bei jeder Neuralgie gründlich danach
forschen. Bei der Ischias kommen vor allem Prozesse im kleinen Becken
in Betracht; eine Rektal- und eventuell Vaginaluntersuchung darf deshalb niemals versäumt werden. Speziell bei einer doppelseitigen Ischias
soll man sich nicht leicht mit der Diagnose einer „idiopathischen“
Ischias begnügen; eine beiderseitige Ischias ist häufig nur das Symptom
eines im Becken oder an den Knochen lokalisierten oft malignen Prozesses oder einer Spondylitis od. dgl. Interkostalneuralgien deuten öfters
auf organische Veränderungen am Rückenmark oder den Wirbelknochen
hin; Trigeminusneuralgien können vom Ohr, den Nebenhöhlen oder
den Zähnen ausgelöst werden und sind von hier aus dann zu behandeln. Neuralgien bei Diabetes, bei Karzinomen (d. h. ohne daß Metastasen den Nerven drücken) müssen wohl den oben erwähnten postin-
fektiösen in ihrer Genese gleichgestellt werden. Die Neuralgien, die
nach Ausschluß aller solcher Ursachen als „idiopathische“ übrig bleiben,
sind in ihrer Prognose stets etwas fraglich. Eine Reihe von Fällen
heilen bald aus unter geeigneter Behandlung. Bei Ischias ist strenge
Bettruhe unbedingt erforderlich. Von Antipyretizis scheint Chinin
auch bei den nicht mit Malaria zusammenhängenden Neuralgien öfters

besonders wirksam zu sein. Bei den rheumatischen Formen spielen die verschiedenen Arten von Schwitzprozeduren und Wärmeapplikationen, von Medikamenten vor allem Salizylsäure eine wichtige Rolle; aber daneben wird man oft das ganze Heer der modernen Antipyretica noch heranziehen müssen. Der Wert der neuerdings viel empfohlenen Injektionen (Kochsalzlösung, Kokain, bei rein sensiblen Nerven auch Alkohol, bei Ischias auch als epidurale Injektionen) wird recht verschieden beurteilt. Eine leider nicht ganz geringe Zahl von Neuralgien, speziell die Ischias, heilt nicht prompt, sondern zieht sich mit wechselnden Beschwerden recht lange hin und bedingt eine mehr oder weniger große Beeinträchtigung der Arbeitsfähigkeit. Freilich mag bei diesen chronischen Neuralgien meist ein psychogen nervöses Moment mit hineinspielen.

Ich sprach soeben von der Neuritis, d. h. Entzündung des Nerven, als einer der Neuralgie wahrscheinlich aufs engste verwandten Affektion. Die gewöhnlichen Zeichen einer Neuritis sind freilich andere als nur neuralgische Schmerzen. Die Neuritis führt meist vorzugsweise zu motorischen Ausfallserscheinungen. Schmerzen, sowie objektiv nachweisbare Sensibilitätsstörungen können mehr oder weniger hinter den Lähmungen eventuell Atrophien zurückbleiben. Dadurch können sehr wechselnde, manchmal recht schwere Bilder entstehen. Man spricht von einer Neuritis, wenn nur ein Nerv, von einer Polyneuritis, wenn mehrere Nerven befallen sind.

Ein Beispiel für eine nicht seltene Polyneuritisform möchte ich Ihnen hier an einem zweiten Patienten zeigen. Er erkrankte vor zwei Wochen unter leichtem Fieber mit ziehenden Schmerzen in beiden Beinen: bald verspürte er eine Schwäche, welche rasch zunahm und ihn seit einigen Tagen ans Bett fesselt. Wie Sie sehen, kann er seine Beine auf Aufforderung nur wenig und mühsam heben. Wenn wir seine Beine bewegen, so gelingt das in allen Gelenken mühelos. Es ist hier ein wichtiger Unterschied gegenüber den Lähmungen des Apoplektikers und des Spondylitikers der vorigen Stunden. Jene waren spastisch, diese hier sind schlaff. Die Kniesehnenreflexe ebenso die Achillessehnenreflexe fehlen. Hiernach ist die Erkrankung mit Sicherheit in das zweite Neuron zu verlegen. Die Sensibilität ist für alle Qualitäten etwas herabgesetzt. Nach der neulich besprochenen Regel, bei Nervenkrankheiten zunächst nur topographisch anatomisch zu denken, haben wir zu fragen, ob die Affektion im peripheren Nerven oder im Rückenmark in der Höhe der Beinzentren, d. h. im oberen Lumbalmark zu lokalisieren ist. Das Befallensein beider Beine, der paraplegische Typus der Lähmung, leitet zunächst auf das Rückenmark; ein Herd in den Vorderhörnern des oberen Lumbalmarks würde die motorische Lähmung erklären. (Über das elektive Befallensein einzelner Muskeln auf Grund von Rückenmarksherden möchte man sich vielleicht wundern. Dies Verhalten findet seine Erklärung darin, daß in den Vorderhörnern des Rückenmarks jeder Muskel sein besonderes Zentrum hat, so wie auf der Tastatur des Klaviers jeder Ton für sich angeschlagen wird. Zerebrale Herde können durchschnittlich nicht zu Lähmungen einzelner Muskeln führen sondern nur zum

Ausfall koordinierter Bewegungen. Denn im Cortex cerebri gibt es vorzugsweise Zentren für ganze Gruppen von zusammenarbeitenden Muskeln, so wie ein Pianola auf dem Klavier ganze Akkorde anschlägt). Aber alle Prozesse in den Vorderhörnern sind dadurch charakterisiert, daß sie ausschließlich zu motorischen Lähmungen führen; die hier vorhandenen sensiblen Störungen würden dadurch gar nicht erklärt sein. Diese sensiblen Störungen, dazu die Intaktheit von Blase und Mastdarm leiten entschieden mehr auf die peripheren Nerven als Sitz der Erkrankung hin; hier verlaufen Sensibilität und Motilität dicht nebeneinander und können dementsprechend leicht gemeinsam erkranken. Die Annahme einer Neuritis beider Beine ist durchaus erlaubt, da derartige „Polyneuritiden" ein uns geläufiges Krankheitsbild darstellen. Sie treten unter verschiedenen Formen auf. Neben solchen, die akut unter Fieber verlaufen, wahrscheinlich infektiöser Natur sind und sich manchmal an Infektionskrankheiten anschließen, kennen wir auch (besonders bei Alkoholikern) schleichend einsetzende chronische Polyneuritiden. Die Schwäche in den Beinen und das Fehlen der Patellarreflexe lassen dann oft an eine Tabes denken, und man spricht geradezu bei solchen tabesähnlichen Fällen von einer Pseudotabes alcoholica oder peripherica. Die Unterscheidung kann manchmal recht schwierig sein (WASSERMANNsche Reaktion!), da eine Tabes lange Zeit ausschließlich auf die unteren Extremitäten beschränkt bleiben und die Pupillenstarre deshalb anfangs fehlen kann. Für eine Polyneuritis spricht in solchen Fällen die Schmerzhaftigkeit bei Druck auf die Nerven sowie beim Dehnen derselben. Bei Tabikern sind im Gegensatze dazu die Nervenstämme oft auffallend unempfindlich und die Beine lassen sich infolge des verminderten Tonus in den Gelenken manchmal geradezu überstrecken. Die Prognose aller dieser Polyneuritisformen ist im ganzen gut. Sie heilen, wenn auch erst nach langer Zeit; die alkoholischen natürlich nur bei völliger Alkoholabstinenz.

Aber es gibt auch bösartigere Fälle. Sie treten meist ohne nachweisbare Ursache auf, greifen von den Beinen auf die Arme über, können dann die Atmungsmuskeln und den Bulbus befallen und damit zum Tode führen. Von dieser „aufsteigenden" Polyneuritis, auch LANDRYsche Paralyse genannt, ist es übrigens nicht ganz sicher, ob sie wirklich nur in den peripheren Nerven ihren Sitz hat und nicht vielleicht doch vom Zentralorgan ausgeht. Derartige Krankheitsbilder traten im Kriege relativ häufig auf. Die Polyneuritiden sind im ganzen nicht allzu selten, werden aber in der allgemeinen Praxis meistens nicht richtig erkannt.

Wichtig zu kennen sind einige Neuritisformen, die bei bestimmten chronischen Intoxikationen vorkommen und welche einzelne Nervengebiete mit einer auffallenden Regelmäßigkeit bevorzugen. So führen Bleivergiftungen gerne zu Lähmungen der Extensoren der Hand, manchmal beiderseitig, stets nur auf die Motilität beschränkt. Bei Arsenikvergiftungen sieht man neuritische Prozesse an den distalen Teilen aller vier Extremitäten, die manchmal rasch zu Atrophien führen. Bei der Diphtherie habe ich die dort nicht seltenen neuritischen Lähmungen schon erwähnt, vor allem des Gaumensegels und der Akkommodation. Ferner kommen, wenn auch seltener, im Puerperium, dann nach Typhus, Ruhr, Influenza und nach allen möglichen septischen Erkrankungen Neuritiden vor. Als „Neuritis" ist auch die bekannte Fazialislähmung zu deuten. Entsprechend der rein motorischen Natur des Fazialis besteht sie nur in einer Gesichtslähmung ohne jede sensible Beteiligung. Ihre periphere Natur verrät sie dadurch, daß alle drei Äste befallen sind. Bei zerebralen Fazialislähmungen bleibt, wie oben erwähnt, der erste Ast frei, weil beide Stirnhälften von beiden Hirnhemisphären innerviert werden. Die meisten Fazialislähmungen treten spontan als sog. rheumatische auf. Unter den Ursachen der sekundären Fazialislähmungen nimmt die Otitis media den ersten Platz ein.

Die Prognose der idiopathischen Neuritiden ist mit Ausnahme der sog. LANDRYSchen Lähmung im ganzen gut. Sie pflegen evtl. nach Ausschaltung der ursächlichen Noxe völlig zu heilen ohne Hinterlassung von Atrophien, wenn auch erst im Verlaufe von einigen Monaten. Von der meist angewandten elektrischen Behandlung, mit der man die Wiederherstellung der Funktion zu fördern trachtet, verdient das Galvanisieren mit der Kathode am ehesten Vertrauen.

Zum Schluß dieser Vorlesungen über die organischen Krankheiten des Gehirns, des Rückenmarks und der peripheren Nerven möchte ich noch einige diagnostische Hinweise geben auf ihre Unterscheidung gegenüber den funktionellen Nervenkrankheiten, auf welche ich in der nächsten Vorlesung eingehen werde. Beide Gruppen können sich außerordentlich ähneln, die Ausdrucksformen können fast die gleichen sein. Aber trotzdem könnten die Mehrzahl der Fehldiagnosen, die leider in beiden Richtungen häufig gestellt werden, leicht vermieden werden. Denken Sie immer daran, daß die organischen Nervenleiden fast ausnahmslos mit groben Störungen wenigstens an einem der wichtigsten Reflexmechanismen einhergehen. Finden Sie bei einem Nervenkranken die Patellarreflexe normal, d. h. beiderseits gleich und nicht allzu lebhaft, sind die Pupillen rund, gleich weit und gleichmäßig prompt reagierend, fehlt Fußklonus und BABINSKIscher Reflex, dann ist ein organisches Nervenleiden schon ziemlich unwahrscheinlich. Wenn Sie dann noch beim Augenspiegeln einen normalen Befund am Augenhintergrund erheben und an den Extremitäten nichts von Atrophien finden, wenn alle Hirnnerven, sowie Blase und Mastdarm funktionieren, dann können Sie eine organische Nervenkrankheit mit recht großer Wahrscheinlichkeit ausschließen. An einige Ausnahmen möchte ich aber noch erinnern. Die sicher organischen striären Symptome der Enzephalitis und der verwandten Krankheitsgruppen brauchen keinerlei Reflexstörungen od. dgl. zu machen und manche derartige Kranke sind, bevor wir diese Zustände seit der letzten Grippeepidemie kennen, sicher als funktionell angesprochen worden. Jetzt sollten solche Irrtümer bei der Prägnanz des Krankheitsbildes nicht mehr vorkommen. Ferner habe ich mehrmals Kranke mit Gehstörungen gesehen, welche auf Grund normaler Reflexe auch von guten klinischen Beobachtern lange Zeit als funktionell angesprochen wurden, bis eines Tages eine Osteomalazie deutlich wurde.

Die Osteomalazien, auch die nicht puerperalen Formen, sind offenbar häufiger, als bisher angenommen wurde. Die Diagnose ist natürlich leicht, wenn sich erst am Becken die charakteristische Schnabelform (infolge seitlicher Verengerung bei normaler Conjugata vera) entwickelt hat, wenn der „watschelnde Entengang" da ist, wenn die Röntgenaufnahmen die Kalkarmut der Knochen zeigen oder wenn gar die Extremitätenknochen sich verbogen haben und die Patienten „kleiner" geworden sind. Aber man soll stets an Osteomalazie denken, wenn Frauen um die Zeit der Menopause oder auch später noch über „rheumatische oder neuralgische" Schmerzen am Gürtel, am Becken und in den Oberschenkeln klagen. Beschwerden beim Sitzen sind besonders verdächtig. Maligne Neubildungen am Becken oder Erkrankungen des Hüftgelenkes müssen natürlich ausgeschlossen werden. Neben den Schmerzen, neben der Druckempfindlichkeit des Sternums und der Rippen ist ein zuverlässiges Zeichen der watschelnde Gang, der sich auf eine Schwäche des Ileopsoas, des Quadriceps femoris und der Abduktoren des Oberschenkels zurückführen läßt. Auf der letzteren beruht das überaus wichtige Symptom, daß die Kranken die Beine nicht spreitzen können. Die Patellarreflexe sind meist erhöht und bleiben es auch, wenn die Muskeln, wie nicht selten, später etwas atrophisch werden. Alles dies spricht dafür, daß die Osteomalazie nicht ausschließlich in den Knochen ihren Sitz hat. Manches spricht für Beziehungen zur Muskeldystrophie. Die rechtzeitige Erkennung der Osteomalazie ist praktisch wichtig, weil sich durch Phosphor-Lebertran (0,01 Phosphor auf 100 Ol. jecoris aselli 2 mal täglich ein Teelöffel) gute Erfolge erzielen lassen. Daneben ist Calcium chloratum (10 % 3 mal täglich ein Eßlöffel) oder Parathyreoidintabletten (2 bis 3 Stück täglich) manchmal von Nutzen. Die früher oft ausgeführte Ovarektomie wird jetzt wohl meist durch Röntgenbestrahlung der Ovarien ersetzt werden.

Und noch auf einiges muß ich hinweisen: Unter dem Bilde einer „Neurasthenie" (auf die ich in der nächsten Vorlesung zu sprechen kommen werde) verbirgt sich nicht selten der erste Beginn einer progressiven Paralyse oder einer Arteriosclerosis cerebri. Ganz im allgemeinen läßt sich sagen, daß „nervöse" Beschwerden meist von Jugend an bestehen. Jede scheinbare Neurasthenie, welche bei einem vorher Gesunden in den 40. oder 50. Jahren auftritt, ist verdächtig auf Paralyse oder Hirnarteriosklerose. Die Paralyse wird auf Grund der schon besprochenen Gesichtspunkte (s. S. 439) meist zu erkennen oder auszuschließen sein. Schwieriger ist es, eine positive Unterlage für die „arteriosklerotische Pseudoneurasthenie" zu beschaffen. Ich habe ja bei der Besprechung der Arteriosklerose (s. S. 113) eingehend darauf hingewiesen, wie übel es um zuverlässige Kriterien zur Erkennung einer beginnenden Sklerose bestellt ist, ja wie unsicher hier überhaupt noch der Zusammenhang zwischen klinischem Bilde und anatomischen Veränderungen ist. Jedenfalls ist bei den organischen Altersveränderungen, die wir bei dem Worte „Hirnarteriosklerose" im Auge haben, der Nachlaß der Leistungsfähigkeit, das schlechter werdende Gedächtnis, die abnorm leichte Ermüdbarkeit meist objektiv nachweisbar, während man die diesbezüglichen lebhaften

Klagen des Neurasthenikers in der Regel leicht wiederlegen kann. Der Kopfschmerz des Arteriosklerotikers, seine Schlafstörung ebenso wie seine anderen Klagen zeigen bei völliger körperlicher und geistiger Ruhe eigentlich stets eine Besserung (wenigstens im Beginne). In den vorgeschrritteneren Stadien pflegen deutliche Zeichen auf psychischem, intellektuellem oder körperlichem Gebiete (psychische Labilität, Weinerlichkeit, Zeichen von Demenz, Schwindelanfälle, Ohnmachten, Reflexsteigerung sowie Störungen von Sprache und Gang, letzteres durch multiple kleine Erweichungen im Gehirn, sog. état lacunaire) nicht auszubleiben. Die Feststellung einer beginnenden Sklerose bei einem Neurastheniker kann ungemein schwierig sein. In zweifelhaften Fällen soll man dem Kranken lieber die organische Erkrankung ableugnen. Denn die Angst und Sorge um die „Verkalkung" schadet ihm sicher; ob und wieweit wir dem sklerotischen Prozeß wirklich Einhalt tun können, ist viel fraglicher. Denn die allgemeinen Verhaltungsmaßregeln in bezug auf ein beschauliches Leben ohne Aufregung und Überhastung, reichliche Ruhe und gute Pflege werden die Mehrzahl der Kranken heute leider nicht verwirklichen können.

29. Vorlesung.

Nervenkrankheiten V.

Epilepsie, die sog. funktionellen Nervenkrankheiten.

Ich möchte Ihnen heute ein junges Mädchen vorstellen, das an Krampfanfällen leidet. Sie stammt aus einer nervösen Familie. Ihre Mutter leidet an Kopfweh und Schlaflosigkeit. Der Vater ist nach ihrer Schilderung ein Sonderling voller Launen und Unberechenbarkeiten. Die Patientin selber hat als Kind oftmals an nächtlichem Aufschrecken gelitten. Später in der Schule machte sie ihren Eltern viel Sorge durch ihre Aufgeregtheit und Ängstlichkeit. Dann zog sie sich einmal eine geringfügige Verletzung an der linken Hand zu und im Anschluß daran war der ganze Arm mehrere Wochen gelähmt. Mit Bädern und Elektrisieren heilte der Zustand allmählich. Vor einigen Monaten, gelegentlich eines Wortstreites mit der Mutter, geriet sie in einen außerordentlichen Erregungszustand und verlor dabei allmählich die Herrschaft über sich. Sie fiel (oder warf sich?) zu Boden, schlug um sich, zuckte am ganzen Körper und schluchzte und weinte laut dabei. Nur mit Mühe konnte sie von ihrer erschrockenen Umgebung beruhigt werden. Seit diesem Ereignis ist sie öfters auch ohne besonderen Anlaß in Krämpfe verfallen. Aus diesem Grunde wurde sie jetzt der Klinik überwiesen.

Wenn wir von Krämpfen hören, dann stellt sich uns zunächst die Frage, ob es sich um epileptische oder hysterische Krämpfe handelt. Die epileptischen Krämpfe beginnen meist plötzlich, oft mit einem lauten Aufschrei; die Kranken werden völlig bewußtlos und stürzen zu Boden. Nach einem kurzen Stadium tonischer Streckkrämpfe pflegen klonische

Zuckungen einzusetzen. Die Pupillen sind weit und reaktionslos, die
Patellarreflexe fehlen, manchmal ist Fußklonus und Babinski auszulösen.
Das Gesicht ist anfangs blaß, wird später meist zyanotisch, der Mund
ist mit Schaum bedeckt; Verletzungen durch Aufschlagen des Kopfes
oder durch Zungenbiß sind nicht selten. Manchmal treten die Anfälle
nachts auf und die Patienten verfallen unmittelbar darauf in tiefen Schlaf,
so daß sie am anderen Morgen kaum etwas davon wissen. Das kommt
bei hysterischen Anfällen niemals vor. Ein weiteres diagnostisch wichtiges
Zeichen ist spontaner Urinabgang, besonders wichtig, weil derselbe auch
bei den leichtesten Fällen, den sog. Äquivalenten, den petits mals
häufig vorkommt. Diese Äquivalente bestehen manchmal in kürzesten,
nur sekundenlangen Zuständen von Bewußtlosigkeit, in Absenzen,
die der Umgebung vielleicht nur eine momentane Zerstreutheit zu sein
scheinen, aber eben durch den willkürlichen Abgang von Urin oder gar
Kot ihren ernsten Charakter verraten. Andere Äquivalente, Dämmer-
zustände, allerlei Triebhandlungen und Verwandtes, in deren Verlaufe
die Kranken in soziale und strafrechtliche Konflikte geraten können,
gehören der psychiatrischen Klinik an. Diese epileptischen Krämpfe,
selbst schwere, sind der modernen Auffassung nach noch nicht identisch
mit der genuinen Epilepsie, dem Morbus sacer, wie man diese
Krankheit früher oft genannt hat; sie kommen auch, wie weiter unten
zu besprechen sein wird, gelegentlich unter anderen Bedingungen vor.

Ich erwähne kurz die Narkolepsie; diese besteht in plötzlichen schlafähnlichen Zuständen von einigen Minuten mit nachheriger Amnesie dafür.
Manchmal sind die Kranken aus den Anfällen zu erwecken, aber meist reagieren
sie auf nichts. Man nahm bisher enge Beziehungen zur Epilepsie an; jedoch
hat man jetzt solche narkoleptischen Zustände öfters nach Enzephalitis gesehen. Das deutet darauf hin, daß das Zwischenhirn an dem Entstehen beteiligt
ist. Ferner möchte ich das sehr merkwürdige, aber ganz seltene und noch ganz
unklare Krankheitsbild der „periodischen Extremitätenlähmung“ erwähnen. Hier werden die Kranken bei vollem Bewußtsein von einer schlaffen
Lähmung der Extremitäten befallen, welche für gewöhnlich nach einigen
Stunden allmählich vorübergeht. In einem der von mir beobachteten Fälle
trat freilich während eines solchen Anfalles (durch Lähmung der Atemmuskeln?)
der Exitus ein. Der Zusammenhang dieser eigentümlichen Krankheit mit
der Epilepsie ist recht strittig.

Bei der genuinen Epilepsie datieren die Krampfanfälle meist von
früher Jugend an, es fehlt jede nachweisbare Ursache und jeder spezielle,
die Krankheit erklärende körperliche Befund, (außer ev. allgemeinen
Degenerationzeichen). Die Väter von Epileptikern sind relativ häufig
Potatoren. Die Anfälle treten bei manchem Kranken in ziemlich gleichmäßigen Zeitabständen rein „endogen“ auf; es fehlt jedes auslösende Ge-
legenheitsmoment, besonders im Sinne einer emotionell psychischen Ursache. In Fällen mit häufigeren und schwereren Anfällen, wenn sie
therapeutisch nicht beeinflußbar sind, stellen sich meistens allmählich
schwere Änderungen von Charakter und Persönlichkeit ein und schließlich können die Kranken ganz verblöden. Über die pathologische Anatomie der Epilepsie sind wir sehr im unklaren, weil man in den Ge-
hirnen von solchen, Jahre oder Jahrzente lang, Schwerkranken meist
sehr viele Veränderungen findet und nicht sicher ist, welche davon

sekundär und welche das primäre eigentliche Substrat der Epilepsie darstellen. Die frühere Annahme, daß die Veränderungen in den Ammonshörnern das wichtigste und maßgebendste seien, wurde von ALZHEIMER bestritten und dafür eine Gliose in den Großhirnhemisphären als wichtigster Befund erklärt. Auf die Behandlung (mit Brom und Luminal) gehe ich nicht näher ein.

Neben dieser genuinen oder endogenen Epilepsie kommen nun genau gleichgeartete epileptische Anfälle bei den verschiedensten Gehirnkrankheiten vor. Bei den Hirntumoren habe ich das schon als nicht selten erwähnt. Offenbar kann der Mechanismus, der den epileptischen Anfall ablaufen läßt, auf verschiedenen Wegen in Gang gesetzt werden. So sahen wir während des Krieges und in den ersten Jahren darnach bei sonst gesunden Leuten gelegentlich epileptische Anfälle; manchmal schienen Exzesse in Alkohol oder schwerste psychische Emotionen als auslösendes Moment für den allerersten Anfall ernstlich in Frage zu kommen. Die Prognose dieser epileptischen Anfälle kann ganz günstig sein. Denn wenn man schließlich auch bei ihnen eine gewisse Disposition annehmen will, so bedarf es hier offenbar ungewöhnlicher und stärkster, ganz seltener Schädigungen, wie sie der Krieg mit sich gebracht hat.

Im hysterischen Anfall ist die Bewußtlosigkeit meist keine vollständige, die Reflexe bleiben erhalten. Trotz des stärksten Krampfens, Umsichschlagens, plötzlichen Hinfallens u. dgl. wissen die Kranken mit einer manchmal geradezu bewundernswerten Geschicklichkeit jede Selbstverletzung zu vermeiden. Selbst Laien, wenn sie etwas kritisch beobachten können, bekommen beim Anblick eines hysterischen Anfalls nicht den Eindruck eines gefährlichen Zustandes, wie ihn der epileptische sicher stets auf jeden macht. Bei den hysterischen Anfällen ist davon keine Rede. Sie stellen überhaupt keine selbständige Krankheit dar, sondern sie bilden nur Episoden in der Reihe eigentümlicher Symptome, die bei Hysterischen in buntem Wechsel auftreten. Die Anfälle bei unserer Kranken, von denen wir einen beobachten konnten, lassen an ihrer hysterischen Natur keinen Zweifel, wie das nach der Vorgeschichte schon zu vermuten war.

Ich möchte die Gelegenheit benutzen, um auf die funktionellen Krankheiten mit einigen Worten einzugehen. Ich habe an verschiedenen Stellen meiner Vorlesungen, vor allem bei den Herz- und Magenkrankheiten darauf hingewiesen, daß wir Beschwerden kennen, für die uns jedes anatomische oder chemische Substrat, wie es uns bei den meisten anderen Krankheiten geläufig ist, als Ursache fehlt. Diese Zustände bilden das Gebiet der „nervösen“ oder „funktionellen“ Krankheiten. Die Ablehnung einer für uns greifbaren Ursache bedeutet selbstverständlich nicht, daß diese Krankheiten überhaupt ohne jedes objektive Substrat einhergehen. Das Substrat der nervös-funktionellen Krankheiten muß auf psychischem Gebiete gesucht werden. Die körperlichen Erscheinungen sind als Folgen des abnormen psychischen Geschehens anzusehen. Von der „Anatomie“ der psychischen und intellektuellen Vorgänge wissen wir leider noch nichts Positives, aber daß irgendein Korrelat existiert, nehmen wir doch alle als sicher an.

Es ist schwierig, diese funktionellen Krankheiten durch eine kurze Definition zu charakterisieren. Es umweht uns hier eine etwas andere Atmosphäre als sonst in der inneren Klinik; unsere Kreise berühren sich mit denen der Psychiatrie. Ich möchte erst einige ganz allgemeine Hinweise bringen.

Die funktionellen Erkrankungen treten unter den verschiedensten Bildern auf und können eigentlich jedem organischen Nervenleiden und fast jeder Krankheit der inneren Organe einmal zum Verwechseln ähnlich werden. Manchmal freilich finden wir die Symptome so sprunghaft wechselnd oder von so ungewöhnlicher Intensität, wie es bei organischen Krankheiten kaum einmal vorkommt. Das muß immer den Verdacht einer funktionellen Krankheit wecken. Auf psychischem Gebiete, bei der Denktätigkeit kann man bei derartigen Leuten nun ebenfalls allerlei Anomalien beobachten. Wir sehen leichtes Abschweifen der Gedankengänge, erschwerte Konzentration, Haften ungewollter Gedanken und zwar teils als „Zwangsvorstellungen", die sich aufdrängen, trotzdem der Kranke von ihrer Unrichtigkeit oder Unzweckmäßigkeit überzeugt ist, teils als „überwertige Ideen", die infolge einer Gefühlsbetonung ohne eigentlichen Zwang das Denken berherrschen und Ähnliches.

Eine besondere Rolle spielen hier die „Komplexe". Darunter versteht man affektbetonte „Vorstellungsbündel" wie es BLEULER nennt. Diese setzen sich leicht in störender Weise in Beziehung zu allen möglichen anderen Erlebnissen, können aber manchmal auch „verdrängt" werden, d. h. gewissermaßen absichtlich vergessen. Freilich kommen Komplexe auch bei Gesunden vor, aber da stören sie wenig; der Gesunde bleibt Herr darüber. Dem Künstler mögen sie manchmal Anstoß zu seinem Schaffen werden, um sich auf diesem Wege ihrer zu erwehren oder sie gewissermaßen zu assimilieren. Bei manchen sind die Gedankengänge vorzugsweise mit ängstlicher Erwartung auf die körperliche Sphäre gerichtet; es fehlt die normale optimistische Unbefangenheit gegenüber dem körperlichen Geschehen. Äußerliche Eindrücke (Lebensschicksale, umgebende Natur usw.) sind manchmal von abnorm starkem und manchmal von auffallend geringem Einfluß. Das Gleichgewicht ist auf den verschiedensten Gebieten nicht recht stabil. Auf Störungen in diesen Mechanismen lassen sich viele Beschwerden des „Nervösen" (im weitesten Sinne des Wortes) zurückführen. Freilich sind nicht alle körperlichen Erscheinungen ausschließlich psychogen, sondern es spielt auch etwas „Körperlich-Nervöses" eine Rolle dabei. Vor allem handelt es sich um ein zu leichtes Ansprechen der Reflexe. Solche Reflexe (z. B. Zittern) können dann immer weiter laufen, sobald sie durch einen geringfügigen Reiz, der vielleicht dem Kranken gar nicht zum Bewußtsein gekommen war, einmal in Gang gesetzt waren. Eine verkehrte Einstellung des vegetativen Nervensystems, die nicht rein psychogener Natur ist, kommt wohl auch in Frage. Aber hiervon wissen wir noch zu wenig, um damit so zu operieren, wie es viele jetzt tun.

Die Klassifikation und die ganze Art der Diagnosenstellung bei diesen funktionellen Krankheiten hat sich in den beiden letzten Jahrzehnten verschoben. Man bemüht sich heute nicht mehr, wie sonst überall, für jede Krankheitsgruppe (Hysterie, Neurasthenie u. dgl.) charakteristische und diagnostisch beweiskräftige Symptome zu finden. Wir erkennen heute den einzelnen Krankheitszeichen nicht die eindeutige Beweiskraft für eine bestimmte Krankheit zu, sowie wir z. B. aus einem diastolischen Geräusch an der Aorta eine Insuffizienz der Aortenklappen herleiten. Wir wissen, daß die meisten funktionellen Symptome auf verschiedenen Wegen entstehen können und daß sie deshalb eine verschiedene Bedeutung haben können, wie z. B. die Anämie etwas ganz Vieldeutiges ist. Wir gehen jetzt anders vor. Die Genese der Symptome, wie sie sich aus der körperlichen und geistigen Konstitution des Kranken, aus seiner Erbmasse, aus dem auf ihn einwirkenden Milieu ergibt, wie sie durch bestimmte Erlebnisse oder Eindrücke ausgelöst wird, die Leichtigkeit und Häufigkeit des Auftretens dient uns zum Schlüssel. Wie das Symptom entsteht und bedingt wird, ist uns wichtiger, als wie es sich uns im Augenblick darstellt. Hiernach deuten wir das jeweilige Symptom entweder als bloße abnorme Reaktion oder wir schließen auf eine psychopathische Persönlichkeit, oder wir diagnostizieren die leichte Form einer richtigen Psychose. Die bloßen „Reaktionen“, d. h. eine abnorme Art des Antwortens auf exogene Momente sind die harmlosesten. Auch ein leidlich Gesunder kann in schwierigen Konflikten einmal pathologisch reagieren.

Besonders viel umstritten ist im Laufe der Jahre der Begriff „Hysterie“. Zu CHARCOTS Zeiten schienen die Anfälle, der „arc de cercle“, die „attitude passionelle“, welche CHARCOT an seinen Kranken in der Salpetrière jederzeit demonstrieren konnte, und welche er in seinen „Dienstagsvorlesungen“ so anschaulich schildert, das Charakteristische der „grande hysterie“ zu sein. Wir nehmen heute an, daß diese Manifestationen nicht den wahren Kern der Sache treffen; man möchte beinahe sagen, es seien nur „Kunstprodukte“, welche bei der Psyche der Hysterischen beliebig in Szene gesetzt werden können. Daß das Wesen der Hysterie auf rein psychischem Gebiete zu suchen ist, hat CHARCOT richtig erkannt und hat es stets betont, als später eine Zeitlang die Ursache der Hysterie in körperlichen Veränderungen gesucht wurde und man zu ihrer Bekämpfung den Uterus exstirpierte u. dgl. Dann wurde wiederum der Begriff Hysterie beinahe identifiziert mit dem der „Psychogenie“; alle körperlichen Veränderungen, die durch Vorstellungen ausgelöst werden, sollten hysterisch sein. Das war gewiß weit über das Ziel geschossen. Denn daß z. B. Reflexmechanismen rein psychogen fast bei jedem Gesunden in Gang gesetzt werden können, ist eine ganz banale tägliche Erfahrung. Ich erinnere nur an das emotionelle Erröten, Erblassen, Schwitzen u. dgl. Aber ganz ebenso geht es auch mit komplizierteren Mechanismen der vegetativen Organe. Der brave Reichsknecht im Götz von Berlichingen, dem der blinde Lärm in die Gedärme geschlagen ist, so daß er alle Augenblicke vom Pferde mußte, ist deshalb noch kein Hysteriker. Das ist eine Schreckreaktion, von der man streiten kann, ob ihr auch ein ganz vollwertiger Mensch zum Opfer fallen kann, oder ob sie immerhin einen gewissen Grad von Labilität voraussetzt.

Vornehmlich auf Grund der Kriegserfahrungen wollen eine Reihe von Autoren das Wort „hysterisch" reserviert wissen für solche psychogenen Reaktionen, denen als letzte Ursache ein bestimmtes Motiv, eine Willensrichtung des Patienten zugrunde liegt. In Anlehnung an diese Begriffsbestimmung nehmen die strengen Verfechter dieser Lehre an, daß hysterische Krankheitsäußerungen gewissermaßen produziert werden zur mühelosen Erlangung eines Vorteils. Zum Unterschiede gegenüber der Simulation (Simulation heißt bewußter Betrug!) wird immerhin die Konzession gemacht, daß der bewußte Wille etwas in den Hintergrund gedrängt ist, dermaßen, daß der Kranke vor sich selber mit leidlich gutem Gewissen sagen darf, er könne nicht anders. Es gehört aber zum Zustandekommen der hysterischen Manifestationen doch ferner mindestens noch das oben schon erwähnte abnorm leichte Ingangsetzen von allerlei Reflexmechanismen, die dem Willen sonst gar nicht gehorchen. Der Gesunde kann nicht jahrelang andauernd zittern, wie wir es bei den Kriegszitterern z. B. sehen. Ferner finden wir ein Ausschaltenkönnen von Innervationen, die der Gesunde nicht beliebig hemmen kann (Anästhesien). Um die hysterischen Krankheitserscheinungen entstehen zu lassen, gehört doch außerdem eine Bewußtseinslage und ein Gefühlsleben, die sich von denen des Gesunden erheblich unterscheiden. Man hat von dem „defekten Gesundheitsgewissen" des Hysterischen gesprochen, um damit das mangelnde Vertrauen in die eigene Gesundheit zu charakterisieren. Ein solches „defektes" Gewissen ist ja doch wohl notwendig, um selber an die Realität der mannigfachen und manchmal bizarren Manifestationen zu glauben. Der bekannte Ausspruch von „der Flucht in die Krankheit" will besagen, daß körperliche Krankheit solchen Leuten öfters ein Wunsch ist und als ein willkommener Ausweg aus seelischen Konflikten erscheint. Man hat in den hysterischen Reaktionen etwas Atavistisches sehen wollen und es damit verglichen, daß sich manche Tiere zum Schutze gegen ihre Verfolger totstellen. Aber es ist wohl schwierig, dieses Verhalten von einer „Schreckreaktion" oder von Hypnose abzugrenzen. Die Anfälle bei unserer Patientin sind unter Berücksichtigung aller schon erwähnten Gesichtspunkte sicher als hysterisch anzusprechen. Die Behandlung soll dementsprechend eine rein psychische sein, wie ich nachher noch besprechen werde.

Weniger scharf umrissen ist diejenige Gruppe, welche der ärztliche Sprachgebrauch als Neurasthenie oder Nervosität anzusprechen pflegt. Hier weichen die einzelnen Autoren in der Definition und in der Unterscheidung und Abgrenzung der einschlägigen Begriffe und Zustände ganz erheblich voneinander ab, wie die mannigfachen im Gebrauch befindlichen Namen beweisen (z. B. endogene oder konstitutionelle Nervosität oder Neurasthenie oder Neuropathie, oder Psychopathie). Besonders strittig ist das Vorkommen ganz analoger akuter Krankheitsbilder bei vorher völlig Gesunden nach Überarbeitung, also eine „exogene Erschöpfungsnervosität". Auf jeden Fall ist bei dieser ganzen Gruppe etwas mehr „Körperliches" anzunehmen, vor allem ein allzu leichtes Ansprechen reflektorischer Vorgänge (Vasomotorisches, Zirkulatorisches, Intestinales). Wo diese das Bild beherrschen, könnte man von einer „Neuropathie" sprechen, aber meist spielt auch hier „Psychopathisches" maßgebend hinein. Psychische affektbetonte Momente sind es vorzugsweise, welche die Reflexe leichter als beim Gesunden in Gang setzen und ebenso sind es vor allem wohl Hemmungen durch störende Affekte und durch Unlustgefühle, welche den gewöhnlichen Klagen der Nervösen über leichte Ermüdbarkeit, Zerstreutheit usw. in Wahrheit zugrunde liegen. Häufig sind die Affekte und die Befürchtungen hypochondrischer Natur und es ist leicht verständlich, daß die ängstlichen Vorstellungen sich vorzugsweise auf anfällige und minderwertige Organe beziehen, bzw. sich an Krankheiten anschließen. Mit diesen neurasthenischen Krankheitsbildern kombinieren sich häufig Zwangszustände, Phobien, Depressionen und ähnliches. Das Charakteristische derselben liegt darin, daß die davon Befallenen das Unzweckmäßige, Störende, Fremde, das Krankhafte der sich aufdrängenden Gedanken, Befürchtungen und Impulse klar einsehen, aber sich ihrer nicht erwehren können, wie es der Gesunde schließlich kann, wenn sich ihm vorübergehend einmal etwas zwangsähnlich aufdrängt, z. B. ein Zweifel über die richtige Adressierung eines Briefes, oder wenn ihm eine Melodie nicht aus dem Kopfe will. (Es erleichtert das Einfühlen in sonst schwer verständliche, psychische Anomalien, wenn man sich die gelegentlichen entsprechenden Andeutungen beim Gesunden vor Augen hält).

Mit dem bisher Besprochenen ist das Heer der funktionell Kranken aber bei weitem nicht erschöpft. Recht viele von den Nervösen sind das, was die moderne Psychiatrie als pathologische oder psychopathische Persönlichkeiten bezeichnet. Das sind Leute, die nicht geisteskrank im landläufigen Sinne sind, aber trotzdem die mannigfachsten psychischen Defekte zeigen. Vorzugsweise bei solchen pathologischen Persönlichkeiten finden wir die hysterischen Reaktionen und mit ihnen kombinieren sich konstutionelle, neurasthenische Zwangszustände und Ähnliches. Bei allen solchen Kranken können zeitweise nervöse Beschwerden, sogar ausgesprochene Organneurosen das Bild beherrschen. Ebenso ist es bei leicht Imbezillen. Schließlich können geringe Grade von richtigen Psychosen Perioden haben, in denen die Kranken auch nur als harmlose „Nervöse" oder gar als körperlich Kranke imponieren. Ich denke hier besonders an Depressionen, an die Zyklothymie, in selteneren Fällen wohl auch einmal an Schizophrenie. Der zusammenfassende Name „Psychoneurosen", der neuerdings nur wenig gebraucht wird, scheint mir als unverbindliche Zusammenfassung für alle einschlägigen leichten und mittelschweren Zustände, wie wir sie in der inneren Klinik zu sehen bekommen, ganz glücklich, weil er der psychischen Genese auch der scheinbar körperlichen Krankheiten Rechnung trägt.

Ein großes Kapitel, wichtig vom medizinischen, sozialen und juristischen Standpunkt, stellen die Krankheitszustände nach Unfällen

dar (die sicher rein somatischen Folgen gehören natürlich nicht hierher).
Die Klagen sind teils psychischer, teils nervöser, teils körperlicher Natur.
Der Angelpunkt der Frage ist, daß sie nur nach Unfällen mit Ent-
schädigungspflicht auftreten. An einen sportlichen Unglücksfall hat sich
noch niemals eine traumatische Neurose angeschlossen. Es wird jetzt
angenommen, daß die überwiegende Mehrzahl derjenigen Zustände, welche
als Unfallsneurose, Rentenneurose, traumatische Hysterie
u. dgl. bezeichnet werden, als „echt hysterisch" im Sinne der obigen Definition aufzufassen sind, d. h. daß Begehrungsvorstellungen, kurz
gesagt, der Wunsch nach Entschädigung zugrunde liegt. Man wird aber
doch für manche seltenere Fälle konzedieren müssen, daß nicht diese,
sondern ängstliche Vorstellungen hypochondrischer Natur vorliegen
können. In diesem Falle wären die Unfallsfolgen wohl auch „psychogen",
aber nicht „hysterisch"; das könnte für die Frage der Entschädigungs-
pflicht einmal von Bedeutung sein. Ich begnüge mich mit diesem ganz
kurzen Hinweis.

Die meisten Nervösen der täglichen Praxis stellen Mischformen aus
den erwähnten Gruppen dar; aber das ist weniger belangreich. Das
prinzipiell wichtige an der ganzen Frage bleibt das, was ich bei den
Herz- und Magenneurosen schon präzisiert habe, ob man hinter dem
Begriff „funktionelle Krankheit" feinste organische Veränderungen
vermutet oder ob man das Psychogene für ausschlaggebend hält. Die
Anhänger der ersteren Anschauung behandeln ihre Kranken vorzugsweise
mit beruhigenden und stärkenden Mittel; sie bedienen sich gerne der
Hydro- und Klimatotherapie, des elektrischen Stromes in der jeweils
modernsten Form; sie sehen in Massage und Packungen, in Licht- und
Luftbädern und in speziellen Diätkuren wirksame Agentien. Aber allmählich neigen wohl immer mehr dazu, die psychische Genese anzunehmen.

Dementsprechend gewinnt die Psychotherapie eine immer größer
werdende Bedeutung; ich meine damit natürlich die planmäßige und
möglichst ausschließliche Psychotherapie. Denn jeder Beratung, jeder
Verordnung, ja eigentlich schon jeder Untersuchung durch einen guten,
menschenfreundlichen Arzt haftet schon ein gut Teil Psychotherapie
an. Deshalb können alle die eben erwähnten Mittel gelegentlich von
guter Wirkung sein. Aber sie erscheinen, wenn man sich mit ihrer
ausschließlichen Anwendung begnügt, den Anhängern der psychischen
Genese nicht zweckmäßig, weil sie die psychische Grundlage nicht unmittelbar zu beeinflussen suchen. Wo es sich um echte endogene
Depressionen od. dgl. handelt, ist die Möglichkeit einer psychothera-
peutischen Einwirkung erfahrungsgemäß sehr gering. Hier wird man
auf stärkere Pharmaka, z.B. Opiate, nicht immer ganz verzichten können.
Man soll überhaupt kein Prinzipienreiter sein und, wenn man Psychotherapie treibt, jede andere Maßnahme durchaus verdammen. Man wird
öfters körperliche Ruhe und reichliche Ernährung, man wird beim Vor-
wiegen vasomotorischer Störungen gelegentlich hydrotherapeutische
Maßnahmen od. dgl. mit Nutzen zu Hilfe nehmen. Von Medikamenten
wird man vor allem mit Brom und Baldrian, hin und wieder auch mal

mit einem leichten Schlafmittel (Bromural, Adalin), die Behandlung wesentlich erleichtern.

Auf die Methoden der Psychotherapie kann ich nicht im einzelnen eingehen. Sie alle bezwecken, soweit es sich um körperliche Störungen handelt, dem Kranken die Überzeugung von der Intaktheit, bzw. Leistungsfähigkeit seiner Organe beizubringen. Entsprechend ist es mit den Beschwerden psychischer Art. Der Kranke soll lernen, sie als harmlos zu beurteilen. Mit dieser beruhigenden Gewißheit kann er seinen Befürchtungen, seinen abnormen Assoziationen, seinen krankhaften Trieben u. dgl. viel erfolgreicher gegenübertreten und sie leichter in Schranken halten.

Die Psychoanalyse, die gerade jetzt wieder mehr in Aufnahme kommt, sucht einen dem Bewußtsein des Kranken vielleicht längst entschwundenen Affekt, der nach ihren Lehren die Beschwerden verursacht und nach dessen Aufdeckung der Kranke geheilt sein soll. Nach manchen Autoren (vor allem FREUD und BREUER) liegt dieser Affekt auf sexuellem Gebiet. Es wird hier dem Triebhaften im Menschen eine überragende Rolle zugesprochen. Die verschiedenen Suggestionsmethoden wollen den Kranken unter Ausschaltung seines eigenen kritischen Urteils im gewünschten Sinne beeinflussen. Im Gegensatz dazu belehrt die Persuasion den Kranken vernunftgemäß über die psychische Genese seiner Beschwerden sowie über die Möglichkeit, seine psychischen Eigenheiten und seine Affekte durch Kritik und durch gesunden Optimismus zu beeinflussen. Diesen Weg möchte ich, soweit er nach der gesamten psychischen Verfassung des Kranken und nach seiner Intelligenz irgendwie gangbar erscheint, für recht zweckmäßig halten. Freilich muß man sich darüber klar sein, daß der „Nervöse" nicht etwa nur „falsch denkt", wie es einzelne extreme Anhänger der Persuasion vertreten; logische Auseinandersetzungen allein und direkt genügen nicht zur Heilung. Denn die Gefühls- und Willenssphäre spielen eine große Rolle. Aber diese sind bei manchen intelligenten Kranken, sofern sie noch etwas Willen zur Gesundheit haben, auf dem Umwege verstandesgemäßer Deduktionen erfolgreich und nachhaltig zu beeinflußen. Die Hypnose bedient sich eines schlafähnlichen Zustandes, in welchem die Empfänglichkeit des Hypnotisierten gegenüber beruhigenden und aufmunternden Versicherungen von Seiten des Hypnotiseurs gesteigert ist.

Jede dieser Methoden, von denen es noch viele andere gibt, hat gute Erfolge zu verzeichnen. Ihre Wahl hängt ab von dem Kranken (von seiner geistigen Konstitution, von seinem Milieu, von der Art seiner Beschwerden), von der Persönlichkeit des Arztes und von seinen diesbezüglichen Neigungen und Eignungen. Diese Momente sind sehr wichtig! Gemeinsam ist allen diesen Methoden, daß sie die Grundlage der funktionell-nervösen Krankheiten im Psychischen sehen; sie wollen unter möglichster Ausschaltung jeder körperlichen, speziell lokalen Behandlung in erster Linie die psychischen Eigenheiten des Kranken günstig beeinflussen, um damit die Quellen seiner Beschwerden zum Versiegen zu bringen.

Sachverzeichnis.

Abdomen, Untersuchung 230.
— Auftreibung 252.
— Palpation 231.
— Perkussion 230, 328.
Abführmittel 340.
Abszeß
— appendizitischer 235.
— Gehirn- 413ff.
— Lungen- 64.
— subphrenischer 26.
— Tonsillar- 215, 219.
Abwehrstoffe 184.
Achillessehnenreflex 442.
Achsendrehung 241.
Achylia gastrica 337.
Addisonsche Krankheit 359.
Adiadochokinese 409.
Adipositas dolorosa 382.
Aestivo-Autumnalfieber 222.
Agglutinine 185.
Agnosie 400.
Agranulozytosen 284.
Agraphie 401.
Akorie 338.
Akromegalie 360.
Aktinomykose 41.
Akustikustumoren 411.
Albuminurie 133.
— febrile 151.
— lordotische 157.
— orthostatische 156.
Albumosen 303.
Alexie 400.
Alexine 184.
Alkoholprobefrühstück 308.
Allergie 197, 266.
Alternans 78.
Alternierende Lähmung 396.
Altmann-Schriddesche Granula 283.
Aminosäuren 363.
Amphorisches Atmen 4, 27.
Amyloid 42.
Amyloidleber 255.
Amyloidnephrose 153.
Amyotrophische Lateralsklerose 436.
Anämie 275, 284.
— Ankylostomum 287.
— aplastische 291.
— Botriozephalus 287.
— Färbeindex 275.

Anämie
— Gravidität 287.
— hämolytische 288.
— perniziöse 285.
— pseudoleucaemica infantum 297.
— sekundäre 285.
Anaphylaxie 197, 218, 265.
Anarthrie 399.
Anasarka 68.
Anatoxin 217.
Aneurysma 117.
Angina 208ff.
— follicularis 214.
— katarrhalische 214.
— lacunaris 210, 214.
— Ludovici 216.
— luetica 216.
— necroticans 215.
— Plaut-Vincent, ulcero-membranosa
215.
Angina pectoris 110.
Anionen 141.
Ankylostomum duodenale 287, 345.
Anopheles 221.
Anthrakosis 37.
Anthrax 16.
Antianaphylaxie 218.
Antigene 266.
Antikörper 184ff.
Antithyreoidin 352.
Antitoxine 184.
Aortalgie 112.
Aortenklappen 81.
— Insuffizienz 93.
— Stenose 92.
Aphasie 399ff.
Aphthen 216.
Apoplexia sanguinea 390ff.
Aporrhegma 256.
Appendizitis 229ff.
— Abszesse 235.
— Blumbergsches Zeichen 238.
— Défense musculaire 232, 235, 236.
— Frühdiagnose 235.
— Kotsteine 233.
— Mac-Burneyscher Punkt 232.
— Oxyuren 239.
— Pathologie 233.
— perforativa, simplex 233.
— Rovsingsches Zeichen 238.

Apraxie 400.
Äquivalente bei Epilepsie 448.
Argyll-Robertsonsches Phänomen 425.
Arhythmien des Herzens 75 ff.
Arteriosclerosis cerebri 446.
Arteriosklerose 106 ff., 113 ff.
Arthritis deformans 269.
— urica 377 ff.
Arthritismus 62.
Ascaris lumbricoides 344.
Aspirationspneumonie 52.
Astereognose 400.
Asthenische Konstitution 345.
Asthma 59.
— bronchiale 59, 60.
— cardiale 112.
— Pathogenese 61.
— Therapie 63.
— uraemicum 60.
Aszites 68, 253.
— chylöser 258.
Ataxie
— tabische 426.
— zerebellare 407.
Atelektase 1, 17.
Atemgeräusch
— amphorisches 4, 35.
— bronchiales 2.
— Cheyne-Stokessches 389, 405.
— Kompressions- 19.
— unbestimmtes 2 ff.
— vesikuläres 2, 3.
Athetosen 415.
Athyreoidismus 349, 353.
Atonia gastrica 311.
Auerbachscher Plexus 319.
Auskultation, Herz 83.
— Lunge 1, 2.
Auslöschphänomen 200.
Austreibungszeit des Herzens 81.
Auswurf s. die einzelnen Krankheiten.
Autointoxikation, intestinale 242.
Autonomes Nervensystem 318, 347,
    371.
Avitaminosen 300.
Azetonkörper 366, 372 ff.
Azidose 372.

Babinskisches Zeichen 394, 418.
Bakteriämie 125, 165, 170.
Bakteriolysine 184.
Bakteriophagen 185.
Bakteriotropine 185.
Bandwürmer 343 ff.
Bantische Krankheit 257, 290.
Basedowsche Krankheit 347 ff.
Basilarmeningitis 386.
Bauchdeckenreflex 230, 394.
Bazillenausscheider 183.
— -träger 183.

Bechterewsche Krankheit 271.
Bence-Jonesscher Eiweißkörper 297.
Benediktsches Symptom 411.
Biermerscher Schallwechsel 35.
Bilharzia 345.
Biliöses Typhoid 227.
Bilirubin 244.
Blasenkatarrh 163.
Blasenstörungen 420.
Bleivergiftung 241, 444.
Blicklähmung, konjugierte 412.
Blinddarmentzündung (s. Appendizi-
    tis) 229 ff.
Blumbergsches Zeichen 238.
Blut
— -armut 275.
— -bildung 280.
— Gefrierpunktserniedrigung 141.
— -gerinnung 298.
— -körperchen, rote 280.
— —, weiße 281 ff.
— -krisen 295.
— Leitfähigkeit 141.
— Morphologie 279.
— -plättchen 284.
— Reststickstoff im 140.
Blutbild, weißes 169, 282.
Blutbrechen 314.
Blutdruck 71, 114.
— Addison 359.
— Arteriosklerose 114.
— Herzkraft 71.
— Nephritis 139.
Bluterkrankheit 299.
Bluthusten 30.
Blutkrankheiten 273 ff.
Blutungen
— Diapedesis 301.
— okkulte 322.
Blutzucker 369.
Botriocephalus latus 287, 344.
Brightsche Nierenkrankheit 132.
Broadbentsches Symptom 131.
Bronchialasthma 59 ff.
Bronchialatmen 2 ff.
Bronchiektasen 57, 203.
Bronchiolitis 51.
Bronchitis 50 ff.
— putrida 64.
Bronchopneumonie 51.
Bronzediabetes 291.
Bronzekrankheit 359.
Brown-Séquardsche Lähmung 423.
Brunnersche Drüsen 304.
Bruns-Bastiansche Regel 421.
Brustwandeinziehungen
— bei Kehlkopfstenosen 212.
— systolische, bei Perikardverwach-
    sungen 130.
Bulbärparalyse, progressive 436.

Bulbus duodeni 312, 323.
Bulimie 338.

Cabotsche Ringkörper 281.
Caput medusae 254.
Castellanischer Versuch 186.
Chalikosis 37.
Charcot-Hanotsche Leberzirrhose 258.
Charcot-Leyden-Neumannsche Kristalle 60.
Chauffard-Stillsche Krankheit 271.
Cheyne-Stokessches Atmen 389, 405.
Chlorome 296.
Chlorose 273ff.
Cholämie 243.
Cholangitis 244.
Choledochusverschluß 252.
Cholelithiasis 248ff.
Cholezystitis 244, 248ff.
Chorea minor 264.
Chromaffines System 358.
Chromoskopie 244.
Chvosteksches Zeichen 357.
Cirrhose s. Leberzirrhose 254ff.
Claquement de l'ouverture mitrale 97.
Claude-Bernards Piqûre 370.
Coecum mobile 345.
Colica mucosa 341.
Coma diabeticum 372, 375.
Concretio pericardii 130.
Corpora oryzoidea 37.
Crepitatio indux, redux 9.
Curschmannsche Spiralen 61.
Cysticercus 343.

Dämpfung
— absolute, oberflächliche 1, 87.
— relative, tiefe 1, 87.
Darmbewegungen 310.
Darmblutungen
— bei Typhus 189.
— bei Ulcus ventriculi 314.
Darmeinklemmung 240.
Darmfermente 304.
Darmgeschwüre
— tuberkulöse 42.
— typhöse 177.
Darminnervation 319.
Darminvagination 241.
Darmkarzinom 341, 346.
Darmkatarrh 333, 340ff.
Darmkrankheiten 338ff.
Darmlähmung 241.
Darmperforation
— bei Appendizitis 233.
— bei Typhus abdominalis 177, 189.
Darmresorption 307.
Darmsteifungen 230, 240.
Darmtuberkulose 42.

Darmverdauung, Fäulnis, Bakterien usw. 304ff.
Darmwürmer 343ff.
Dauerbulbus 312, 323.
Defäkation 313.
Défense musculaire 232, 235, 236.
Degeneration, wachsartige 177.
Dekompensation des Herzens 78, 103.
Dekreszendogeräusch 82.
Delirium cordis 78.
Derkumsche Krankheit 382.
Desamidierung 363.
Desmoidkapseln 309.
Desquamativpneumonie 41.
Déviation conjugué 397.
Diabetes insipidus 361, 374.
Diabetes mellitus 368ff.
— Azidose, Azetonkörper 372.
— Blutzucker 369.
— Bronze- 291.
— Coma diabeticum 372.
— Glykosurie 368.
— Hyperglykämie 369.
— Hypoglykämischer Symptomenkomplex 377.
— Pathogenese 370ff.
— Polyurie 374.
— renaler 368.
— Therapie 375.
— Verlauf 375.
Diapedesisblutungen 301.
Diarrhöen 337, 340ff.
Diaschisis 402.
Diastole 81.
Diastolischer Kollaps 75.
Diastolisches Thoraxschleudern 130.
Diathese
— exsudative 62.
— hämorrhagische 299.
— spasmophile 212, 357.
Diazoreaktion 30, 186.
Dicksche Probe 198.
Digitalis 118.
Dikroter Puls 179.
Dilatation des Herzens 79, 86.
Diphtherie 208ff.
— Bakteriologie der 211.
— Bazillenträger 219.
— Bronchopneumonie bei 214.
— Haut 210.
— Herz 213.
— Intubation 218.
— Lähmungen 213.
— Nieren 213.
— pathologische Anatomie 211.
— Therapie 217.
— Tracheotomie 218.
Diphtheritis 211.
Diplococcus lanceolatus 13.
Disposition 62.

Dissoziation des Herzens 77.
Dissoziierte Empfindungsstörung 420, 428.
Distomum 345.
Dittrichsche Pfröpfe 57, 65.
Doehlesche Körperchen 196.
Dopaoxydase 359.
Drüsen, endokrine 346.
Dünndarmkatarrh 341.
Duodenalgeschwür 312, 322ff. (s. auch Ulcus ventriculi).
Duodenalsondierung 243, 309.
Dyschezie 339.
Dysenterie 340.
Dyspepsie
— Fäulnis 342.
— Gärungs- 341.
— nervöse 338.
Dyspnoe 72.
Dysthyreoidismus 350.
Dystrophia adiposogenitalis 360.
— musculorum progressiva 435.

Echinokokkus 67, 255, 344.
Einziehungen, systolische 130.
— respiratorische, bei Diphtherie 212.
Eiweiß im Harn 133.
— Konstitution 302, 363.
— -körper, Bence-Jonesscher 297.
— -verdauung 302ff.
Eklampsia gravidarum 153.
Eklampsie 142.
Ektoskopie 19.
Elastische Fasern 65.
Elektrokardiographie 70.
Ellis-Damoiseausche Kurve 19.
Embolie 126, 398.
Emphysem 47ff.
Empyem 13, 21, 25, 67.
Endarteriitis 398, 437.
Endokarditis 124ff.
— benigne 125.
— chronica fibrosa 126.
— bei Gelenkrheumatismus 262.
— lenta 126, 171.
— maligna 125.
— septische 125, 171.
— ulcerosa 125.
— verrucosa 124.
Endokrine Drüsen 346ff.
Energieumsatz 362.
Energometrie 80.
Enolform 370, 373.
Entartungsreaktion 393.
Entericsystem 319.
Enterokinase 304.
Enteroptose 345.
Enzephalitis 414ff.
Enzephalographie 412.
Eosinophilie 60, 282.

Epilepsie 447.
Epithelkörperchen 356.
Erbsches Zeichen 357.
Erepsin 304.
Erysipel 167.
Erythema exsudativum multiforme 264.
— infectiosum 206.
— nodosum 264.
Erythroblasten 280.
Erythrozyten, punktierte 281.
Eunuchoidismus 361.
Exophthalmus 347.
Expectoration albumineuse 25.
Exsudate 1, 20ff.
Extraperikarditis 130.
Extrapyramidales System 417ff.
Extrasystolen 76.
Extremitätenlähmung, periodische 448.

Fältelung, Haudeksche 317.
Färbeindex 275.
Fäulnisdyspepsie 342.
Fäulnisprozesse im Darm 307.
Fäzes 259, 308ff., 314 s. auch die einzelnen Krankheiten.
Fazialislähmung 445.
Febris recurrens 226.
Fermente 302ff.
Fette, Verdauung 305.
— im Stoffwechsel 366.
Fettsäurenadeln im Sputum 57.
Fettstühle 259.
Fettsucht 381ff.
— hypophysäre 861.
Fibrin, Fibrinogen 218.
Filarien 345.
Filatow-Dukessche Krankheit 205.
Finne 343.
Fischer-Neubauersche Fermentprobe 331.
Fleckfieber 224.
Friedreichscher Schallwechsel 35.
Friedreichsche Tabes 427.
Fröhlichsche Krankheit 361.
Fünftagefieber 224.
Fünfte Krankheit 206.
Funktionelle Krankheiten 121, 334, 449ff.
Fußklonus 393.

Galaktose 243.
Galle
— Abschluß 244ff.
— -blase 248.
— -kolik 247.
— -steine 248.
— bei der Verdauung 306.
Galopprhythmus 98.
Gameten 221.
Gamogonie 221.

Gangrän 64.
Garlandsches Dreieck 20.
Gärungsdyspepsie 341.
Gärungsprozesse im Darm 307.
Gärungsröhrchen 310.
Gastralgien 338.
Gastrektasie 326.
Gastrische Krisen 425.
Gastritis chronica 336.
Gastroenteritis acuta 229.
— paratyphosa 183.
Gastrogene Diarrhöen 337.
Gastrokardialer Symptomenkomplex 123.
Gastroptose 311.
Gastroskopie 309.
Gauchersche Krankheit 290.
Gefrierpunktserniedrigung 141.
Gehirn
— Abszeß 413.
— Krankheiten 390ff.
— Topographie 405.
— Tumor 402ff.
Geisböcksche Krankheit 292.
Gel 137.
Gelbfieber 261.
Gelbsucht (s. Ikterus) 244ff.
Gelenkerkrankungen, chronische 269ff.
Gelenkrheumatismus 261ff.
— Chorea und 264.
— chronischer 269.
— Diagnose 269.
— gonorrhoischer 270.
— Herz 262.
— hyperpyretischer 328.
— Rezidive 263.
— Therapie 267.
— tuberkulöser 270.
— Wesen 264.
Geräusche
— der Lunge 4ff.
— des gesprungenen Topfes 35.
— des Herzens 83.
— metallische 35.
Gicht 377ff.
— Behandlung 380.
— Purinkörper 378.
— Stoffwechselstörung 378ff.
Glottiskrampf 212, 357.
Glotzaugen 347.
Glutoidkapseln 309.
Glykogen 305, 366.
Glykosurie 368.
Graefesches Symptom 348.
Granulom, malignes 297.
Graviditätsnephrose 153.
Grawitzsche Tumoren 162.
Grippe 53.
Groccosches Dreieck 20.
Gruber-Widalsche Reaktion 185.

Guarnierische Körperchen 208.
Gymnosporen 221.

Hadernkrankheit 16.
Hafermehlkuren 376.
Halbseitenläsion 423.
Hämatemesis 231.
Hämatoidinkristalle 58.
Hämatomyelie 429.
Hämatoporphyrinurie 241.
Hämatothorax 21, 25.
Hämaturie 147.
Hämochromatose 291.
Hämoglobinurie 124.
Hämoklasische Krise 243.
Hämolyse 288.
Hämolysine 184.
Hämophilie 299.
Hämoptoe, Lungenbluten 30, 314.
Hämorrhagische Diathese 299.
Hämorrhoiden 314, 341.
Harn, s. die einzelnen Krankheiten.
Harnbereitung, Theorie derselben 145.
Harnblasenentzündung 163.
Harnsäure 378.
Harnstickstoff 140.
Harnstoffbildung 364.
Haudeksche Fältelung 317.
Hautdiphtherie 210.
Hautjucken 259.
Hautreflexe 395.
Headsche Zonen 110.
Heberdensche Knötchen 378.
Hemianopsie 396, 410.
Hemiplegie 390ff.
— alternans 396, 411.
Hepato-lienaler Apparat 289.
Herddiagnose, Gehirn 405.
Hérédoataxie cérébelleuse 427.
Herpes labialis 12, 385.
— zoster 207, 442.
Herz
— Anatomie und Physiologie 81ff.
— Arhythmien 75ff.
— Blutdruck 71.
— Dämpfung 87ff.
— Dekompensation 78, 103.
— Dilatation und Hypertrophie 86, 101.
— Elektrokardiographie 70.
— -flimmern und -flattern 77.
— -geräusche 83, 102.
— -jagen 122.
— -insuffizienz 67, 105, 108.
— -klappenfehler 85ff.
— -kompensation 78, 85, 103.
— -muskelerkrankung, chronische 104ff.
— -neurosen 121.
— -perkussion 87.

Herz
— Röntgenuntersuchung 91.
— -spitzenstoß 79, 93, 348.
— Theorie 69.
— Therapie 117ff.
— -töne 83.
Herzbeutelentzündung 127ff.
— -verwachsung 130.
Herzfehlerzellen 57, 72.
Heuschnupfen 62.
Hexenschuß 271.
Hinterhauptlappen 410.
Hirnabszeß 388, 413ff.
Hirnbasis 411.
Hirnhautentzündung s. Meningitis
 384ff.
Hirnlues 437.
Hirnnerven 396.
Hirntumor 403.
Hirschsprungsche Krankheit (Mega-
 sigma) 313.
His-Tawarasches Bündel 70.
Hochdruck 115.
Hochdruckstauung 116.
Hochwuchs 361.
Hodgkinsche Krankheit 297.
Hogcholeragruppe 183.
Höhendiagnose, Rückenmark 421.
Hornerscher Symptomenkomplex 428.
Howell-Jollysche Körperchen 281.
Hungerschmerz 323.
Hyalinose 114.
Hydatidenschwirren 256.
Hydrocephalus internus 387.
Hydronephrose 161.
Hydrops vesicae felleae 252.
Hydrothorax 20.
Hypazidität 336.
Hyperazidität 334.
Hyperglykämie 369.
Hyperpituitarismus 360.
Hyperthyreoidismus 349.
Hypertonie des Herzens 115.
— der Muskeln 393.
Hypertrophie des Herzens 86, 102.
Hypnose 455.
Hypophysis 359, 374, 410.
Hypophysistumoren 411.
Hypothyreoidismus 353.
Hypotonie 116.
— der Muskeln 409.
Hysterie 451.

Ideen, überwertige 450.
Idiosynkrasie 62.
Ikterus 244ff.
— Entstehung 244.
— funktioneller 246.
— Gallenthromben bei 246.
— gravis 260.

Ikterus
— hämatogener 245.
— hämolytischer 288.
— hepatogener 245.
— infektiöser 260.
— katarrhalischer 259.
— neonatorum 247.
— Phosphorvergiftung 187.
— pleiochromer 245.
— Retentions- 245.
— Retikulo-endothelialer Apparat 246,
 259, 289.
— Urobilin- 247.
— Weilscher 261.
Ileus 240ff.
Immunisierung 217.
Immunität 184.
Immunkörper 184.
Index, Färbe-, des Blutes 275.
Infarkt 127, 398.
Infekt 125, 165.
Infiltration der Lunge 1, 7.
— gelatinöse oder glatte 41.
Influenza 53.
Innere Sekretion 346.
Insufficientia cordis 67ff.
Insulin 371, 376.
Intentionstremor 432.
Interkostalneuralgie 441.
Intubation 218.
Invagination 241.
Invertase 305.
Ionenazidität 309.
Ischias 441.
Ischuria paradoxa 420.

Jodbasedow 356.
Jod bei Kropf 353, 356.
Jollysche Körperchen 281.
Jugendliche Zellen 282.

Kachexia strumipriva 354.
Kahlersche Krankheit 297.
Kalorimetrie 378.
Kapillarpuls 95.
Karellkur 119.
Karzinom
— des Darmes 346.
— des Magens 330.
— des Ösophagus 333.
Katalepsie 415.
Katarrh, eosinophiler 50.
Kationen 141.
Katzenschnurren 97.
Kavernensymptome 35.
Kehlkopfstenose bei Diphtherie 211.
Kehlkopftuberkulose 42.
Keimzentren 282.
Keith-Flackscher Knoten 62.
Kernigsches Phänomen 385.
Kernprobe, Schmidtsche 309.

Kinderlähmung, spinale 436.
— zerebrale 414.
Kjeldahlsche Methode 140.
Klappenfehler 84 ff. (s. auch die
    einzelnen).
— Kompensation der 85.
Klappeninsuffizienz, relative 102.
Klappenschlußwelle 179.
Kleinhirn 407.
Kleinhirnbrückenwinkeltumoren 411.
Knistern 6, 7.
Knochenhautreflexe 395.
Knochenmarkblutbildung 280.
— -riesenzellen 284.
Knötchen, rheumatische 271, 404.
Knoten, Keith-Flackscher 69.
— Tawarascher 70.
Kohlehydrate 305.
Kolitis 340.
Kolloidreaktionen im Liquor 438.
Kolloidtherapie 270.
Kompensation der Herzkrankheiten
    85.
Komplement 184.
Komplexe 450.
Kompressionsatmen 19.
Kompressionsmyelitis 422.
Konstitution 62.
— asthenische 345.
— des Eiweißes 302, 363.
Konvexitätsmeningitis 386.
Kopfschmerzen 403.
Kopliksche Flecken 201.
Koronarsklerose 110.
Kotbrechen 242.
Kotstein 233.
Kraftsinn 426.
Krampfanfälle 447.
Kremasterreflex 395.
Krepitieren 4, 7.
Kreszendogeräusch 96.
Kretinismus 354.
Krisen, tabische 425.
Kropf 349 ff.
Krupp 211, 212.
Kundrats Lymphosarkomatose 279.
Kutanreaktion, Pirquet 39.

Laennecsche Leberzirrhose 254.
Lagereflexe 408.
Lähmungen, diphtherische 213.
— schlaffe, spastische 391.
Laktamform (Harnsäure) 379.
Laktase 305.
Laktazidogen 365.
Landrysche Paralyse 434, 444.
Langleys Enteric system 319.
Längsbündel, hinteres 397.
Lanzinierende Schmerzen 425.
Larve 343.

Laryngospasmus 212.
Larynxödem 212.
Lasèguesches Zeichen 441.
Lävulosurie (Leberfunktion) 243.
Leber
— -atrophie, akute gelbe 260.
— Funktionsprüfung 243.
— -krankheiten 242 ff.
— Physiologie 242.
— -zirrhosen 244, 254 ff.
Legalsche Probe 373.
Leitfähigkeit, elektrische 141.
Lenhartzkur 324.
Leubekur 323.
— Probemahlzeit 308.
Leukämie 293 ff.
— akute 295.
— lymphatische 294.
— myeloische 294.
Leukanämie 294.
Leukine 185.
Leukopoese 281.
Leukozyten 281 ff.
Leuzin 260.
Linksverschiebung des Blutbildes 169,
    282.
Lipase 303, 305.
Lipoidlöslichkeit (Resorption) 306.
Lipoidnephrose 152.
Littlesche Krankheit 414.
Lues cerebrospinalis 437 ff.
— spinalis 439.
Lumbago 271.
Lumbalpunktion 385, 387.
Lunge
— Abszeß 64.
— Atelektase 1, 17.
— Atmungsgeräusche 2 ff.
— Blutung (Hämoptoe) 30, 314.
— Embolie 56.
— Emphysem 47 ff.
— Entzündung 7 ff., näheres s. Pneu-
    monie.
— Gangrän 64.
— Infarkt 55.
— Lappen, Projektion 2.
Lungentuberkulose 29 ff.
— Ausbreitung 33.
— Bazillennachweis 37.
— Drüsenschwellungen 31.
— Einteilung 44.
— Epituberkulöse Infiltration 34.
— Perkussion 31.
— Röntgenuntersuchung 43.
— Therapie 44.
— Tuberkulinimpfung, diagnostische
    37.
Lungentumoren 65.
Lymphoblasten 282.
Lymphogranulomatose 297.

Lymphom, malignes 297.
Lymphomatose, aleukämische 296.
Lymphopoese 282.
Lymphosarkomatose 297.
Lymphozyten 282.
Lymphozytose im Liquor 426, 438.
Lyssa 228.

Mac-Burneyscher Punkt 232.
Magen
— -ausheberung 309.
— -blutung 314.
— -darmkatarrh 333ff.
— -drüsen 303.
— -erweiterung 326.
— -fermente, Verdauung 302.
— -geschwür 312ff., s. auch Ulcus
ventriculi.
— -inhaltsprüfung 308.
— -innervation 318.
— -karzinom 327, 330.
— -katarrh 333ff.
— -krämpfe 338.
— -krankheiten 301ff.
— -mechanismus 304.
— -neurosen 334.
— -nischen 316.
— Röntgenuntersuchung 310.
— Sanduhrform 317.
— -steifung 230.
— Untersuchungsmethoden 308.
Makrogameten 221.
Makrophagen 139.
Malaria 220ff.
Maltase 305.
Malum coxae senile 270.
Masern 201.
Mastzellen 282.
Mediastinaltumoren 66, 117.
Megaloblasten 280.
Megalozyten 280.
Megasigma (Hirschsprungsche Krank-
heit) 313.
Meineckesche Reaktion 438.
Meißnerscher Plexus 319.
Meningismus 14.
Meningitis 384ff.
— Basilar- 386.
— eitrige 13, 384.
— Kernigsches Zeichen 385.
— Konvexitätsmeningitis 386.
— luetica 437.
— Pathologische Anatomie 386.
— sekundäre eitrige 387.
— serosa 389.
— tuberkulöse 38, 388ff.
— zerebrospinale, epidemische 384.
Merozoiten 221.
Mesaortitis 113.
Mesarteriitis syphilitica 113.

Mesenterialgefäßverschluß 241.
Metamyelozyten 282.
Meteorismus 236ff., 253.
Migräne 403.
Mikrogameten 221.
Mikrozyten 285.
Milchsäure im Stoffwechsel 365.
— im Mageninhalt 331.
Miliartuberkulose 41, 187ff.
Millard-Gublersche Lähmung 411.
Milz 289.
— bei Leberzirrhose 255.
— bei Typhus abdominalis 177.
Milzbrand 16.
Milztuberkulose 290.
Mitralinsuffizienz 100.
— relative 102.
Mitralstenose 96.
Möbiussches Symptom 348.
Möller-Barlowsche Krankheit 300.
Mononukleäre Leucocyten 282, 283.
Monoplegie 397.
Monozyten 283.
Monozytosen 126, 284.
Morbus maculosus Werlhofii 299.
Moria 409.
Morvansche Krankheit 430.
Muchsche Granula 298.
Muskelatrophie
— juvenile, myopathische 435.
— neurale 435.
— spinale 430, 435.
Muskelkontraktion, Theorie 366.
Muskelrheumatismus 271.
Muskelsinn 426.
Muskelwiderstand, reflektorischer 232,
235, 236.
Myelitis 423, 434.
— funikuläre 434.
Myeloblast 281.
Myelographie 412.
Myelomatose 297.
Myelome 297.
Myelozyt 281.
Myodegeneratio cordis 106.
Myokarditis 104ff.
Myositis 272.
Myxödem 349, 354.

Nahrungsstoffe, akzessorische 362.
Nährklysmen 307.
Narkolepsie 448.
Nasendiphtherie 210.
Nebenniere 358.
Nebenschilddrüse 356.
Negrische Körperchen 226.
Neostriatum 416.
Nephritis 132ff.
— Albuminurie 133.
— akute 132, 147.

Nephritis
— Blutdruck 139.
— chronische 150.
— Einteilung 135, 144.
— embolische 149.
— Funktionsprüfung 138.
— Harn 133.
— Harnbereitung, Physiologie 145.
— herdförmige 149.
— interstitielle 149.
— Kombinationsform 155.
— Nephrose 151.
— Ödeme 136.
— pathologische Anatomie 140, 151, 155.
— Retentionen bei 136, 140.
— Retinitis albuminurica 135.
— Schrumpfniere 151, 154ff.
— Sklerosen 155.
— subchronische 149.
— Therapie 157.
— Untersuchungsmethoden 133.
— Urämie 142, 153.
— Wasser- und Kochsalzversuch 138.
— Zirkulationsapparat 139.
— Zylinder 133.
Nephrolithiasis 158.
Nephropathie 135.
Nephrose 151ff.
Nervensystem, autonomes 318, 347, 371.
Nervöse Krankheiten 100, 251, 322.
Neuralgie 404, 471ff.
Neurasthenie 452.
Neuritis 430, 443.
Neuronen 391ff.
Neurorezidive 440.
Neurosen 449.
Nierenbeckenentzündung 163.
Nierenkolik 158.
Nierensklerosen 154ff.
Nierensteine 158ff.
Nierentuberkulose 161.
Nierentumoren 162.
Nierenzysten 163.
Noma 203.
Nonnensausen 274.
Nonnes Phase I Reaktion 438.
Normoblasten 280.
Normozyten 280.
Nykturie 144.
Nystagmus 407, 428.

Obermeiersche Spirochäte 227.
Obstipation 338ff.
Ödeme 68, 73, 135ff.
Ödemkrankheit 156.
Okkulte Blutungen 322.
Oligozythämie 284.
Oligurie 73.

Olliver-Cardarellisches Symptom 117.
Onkotischer Druck 137.
Ookineten 221.
Oozyten 221.
Ophthalmoplegie 425.
Opisthotonus 385.
Oppenheimsches Phänomen 394.
Opsonine 185.
Orthodiagraphie 91.
Ösophagus, Karzinom 333.
— Röntgenuntersuchung 312, 333.
— Varizen 258.
Osteomalazie 446.
Oxybuttersäure 373.
Oxydasereaktion 282.
Oxyuris vermicularis 344.

Pachymeningitis tuberculosa 422.
Paläostriatum 416.
Palpation, Abdomen 231.
Paltaufs Lymphogranulomatose 297.
Pandysche Reaktion 438.
Pankreasachylie 337.
Pankreasapoplexie 241.
Pankreasfermente 304.
Pankreasfunktionsprüfung 309.
Pankreaszirrhose 241.
Pankreatitis, hämorrhagische 241.
Papillenabblassung, temporale 432.
Paralyse, Landry 434.
— progressive 398, 439.
Paralysis agitans 416.
Parasympathisches Nervensystem, 318, 347, 371.
Paratyphus
— abdominalis 183.
— -bazillen 183, 190.
Parkinsonsche Krankheit 416.
Passagevirus 228.
Patellarklonus 393.
Patellarreflexe 393.
Peliosis rheumatica 264.
Pendelbewegungen des Darmes 313.
Pendelblut 101.
Pentosane 307.
Pepsinverdauung 302.
Peptone 303.
Periarteriitis nodosa 273.
Perikarditis 127ff.
Peritonitis eitrige 232ff.
— tuberculosa 42, 255, 346.
Perityphlitis s. Appendizitis 229ff.
Perkussion der Lungen 1.
— des Herzens 87.
— des Abdomens 230.
Persuasion 455.
Pest 15.
Pfortaderstauung 257.
Phagozytose 185.
Phlorizindiabetes 368.

Phobien 453.
Phosphorvergiftung 260.
Piqûre 370.
Pirquetsche Reaktion 39.
Plakine 185.
Plasmazellen 283.
Plasmodien (Malaria) 221, 222.
Plaut-Vincentsche Angina 215.
Pleuraergüsse 18 ff.
— blutige (hämorrhagische) 21, 25.
— eitrige (Empyem) 21.
— obere Dämpfungslinie 19.
— seröse 21.
Pleuritis 16 ff.
— Atemnot bei 23.
— Beschaffenheit 20.
— exsudative 17.
— Garlandsches Dreieck 20.
— Groccosches Dreieck 20.
— idiopathische 21.
— Punktion 23.
— Rauchfußsches Dreieck 20.
— Reiben 4, 6, 16.
— Röntgenuntersuchung 20.
— Schwarten 17.
— Sediment des Exsudates 22.
— sicca (trockene) 10, 16.
— Stimmfremitus 18.
— Therapie 22.
— Traubescher Raum 19.
— Verdrängung 18.
Pneumonie
— Aspirations- 52.
— asthenische 11.
— Auskultation 9.
— Bakteriologie 13, 52.
— Broncho- 51 ff.
— Grippe 53 ff.
— hypostatische 51.
— Ikterus 14.
— käsige, tuberkulöse 41.
— katarrhalische, lobuläre 51.
— Komplikationen 13.
— Krise 11.
— kruppöse, lobäre 7 ff.
— Lyse 11.
— Meningismus 14.
— Meteorismus 14.
— Oberlappen- 12.
— Pathologische Anatomie 7 ff.
— Perkussion 9.
— Röntgenuntersuchung 9, 11.
— Stimmfremitus 8.
— Therapie 14.
— tuberkulöse 41.
— Verlauf 10.
— zentrale 12.
Pneumokokken 13.
Pneumonokoniosen 36.
Pneumoperitoneum 231.

Pneumoserothorax 24.
Pneumothorax 27.
Pneumotyphus 145.
Pocken 206.
Pockenimpfung 208.
Podagra 377.
Poikilozytose 281.
Polioencephalitis acuta haemorrhagica
    superior 415.
Poliomyelitis acuta anterior 414, 436.
Polyarthritis rheumatica 261, s. Ge-
    lenkrheumatismus.
Polychromasie 280.
Polyglobulie 291.
Polymyositis 272.
Polymorphkernige Leukozyten 281 ff.
Polyneuritis 443.
Polyserositis 264.
Polyurie 374.
Polyzythämie 292.
Poncetsche Krankheit 270.
Präsystolisches Geräusch 97.
Präzipitine 185.
Probefrühstück 308.
Probekost 308.
Probemahlzeit 308.
Proglottiden 343.
Proteinkörpertherapie 173, 270.
Protoplasmaaktivierung 173, 270.
Pseudoalternans 78.
Pseudobulbärparalyse 436.
Pseudochlorose 275.
Pseudokrupp 203, 211, 212.
Pseudoleukämie 294, 296.
Pseudosklerose 416.
Pseudotabes alcoholica 444.
— syphilitica 440.
Psychoanalyse 455.
Psychoneurosen 453.
Psychopathische Persönlichkeiten 451,
    453.
Psychotherapie 454.
Ptose 410.
Ptyalin 302.
Pulmonalton, zweiter 98, 102.
Puls 71, 80, 83, 94.
— alternans 78.
— bigeminus, trigeminus 76.
— celer et altus 95.
— dikroter 179.
— Größe, Härte, Spannung 71.
— Kapillar- 95.
— paradoxer 131.
— pseudoalternans 78.
— schnellender 95.
Pulsverlangsamung, relative 179.
Punktion s. Aszites, Pleuritis, Peri-
    karditis.
Pupillen 410, 425.
Purinkörper 378.

Purpura anaphylactoides 300.
— simplex 299.
— thrombopenische 301.
Pyämie 166.
Pyelitis 163.
Pylorusdistanz, -Zapfen 332.
Pylorusstenose 326.
Pyonephrose 161.
Pyopneumothorax 29.
Pyramidenbahnen 391 ff.

Quadrantenhemianopsie 410.
Quellungsdruck 137.
Quotient
— D : N 372.
— respiratorischer 367.

Radiergummiphänomen 226.
Rash 207.
Rasselgeräusche 4 ff.
Rauchfußsches Dreieck 20.
Raynaudsche Krankheit 430.
Reaktionen, pathologische 451.
Reflexe 393, 408.
Refraktäre Periode 69.
Refraktometrie 141.
Reibegeräusche, pleuritische 4, 6, 15.
— perikarditische 128.
Reichmannsche Krankheit 323, 335.
Reithosenanästhesie 421.
Reizkörpertherapie 173, 270.
Reizungsformen, Türksche 283.
Ren mobilis 345.
Resistenz der roten Blutkörperchen 287.
Respirationsapparate 366.
Respiratorischer Quotient 367.
Reststickstoff 140.
Retentionsikterus 245.
Retikulo-endothelialer Apparat 246, 259, 289.
Retinitis 135.
Rheumatismus 261 ff.
Rhonchi sonori et sibilantes 5.
Rickettsia Prowazeki 226.
Riedelsche Probemahlzeit 308.
Riederformen 283.
Riesenwuchs 360.
Ringkörper, Cabotsche 281.
Rippenfellentzündung 16 ff.
Rombergsches Zeichen 426.
Röntgenuntersuchung, s. die einzelnen Krankheiten.
Roseolen 179.
Röteln 205.
Rovsingsches Zeichen 238.
Rückenmark 418 ff., 424.
— Höhendiagnose 421.
Rückenmarksschwindsucht 424.
Rückfallfieber 226.

Rückstoßelevation 179.
Ruhr 340.
Rumpel-Leedesches Phänomen 195.
Russelsche Körperchen 283.

Saccharase 305.
Sachs-Georgische Reaktion 438.
Sackniere 159, 161.
Salomonsche Stickstoffprobe 331.
Sanduhrmagen 317.
Säuredefizit 337.
Schallwechsel
— Biermerscher 35.
— Friedreichscher 35.
— Gerhardtscher 35.
— Wintrichscher 35.
Scharlach 193 ff.
— Ausschlag 194.
— Nephritis 198.
— Pathogenese 197.
— zweites Kranksein 196.
Schicksche Probe 217.
Schilddrüse 347 ff.
Schizogonie 221.
Schizophrenie 453.
Schläfenlappen 409.
Schlafsucht 415.
Schlaganfall 390 ff.
Schlesingersches Zeichen 357.
Schluckpneumonie 52.
Schmerzen, lanzinierende 425.
Schmidtsche Kernprobe 309.
Schock, anaphylaktischer 266.
Schrumpfniere 151, 154 ff. 381.
Schusterkrampf 357.
Schüttelfrost 165.
Schüttellähmung 416.
Schwangerschaftsniere 153.
Schwangerschaftstetanie 357.
Sedimentum lateritium 74.
Seelenblindheit 400, 410.
Seelentaubheit 400.
Segmentkernige Zellen 282.
Seitenstrangsklerose 432.
Sekretin 304.
Sekretion, innere 346 ff.
Sensibilitätsneurosen 338.
Sensibilität der Haut 418 ff.
Sepsis 125, 164 ff.
Septikopyämie 166.
Seropneumothorax 27.
Serumbehandlung s. d. einzelnen Infektionskrankheiten.
Serumkrankheit 218.
Siderosis 37.
Simmondssche Krankheit 361.
Singultus 189.
Sinusaffektion 388, 413.
Sippykur 324.
Skandierende Sprache 432.

Sklerose, multiple 398, 431 ff.
Skolex 343.
Skorbut 300.
Skotom 432.
Sol 137.
Soorpilz 216.
Spaltungen, respiratorische der Herz-
    töne 97.
Spasmen am Magen 317.
— der Muskeln 393.
Spasmophilie 212, 357.
Sphygmobolometrie 80.
Spinalparalyse, spastische 432.
— syphilitische 440.
Spirochaeta Carteri 227.
— Duttoni 227.
— icterohaemorrhagica 261.
Spitzenstoß 79 ff., 93, 348.
Splenomegalie Gaucher 290.
Spondylitis
— deformans 271.
— tuberculosa 42, 422.
— typhosa 135.
Spondylose rizomylique 271.
Sporozoiten 221.
Sprachstörung 399.
Sprachzentrum 402, 406.
Sputum, s. die einzelnen Lungen-
    krankheiten.
Stabkernige Zellen 282.
Status thymicolymphaticus 358.
Stauungsbronchitis 72.
Stauungsdilatation 108.
Stauungsikterus 245.
Stauungsleber 58.
Stauungsniere 73.
Stauungspapille 403.
Steapsin 305.
Steinbildung 248.
Stellreflexe 408.
Stellwagsches Zeichen 348.
Stenokardie 110.
Sternbergsche Krankheit 297.
Stimmfremitus 8, 18.
Stirnhirn 409.
Stoffwechsel
— -krankheiten 362 ff.
— Physiologie 362.
— Untersuchung 366.
Stokesscher Kragen 66.
Stomatitis 215 ff.
Strahlenpilz 41.
Strangileus 240.
Straßenvirus 228.
Streifenhügel 416.
Streptococcus viridans 126, 172.
Struma 354 ff.
Strümpell-Pierre-Mariesche Krankheit
    271.
Subazidität 336.

Subokzipitalpunktion 386.
Subphrenischer Abszeß 26.
Suggestion 455.
Succussio Hippocratis 28.
Superazidität 335.
Symmetrische Gangrän 430.
Sympathikotonie 319.
Sympathikus 318.
Syphilis
— Aneurysma 117.
— Angina 216.
— cerebrospinalis 437 ff.
— Endarteriitis, Mesarteriitis 113, 398.
Syringomyelie 420, 427 ff.
System, chromaffines 358.
Systemerkrankungen des Nerven-
    systems 395.
Systole 81.

Tabes dorsalis 424 ff.
— Friedreichsche 427.
Tachykardie, paroxysmale 122.
Taenia echinococcus 344.
— saginata 343.
— solium 343.
Talmasche Operation 257.
Tawarascher Knoten 70.
Tetanie 356.
Thorakotomie 26.
Thorax paralyticus 31.
— emphysematosus 48.
Thrombin, Thrombokinase 298.
Thrombogen 298.
Thrombopenie, essentielle 300.
Thrombozyten (Blutplättchen) 284.
Thymus 358.
Thyreoidea 347 ff.
Thyroxin 350.
Tibialisphänomen 394.
Tiefensensibilität 416.
Todesursache 105.
Tonsillarabszeß 215, 219.
Torsionen 415.
Toxämie 165.
Toxine 184.
Tracheotomie 218.
Transsudate 20.
Traubenzucker 305, 368.
Traubescher Raum 19.
Trichina spiralis 344.
Trichinose 188, 272.
Trichocephalus dispar 344.
Trigeminusneuralgie 441.
Trikuspidalinsuffizienz 75.
Tripperrheumatismus 270.
Trockenkost 157.
Trommelschlägerfinger 58.
Trommersche Probe 368.
Tropfenherz 123.
Trousseausches Zeichen 357.

Trypsin 304.
Tuberkelbazillus 33.
Tuberkuline 37.
Tuberkulose, s. die einzelnen Organe.
Türksche Reizungsformen 283.
Tympanitischer Schall 2.
Typhlitis stercoralis 239.
Typhus abdominalis 175ff.
— Agglutination 184.
— Antikörper 184ff.
— Bazillen 182, 190.
— Bazillenausscheider 183.
— Darmblutungen 189.
— Darmperforationen 189.
— Diagnose 182.
— Diazoreaktion 186.
— exanthematicus 224.
— Gruber-Widalsche Reaktion 185.
— Komplikationen 180.
— Leukozyten 186.
— Lungenentzündung bei 189.
— Paratyphus 183.
— Pathogenese 190.
— pathologische Anatomie 176.
— Pulsverlangsamung 179.
— Roseolen 179.
— Stuhlgang 179.
— Therapie 191.
— Todesursache 181.
— Verlauf 178ff.
Tyrosin 260.

Übergangszellen 283.
Überleitungsstörung 76.
Ulcus duodeni 322ff.
Ulcus ventriculi 313ff.
— Blutungen 314.
— Diagnose 314ff., 322.
— Druckpunkte 315.
— Genese 317.
— Nischen 316.
— Perforation 321.
— Röntgenuntersuchung 316.
— Sanduhrmagen 317.
— Therapie 323.
— Verlauf 320.
Unfallsneurosen 454.
Urämie 141ff.
Urobilin 244.
Urobilinikterus 247.
Urochromogenreaktion 186.

Vacquez-Oslersche Krankheit 292.
Vagotonie 319.
Vagussystem 318.
Vakzination 208.
Varizellen 206.

Variola 206.
Variolation 208.
Vegetatives Nervensystem 318, 347,
    371.
Veitstanz 264.
Venengeräusche bei Anämie 274.
Venenkollaps, diastolischer 131.
Venenpulsation 74.
Ventilpneumothorax 28.
Verdauung 302ff.
Verschlußzeit am Herzen 81.
Vesikuläratmen 2ff.
Vierte Krankheit 205.
Virus fixe 228.
Vitamine 362.
Volumen pulmonum auctum 49.
Volvulus 241.
Vomito negro 261.
Vorbeizeigen 408.
Vorhofsflimmern 77.
Vorhofslähmung 77, 131.
Vorhofstätigkeit 83.

Wachtelschlagrhythmus 98.
Wanderniere 345.
Wassermann-Reaktion 438.
Wasser- und Trockenversuch 138.
Webersche Lähmung 411.
Wechselfieber 222.
Weil-Felixsche Reaktion 226.
Weilsche Krankheit 261.
Werlhofsche Krankheit 299.
Westphalsches Zeichen 425.
Windpocken 206.
Wirbelkaries 422.
Wolhynisches Fieber 225.
Wortstummheit 401.
Worttaubheit 400.
Wurmkrankheit 287.

Xanthome 290.

Zehbesches Phänomen 123.
Zellulose 307.
Zentralganglien 397, 416.
Zerebrospinalmeningitis 384.
Zucker 365, 368.
Zuckergußleber 133.
Zuckerkrankheit 368ff.
Zungenbelag 336.
Zwangsbewegung, -stellung 409.
Zwangsvorstellungen 450, 453.
Zyanose 72.
Zyklothymie 453.
Zylinder 133.
Zystizerken 343.
Zystitis 163.